Daniel H. Kim / Rajiv Midha / Judith A. Murovic / Robert J. Spinner / Robert L. Tiel

KLINE & HUDSON'S NERVE INJURIES

OPERATIVE RESULTS FOR MAJOR NERVE INJURIES, ENTRAPMENTS, AND TUMORS

SECOND EDITION

Kline-Hudson 神经损伤

主要神经损伤、卡压综合征及肿瘤的手术治疗

第2版

〔美〕丹尼尔·H. 基姆
〔加〕拉吉夫·米迪达
主编　〔美〕朱迪思·A. 穆洛维奇
〔美〕罗伯特·J. 斯宾纳
〔美〕罗伯特·L. 蒂尔
主译　顾立强　朱庆棠　向剑平

天津出版传媒集团
天津科技翻译出版有限公司

著作权合同登记号：图字：02-2014-159

图书在版编目(CIP)数据

Kline-Hudson 神经损伤：主要神经损伤、卡压综合
征及肿瘤的手术治疗/(美)基姆(Kim,D. H.)等主编；
顾立强等译. —天津：天津科技翻译出版有限公司,2018.4
书名原文：Kline & Hudson's Nerve Injuries：Operative
Results for Major Nerve Injuries,Entrapments,and Tumors
ISBN 978-7-5433-3582-0

Ⅰ.①K… Ⅱ.①基… ②顾… Ⅲ.①神经系统疾病-
诊疗 Ⅳ.①R741
中国版本图书馆 CIP 数据核字(2016)第 008726 号

ELSEVIER

Elsevier(Singapore)Pte Ltd.
3 Killiney Road   #08-01 Winsland House I   Singapore 239519
Tel：(65) 6349-0200   Fax：(65) 6733-1817

Kline & Hudson's Nerve Injuries：Operative Results for Major Nerve Injuries,Entrapments,and Tumors,2/E
© 1995 W. B. Saunders Company   © 2008,Elsevier Inc. All rights reserved.
First edition 1995   Second edition 2008   ISBN-13：9780721695372

This translation of Kline & Hudson's Nerve Injuries：Operative Results for Major Nerve Injuries, Entrapments, and Tumors, 2/E by Daniel H. Kim, Rajiv Midha, Judith A. Murovic, Robert J. Spinner, Robert L. Tiel was undertaken by Tianjin Science & Technology Translation & Publishing Co.,Ltd. and is published by arrangement with Elsevier (Singapore) Pte Ltd.

Kline & Hudson's Nerve Injuries：Operative Results for Major Nerve Injuries,Entrapments,and Tumors,2/E by Daniel H. Kim,Rajiv Midha,Judith A. Murovic,Robert J. Spinner,Robert L. Tiel 由天津科技翻译出版有限公司进行翻译,并根据天津科技翻译出版有限公司与爱思唯尔(新加坡)私人有限公司的协议约定出版。

Kline-Hudson 神经损伤：主要神经损伤、卡压综合征及肿瘤的手术治疗(第2版)(顾立强等译)
ISBN：9787543335820

授权单位：Elsevier (Singapore) Pte Ltd.
出　　版：天津科技翻译出版有限公司
出 版 人：刘 庆
地　　址：天津市南开区白堤路 244 号
邮政编码：300192
电　　话：(022)87894896
传　　真：(022)87895650
网　　址：www. tsttpc. com
印　　刷：山东鸿君杰文化发展有限公司
发　　行：全国新华书店
版本记录：889×1194　16 开本　32 印张　900 千字
　　　　　2018 年 4 月第 1 版　2018 年 4 月第 1 次印刷
　　　　　定价：240.00 元

译者名单

主　译

顾立强　朱庆棠　向剑平

译　者（按姓氏笔画排序）

王　东　王洪刚　李　平　李智勇　杨建涛　张德春

郑灿镔　秦本刚　戚　剑　傅　国　路庆森

译者单位

中山大学附属第一医院显微创伤外科

编者名单

Alan R. Hudson OC, MB, ChB, FRCS (Ed), FRCSC, FCSSA (Hon)
Professor Emeritus
University of Toronto
Toronto, ON

Daniel H. Kim MD
Professor
Spinal Neurosurgery and Reconstructive Peripheral Nerve Surgery
Baylor College of Medicine
Houston, TX

David G. Kline AB, MD
Boyd Professor
Neurosurgery Department
Louisiana State University School of Medicine in New Orleans
New Orleans, LA

Rajiv Midha MD, MSc, FRCS(C)
Associate Professor and Head
Division of Neurosurgery, Department of Surgery
University of Toronto
Toronto, ON

Judith A. Murovic MD
Instructor, Neurosurgery
Department of Neurosurgery
Stanford University Medical Center
Stanford, CA

Robert J. Spinner MD
Professor
Department of Neurosurgery
Mayo Clinic
Rochester, MN

Robert L. Tiel MD
Professor of Neurosurgery
University of Mississippi Medical Center
Jackson, MS

Ron R. Tasker MD, MA, FRCS(C)
Professor Emeritus
Division of Neurosurgery
Toronto Western Hospital
Toronto, ON

第 1 版序

虽然周围神经外科起源于 19 世纪，但直到 20 世纪 60 年代中期才随着手术显微镜、显微器械及显微缝线的使用而取得显著进展。作为评价周围神经损伤与修复的有效手段，神经电生理检测方法同样促进了周围神经外科的快速发展。

本书的作者是周围神经外科技术进展与临床医疗多个领域的先驱者。自从 30 多年前我与 David G. Kline 在 Watler Reed 陆军医疗中心相识后，我们一直保持着良好的学术交流。在随后的两年里，David G. Kline 在参与日常临床工作的同时发表了 8 篇学术论文。此后，David G. Kline 在新奥尔良路易斯安那州立大学创立了研究中心并开展了神经外科研究生教育。他在周围神经损伤、神经再生生理学及神经肿瘤方面的研究得到了世界范围的认可。经过多年努力，他共发表了 165 篇医学论文并担任 11 家医学杂志的编委。David G. Kline 现为路易斯安那州立大学神经外科的教授及主任(首席专家)。他在教育界的行政职务包括美国神经外科医生委员会主席以及 Sunderland 国际周围神经研究学会主席。

Alan R. Hudson 在加拿大安大略省多伦多大学完成神经外科研究生培训，现担任该校神经外科教授和专科主任，已发表 120 篇医学相关研究论文。在多伦多大学任职期间，他本人的学术研究得到了国际社会的认可，并担任加拿大神经外科学会主席。Hudson 教授在 1989—1991 年间担任多伦多医院的首席外科医生；1991 年被任命为这家拥有加拿大最大急症处理中心医院的主席及首席执行官。

1970 年，Alan R. Hudson 建立了一个周围神经实验室并获得皇家外科学院颁发的临床培训奖学金。他选择与在新奥尔良的 David G. Kline 共享奖学金。从此，两人在科学研究方面进行了卓有成效的合作，已合作发表了 30 多篇医学论文。本书是这两位国际知名专家在周围神经外科领域精诚合作的结晶。

本书详细讨论了四肢主要周围神经损伤、卡压综合征及肿瘤的发病机制，相应的临床及实验室评价以及手术操作技术，包括术中电生理检测研究与治疗过程中的并发症防治。

本书的独特之处不仅在于它广泛综述文献，而且详细描述了治疗后的效果。本书仅有两名作者，有别于一般著作有众多作者。因此，本书向读者展示了作者本人在处置复杂病症时所采取的行之有效的治疗方法。此外，本书的统计结论是建立在路易斯安那州立大学医学中心单一数据库的基础上，该数据库拥有对每一部位病情的详细记录。

本书将为广大有志于周围神经系统主要病症治疗的医疗工作者提供极大帮助。

George E. Omer，JR，MD，MS，FACS

新墨西哥大学骨外科–康复科教授、名誉主席

第1版前言

我们于9年前开始编写本书时，关于神经损伤与卡压综合征的几部杰出著作已经问世了。在过去的9年中又有几部关于该领域的专著出版。本书的特点是从相对全面的原始资料入手，期望为读者提供作者本人诊治的一系列周围神经损伤患者的治疗效果。我们相信在20世纪后10年或在21世纪初的若干年，相关医疗协会以及保险公司将希望获得有关周围神经损伤的疗效分析评估。疗效分析将是指引未来神经损伤临床治疗及实验研究的发展方向。1957年，VA Monograph出版的 *Peripheral Nerve Injury* 标志着关于周围神经损伤既全面又易读的疗效分析工作的开始，但迄今尚未完成。治疗神经损伤造成的功能缺失已经不易，要获得实用的疗效分析结果将会面临更大的困难。

虽然本书中涉及的病例只来自于一家医疗机构(路易斯安那州立大学医学中心及其附属医院如慈善团体医院、Ochsner医疗中心及大学)，但我们尽量基于最原始的数据进行分析和推论。在临床调查、手术时间及临床技术应用方面我们有相似的见解，所以本书呈现的是我们对疑难神经损伤病例的一致的诊疗建议。

本书中，我们直接向读者呈现了许多相关数据，我们期望以后的研究人员对此加以改进，采用一种能让读者更容易理解和直观的描述方法。与其他多作者著作不同，本书着重陈述了两位从事周围神经损伤修复的外科医生在过去30年对严重的神经损伤、卡压综合征与肿瘤的亲身诊治经验。本书涉及第11对脑神经(副神经)，是因为副神经是涉及肩关节与上肢功能的主要神经，但本书不包括其他脑神经损伤的内容。有几本出色的教材已论述了面神经及其他损伤概率较低的脑神经。

由于认识到熟练掌握肢体的大体及微观解剖知识对周围神经领域的工作人员非常重要，因此本书的每一章均将此列为重点。我们相信临床工作者需要掌握大量的关于正常神经和损伤神经再生的基本生理规律，因此本书有单独的章节对其进行了叙述。对周围神经损伤患者的治疗具有指导意义的电生理检测法有其自身的优点与缺点，本书自始至终均对其进行了评价。我们虽不是肌电图专家，但仍然努力分析其中的信息数据，并提供关于术中电生理检测的具体细节。虽然实验室研究具有很高价值，但作为一本临床著作，本书只选取了与神经修复有关的若干基础理论研究成果。

即使有些章节的内容只针对单独的神经，本书每一章的提纲却各不相同。我们尽力使每章的内容成为可解决涉及一条神经(或一个解剖区域)疑难问题的专栏。本书并不着重阐述神经的解剖变异、每一神经的具体功能及与此相关联的表现，而是重点讲述我们拥有丰富临床经验的严重神经损伤。本书的侧重点是详细讲述严重神经损伤的治疗细节，特别是功能恢复的程度。图表中的数据及其分析结果是本书的中心内容，并需要仔细地反复分析。从这一点来讲，首先阅读涉及损伤机制、临床评价、功能丧失分级以及功能恢复的章节非常重要，特别是那些通过治疗结果进行分析所获得的表格对将来指导解决临床问题具有深远的意义。

第 2 版前言

由于第 1 版花了近 10 年的时间编写，所以当 5 年前我们被邀请编写第 2 版时均感到有点仓促。本书的基本内容是提供神经损伤、卡压综合征与肿瘤的治疗结果，并与收集到的最新数据和更新章节的内容融会贯通，这项工作需要耗费大量时间。在此书的编写期间发生了两件事。一是 Daniel Kim 博士及其斯坦福大学的同事们来到新奥尔良。他们是为收集在 *Neurosurgery* 和 *Journal of Neurosurgery* 杂志发表系列文章所需的 LSUHSC 资料而来的，他们的系统性发掘为第 2 版著作提供了大量的最新数据。二是我们邀请了一批年轻的周围神经外科医生参与一些章节的改写或重新编辑。由于参与的人员平时工作繁忙，编写工作进展缓慢，但在大家的努力下，第 2 版最终还是完成了。因此我不仅要感谢 Daniel Kim 博士及斯坦福大学的包括 Judith Murovic 在内的同事，还有加拿大卡尔加里大学的 Raj Midha、明尼苏达罗切斯特市梅奥医学中心的 Robert Spinner，感谢他们的投稿。多伦多的 Ron Tasker 提供了他的关于神经病理源性疼痛的独特观点，我们对此表示感谢。一些住院医生和主治医生也参与某些章节的编写工作，特别感谢参与编写"麻醉性麻痹和体位性麻痹"的 Chris Winfrey、参与编写"胸廓出口综合征"的 Rashid Janjua 和参与编写"分娩性臂丛神经损伤"的 Shaun O'Leary。第 2 版中增加了"医源性周围神经损伤"与"麻醉性麻痹和体位性麻痹"两章，并对"重建手术""胸廓出口综合征"和"分娩性臂丛神经损伤"三章进行了大幅度的改编。"下肢神经损伤"一章中新增加了"髂腹股沟神经""髂腹下神经"和"尿生殖股神经"三节，"肩胛上神经损伤"已从"臂丛损伤"一章中分离出来作为独立章节。现代外科操作越来越以循证医学为基础，越来越注重医疗质量与安全。本书的作者来自世界各地，正是由于他们的出色工作，本书才得以按时完成，这是对现代外科基本原则做出的一个突出贡献。

虽然 Katrina 飓风的到来减慢了本书编写的进程，但 Susan Pioli、Rebecca Gaertner 编辑以及他们在 Elsevier 的助手们均保持着极强的耐心与希望，我们在此对他们表示感谢。Tim Kimber、Alex Mortimer、Bryan Potter 和其他的 Elsevier 的工作人员均为第 2 版编写工作的顺利完成付出了艰辛的劳动，在此也对他们表示感谢。

David G. Kline, MD

Alan R. Hudson, MD

致谢

感谢 Judith Hickey 护士多年来全面细致地收集资料、安排手术以及临床患者随访, 同样感谢 Katrina 飓风后刚刚调往另一部门的前路易斯安那州立大学健康科研中心神经外科行政管理员 Latricia Jackson。我们缅怀在 Katrina 飓风后去世的实验室技师 Coleman。由于 Kline 博士的秘书 Vanissia Prout 的长期勤奋工作, 本书第 2 版才得以全部完成, 在此特表谢意。实验室神经生理学家 Leo Happel 博士亦对患者术中神经电生理的记录给予宝贵的建议与指导。也特别感谢第 1 版的医学美工 Eugene New 和 Barbara Seide, 他们提供的一些图片被选编入第 2 版。

当然, 还要特别感谢患者及负责其医疗工作的包括住院医生、主治医生在内的全体医务人员, 特别是 Austin Sumner。同样也要感谢我们的家人, 在他们的支持与帮助下, 本书第 2 版才得以顺利完成。

David G. Kline, MD

Alan R. Hudson, MD

目录

第 **1** 章

基础理论精选

David G. Kline

摘要

　　本章的目的是向读者介绍关于正常神经和损伤神经的解剖学、生理学及分子生物学中具有实践价值的基础理论精选。周围神经系统为运动神经中枢向躯干与四肢发出的神经冲动提供最终传出通路，同时也是交感神经的传导通路。周围神经的轴突是中枢神经系统的延伸，并有活跃的轴浆流，为位置觉、压力觉、触觉、温度觉与痛觉提供感觉传入通路。

　　然而，就体积而言，周围神经构成的大部分是结缔组织，而不是轴突及其髓鞘（图 1-1）。这些结缔组织层包括神经内膜、神经束膜、束间神经外膜、神经外膜，它们和与其伴随的成纤维细胞在受到严重损伤后将出现增生与失结构化反应。因此，即使有丰富的血运及良好的轴突再生功能，严重损伤的神经组织也很难自行恢复。

　　全面正确理解神经的沃勒（Wallerian）变性过程、人类神经损伤的修复能力以及神经损伤分度的方法极为重要。应该在充分理解并掌握神经受到严重损伤后反应的最基本理论基础上，继续深入了解关于神经对损伤的反应、神经亲和性和轴突代谢过程的最新进展。

基础理论精选

　　一个成功的周围神经外科医生需要掌握大量的相关学科知识与技巧，包括周围神经解剖学与生理学的知识、娴熟的手术操作技术和敏锐的临床洞察力等。其中一项重要的技能是从周围神经的病理、生化改变和微观形态等方面综合理解病变神经与正常神经的区别，而这正是左右门诊及手术室决策的关键。

　　本章的目的不是回顾本领域的大量文献资料，而是为关注周围神经损伤患者的医生提供其所需要的重要基础知识。毕竟其他出版物对基础知识方面有更详尽的描述。

结缔组织层

　　周围神经的大部分成分是结缔组织[120,130]。它为神经的传导结构轴突及其神经膜细胞（施万细胞）提供了骨架或框架。结缔组织层为其包绕的神经纤维（包括轴突及其伴随的神经膜细胞）提供保护和营养。虽然不同神经中结缔组织所占体积比例各不相同，但都明显高于轴突与髓鞘所占的比例[58,135]。不同的神经在其横切面上神经束与神经外膜、束间神经外膜所占面积比各不相同，甚至在同一神经的不同平面也不一样（图 1-2）[128]。例如，髋部水平坐骨神经横切面的近 85% 为结缔组织。

　　神经干外层为神经外膜，是含有胶原纤维和弹性纤维的结缔组织。网状结缔组织和纵向分布的胶原细纤维呈松散聚集构成了神经外膜[90]。当神经行经关节部位时，结缔组织趋于增厚。神经外膜血管丰富，含有纵向走行的小动脉和小静脉。神经外膜的小动脉与小静脉之间有微血管相连，构成这些微血管的内皮细胞之间有小窗孔，与构成神经内膜微血管内皮细胞之间紧密连接相对，具有更大的通透性[1,79]。神经外膜血管

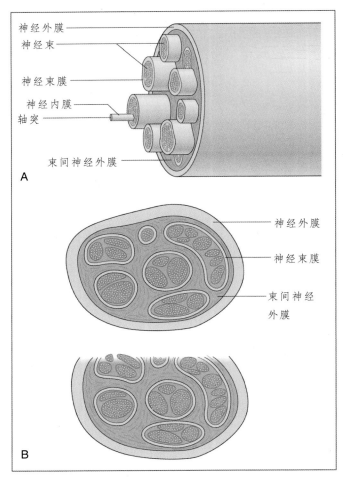

图 1-1   (A)神经的结缔组织层。神经外膜比束间神经外膜致密,但比由三层结构组成的神经束膜疏松。神经内膜包绕全部有髓神经纤维及部分无髓、髓鞘化不全的有髓神经纤维。(B)神经横切面,从另一角度展示结缔组织的分布(上);切除部分神经外膜与神经束膜后,神经束的结构发生了相应变化(下)。(见彩图)

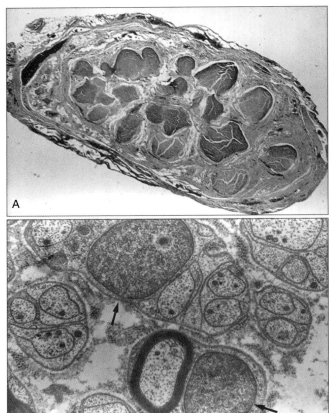

图 1-2   (A)健康的灵长类动物粗大神经横切面显示神经束分布,可见在神经外膜和束间神经外膜区有广泛的结缔组织成分。Masson 染色(×12)。(B)电子显微镜观察:正常神经的一条有髓神经纤维及其包被的神经膜细胞(下方箭头),注意右下方环绕的神经内膜;在该图的上部可见一组无髓纤维和一个神经膜细胞(上方箭头)被神经内膜包裹;图片左侧可见 3 条类似的细纤维分布。

通过神经束膜内斜向走行的血管与神经内膜血管相连。结缔组织层包绕神经束并有轻微的可滑动性,这种滑动性可保证神经纵轴方向有一定的可活动性,从而使神经在出入肌肉组织、皮下组织的神经分支处相对固定[130]。一些学者发现神经外膜外围存在一层神经系膜[69,131]。在健康人体中,神经系膜坚韧透明,起着将神经与周围组织(如肌腱、血管、肌肉与筋膜)固定的作用。

组成神经外膜的结缔组织与围绕在神经束周围的束间神经外膜相延续。束间神经外膜不像神经外膜那样致密,而且它在神经中所占的体积比在不同的神经(包括同一神经的不同平面)中各不相同。神经外膜与神经内膜之间正是通过束间神经外膜完成血管间的交通。

神经束

神经束的数目和大小在不同的神经及同一神经的不同平面各不相同。每条神经束被神经束膜包绕,而神经束膜由弥散于神经束膜细胞间呈斜行、环行、纵行分布的胶原纤维构成[100]。神经束膜细胞与神经膜细胞有相似的形态,包括存在基底膜等[77,135]。神经束膜的多角细胞有一种层状结构[100],外层含有高密度的细胞内泡状结构,可转运葡萄糖等分子[45];内层为相邻细胞间形成的紧密连接,可阻止细胞间大分子物质的转运。正是由于神经束膜细胞间存在的紧密连接,才使得神经束膜成为血-神经屏障(blood-nerve barrier)的重要部位[82,99]。神经束膜的破裂会影响它所包绕的轴突的功能(图 1-3)[119,120,123],因此,神经束膜的单独损伤(如部分切除)也会给神经功能带来不利影响[67]。由于神经束膜不能进行良好的自我结构修复,导致这种损伤对神经功能的影响是长久的[12,134]。神经束膜损伤会引起

神经轴突的传导功能阻滞(图 1-4),在某些病例中甚至出现神经纤维部分脱髓鞘和轴突直径减少[61,67]。神经束膜是神经保持一定张力以及维持神经束内一定压力的主要结构,较大范围内的神经束膜切开会导致神经

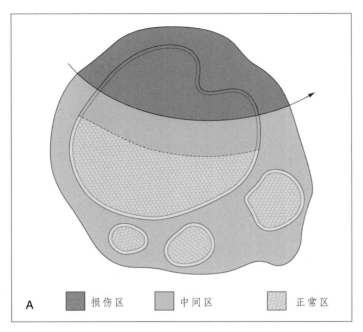

損伤区　　中间区　　正常区

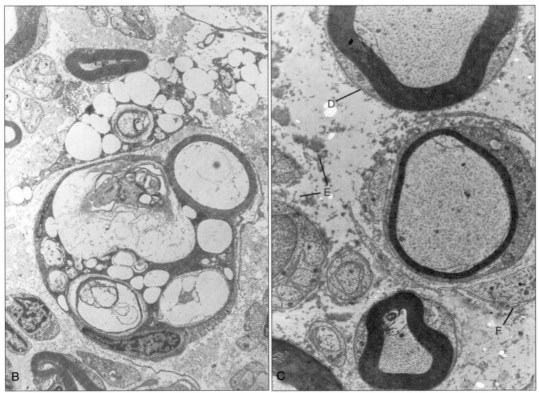

图 1-3　(A)以神经束膜破坏为特点的部分神经损伤。初次物理性损伤导致该区域的轴突完全性破坏和后续的瘢痕形成。(B)在中间区,部分轴突变性,在其外围有正常轴突。(C)在中间区的其他部分,可见轴突直径变小、髓鞘变薄。D,基底膜;E,胶原纤维;F,神经内膜的成纤维细胞。(图 A 见彩图)

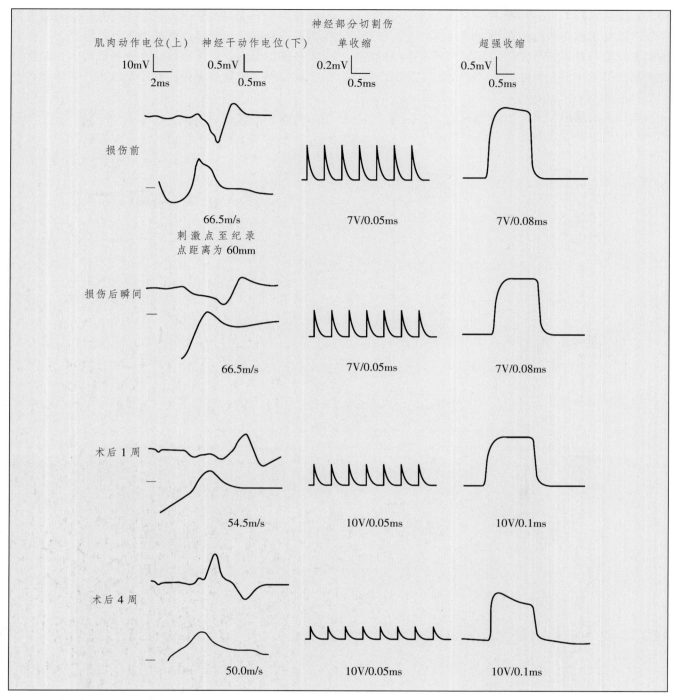

图 1-4　神经部分损伤的电生理检测进程。在神经损伤前、损伤后瞬间、损伤后 1 周及损伤后 4 周分别记录神经动作电位(nerve action potential, NAP)、肌肉动作电位(muscle action potential, MAP)、单收缩及超强收缩图形。持续进行电生理检测，但单次最大收缩幅值与强直收缩幅值随时间延长而减小。(From Kline D: Primate Laboratory models for peripheral nerve repair. In: Omer G and Spinner M, Eds. Management of Peripheral Nerve injuries, Philadelphia, WB Saunders, 1980.)

束疝出[63]。

血管在穿越神经束膜后，与神经内膜的血管相延续，在穿越神经束膜时，由包含有结缔组织的神经束膜袖包绕[77]。神经束膜袖与血管壁联系密切，含有结缔组

织的神经束膜袖的这种解剖特性为神经外膜与神经内膜的结缔组织之间提供了潜在的血管交通[80]。神经内膜与基底膜一起包绕每条有髓纤维轴突、一组无髓纤维轴突或一组髓鞘化不良的轴突。神经内膜是由小直

径且大多呈纵向走行的胶原纤维构成。研究发现，神经内膜内有呈紧密连接的微血管，这些微血管的血管内皮细胞可能与神经内膜自身一同构成了另一种血-神经屏障（图1-5）[90,130]。这些神经内膜微血管在形态上与中枢神经系统（central nervous system, CNS）的毛细血管及其相关的星形胶质细胞连接类似，即使相对较轻的神经损伤也可使这些血管的通透性发生改变[111]。在正常神经的神经纤维之间偶尔可见神经内膜的成纤维细胞分布。

神经内膜作为轴突的最后保护结构，在神经受到轻度牵拉时有防止轴突受损的作用[76,131]。如同神经束膜可维持神经束内一定压力，神经内膜也可维持轴突与髓鞘产生的一定细胞内压力。

神经纤维与神经膜细胞

神经纤维是由轴突和与其相伴的神经膜细胞构成。在正常神经，神经纤维分布在神经束状结构内。轴突与神经膜细胞不仅被基质所包绕，还被由胶原纤维在神经膜细胞基底膜表面形成的凝集层所覆盖（图1-

6）[10,90]。因此，神经纤维在微观层面都有结缔组织成分存在。

神经轴突内含有线粒体、神经微丝、内质网、微管和致密颗粒等几种细胞器[44]。轴突由位于脊髓、背根神经节或自主神经节内的细胞体发出。由于轴突较长，相对于神经元胞体的大小，轴突的体积大得多，因此其母细胞神经元的细胞质大部分位于轴突内[36,143]。从神经元细胞体到轴突末端存在着轴浆流，由此形成了由近及远的神经内膜内压力差。

正常神经由粗、细两种神经纤维组成。粗纤维与肌肉信息的传出传入以及触觉、压力觉和某些痛觉的输入有关。细纤维与传导自主神经以及温度觉、大多数痛觉有关。

神经膜细胞纵行排列于神经轴突周围[115]。在粗纤维中，神经膜细胞的细胞膜以同心圆排列方式环绕轴突，形成脂蛋白包膜或髓鞘环绕轴突[17]。在神经膜细胞交界处轴突表面髓鞘较薄，该部位称为"郎飞结"[105]。在郎飞结区域，相邻神经膜细胞突起形成指状连接，神经纤维的轴浆与神经膜细胞间隙之间可进行离子交换，正是这种离子交换产生了可在郎飞结之间传导的神经

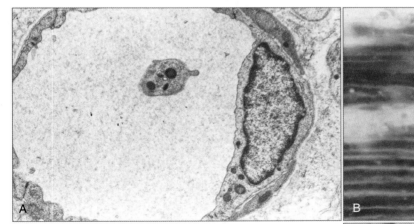

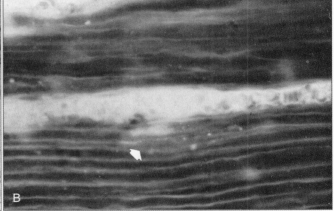

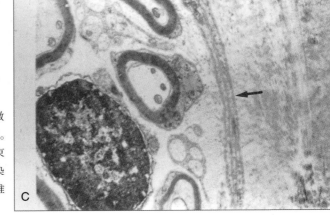

图1-5 （A）神经内膜微血管具有致密的连接。这些神经束内微血管是构成血-神经屏障的一个部位，另一个部位在神经束膜。（B）向神经束膜切开后的神经束内血管注入染料，可见神经束膜的破裂引起毛细血管内的血浆漏出（箭头所示为血管外染料）。（C）电镜显示神经束膜（箭头）；图片左侧为有髓、无髓纤维轴突和神经膜细胞。

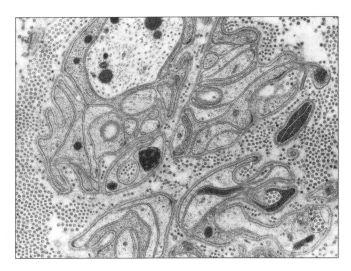

图 1-6　电镜显示无髓神经纤维被基底膜（或神经内膜）和胶原纤维包绕

动作电位。基底膜包绕在神经膜细胞周围，神经膜细胞与其他神经内细胞（如成纤维细胞或肥大细胞）的不同之处是其具有产生基底膜的功能[10,22]。粗纤维或发育良好的有髓纤维被脂蛋白髓鞘包绕，在郎飞结处产生跳跃式传导，而细纤维或薄髓纤维只被神经膜细胞膜包绕[21,93]。这些纤维的结构注定其只能通过轴突传导去极化波，因此其传导速度较粗纤维缓慢。

神经膜细胞不仅参与髓鞘与基底膜的构成，还极有可能产生尚未被识别的营养因子或生长因子[27,28,34,43,138]。这些营养因子由损伤神经远、近端的神经膜细胞产生并向神经受损处释放[32,52,74,84]。已有明显证据表明，在再生神经与神经远侧效应器（比如成年动物肌肉）之间存在神经营养因子的相互作用[24]。位于神经轴突或再生轴突尖端的生长锥极可能依靠神经膜细胞的接触和引导而不断延长[2,3,139,140]。局部微环境提供如层粘连蛋白、纤维粘连蛋白等可黏附的结构或端口，它们与其他因子一样，为神经纤维生长锥提供适宜的微环境，从而促进轴突的生长[9,29-31,54,112,146]。因此，神经损伤及再生部位的局部微环境对生长锥的生长和神经膜细胞都至关重要[10,138]。

神经元与轴浆运输

在周围神经再生过程中，神经元内核糖核酸（RNA）的含量增加，从而加速合成氨基酸，为轴浆提供必要的补给[6,11,33,36]。这种神经元内 RNA 的含量增加随着神经轴突再生过程的结束而停止[40,41]。细胞支架蛋白（如微管蛋白与神经微丝蛋白）为神经轴突的生长提供

材料[14,15,116]。肌动蛋白与肌球蛋白为神经轴突顶端生长锥的生长提供营养[137]。合成的微管与神经微丝在神经突起尖端形成网状结构延伸，从而促进轴突向前生长[33]。

轴浆内含有蛋白质以及包括微管与神经微丝在内的细胞支架结构[16,33]。轴浆不断产生并由轴浆运输机制保持平衡[78]。在神经内有双向的快速轴浆运输，进行逆向和顺向的物质转运。与快速轴浆运输相比，慢速轴浆运输能转运更多的蛋白质，从而促进神经再生。慢速轴浆运输每天以 1~2mm 的速度由神经元向生长的轴突尖端转运蛋白质，损伤局部微环境同样也为神经突起末端的生长提供蛋白质原料[18,96]。神经损伤后，顺向快速转运氨基酸与蛋白质增加，但这只为神经再生提供小部分"建筑原料"[95]。神经再生早期，逆向快速轴浆运输增加，极可能为神经元提供不同浓度的神经营养因子或信号蛋白，从而加速神经再生速度，但这需要进一步证实[103]。同样，局部微环境也为生长锥邻近区域提供更加迅捷的信号[69,137]。

周围神经变性与再生

神经轴突受损断裂后发生沃勒变性。这一过程需要几周完成，其过程包括损伤远端轴浆与髓鞘的裂解和逐渐被吞噬过程。损伤远端的基底膜结构保留，神经膜细胞增殖，期待轴突再生长入。

严重神经损伤可使神经纤维及其周围结缔组织层均受损。结缔组织对绝大多数损伤的反应是增殖反应[44,55,131]，而增生的结缔组织由于结构排列错乱可能妨碍有效的轴突再生（图 1-7）[59,133]。尽管如此，周围神经含有由神经膜细胞形成的包绕轴突的基底膜，而中枢神经不含有基底膜，周围神经轴突或神经元再生能力明显高于中枢神经[73]。虽然神经基底膜结构在受损部位被破坏，但在损伤部位的远、近端均保留（图 1-8）[60,89]。在神经损伤部位的远端，基底膜包绕的轴突与髓鞘退变所形成的碎片逐渐被吞噬，神经膜细胞不断在生长锥周围增生形成 Büngner 带并引导轴芽不断增长[7,101,104,141]。当神经轴突向远端生长时，基底膜结构不仅能对抗因不断生长的轴芽所产生的膨胀力，而且还以其管道结构指导轴芽在鞘管内不断向前直至"神经远端引导系统（guidance system of the distal stump）"（图 1-9）。存在于周围与中枢神经系统内的神经营养因子有助于吸引新的再生轴芽。与神经损伤远端分离的近端更易向远端神经生长，而不向非神经组织结构生长[3,81]。经历沃勒变性与再生的神经产生的相对结构化管型系统也会定向引导轴突再生（图 1-10 至

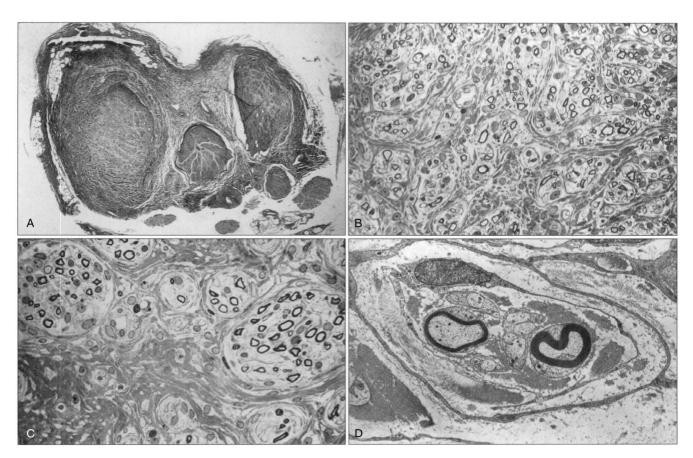

图 1-7　(A)受损神经横切面显示神经束内及神经束外瘢痕组织。(B)在低倍镜下观察 Masson 染色的横切面,可见细小且发育良好的再生轴突与神经内膜瘢痕混杂存在。(C)观察同一横切面的另一区域,可见几处相对明显的瘢痕组织与细小的再生轴突混杂存在。(D)电镜观察可见再生轴突周围包绕成纤维细胞及瘢痕组织。

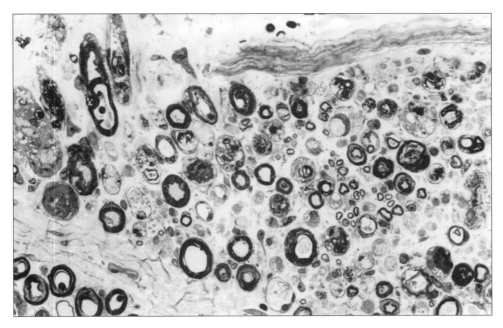

图 1-8　镜下可见部分切割伤后神经远端的变性轴突区。

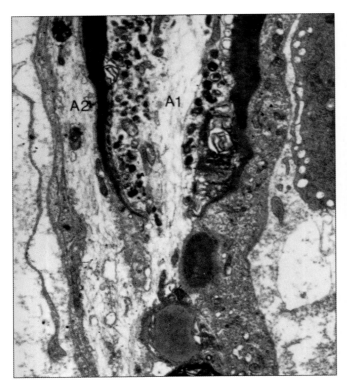

图 1-9　在神经近端发生轴突轴芽生长过程。A1 是末端轴芽，A2 是侧方轴芽。这些轴芽重新分布在原有神经纤维的基底膜上，并穿过缝合口长入远端或者神经移植物内。

图 1-12)[104,117,130,144]。

　　相对于周围神经，中枢神经系统内不含有基底膜结构，再生轴突轴芽的膨胀力得不到基底膜管的限制，导致轴芽的破裂、细胞质的丢失和溶酶体的释放，从而造成微环境的破坏，因此不能进行有效的轴突再生[140]。在灵长类等高等动物，虽然有适合周围神经再生的环

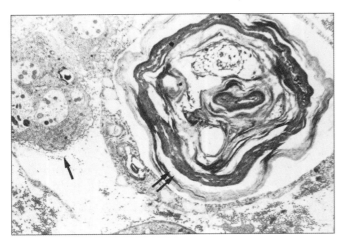

图 1-10　一个再生轴突单位（单箭头）长入远端，附近一条神经纤维正在发生沃勒变性（双箭头）。

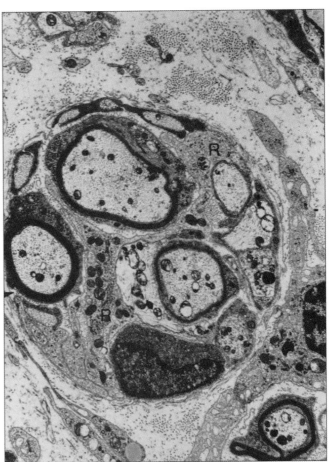

图 1-11　当再生的神经纤维接触到远端神经膜细胞，再生神经单位的轴突开始髓鞘化。

境，但由于损伤后增生的神经内膜和束间神经外膜等结缔组织的不规则排列，使神经轴芽被迫改变前进路线或者不断被分成数个分支，导致轴突生长很容易被阻断或抑制（图 1-13)[104,117,131]，使得远端再生神经轴突虽有较好的直径却没有发育良好的髓鞘包绕等现象。更坏的结果是，再生轴突不能到达或者接近它们之前的位置，不能对效应器进行神经再支配，或者不足以使之成熟并发挥功能。对于神经损伤后影响成纤维细胞增生和胶原纤维后续排列的因素目前还知之甚少（图 1-14)[69,83,102,131]，尚无有效的方法改善上述生化的变化[26,91,132]。

　　某些成纤维细胞活动的触发或调节因子已有人进行研究[46]。最近对人类神经瘤的神经化学研究表明，神经损伤后巨噬细胞产生的两种细胞因子——TNF 和 IL-1 明显增加[83]。这些细胞因子不仅刺激产生神经生长因子（NGF）促进轴突再生，还可激活人类神经瘤中成纤维细胞中 MAP 与 SAPK 等蛋白激酶，这些被激活的蛋白激酶进一步促进成纤维细胞的增生。

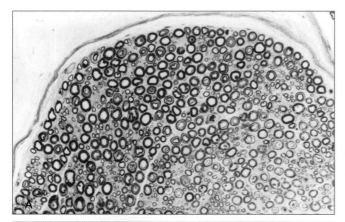

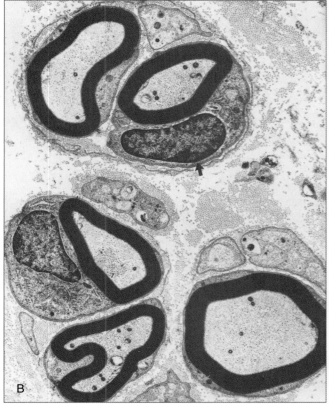

图 1-12 （A）随着神经再生的进展，远端再生神经纤维逐渐成熟，直至出现正常的有髓与无髓纤维。（B）在有髓纤维中每个神经膜细胞（箭头）与单个粗大轴突相连，而在无髓或者成熟不全的有髓纤维中则与多个细小轴突相连。

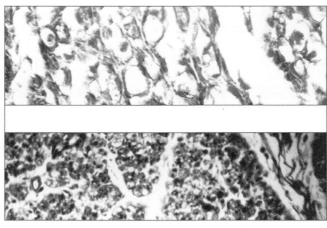

图 1-13 神经远端不同时间段变性的改变。上图显示损伤后 3 周远端可见变性的轴突与髓鞘碎片，但依然可见开放的管状系统。下图显示损伤后 3 个月远端横切面，可见神经内膜成纤维细胞增生，并且管状系统几乎已经被结缔组织封闭。虽然远端变化影响轴突的再生，但轴突能否向远端生长并最终发挥功能主要还是取决于更加近端的受损部位的局部环境（Masson 染色，×40）。

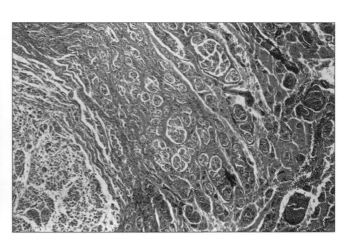

图 1-14 成纤维细胞在神经移植物中增殖。尽管如此，在神经束内或束外依然可见细小的神经轴突（Masson 染色，×35）。

　　神经纤维的充分再生需要较长时间，这包括神经纤维重新长入远端效应器和神经纤维成熟化过程。因此即使神经轴突的再生情况良好，一系列因素的存在依然可能延迟神经功能的恢复（表 1-1）。

神经的血液供应

　　神经的血液供应非常丰富，由纵向供血系统和侧

表 1-1 轴突生长特性

轴突生长特性
再生轴突在弥补近端逆行性退变区的初期生长延迟
轴突在穿过受损区时发生损伤区生长延迟
当轴突向远端生长时发生远端生长延迟
当轴突成熟并重新支配其分布区域时发生远端生长延迟

方供血系统组成[1,98]。在纵向供血系统中,神经营养血管通常在神经近端由神经根或脊神经水平进入并呈纵向分布,或由远端与运动、感觉分支相连处进入[13]。血管多数走行于神经外膜或束间神经外膜,但也分布在神经束内[80]。侧方供血系统通过神经系膜注入神经外膜纵向供血系统(图 1-15)[122]。神经系膜是一种在解剖结构上存在争议但在生物活体内经常见到的、贴附于神经和周围软组织之间的透明软组织结构。在进行神经损伤探查分离或修复神经时,牺牲侧方供血系统不会损伤神经功能,也不会降低神经再生修复能力[66]。神经外膜纵向供血系统及神经内供血系统能为神经功能恢复提供足够的营养[8]。尽管如此,各种损伤仍能使神经血液供应发生变化[97],并且在大鼠等动物中,各种损伤和毒素都对血-神经屏障系统产生破坏作用[63]。

神经束结构

　　神经血液供应的解剖特点有利于外科医生施行神经修复手术,但沿着神经纵轴神经束的位置不到几厘米就发生变化的解剖特点却很不利（图 1-16)[130]。因此,在修复神经损伤时很难将近端与远端的神经束精确对合,尤其是当存在一段神经缺损时。在神经走行过程中,神经束之间以及神经束组之间会相互交换神经纤维,这种变化和重组看似随意,其实不然,因为这使得每一神经分支含有必要的传入与传出纤维[90]。越靠近神经干中央的神经束(尤其是神经近侧节段)含有越多各种支配远侧效应器的神经纤维。随着神经干向远侧走行,存在着神经束功能上的逐渐变化,可形成特定的神经束,进而变成运动或者感觉神经。神经近侧节段神经束的位置变化与神经束的交替换位较神经远侧节段明显[85]。因此,一个神经束在某个平面也许位于 9 点方位,但几厘米内它便可能变为 12 点甚至 2 点方位[126]。

　　神经束结构中的最小功能单位是由轴突及其周围的神经膜细胞组成的神经纤维。包绕在神经纤维周围的神经内膜像其他结缔组织一样对损伤产生相应的反应。但这些神经纤维及其表面的膜形覆盖物是肉眼及手术显微镜无法看到的,因此,各种显微手术步骤能达到的亚单位只是神经束(图 1-17)。

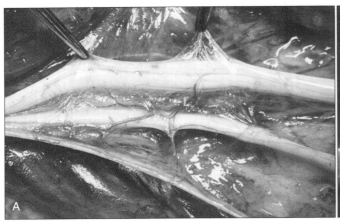

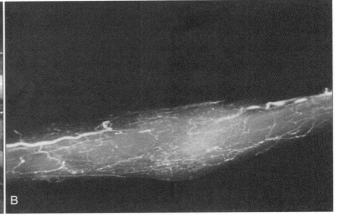

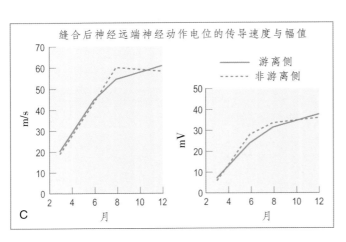

图 1-15　(A)灵长类动物坐骨神经的血液供应。血管钳所夹结构为神经系膜。神经表面可见明显的纵向神经外膜血管。在不同平面可见与神经平行走行的血管,这些血管通过神经系膜进入神经。胫神经位于上方,腓总神经位于中间,腓肠神经位于下方。(From Kline D, Hackett E, Davis G, Myers B: Effect of mobilization on the blood supply and regeneration of injured nerves. J Surg Res, 12:254-266,1972.)(B) 灵长类动物坐骨神经切断后重新缝合,动物被灌注后用来观察微血管(特别是神经损伤部位)的重建情况。(C) 这两张表格描述被切断后重新缝合的灵长类动物神经远段神经动作电位(NAP)的传导速度与幅值的变化。一侧神经在修复前其坐骨神经在坐骨切迹到小腿的范围被游离,同时另一侧神经不被游离。修复后 12 个月,游离侧的神经动作电位的传导速度及幅值与非游离侧相似。(Adapted by Gilliatt RM,From Kline D, Hackett E, David G, Myers B: Effects of mobilization on the blood supply and regeneration of injuried nerves. J Surg Res,1972.)

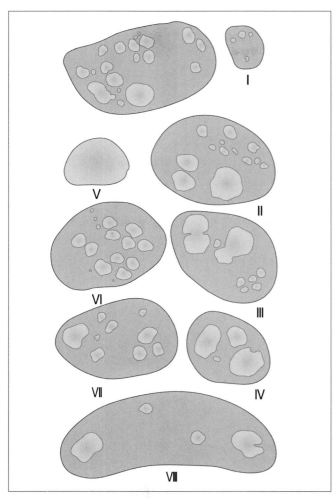

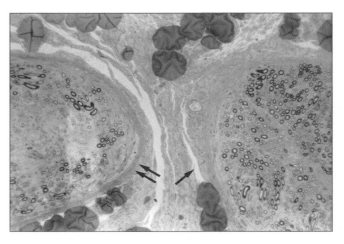

图 1-17　C7 和 C8 神经根节前损伤患者肘关节平面桡神经横切面。可见属于桡神经浅支、不发生沃勒变性的感觉神经轴突（单箭头），而运动神经束的大部分发生沃勒变性（双箭头）（甲苯胺蓝染色，×368）。

图 1-16　Change in fascicular pattern in radial nerve running from arm level (I) to forearm level (VIII). V represents the superficial sensory radial nerve, and VI and VII are the proximal and distal posterior interosseous nerves.　(From Sunderland S: The intraneural topography of the radial, median, and ulnar nerves. Brain 68:243–299, 1945.)*

手术操作

在神经束水平对神经施行显微分离操作不是没有可能，但难度较大[131,132]。总体来说，即使在手术显微镜下见到神经束未被破坏，也不能排除严重的轴突损伤的可能。如果不进行神经修复，神经内膜改变会妨碍神经再生。这种情况主要发生在神经牵拉伤中（神经束连续性存在，但神经束内却发生了神经病理性改变）。神经束内不同的病理改变使得术中神经电生理检查成为检测受

损神经连续性的重要手段（图 1-18）[64,65,92]。因此，大多数学者认为，术中电刺激与神经动作电位的记录是检测大多数外观神经连续性存在的神经损伤的重要步骤[68,145]。

显微外科技术经常用于分离神经束，但须沿着神经结构纵轴线进行。一些临床医生认为如果在神经分离时神经束保持完整，那么其内的神经纤维会是正常结构或者具有恢复正常结构的潜力，其实这种情况只存在于少数病例，因为即使神经束连续性存在，但神经束内依然会发生神经病理性改变[69]。这是神经牵拉伤及神经注射伤的主要发病机制，此类损伤大多需要手术治疗。只有术中电生理检测才能证明连续性存在的神经是否会有自行恢复的可能[145]。

神经损伤后的基本反应

神经元反应

位于脊髓前角、脊神经后根神经节和自主神经节的细胞体在轴突断裂后将发生染色质溶解[116]。组织学检查可见神经元肿胀伴有尼氏小体向细胞周边移动[11]。因此，轴突损伤后神经元体积增大通常是一种再生而不是变性的表现[6,20,75]。但神经近端的严重损伤是个例外，特别是臂丛或腰骶丛损伤，这种损伤常导致不利于神经

---

*，应版权方要求，此图图注须为英文原文。译文如下：桡神经从上臂水平（Ⅰ）走行到前臂水平（Ⅷ）神经束构型的改变。Ⅴ显示桡神经浅支，Ⅵ和Ⅶ显示骨间后神经的近端和远端。（见彩图）

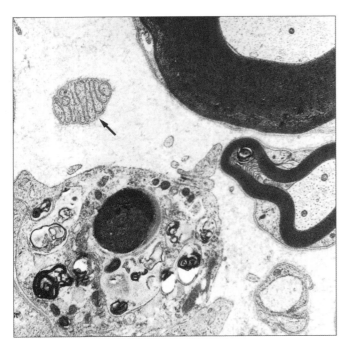

图 1-18   一个粗大的正常神经纤维（右上方）与一个薄髓的细小轴突相邻。左下方的巨噬细胞正在吞噬髓鞘碎片。上方是由在单层基底膜内增生的神经膜细胞形成的 Bünger 带（箭头）。在同一神经束内各神经纤维损伤程度不同，一条神经干内各神经束损伤的程度也不同。术者在评价连续性存在的神经损伤时，必须牢记这些概念。

存活的退行性改变[53]。

　　由于核糖核酸（RNA）以及相应的酶数量增加，处于再生状态的神经元染色质发生裂解和细胞质体积增大[40]。RNA 由大颗粒转变为亚显微颗粒导致尼氏小体明显减少。在伤后 4~20 天（增殖高峰期），RNA 的增加数量随着代谢率的增加而改变[37]。RNA 的增加是神经轴突再生所必需的，它提供轴浆补充所必需的多肽与蛋白质（图 1-19）。但某些学者对 RNA 作为神经再生的中枢整合角色表示质疑，这些争论的焦点在于 RNA 数量的增加是否只发生在轴突已经顺利再生的过程中[41,57]。RNA 也许只是充当了神经再生的标记物，而不是神经再生信号的传导者。但无论如何，研究已证明，在轴突再生至发育成熟的过程中，RNA 始终处于体积增大、活力增强的阶段。周围神经损伤越靠近脊髓，神经细胞增生改变越明显，而周围神经远端损伤后神经细胞增生改变不明显。与远端水平损伤比较，近端水平损伤需要修复更长的神经轴突，而神经元好像能提前预知。

　　轴突与中枢神经系统连接的示踪研究表明，在正常的轴突–神经元连接中，轴浆中的代谢物质存在着由胞体至轴突和由轴突至胞体的双向转运（图 1-20）[72]。如前所述，轴浆中代谢物的运输伴随着轴突与周围环

境代谢物与废物的交换。因此，保持轴突活力的物质有些是由轴突所在的周围环境提供的，而不是完全来自神经元胞体[51,69]。

　　来源于中枢神经系统的神经胶质、其他神经元或非神经组织（特别是周围神经系统的神经膜细胞）的神经营养因子可影响神经元的存活[107,147]。诸如神经生长因子（nerve growth factor, NGF）、脑源性神经生长因子（brain-derived nerve growth factor, BDNF）、神经营养因子–3（neurotrophin-3, NT-3）和神经营养因子–4/5（NT-4/5）被运输到胞体并促进神经元细胞的存活[87]。阻止神经向远端再生会导致大量感觉神经元的凋亡（远多于运动神经元凋亡），这可能与神经胶质和其他神经元分泌的营养因子的作用有关[44,87]。另一方面，运动神

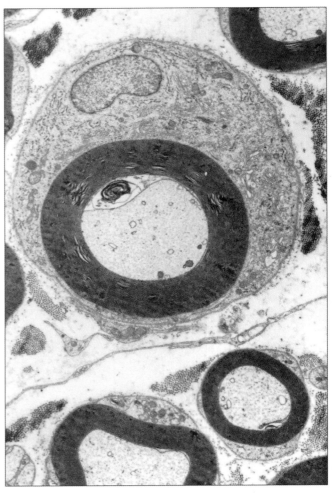

图 1-19   轴突与存在于脊髓和后根神经节内的神经细胞体相延续。所有的蛋白质在细胞体合成并由轴突向远端转运。围绕轴突周围的是由神经膜细胞重叠的胞膜组成的结构——髓鞘。比较而言，神经膜细胞的细胞质充满细胞器。一层基底膜覆盖在神经膜细胞表面，沿神经纤维的全长形成了连续的结构，而神经纤维的全长是由连续的轴突与间断的神经膜细胞构成。

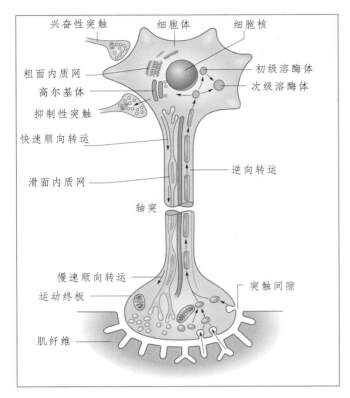

图 1-20 神经细胞体及其轴突、远端效应器示意图。图中显示某些神经内部结构和在神经平面的滑面内质网、管状结构、神经微丝。代谢产物的交换地点已标出。(Adapted from Lundborg G, Ed: Nerve Injury and Repair. Edinburgh, Churchill Livingstone, 1988.)(见彩图)

经元在损伤轴突没有长入损伤远端的情况下依然可以存活 1 年甚至更长时间[106]。

由于轴突再生而引起的神经元分子水平的改变日益引起关注[63]。包括损伤早期神经元中 C-FOS、jun BV 和 c jun mRNA 改变,这些变化因损伤性质的不同而不同。与更远端神经损伤相比,神经根撕脱伤可引起更明显的 C-FOS 蛋白的含量变化[149]。即刻早期基因(IEG)被不明机制所激活并受到不同种类生长因子的抑制[63]。

尽管损伤后神经元存在着一些代谢性的功能改变,但像静息电位和峰值后电位这样的神经元电生理特性并未改变[19,39],而在神经元的中枢突触功能方面却存在某些障碍[38]。由传入性刺激激发的神经元反射性放电将出现潜伏期延长和短暂性增量散布。神经元突触囊泡的退行性改变已被电子显微镜证实并有可能干扰突触功能[109]。

实验结果已证明远端轴突切断术和再生后,相应感觉神经元区会出现某些扩张现象,即附近正常神经元会形成支配远端轴突断裂的神经元支配区[51,57,62,142]。实验结果同样证明长入神经损伤区域的运动神经元区

体积会增大或扩张[23,25,50]。这种代表有用的神经再生的增大或扩张已在灵长类动物实验中有记录为证,但仍有待明确[70,114]。人们对神经移位术治疗牵拉伤引起的神经丛撕脱伤的兴趣日益增加,功能性磁共振检查已经记录到从供区神经元功能区到受区的活动转变[88]。

如果在轴突原损伤平面近端再次切断轴突,神经元将再次发生有利于神经再生的代谢活性改变并出现新的轴浆运输高峰[42]。这表明神经首次损伤后几周再次切断轴突会加快轴突的生长[86]。由此推测神经损伤后数周进行延迟修复,将通过增加损伤后再生神经元的代谢活动,从而加强因首次损伤所造成的神经修复过程,但尚不清楚第二次切断轴突是导致了 RNA 的完全改变,还是只增加了因第一次轴突切断而形成的 RNA 的最大活性。但无论如何,这种机制在进行周围神经损伤修复时有重要的作用:进行延期神经修复(包括直接缝合或神经移植)时,不仅要修剪远端,还要修剪或再次切断近端直到正常神经结构[5]。再次切断轴突是应用于严重神经损伤的一种常见修复方法,只是两次轴突断裂的间隔时间尚无定论。

神经损伤后的轴突反应

临床上神经纤维有 3 种基本损伤类型(图 1-21),Seddon[118]对此进行了详细描述并由 Sunderland[127]进一步补充完善。但我们应谨记的是,由成千上万的轴突组成的各条神经干,不仅其大小和神经纤维组成在不同的神经各不相同,而且有不同的营养和供氧需求。多数神经损伤是由神经失用、轴突中断和神经中断混合组成的。

神经失用

神经失用(neurapraxia,神经震荡、神经传导阻滞)是由于沿神经纤维传导的冲动受到阻断,神经可能不经过沃勒变性而恢复功能。这可能是因为震荡或休克样损伤引起神经纤维的生化层面的功能障碍所造成的[117,130]。就整条神经而言,神经失用是由压迫或微小的钝性打击(包括神经附近的低速子弹损伤)造成的。因此,容易受压迫或牵拉损伤的神经部位较易出现神经失用(图 1-22)[110]。过长时间的盘腿姿势造成的腓总神经麻痹、腋窝或者上臂外侧桡神经压迫造成的桡神经麻痹(周末瘫)是比较常见的神经失用。在这种损伤近端刺激神经并不能产生远端肌肉收缩,但刺激远端神经却可以产生肌肉收缩。如果神经的整个横切面都受累,NAP 则不能通过损伤处,但在损伤的近端和远端却分别可以产生及记录到 NAP。

由于损伤神经中部分纤维可能发生节段性脱髓

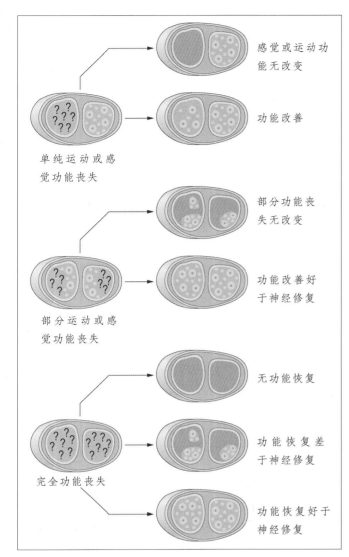

图 1-21　3 种主要神经损伤的不同结果。只有单纯运动或感觉功能丧失的神经,其结果包括运动或感觉丧失无改变和有功能恢复两种。有部分感觉和运动功能丧失的神经,随着时间延长,其结果既可以是部分运动或感觉丧失无改变,也可以是功能改善好于神经修复的水平。而运动和感觉功能完全丧失的神经,经过一段时间其结果可能有 3 种:无任何功能恢复、功能恢复差于神经修复、功能恢复好于神经修复。(见彩图)

鞘,或一些神经纤维实际上已经发生轴突中断,在损伤后几周通过肌电图可观察到偶发的肌肉纤颤电位。但从整个神经层面来看,神经失用性损伤的神经是由未发生沃勒变性的正常轴突组成[35,48]。神经失用性损伤选择性影响主司肌肉收缩和触觉、位置觉的粗神经纤维,而主司痛觉与发汗的细纤维则不受影响[125]。因此,这种损伤通常不影响痛觉功能的传导。由于轴突周围的显微解剖结构及其髓鞘都保持完好,所以通常在几天内恢复功能,少数情况下需要 5~6 周的时间。

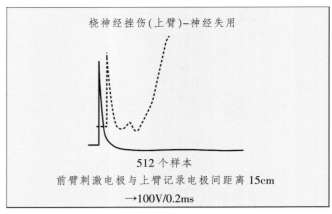

桡神经挫伤(上臂)-神经失用

512 个样本
前臂刺激电极与上臂记录电极间距离 15cm
→100V/0.2ms

图 1-22　桡神经挫伤完全麻痹 5 天后在损伤远侧皮肤行无创神经电生理检测。上为整合波形,下为单个波形。整合波显示电刺激后发生一个神经动作电位(NAP),紧接着出现一个诱发肌肉动作电位(MAP)。在神经损伤远端通过电刺激引出 NAP 和 MAP 说明是神经失用性损伤。

轴突中断

相比较而言,轴突中断(axonotmesis)是指轴突及其髓鞘因损伤失去连续性,但保留了神经结缔组织框架的连续性[94]。由于轴突连续性中断,必然发生沃勒变性。神经损伤后 2~3 周,肌电图检查显示损伤神经支配的肌肉出现纤颤电位和失神经电位[47]。轴突中断比神经失用造成的运动及感觉功能障碍更完全,并且只有通过轴突的再生才能恢复功能(图 1-23)。轴突中断是由比造成神经失用更严重的挤压或者挫伤造成的。伤后 2~3 天,刺激神经损伤远、近端都不会产生肌肉收缩。神经冲动不能跨越神经损伤处产生 NAP,同样在损伤远端无法记录到 NAP。

神经损伤后近端也会发生一段逆行变性改变,当神经再生时必须首先克服这段变性,然后通过损伤处,最后再生神经向远端延伸[4]。在人类,再生的轴突需要几周才能穿越损伤近端(包括近端变性的部分),然后神经再生轴芽将以每天几毫米的速度向远端延伸。如果损伤发生在神经丛等接近中枢神经的部位,神经将以较快速度生长;但损伤发生在如腕或手等远离中枢神经的部位,神经的生长速度将会减慢。因此,高位神经损伤会以每天 2~3mm 的速度向远端生长,而低位神经损伤每天的生长速度只有 0.5mm[111]。

一旦有足够数量(4000 或 5000 条)的再生神经纤维穿过神经损伤处,便可在神经损伤处记录到 NAP,但波幅很低且神经传导速度大幅度减慢[64]。这种在损伤神经远端观察到的反应,出现在损伤部以远的肌肉动作

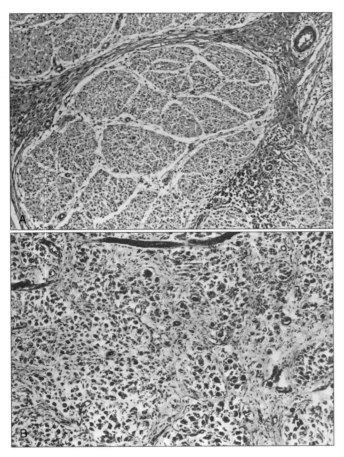

图 1-23 （A）瘢痕化的神经远端仅见细小的轴突。(B)与 A 图相比，神经远端有良好的轴突再生。虽然损伤至获得标本的时间间隔相同，但损伤机制不同。B 图的神经损伤中轴中断要比 A 图的严重。

电位恢复前或肌肉失神经改变消退前很长一段时间[65]。因此，要达到令人满意的神经再生需要较长时间，但目前尚无足够的周围神经临床或电生理方面的证据。神经纤维向远端再生的过程可通过对 NAP 的检测获得。轴突长入远端效应器后，因效应器重建及长入的轴突需要进一步成熟，所以恢复过程将产生又一次延迟。在轴突到达所支配的肌肉并产生肌肉随意收缩前，电刺激再生的神经会引发肌肉收缩功能，这种表现会在临床功能恢复几周前出现[92]。由于基底膜结构保持完好，再生的轴突将由神经膜细胞及位于相对完整的神经内膜内的 Büngner 带引导而生长，因此轴突中断的预后要好于神经中断，即使后者接受了及时正确的修复手术。

神经中断

较严重挫伤、牵拉伤或撕裂伤会造成神经中断，包括轴突和周围的结缔组织都会丧失连续性。神经中断性神经损伤的一个典型例子是，由于轴突和结缔组织

的连续性均丧失而使神经横断。但是许多新手并没有意识到，大多数神经中断性损伤的神经连续性并不会完全丧失，而是造成神经结构的内部中断，累及神经束膜和神经内膜以及轴突及其被膜。

神经中断后肌电图所记录到的失神经改变结果与轴突中断的结果相同[47]。由于再生的轴突与成纤维细胞及胶原混合组成结构紊乱的神经瘤，致使神经中断性损伤后不能进行良好再生（图 1-24），所以电刺激神经损伤远、近端均不能产生相应功能，NAP 不能通过神经损伤处[68]。而且这些异常表现不同于神经失用或轴突中断，其会持续存在且无明显改善。即使大量再生轴突能到达损伤神经的远端，也很难长入受损伤之前的通路（图 1-25）[144]。更重要的是，由于神经内膜细胞增殖和远端神经鞘管皱缩，再生轴突不能达到足够的直径和充分髓鞘化，甚至最终到达效应器也无法恢复良好的功能。

人类神经瘤的生化与通道标记的研究已正式开展并且取得一些初步成果。例如发现 Gap43 对轴突早期再生意义重大并随时间延长而逐渐减少[49]。此外，研究证明 Ankyrin G 对于受损神经纤维钠通道的改变（特别是对于痛性神经瘤）发挥一定的作用[71]。

Sunderland 损伤分类中的 I 度损伤与神经失用相对应（图 1-26）。II 度损伤对应单纯的轴突中断：神经内膜、神经束膜完整，但轴突连续性中断。III 度损伤是轴突与神经内膜完全损伤，但保留大部分神经束膜的完整性，是包括轴突中断与神经中断在内的混合伤。IV 度损伤是指包括轴突、神经内膜、束膜完全中断，但神经外膜连续性存在。V 度损伤是神经干完全横断伤。Mackinnon 提出了 VI 度损伤：神经干的一部分完全断裂，部分连续性保留，包含了轴突中断与神经中断两种损伤[85]。

神经横断性损伤修复术后 3~4 周，损伤或修复部位的韧性或抗张强度才能达到最大值[76,136]。部分神经损伤后神经纤维的损伤可能涉及各种损伤类型，如果 6 周后神经功能部分恢复，那么其他神经纤维的损伤类型很大可能只是轴突中断，有可能通过神经再生完全恢复功能。如果神经损伤 6 周后无任何功能恢复，表明其为非神经失用伤，对于神经损伤是轴突中断还是神经中断损伤则无法做出判断，神经损伤的类型早期判断只能通过术中对神经的大体观察和神经电生理检测而获得[64,68,92]。

远端轴突及其连接

依据轴突长入远端效应器的时间，神经内膜管的直径可能增加或变小。长入远端神经内膜管的神经纤维不只一条，但只有最终长入并支配远端效应器的纤

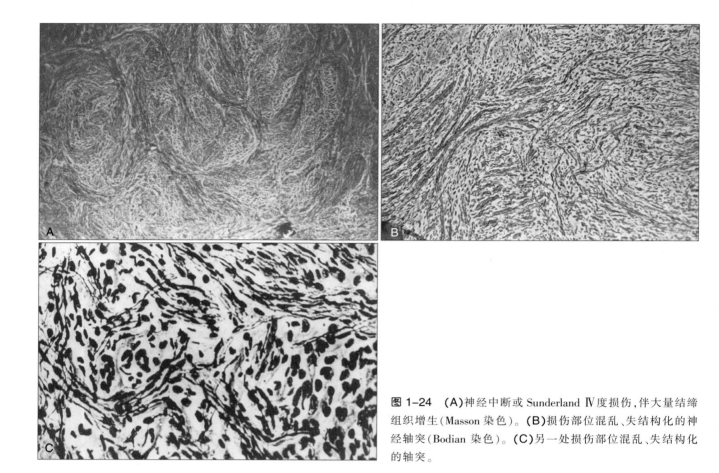

图 1-24 （A）神经中断或 Sunderland Ⅳ度损伤，伴大量结缔组织增生（Masson 染色）。（B）损伤部位混乱、失结构化的神经轴突（Bodian 染色）。（C）另一处损伤部位混乱、失结构化的轴突。

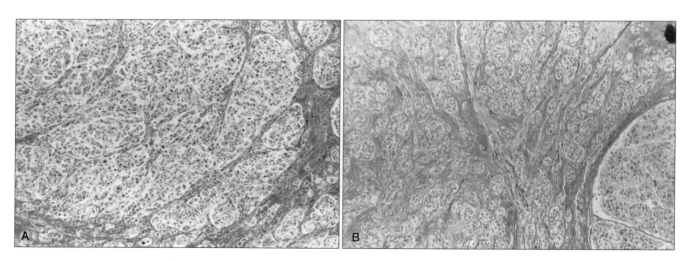

图 1-25 （A）神经远端再生不良，神经纤维纤细。图中右边为神经束膜外位置。（B）神经移植物横切面。图中右下部是神经移植物内的轴突，但许多轴突位于神经束膜外组织区域。

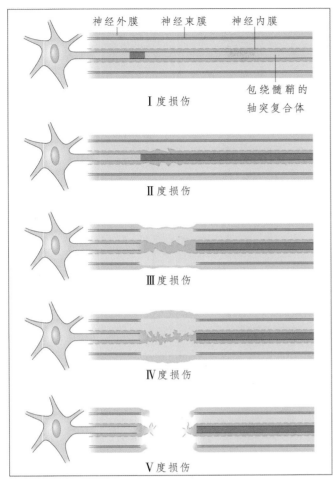

图 1-26　Sunderland 描述的周围神经损伤分类模式图。Ⅰ度损伤是神经传导阻滞但未发生沃勒变性的神经失用性损伤。Ⅱ度损伤是保留了神经内膜、神经束膜完整性的单纯轴突中断损伤，具良好的再生潜力。Ⅲ度损伤是轴突与神经内膜完全损伤，但保留大部分神经束膜的完整性，包括轴突中断与神经中断在内的混合伤。Ⅳ度损伤是指轴突、神经内膜、束膜完全中断，但神经外膜连续性存在。Ⅴ度损伤是神经干横断伤，所有结缔组织层完全破坏。(Adapted from Kline D, Hudson A: Acute injuries of peripheral nerves. In: Youmans J, Ed: Neurological Surgery, 3rd edn. Philadelphia, WB Saunders, 1990: 2423–2510.) (见彩图)

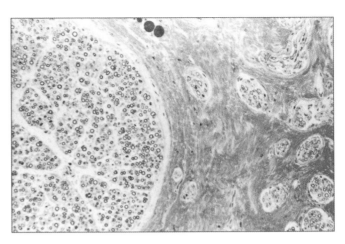

图 1-27　图左侧显示再生神经轴突长入神经束并正在成熟与髓鞘化，而右侧显示神经缝合平面处再生轴突错长入神经束外神经束膜组织，形成神经瘤。

端效应器(包括感觉与运动)连接的能力有限，其功能恢复不理想[124]。可参见图示中面神经再生(特别是舌下－面神经或副－面神经吻合术)后的运动功能恢复情况(图 1-28)[114]。

维才能成熟并生成髓鞘，而其他纤维会退变或发育不良(图 1-27)[113]。

　　除非可以直接长入原来的位置，再生的轴突即使到达远端效应器也不会充分发挥功能[148]。再生的神经纤维可使原先不受其支配的远端效应器产生某些变化[121]。皮神经纤维甚至不能跨越某些界线使感觉神经再支配，当然它也不可能在运动神经支配区产生功能。尺神经与正中神经的运动纤维再生长入手部的小肌肉也不能完全恢复正常的功能[58,131]。不论是大脑感觉皮层还是运动皮层，中枢神经系统促进其轴突与远

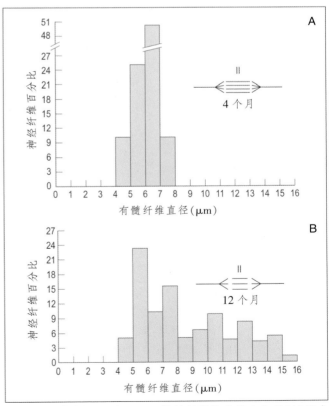

图 1-28　直方图显示 2.54cm 长神经移植术后 4 个月 (A) 和术后 12 个月。(B) 移植段远端 1cm 处按纤维大小行有髓轴突计数。4 个月时大部分神经纤维直径较小。12 个月时出现较大直径的神经纤维，但数目仍然相对不多。

肌肉在失神经支配 3 周后，组织结构将发生变化。肌纤维发生扭曲，肌横纹数目减少[129]。明显的肌肉萎缩出现在神经损伤几周后，并持续到再生轴突使肌肉神经再支配为止[107]。由于持续的失神经支配和缺乏必要的功能锻炼，肌肉组织逐渐被增生的纤维组织所替代，伤后 2 年肌肉组织将完全被瘢痕组织或脂肪替代[56,108]，因此，失神经支配两年后的肌肉组织即使采用最先进的修复技术也无法恢复理想的运动功能。

结论

通过本章讨论，作者认为，外科医生不能仅通过术中对神经的大体观察与触诊来决定是否进行神经松解、切除或修复，还必须结合应用术中的电生理技术（如刺激神经、记录神经动作电位）才能准确检测神经的功能。在常规周围神经手术中，电生理技术多应用于整条神经干的功能检测而很少应用于神经束的检测，但如有必要，可以通过同样方式检测神经束的功能状态。因此，术中联合使用神经电生理与显微外科技术可以较全面地了解神经的功能状态与组织结构。外科医生在处理周围神经功能障碍时，不仅要熟悉神经的解剖结构，还要掌握术中检测神经功能的技术。本书强调解剖结构与电生理检测相结合是了解神经损伤情况的前提，这一前提在本书中将被反复提及。

（王东　译　向剑平　顾立强　校）

参考文献

1. Adams WE: Blood supply of nerves. J Anat 76:323–341, 1942.
2. Aguayo A, Attiwell M, Trecarten J, et al.: Abnormal myelination in transplanted Trembler mouse Schwann cells. Nature 265:73–75, 1977.
3. Aguayo A and Bray G: Cell interactions studied in the peripheral nerve of experimental animals. In: Dyck P, Thomas P, Lambert E, et al. Eds: Peripheral Neuropathy. Philadelphia, W B Saunders, 1984.
4. Aitken JT and Thomas PK: Retrograde changes in fiber size following nerve section. J Anat 96:121–129, 1962.
5. Aldskoquis H, Arvidsson J, and Grant G: Axotomy – induced changes in primary sensory neurons. In: Scott E, Ed: Diversity, Development, and Plasticity. Oxford Univ. Press, New York, 1992.
6. Aleksavdrovskaya OV: Degeneration and regeneration of peripheral nerves in double injury. Tr Mosk Vet Akad 10:174–188, 1956.
7. Asbury A: The histogenesis of phagocytes during Wallerian degeneration procedures. Sixth International Congress of Neuropathology. Paris, Masson & Cie, 1970.
8. Bacsich P and Wyburn GM: The vascular pattern of peripheral nerve during repair after experimental crush. J Anat 79:9–14, 1945.
9. Bailey S, Eichler M, Villadiego A, et al.: The influence of fibronectin and laminin during Schwann cell migration and peripheral nerve regeneration through silicon chambers. J Neurocytology 122:176–184, 1993.
10. Baron-Van Evercooren A, Gansmuller A, Gumpel M, et al.: Schwann cell differentiation in vitro: Extracellular matrix deposition and interaction. Dev Neurosci 8:182–196, 1986.
11. Barr ML and Hamilton JD: A quantitative study of certain morphological changes in spinal motor neurons during axon reaction. J Comp Neurol 89:93–121, 1948.
12. Behrman I and Ackland R: Experimental study of the regenerative potential of perineurium at a site of nerve transection. J Neurosurg 54:79–83, 1981.
13. Bentley, FH and Schlapp W: Experiments on blood supply of nerves. J Physiol (London) 102:62–71, 1943.
14. Bisby M: Changes in composition of labeled protein transported in motor axons during their regeneration. J Neurobiol 11:435–455, 1980.
15. Bisby M: Regeneration of peripheral nervous system axon. In: Waxman S, Kocsis J, Stysp J, Eds: The Axon: Structure, Function, and Pathophysiology, Oxford University Press, New York, 1995.
16. Bisby MA: Synthesis of cytoskeletal proteins by axotomized and regenerating motoneurons. In: Reier PJ, Bunge RP, and Seil FJ, Eds: Current Issues in Neural Regeneration. New York, Alan R. Liss, 1988.
17. Bischoff A and Thomas PK: Microscopic anatomy of myelinated nerve fibers. In: Dyck PJ, Thomas PK, and Lambert EH, Eds: Peripheral Neuropathy. Philadelphia, WB Saunders, 1975:104–130.
18. Black MM and Lasek RJ: Slow components of axonal transport: Two cytoskeletal networks. J Cell Biol 86:616–623, 1980.
19. Bradley K, Brock LG, and McIntyre AK: Effects of axon section on motoneuron function. Proc Univ Otago Med Sch 33:14–16, 1955.
20. Brattgard SO, Edstrom JE, and Hyden H: The productive capacity of the neuron in retrograde reaction. Exp Cell Res 5(Suppl.):185, 1958.
21. Bray G and Aguyagoi AJ: Regeneration of peripheral unmyelinated nerves. Fate of the axonal sprouts which develop after injury. J Anat 117:3:517–529, 1974.
22. Bray GM, Raminsky M, and Aguayo AJ: Interactions between axons and their sheath cells. Ann Rev Neurosci 4:127–162, 1981.
23. Brushart TM, Henry EW, and Mesulam MM: Reorganization of muscle afferent projections accompanies peripheral nerve regeneration. Neuroscience 6:2053–2061, 1981.
24. Brushart TM and Mesulam MM: Alteration in connections between muscle and anterior horn motor neurons after peripheral nerve repair. Science 208:603–605, 1980.
25. Brushart TM and Seiler WA IV: Selective innervation of distal motor stumps by peripheral motor axons. Exp Neurol 97:289–300, 1987.
26. Bucko C, Joynt R, and Grabb W: Peripheral nerve regeneration in primates during D-penicillamine induced lathrism. Plast Reconstr Surg 67:23–28, 1981.
27. Bunge M, Williams A, Wood P, et al.: Comparison of nerve cell plus Schwann cell cultures with particular emphasis on basal lamina and collagen formation. J Cell Biol 84:184–193, 1980.
28. Bunge RP and Bunge MB: Tissue culture in the study of peripheral nerve pathology. In: Dyck PJ, Thomas PK, and Lambert EH, Eds: Peripheral Neuropathy. Philadelphia, WB Saunders, 1975:391–409.
29. Chang S, Rathjen FG, and Raper JA: Extension of neuritis on axons is impaired by antibodies against specific neural cell surface glycoproteins. J Cell Biol 104:355–362, 1987.
30. Cunningham BA, Hemperly JJ, Murray BA, et al.: Neural cell adhesion molecule: Structure, immunoglobulin-like domains, cell surface modulation, and alternative RNA splicing. Science 236:799–806, 1987.
31. Daniloff JK, Levi G, Grumet M, et al.: Altered expression of

neuronal cell adhesion molecules induced by nerve injury and repair. J Cell Biol 103:020–945, 1986.

32. Davis A: The neurotrophic hypothesis: Where does it stand? Philosop Transect Royal Soc 351B:389–394, 1996.

33. Davison PF: Microtubules and neurofilaments: Possible implications in axoplasmic transport. Advances Biochem Psychopharmacol 2:168, 1970.

34. Dekker A, Gispen WH, and de Wied D: Axonal regeneration, growth factors and neuropeptides. Life Sci 41:1667–1678, 1987.

35. Denny-Brown D and Brenner C: Lesion in peripheral nerve resulting from compression by spring clip. Arch Neurol Psychiat 52:120, 1944.

36. Ducker T, Kempe L, Hayes G: The metabolic background for peripheral nerve surgery. J Neurosurg 30:270–280, 1969.

37. Ducker TB, Kaufmann FC: Metabolic factors in the surgery of peripheral nerves. Clin Neurosurg 24:406–424, 1977.

38. Eccles JC, Kryjevic K, and Miledi R: Delayed effects of peripheral severance of afferent nerve fibers on efficacy of their central synapses. J Physiol 145:204–220, 1959.

39. Eccles JC, Libet B, and Young R: The behavior of chromatolysed motoneurons studied by intracellular recording. J Physiol 143:11–40, 1958.

40. Edstrom JE: Ribonucleic acid changes in motoneurons of frog during axon regeneration. J Neurochem 5:43–49, 1959.

41. Engh CA and Schofield BH: A review of the central response to peripheral nerve injury and its significance in nerve regeneration. J Neurosurg 37:198–203, 1972.

42. Forman D, McQuarrie I, Laborre F, et al.: Time course of the conditioning lesion effect on axonal regeneration. Brain Res 182:180–185, 1980.

43. Friedlander DR, Grumet M, and Edelman GM: Nerve growth factor enhances expression of neuron-glia cell adhesion molecule in PC12 cells. J Cell Biol 102:413–419, 1986.

44. Fu S, Gordon T: The cellular and molecular basis of peripheral nerve regeneration. Mol Neurobiol 14(1–2):67–116, 1997.

45. Gerhart D, Drewes L: Glucose transporters at the blood–nerve barrier are associated with perineurial cells and endoneurial microvessels. Brain Res 508:46–50, 1990.

46. Germinez-Gallego G, Cuevas P: Fibroblast growth factors, proteins with a broad spectrum of activity. Neurologic Res 16:313–316, 1994.

47. Gilliatt R: Physical injury to peripheral nerves, physiological and electrodiagnostic aspects. Mayo Clin Proc 56:3641–3370, 1981.

48. Gilliatt RW, Ochoa J, Ridge P, et al.: Cause of nerve damage in acute compression. Trans Amer Neurol Assn 99:71–574, 1974.

49. Gilmer-Hill H, Jiang J, Ma S, et al.: Intraxonal GAP 43 in neuromas decreases over time after traumatic injury. Neurosurgery 51(5):1229–1237, 2002

50. Gorio A, Marini P, and Zanoni R: Muscle reinnervation. III. Motoneuron sprouting capacity, enhancement by exogenous gangliosides. Neuroscience 8:417–429, 1983.

51. Gorio A, Millesi H, and Mingrino S, Eds: Post Traumatic Peripheral Nerve Regeneration: Experimental Basis and Clinical Implications. New York, Raven Press, 1981.

52. Grafstein B: Cellular mechanisms for recovery from nervous system injury. Surg Neurol 13:363–365, 1980.

53. Grafstein B and McQuarrie I: Role of the nerve cell body in axonal regeneration. In: Cotman CW, Ed: Neural Plasticity. New York, Raven Press, 1978.

54. Gunderson RW: Response of sensory neurites and growth cones to patterned substrata of laminin and fibronectin in vitro. Dev Biol 121:423–432, 1987.

55. Guth L: Regeneration in the mammalian peripheral nervous system. Physiol Rev 36:441–478, 1956.

56. Guttmann E and Young JZ: Reinnervation of muscle after various periods of atrophy. J Anat 78:15–43, 1944.

57. Horch KW: Central responses of cutaneous neurons to peripheral nerve crush in the cat. Brain Res 151:581–586, 1978.

58. Hubbard JI, Ed: The Peripheral Nervous System. New York and London, Plenum Press, 1974.

59. Huber CG: Experimental observations on peripheral nerve repair. In: Medical Department, United States Army, Surgery in World War I: Vol. XI, Part I: Neurosurgery. Washington DC, US Government Printing Office, 1927.

60. Hudson A, Morris J, and Weddell G: An electron microscope study of regeneration in sutured rat sciatic nerves. Surg Forum 21:451–453, 1970.

61. Hudson A and Kline D: Progression of partial experimental injury to peripheral nerve. Part 2: Light and electron microscopic studies. J Neurosurg 42:15–22, 1975.

62. Jackson PC, Diamond J: Regenerating axons reclaim sensory targets from collateral nerve sprouts. Science 214:926–928, 1981.

63. Jacques L, Kline D: Responses of peripheral nerve to physical injury, Pt. 3 Ch. 36 In: Neurosurgery: The Scientific Basis of Clinical Practice, 3rd edn. Crockard A, Haywood R, Hoff J, Eds: London, Blackwell Scientific, 1998.

64. Kline G and DeJonge BR: Evoked potentials to evaluate peripheral nerve injuries. Surg Gynecol Obstet 127:1239–1250, 1968.

65. Kline DG, Hackett ER, and May P: Evaluation of nerve injures by evoked potentials and electromyography. J Neurosurg 31:128–136, 1969.

66. Kline DG, Hackett E, Davis G, et al.: Effects of mobilization on the blood supply and regeneration of injured nerves. J Surg Res 12:254–266, 1972.

67. Kline DG, Hudson AR, Hackett ER, et al.: Progression of partial experimental injury to peripheral nerve. Part 1: Periodic measurements of muscle contraction strength. J Neurosurg 42:1–14, 1975.

68. Kline DG: Physiological and clinical factors contributing to timing of nerve repair. Clin Neurosurg 24:425–455, 1977.

69. Kline DG and Hudson AR: Selected recent advances in peripheral nerve injury research. Surg Neurol 24:371–376, 1985.

70. Kline DG, Donner T, Happel L, et al.: Intraforaminal repair of brachial plexus: Experimental study in primates. J Neurosurg 76(3):459–470, 1992.

71. Kretschmer T, England J, Happel L, et al.: Ankyrin G and voltage gated sodium channels colocalizes in human neuroma. Key proteins of membrane remodeling after axonal injury. Neurosci Letters 323:151–155, 2002.

72. Kristensson K and Olsson Y: Retrograde transport of horseradish-peroxidase in transected axons. 3. Entry into injured axons and subsequent localization in perikaryon. Brain Res 126:154–159, 1977.

73. Lehman R and Hayes G: Degeneration and regeneration in peripheral nerve. Brain 90:285–296, 1967.

74. Levi-Montalcini R: The nerve growth factor 35 years later. Science 237:11545–1162, 1987.

75. Lieberman AR: The axon reaction: A review of principal features of perikaryal responses to axon injury. Int Rev Neurobiol 14:49–124, 1971.

76. Liu CT, Benda CF, and Lewey FH: Tensile strength of human nerves. Arch Neurol Psychiatry 59:322–336, 1948.

77. Low FN: The perineurium and connective tissue of peripheral nerve. In: Landon DN, Ed: The Peripheral Nerve. New York; John Wiley and Sons, 1976:159–187.

78. Lubinska L: Axoplasmic streaming in regenerating and normal nerve fibers. Mechanisms of Neural Regeneration. Progr Brain Res 13:1–71, 1964.

79. Lundborg G: Intraneural microcirculation and peripheral nerve barriers: Technique for evaluation – clinical implications. In: Omer GE and Spinner M, Eds: Management of Peripheral Nerve Problems. Philadelphia, WB Saunders, 1980.

80. Lundborg G: Structure and function of the intraneural microvessels as related to trauma, edema formation, and nerve function. J Bone

Joint Surg 57A:938–948, 1975.

81. Lundborg G, Dahlin LB, Danielson N, et al.: Nerve regeneration across an extended gap: A neurobiological view of nerve repair and possible neuronotropic factors. J Hand Surg 7:580–587, 1982.

82. Lundborg G and Rydevik B: Effects of stretching the tibial nerve of the rabbit. A preliminary study of the intraneural circulation and the barrier function of the perineurium. J Bone Joint Surg 55B:390–401, 1973.

83. Lu G, Beuerman R, Zhao S, et al.: Tumor necrosis factor-alpha and interleukin-1 induce activation of MAP kinase and SAP kinase in human neuroma fibroblasts. Neurochem Int 30:401–410, 1997.

84. Mackinnon SE, Dellon AL, Lundborg G, et al.: A study of neurotropism in a primate model. J Hand Surg 11A:888–894, 1986.

85. Mackinnon SE, Dellon AL, Hudson AR, et al.: Alteration of neuroma formation produced by manipulation of neural environment in primates. Plast Reconstr Surg 76:345–352, 1985.

86. Malassy M, Bakker D, Dekker A, et al.: Functional magnetic resonance imaging and control over biceps muscle after intercostals-musculocutaneous nerve transfer. J Neurosurg 98:261–268, 2003.

87. McQuarrie I: Acceleration of axonal regeneration of rat somatic motor neurons by using a conditioning lesion. In: Gorio A, Millesi H, and Mingrino S, Eds: Post Traumatic Peripheral Nerve Regeneration. New York, Raven Press, 1981:49–58.

88. Meyer M, Matsuoka I, Wetmore C, et al.: Enhanced synthesis of brain derived neurotrophic factor in the lesioned peripheral nerve: different mechanisms are responsible for regulation of BDNF, NGF and MRNA. J Cell Biol 119:45–54, 1992.

89. Morris JH, Hudson AR, and Weddell G: A study of degeneration and regeneration in the divided rat sciatic nerve based on electron microscopy. Z Zellforsch 124:76–203, 1972.

90. Myers R: Anatomy and microanatomy of peripheral nerve. Neurosurg Clinics N Am (Burchiel K, Ed) 2(1):1–20, 1991.

91. Nachemson A, Lundberg G, Myrhage R, et al.: Nerve regeneration after pharmacologic suppression of the scar reaction of the suture site. An experimental study of the effects of estrogen-progesterone, methyl prednisolone acetate and cis-hydroxyproline in rat sciatic nerve. J Scand Plast Reconstr Surg 19:255–261, 1985.

92. Nulsen F, Lewey F: Intraneural bipolar stimulation: A new aid in assessment of nerve injuries. Science 106:301–303, 1947.

93. Ochoa J: Microscopic anatomy of unmyelinated nerve fibers. In: Dyck PJ, Thomas PK, and Lambert EH, Eds: Peripheral Neuropathy. Philadelphia, WB Saunders, 1975:113–150.

94. Ochoa J, Fowler TJ, and Gilliatt RW: Anatomical changes in peripheral nerves compressed by a pneumatic tourniquet. J Anat 113:433–455, 1972.

95. Ochs S: Axoplasmic transport-energy metabolism and mechanism. In: Hubbard J, Ed: The Peripheral Nervous System. New York, Plenum Press, 1974:47–67.

96. Ochs S: Axoplasmic transport – a basis for neural pathology. In: Dyck PJ, Thomas PK, and Lambert EH, Eds: Peripheral Neuropathy. Philadelphia, WB Saunders, 1975:213–230.

97. Ogata K and Naito M: Blood flow of perioneal nerve: Effects of dissection, stretching and compression. J Hand Surg (Br) 11:10–14, 1986.

98. Olsson Y: Vascular permeability in the peripheral nervous system. In: Dyck PJ, Thomas PK, and Lambert EH, Eds: Peripheral Neuropathy, 1st Edn, Vol. 1. Philadelphia, WB Saunders, 1965:131–150.

99. Olsson Y and Reese T: Permeability of vasa nervorum and perineurium in mouse sciatic nerve studied by fluorescence and electron microscopy. J Neuropath Exp Neurol 30:105, 1971.

100. Peale E, Luciano K, and Spitznos M: Freeze-fracture aspects of the perineurial sheath of rabbit sciatic nerve. J Neurocytol 54:385–392, 1976.

101. Pellegrino RG, Rithie JM, and Spencer PS: The role of Schwann cell division in the clearance of nodal axolemma following nerve section in the cat. J Physiol (Lond) 334:68, 1982.

102. Pleasure D, Bova F, Lane J, et al.: Regeneration after nerve transaction. Effect of inhibition of collagen synthesis. Exp Neurol 45:72–79, 1974.

103. Pleasure D: Axoplasmic transport. In: Sumner A, Ed: The Physiology of Peripheral Nerve Disease. Philadelphia, WB Saunders, 1980:221–237.

104. Ramon Y, Cajal S: Degeneration and Regeneration of the Nervous System. Trans May RM. New York, Oxford University Press, 1928.

105. Ranvier M: Leçons sur l'Histologie du Systeme Nerveux. Paris, F. Savy, 1878.

106. Rich K, Disch S, Elchlier M: The influence of regeneration and nerve growth factor on neuronal cell body reaction to injury. J Neurocytol 18:567–569, 1989.

107. Richardson PM: Neurotrophic factors in regeneration. Curr Opin Neurobiol 111:401–406, 1991.

108. Richter H and Ketelsen U: Impairment of motor recovery after late nerve suture: Experimental study in the rabbit. II: Morphological findings. Neurosurgery 10:75–85, 1982.

109. Robertis E: Submicroscopic morphology and function of the synapse. Exp Cell Res 5(Suppl):347–369, 1958.

110. Rudge P, Ochoa J, and Gilliatt RW: Acute peripheral nerve compression in the baboon. J Neurol Sci 23:403–420, 1974.

111. Rydevik B and Lundborg G: Permeability of intraneural microvessels and perineurium following acute, graded experimental nerve compression. Scand J Plast Reconstr Surg 11:179–187, 1977.

112. Salonen V, Peltonen J, Roytta M, et al.: Laminin in traumatized nerve: Basement membrane changes during degeneration and regeneration. J Neurocytol 16:713–720, 1987.

113. Sanders FK and Young JZ: The influence of peripheral connections on the diameter of regenerating nerve fibers. J Exp Biol 22:203–212, 1946.

114. Schemm GW: The pattern of cortical localization following cranial nerve cross anastomosis. J Neurosurg 18:593–596, 1961.

115. Schwann T: Microscopic Researches into the Accordance in the Structure and Growth of Animals and Plants. Trans. Smith H. London, Sydenham Society, 1847.

116. Sears TA: Structural changes in motoneurons following axotomy. J Exp Biol 132:93–109, 1987.

117. Seddon H: Degeneration and regeneration. In: Seddon H: Surgical Disorders of the Peripheral Nerves. Edinburgh, E & S Livingston, 1972:9–31.

118. Seddon H: Three types of nerve injury. Brain 66:237–288, 1943.

119. Shantaveerappa TR and Bourne GH: The "perineurial epithelium," a metabolically active continuous protoplasmic cell barrier surrounding peripheral nerve fasciculi. J Anat 96:527–536, 1962.

120. Shantaveerappa TR and Bourne GH: Perineurial epithelium: A new concept of its role in the integrity of the peripheral nervous system. Science 154:1464–1467, 1966.

121. Simpson SA and Young JS: Regeneration of fiber diameter after cross-unions of visceral and somatic nerves. J Anat 79:48, 1945.

122. Smith JW: Factors influencing nerve repair. II: Collateral circulation of peripheral nerves. Arch Surg 93:433–437, 1966.

123. Spencer PS, Weinberg HJ, and Paine CS: The perineurial window – a new model of focal demyelination and remyelination. Brain Res 965:923–929, 1975.

124. Sperry RW: The problem of central nervous reorganization after nerve regeneration and muscle transposition. Q Rev Biol 20:311, 1945.

125. Strain R and Olson W: Selective damage of large diameter peripheral nerve fibers by compression: An application of Laplace's Law. Exp Neurol 47:68–80, 1975.

126. Sunderland S: The intraneural topography of the radial, median, and ulnar nerves. Brain 68:243–299, 1945.

127. Sunderland S: A classification of peripheral nerve injuries producing loss of function. Brain 74:491, 1951.

128. Sunderland S and Bradley K: The cross-sectional area of peripheral nerve trunks devoted to nerve fibers. Brain 72:428–439, 1949.

129. Sunderland S and Ray LJ: Denervation changes in muscle. J Neurol Neurosurg Psychiatry 13:159–177, 1950.

130. Sunderland S: Nerve and Nerve Injuries. Baltimore, Williams & Wilkins, 1968.

131. Sunderland S: Nerve Injuries and Their Repair: A Critical Appraisal. Edinburgh, Churchill Livingston, 1991.

132. Terzis J, Sun O, Thomas P: Historical and basic science review. Past, present and future of nerve repair. Reconstr Microsurg 13:215–225, 1997.

133. Thomas PK and Jones DG: The cellular response to nerve injury, 3. The effect of repeated crush injuries. J Anat 106:463–470, 1970.

134. Thomas PK and Jones DG: The cellular response to nerve injury. 2. Regeneration of the perineurium after nerve section. J Anat 101:45-55, 1967.

135. Thomas PK and Olsson Y: Microscopic anatomy and function of the connective tissue components of peripheral nerve. In: Dyck PJ, Thomas PK, Lambert EH, et al., Eds: Peripheral Neuropathy, 2nd edn, Vol. 1. Philadelphia, WB Saunders, 1984:97–120.

136. Toby E, Meyer B, Shwappach J, et al.: Changes in the structural properties of peripheral nerves after transaction. J Hand Surg 21A:1086–1090, 1996.

137. Uzman B, Snyder S, and Villegas G: Status of peripheral nerve regeneration. In: Neural Regeneration and Transplantation. New York, Alan R. Liss, 1989.

138. Varon R and Bunge R: Tropic mechanisms in the peripheral nervous system. Ann Rev Neurosci 1:327–361, 1978.

139. Varon S and Adler R: Trophic and specifying factors directed to neuronal cells. Adv Cell Neurobiol 2:115–163, 1981.

140. Veraa R and Grafstein B: Cellular mechanisms for recovery from nervous system injury. A conference report. Exp Neurol 71:6–75, 1981.

141. Waller A: Experiments on the section of the glossopharyngeal and hypoglossal nerves of the frog. Phil Trans Roy Soc (London), 140:423–429, 1850.

142. Weddell G, Guttman L, and Guttman E: The local extension of nerve fibers into denervated areas of skin. J Neurol Psychiatry 4:206, 1941.

143. Weiss P: Neuronal dynamics and neuroplastic flow. In: Schmidt F, Ed: The Neurosciences (2nd Study Program). New York, The Rockefeller Press, 1970:840–850.

144. Weiss P: Technology of nerve regeneration. A review. J Neurosurg 1:400–450, 1944.

145. Williams HB, Terzis JK: Single fascicular recordings: An intraoperative diagnostic tool for the management of peripheral nerve lesions. Plast Reconstr Surg 57:562–569, 1976.

146. Yamada KM, Spooner BS, and Wessells NK: Ultrastructure and function of the growth cones and axons of cultured nerve cells. J Cell Biol 49:614–635, 1971.

147. Yono Q, Elliott J, Snider W. Brain derived neurotrophic factor rescues spinal motor neurons from axotomy induced cell death. Nature 360:753–755, 1992.

148. Zalewski A: Effects of neuromuscular reinnervation on denervated skeletal muscle by axons of motor, sensory, and sympathetic neurons. Am J Physiol 219:1675–1679, 1970.

149. Zhao S, Pang Y, Beuerman R, et al.: Expression of C-FOS protein in the spinal cord after brachial plexus injury: comparison of root avulsion and distal nerve transaction. Neurosurgery 42(6):1357–1362, 1998.

第 2 章

损伤的机制与病理

Rajiv Midha

概述

- 临床医生在处理神经损伤时必须了解引起神经损伤的创伤多样性以及不同的损伤机制如何影响结果。

- 钝性横断伤常伴有一段神经的挫伤,其一期修复效果欠佳;但锐性切割会使横断伤一期修复效果理想。

- 枪击、挫伤或牵拉伤造成的神经连续性存在的损伤,可选择手术或保守治疗,通常延期手术治疗。

- 神经连续性存在的损伤,如果出现进行性功能丧失,应立即手术行神经减压。

- 一些严重的神经牵拉伤因受损的范围太广泛或靠近椎间孔处,无法直接缝合修复。

- 急性压迫神经损伤的临床表现与慢性神经卡压的表现不同。

- 电击伤、热烧伤或辐射性伤对神经造成的损害与肢体缺血损伤造成的损害相似,会造成长段神经损伤,手术修复效果欠佳。

- 注射损伤累及的部位比较集中,如果神经功能无明显恢复则应手术探查并依据术中神经电生理检测结果进行修复或重建。

- 医源性与非医源性损伤都应依据损伤的机制来选择恰当的治疗时机。

- 由于不同损伤机制产生不同程度和类型的神经损伤,应针对性选择更合理的治疗时机和更恰当的手术方案。

横断伤

软组织裂伤可能伴有神经横断伤,但只有30%的病例发生神经锐性切割伤(图2-1)[19]。这些急性的锐性神经切割伤适合早期手术修复。软组织裂伤发生后,即使外观神经的连续性存在,但神经内部可能因不同损伤机制(从挫伤到牵拉伤)而导致不同程度的损伤[101]。

刀、玻璃、螺旋桨、风扇叶片、线锯、汽车零件、手术器械和其他尖锐物体可对神经造成部分或完全性横断伤,也有可能只造成擦伤或牵拉伤(图2-2和图2-3)。

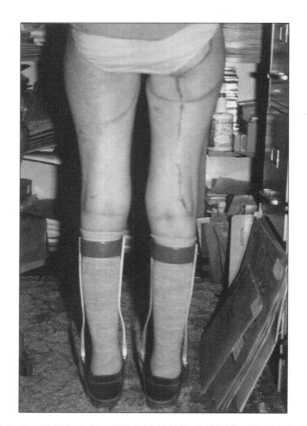

图2-1 患者为少年,双侧坐骨神经被玻璃割伤,创面已愈合,但有瘢痕形成。一期修复左侧坐骨神经。急诊手术时无法在裂伤平面找到右侧坐骨神经近端,故行二期修复,近端已经回缩到臀部平面,需采用纵向切口显露足够长度神经以完成端-端缝合。

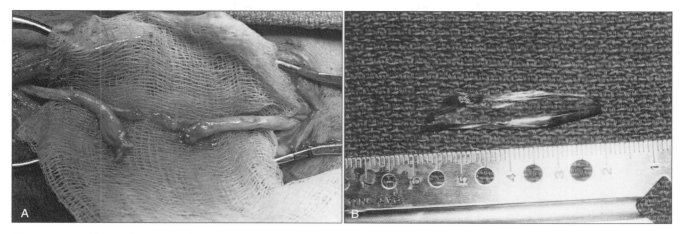

图 2-2　(A)尺神经被玻璃斜行割伤数周后再次显露断端并进行修复。注意神经远、近端球状的神经瘤。(B)导致神经撕裂伤的玻璃碎块。

在可能发生神经横断伤的病例中，约 15% 的病例实际上保留了部分神经连续性[48]。程度不同的神经中断、轴突中断和神经失用均会导致神经功能丧失，但神经干依然保持部分或全部连续性[88]。随着时间的延长，依据内部损伤的严重程度，挫伤或牵拉伤的神经会增粗并形成神经连续性存在的神经瘤。在有些远端神经功能完全丧失的软组织撕裂伤病例，可看到神经连续性存在的神经瘤。

如果神经发生部分横断伤，断裂部分的神经纤维可被定义为神经中断或 V 度 Sunderland 损伤，而没有直接横断的神经纤维可能发生其他不同程度的损伤（Ⅱ、Ⅲ、Ⅳ 度 Sunderland 损伤）[100]。神经功能丧失的程度可从轻度、不完全丧失到严重、完全丧失。此外，各种

神经损伤愈合所需的时间不同，神经愈合的能力也各不相同[42]。通过对灵长类动物部分断裂伤神经的电生理和最初功能丧失程度的一系列定量研究表明，伤后数小时内可发生神经功能的进一步丧失[53]，这可能是由未发生断裂的神经束周围的神经束膜的破坏以及随之产生的神经束内、外肿胀造成的（图 2-4）[43]。一部分进行性的功能丧失通过神经再生可恢复功能，但大部分为不可逆性损伤。人类部分断裂的神经很难通过自身再生恢复良好的功能状态，神经部分断裂伤后部分神经功能恢复是由于其他未断裂部分神经失用的缓解或神经挫伤、牵拉伤后神经再生的结果，而不是神经断裂部分的恢复。

横断神经的外观与致伤因素的尖锐程度和伤后时间有关。发生锐性横断伤时，神经外膜被整齐切断，在

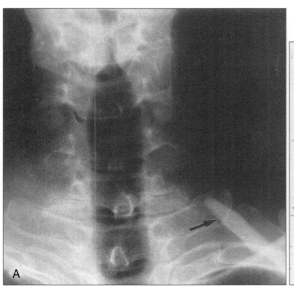
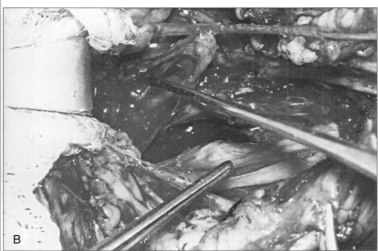

图 2-3　(A)患者在工厂爆炸事故中被飞出的碎玻璃击伤头、颈部，其颈部锁骨下方可见玻璃碎片(箭头)。(B)在左侧锁骨下方取出大块玻璃碎片，该碎片位于发生挫伤但未断裂的臂丛下干的上方。

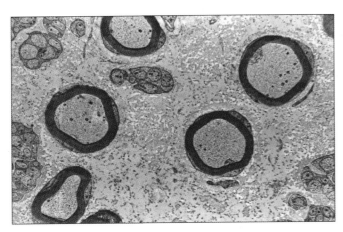

图 2-4 电镜检测显示，灵长类动物神经的部分受损区域周边可见神经束膜被破坏。轴突周围的髓鞘变薄但彼此间距增宽，表明神经内水肿的发生。

神经两断端有少许挫伤或出血性改变。即使是锐性切割伤，随着时间延长，神经断端也会发生回缩并被瘢痕包裹而形成瘤样结构，但锐性切割伤后神经远、近断端形成的神经瘤没有钝挫伤引起的神经瘤明显（图 2-5）。

钝性横断伤常造成神经外膜参差不齐、不规则和一段长度不一的纵行神经损伤。神经远、近端常发生数厘米的肿胀与出血。随着时间的延长，远、近端神经瘤不断增大。钝挫伤造成神经断裂的断端回缩和瘢痕形成常比锐性横断伤严重[18]。

如果刺入肢体的物体在软组织内斜向走行，神经实际损伤平面则会与损伤入口平面有一定距离（图 2-6）。造成神经损伤的因素同样可以使肌肉、韧带或血管发生断裂或挫伤，这些结构的损伤也需要评估，有时需

要手术修复[65]。各种修复方法将在第 6 章进一步阐述。

手术造成的医源性神经横断伤可以是手术刀切割而成的锐性损伤，也可以是治疗肢体损伤过程中过度牵拉造成的钝性损伤。此外，电刀或激光也可能在术中对神经造成损伤。

连续性存在的神经损伤（连续性存在的神经瘤）

大多数严重的神经损伤并未造成神经断裂，而保留了神经外观的连续性。根据不同的系列报道，其发生率占严重神经损伤的 60%~70%。如果损伤神经支配区在损伤最初只发生部分功能丧失，意味着会有进一步恢复功能的可能，但并不总是如此，因此对不完全性神经损伤不容易预测其预后情况[73]。如果损伤神经支配区在损伤最初功能完全丧失，最终的功能恢复同样有很大的不确定性（表 2-1）。在这种情况下，可能有 3 种结果：①神经可能自行恢复良好功能；②可能部分恢复，但比良好的手术修复效果差；③通常只能自行恢复一小部分功能。因此，对于功能完全丧失的神经连续性存在的神经损伤更难预测其预后[48,51]。

由于损伤机制不同，连续性存在的神经损伤其损伤范围可能比较局限，也有可能比较广泛，甚至有可能是跳跃式损伤。在大多数病例，整个神经干横断面上也呈现类似程度的内部损伤[47]。然而，有些病例的受损神经中一个或多个神经束未受损或部分受损，临床检查表现部分神经功能丧失。少数病例一部分（或全部）神经纤维受到震荡而发生可逆性神经失用。其他一些病

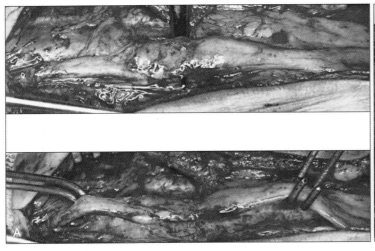
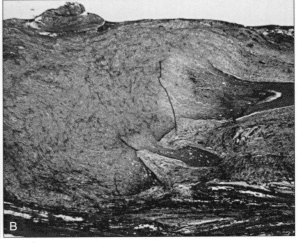

图 2-5 （A）锐性切割伤造成正中神经大部分断裂，伤后 5 周显露损伤处（上图）。尽管保持了一定的神经连续性，但无可传导的神经动作电位。（B）钝性横断伤造成的神经断裂端形成明显的神经瘤。轴突由右侧的神经束发出并向左侧生长，轴突排列混乱并与大量瘢痕组织混合生长（Masson 染色，×40）。

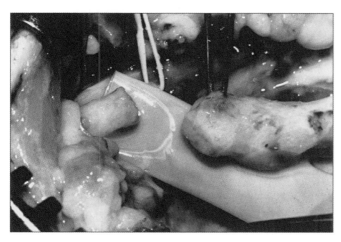

图 2-6 C5 脊神经根与臂丛上干连接处因刀伤而断裂。刀伤入口位于颈部后外侧锁骨上方,斜行至 C5 神经根。

例,发生从神经失用传导阻滞到轴突中断和神经中断的不同类型损伤[90],但这些混合神经损伤中轴突中断与神经中断占主导地位[87]。有效的神经再生依赖于非常小量的结缔组织损伤。严重的神经内部损伤(尽管保留神经的连续性)会产生逐渐加重的神经束内瘢痕组织,并进一步阻碍轴突再生和导致轴突长入非正常区域。形成的神经瘤结构由髓鞘发育不良的细轴突与轴突周围的网状结缔组织相互缠绕而成。由于神经内部结构损伤程度不同,神经可能自行恢复功能,也可能无法恢复。发生牵拉伤与挫伤的神经中,神经束膜和神经内膜损伤严重,导致大量结缔组织增生而只有极少量的轴突可以再生[87]。

典型的连续性存在的神经损伤发生后立即出现肿胀、血浆或血液渗出、失去髓鞘覆盖的轴突坏死以及周围结缔组织破坏[87,118]。发生沃勒变性后,轴突与髓鞘碎片被来自损伤部位及其远端的巨噬细胞吞噬[112]。神经膜细胞、基底膜与远侧结缔组织存活并形成有利于轴突生长的结构,但损伤部位的神经内膜与神经外膜迅速增殖并产生结构紊乱的胶原纤维并干扰已结构化、定向生长的轴突再生[67]。由于在大多数神经损伤部位近端发生一定程度的逆向变性改变,所以再生轴突必须首先通过丧失神经功能的损伤部位近端,然后再生轴突将面对损伤部位结构紊乱的胶原纤维,其长入远端效应器的方向会受到结构紊乱的胶原纤维干扰[49,74,95]。轴突在穿过损伤部位过程中数次发出分支,而人体中的这类再生轴突可发出数百次分支[117]。在损伤部位及其远端,其他轴突会逐渐转向神经周围的结缔组织层。其结果是抵达远端的轴突纤细且髓鞘发育欠佳,极少量轴突能到达原先支配的远端效应器,而轴突中断损

伤时会有很多轴突到达远端效应器。因此,许多严重的连续性存在的神经损伤病例不能有高质量的可以使远端神经功能恢复的轴突再生[101]。

如果结缔组织结构严重紊乱,即使穿过损伤部位的再生轴突成千上万,但其直径纤细且存在错误生长[118]。而另一方面,如果结缔组织对损伤部位神经内膜通道及神经束膜影响轻微,再生良好的轴突经过极少次数的分支后多数可到达原来的支配区域,并且其轴突直径与髓鞘发育可达到接近正常程度,这是一种可自行恢复良好神经功能的再生类型。

预测哪些连续性存在的神经损伤可自行恢复功能具有一定难度,了解神经损伤机制会对预测功能恢复有所帮助。不严重的神经压迫或挫伤、轻微的牵拉伤甚至包括某些枪弹伤只产生轻微的神经内部结缔组织增生,有利于轴突结构的再生。臂丛损伤的患者常经过一段时间后可恢复部分神经功能,但有些患者也可能无法恢复任何功能[75,108]。因高速损伤(包括陆地、水中和空间交通事故)造成挫伤或牵拉伤的神经很难恢复良好的功能。如上所述,针对某一具体病例,仍很难预测连续性存在的神经损伤的预后[48]。多数连续性存在的神经损伤在手术探查、修复术前可能要进行为期数月的临床随访和再次评估(表 2-1)[73]。

表 2-1 连续性存在的神经瘤的治疗

部分损伤(远端功能不完全丧失)

大多数病例经保守治疗后行系列临床检查(包括神经电生理检查),证明病情得到改善

手术适应证:

临床表现加重的膨胀性肿块(血肿、动静脉瘘、假性动脉瘤);靠近神经易受卡压部位的损伤(如膝关节外侧损伤可造成腓总神经损伤);神经远端部分功能丧失,但其主要功能无进一步恢复迹象;经药物与物理治疗无效的神经性疼痛

完全性损伤

由骨折、枪击、医源性损伤所致的神经损伤:

首先进行 2~3 个月临床随访检查与肌电图检测;如无临床或肌电图改善,则手术探查;根据术中电刺激及神经动作电位情况决定是否进行神经瘤切除术

由牵拉伤或挫伤所致的长段连续性存在的神经损伤:

首先进行 4~5 个月临床随访检查与肌电图检测;若无明显的临床或肌电图改善,则行手术探查;根据术中电刺激及神经动作电位情况决定是否进行神经瘤切除与移植修复术;有时需要进行特殊检查(脊髓造影术、MRI、运动和感觉诱发电位)以决定是否需要修复近端脊神经

经缝合或移植修复的神经也可成为连续性存在的神经损伤或神经瘤[117]。这种神经瘤的大小、硬度及组织学外观取决于修复术后时间长短、缝合术前切除损伤组织的范围、神经断端之间神经束是否准确对合以及神经修复处的张力[104]。缝合口处神经瘤的组成成分多变，由神经外膜与神经外膜间结缔组织增生而形成，而阻碍神经再生的瘢痕组织则来源于神经内膜的成纤维细胞[76]。即使进行了手术修复，由缝合或移植导致的连续性存在的神经损伤处依然可见呈涡旋状的结缔组织和一定数量方向紊乱的轴突。一些轴突可以向更远端神经束内延伸，但另外一部分轴突在缝合口处的瘢痕组织内向神经束外走行。由于轴突具有较强穿越和再生能力，即使神经修复手术操作粗糙，但仍有大量轴突能够到达远端。由于到达远端之前的分支次数及损伤处瘢痕数量不同，轴突可能或不可能生长成足够粗的直径以发挥功能。即使轴突能成功抵达远端并不断成熟，但手术修复部位的神经纤维仍多年维持纤细、薄髓状态[117,118]。操作粗糙的神经修复术后，结缔组织增生明显，轴突为穿过瘢痕组织而发生更多次数的分支，以至于远端及修复处神经纤维的成熟度远低于精细操作修复术后的纤维成熟度。

还有一个明显影响功能恢复的因素，即再生纤维能否达到或接近原先支配的感觉或运动区域。缺乏再生方向专一性的轴突长入远端不匹配的效应器，会降低神经修复术的效果[8]。

连续性存在的神经损伤的神经生理学

由于大多数连续性存在的神经损伤或神经瘤都伴有轴突连续性的中断，不可避免发生沃勒变性。这种改变发生在一定的时间段内，即使患者无法主动收缩远端肌肉，在伤后1~3天内刺激损伤神经远端仍可产生肌肉收缩。实验研究表明，通过刺激连续性存在的损伤神经并记录相应数值，可证明早期再生轴突的存在。这需要对神经进行直接刺激与记录。为了记录损伤后几天内的神经动作电位，整合是必需的，如使用计算机对人工刺激产生的电位曲线进行取均数、合成与取小电位。这虽然有趣，但却不能用于预测临床功能的恢复，因为多数连续性存在损伤的神经内均含可穿越受损区域的神经纤维。这种早期再生反应并不能来预测神经受损数周或数月后有功能性的再生。

由于骨折、挫伤和枪弹伤造成的神经损伤区域比较局限，伤后6~8周术中电生理检测可获得关于神经再生较可靠的信息[51,105]。损伤区域广泛，但连续性存在的损伤需要较长时间才能使再生神经通过受损部位，需要记录术中动作电位得以证明。数千根直径大于$6\mu m$的神经纤维能产生一个神经动作电位[52]。连续性存在损伤的神经经过充分再生，可在其损伤部位和远端检测到上述反应，放大率与差分放大器中示波器提供的放大率相似，并且不需计算机进行合成或整合[40,107]。

随着时间的延长，远端肌肉失神经支配电位的消失和新生或早期神经再支配电位的出现均预示着神经的充分再生[35]。肌电图（electromyography, EMG）可诱发出插入电活动和最终的肌肉动作电位（muscle action potential, MAP）[44]。而且在恢复随意收缩功能前的一段时间内，电刺激已成功再生的神经能产生肌肉收缩。更远侧相关的再生变化需要数月才能完成，特别是坐骨神经、上臂近端的桡神经、正中神经、尺神经以及大多数臂丛损伤。神经传导速度的确定常依赖于来自远端神经再支配区域的记录，会在数月内维持低水平。即使远侧轴突能够成熟，但损伤部位轴突的直径与髓鞘发育欠佳，以至于伤后数年（甚至永远）损伤部位的神经传导速度依然维持在较低水平。神经传导速度只适用于评估粗纤维，但依据神经动作电位（nerve action potential, NAP）的幅度和NAP波下方区域的面积可粗略估计受累神经纤维的范围。在对NAP幅值最终解释之前，还必须对诸如电极间距、电极接触和体表温度与湿度这些相对变量进行评估[24,107]。

牵拉伤和挫伤

钝性暴力仍然是目前最常见的导致神经损伤的机制[31]。多数严重的神经损伤是由牵拉伤（stretch、traction）和挫伤造成的。正常情况下，由于神经束膜内富含弹性蛋白和胶原蛋白而具有一定张力，从而可抵抗一定的拉伸力（牵张力）；并且由于神经纤维沿纵轴方向的起伏，神经在生理性活动中可进行适当的滑动[102]。牵张超过神经本身长度8%可导致神经内血液循环与血-神经屏障的障碍[64]，而牵张长度超过10%~20%的急性损伤可造成神经结构的破坏[59]。这种牵拉暴力有时可造成神经的完全离断，但大多情况会造成保持神经连续性存在却有内部结构破坏的损伤。神经若被强大的暴力牵拉则发生破裂，其远、近断端将有数厘米的损伤，断端的回缩与瘢痕形成也十分严重，连续性存在的神经其内部结构可存在多种形式的损伤，包括神经失用、轴突中断和神经中断。

轻度牵拉伤可由骨折时的牵拉或手术治疗时的牵

引造成(图 2-7)[91]。通常情况下,牵拉暴力足以导致神经内的结缔组织和轴突断裂(图 2-8)[97],虽然外观上神经连续性存在,但是属于 Sunderland Ⅳ度损伤和神经中断[41]。少数情况下,牵拉暴力也可能只造成以轴突中断为主的 Sunderland Ⅱ度或Ⅲ度损伤,由于这种损伤仅导致结缔组织轻微受损,因而具有良好的神经再生潜能[100]。牵拉损伤机制同样可以解释高速投射物尤其是枪弹伤导致的神经损伤[81]。

臂丛损伤是一种常见的由牵拉机制导致的神经损伤。作用于臂丛的牵张伤或牵拉伤最常来源于肩关节的过度运动,可伴有或不伴有肱骨或锁骨的急性脱位或骨折。由于钝性或者牵拉暴力的作用,肩胛骨、肋骨、颈椎或以上任意几个部位均可发生骨折[71,77]。锁骨骨折只是表明有一个作用于肩关节、具有破坏性的暴力的存在,而直接由于锁骨骨折移位压迫造成臂丛损伤的病例很少见[103]。上臂丛或下臂丛因此明显受损,随着牵拉力量增强,可导致包括副神经(甚至包括锁骨下血管)的全臂丛损伤(图 2-9)。各种程度的损伤均有可能发生:脊神经和神经根可从脊髓撕脱,甚至从椎间孔向外拔出;神经牵拉伤其外观连续性存在但内部神经失用和轴突中断并存;神经失用、轴突中断和神经中断三种病变并存,但严重程度上最常见的是以神经中断病变

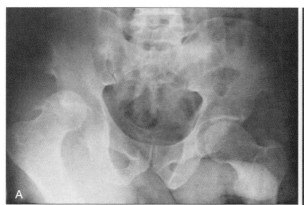

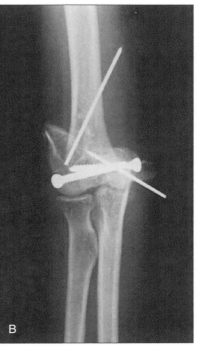

图 2-7　(A)右侧髋关节脱位致坐骨神经损伤。(B)肱骨远端骨折伴尺神经损伤。

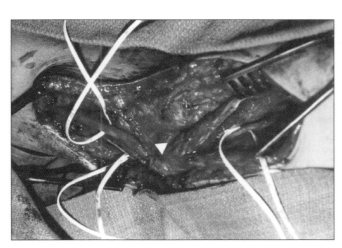

图 2-8　正中神经(三角箭头)在骨折部位受压。

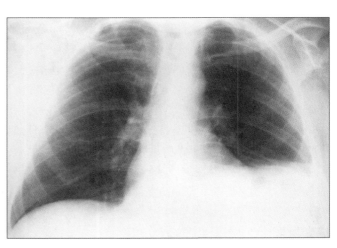

图 2-9　臂丛牵拉伤伴膈神经损伤引起的左侧膈肌抬高。该表现提示臂丛近端损伤,可能为 C5 脊神经的节前损伤。

为主。多数牵拉伤不造成臂丛的撕脱或断裂。反而，外观上有一定连续性存在的神经，其内部有严重的破坏，基本上是 Sunderland Ⅳ度损伤。即使在相同损伤部位，臂丛各部分的神经损伤程度也不同。损伤范围也不是集中在一点，可分散在 5~6cm 甚至更长节段的神经上。

牵拉暴力对人体各部位周围神经有相似的影响，但由于特殊的解剖关系使臂丛牵拉伤成为一种特殊的损伤类型[101]。通过对解剖标本的观察可清楚看到附着于脊髓的脊神经根丝，外科医生在脊柱手术中可观察纤细的脊神经根丝，影像学医生通过对颈部脊髓注入足够浓度的水溶性造影剂也能显示脊神经根丝结构的存在(图 2-10)[10]。颈部脊髓造影术结合薄层计算机断层造影扫描(CT)依然是检查神经撕脱伤的最佳方法，但磁共振成像(MRI)技术敏感性日益增强，可直接显示神经根和脊神经根丝(图 2-11)，有望将来替代脊髓造影术结合 CT[17,22,38]。

沿臂丛纵轴方向的牵拉暴力可使神经根完全自脊髓撕脱。脊髓神经后根入区探查治疗疼痛术中可清楚显示损伤节段后根根丝缺如，而原有损伤节段上下根丝正常，并且同侧脊髓有萎缩现象[10,86]。内镜辅助下修复自脊髓撕脱的脊神经根时也进行了类似观察[9]。单一节段脊神经根丝撕脱并不代表全臂丛根丝撕脱；同样，根丝撕脱可伴随臂丛周边部分损伤并影响臂丛其他组成部分。

神经根穿过硬脊膜便成为脊神经，脊神经走行于椎孔的沟上，因相应椎体节段而被命名。在椎间孔平面，脊神经借神经系膜样连接相对固定于椎孔的沟上[6]。然后，脊神经转向下方，在前斜角肌与中斜角肌之间穿过，进入颈后三角区域。正是在离开脊椎横突沟外缘处时，脊神经常以后一种特征性形式受损伤。暴力可牵拉脊神经致根干连接处断裂；或者暴力使神经产生连续性存在的长节段内部损伤，不仅累及臂丛根干部，而且还可累及其前后股甚至更远端的锁骨下部分。临床常见到严重牵拉伤引起臂丛束部自近端部分(如神经根、干)抽出的病例。此时，臂丛近端部分已发生神经内损伤，并经常累及脊膜或脊髓[101]。

锁骨连同其下方的锁骨下肌与臂丛较为接近，但一般锁骨骨折很少累及臂丛。如果臂丛不能正常滑动，术中检查发现上臂内收与外展时出现臂丛锁骨下部分成锐角样改变，全臂丛则可能拴系在此部位。锁骨骨折愈合形成的过多骨痂可直接侵及臂丛，从而压迫臂丛或者加重神经损伤。

由于产科医疗技术的提高，因难产引起的分娩性臂丛神经损伤已不常见，但还会时有发生[57,92,93]。Erb 型臂丛麻痹最常见，是由于婴儿分娩时强力阻挡压迫肩关节或上臂而引起的臂丛上中干损伤[33]。Klumpke 型臂丛麻痹是由于分娩时婴儿上臂仍位于骨盆内，牵拉身体使上臂过度外展而导致臂丛下干、神经根或脊神经损伤。与成人臂丛损伤相似，分娩性臂丛神经损伤的预后多种多样；但与成人臂丛损伤(常由强大的暴力引起)不同，分娩性臂丛神经损伤自行恢复功能的可能性大[21]。

除了臂丛，其他容易发生的严重周围神经损伤还包括严重骨盆骨折及脱位引起的腰骶丛损伤、髋关节脱位引起的坐骨神经损伤、膝关节脱位引起的腓总神经损伤和肩关节脱位引起的腋神经损伤(图 2-11)[31,54]。腰骶丛神经牵拉伤常为腰骶神经根过度牵拉后连续性存在的长段损伤，脊髓造影术可显示假性脊膜膨出。腰骶丛远端神经损伤可见于某些广泛的骨盆骨折，偶见于严重的大腿过伸性损伤。

各种膝关节外伤、腓骨头骨折或撕脱有时可牵拉导致腓总神经损伤[115]。坐骨神经中的腓总神经部分在坐骨切迹或臀部平面可在髋关节骨折或脱位时受牵拉伤[54]。单纯骨折引起邻近神经的牵拉伤或挫伤范围较局限，通常预后较好[89,94]。例如，肱骨中段骨折引起的桡神经麻痹病例中 70%~80%的患者可自行恢复功能[80,89]。

神经牵拉伤的一个重要特点是，虽然有部分病例可自行恢复功能，但大多数病例不能自行恢复而需要进一步手术治疗(表 2-1)。对大多数严重的神经牵拉伤目前尚无令人满意的手术方法。对于累及长段神经且主要损伤为神经中断者，长段神经移植替代受累段神经瘤是唯一有效的手术方法。但长段神经移植术疗效欠佳，尤其对于发生在肢体近端的神经牵拉伤。

神经枪弹伤

引起神经挫伤和牵拉伤的常见原因之一为枪弹伤(图 2-12)。在世界某些地区，枪弹伤甚至是和平时期平民中常见的神经损伤原因[50]。这类损伤大多不是因枪弹或弹片的直接击中神经而造成，实际上只有 15%的病例存在物理性、钝性的部分或完全性神经横断伤[81]。少部分病例(特别是霰弹枪伤)中，可见小粒子弹嵌入受损神经内但其仍然维持大体连续性。同样少见的病例是弹片击中骨骼使之发生骨折，随后骨折片切割神经使其断裂。

枪弹造成损伤的神经多数保持大体的连续性，但导致不同程度的神经内部结构紊乱[50]。大多数情况下(85%)，虽然子弹弹道并未直接接触神经而是在其附

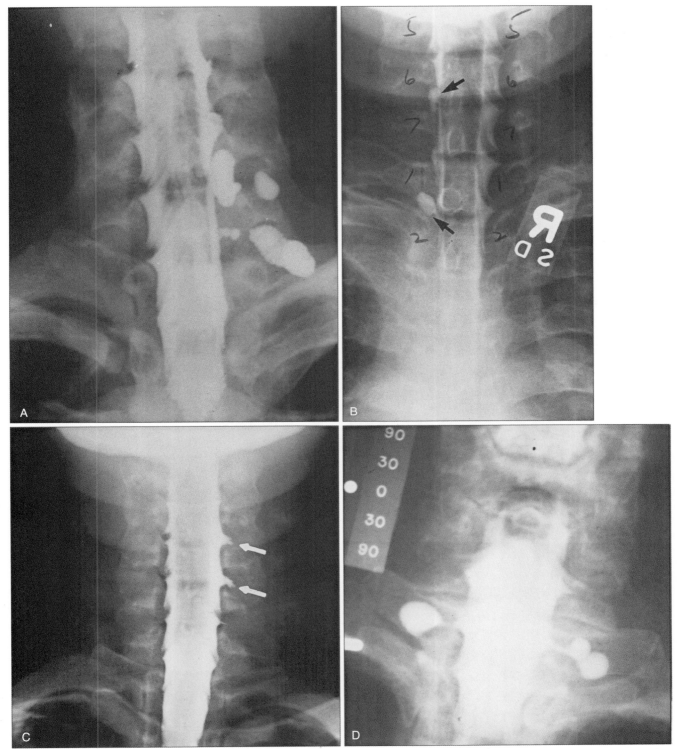

图 2-10　(A)牵拉伤致臂丛低位神经根的脊膜膨出。(B)左侧 C7 与 T1 脊神经微小的脊膜膨出(箭头)。(C)C5 与 C6 脊神经细小的脊膜膨出(箭头)。(D)双侧 T1 神经根 Tarlov 神经周囊肿。

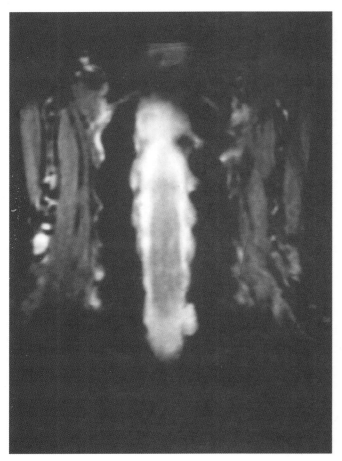

图 2-11　MRI 检查可清楚显示脊膜膨出，不需再行脊髓造影术结合 CT 检查。但这样理想的 MRI 结果并不常见。脊髓造影术结合 CT 依然是金标准。

近经过，却可产生与直接打击同样严重的后果[99]。神经在枪弹接近时会被炸离弹道，而在枪弹经过后会弹回原位[84]。这种急性双重牵拉力与造成挫伤的力量一样，可产生造成传导障碍的神经失用、轴突中断和神经中断或者包括以上两种甚至三种病变的混合损伤。多数因枪弹伤引起的挫伤和牵拉伤不仅使轴突断裂，还能破坏结缔组织甚至神经内血管系统。这类损伤常导致长段神经受损，急性期病变表现为神经节段的肿胀与出血。随着时间的延长，结缔组织增生，再生的轴突多次发出分支，形成连续性存在的神经瘤。由于不同病例的神经损伤轴突中断到神经中断的各种病变所占比例不同，所以受损神经可具有或不具有达到有用再生的潜能。

枪弹造成的神经横断或部分断裂属于钝性损伤，而非锐性损伤。急性损伤的神经断端被撕碎呈不规则形，远、近断端均伴有出血和挫伤[114]。犹如其他钝性横断伤机制，如汽车金属、扇叶、螺旋桨、线锯损伤，近端产生球形神经瘤，而远端产生非肿胀性神经瘤。神经内

嵌入弹片或骨片会产生局部水肿或出血，随着时间的延长，神经内结缔组织增生并包绕上述异物。

由于准确判定组织损伤的范围及神经是否发生横断伤或连续性存在的牵拉伤需要一定的时间，所以常需要延期手术探查修复神经[51]。同时合并的血管、骨骼、肺脏或腹部外伤需要急诊手术治疗。伴有急性血肿、创伤性动脉瘤、动静脉瘘以及邻近神经易受卡压部位的神经损伤，则应进行相对早期的手术治疗（表 2-1）。像灼性神经痛等一些疼痛综合征可通过早期交感神经阻滞而缓解病情，且对交感神经切断术有效。有时埋入神经内的弹片或小子弹会导致严重的感觉异常性疼痛，早期行神经松解并取出神经内异物可缓解上述疼痛。

血管损伤是一种典型的合并伤，子弹与弹片、刀具或其他利器造成主要血管的小裂伤（或小洞）常继发假性动脉瘤（图 2-13）。血液在压力作用下喷出并环绕血管壁周围，产生一膨胀性肿块并压迫邻近神经，尤其多见于与神经伴行的腋动脉、股动脉和腘动脉等处的假性动脉瘤。例如，由于臂丛与腋动脉走行关系密切，甚至部分结构可成为假性动脉瘤的一部分，所以腋动脉假性动脉瘤可压迫臂丛的外侧束、后束、内侧束及其他相应分支。这种压迫类似于神经牵拉伤，常造成臂丛结构部分或不完全性损伤，导致渐进性的功能丧失[46]。很少的损伤会在神经受损数小时后造成进展性的周围神经功能障碍，只有假性动脉瘤、动静脉瘘和血肿例外。因此，应该积极探究造成神经功能缺失（在某些病例表现为进行性加重的疼痛综合征）的压迫原因，并通过急诊手术探查和减压来避免永久性功能丧失。

缺血与压迫

缺血

周围神经同其他神经组织一样，高度依赖血液供应。受到压迫的神经，其局部血运极少不受影响，但有关压迫造成的神经缺血与形变的相关作用尚未明确[15]。最近更多的研究表明，尽管缺血是造成轻度、急性可逆性神经损伤的主要因素，但直接的机械性形变是导致更严重、长期存在的压迫性瘫痪（如周末瘫或止血带麻痹）的主要原因[113]。尽管如此，在包括慢性神经卡压性疾病在内的多数压迫性损伤中，变形区的缺血改变也会造成一定的神经损伤[20,116]。缺血可造成长段神经纤维损伤，如果缺血严重、病程长，会导致大范围的轴突破坏与沃勒变性[63]。

轻到中度的神经性缺血造成的神经纤维密度降低

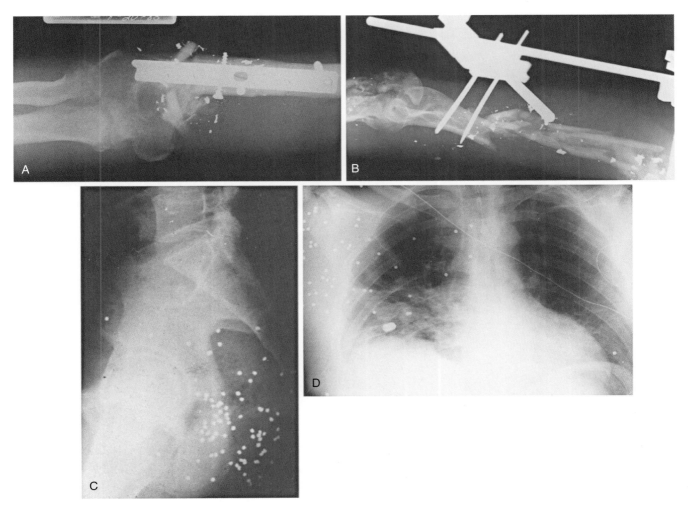

图 2-12 各种枪弹伤累及神经。(A)枪弹伤致严重的肱骨骨折并累及邻近正中神经。(B)枪弹伤致前臂骨折经外固定架固定,损伤亦累及正中神经和尺神经。(C)臀部枪弹伤累及坐骨神经。(D)右胸部枪弹伤累及锁骨下臂丛。

是粗大的有髓纤维早期退变的特征[60]。虽然营养动脉的破坏可导致周围神经缺血,但在人类,单纯缺血性神经损伤并不常见, 仅见于前臂中段水平血管损伤或某些血管疾病累及正中神经优势供血动脉而造成的神经远端坏死。更常见的是合并肢体其他软组织(如肌肉和主要血管)的神经干损伤,其病变程度取决于缺血与压迫的程度与持续时间。实验研究表明,肢体缺血时间超过 8 小时将会产生不可逆性神经损伤[61]。

周围神经的神经外膜、束膜和内膜的纵行血管与局部供血系统之间有丰富的吻合支,该解剖特点允许外科医生可游离长段神经而不造成神经缺血。但是由经验不足的外科医生进行的广泛神经内分离可能危及血液微循环,并导致缺血性损伤[62]。相关资料表明,横断的神经或处于张力下的神经对缺血更敏感[96]。因此,外科医生应尽量减少对神经局部以及节段性纵行血液供应的干扰,同时避免在缝合口处产生张力。

压迫

无论压迫因素如何,神经纤维损伤后的连续病理变化具有一定的模式(图 2-14)[1]。例外的是,由非常微小的压迫因素造成的神经纤维病理改变,受压的神经纤维出现髓鞘改变是这种损伤机制的特有表现[2,37,78]。这些改变包括郎飞结旁髓鞘改变、轴突变细和节段性脱髓鞘[25-27,85]。更严重的压迫会导致神经沃勒变性。

受压或者缺血神经的恢复程度在某些临床情况下可以精确预测。典型的周末瘫由肱骨压迫桡神经所致,常发生桡神经全瘫,但大多数患者的感觉和运动功能不需手术治疗而能自行恢复。与手术期麻醉状态下的意识丧失、不良姿势压迫或不适当的石膏管型固定造成的大多数神经麻痹类似,预后良好,能自行恢复[65]。但也有例外,有时损伤程度重、持续时间长的压迫或挤压伤会造

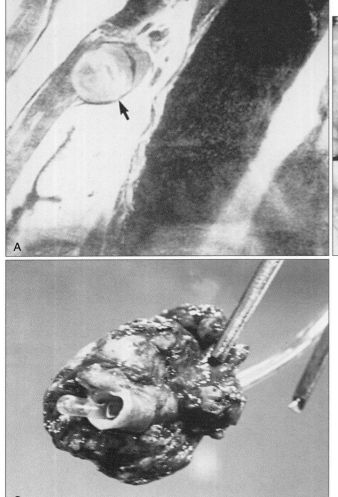

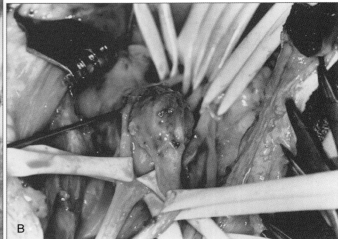

图 2-13　(A)磁共振扫描显示由穿透伤造成的腋动脉假性动脉瘤(箭头)。(B)术中显露可见假性动脉瘤压迫参与组成正中神经的外侧束和内侧束。(C)另一假性动脉瘤病例，需要切除一段腋动脉才能进行修复。可见动脉依然保持通畅。术前血管造影结果正常。

成不可逆性神经损伤，需要手术治疗(图 2-15)。臂丛、尺神经、坐骨神经和腓总神经常容易发生因上述原因造成的严重压迫性损伤[82]。相比之下，其他环境下发生的急性压迫和缺血损伤的神经功能可自行恢复，程度则不易精确预测。例如，很难预测压迫臂丛和股神经(或坐骨神经)的血肿或假性动脉瘤被清除后的神经功能恢复程度[34]。另外，虽然发生率不高，但神经受到双重压迫的情况依然存在[110]。患有颈椎病或轻度椎间盘病变的患者，因其神经根或脊神经受累而出现类似轻度腕部正中神经受压或肘部尺神经受压的表现，在这种情况下，必须考虑影响周围神经手术结果的多种因素：受累的神经及其损伤平面、患者年龄、压迫前神经损伤范围和正确手术时机的选择。

　　严重挤压伤、合并血管损伤的骨折以及抗凝药物的使用会导致骨筋膜室内压力持续增高。周围神经与其他软组织的严重压迫损伤和缺血损伤会发生上述结果。伴有急性缺血性麻痹的闭合性骨筋膜室综合征应立即采取范围广泛、纵行的筋膜切开减压[98]。延误治疗会导致肌肉、神经和其他组织的缺血坏死，从而造成肌挛缩和其他致残畸形。

骨筋膜室综合征

　　沃克曼(Volkmann)肌挛缩是缺血性压迫的一种严重表现。肘关节附近的闭合性骨折经手法复位后，无论有无石膏外固定制动，只要前臂掌侧骨筋膜室内发生严重的肌肉肿胀和出血，就会造成前臂及手部的麻痹[36]。这种缺血损伤大多发生在肱骨髁上骨折和肘关节脱位的患者，甚至在进行手法复位、石膏固定前就已经发生了；前臂掌侧肌肉可发生急性梗死。台球杆或棒球棒对前臂造成的钝性挫伤，虽然不伴有动脉损伤或痉挛，但

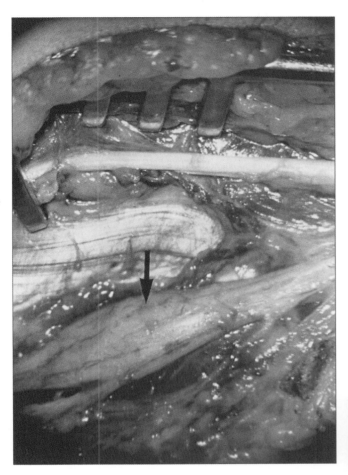

图 2-14　位于 Frohse 弓(旋后肌管入口)卡压处近端的前臂骨间后神经增大(箭头)。

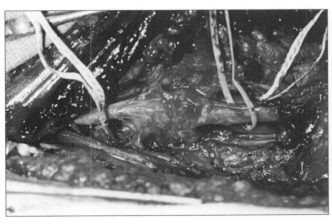

图 2-15　臂丛外侧束挤压损伤。

仍可导致严重肿胀进而压迫神经。作者诊治的两名因台球杆致前臂外伤的患者,虽然没有尺、桡骨骨折,但其前臂严重肿胀并形成压迫,从而发生桡、正中神经麻痹。

　　在沃克曼肌挛缩的病例中,可出现肱动脉受损伴扩散性、节段性的正中神经与前臂掌侧肌肉损伤。正中

神经(或桡神经)中司运动与本体感觉的粗纤维受损程度重于纤细的痛觉纤维。肌电图的检测结果有助于诊断:损伤部位远端肌肉可出现短暂而重复出现的自发运动性放电[44]。对于因前臂肿胀造成的疼痛性手部感觉异常,临床医生在尚未出现明显血管损伤体征前,需要警惕急性骨筋膜室综合征的发生。严重缺血导致的沃克曼肌挛缩进一步造成正中神经内长节段、严重的瘢痕形成,以致无法自行再生(图 2-16)。Bunnell 认为,在肘关节平面位于骨折端与肱二头肌腱膜之间的肱血管由于处于相对封闭空间内,容易受到压迫,导致沃克曼肌挛缩的产生[101]。无论如何,动脉痉挛将导致缺血,有时还造成前臂掌侧骨筋膜室内软组织的急性梗死。

　　单独使用抗凝药物不仅疗效欠佳而且可能对身体造成损害,必要时需切除并修复损伤的肱动脉[87]。作者曾经看到一名患者在肝素化治疗后病情立刻加重,这可能因为抗凝药物的使用造成出血并侵入已经缺血的肌肉组织,进而加重了病情。

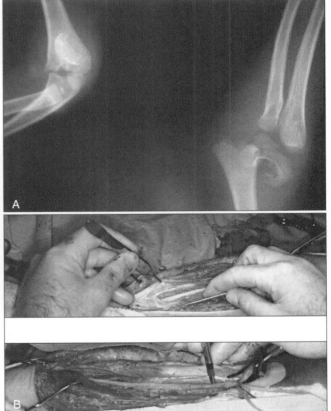

图 2-16　(A)肱骨远端骨折脱位造成肱动脉损伤和沃克曼肌挛缩。(B)动脉内注射吗啡导致长期沃克曼肌挛缩。上图显示:被镊子夹持、已经与颜色苍白的正中神经剥离的脂肪变的旋前圆肌。下图显示:手术显露一长段异常的正中神经,有被压迫和缺血损伤的表现。

除了正中神经,桡神经(有时甚至是尺神经)可能因为肘部和前臂的严重肿胀(特别是在此平面多发性挫伤引起的肌挛缩)而受累。补救性手术对更严重的沃克曼肌挛缩虽然可行,但收效甚微,关键是应及时进行筋膜室切开减压[109]。受到压迫的正中神经,特别是在旋前圆肌与指浅屈肌之间的区域,必须手术减压。这种密闭空间内的肿胀可由于石膏过紧或肘关节固定于过度屈曲位而加重。有必要在出现首个缺血体征时立即行急诊处理,以预防四肢不可逆性神经损伤与肌挛缩的发生。

另一类似现象是表现为进行性腓神经瘫痪或足下垂的小腿前侧骨筋膜室综合征。小腿胫腓骨骨折被发现之前,软组织肿胀已经出现。如出现上述情况,应该像处理沃克曼肌挛缩一样及时进行筋膜切开减压。在肿胀的肢体上置入针头,然后连接装有盐溶液的胶管和压力计,以持续监测组织压力。如果由袖套测得的动脉压与压力计测得的组织压之间差异小于 40mmHg (1mmHg=0.133kPa),那么发生缺血性坏死的可能性大,必须马上进行筋膜切开减压。

总之,如果在相对封闭或局限的神经血管筋膜室内发生大量软组织肿胀或动脉瘤、动静脉瘘、血肿或动脉供血不足,就可能产生神经压迫或缺血性损伤。此类损伤不仅容易由动脉破裂和骨折造成,还可由钝挫伤引起。我们经常采用迅速有效的切开减压达到预防神经损伤的目的,但如果神经缺血受累节段过长或缺血时间过久便会造成不可逆性损伤。

电击伤

四肢意外接触高压电线后,强电流会通过周围神经的传导而造成电击伤[16]。如果伤者没有死于呼吸停止或心脏停搏,就可能发生神经与肌肉弥散性损伤[3]。由此机制导致周围神经损伤的病例报道少见,并且治疗原则存在争议[23]。对受损神经的保守治疗和对肢体早期的修复重建应该是最佳选择。低压电击伤预后良好,但高压电击伤预后结果多样[39]。对 7 例接受手术治疗的电击伤病例(累及一根或多根神经)的研究表明,只有少数病例可自行缓解。切除大段受损神经并移植修复是经常采用的治疗手段,但其疗效不理想。组织学检查显示,神经组织首先发生坏死,然后被反应性结缔组织(包括神经束膜、内膜明显的瘢痕组织)替代。神经束的结构框架虽保留,但其内部的损伤与纤维化会阻碍轴突再生,同时发生的严重皮肤烧伤、骨坏死和其他软组织损伤会降低重建效果[58]。四肢肌肉会出现大范

围的凝固性坏死,造成严重的肌挛缩而无法恢复有效的神经再支配。

热烧伤

虽然不是常见周围神经损伤原因,火焰、蒸汽或其他致热因素造成的热烧伤会造成从短暂性神经失用到严重神经中断合并大范围神经和邻近组织的坏死。遭受肢体环形烧伤的患者,其神经损伤与迟发性缩窄性纤维化所导致的止血带效应有关。严重烧伤累及神经的患者表现为感觉与运动功能的完全丧失。由于合并软组织损伤、大面积皮肤缺损和广泛的肢体肿胀,早期临床神经检查难以进行。组织坏死程度、细菌污染范围以及需要足够面积软组织床等因素,使得立即重建神经几乎不可能。如果对创面进行反复的痂皮切除,那么二次修复的成功率会增加。由于直接损伤或缩窄性纤维化,大段神经可能在热烧伤中受损而需要神经移植。这类病例(特别是有大范围肌肉和其他软组织受损)的功能恢复较差。

热力造成的皮肤烧伤可以使在其深面走行的神经发生凝固性坏死。更严重的电击伤会影响长段神经。对 4 例需要在腕部进行神经移植修复正中神经和尺神经的病例研究表明,这类损伤的神经功能恢复困难。虽然以上 4 例均接受植皮和其他软组织移植术,其中 2 例还需进行肌腱移植手术。其中 1 例手掌烧伤的病例,虽然接受了广泛的软组织手术,但依然出现严重的肌挛缩。感染可发生在包括累及神经的多种软组织创伤(图 2-17)。热烧伤、电击伤和一些骨筋膜室综合征造成的软组织坏死容易导致感染。广泛的神经外膜与

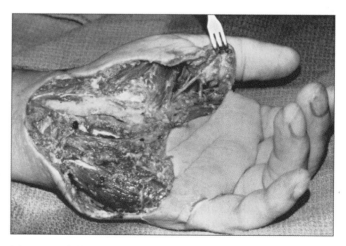

图 2-17　腕管减压后发生手掌感染。尽管感染严重,但正中神经和尺神经无明显损害。

神经束间结缔组织的破坏会造成神经抗侵袭能力的丧失。一些少见的病例中,感染造成广泛的神经内组织坏死和大段神经损伤,以致难以手术修复。

注射损伤

注射损伤是神经受损的一种常见类型,值得特殊关注。

发病机制

注射损伤由刺入神经(或邻近神经)的针头和注射剂中的神经毒性化学物质所引起。损伤的范围不定,不仅取决于注射剂的种类,还取决于针头及毒性注射剂是否直接注入或接近神经。一些病例中,造成神经损伤的原因是针头直接刺入造成损害。动物试验表明,毒性注射剂需注入神经外膜以内或注入神经束膜内或束膜间结缔组织后,方可引起注射损伤[29]。但约10%的患者在注射数小时甚至数天后才出现临床症状[72],这表明药物可通过直接注入神经外膜内、邻近神经或者从一个组织平面渗出且浸泡神经引起神经损害。

注射损伤的病理学改变因注射部位和注射剂种类不同而变化[7],但其基本的病理改变均为坏死[55]。向神经内注射后,神经会发生急性水肿和炎症反应,并经常发生坏死从而影响结缔组织、轴突和髓鞘(图2–18)[66]。随着病程的延长,结缔组织会增生并形成神经内瘢痕,进一步阻碍有效的轴突再生[83]。即使神经束膜框架得以保留,但神经束膜与神经内膜毛细血管水平的血–神经屏障仍然被严重破坏[30]。几天后损伤的神经段不再肿胀并可逐渐皱缩,甚至可拥有正常范围的直径。用肉眼(或者放大镜)大体观察可见,神经多数保持良好的物理连续性。甚至神经束内解剖显示,即使神经束内发生神经中断的改变,但神经束膜本身仍连续性存在。注射剂进入神经外膜或邻近神经处,会产生比注入神经内更多的炎症增生组织和瘢痕组织,但神经内注射引起的坏死比较特别并且很难通过再生过程被自行清除。

临床特征

临床工作中,如注射剂通过针头刺入神经时,会产生沿肢体放射的放电样感觉,随后出现(或同时发生)明显的根性烧灼痛和麻木感,迅速出现多种严重的临床症状。注射伤引起的疼痛被描述为撕裂样、烧灼样、电击样或麻木;如果损伤严重,上述感觉会沿肢体和受累神经的支配区放射[79]。约10%注射损伤的患者会延

迟出现临床症状,其症状虽不剧烈但十分恼人[72],包括烧灼痛、感觉异常和沿四肢(或非直接受累神经支配区)放射性的深部不适感。

患者首先出现受损神经支配区的完全或不完全性功能丧失,包括不同程度的感觉与运动功能丧失。有时神经纤维损伤轻但伴有疼痛,可能只发生轻微的感觉与运动障碍;有时反射丧失和受损神经支配区的传导

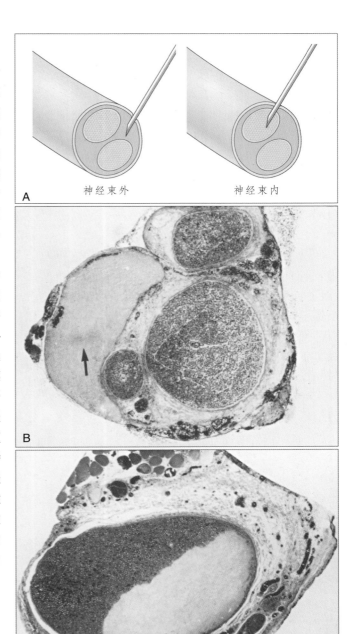

图 2–18　(A)两处神经内注射损伤。(B)在神经束外的注射损伤。(C)在灵长类动物的神经束内(箭头)注入胶原蛋白。

A　神经束外　神经束内

异常是唯一的临床表现。更常见且更加严重的功能丧失包括完全的感觉或运动(或感觉和运动)功能丧失，同时 EMG 显示肌肉失神经支配。首先出现的功能丧失可随时间延长而恢复，但更严重的注射损伤不会随时间延长而出现功能改善。即使保留大体连续性，受损的神经不能充分(或完全不能)再生。如果完全(或严重的)功能丧失持续且无明显改善，则考虑手术治疗。

注射部位

神经注射损伤最常见的部位是臀部的坐骨神经和上臂外侧的桡神经[72,111]。除了坐骨神经与桡神经，注射损伤也几乎累及身体其他主要神经(图 2-19)：股神经和股外侧皮神经以及腕、肘和上臂平面的尺神经与正中神经。比较少见的神经注射损伤包括肌皮神经、前臂皮神经以及臂丛的一部分。在注射损伤最常见的臀部或大腿近侧端水平面的坐骨神经[11]。典型的注射损伤最容易发生在外上四分之一象限以外的臀部区域。有关资料显示[13,14]，即便注射部位在臀部的外上四分之一区以内也不完全安全，因为患者侧卧或站立或弯腰时，其臀部外上四分之一区域与坐骨神经之间的对应关系已发生变化。另一个容易导致坐骨神经注射损伤的因素是由恶病质、慢性疾病或体格瘦弱所致的患者臀部过于消瘦。

针头的长度、针头穿过软组织的角度以及注射力量是影响因素。如果刺入针头的力量足够大并使皮肤与软组织内陷，那么针尖会到达比预测更深的部位。针头以某个角度穿过软组织到达神经造成的损伤，比垂直皮肤进针造成的损伤复杂。其他因素：如患者在注射

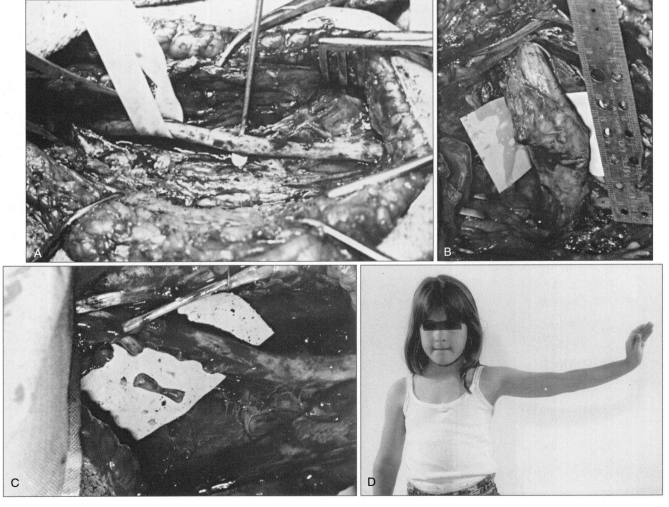

图 2-19   (A)桡神经注射损伤后 4.5 个月进行手术探查可见，虽然神经保持正常的外观，但功能完全丧失，NAP 消失。(B)臀部坐骨神经严重的、肉芽肿性注射损伤。(C)劈裂式修复术治疗造成部分功能丧失的注射损伤。(D)桡神经注射损伤修复术后的神经功能恢复情况。

时的肢体活动,也会造成神经损伤;如果患者因为注射时疼痛(或想看到注射过程)而耸肩或移开肩部,原本应进入三角肌的针头可能刺入桡神经。由于上述原因,肱骨中段平面的桡神经成为注射损伤第二多发部位。本应进入静脉的药物和针头,因疏忽大意可能误入神经内,这种情况多见于腕部和肘部的正中神经或腕部的尺神经。但输注并发症也可能发生在臂丛神经、股神经和踝部的胫后神经。

处理方法

坐骨神经走行于梨状肌深面和孖肌、股方肌、闭孔内肌后面,在坐骨结节与大转子之间下行。没有直接注入神经内的药物会积聚在此处,并浸泡神经使之发生神经炎。神经内损伤的病变与注射抗生素后的大脑病变类似。但引起神经功能障碍的原因经常是神经内炎症和瘢痕形成,而不是神经外瘢痕形成,有些作者认为神经外松解术可使该受累的神经恢复功能[69],作者不同意此观点。损伤造成的神经部分功能丧失和止痛药无效的严重疼痛,可通过延期神经内松解术得到缓解。如果患者在注射后感到烧灼样疼痛,交感神经切除术(特别适用于交感神经阻滞术可使病情暂时缓解的患者)可使其解除疼痛。这种疼痛可通过服用三环类抗抑郁药(如去甲替林)或新型抗惊厥药(加巴喷丁)得到有效缓解,这两类药物均在神经性疼痛的治疗中取得良好的疗效[45,70]。

镇静药和麻醉药与抗生素和类固醇一样会造成注射性神经病变。如果及时发现,可将 50~100mL 普通盐水注入损伤部位,从而稀释药物浓度以避免永久性神经损伤。手术切开冲洗是更合理的治疗方案,但因为经常不能及时发现此类损伤,所以欠缺相应的治疗经验与方法。若神经部分损伤且疼痛症状不重,保守治疗则是最佳选择。神经完全性损伤经数月观察后无恢复迹象,应采取手术治疗。如果损伤只累及坐骨神经的两分支(腓神经和胫神经)中的一支,且为完全性损伤,就应切除损伤段、修复受损分支以利功能恢复[54]。

作者对于注射损伤的治疗方案为:伤后 6~8 周无或无明显功能恢复,应该行神经探查手术,并在术中尽量用电刺激诱发通过损伤处的 NAP[72];若术中刺激无反应,则必须切除损伤段神经。在治疗坐骨神经损伤时,有可能切除其中一分支的一段而对另一分支进行神经松解术。某些注射损伤的神经大体外观具有一定欺骗性:神经大体外观无明显异常,触诊显示只有轻微损伤,但其实轴突与神经内膜可能已发生广泛破坏,以

致无法进行有效的再生,此种病例只有通过切除修复术才能使神经功能恢复成为可能。因此,注射损伤引起的严重瘫痪最多只能观察 2~4 个月,如果临床与肌电图检测显示无明显恢复,应手术探查神经,用直接电刺激检查是否能诱发 NAP 的产生。

最后需要强调一点,对护士、医生及其辅助人员的正确培训是防止发生药物注射性神经损伤的关键。

放射性损伤

放射性损伤是一种比注射损伤更少见的医源性神经损伤[12,106]。这种损伤常累及臂丛,但也可累及盆丛[32]。放射经常导致由软组织包绕的广泛瘢痕组织形成和严重的神经内病变,后者包括髓鞘丢失、轴突变性和广泛的神经内膜纤维化[68]。对这类难治性损伤的治疗将在后面的章节阐述。

医源性损伤

医源性损伤依然是神经损伤的一种常见原因[56]。过早的切除注射性损伤神经也是一种医源性损伤,且不罕见。周围神经的意外损害不但会对患者产生不良后果,同时也会导致医生产生不良情绪,关键是患者伤后必须得到精心治疗,尽量避免因处置不当而导致病情进一步恶化[4,5]。

研究表明,大多数病例的首诊医生没有能够及时发现或没有意识到神经受到损伤。牵开器使用不当可造成神经压迫损伤,直接烧灼、切开或缝合会导致神经受损(图 2-20)。在手术中进行的固定或术后的石膏外固定都可能使神经受压而造成损伤,对周围神经的不恰当治疗也会造成完全或不完全性神经损伤。

诊断

虽然这类损伤由医源性因素引起,但其损伤机制与非医源性损伤相似。必要的诊断步骤包括完整的病史、详细的感觉和运动功能的临床检查和神经电生理检测。必须从患者本人及其亲属、有关医学记录和其他相关调查中获得详细、完整的病史。有时因为患者术后固定或因术后疼痛而使用镇静药,导致无法立即做出正确诊断。例如,髋部手术并发坐骨神经或股神经瘫痪但在术后数天才被确诊的病例并不少见(图 2-21)。患者可能注意到颈部淋巴结活检术后的局部不适,但往往在术后数周才向医生述说因副神经损伤引起的斜方肌瘫痪的表现。

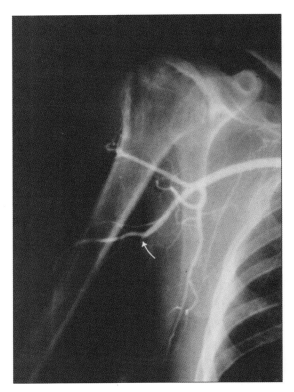

图 2-20   经腋下入路切除第一肋引起腋动脉损伤（箭头）和严重的臂丛内侧束损伤。

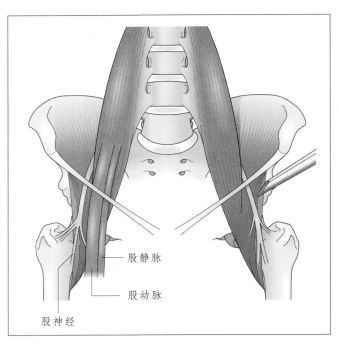

股静脉

股动脉

股神经

图 2-21   一个接受髋关节修复手术的病例，术中因骨膜剥离器滑到髂骨前方而损伤股神经。（见彩图）

病历资料必须保留完整。不应在得知手术造成医源性损伤后修改原始手术记录；同样应该小心保存图表并防止遗失。任何病例记录的改动或丢失（即使不是发生医源性损伤的病例）都会被看作是医生缺乏诚实态度的表现。记录必须针对所涉及的问题，对无关问题的冗长叙述（即使内容准确）会被认为是在误导对临床问题的正确认识。请周围神经专家会诊并记录在案不失为最佳处理方法，详细的会诊结果必须保存在患者所在医院科室的病历记录中。

处理方法

神经损伤机制决定治疗方法。若是由于牵引、肢体延长术或石膏外固定使肢体承受外部压力，并导致神经组织受损且病情不断发展，停止以上治疗措施则是正确的选择[28]。如果在术中，发生神经锐性切割伤并被及时发现，应采用标准的显微缝合技术重建受损神经。可使用端-端缝合方法，神经断端不会回缩，也不必修剪断端。如果极可能在术中发生钝性横断伤，应像处置非医源性钝性断裂伤一样，在此医源性损伤发生后几周再次手术。

假定大多数病例受损神经的连续性存在，每例患者要进行 3~4 个月反复的临床检查与电生理检测，从而获得有无神经再生的依据。这段时间内，患者还需要夹板和其他矫形装置固定以及适当的物理治疗（图 2-22）。

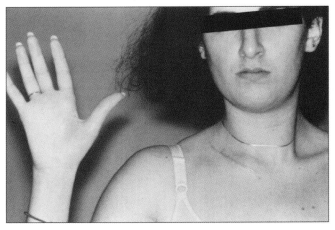

图 2-22   一名患者因反射性交感神经营养不良而接受锁骨上交感神经切除术，因术中损伤臂丛下干而导致手内肌的功能丧失。

因为考虑到法律后果，医生可能改变常规治疗方法。但主治医生必须意识到,改变常规治疗方案并不能改变最终结果。作者强烈建议,对各种类型损伤的治疗,无论是锐性横断伤、短段或长段的连续性存在的损伤,都应遵循常规的临床治疗原则。此外,不要因抱有神经可以自行恢复功能的"错误期待"而改变或延误手术时机。对于每一个神经损伤的病例,二次手术(神经功能重建术)后对肢体的精心护理可减少残疾的发生。

（王东 译 向剑平 顾立强 校）

参考文献

1. Aguayo A: Neuropathy due to compression and entrapment. In: Dyek PJ, Thomas PK, Lambert EH, Eds: Peripheral Neuropathy. Philadelphia: WB Saunders, 1975:688–713.
2. Aguayo A, Nair CP, and Midgley R: Experimental progressive compression neuropathy in the rabbit. Histologic and electrophysiologic studies. Arch Neurol 24:358–364, 1971.
3. Aita JA: Neurologic manifestations of electrical injury. Nebr State Med J 50:530–533, 1965.
4. Birch R, Bonney G, Dowell J, et al.: Iatrogenic injuries of peripheral nerves. J Bone Joint Surg [Br] 73:280–282, 1991.
5. Birch R, Bonney G, and Wynn Parry C: Iatropathic Injuries. In: Birch R, Ed: Surgical Disorders of Peripheral Nerve. Edinburgh, Churchill Livingstone, 1998.
6. Bowden REM, Abdullah S, and Gooding MR: Anatomy of the cervical spine, membranes, spinal cord, nerve roots, and brachial plexus. In: Wilkinson MF, Eds: Brain. Cervical spondylosis and other disorders of the cervical spine. Philadelphia, WB Saunders, 1967.
7. Broadbent TR, Odom GL, and Woodhall B: Peripheral nerve injuries from administration of penicilin. Report of four clinical cases. JAMA 140:1008–1010, 1949.
8. Brushart TME: The mechanical and humoral control of specificity in nerve repair. In: Gelberman RH, Ed: Operative Nerve Repair and Reconstruction. Philadelphia, JB Lippincott, 1991:215–230.
9. Carlstedt T, Anand P, and Hallin R, et al.: Spinal nerve root repair and reimplantation of avulsed ventral roots into the spinal cord after brachial plexus injury. J Neurosurg 93:237–247, 2000.
10. Carvalho GA, Nikkhah G, and Matthies C, et al.: Diagnosis of root avulsions in traumatic brachial plexus injuries: value of computerized tomography, myelography and magnetic resonance imaging. J Neurosurg 86:69–76, 1997.
11. Clark K, Williams PEJ, and Willis W, et al.: Injection injury of the sciatic nerve. Clin Neurosurg 17:111–125, 1970.
12. Clodius L, Uhlschmid G, and Hess K: Irradiation plexitis of the brachial plexus. Clin Plast Surg 11:161–165, 1984.
13. Combes MA, Clark WK: Sciatic nerve injury following intragluteal injection: pathogenesis and prevention. Am J Dis Child 199:579, 1960.
14. Combes MA, Clark WK, and Gregory CF, et al.: Sciatic nerve injury in infants: recognition and prevention of impairment resulting from intragluteal injections. JAMA 173:1330–1339, 1960.
15. Denny-Brown D and Brenner C: Paralysis of nerve induced by direct pressure and tourniquet. Arch Neurol Psychiat 51:1–26, 1944.
16. Di Vincenti FC, Moncrief JA, and Pruitt BA: Electrical injuries: a review of 65 cases. J Trauma 9:497–507, 1969.
17. Doi K, Otsuka K, and Okamoto Y, et al.: Cervical nerve root avulsion in brachial plexus injuries: magnetic resonance imaging classification and comparison with myelography and computerized tomography myelography. J Neurosurg 96:277–284, 2002.
18. Ducker TB: Pathophysiology of peripheral nerve trauma. In: Omer GE and Spinner M, Eds: Management of Peripheral Nerve Problems. Philadelphia, WB Saunders, 1980.
19. Ducker TB and Garrison WB: Surgical aspects of peripheral nerve trauma. Curr Probl Surg 1:62, 1974.
20. Eames RA and Lange LS: Clinical and pathological study of ischaemic neuropathy. J Neurol NeurosurgPsychiatry 30:215–226, 1967.
21. Eng GD, Binder H, and Getson P, et al.: Obstetrical brachial plexus palsy (OBPP) outcome with conservative management. Muscle Nerve 19:884–891, 1996.
22. Filler AG, Kliot M, and Howe FA, et al.: Application of magnetic resonance neurography in the evaluation of patients with peripheral nerve pathology. J Neurosurg 85:299–309, 1996.
23. Fischer H: Pathological effects and sequelae of electrical accidents. Electrical burns (secondary accidents, renal manifestations, sequelae). J Occup Med 7:564–571, 1965.
24. Friedman WA: The electrophysiology of peripheral nerve injuries. Neurosurg Clin N Am 2:43–56, 1991.
25. Fullerton PM and Gilliatt R: Pressure neuropathy in the hind foot of the guinea-pig. J Neurol Neurosurg Psychiatry 30:18–25, 1967.
26. Fullerton PM and Gilliatt RW: Median and ulnar neuropathy in the guinea-pig. J Neurol Neurosurg Psychiatry 30:393–402, 1967.
27. Fullerton PM, Gilliatt RW, and Lascelles RG, et al.: The relation between fibre diameter and internodal length in chronic neuropathy. Proc Physiol Soc 19–20:26P–28P, 1965.
28. Galardi G, Comi G, and Lozza L, et al.: Peripheral nerve damage during limb lengthening. Neurophysiology in five cases of bilateral tibial lengthening. J Bone Joint Surg [Br] 72:121–124, 1990.
29. Gentili F, Hudson AR, and Hunter D: Clinical and experimental aspects of injection injuries of peripheral nerves. Can J Neurol Sci 7:143–151, 1980.
30. Gentili F, Hudson AR, and Hunter D, et al.: Nerve injection injury with local anesthetic agents: a light and electron microscopic, fluorescent microscopic, and horseradish peroxidase study. Neurosurgery 6:263–272, 1980.
31. Gentili F, Hudson AR, and Midha R: Peripheral nerve injuries: types, causes, and grading. In: Wilkins RH, Rengachary SS, Eds: Neurosurgery, 2nd edn, vol. 3. New York, McGraw-Hill, 1996:3105–3114.
32. Gilbert H and Kagen AR: Radiation Damage to the Nervous System. New York, Raven Press, 1980.
33. Gilbert A and Whitaker I: Obstetrical brachial plexus lesions. J Hand Surg [Br] 16:489–491, 1991.
34. Gilden DH and Eisner J: Lumbar plexopathy caused by disseminated intravascular coagulation. JAMA 237:2846–2847, 1977.
35. Gilliatt R: Physical injury to peripheral nerves, physiological and electrodiagnostic aspects. Mayo Clin Proc 56:361–370, 1981.
36. Goldner JL and Goldner RD: Volkmann's ischemia and ischemic contractures. In: Jupiter JB, Ed: Flynn's Hand Surgery. Baltimore, Williams & Wilkins, 1991.
37. Granit R, Leksell L, and Skoglund CR: Fiber interactions in injured or compressed region of nerve. Brain 67:125–140, 1944.
38. Grant GA, Goodkin R, and Kliot M: Evaluation and surgical management of peripheral nerve problems. Neurosurgery 44:825–839, 1999.
39. Grube BJ, Heimbach DM, and Engrav LH, et al.: Neurologic consequences of electrical burns. J Trauma 30:254–258, 1990.
40. Happel LT and Kline DG: Nerve lesions in continuity. In: Gelberman RH, Ed: Operative Nerve Repair and Reconstruction.

Philadelphia, JB Lipincott, 1991:601–616.

41. Highet J: Effects of stretch on peripheral nerve. Br J Surg 30:355–369, 1942.

42. Hudson AR and Hunter D: Timing of peripheral nerve repair: important local neuropathologic factors. Clin Neurosurg 24:392–405, 1977.

43. Hudson AR, Hunter D, and Kline DG, et al.: Progression of partial experimental injury to peripheral nerve II: light and electron microscopic studies. J Neurosurg 42:15–22, 1975.

44. Kimura J: Electrodiagnosis. In: Diseases of Nerve and Muscles: Principles and Practice. Philadelphia, FA Davis, 1983:505.

45. Kingery WS: A critical review of controlled clinical trials for peripheral neuropathic pain and complex regional pain syndromes. Pain 73:123–139, 1997.

46. Kline DG: Peripheral nerve injury observed or incurred during vascular operations. Semin Vasc Surg 41:20–25, 1991.

47. Kline DG and Hudson AR: Acute injuries of peripheral nerves. In: Youmans J, Ed: Neurological Surgery. Philadelphia, WB Saunders, 1990.

48. Kline DG: Physiological and clinical factors contributing to the timing of nerve repair. Clin Neurosurg 24:425–455, 1977.

49. Kline DG: Macroscopic and microscopic concomitants of nerve repair. Clin Neurosurg 26:582–606, 1979.

50. Kline DG: Civilian gunshot wounds to the brachial plexus. J Neurosurg 70:166–174, 1989.

51. Kline DG and Hackett ER: Reappraisal of timing for exploration of civilian peripheral nerve injuries. Surgery 78:54–65, 1975.

52. Kline DG and Happel LT: A quarter century's experience with intraoperative nerve action potential recording. Can J Neurol Sci 20:3–10, 1993.

53. Kline DG, Hudson AR, and Hackett ER, et al.: Progression of partial experimental injury to peripheral nerve I: Periodic measurements of muscle contraction strength. J Neurosurg 42:1–14, 1975.

54. Kline DG, Kim D, and Midha R, et al.: Management and results of sciatic nerve injuries: a 24-year experience [see comments]. J Neurosurg 89:13–23, 1998.

55. Kolb LC and Gray SJ: Peripheral neuritis as a complication of penicillin therapy. JAMA 132:323–326, 1946.

56. Kretschmer T, Antoniadis G, and Braun V, et al.: Evaluation of iatrogenic lesions in 722 surgically treated cases of peripheral nerve trauma. J Neurosurg 94:905–912, 2001.

57. Levine MG, Holroyde J, and Woods JR Jr., et al.: Birth trauma: incidence and predisposing factors. Obstet Gynecol 63:792–795, 1984.

58. Lewis GK: Trauma resulting from electricity. J Int Coll Surg 28:724–738, 1957.

59. Liu CT, Benda CE, and Lewey FH: Tensile strength of human nerves: Experimental physiological and histological study. Arch Neurol Psychiat 59:322–336, 1948.

60. Lundborg G: Intraneural microcirculation and peripheral nerve barriers. Techniques for evaluation – clinical implications. In: Omer GE and Spinner M, Eds: Management of Peripheral Nerve Problems. Philadelphia, WB Saunders, 1980.

61. Lundborg G: Ischemic nerve injury. Experimental studies on intraneural microvascular pathophysiology and nerve function in a limb subjected to temporary circulatory arrest. Scand J Plast Reconstr Surg Suppl 6:3–113, 1970.

62. Lundborg G: Structure and function of the intraneural microvessels as related to trauma, edema formation and nerve function. J Bone Joint Surg [Am] 57:938–948, 1975.

63. Lundborg G: Nerve regeneration. In: Lundborg G, Ed. Nerve Injury and Repair. London, Churchill Livingstone, 1988:149–195.

64. Lundborg G and Rydevik B: Effects of stretching the tibial nerve of the rabbit. A preliminary study of the intraneural circulation and the barrier function of the perineurium. J Bone Joint Surg 55B:390–401, 1973.

65. Mackinnon SE and Dellon AL: Surgery of the Peripheral Nerve.

New York, Thieme Medical Publishers, 1988.

66. Mackinnon SE, Hudson AR, and Gentili F, et al.: Peripheral nerve injection injury with steroid agents. Plast Reconstr Surg 69:482, 1982.

67. Martini R: Expression and functional roles of neural cell surface molecules and extracellular matrix components during development and regeneration of peripheral nerves. J Neurocytol 23:1–28, 1994.

68. Match KM: Radiation-induced brachial plexus paralysis. Arch Surg 110:384–391, 1975.

69. Matson DD: Early neurolysis in the treatment of injury of the peripheral nerves due to faulty injection of antibiotics. N Engl J Med 242:973–975, 1950.

70. Merren MD: Gabapentin for treatment of pain and tremor: a large case series. South Med J 91:739–744, 1998.

71. Midha R: Epidemiology of brachial plexus injuries in a multitrauma population. Neurosurgery 40:1182–1189, 1997.

72. Midha R, Guha A, and Gentili F, et al: Peripheral nerve injection injury. In: Omer GE, Spinner M, and Van Beek AL, Eds: Management of Peripheral Nerve Problems, 2nd edn. Philadelphia, WB Saunders, 1999:406–413.

73. Midha R and Kline DG: Evaluation of the neuroma in continuity. In: Omer GE, Spinner M, and Van Beek AL, Eds: Management of Peripheral Nerve Problems, 2nd edn. Philadelphia, WB Saunders, 1998:319–327.

74. Morris JH, Hudson AR, and Weddel G: A study of degeneration and regeneration in the divided rat sciatic nerve based on electron microscopy. II. The development of the regenerating unit. Z Zellforsch Mikrosk Anat 124:103–130, 1972.

75. Mumentholer M: Brachial plexus neuropathies. In: Dyck PJ, Thomas PK, and Lambert EH, et al., Eds: Peripheral Neuropathy. Philadelphia, WB Saunders, 1984:1383–1394.

76. Nath RK, Mackinnon SE, and Jensen JN, et al.: Spatial pattern of type 1 collagen expression in injured peripheral nerve. J Neurosurg 86:870, 1997.

77. Noble J, Munro CA, and Prasad VSSV, et al.: Analysis of upper and lower extremity peripheral nerve injuries in a population of patients with multiple injuries. J Trauma 45:116–122, 1998.

78. Ochoa J and Marotte LR: The nature of the nerve lesion caused by chronic entrapment in the guinea-pig. J Neurol Sci 19:491–495, 1973.

79. Ochs G: Painful dysesthesias following peripheral nerve injury. A clinical and electrophysiological study. Brain Res 496:228–240, 1989.

80. Omer GE: Results of untreated peripheral nerve injuries. Clin Orthopaed Rel Res 163:15–19, 1982.

81. Omer GE: Nerve injuries associated with gunshot wounds of the extremities. In: Gelberman RH, Ed: Operative Nerve Repair and Reconstruction. Philadelphia, JB Lippincott, 1991:655–670.

82. Parks BJ: Postoperative peripheral neuropathies. Surgery 74:348–357, 1973.

83. Pizzolato P and Mannheimei W: Histopathologic Effects of Local Anesthetic Drugs and Related Substances. Springfield, Charles C Thomas, 1961.

84. Puckett WO, Grundfest H, and McElroy W, et al.: Damage to peripheral nerves due to high velocity missiles without direct hit. Neurosurg 3:294–299, 1946.

85. Rudge P, Ochoa J, and Gilliatt RW: Acute peripheral nerve compression in the baboon. J Neurol Sci 23:403–420, 1974.

86. Samii M: Dorsal root entry zone coagulation for control of intractable pain due to brachial plexus injury. In: Samii M, Ed: Peripheral Nerve Lesions. Berlin: Springer-Verlag, 1990.

87. Seddon H: Peripheral nerve injuries. London, Her Majesty's Stationary Office. Medical research council special report series, 1954.

88. Seddon HJ: Three types of nerve injury. Brain 66:238–288, 1943.

89. Seddon HJ: Nerve lesions complicating certain closed bone injuries. JAMA 135:691–694, 1947.

90. Seddon HJ: Surgical Disorders of the Peripheral Nerves. Baltimore, Williams & Wilkins, 1972.

91. Seletz E: Surgery of Peripheral Nerves. Springfield: Charles C Thomas, 1951:119–137.

92. Sever J: Obstetric paralysis: Report of eleven hundred cases. JAMA 85:1862–1870, 1925.

93. Sever JW: Obstetric paralysis: Its etiology, pathology, clinical aspects and treatment. Am J Dis Child 12:541, 1916.

94. Siegel DB and Gelberman RH: Peripheral nerve injuries associated with fractures and dislocations. In: Gelberman RH, Ed: Operative Nerve Repair and Reconstruction. Philadelphia, JB Lippincott, 1991:619–633.

95. Siironen J, Sandberg M, and Vuorinen V, et al: Expression of type I and III collagens and fibronectin after transection of rat sciatic nerve. Lab Invest 67:80–87, 1992.

96. Smith JW: Factors influencing nerve repair. II. Collateral circulation of peripheral nerves. Arch Surg 93:433–437, 1966.

97. Speed JS and Knight RA: Peripheral nerve injuries. In: Campbell's Operative Orthopaedics, vol 1. St Louis: CV Mosby, 1956:947–1014.

98. Spinner M: Injuries to the major branches of peripheral nerves of the Forearm. 2nd edn. Philadelphia, WB Saunders, 1978.

99. Spurling RG and Woodhall B: Medical Department, United States Army, Surgery in World War II: Neurosurgery, vol 2. Washington DC, US Government Printing Office, 1959.

100. Sunderland S: A classification of peripheral nerve injuries producing loss of function. Brain 74:491–516, 1951.

101. Sunderland S: Nerve and Nerve Injuries, 1st edn. Baltimore: Williams & Wilkins, 1968.

102. Sunderland S: Nerve and Nerve Injuries, 2nd edn. Edinburgh, Churchill-Livingstone, 1978.

103. Sunderland S: Nerve Injuries and their Repair. A Critical Appraisal. Melbourne, Churchill Livingstone, 1991.

104. Tarlov IM: How long should an extremity be immobilized after nerve suture? Ann Surg 126:336–376, 1947.

105. Terzis JK, Dykes RW, and Hakstian RW: Electrophysiological recordings in peripheral nerve surgery: a review. J Hand Surg [Am] 1:52–66, 1976.

106. Thomas JE and Colby MY Jr.: Radiation-induced or metastatic brachial plexopathy? A diagnostic dilemma. JAMA 222:1392–1395, 1972.

107. Tiel RL, Happel LT, and Kline DG: Nerve action potential recording method and equipment. Neurosurgery 39:103–109, 1996.

108. Tsairis P, Dyck PJ, and Muldner DW: Natural history of brachial plexus neuropathy. Arch Neurol 27:297–306, 1972.

109. Tsuge K: Treatment of established Volkmann's contracture. J Bone Joint Surg [Am] 57:925–929, 1975.

110. Upton AR and McComas AJ: The double crush in nerve-entrapment syndromes. Lancet 2:359–361, 1973.

111. Villarejo FJ and Pascual AM: Injection injury of the sciatic nerve (370 cases). Child's Nerv Syst 9:229–232, 1993.

112. Waller A: Experiments on the section of the glossopharyngeal and hypoglossal nerves of the frog, and observations of the alterations produced thereby in the structure of their primitive fibres. Phil Trans Roy Soc (Lond) 140:423–429, 1850.

113. Weisi H and Osborne GV: The pathological changes in rat nerves subject to moderate compression. J Bone Joint Surg 468:297–306, 1964.

114. Whitcomb BB: Techniques of peripheral nerve repair. In: Spurling RG, Ed: Medical Department, United States Army, Surgery in World War II: Neurosurgery, vol 2, part 2: Peripheral Nerve Injuries. Washington DC, US Government Printing Office, 1959.

115. White JC: The result of traction injuries to the common peroneal nerve. J Bone Joint Surg 408:346–351, 1968.

116. Williams IR, Jefferson D, and Gilliatt RW: Acute nerve compression during limb ischaemia – an experimental study. J Neurol Sci 46:199–207, 1980.

117. Woodhall B, Nulsen F, and White J, et al.: Neurosurgical Implications, Peripheral Nerve Regeneration. Washington, DC. Veterans Administration Monograph, 1957:569–638.

118. Zachary RB and Roaf R: Lesions in continuity. In: Seddon H, Ed: Peripheral Nerve Injuries. London, Her Majesty's Stationary Office, 1954.

第 3 章

临床和电生理评估

David G. Kline

概述

- 任何辅助检查都无法替代准确而详细的病史采集和全面的体格检查。
- 具备准确检测肌肉和感觉功能状态的能力至关重要。
- 上、下肢功能的常规检查对诊断大有帮助。
- 即使对于固定在石膏内的肢体以及昏迷或不合作的患者,也要注重体格检查。
- Tinel 征的缺失较其存在更有临床意义。
- 神经损伤导致逆行性变性、损伤部位及其远端变性与再生和远端神经再支配部位的病理改变,功能恢复所需的时间应考虑所有的延迟因素。
- 肌电图检查应包括肌肉电生理检查,而不仅仅是神经传导的检查。
- 正确理解肌肉电生理检查的三个流程:插入电位、肌肉放松状态下的电活动以及肌肉收缩下的动作电位。
- 新生单位的存在提示但不能确保今后有用肌力的恢复。
- 即使恢复有用的肌肉收缩,失神经改变仍会存在。
- 肌电图仅仅是一项对受累肌肉的抽样检查。
- 脊髓造影后进行 CT 检查对神经丛撕脱伤的诊断是有价值的。
- MRI 对神经肿瘤最有诊断价值,而且随着磁共振技术的发展,将会对诊断神经损伤和卡压发挥更大的价值。
- X 线片对于骨折合并的神经损伤仍有价值。
- 血管造影术对于假性动脉瘤(pseudoa- neurysms)、动静脉瘘、既往有血管损伤史和部分肿瘤的诊断特别重要。

病史

病史可以用一个专题甚至一部专著来展开讲述,本书受篇幅所限在此仅强调几点。临床体格检查前应首先询问病史,了解损伤发生的时间、情况突然变化过程及可能的损伤机制。细节很重要,除了患者对损伤事件的记忆,尽可能回顾患者的各种医疗记录,包括电生理学检查和放射学检查结果。尤为重要的是,要寻找既往曾有涉及神经损伤诊治的手术操作记录。但是对这些操作记录的回顾绝对不能替代对患者病史的口头采集。若患者本人无法完成,可询问患者的配偶或其身边的护理人员。这样的交流对于发现在损伤后或疾病发生时患者是否已经存在功能上的变化至关重要。当然,了解患者的既往史、用药史以及生活习惯也同样重要。对于一名新患者,在口头询问病史和体格检查完毕后,最好是同患者或其家属一起填写一份病史调查表。

临床和电生理评估

神经损伤的重要临床问题包括所累及的神经、损伤水平和损伤严重程度[36]。确定损伤水平以远是否功能完全丧失特别重要,因为不完全功能丧失可能会随时间发展逐渐改善,而完全性损伤则不会[32,83]。这种准确的判断需要熟练掌握受累神经的分布[26]。此外,还需要掌握如何检测神经支配相应的肌肉和感觉功能[1,46,53]。在检查运动和感觉功能时,有两点必须牢记:一是感觉支配区有一定的重叠;二是肌肉瘫痪后,患者会自发应用另外一些正常肌肉的功能去代偿或克服瘫痪肌肉的功能[17,22]。检查瘫痪肢体的经验至关重要[22,39,70],要结合神经支配解剖和变异类型的知识,理解性地应用于对肢体功能的检查[31,63]。要掌握这些知识必须多次做体格检查,只要检查者有足够的耐心和实践时间,功能损害程度的评估会变得容易。这些临床评估对检查者掌握损伤严重程度分级(无论是单个重要的运动和感觉部位,还是作为一个整体的混合神经)特别有用,有些学者尝试将与神经相关的临床表现标准化,但至今仍然没有一个被广泛接受的临床功能分级准则[17,54,64,70]。因此,下一章将对一些有用的功能分级方法及其演进进行专题论述。

急诊状况下的功能评估

少数医生会有这样的经历,在缝合完一个伤口或处理完一个开放或闭合性肢体骨折后,未发现由神经损伤所造成的瘫痪。这种漏诊往往发生于经验不足的医生,如在繁忙急诊室工作的医学生或实习医生,事后就会引发这样的问题:究竟瘫痪是发生在患者入院以前,还是由于不当的治疗造成的?因此,无论对于清醒的患者,还是意识障碍的患者,无论是肢体开放性损伤,还是闭合性的骨折/脱位,都应该检查周围神经的功能状态并做记录,这是一条必须遵循的基本原则。对于肢体远端运动功能的急诊快速观察和检查大多都简单易行。对于意识障碍的患者,仅仅通过直接观察示指和小指的出汗与否,或将手指浸入水中观察皮肤有无皱缩,也可基本了解正中神经和尺神经有无损伤。

在排除周围神经损伤前,检查者一定要确定神经支配肢体最远端的功能是否存在[26,32]。腕部可强力背伸并不能排除桡神经深支的损伤。桡神经支配所有手指的伸直功能,但有时并不是所有的伸腕肌都由桡神经支配。而手指的屈曲功能存在并不能排除远端正中神经的损伤。正中神经在腕部的损害后可导致拇对掌肌和拇短展肌的瘫痪,更重要的是,可导致拇指及桡侧2~3个手指掌面的感觉异常。因此,一项值得推荐的检查,必须能清晰确定所检查的神经所支配肢体最远端功能存在与否。在上肢,检查神经支配情况的一个粗略方法是要求患者做 5 个指尖并拢成锥形的动作,然后伸拇指(图 3-1)[53,64]。在这个动作中,尺神经支配的手内肌完成手指的锥形聚拢,正中神经支配的拇对掌肌

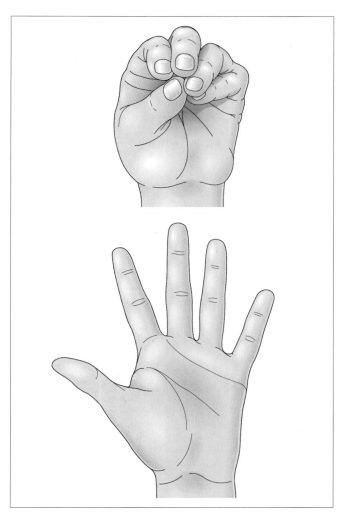

图 3-1　一个检查正中神经、尺神经、桡神经远端功能的快速和相对简单方法。通过拇对掌肌(正中神经)、指对掌肌(尺神经)和手指屈肌的屈曲(正中神经和尺神经)使拇指和其他手指并拢;然后通过桡神经支配的伸肌伸直手指。这种检查方法叫作锥形手试验(the cone test)。

使拇指掌面与其他手指末节指腹相对,桡神经支配拇指伸直。该检查方法的缺点是肢体急性损伤的患者由于疼痛或担心活动引发疼痛而不敢活动手指。此外,肢体已行石膏固定到掌指关节的患者也难以实施这一检查。然而,只要这一动作可以被检查出,就可比较明确地排除正中神经、尺神经、桡神经无严重损伤。若第一足趾能主动伸直,可确定坐骨神经中的腓总神经无严重损伤;第一足趾能主动屈曲,可确定坐骨神经中的胫神经无严重损伤;而第一足趾均能主动伸直和屈曲,则说明坐骨神经不会是完全性损伤。

Kenneth Livingston 曾报道过一个检查上肢主要神经有无损伤的简单方法[69,86]。在检测正中神经时,针刺示指末节指腹,若感觉良好则可排除正中神经完全离

断；对尺神经，则检测小指末节指腹的感觉；对桡神经，则检测拇指末节的伸直功能。一般而言，桡神经支配区的感觉检查不具有确定性的诊断意义。当然，通过感觉功能检测正中神经和尺神经，不能排除癔症或患者装病。对儿童患者，由于恐惧和不够合作，感觉和运动功能的检查不易进行。所以要在患儿玩耍和（或）进食时仔细询问和反复观察肢体的功能。

自主神经功能

尽管认真的感觉和运动功能检查是诊断周围神经损伤的关键，但通过自主神经功能检查也可发现很多有用信息。出汗是由于周围神经中交感成分的兴奋。无论交感神经纤维走行于神经干内或神经干外，在很大程度上都会沿着血管走行。交感神经在皮肤的分布与神经的感觉支配分布相对应。因此，出汗功能丧失的皮肤区域也往往与感觉异常的区域相对应。出汗功能的丧失可由较复杂的检测方法加以明确，如碘-淀粉试验、醌茜试验，或通过使用由铁溶液浸泡过的纸张，当手上的汗液与之接触后则发生颜色改变[3]。这些方法并不总是有效，但可通过±20°的检眼镜或其他光学放大设备直接观察到皮肤有无出汗[30]。在光学放大设备下，可观察到在手指皮肤乳突脊上出现高折射率的微小汗滴。

检眼镜仅能放大5倍，但已足够观察出现在汗腺导管口的汗滴。这一检查在光线充足的环境中更易实施（图3-2）。由于汗滴具有高折射率，镜下呈现为圆形光点。初学者易把油脂分泌物误认为汗滴。在手的掌面没有皮脂腺，但可能在手掌接触到面部或手背后而存在。在检眼镜下油脂呈现为一个清晰的鳞片状银色物质。只要通过多次观察实践或通过乙醚去除皮肤表面的油脂，就可以将它和汗滴很明确地鉴别开来。与汗腺的分泌不同，皮脂腺分泌物是细胞崩解的最终产物，且不受自主神经系统的支配。

触摸失神经区域会感觉到特征性皮肤干燥，检查者手指滑动时摩擦力下降。如果能在正中神经和尺神经自主神经支配区检测到出汗，则可排除完全性损伤。手术探查暂时是禁忌证，但不排除以后有手术指征。

正常人出汗功能在密度分布上是均匀对称的。因此，单侧肢体的出汗功能丧失是有临床意义的。在尺神经支配区域检测到汗滴存在，则可排除尺神经的完全性损伤。而在对侧手的相对应区域出汗功能存在，而患手出汗功能丧失，则对尺神经损伤的诊断有重要的提

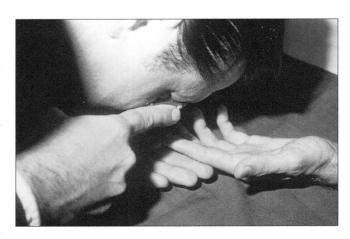

图 3-2　支配汗腺的胆碱能无髓纤维走行于神经干中。因此，当神经干断裂后，出汗功能即丧失。检查者以手滑触患者受累皮肤可感到特征性的干燥和光滑。失神经区域出汗功能的恢复是神经再生的一个早期征象。检眼镜是一个具有光照和放大的检测手段，可观察到皮肤嵴上反光的汗滴。但是同 Tinel 征阳性一样，它不能确保结果正确。

示意义。换而言之，出汗功能的存在比出汗功能的丧失更有确定性的诊断价值。

出汗功能的恢复预示着感觉和运动功能可能在随后的数周或数月内恢复，但它并不意味感觉和运动功能会必然恢复。因为少数无髓自主神经纤维的再生不能确保较粗大的感觉和运动神经纤维的再生。

O'Rian 提出的皮肤皱缩试验（wrinkle test）可检测出自主神经功能存在与否，正常神经支配的手指浸泡在水中5~10分钟后将发生皮肤皱缩，而失神经支配的手指则不会发生皮肤皱缩[62]。随着神经的再支配，皮肤皱缩也会恢复。

自主神经功能障碍还可导致皮肤颜色和温度的改变，且通常合并有疼痛，如灼性神经痛或反射性交感神经萎缩，这些内容将在随后的章节讨论。

感觉功能

感觉功能的检查很重要，但有难度，有时会出差错。检查者一定要确定所做的检查是在皮肤自主区，避免与邻近未损伤神经有重叠支配的区域。正中神经的自主支配区（图3-3）包括示指和拇指远节的掌面皮肤，尺神经的自主支配区（图3-3）包括小指末节的掌、背面皮肤。桡神经缺乏一个可靠的自主支配区，但桡神经损伤患者感觉丧失的区域通常出现在鼻烟窝部位[61]。胫神经的自主支配区为足跟和一部分足底（图3-4），而腓总神经仅在足背存在很小一个区域的自主支配区，特别是

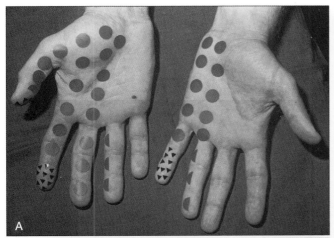

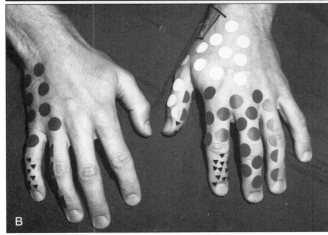

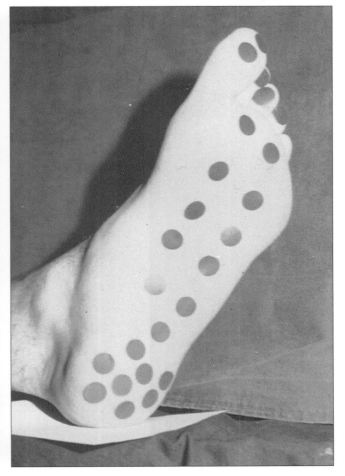

图 3-3 (A)常规手部正中神经(图中左侧手)和尺神经(图中右侧手)的感觉支配区域。小三角指示的是正中神经和尺神经的自主支配区,自主区的感觉功能恢复意味着神经已经再生,它不是由邻近正常神经的重叠支配引起的。(B)右侧手背白色圆形区域通常为桡神经支配区,其中腕部鼻烟窝部为其自主支配区。右侧手黑色圆形指示区域通常为正中神经支配;左侧手指示区域通常为尺神经支配。小三角指示的分别是正中神经和尺神经手背的自主支配区。

图 3-4 由于足底感觉的神经支配较复杂,故应认真检查。胫后神经的跟支通常在进入踝管前发出,因此踝管综合征患者足跟部感觉是正常的。足底内侧神经和足底外侧神经对足底感觉的支配类似于手部的正中神经和尺神经。腓肠神经支配足的外侧缘。股神经的分支隐神经支配内踝和内侧足背一带状区域。足底的图是检查胫神经的常用感觉神经区。

第一和第二足趾间的近端区域。

　　非自主支配区域的感觉恢复通常预示着运动功能随后恢复。而自主区域的感觉恢复通常出现在早期运动功能恢复之后。对于正中神经损伤,感觉恢复应主要从实际功能出发予以关注(图 3-5)。当手部指尖自主支配区近端有新的再生感觉轴突抵达时,会出现感觉异位(sensory displacement)现象[46]。在最初的检查中,患者对正中神经支配区内的刺激点定位于另一点,而非实际刺激点,这并不是邻近神经重叠支配或神经失用后恢复所造成的。感觉异位代表再生轴突已经长入感觉小体,但不是损伤前所支配的感觉小体,大脑需要

适应这种新的支配关系。

　　正常成人手指指腹的两点辨别觉为 3~5mm。可以通过曲别针或一对测径器等简易的方法进行检查。良好的两点辨别觉恢复要求手掌或足底的两点辨别觉达到 6~10mm,手、足背侧的两点辨别觉达到 7~12mm[55]。作者认为,对触觉和针刺痛觉减退的检查比两点辨别觉检查更有功能指示意义。因为在相应支配区域,尤其是自主支配区域,对触觉和针刺觉的定位能力更具有实用价值(图 3-6),所以在感觉检查时应注意与健侧肢体做对比。

　　在自主区有明确的感觉恢复,即使存在感觉异位,也是感觉神经再生至远端的证据,如正中神经和胫神经。另一方面,有些神经的感觉恢复通常相对较晚,若以此预测运动功能的恢复,则会产生误导,特别是桡神

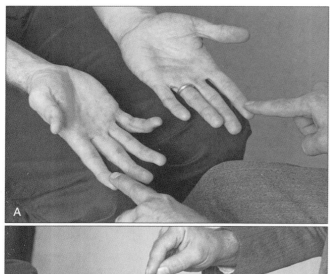

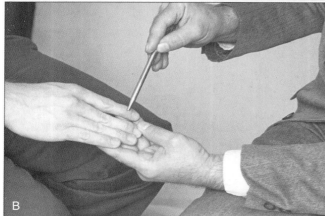

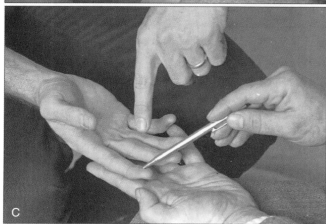

图 3-5 （A）正中神经自主区触觉检查，检查者用示指以中等力量触摸患者双手示指指腹。（B）让患者闭眼，以笔尖触压示指背侧的自主支配区，评估感觉定位能力。（C）示指掌侧皮肤感觉定位能力检查。图中患者在闭眼情况下，能准确指出刺激部位。

经和腓总神经的病例（图 3-7）。

　　对大多数严重的神经损伤，特别是发生在腕或膝关节以近水平的损伤，在患者闭眼的情况下，通过轻擦患者双侧手指或足部皮肤，并询问患者感觉对比情况，可以检查其相对感觉和感觉定位能力。针刺痛觉检查

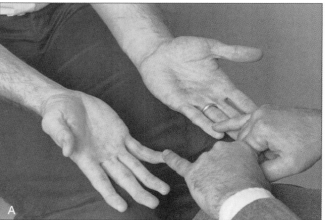

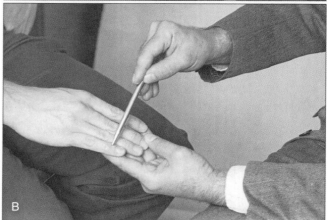

图 3-6 （A）检查者以小指触摸患者双手小指，通过双侧对比，了解患者的触觉反应。（B）以笔尖触压尺神经自主支配区，评估感觉定位能力。

可以通过相同的对比方式进行。与此同时，患者对触觉和痛觉的定位能力也可被评估。每条神经的感觉检查分级参看第 4 章内容。

　　每条周围神经的感觉支配区域不应与脊神经的节段支配区域相混淆（皮节分布）。有时皮节分布与周围神经支配区域存在重叠支配（图 3-8）。

　　用于临床准确诊断的信息可以通过棉签、大头针、回形针或者检查者的触摸等简单的刺激方法而获得。检查者不应该过分依赖一些特殊的感觉辅助检查，实际上这些特殊的辅助检查对于一名经验丰富的医生所给予的帮助并不大。有些特殊的技术手段可用于研究疼痛或感觉生理，但对于临床准确诊断却不是必需的，如激光束的使用。

　　脊神经来源于不同的脊髓节段，并支配胚胎的特定皮肤区域。胚胎发育过程中，肢芽生长并带动皮肤向周围延伸，在躯体序列形成了一个感觉支配间隙，即从 C4 到 T2 水平的跳跃。周围神经外科医生应熟

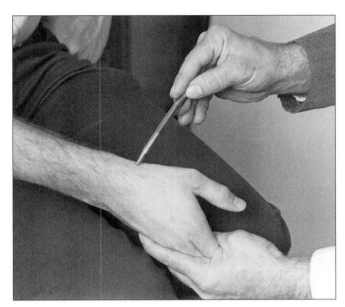

图 3-7　通过笔尖触压桡神经自主支配区鼻烟窝部皮肤，检测感觉定位能力。然而，即便是桡神经完全性损伤，这一区域也可能不存在感觉丧失。

悉周围神经损伤与根性损伤在鉴别诊断上易产生混淆的支配区域。在肩部感觉检查中，C5 损伤与腋神经损伤的鉴别比较困难；C6 区域易与正中神经损伤感觉区域相混淆，以致有些腕管正中神经损伤的患者实施了 C5/6 椎间盘摘除术而不是腕管松解术。C8-T1 区域的感觉障碍易与尺神经损伤相混淆，所以外科医生必须非常熟悉尺神经、前臂内侧皮神经以及臂内侧皮神经的感觉分布，以避免将根性损伤与外周神经干损伤相混淆。

运动功能

当可疑主干神经损伤时，对其运动功能的全面检查是其他任何检查手段都不可替代的。要想做好这一点，需要足够的耐心、坚持不懈以及经验。任一主干神经序惯性支配一组肌肉，只要学习者掌握了它们的支配范围，并在检查实践中获取足够的经验，就会极大地提升自己对脊髓、脊神经根相关损伤及其病理状态的定位能力。《周围神经检查 MRC 手册》以及其他一些相关教材，可以为初学者提供一个很好的学习蓝本[1,53,64,69]。通过学习，检查者将会更加全面地掌握周围神经的运动功能支配类型[14,45,50]。

在本章（图 3-9 至图 3-18）和其他章中，我们都将会使用黑白照片来显示不同周围神经肌肉功能检查的实际操作。

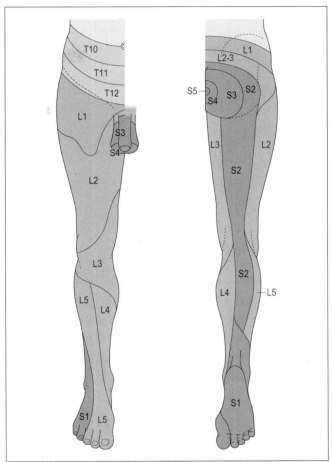

图 3-8　皮节是指由单一脊神经支配的皮肤区域。其支配模式在不同个体间存在差异，但通常下肢的内侧面由 L4 支配，外侧面由 L5 支配，足的外侧面由 S1 支配。周围神经的皮肤支配分布不同于神经根或脊神经。在实践中应仔细区分两者不同的损伤表现。L5 皮节感觉的丧失类似于腓总神经损伤感觉障碍的表现；且 L5 根性损伤与腓总神经损伤均可导致足下垂。同样，L2 根性损伤的表现也易与感觉异常性股痛相混淆。下段背部和胸部皮节与骶神经根的分布在背侧相互邻近，而在腹侧则分界较清晰，常用于判断脊髓损伤水平。（通过对比，腹股沟、会阴部的感觉检测常用于评估髂腹股沟神经和生殖股神经的病理状态。）肛门周围的鞍形区域感觉丧失是骶神经病理状态的可靠体征。因此，为了明确诊断，外科医生应该系统检查肛周、会阴以及直肠括约肌的感觉支配。临床医生必须熟练掌握上、下肢的感觉支配。在大多数情况下，病史可引导检查者对这两种感觉支配模式的检查。作者遇到过多例周围神经损伤的患者，但此前基于脊髓平扫和造影的轻微异常而接受了脊椎手术。（见彩图）

在临床检查中，一个常见的错误是重视寻找损伤的水平，而忽略了在这一水平近端肌肉功能的检查（图 3-11）[39,52]。另一个常见错误是疏于对同一肢体其他神经支配肌肉功能的检查。由于没有受到损伤的神经有时可以部分替代受损神经的功能，从而使受损神

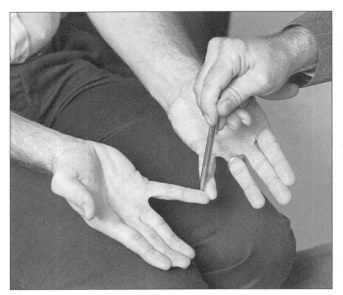

图 3-9　小指外展由 Guyon 管的尺神经支配，小指末节的屈曲由前臂近端的尺神经支配。这样，为确定尺神经损伤水平，检查小指展肌和环指指深屈肌这两块肌肉的功能就非常重要。如图所示，检查者要求受检者在两手小指间阻挡笔的通过。患者右手小鱼际区轻度萎缩，右小指无力抵挡笔的通过，提示尺神经损伤发生在这一侧。

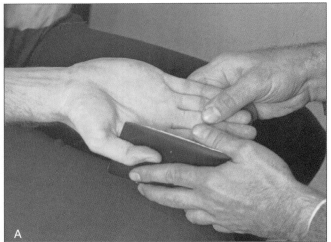

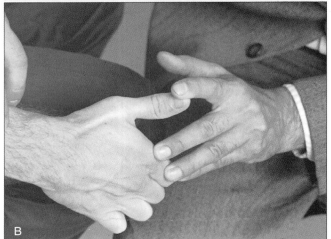

经表现为不完全性损伤，甚至完全掩盖受损神经的运动功能障碍。例如，检查者错误地将尺神经支配的手指外展的动作误认为桡神经支配的手指伸直动作（图 3-12A）。相反，当尺神经麻痹时，由桡神经支配伸指总肌所引出的伸指动作可以产生部分手指外展的动作（图 3-12B）。另一个典型的动作替代的例子是腕部正中神经麻痹所导致的拇对掌肌瘫痪，桡神经支配的伸拇肌使拇指偏离手掌，尺神经支配的拇收肌使拇指内收并通过手掌，而腕以近水平正中神经支配的拇长屈肌又牵拉拇指指尖使其对向其他手指，这些动作的综合就使拇指出现类似对掌样动作。

　　桡神经完全性损伤的患者有时通过屈曲手指和握拳可以产生部分腕关节背伸动作。因瘫痪导致的伸肌腱缩短，即使其已经失神经支配，也可迫使手部背伸。

　　不同肌肉间的功能替代可误导检查者。比如，尽管肱二头肌和肱肌已完全瘫痪，前臂仍可通过由桡神经支配的肱桡肌屈曲（图 3-13）。故当可疑周围神经损伤时，要全面检查该侧肢体的全部主要肌肉功能。

　　一些三角肌瘫痪的患者，通过冈上肌对外展动作的起始作用仍可获得较大幅度的上肢外展，其后肱二头肌长头还可进一步增加外展幅度（图 3-14 至图 3-16）。这些肌肉对三角肌外展功能的代替，在肩胛骨旋

图 3-10　(A)拇指内收是由尺神经终末支支配。在绕过钩骨钩后，尺神经转向手掌，支配手内肌和拇内收肌。这块肌肉的功能检查对评估尺神经功能非常有用，因为在尺神经走行中任何水平的损伤都会导致该肌肉功能障碍。如图所示，当检查者用力抽出卡片时要求受检者维持卡片不被抽出。在检查过程中，受检者需维持拇指指间关节伸直。由于拇内收肌肌力减弱，卡片开始逐渐滑出，此时患者会通过正中神经支配的拇长屈肌收缩屈曲拇指指间关节来增加维持卡片的力量（这一动作反应称为 Froment征）。(B)在拇指三块掌、指骨背侧表面均有肌腱附着。这三块肌肉均由前臂近端的骨间后神经（posterior interosseous nerve, PIN）支配。正中神经支配拇指的屈曲和对掌，但是由 PIN 支配的这三块肌肉使拇指从屈曲位重新恢复到伸直位，允许随后的抓握动作。在这种照片中，患者尽力抗阻力伸直拇指，通过与对侧肢体比较，检查拇长伸肌腱功能。

转、肩胛提肌和斜方肌提升肩的过程中也会产生一定的辅助作用。要避免这些肌肉的影响而产生的误导，检查者可一手将患者上肢被动地外展于上举位，另一手触摸三角肌，嘱患者维持外展上举位，此时即使三角肌

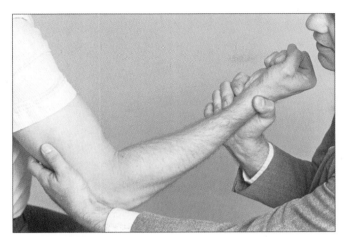

图 3-11　肱三头肌主要由 C7 经臂丛中干、中干后股、后束、桡神经所支配。这块肌肉三个头的最早神经分支起于腋窝部,而桡神经损伤部位好发于肱骨外侧,为周末瘫,所以损伤后并经常不出现肱三头肌瘫痪。因此,检查肱三头肌近端肌肉功能是确定桡神经损伤水平的关键。在患者抗阻力伸肘时,注意对肱三头肌进行视诊和触诊。伸肘功能丧失所导致的肢体功能障碍没有屈肘功能丧失所造成的影响大,因为重力可使已经屈曲的肘关节伸直。

很小幅度的收缩也可触及。除此之外,重力也可辅助或代替一些肌肉产生的功能,如前臂伸直、膝屈曲和踝跖屈。在检查这些肌肉的功能时应考虑重力因素的影响。其中检查由肩到手的周围神经功能损伤是否完全或功能是否恢复都会面临各种困难。因此,对这些特殊区域的检查,有时经验是唯一有用的老师。

此外,神经的异常支配也会导致对神经功能的错误判断。了解常见的异常支配类型可帮助检查者避免对检查结果的错误判断[22,31,56,61,63,66]。

对于穿刺伤,功能的丧失也可能来自肌腱断裂,但通常这种情况导致的相应功能丧失的软组织损伤多发生在单一神经损伤水平的更远端。例如,一例腕部水平切割伤的患者,拇指和示指远节指骨屈曲障碍只可能由于拇长屈肌腱和示指指深屈肌腱断裂,而不会是由于腕部正中神经断裂引起的。最后,很少有严重的损伤仅伤及神经,而不涉及肌肉、肌腱、血管或骨,因此这些组织损伤的表现以及神经损伤的表现都应进行认真的检查(图 3-17)[64,67]。

假性肌无力

在肌力评级检查过程中,当受检者缺乏主动肌肉收缩时,有经验的检查者通常可以发现。缺乏主动运动可由于运动过程中感到疼痛,或者是对患肢运动缺乏自信,以及需要二次启动肌肉收缩等原因引起。当患者出现非受累神经邻近肌肉缺乏完全幅度的收缩时,检查者应考虑患者可能缺乏主动肌肉收缩。如对于肘部尺神经损伤引起的手内肌功能障碍的患者,若出现腕背伸幅度不完全(桡神经支配功能)或拇指指间关节屈曲幅度不完全(正中神经支配功能)时,应考虑这一因素。相同的例子也见于腓骨小头水平的腓总神经损伤,患者出现足跖屈、内翻及趾屈曲幅度不完全。对于神经功能不完全性损伤患者的检查,应注意与这种情况相鉴别。此时,相应的电生理检查可对这两种情况进行有效的鉴别。

缺乏主动肌肉收缩还有另外一个特点,就是受检肌肉呈现断断续续的收缩。如在正中神经麻痹患者检查示指指深屈肌功能时,患者先是轻度屈曲,然后伸直,紧接着再屈曲,再伸直,如此反复数次,可见屈曲幅

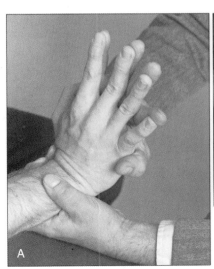

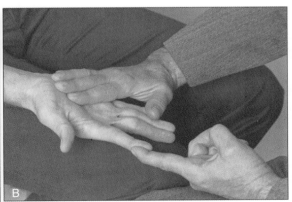

图 3-12　骨间肌运动功能检查。(A)腕关节背伸,通过对抗检查者施加的阻力,令患者各指外展和内收,这种检查方式可以消除桡神经支配伸肌引发手指外展的干扰。(B)通过对抗检查者示指嘱患者示指外展,检查第一背侧骨间肌功能;要求患者始终掌面向上将手置于平台上,以确保引发示指外展动作的是第一背侧骨间肌,而非示指伸肌。

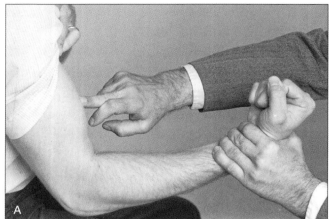

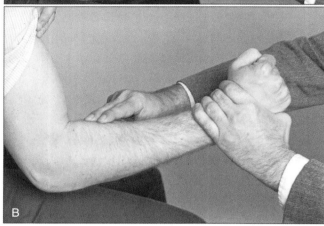

图 3-13　(A)肱二头肌主要由 C6 经臂丛上干、上干前股、外侧束、肌皮神经所支配。肱二头肌既是主力屈肘肌，又是前臂旋后肌。(B)肱桡肌主要由 C6 经臂丛上干、上干后股、后束、桡神经所支配，它是一块中立位屈肘肌。在肱二头肌瘫痪的病例，肱桡肌可变得肥大以增强屈肘力量。检查者要在前臂充分旋后位(肱二头肌)和前臂轻微旋前位(肱桡肌)做抗阻力屈肘检查。肱二头肌检查是诊断上臂丛近端损伤或肌皮神经损伤的关键，而肱桡肌功能是评估桡神经损伤后功能恢复的关键。

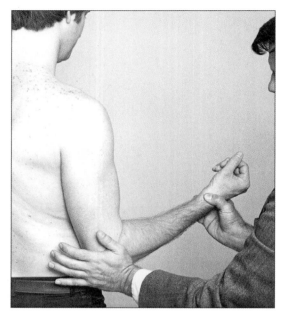

图 3-15　抗阻力下的肩关节内、外旋检查。肩外旋通过神经纤维来自 C5 的肩胛上神经支配的冈下肌完成。对上干损伤的手术，除了提供屈肘和肩外展的神经纤维外，还应尽量修复肩外旋的功能。内旋主要由胸大肌完成，胸大肌的神经支配来源较广泛，为来自臂丛各根神经纤维的胸外侧神经和胸前内侧神经。

度不断增加。但这种来回反复运动并非检查者的要求。这种类型的肌肉收缩可见于较严重的不完全肌肉瘫痪，但更多见于患者缺乏注意力或缺乏主动肌肉收缩的努力程度。有时，通过检查者的反复引导，患者可以纠正这种异常运动现象。

　　缺乏主动肌肉收缩的努力程度一个更加明显的特征是"递弱收缩"。患者肌肉一开始收缩良好，但在收缩至一半时，肌肉突然出现无力或力量减弱。有一块肌肉往往非患者的主观愿望能够控制，那就是背阔肌，患者主诉上肢完全瘫痪，但在咳嗽时收缩良好，说明患者具有心理上的障碍。

Tinel 征

　　Tinel 征的存在多提示轴突再生。如果叩击远端的神经引出异常的感觉，说明通过损伤部位至叩击点存在部分连续性的感觉轴突。如果 Tinel 征随着时间向前推移，特别是伴有感觉异常减弱，说明感觉纤维再生已持续长入神经远端(图 3-18)。Tinel 征阳性仅能说明神经纤维的再生，但并不能提供再生纤维的数量和质量。二战时超过 50%有进展性 Tinel 征的士兵需要切除损伤段神经进行重新缝合。Henderson 研究了大量无法进

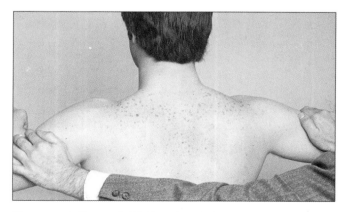

图 3-14　患者双上肢对抗检查者的内收和下压阻力外展。可发现并触及斜方肌(第 11 对脑神经)和三角肌(C5 通过上干、后股、后束、腋神经)的收缩，并可进行双侧对比。

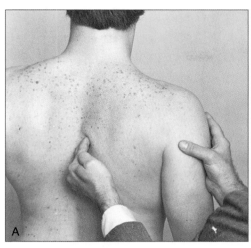
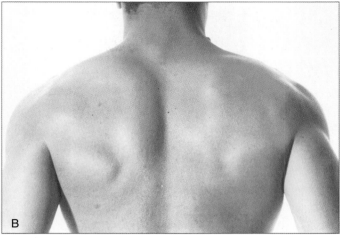

图 3-16　(A)嘱患者向后撑紧双肩(似"立正"动作),如图患者右侧菱形肌的收缩可被触及。(B)这一患者因刀刺伤致右侧菱形肌瘫痪。来自 C5 神经根至菱形肌的神经被切断。菱形肌瘫痪及失神经支配的电生理证据说明损伤部位在 C5 近端。

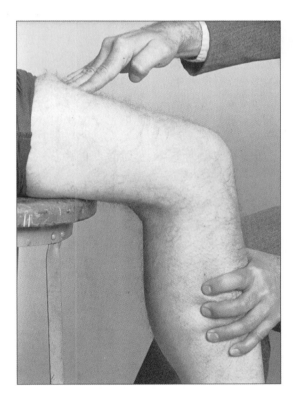

图 3-17　通常股四头肌由股神经支配,该神经在盆腔腹膜后经大腿近端发出分支。检查者触摸大腿前方肌肉,并观察外侧以便与阔筋膜张肌(臀上神经支配)的收缩相区别。闭孔神经功能的检查应通过固定膝关节对抗大腿内收的动作。这条神经与股神经有相同的脊神经根起源(L2-4)。伸膝障碍而髋内收正常时,提示股神经损伤。由外伤导致的股神经麻痹可伴有严重的血管损伤或(和)腹部损伤。

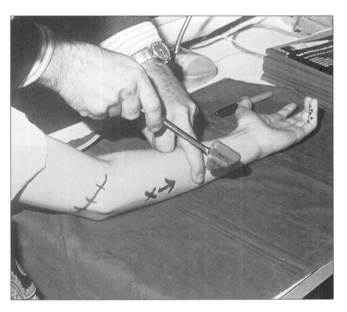

图 3-18　在进行 Tinel 征检查和对结果进行分析时,应特别注意一些细节。图中肘部近端的点线为左侧尺神经损伤水平,"X"点尺神经的叩击在以前的检查中可引发明显的感觉异常,此次检查者尝试在更远端能否引出 Tinel 征。一个进展的 Tinel 征说明至少有一些细微的神经纤维长入神经远端,但却不能保证良好的临床预后。Tinel 征静止不前,提示预后不良。注意神经的叩击并不在损伤点上。任何局部神经损伤在损伤点的直接叩击都会引发局部感觉异常。

不能获得明显的有用功能。

　　另一方面,如果有足够的神经再生时间(4~6 周),而 Tinel 征阴性则强烈提示无效再生[40,69]。换而言之,Tinel 征阳性可与电刺激神经远端引发感觉异常的意义相同,但无定量意义。因此,若时间够,而 Tinel 征阴

行手术的神经损伤士兵,发现大多数 Tinel 征向肢体远端进展迅速稳定。然而,战后随访发现这些患者大多数

性，则强烈提示神经连续性中断或检查部位轴突再生不良。

神经损伤伴随的其他体征

由于自主神经纤维受损，神经支配区皮肤表现为干燥和皮温降低，可能由于到皮肤、汗腺的交感神经以及到皮肤小动脉的血管舒张纤维的传导冲动丧失所致。长时间后皮肤外观和质地变得光滑。根据这一特点，将感觉和自主神经功能障碍的手指浸入水中几分钟后，其皮肤将不能像正常皮肤那样起皱。更长期的失神经支配将使皮肤变得有光泽和干滑。

C8 和(或)T1 神经根的节前损伤可导致 Horner 征，这是由于进入虹膜和上睑提肌的交感神经受损所致（图 3-19）。

患者会经常感觉到肢体的失神经支配皮肤区域易于挫伤，愈合也较慢。软组织血肿需要较长时间吸收，而皮肤的裂伤或擦伤会比正常皮肤需要更长的时间愈合。对于肢体长期神经麻痹的患者，还会由于骨结构自身皱缩而发生骨质疏松，尤其是手部的骨骼。因此，失神经支配的手指直径变细，指尖也会发生萎缩。可伴有指甲的异常或过度生长。异常生长不仅包括生长速度快，还会出现甲体增厚，有时形成峰样突起和(或)色泽改变。

一些患者，尤其是儿童或痴呆患者，合并有正中神经或尺神经损伤时，会反复吸吮或咀嚼感觉异常的手指（图 3-20）。偶尔有一些患者会自食其手指。皮肤和指甲的这些改变尽管明显，但常会被忽视，或不被作为有明确意义的神经病变来理解。

令人印象深刻的是，皮肤和指甲的这种改变可发生于既无反射性交感神经萎缩(reflex sympathetic dystrophy，RSD)，又无灼性神经痛的患者[18]。尽管如此，这些交感神经相关功能障碍的体征一旦启动，会发展迅速而明显[47,48,73]。比如，RSD 涉及手的患者，由于怕痛经常不修剪指甲。结果患者指甲过长，常呈弯曲状，由于外观类似于鹰或其他鸟类的爪，故又称"爪样甲"。在这些功能障碍的早期，多汗症和血管收缩仍占主要

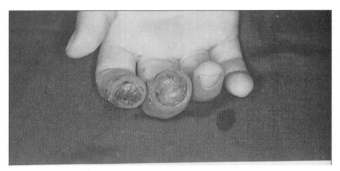

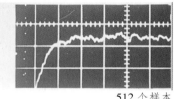

混合神经动作电位　　　　感觉神经动作电位

128 个样本　　　　　　　　　512 个样本
60.6m/s

图 3-20　图中为一腕部裂伤的儿童手部，并存在由于吸吮和咀嚼导致的示指、中指残缺。左下图为在腕部刺激正中神经，在肘部记录的混合神经动作电位，呈阳性结果。右下图为刺激示指，在腕部记录的低平阴性感觉神经动作电位。

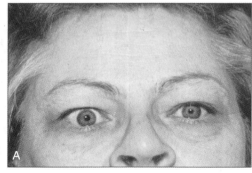
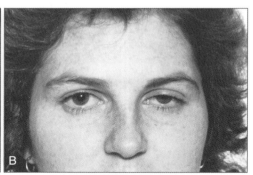

图 3-19　在收集患者病史过程中，检查者应检查 Horner 征，特别是对于手部无力的患者。(A)患者左侧瞳孔明显变小，若不确定，可将检查的光线调暗，这时健侧瞳孔将开大，两侧瞳孔直径的差异则更加明显。该患者是由于乳腺癌侵犯 C8 和 T1 所致。(B)患者睑裂大小差异比较明显。该患者的上睑下垂是由于 C8 和 T1 脊神经撕脱伤所致。这一体征提示神经根近端的损伤，因此当患者进入检查室时，可以立即发现这一体征。上睑下垂极少会影响视力，但在伤后数周这一体征会变得更加明显，而瞳孔变小则不会进展。

地位[18,48]。诊断 RSD 和灼性神经痛的必要条件是烧灼样疼痛以及患者拒绝患侧的手或足被检查者触摸,即使患者的注意力被检查者转移。

由于失用性萎缩,或被石膏、夹板固定过久,肢体远端通常会发生涉及皮肤、软组织和骨的明显改变[8,9]。通过早期和反复的物理治疗,皮肤干滑、脆弱、指尖萎缩、脱皮等表现可有不同程度的改善,但却不能消除。

神经损伤或再生过程中,异常的感觉症状不仅是疼痛,还可能出现麻刺感或针刺感。例如腕管综合征,甚至可出现手指或手掌的瘙痒感。

轴突再生的时间和距离

长期以来比较公认的神经再生速度为 1mm/d,或 2.54cm/月[45,64]。一般而言,肢体近端神经再生速度快于远端水平。然而,应该指出,这种估计方法只是计算神经纤维到达远端开始生长过程,并未包括再生神经纤维通过损伤处或缝合处的时间以及神经成熟和与效应器形成有功能的连接时间。因此,神经再生的速度比我们已知的速度要慢[39,71],所以神经再生的过程所需的时间也会比我们已知的时间要长。

神经再生过程要经历以下几个阶段(图 3-21)。

1. 神经损伤后首先要发生不同程度的逆行性变性。损伤程度越严重或牵拉力越大,神经损伤段越长。新生的生长锥必须首先通过损伤段神经,这可能仅有几毫米,也可能长达数厘米。

2. 神经通过损伤段或缝合口的过程非常缓慢,人体的这一过程会比在鼠类或低等动物实验获得的数据更长[39,40]。尤其是在行神经移植修复断端缺损时,轴突通过移植段神经常需要数周时间。

3. 一旦再生轴突通过损伤段到达远端神经干,它们会以平均 1mm/d 的速度再生,这也是肢体中段水平神经再生的平均速度。肢体近端神经损伤再生速度会稍快,而肢体远端神经损伤再生速度会稍慢。如果在神经再生到达远端神经干之前,远段神经有时间出现大量的神经内膜增生反应,则会延缓神经的再生速度。

4. 再生神经到达远端靶器官后,又需要数周至 1 个月的时间长入靶器官,这一过程是运动终板功能重获及感觉传入重建的必需过程。

5. 最后是神经纤维的成熟过程,包括轴突容量和髓鞘厚度的增加,则又需要较长一段时间。

可见,由近端神经丛开始的再生,或对于较长的神经,如坐骨神经,再生过程完成可能长达 5~6 年。腕部正中神经损伤也需要 2~3 年,肘部水平的损伤可能长达 4 年左右。

因此,应结合应用上述神经再生过程和 1mm/d 或 2.54cm/月神经再生速度基本准则,来预测神经损伤或修复后功能恢复的时间[38,40]。

探讨神经损伤后通过自发的神经再生到有用的功能恢复所需的时间是一个非常重要的问题。神经修复并不会使这一自发再生过程所需的时间有明显的改变[22,25,27,38]。如果肌肉完全失神经支配超过 24 个月,即使健康的轴突重新长入肌肉,肌肉也将不会再恢复有效的功能[8,45]。肌萎缩呈进行性加重和(或)肌纤维出现纤维样变,甚至转变为脂肪组织。这种现象就如同“在

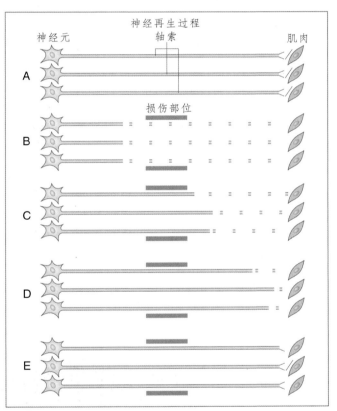

图 3-21　(A) 顶图显示神经元胞体、轴突及其至远端靶器官——肌肉的运动终板。(B)神经损伤发生后,损伤近端神经的节段性逆行性变性及远端神经的沃勒变性需要数周时间。(C)数周后不同数量和质量的轴突再生通过损伤神经段到达远端神经。此时,临床无可见的功能恢复,神经刺激同样也无法引出远端功能,EMG 显示严重的失神经改变。损伤后 2~3 个月,在神经干近、远端刺激和记录可引出 NAP。但此后的再生过程仍需数月不等。(D)再生轴突到达靶器官后,在自主功能恢复之前,仍需要 1 个月左右。EMG 仍表现为失神经改变,但可发现神经再生的电生理特征,如新生电位。(E)随着更多的运动终板的功能重建,神经再支配的 EMG 特征更加明显。最后这两个过程时间变化较大,可长达 1~2 个月。(见彩图)

贫瘠的土地上播种健康的种子"[44,71]。完成这一退化过程，大肌肉(如肱二头肌、肱肌或腓肠肌)会比小肌肉(如小鱼际肌、大鱼际肌、骨间肌或蚓状肌)需要更长的时间。但同属小肌肉的面肌却是一个例外，对于较晚期的面神经修复、神经植入或神经转位修复，仍可以恢复神经再支配。

其他一些例外情况还可见于一些少数连续性存在的神经损伤，尽管它们可恢复部分功能，但多不能达到有用的功能[37,38,82]。有时，远端神经干长入的神经纤维可使终板结构得以保留，以至于对于非常晚期的神经修复偶尔亦可恢复一些功能。

这些研究结果对于决定治疗方案非常重要，损伤点至靶器官的距离可以对外科手术的时机予以指导[25,60,78]。因此，这一距离越长，外科干预的时机就应该越早[15]。这一原则尤其适用于臂丛和坐骨神经的近端损伤。只要有指征，尽可能早地对上臂正中神经、尺神经和部分桡神经损伤进行探查和修复，这将对神经功能的恢复有重要意义。

有些情况，无论损伤点距离靶器官的远近，也无论是早期修复还是晚期修复，甚至有时神经本身具有自发性恢复，但最后功能恢复却不理想[21,27]。这种情况尤其常见于肢体近端的尺神经损伤，或功能纤维源自于C8、T1、下干或内侧束，原因是这些神经纤维通过尺神经主要支配手内的小肌肉。坐骨神经近端的腓神经受损也有类似的表现。腓神经支配肌肉具有复杂的神经支配和功能放电模式，神经纤维在多个水平进入这些相对长的肌肉。因此要获得有用的踝与足趾背伸必须依赖于这种复杂支配的重新建立，然而，即使在比较理想的环境下，神经再生也难以实现这种复杂的再支配。

对于感觉与自主神经功能的恢复，不像运动功能恢复的那样，对神经修复时间有严格的要求[64,71]。这一结论说明，即使对于腋窝部水平的正中神经损伤，也应积极地进行修复，尽管有时对手部运动功能的恢复作用非常有限，但可恢复有用的感觉功能[79]。同样，对于臀部胫神经的损伤也应积极修复，尽管足内翻和趾屈功能恢复较差，但至少可以恢复足底部分的保护性感觉。此外，通常也可恢复一定程度的跗屈功能。

电生理检查

电生理检查不仅在追踪和记录神经损伤后的功能恢复方面有重要价值，而且对于神经卡压和神经肿瘤的辅助诊断方面也有重要意义[26,40]。电生理检查项目需

要进行全面和个体化的考虑，并由精通电生理技术、对神经损伤与神经病理熟悉的医务人员来操作。尽管全面的 EMG 检查有助于确定受损神经、定位神经损伤水平，但它却不能替代全面的体格检查，而应是体格检查的重要辅助工具[5,6]。特殊的电生理检查将在后面的章节强调，本节仅从外科医生的角度提供有用的电生理检查。

肌电图

在神经损伤后的最初几天，尽管轴突与损伤点以近的神经失去连续性，但损伤以远的神经仍可被外来刺激兴奋并引出远端的肌肉收缩。这是由于损伤以远的神经干发生沃勒变性需要一定的时间。伤后 2~3 天，远端神经干将不会对外界刺激产生兴奋，但针电极肌电图仍未出现失神经改变。这种失神经改变将在受伤数周后出现。伤后 2~3 周，肌电图可以发现神经损伤的程度及其分布(图 3-22)[5]。随着时间的推移，反复的肌电图检查可以发现失神经改变出现逆转，或者出现说明神经再支配的新生电活动，尤其是在距离损伤点较近的靶肌肉[34,43,76]。虽然肌肉出现的这些电生理指标并不能保证有效的功能恢复，但至少可说明神经再生已经达到记录点。肌电图之所以不能够替代临床体格检查，是由于即使肌电图显示受检肌肉具有明显的失神经改变，但仍可能有部分残留的或恢复的肌肉未被记录到，而临床检查显示肌肉可以收缩[40,69]。相反，部分再生轴突通过损伤部位，并部分逆转了肌肉的失神经改变，但其他的轴突随后却不能通过损伤部位，其结局是功能恢复仍然较差。

EMG 包括三个步骤(图 3-23)：第一步是针电极刺入肌肉时所引发的短暂电位发放，又称插入电活动；第二步是肌肉静止状态下针电极记录的电活动，正常时应为一条直线，称为电静息；第三步是患者主动进行肌肉收缩时记录的电反应，或者是电生理师刺激神经引发的肌肉收缩，该电反应为肌肉动作电位(MUAP)。神经支配正常时，患者可募集或加强 MUAP 的发放。

严重的失神经支配，插入电位消失或明显下降。肌肉静止状态下，则可见快速的双相波自发电位，波形低矮，或可见纤颤电位发放。肌肉主动收缩，无 MUAP 或引出较差的 MUAP，并表现为 MUAP 募集减弱。随着神经的再支配，这些改变逐渐出现逆转，特别是距离损伤点较近的肌肉较早出现这种逆转变化。如纤颤及失神经电位的强度和频率下降，可见宽时限和波幅较纤颤电位增高的新生电位。插入电位部分恢复，MUAP 也会

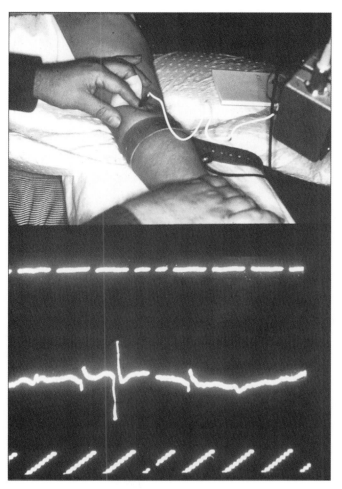

随着时间的推移而越来越明显，肌肉募集反应能力开始出现。

　　但 EMG 仅仅在轴突再生达到肌肉后才能有这些发现[19,35]。在 EMG 发现失神经改变逆转和神经再生改变前，神经在神经干内的再生过程需要数月，因此，在再生轴突长入肌肉前的数月内，EMG 对神经再生情况难以判断[37,70]，此时，仅有 NAP 记录技术可以做到这一点[37,38,74,77]。

　　通常应在神经损伤后 3 周获得 EMG 的基线，并在 1~2 个月后对怀疑连续性存在的神经损伤再次进行记录。体格检查的随访也应同时进行，以决定是否需要外科手术干预。在伤后 3 周之前进行的 EMG 检查，偶尔可发现已经存在的神经损伤。这种应用在术后麻醉性麻痹和中毒性麻痹有其特别的价值。如在伤后数天或 1 周内即存在失神经 EMG 改变，提示在此之前即存在神经损伤。

　　对 EMG 结果应进行仔细的分析判断，参考受损神

图 3-22　上图显示肌电图技师正对患者的旋前圆肌进行记录，该患者 4 个月前因枪击伤导致检查部位近端的正中神经损伤。下图显示记录的纤颤电位。这一失神经的特征性电位在指浅屈肌、指深屈肌和拇长屈肌也可记录到，提示正中神经完全性损伤。

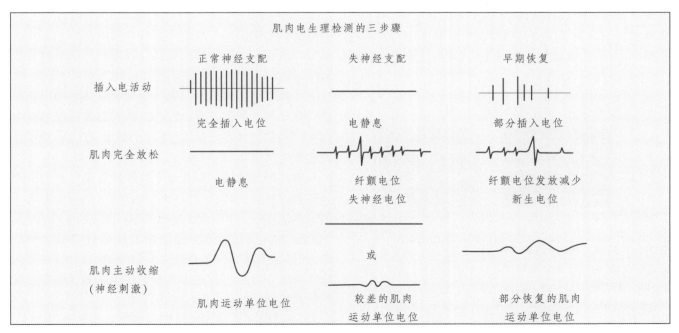

图 3-23　肌肉同轴针电极 EMG 的三步骤及其观察内容。图中显示了正常神经支配、失神经支配及肌肉神经再支配早期所记录的各种典型波形。

经、损伤水平、肌肉恢复再支配所需的时间以及其他临床检查结果，尤其是运动功能的检查情况，进行全面的评估[5,40,76]。但失神经电活动的减少和新生电位的发现并不能说明最终会有良好的功能恢复[35,40,43]。这些发现只能支持功能可能恢复，但却不能保证功能恢复[71]。相反，失神经电活动在肌肉恢复收缩后仍可持续存在，所以临床对肌肉功能的检查具有重要意义。同样的原则也适用于神经修复后对 EMG 结果进行的理解[46]。因此，即便对于臀部坐骨神经修复后再生良好的成人病例，EMG 失神经改变逆转和神经再支配电活动也将在 1 年后才开始出现[38,71]。而对于肱骨中段桡神经断裂修复后，3 个月后就可能在肱桡肌发现神经再生的肌电图信息。

　　肌电图检查还包括对神经传导速度的研究（图 3-24）。这种检测对神经卡压性疾病有极大的诊断价值。由于在临床功能恢复数年后神经传导速度仍可能较慢，因此其对严重神经损伤的诊断价值有限。由于长段传导距离对传导速度的分散作用，肘部的尺神经卡压损伤，其传导速度可能是正常的，但在术中缩短测量记录距离后，则可能发现传导速度明显减慢，波幅降低。

神经刺激

　　神经震荡伤，对神经的刺激可诱发运动功能，而更加严重的损伤则肌肉对神经的刺激不产生收缩反应。此外，在患者能感觉到肌肉自主收缩前的数周，对神经的刺激也可诱发肌肉收缩（图 3-25）[59]。这一现象的出现往往提示临床预后较佳，建议继续保守治疗。相反，在神经发生沃勒变性后，则神经的刺激不能诱发肌肉收缩。因此，在神经损伤后的最初几周，对神经进行刺

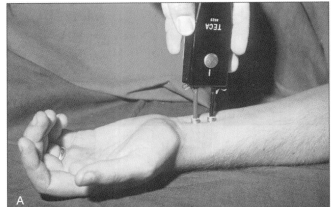

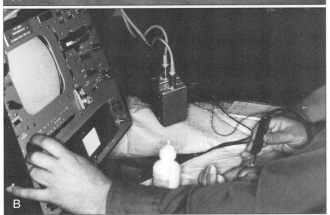

图 3-25　（A）通过手持电极进行皮肤表面神经刺激。在腕部损伤平面的近端刺激，观察鱼际肌，尤其是拇短展肌是否有收缩。（B）电生理师正在调整刺激电流强度和时限，以确定一个引发肌肉收缩的起始阈值。

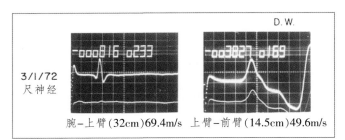

图 3-24　肘部尺神经卡压的神经动作电位检测。腕部刺激，上臂远端记录（左侧波形），显示神经传导速度正常，这是由于长段的神经传导将局限性的神经传导异常分散所致。右侧图形为在肘部神经损伤的远端记录。其中上方波形为多次刺激的叠加波形，下方波形为单次刺激记录的波形。左图显示腕到上臂的记录长度为 32cm，传导速度为 69.4m/s；而右图的记录距离为 14.5cm，传导速度为 49.6m/s。

激观察肌肉收缩的检查是非常有意义的。此后，由于神经要经历较长时期的再生过程，在新生轴突未到达肌肉前，神经的刺激不能诱发肌肉收缩[40]。另一方面，在再生纤维到达肌肉后，尚有一个轴突成熟和肌肉运动单位充分再支配的过程[70,78]，因此在自主肌肉收缩前会有数周到数月的延迟阶段。在这一阶段，在某些神经点的刺激可诱发肌肉的收缩。

　　单次神经刺激的检查对于腓神经功能是否会有充分恢复的早期判断有重要价值，有时可以避免不必要的手术治疗[71]。中度的腓神经损伤，在伤后 4~5 个月，于腓骨小头平面刺激可能会诱发踝外翻或足背伸动作。同样的情况可见于肱骨中段的桡神经损伤。在临床检查发现肱桡肌收缩前的 2~6 周，电刺激可诱发肱桡肌的收缩反应。这一阳性结果可能发生在伤后 2.5~3.5 个月，具体时间依赖于神经损伤机制和损伤的程度。

　　检查过程中应仔细观察，注意排除受损神经附近正常神经受到刺激而引发的肌肉收缩。

　　跨神经损伤段的 NAP 检测技术,将能够提供比单纯神经刺激检查更加早期和可靠的神经再生信息。但是大多数受损神经需要术中充分暴露神经才能进行这一检查(图 3-26)[37,77]。

感觉传导检查

　　感觉神经动作电位(sensory nerve action potential, sNAP)是臂丛牵拉伤的一个主要检查项目[7,34,42]。可以用其鉴别节前和节后损伤。由于节前损伤发生在背根神经节和脊髓之间,而不涉及背根神经节,因此节后神经纤维不会发生变性,所以远端的感觉神经传导得以保存。但若同时存在节前和节后损伤,则 sNAP 亦为阴性。因此 sNAP 的阴性结果没有阳性结果有鉴别诊断价值[34,35,37]。检查时,可通过分别刺激手部 C6(拇指和示指)、C6-7(示指和中指)、C8-T1(小指和环指)支配皮肤区域,并分别在近端的正中神经、桡神经和尺神经记录。如果刺激区域无感觉而记录到 sNAP,则提示一个或多个神经根的节前损伤。

　　神经根的肢体远端感觉分布存在重叠区域,甚至在单个手指也是如此[35]。因此很难鉴别出是哪一个神经根存在节前损伤。如刺激感觉丧失的拇指或示指,记录到的 sNAP 说明 C6 或 C7,或 C6 同 C7 存在节前损伤,而很难明确 C6 一定存在节前损伤。一些电生理师认为,若刺激肌皮神经的终末支前臂外侧皮神经,也可记录到 sNAP,而该区域也存在感觉减退,则强烈提示 C6 存在节前损伤。对于 C5,目前尚没有无创性的 sNAP 检查方法[40]。因此,使用该技术很难评估上位的脊神经和神经根的损伤。但对于下位的神经根,尤其是 C8 和 T1,sNAP 技术则可提供更加有用的信息。

　　目前,感觉传导检查已替代了通过注射组胺进行的轴突反应检查[7]。节前损伤时,对感觉缺失的皮肤注射组胺可引起同正常皮肤注射组胺一样的风团。感觉传导检查对于神经卡压性疾病同样有极大的诊断价值。例如,通过跨腕段的 sNAP 检查可较早发现腕管综合征(carpal tunnel syndrome, CTS)(图 3-27)。骨间后

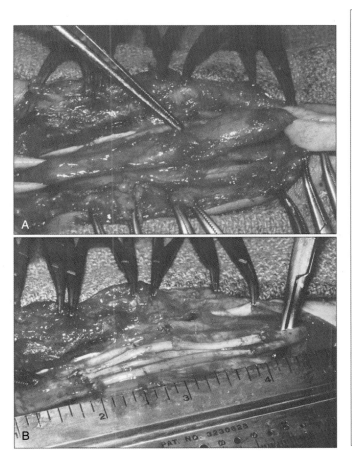

图 3-26　(A)连续性存在的前臂水平正中神经损伤。右侧为肘部,左侧为手部。无论是损伤段远、近端刺激均无肌肉收缩。(B)NAP 亦为阴性。行神经移植修复,移植段长约 6cm。

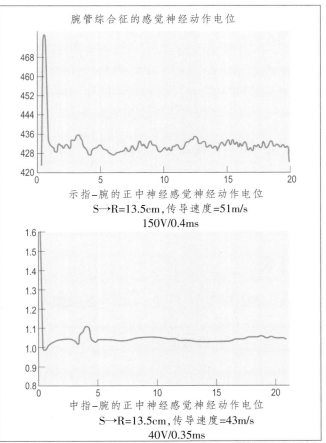

图 3-27　此图为一腕管综合征行腕管松解术后恢复期记录的 sNAP。上图为示指到腕的记录,它的波幅灵敏度高于下图中指到腕的记录,尽管前者的传导速度较后者快。

神经（posterior interosseous nerve, PIN）卡压的患者，桡神经的 sNAP 仍正常。

体感诱发电位检查

此类检查为外周神经刺激，脊髓或皮质记录[68,72]。记录部位包括脊椎（脊髓诱发电位，spinal cord-evoked potential, SEP）、对侧大脑皮质头皮（皮质诱发电位，evoked cortical responses, ECR）[81]。体感诱发电位检查最初用于神经丛损伤，同 sNAP 一样可以鉴别节前和节后损伤[29,41]。即使脊神经或神经根仅存在很少的连续性，只要刺激和记录点间的神经传导通路存在数百根正常的神经纤维，就可以记录到 SEP 或 ECR[84]。因此，体感诱发电位检查阴性结果较阳性结果更有诊断意义。在严重神经丛损伤后的前几个月，在肢体远端刺激进行体感诱发电位检查，对神经再生方面的判断价值通常很小，因为再生的神经纤维不可能在短期内到达肢体远端刺激点部位。这个过程往往需要更长时间，甚至数年。另外，术中体感诱发电位检查，尤其是直接在脊神经或神经根刺激，具有较大的临床应用价值[37,49]。

对于一个明确的神经损伤，全面的电生理检查可提供神经损伤或再生的客观信息（图 3-28）。尤其是对于臂丛神经损伤，可对较复杂的神经损伤类型给予较充分而明确的病情信息。

临床体格检查和电生理检查的结合可确定神经损伤是否完全以及神经再支配的恢复程度（表 3-1 和表 3-2）。明确为完全性损伤的，多不能自发恢复；而临床体格检查或电生理提示为部分损伤，或已开始进行性的神经再生者，通常会有自发的功能恢复。

放射学检查

X线检查

骨折可合并神经损伤，对伴有肌肉瘫痪的受伤肢体应常规行 X 线检查（图 3-29）[49]。肱骨中段骨折可合并桡神经损伤，如为粉碎性、复杂或需手术治疗的骨折，则严重桡神经损伤的发生率增高。尺骨或桡骨骨折，尤其是粉碎性骨折，可合并正中神经和尺神经损伤，骨间后神经偶尔也可损伤。需手术治疗的髋关节脱位或骨折易并发坐骨神经损伤。股骨远端骨折可同时或分别损伤坐骨神经的胫神经支和腓神经支。有时，股骨中段的骨折由于对近端神经的牵拉，也会造成臀部水平的坐骨神经损伤，这就提示我们神经损伤有时和骨折不在同一水平，准确的定位仍依赖于详细的体格检查和电生理评估。

颈椎骨折可合并严重的神经丛牵拉伤，尤其是发生在脊神经和神经根部位的椎体骨折[2,4]。导致肱骨、锁骨、肩胛骨和（或）肋骨骨折的暴力可传导至颈、肩、上臂以及臂丛，但依据这一损伤机制，多难以对神经损伤水平和程度进行评估[42]。神经丛的损伤通常在这些骨折的更近端，如颈段的脊神经或神经根水平[60,65]。有时锁骨、肱骨中段、肘部及髋部以及腓骨小头等部位的骨折，过度增生的骨痂也可卡压邻近神经，导致发生在同一水平的部分神经损伤。

脊髓造影术

脊髓造影术是锁骨上臂丛损伤及腰骶丛牵拉伤的重要诊断方法[12,42,57,65]。尽管因脊椎损伤水平脑脊膜膨出的缺失而使脊髓造影存在假阴性结果[2,15,24,33,51,58]，以及神经根部位存在脑脊膜膨出但相应功能正常或患者仍具有功能恢复的能力，表现出假阳性结果。但以作者的经验[24,49,58]，更常见的情况是，脑脊膜膨出说明相应节段的神经根撕脱，或即便神经根存在大体的连续性，但存在严重的神经内损伤[40]。无论哪种情况，这个水平的神经根损伤都是难以治疗的。因此，脑脊膜膨出的存在意味着暴力已足以导致蛛网膜撕裂，若神经根功能丧失，说明损伤已延伸到神经根近端[71]。虽然某一神经根的这种表现并不意味着邻近其他存在脑脊膜膨出的神经根具有同样的近端损伤[71,80]。但我们大量临床病例显示，仅表现为低位脊神经脑脊膜膨出的患者，术中发现

表3-1　完全性损伤的临床及电生理表现

感觉和出汗功能完全缺失，尤其是神经的绝对支配区
无自主的肌肉收缩
神经刺激无运动反应
EMG无针电极插入电活动，出现纤颤电位和失神经电位；自主肌肉收缩无肌肉动作电位
预计伤后通过损伤段的神经再生时间已足够，但跨损伤段NAP阴性

表3-2　部分损伤的临床及电生理表现

神经绝对支配区出现感觉或出汗功能
肌肉可自主收缩，甚至可抗阻力收缩
神经刺激可引发肌肉收缩
跨损伤段或在损伤段以远的神经干，可记录到NAP

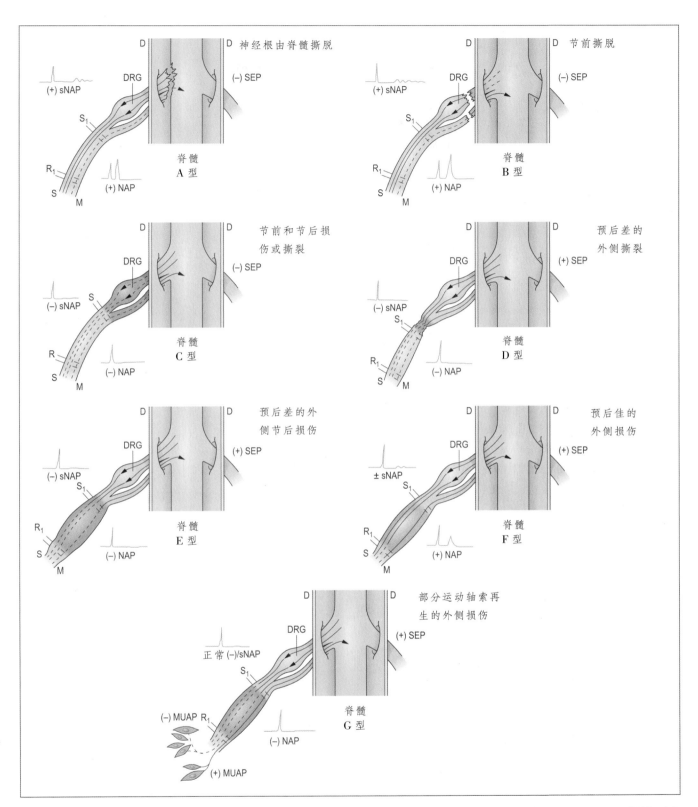

图 3-28　牵拉伤导致脊神经损伤的多种类型及其相应的电生理表现。图中描述的 A、B、C 和 D 型较多见，而 E、F 和 G 型则相对少见。其中 G 型为数百根残留或再生的神经纤维支配肌肉，当刺激神经丛时可引发少量肌纤维收缩，但 NAP 记录却为阴性。这是由于连续性存在的神经纤维数量未达到 4000 根，或其纤维直径小于 5μm。D，硬脑膜；DRG，背根神经节；M，肌肉；MUAP，由肌肉记录到的肌肉动作电位；NAP，神经动作电位；R₁，记录电极；S₁，刺激电极；SEP，体感诱发电位，近脊椎脊神经刺激；sNAP，感觉神经动作电位。（见彩图）

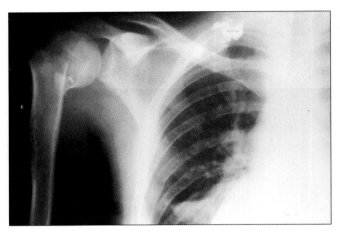

图 3-29 肩部 X 线显示肱骨颈骨折，该患者合并臂丛的牵拉伤。

上位的一根或多根脊神经亦需要手术修复。

脊髓造影术还有其他一些提示神经根牵拉伤的重要征象，包括硬膜下或硬膜外的渗出物对比、脊髓急性水肿表现以及数周后的脊髓萎缩表现[11,70,85]。最新的观点认为，无论是否增强的 MRI，都不能替代使用浓缩水溶性造影剂且具有前后位、侧位和斜位以及紧接着脊髓造影之后进行的 CT 扫描。在非节前损伤时，CT 横断扫描可显示蛛网膜下隙内的线样前、后神经根[12]。而目前大多数医疗中心的 MRI 尚难以清晰地显示全部的神经根和脊神经，以排除近端的损伤[28,71]。

涉及神经根、丛的肿瘤也可通过脊髓造影进行部分的评估，可显示为一个或多个神经根袖的畸形和（或）受压表现，或外侧造影柱畸形。

CT和MRI

由于对神经根的显示不够清晰，使用甲泛葡胺的CT 扫描可能会漏诊一个或多个脑脊膜膨出，但通常其对神经牵拉伤及神经根肿瘤的诊断还是非常有意义的，MRI 也有同样的诊断价值[2,16]。尽管如此，这两种检查都可能漏诊颈外侧或肩部的肿瘤。对于神经损伤，MRI 可显示神经根[20]，但很少能详细地显示全部神经根的细节，所以不能替代脊髓造影检查[49]。随着 MRI 技术的快速发展，也许今后能够做到这一点。MRI 还能够明确神经是否存在变性，但却不能将之与以前已经存在的神经变性相鉴别[13]。《柳叶刀》曾有报道，MRI 可显示变性的肌肉，表现为发白或密度增高（图 3-30）。这种改变可在轴突变性后的数天内出现，从而提供了神经损伤的早期客观征象[75]。而这种改变在肌肉恢复神经再支配后逐渐逆转。MRI 的优点还包括可显示神经周边的组织，如肿瘤侵犯周围组织的情况，肿瘤是否源

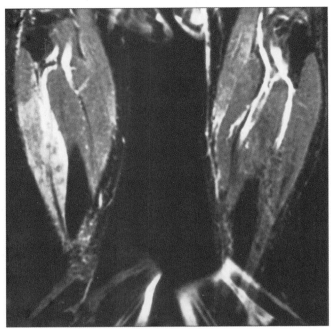

图 3-30 因较大神经内腱鞘囊肿导致腓神经严重损伤患者的小腿肌群 MRI 图像。T2 相显示失神经支配肌肉呈特征性的"发白"密度。

于神经，特别是臂丛和盆腔神经丛的肿瘤，由于这些部位显露困难，通过视诊和触诊往往不能明确肿块的大小、范围以及与周围组织结构的关系[16]。

血管造影术

动脉和静脉造影的有关详细内容会在枪弹伤和其他穿通伤、臂丛牵拉伤和胸廓出口综合征等章节中探讨。个别医疗机构存在对这一技术的过度应用，比如对于已经比较明确的钝性穿通伤或可疑的骨筋膜室综合征，无适应证地应用血管造影。有时血管造影也有助于确定涉及神经的肿瘤，是否对神经有压迫，如涉及腋神经的肿瘤，在肩外展时伴随神经走行的弯曲血管会出现闭塞[10]。

在大多数情况下，通过病史询问和体格检查，并辅助相应的电生理和放射学检查，可获得明确的临床诊断。但有时单凭经验，也会遇到诊断困难。如作者见到过 C5-6 椎间盘切除术的患者合并正中神经损伤，以及行 L4-5 椎间盘切除术的患者合并腓总神经损伤。

小结

不需要过多的检查程序，只要通过仔细的肢体功能检查，即使繁忙的医生也可获得神经的功能状态。对

于急诊患者,即使患者合作欠佳,也可以由此了解很多神经功能信息。感觉和自主神经功能尽管重要,但对大多数神经,运动功能的准确评估更加重要。这不仅有助于确定是否有神经损伤、损伤的水平,也有助于明确神经损伤的程度及分布。值得一提的是,要注意区分协同肌的替代运动、伪装的运动功能以及由于肌腱和骨损伤导致的运动功能障碍与真正的神经性功能障碍的区别。

术前对神经损伤区域的放射学检查及术前全面的神经、肌肉电生理评估都是重要的辅助检查。术中的肌电图、神经传导检测、NAP 及 SEP 尽管不能替代术前的电生理评估,但术中的电生理结果往往会更加准确。最重要的是,我们必须掌握这些辅助技术各自的优缺点,从而才能更加准确地利用这些技术,并对结果进行合理地理解。

(戚剑 译 向剑平 顾立强 校)

参考文献

1. Aids to Investigation of Peripheral Nerve Injuries, Medical Research Council, Nerve Injuries Committee: MRC War Memorandum No. 7, London, His Majesty's Stationary Office, 1943. London, Balliere Tindall, 1986.
2. Armington W, Harnsberger H, Osborn A, et al.: Radiographic evaluation of brachial plexopathy. Am J Neurorad 8:361–367, 1987.
3. Aschan W and Moberg E: Ninhydrin fiber printing test used to map out partial lesions to nerves of hand. Acta Chir Scand 123:365–370, 1962.
4. Bateman JE: The Shoulder and Neck, 2nd edn. Philadelphia, WB Saunders, 1978:565–616.
5. Bauwens P: Electrodiagnostic definition of the site and nature of peripheral nerve lesions. Ann Phys Med 5:149–152, 1960.
6. Birch R, Bonney G, and Wynn-Parry C: Surgical Disorders of the Peripheral Nerves. Edinburgh, Churchill Livingstone, 1998.
7. Bonney G: The value of axon responses in determining the site of lesion in traction injuries of the brachial plexus. Brain 77:588–609, 1954.
8. Brown P: Factors influencing the success of surgical repair of peripheral nerves. Surg Clin N Am 52:1137–1155, 1972.
9. Bunnell S: Active splinting of the hand. J Bone Joint Surg 28:732–736, 1946.
10. Cahill BR: Quadrilateral space syndrome. In: Omer GE Jr. and Spinner M, Eds: Management of Peripheral Nerve Problems. Philadelphia, Saunders, 1980:602–606.
11. Campbell JB: Peripheral nerve repair. Clin Neurosurg 17:77–98, 1970.
12. Carvalho GA, Nikkah G, Matthies C, et al.: Diagnosis of root avulsions in traumatic brachial plexus injuries: Value of computerized tomography, myelography, and magnetic resonance imaging. J Neurosurg 86:69–76, 1997.
13. Dailey AT, Tsuruda JS, Filler AG, et al.: Magnetic resonance neurography for peripheral nerve degeneration and regeneration. Lancet 350:1221–1222, 1997.
14. Dawson D, Hallett M, and Millender L: Entrapment Neuropathies, 2nd edn. Little Brown, Boston, 1990.
15. Drake CG: Diagnosis and treatment of lesions of the brachial plexus and adjacent structures. Clin Neurosurg 11:110–127, 1964.
16. Filler AG, Kliot M, Howe F, et al.: Application of magnetic resonance neurography in the evaluation of patients with peripheral nerve pathology. J Neurosurg 85:299–309, 1996.
17. Gelberman RH: Operative Nerve Repair and Reconstruction. Philadelphia, JB Lippincott, 1991.
18. Goldner JL: Pain: Extremities and spine – evaluation and differential diagnosis. In: Omer GE Jr. and Spinner M, Eds: Management of Peripheral Nerve Problems, 1st edn.. Philadelphia, Saunders, 1980:602–606.
19. Grundfest H, Oester YT, and Beebe GW: Electrical evidence of regeneration. In: Peripheral Nerve Regeneration. Veteran Administration Monograph. Washington, DC, US Government Printing Office, 1957:203–240.
20. Gupta RK, Mehta VS, and Banerji AK: MRI evaluation of brachial plexus injuries. Neuroradiology 31:377, 1989.
21. Guttmann E and Young JZ: Reinnervation of muscle after various periods of atrophy. J Anat 78:15–43, 1944.
22. Haymaker W and Woodhall B: Peripheral Nerve Injuries: Principles of Diagnosis, 2nd edn. Philadelphia, WB Saunders, 1953.
23. Henderson WR: Clinical assessment of peripheral nerve injuries. Tinel's test. Lancet 2:801–804, 1948.
24. Heon M: Myelogram: A questionable aid in diagnosis and prognosis of brachial plexus components in traction injuries. Conn Med 22:260–262, 1965.
25. Hubbard J: The quality of nerve regeneration. Factors independent of the most skillful repair. Surg Clin N Am 52:1099–1108, 1972.
26. Hudson A, Berry H, and Mayfield F: Chronic injuries of peripheral nerves by entrapment. In: Youmans J, Ed: Neurological Surgery: A Comprehensive Reference Guide to the Diagnosis and Management of Neurosurgical Problems, 2nd edn. Philadelphia, Saunders, 1982.
27. Hudson AR and Hunter D: Timing of peripheral nerve repair: Important local neuropathologic factors. Clin Neurosurg 24:391–405, 1977.
28. Iyer RB, Fenstermacher MJ, and Libshitz HI: Imaging of the treated brachial plexus. AJR Am J Roentgenol 167:225–229, 1996.
29. Jones SJ: Diagnostic use of peripheral and spinal somatosensory evoked potentials in traction lesions of the brachial plexus. Clin Plast Surg 11:167–172, 1984.
30. Kahn EA: Direct observation of sweating in peripheral nerve lesions. Surg Gynecol Obstet 92:22–26, 1951.
31. Kaplan EB and Spinner MB: Normal and anomalous innervation patterns in the upper extremity. In: Omer G, Spinner M, Eds: Management of Peripheral Nerve Problems. Philadelphia, WB Saunders, 1980.
32. Kempe L: Operative Neurosurgery, vol. 2. New York, Springer, 1970.
33. Kewalramani L and Taylor R: Brachial plexus root avulsion: Role of myelography. J Trauma 15:603–608, 1975.
34. Kimura J: Electrodiagnosis in Diseases of Nerves and Muscles: Principles and Practices. Philadelphia, FA Davis, 1983.
35. Kimura J: Electrodiagnosis in Diseases of Nerve and Muscles: Principles and Practice. 2nd edn. Philadelphia, FA Davis, 1989.
36. Kline DG: Macroscopic and microscopic concomitants of nerve repair. Clin Neurosurg 26:582–606, 1979.
37. Kline DG: Evaluating the neuroma in continuity. In: Omer GE and Spinner M, Eds: Management of Peripheral Nerve Problems. Philadelphia, WB Saunders, 1980. (See also Midha R, Kline D: 2nd edn. 1998.)
38. Kline DG: Operative experience with major lower extremity nerve lesions, including the lumbosacral plexus and the sciatic nerve. In: Omer GE Jr. and Spinner M, Eds: Management of Peripheral Nerve Problems, 1st edn. Philadelphia, Saunders, 1980:607–625.
39. Kline D: Diagnostic approach to individual nerve injuries. In: Wilkins R, Rengachary S, Eds: Neurosurgery. New York, McGraw Hill, 1985.
40. Kline DG and Hudson AR: Acute injuries of peripheral nerves. In: Youmans J, Ed: Neurological Surgery, 3rd edn. Philadelphia, WB

Saunders, 1990.

41. Landi A, Copeland SA, Wynn-Parry CB, et al.: The role of somatosensory evoked potentials and nerve conduction studies in the surgical management of brachial plexus injuries. J Bone Joint Surg 62B:9–22, 1980.

42. Leffert RD: Clinical diagnosis, testing, and electromyographic study in brachial plexus traction injuries. Clin Ortho Relat Res 237:24–31, 1988.

43. Licht S, Ed: Electrodiagnosis and Electromyography. New Haven, Conn, E. Licht, 1961.

44. Liu CT and Lewey FH: The effect of surging currents of low frequency in man on atrophy of denervated muscles. J Nerv Ment Dis 105:571–581, 1947.

45. Lundborg G: Nerve Injury and Repair. Edinburgh, Churchill Livingston, 1988.

46. Mackinnon S and Dellon A: Surgery of the Peripheral Nerve. New York, Thieme, 1988.

47. Mayfield FH: Causalgia. Springfield, IL, Charles C Thomas, 1951.

48. Mayfield F: Reflex dystrophies of the hand. In: Flynn JE Ed: Hand Surgery. Baltimore, Williamson & Wilkins, 1966:1095 (see also 738–750).

49. McGillicuddy J: Clinical decision-making in brachial plexus injuries. Neurosurg Clin N Am 2:137–150, 1991.

50. McQuarrie I: Clinical signs of Peripheral Nerve Regeneration. In: Wilkins R and Rengachary S, Eds: Neurosurgery. New York, McGraw Hill, 1985.

51. McQuarrie I: Peripheral nerve surgery – today and looking ahead. Clin Plastic Surg 13:255–268, 1986.

52. McQuarrie I and Idzikowski C: Injuries to peripheral nerves. In: Miller T and Rowlands B, Eds: Physiologic Basis of Modern Surgical Care. St. Louis, CV Mosby, 1988:802–815.

53. Medical Research Council, Nerve Injuries Committee: Aids to Investigation of Peripheral Nerve Injuries. MRC War Memorandum No. 7, London, His Majesty's Stationery Office, 1943.

54. Millesi H and Terzis JK: Nomenclature in peripheral nerve surgery. Clin Plast Surg 11:3–8, 1984.

55. Moberg E: Objective methods for determining the functional value of sensibility in the hand. J Bone Joint Surg 40B:454–475, 1958.

56. Murphey F, Kirklin J, and Finlaysan AI: Anomalous innervation of the intrinsic muscles of the hand. Surg Gynecol Obstet 83:15–23, 1946.

57. Murphey F, Hartung W, and Kirklin JW: Myelographic demonstration of avulsing injury of brachial plexus. Am J Roentgenol 58:102–105, 1947.

58. Narakas A: The surgical treatment of traumatic brachial plexus injuries. Int Surg 65:521–527, 1980.

59. Nulsen FE and Lewey FH: Intraneural bipolar stimulation: A new aid in the assessment of nerve injuries. Science 106:301–304, 1947.

60. Omer G: The evaluation of clinical results following peripheral nerve suture. In: Omer G and Spinner M, Eds: Management of Peripheral Nerve Problems. Philadelphia, WB Saunders, 1980:431–438.

61. Omer GE and Spinner M: Peripheral nerve testing and suture techniques. Amercian Academy of Orthopaedic Surgeons Instructional Course Lectures, Vol. 24. St. Louis, CV Mosby, 1975:122–143.

62. O'Rian S: New and simple test of nerve function in the hand. Br Med J 3:615, 1973.

63. Prutkin L: Normal and anomalous innervation patterns in the lower extremities. In: Omer G and Spinner M, Eds: Management of Peripheral Nerve Problems. Philadelphia, WB Saunders, 1980.

64. Seddon HJ: Surgical Disorders of the Peripheral Nerves. Baltimore,

Williams & Wilkins, 1972.

65. Simard J and Sypert G: Closed traction avulsion injuries of the brachial plexus. Contemp Neurosurg 50:1–6, 1983.

66. Spinner M: The anterior interosseous-nerve syndrome with special attention to its variations. J Bone Joint Surg 52A:84, 1970.

67. Spurling RG and Woodhall B, Eds: Medical Department, United States Army, Surgery in World War II: Neurosurgery, vol. II. Washington DC, US Government Printing Office, 1959.

68. Sugioka H, Tsuyama N, and Hara T, et al.: Investigation of brachial plexus injuries by intraoperative cortical somatosensory evoked potentials. Arch Orthop Trauma Surg 99:143–151, 1982.

69. Sunderland S: Nerve and Nerve Injuries, 1st edn. Baltimore, Williams & Wilkins, 1968.

70. Sunderland S: Nerves and Nerve Injuries, 2nd edn. Edinburgh and London, Churchill Livingstone, 1978.

71. Sunderland S: Nerve Injuries and their Repair: A Critical Reappraisal. Edinburgh, Churchill Livingstone, 1991.

72. Syneck V and Cowan J: Somatosensory evoked potentials in patients with supraclavicular brachial plexus injuries. Neurology 32:1347–1352, 1982.

73. Ulmer JL and Mayfield FH: Causalgia: A study of 75 cases. Surg Gynecol Obstet 83:789–796, 1946.

74. Van Beek A, Hubble B, and Kinkead L: Clinical use of nerve stimulation and recording. Plast Reconstr Surg 71:225–232, 1983.

75. West GA, Haynor DR, Goodkin R, et al.: Magnetic resonance imaging signal changes in denervated muscles after peripheral nerve injury. Neurosurgery 35:1077–1086, 1994.

76. Wilbourn A: Electrodiagnosis of plexopathies. Neurol Clin 3:511–529, 1985.

77. Williams H and Terzis J: Single fascicular recordings: An intraoperative diagnostic tool for the management of peripheral nerve lesions. Plast Reconstr Surg 57:562–569, 1976.

78. Woodhall B, Nulsen FE, White JC, et al.: Neurosurgical implications. In: Peripheral Nerve Regeneration. Veterans Administration Monograph. Washington, DC, US Government Printing Office, 1957:569–638.

79. Wynn-Parry CB: Rehabilitation of the Hand. London, Butterworth, 1966.

80. Yeoman P: Cervical myelography in traction injuries of the brachial plexus. J Bone Joint Surg 50B:253–257, 1968.

81. Yiannikas C, Chahani BT, and Young RR: The investigation of traumatic lesions of the brachial plexus by electromyography and short latency somatosensory potentials evoked by stimulation of multiple peripheral nerves. J Neurol Neurosurg Psychiatry 46:1014–1022, 1983.

82. Zachary RB and Roaf R: Lesions in continuity. In: Seddon HJ, Ed: Peripheral Nerve Injuries. London, Her Majesty's Stationery Office, Med. Res. Council Spec. Report Series No., 282, 1954.

83. Zalis A, Rodriquez A, Oester Y, et al.: Evaluation of nerve regeneration by means of evoked potentials. J Bone Joint Surg 54A:1246–1253, 1972.

84. Zhao OS, Kim DH, Kline DG, et al.: Somatosensory evoked potential induced by stimulating a variable number of nerve fibers in the rat. Muscle Nerve 16:1220–1227, 1993.

85. Zorub D, Nashold BS Jr, and Cook WA Jr: Avulsion of the brachial plexus, I. A review with implications on the therapy of intractable pain. Surg Neurol 2:347–353, 1974.

86. Livingston WK: Evidence of active invasion of denervated areas by sensory fibers from neighboring nerves. J Neurosurg 4:140–144, 1947.

第 4 章

神经功能分级

David G. Kline

概述

- 对神经功能缺失和恢复的评估系统，既要相对简单，又要比较细化，能够为临床提供明确的信息。

- 英国医学研究会（Medical Research Council, MRC）功能分级适用于单一肌肉的运动功能评估。由于该标准源于对小儿麻痹后遗症的运动功能评估，其轻度肌肉功能就有较好的预后作用，但不适用于大多数的神经损伤。

- LSUHSC（路易斯安那州立大学健康科学中心；也称路易斯安那州立大学医学中心，LSUMC）功能分级将肌肉抗重力收缩作为 2 级；抗重力和轻度阻力收缩作为 3 级；抗重力和中度阻力收缩作为 4 级。

- 全部神经成分的功能分级都同等重要。美国功能分级标准由于结合了神经近端和远端肌肉的功能恢复，因此更加贴近这一要求。

- 由于不同的神经成分具有不同的功能恢复特点，作者倾向于个体化的全神经功能分级。

- 文中以 LSUHSC 功能分级为标准进行了一些具体的举例。

- 有必要根据患者日常生活和工作的动作需求，制订更加有用的功能分级标准来评价功能恢复的实用性。

本书的特点之一就是使用了数据资料来显示神经损伤治疗的结果，由于这些数据资料有时获取困难，才导致本书的第 1 版和第 2 版出版的延迟。对神经感觉和运动功能的缺失与恢复进行合理的分级评估已被证实非常重要。所使用的功能分级标准不仅应该可以对单一的肌肉和感觉反应进行分级评估，还应该能够对神经干或丛内全部神经成分的功能情况进行评估。大多数神经成分支配一块或多块肢体近端肌肉、一组或多组远端肌肉以及一定的皮肤区域的感觉。目前有很多在文献中报道或已被使用的功能分级标准[1-8,12-26]。但

在实际应用中究竟该使用哪一种分级标准常较难抉择。本书采用了 LSUHSC（LSUMC）功能分级标准，该标准以英国和美国分级标准为基础，并做了一些重要的改动[9-11]。

英国医学研究会和美国的功能分级标准对运动功能的分级评估均为早期对小儿麻痹症患者的肌肉瘫痪进行分级评估演进而来的（表 4-1 和表 4-2）。小儿麻痹症患者可保留或恢复少量运动功能，这些功能不但改善了预后，并常具有治疗价值。对小儿麻痹症患者运动功能评估的分级标准仅分为 3 级，最好的是肌肉可抗重力收缩，对于更大的肌力则未行更详细的分级评估。对于神经损伤，少量的功能恢复同样重要，但对其功能的评估，则在抗重力收缩以上的肌力有了更加明确的分级，并增加了抗阻力收缩的内容。LSUMC 功能分级标准列出了抗部分阻力的 4 级和抗最大阻力的 5 级（表 4-3 和图 4-1）。而感觉功能分级也注重于对不同刺激的定位能力进行了改良。

对整个神经功能的分级评估，作者开始使用 MRC

表4-1 肌力分级（英国医学研究会功能分级标准）

分级	评估	内容
0	无收缩	无可触及的肌肉收缩
1	轻微	可触及肌肉轻微收缩
2	差	无地心引力下主动活动
3	中等	抗地心引力主动活动
4	良	能抗地心引力和抗部分阻力下主动活动
5	正常	正常肌力

表4-2 神经运动功能分级（美国功能分级标准）

M6	完全恢复
M5	可进行部分协调和单独的运动功能
M4	所有重要肌肉可抗部分阻力收缩
M3	近侧肌肉可抗重力收缩,远端内在肌恢复可见的收缩功能
M2	近侧肌肉可抗重力收缩,远端内在肌无肌肉收缩
M1	近侧肌肉恢复可见的收缩功能
M0	无肌肉收缩

Source: Woodhall B and Beebe G, Eds: Peripheral nerve regeneration: A follow-up study of 3656 WW Ⅱ injuries. VA Medical Monograph, US Government Printing Office, Washington, DC, 1956.

功能分级标准,因为这一标准考虑到了近端和远端肌肉的功能情况。并在此基础上进行了改进（表4-4）,在2~5级间进行了更详细的划分。作者将MRC 4级和美国分级5级中的独立和协调运动去除,尽管

这项运动功能有其潜在的判断价值,相应地将4级调整为近端肌肉和远端肌肉可抗重力和部分阻力收缩;又由于神经的严重损伤几乎不可能恢复正常功能,所以将5级定为近、远端肌肉可抗部分阻力收缩,而非抗最大阻力收缩。这种分级的具体标准详见表4-4。

上、下肢神经损伤的功能分级

桡神经高位或近端的严重损伤表现为肱三头肌、肱桡肌、旋后肌、尺侧/桡侧腕伸肌(extensor carpi ulnaris/extensor carpi radialis，ECU/ECR)、指总伸肌(extensor communis，EC)和拇长伸肌(extensor pollicis longus，EPL)收缩不能(图4-2)。包括鼻烟窝在内的手背皮肤感觉缺失。为了准确进行功能分级,将肱三头肌、肱桡肌作为神经支配的近端肌肉,ECU、ECR、EC和EPL作为远端肌肉(图4-2)。桡神经的感觉障碍由于变异比较大,对感觉功能分级判断的重要性不

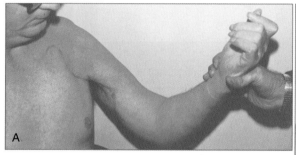
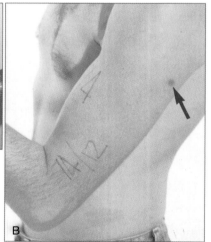

图4-1 （A）臂丛外侧束牵拉伤患者,肱二头肌肌力评估检查。（B）枪弹伤14个月(箭头示入口),肌皮神经缝合术后12个月,肱二头肌功能恢复示意图。

表4-3 路易斯安那州立大学医学中心运动和感觉功能分级标准

分级	肌力分级		感觉分级	
	评估	内容	评估	内容
0	无	无肌肉收缩	无	无触觉、针刺痛觉及本体感觉
1	很差	肌肉轻微收缩	很差	感觉过敏或异常,绝对支配区有深度痛觉
2	差	仅能抗重力主动活动	差	可感知抓握,感觉过敏,感觉定位错乱
3	中等	抗重力和轻度阻力主动活动	中等	绝对支配区触觉和针刺痛觉恢复,但轻度感觉过敏,感觉定位错乱
4	良	抗中度阻力主动活动	良	绝对支配区触觉和针刺痛觉恢复,无感觉过敏,但感觉定位未达正常
5	优	抗最大阻力主动活动	优	接近正常的触觉和针刺痛觉

表4-4　路易斯安那州立大学医学中心整条神经损伤功能分级标准

分级	评估	内容
0	无	无肌肉收缩，无任何感觉
1	很差	近端肌肉收缩，但不能抗重力；感觉分级0级或1级
2	差	近端肌肉能抗重力主动活动；远端肌肉无收缩；感觉分级≤2级
3	中等	近端肌肉能抗重力和感觉分级部分阻力主动活动；远端部分肌肉可抗重力收缩，感觉分级3级
4	良	全部近端肌肉和部分远端肌肉可抗重力和部分阻力主动活动；感觉分级≥3级
5	优	全部肌肉可抗部分阻力收缩；感觉分级≥4级

如正中神经或尺神经。因此，这里不对感觉功能进行分级。

对于近端桡神经损伤，其功能分级标准如下：

0 = 桡神经运动功能完全缺失。

1 = 肱三头肌部分收缩；若肱桡肌也可收缩，可抗重力，不能抗阻力。

2 = 肱三头肌和肱桡肌可抗阻力；旋后肌无或轻微收缩，伸腕不能。

3 = 肱三头肌和肱桡肌可抗阻力；旋后肌和伸腕肌仅能抗重力收缩；伸指肌收缩轻微或缺失。

4 = 肱三头肌和肱桡肌可抗阻力；旋后肌和伸腕肌可抗阻力收缩；伸指或伸拇肌轻微收缩或略佳。

5 = 肱三头肌、肱桡肌、旋后肌和伸腕肌收缩良好；伸指或伸拇肌可抗重力和部分阻力收缩。

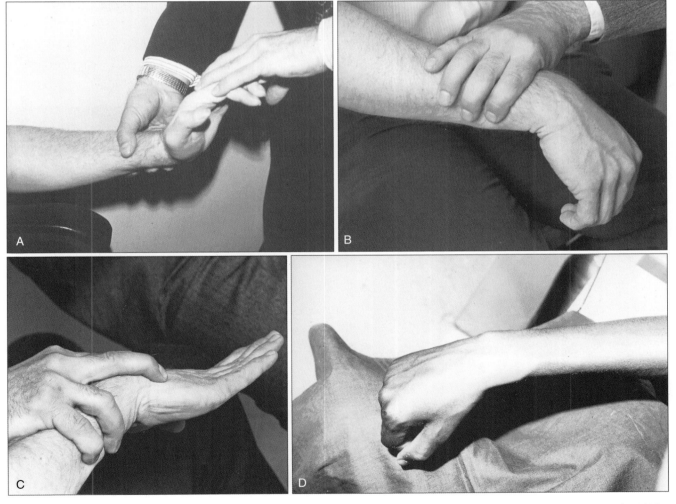

图 4-2　(A)臂丛后束损伤的患者伸腕肌力分级检查。(B)伸腕肌轻度收缩。(C)可抗重力和部分阻力伸腕。(D)尽管桡神经麻痹，患者仍有部分腕背伸功能，但伸肌腱发生短缩，因此，当患者握拳时腕部耸起。

包括骨间背神经在内的远端桡神经(PIN)损伤功能分级如下：

0 = 尺侧腕伸肌(ECU)、指总伸肌(EC)和拇长伸肌(EPL)均无收缩。

1 = EC 和 EPL 无收缩，ECU 轻微收缩，或仅能抗重力收缩。

2 = ECU 完全幅度收缩，EC 或(和)EPL 无收缩或轻微收缩。

3 = ECU 完全幅度收缩，EC 部分收缩，EPL 无收缩或轻微收缩。

4 = ECU 恢复全力收缩，EC 和 EPL 中等力收缩。

5 = ECU、EC 和 EPL 均恢复全力收缩。

对于临床常见的上臂中段桡神经损伤，如肱骨中段骨折引发的桡神经损伤，其功能分级涉及近端支配肌肉，如肱桡肌、旋后肌和桡侧腕伸肌，以及远端支配肌肉，如 ECU、EC 和 EPL。而对于后束的损伤，除了涉及远端支配肌肉，如肱桡肌、旋后肌和桡侧腕伸肌，其近端支配肌肉，如背阔肌、三角肌和肱三头肌也会受累。

这样一个功能分级模板不仅适用于股神经损伤，也可用于正中神经或尺神经损伤。

对于骨盆水平的股神经损伤分级如下：

0 = 髂腰肌和股四头肌无收缩。

1 = 髂腰肌可抗重力收缩，但不能抗阻力。

2 = 髂腰肌可抗重力和部分阻力收缩，股四头肌仅有轻微肌肉收缩。

3 = 髂腰肌收缩良好，股四头肌仅能抗重力收缩。

4 = 髂腰肌收缩良好，股四头肌可抗重力和部分阻力收缩。

5 = 髂腰肌和股四头肌均能抗相当阻力收缩。

对近端正中神经损伤的功能评估则需要更详细的内容，因为它的肢体远端感觉功能同运动功能一样重要(图 4-3)，分级如下：

0 = 无正中神经支配的前臂旋前、腕或指屈曲功能，无鱼际肌收缩功能(拇短展肌和拇对掌肌)；正中神经支配感觉区域无感觉或感觉差。

1 = 前臂旋前存在，但力量弱；正中神经支配腕或指可屈曲，但不能抗重力；感觉评估 1 级。

2 = 前臂旋前、腕或指屈曲可抗重力收缩；更远端的肌肉无收缩或轻微收缩；感觉评估 2 级或以下。

3 = 前臂旋前、腕或指屈曲可抗重力和部分阻力收缩；远端肌肉如拇长屈肌，甚至鱼际肌可抗重力收缩；感觉评估通常为 3 级。

4 = 旋前圆肌、腕/指屈肌、拇长屈肌，甚至鱼际肌

可抗部分阻力收缩，感觉评估 3 级或以上。

5 = 所有正中神经支配肌肉均能抗相当阻力收缩；感觉评估 4 级或以上。

这种功能分级方法适当改动后也可用于尺神经，因为尺神经同样有重要的感觉支配。甚至可适用于对部分臂丛神经损伤的评估。

对坐骨神经的功能分级评估，仍然要依靠胫侧半神经支和腓侧半神经支在远、近端支配肌肉的功能评估。

对于近端胫神经损伤的分级如下：

0 = 腓肠肌-比目鱼肌无收缩，无踝内翻、趾屈；足跖底无感觉或差。

1 = 腓肠肌有轻微收缩，但其他胫神经支配肌肉无收缩；足跖底感觉差。

2 = 腓肠肌可抗重力阻力收缩；足跖底感觉评估 2 级或以下。

3 = 腓肠肌-比目鱼肌可抗重力和轻度阻力收缩，踝轻度内翻；足跖底感觉评估 3 级或以上。

4 = 腓肠肌可抗中度阻力收缩，踝内翻肌力 3 级或以上，有或无趾轻微屈曲；足跖底感觉评估 4 级或以上。

5 = 腓肠肌可完全收缩，踝内翻肌力 4 级或以上，

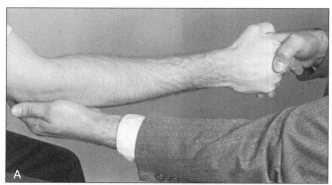
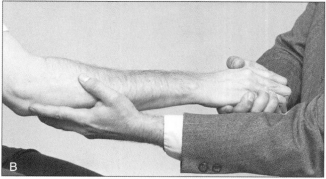

图 4-3　旋前圆肌功能评估步骤，抗阻力状态下，手和前臂部分旋前(A)和完全旋前(B)。

趾可屈曲;足跖底感觉评估 4 级或以上。

对于近端腓神经损伤,可不必考虑其对大腿的辅助性感觉支配:

0 = 无或轻微股二头肌短头轻微收缩,无腓外侧肌群、AT(胫骨前肌)、EHL(跛长伸肌)和 EC(趾长伸肌)收缩。

1 = 股二头肌短头可见收缩,无腓神经支配的远端肌肉收缩。

2 = 股二头肌短头可见收缩,腓外侧肌可抗重力收缩或轻度阻力收缩,无其他腓神经支配的远端肌肉收缩。

3 = 股二头肌短头可见收缩,腓外侧肌肌力 3 级或以上,AT 可抗重力收缩,但 EHL 和 EC 收缩不能。

4 = 股二头肌短头、腓外侧肌及 AT 肌力 3 级或以上,EHL 和 EC 轻微收缩。

5 = 股二头肌短头、腓外侧肌及 AT 肌力 4 级或以上,EHL 和 EC 至少可抗重力收缩。

C5-6 或上干损伤的功能分级

冈上肌、冈下肌、三角肌、背阔肌、肱二头肌/肱肌、肱桡肌和旋后肌功能障碍(图 4-4)。尽管三角肌的肌支发出点较肱二头肌/肱肌/肱桡肌更近,但该肌肉的功能恢复常晚于这些肌肉,这是由于三角肌的抗重力肌力恢复需要更加复杂的神经再支配。而臂丛损伤后冈下肌很少能够恢复。这些特殊情况都会反映在其功能分级系统中:

0 = C5-6 或上干支配区域无任何功能。

1 = 部分冈上肌收缩,肱二头肌/肱肌轻微收缩,三角肌无收缩。

2 = 冈上肌收缩,三角肌无收缩或轻微收缩,肱二头肌可抗重力收缩。

3 = 冈上肌收缩,三角肌轻微收缩,肱二头肌/肱肌或肱桡肌可抗重力和轻度阻力收缩。

4 = 冈上肌可抗重力和部分阻力收缩,三角肌可抗重力和轻微阻力收缩,肱二头肌/肱肌或肱桡肌可抗中度阻力收缩,冈下肌有或无肌肉收缩。

5 = 冈上肌收缩功能良好,三角肌可抗重力和中度阻力收缩,肱二头肌/肱肌或肱桡肌可抗最大阻力收缩,旋后肌部分收缩,冈下肌有或无肌肉收缩。

C5、C6 和 C7 或上/中干损伤的功能分级

冈上肌、冈下肌、旋后肌、三角肌、背阔肌、肱二头肌/肱肌、肱桡肌和肱三头肌功能障碍(图 4-5)常存在前臂旋前肌力减弱。可出现伸腕/指肌力的减弱或丧失。极少出现屈腕/指肌力减弱,也可能出现正中神经支配区的部分感觉减退。这是由于已知的研究发现 C7 神经根的输入纤维存在较大的个体差异。

其功能分级系统如下:

0 = C5、C6、C7 神经根支配区域无任何功能。

1 = 部分冈上肌收缩,肱二头肌/肱肌轻微收缩,三角肌无收缩,以及 C7 支配的远端肌肉无收缩。

2 = 冈上肌收缩,三角肌轻微收缩,肱二头肌/肱肌可抗重力收缩,C6 及 C7 支配的远端肌肉无收缩。

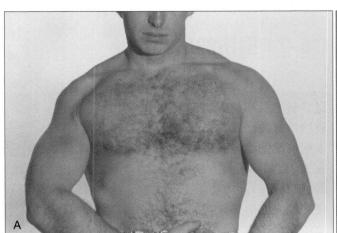
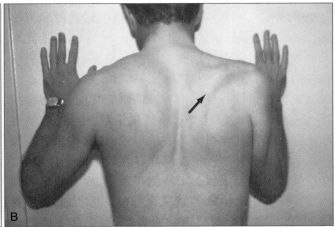

图 4-4　(A)三角肌功能障碍的青年患者,仅有冈上肌的外展功能,三角肌或腋神经功能分级评估为 0 级。(B)该患者同时存在冈上肌、冈下肌和三角肌功能障碍。图中箭头所示为肩胛骨和棘突部位的肌肉萎缩。冈上肌和三角肌有轻微收缩,冈下肌无收缩,因此 C5 的功能分级评估为 1 级。

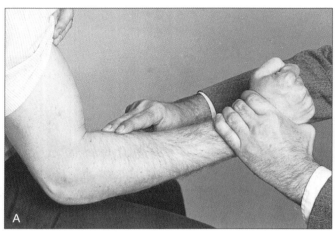 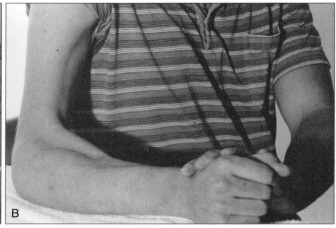

图 4-5   肱桡肌肌力分级。(A)当前臂旋前中立位抗阻力屈肘时，可触及肌肉收缩。(B)该患者肱二头肌功能丧失，肱桡肌因可抗重力和中度阻力收缩，肌力分级为 3 级。

3 = 冈上肌收缩，三角肌抗重力收缩，肱二头肌/肱肌或肱桡肌可抗重力和轻度阻力收缩，肱三头肌轻微收缩。

4 = 冈上肌收缩，三角肌可抗重力和轻微阻力收缩，肱二头肌/肱肌或肱桡肌可抗中度阻力收缩，肱三头肌可抗重力收缩；前臂旋后功能存在，腕/指伸/屈部分恢复（如果这些功能术前不存在）。

5 = 冈上肌收缩功能良好，三角肌可阻力收缩，肱二头肌/肱肌或肱桡肌可抗中度以上阻力收缩，肱三头肌和旋后肌可抗部分阻力收缩，腕/指伸/屈恢复（如果这些功能术前不存在）。

C8-T1 损伤的功能分级

包括手内肌在内的全部支配区域功能丧失。其中尺神经支配区包括小鱼际肌、骨间肌、蚓状肌和拇收肌（图 4-6），拇短屈肌力量可减弱，尺神经感觉支配区感觉丧失。正中神经支配区包括鱼际肌（拇短展肌和拇对掌肌）功能丧失，拇长屈肌功能丧失，尽管这块肌肉常存在正中神经和尺神经的双重支配。可有伸指肌力的减弱，并表现为环、小指重于示、中指，当然也可能存在其他的伸指障碍表现形式。还有些患者指深屈肌肌力减弱，这种情况同样存在较大的个体差异，有些患者尺侧半手指重于桡侧半手指，而有些患者则相反。偶尔可见伸腕/指肌完全麻痹。总之，此类患者肩、上臂和多数前臂肌肉功能良好，而手部功能严重障碍（图 4-7）。

其功能分级系统如下：

0 = C8-T1 神经根支配区域无任何功能。

1 = 手部尺神经支配区感觉差（2 级或以下）；指伸/屈功能部分恢复达 2 级（若先前表现为完全丧失）。

2 = 指伸/屈功能达 3 级（若先前表现为完全丧失），尺神经支配区感觉达 2 级或以上，小鱼际肌肌力达 2 级或以上，其他手内肌无收缩或轻微收缩。

3 = 尺神经支配区感觉达 2 级或以上，指伸/屈功能达 3 级（若先前表现为完全丧失），小鱼际肌肌力达 3 级或以上；其他多数手内肌仅可抗重力收缩。

4 = 尺神经支配区感觉达 3 级或以上，指伸/屈功能达 3 级（若先前表现为完全丧失），小鱼际肌肌力达 3 级或以上；其他多数手内肌仅可抗重力和部分阻力收缩。

5 = 尺神经支配区感觉达 4 级或 5 级；指伸/屈功能恢复（若先前表现为完全丧失），所有手内肌可抗中度阻力收缩。

C5-T1 损伤的功能分级

上肢臂丛支配区域功能完全丧失形成连枷肢体。通常斜方肌和前锯肌仍可收缩，因为它们是由臂丛更近端的脊神经发支支配的。膈肌通常功能存在，可存在不同情况的椎旁肌失神经支配。而在肢体则功能完全丧失。肩部除了斜方肌提供的活动而无其他运动功能，肘、腕及指的运动功能完全丧失。正中神经、尺神经及桡神经支配的感觉功能完全丧失。通常肘以远的感觉功能完全丧失。且由于自主神经功能障碍，手指无出汗功能。

其功能分级如下：

0 = 整个肢体无任何感觉和运动功能。

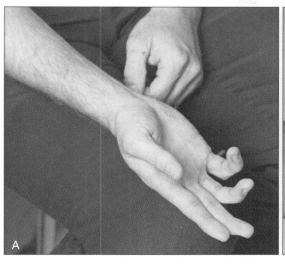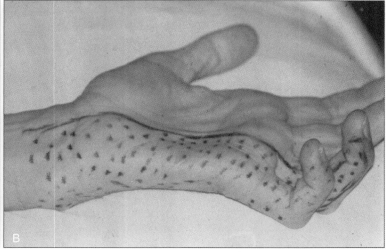

图 4-6　(A)爪形手合并环、小指蚓状肌瘫痪。先检查尺侧腕屈肌,再检查环、小指指深屈肌,然后检查手内肌。(B)肘部尺神经严重损伤的患者,在尺侧腕屈肌水平以下的功能完全丧失。仅存在小指外展肌和对掌肌的轻微收缩(肌力 1 级),感觉障碍表现为典型的近端尺神经损伤。

1 = 冈上肌可抗重力收缩,肱二头肌/肱肌或肱桡肌轻微收缩。

2 = 冈上肌可抗重力和部分阻力收缩,肱二头肌/肱肌或肱桡肌可抗重力收缩。

3 = 冈上肌收缩功能良好,肱二头肌/肱肌或肱桡肌可抗重力和部分阻力收缩,三角肌可轻微至抗重力收缩,并可能存在肱二头肌收缩。

4 = 除了 3 级的表现,肱二头肌和三角肌至少可抗重力收缩;可能存在腕和(或)指的部分运动功能。

5 = 除了肩和上臂肌肉抗重力和部分阻力收缩,还存在腕的屈/伸功能及指的部分屈曲功能。

外侧束损伤的功能分级

肱二头肌/肱肌功能丧失以及正中神经支配区的感觉障碍。旋前运动减弱或消失,腕/指屈曲可减弱。

其功能分级如下:

0 = 无感觉和运动功能。

1 = 肱二头肌/肱肌或肱桡肌轻微收缩;有或无正中神经支配区的部分感觉恢复(感觉为 1 级)。

2 = 肱二头肌/肱肌或肱桡肌可抗重力收缩;正中神经支配区感觉 1 级或以上。

3 = 肱二头肌/肱肌可抗重力和轻度阻力收缩,正中神经支配区感觉 2 级或以上,腕/指屈曲减弱有所改善。

4 = 肱二头肌/肱肌可抗重力和中度阻力收缩,正中神经支配区感觉 3 级或以上。

5 = 肱二头肌/肱肌可抗重力和较大阻力收缩,正中神经支配区感觉 3 级或以上。

内侧束损伤的功能分级

出现严重的手内肌功能障碍和尺神经支配区感觉丧失。而前臂正中神经支配运动功能障碍则变异较大,通常会存在腕/指屈曲减弱(图 4-7)。

其功能分级如下:

0 = 无感觉和运动功能。

1 = 若先前存在腕/指屈曲功能丧失或部分麻痹,则现在恢复。

2 = 尺神经支配区感觉 2 级;小鱼际肌轻微收缩。

3 = 小鱼际肌可抗重力和轻度阻力收缩;尺神经支配区感觉 3 级,骨间肌、蚓状肌和拇收肌轻微收缩。

4 = 小鱼际肌、骨间肌、蚓状肌和拇收肌可抗重力和中度阻力收缩。

5 = 小鱼际肌、骨间肌和蚓状肌肌力在 4 级或以上。鱼际肌和拇收肌至少可抗重力收缩;尺神经支配区感觉 4 级或以上。

后束损伤的功能分级

后束较早的神经分支为胸背神经和肩胛下神经。主干支配包括肱三头肌在内的所有桡神经支配肌肉,另一条主干终末支为支配三角肌的腋神经。尽管腋神经位于后束的近端,但一旦发生后束损伤,三角肌的功

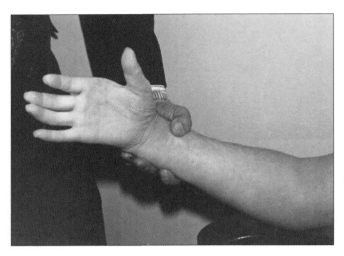

图 4-7　这一患者骨间肌可收缩，但不能抗阻力。功能分级为 2 级。

能恢复往往会相对延迟。

其功能分级如下：

0 = 三角肌及桡神经支配肌肉无运动功能。

1 = 肱三头肌部分收缩。

2 = 肱三头肌、背阔肌可收缩，三角肌轻微收缩。

3 = 肱三头肌、肱桡肌肌力 3 级，三角肌 2 级或以上，通常可轻微伸腕。

4 = 肱三头肌、肱桡肌肌力 3 级，三角肌 2 级或以上，伸腕肌力 3 级或以上。

5 = 肱三头肌、肱桡肌、三角肌、伸腕肌力 3 级或以上，通常存在部分手指的伸直功能。

分级应用研究

以一组上臂正中神经损伤病例为例，来了解功能分级评估的应用。

表 4-5 列出了 51 例患者，其中神经断裂 12 例，连续性存在的神经损伤 29 例，神经肿瘤 10 例。功能分级评估在 3 级或以上者为良好。对于神经离断伤，一期修复者 2/3 的病例功能恢复可达到 3 级或以上。

表 4-6 列出了 51 例患者的神经损伤原因分类及其治疗后的功能评估分级。

病例中神经撕裂伤、枪弹伤和神经肿瘤占了大部分，尽管损伤水平位于上臂，但本组患者的预后较好。功能评估为 3 级者，包括有旋前圆肌、屈腕肌和部分屈指肌（指浅屈肌功能）的恢复，以及手部正中神经支配区的感觉恢复在保护性感觉水平或以上。14 例患者恢复到 4 级，包括指深屈肌、拇长屈肌的运动功能

表4-5　上臂正中神经损伤处理情况

连续性中断(12)	一期缝合修复	3/2*
	二期修复	移植 8/5，直接缝合 1/1
连续性存在(29)	NAP(+)	17/16
	NAP(−)	移植 7/5，直接缝合 5/5
肿瘤(10)	其中 9 例恢复至 3 级或以上	

注：( )表示例数。
*，功能恢复在 3 级或以上的例数。
NAP，神经动作电位。

恢复和手部感觉达到 4 级。少数病例恢复到 5 级，这包括手部感觉的良好恢复以及正中神经支配的手内肌功能的恢复。

在本书的多个章节中，都会采用与本章类似的图表来表述功能分级的情况。

疼痛分级

在对疼痛的分级评估方面也有过一些有益的尝试（表 4-7）。不同的研究者也各自设计了不同的答卷调查表和体表分布图来让患者描述疼痛症状的特点，但所有的研究者均认为要获得满意的疼痛分级非常困难。因此，本书中的相关内容将不采取疼痛分级的方法，而是尽可能通过描述疼痛的特点来表述这方面的内容。

小结

如果要想利用已有的治疗结果指导今后的治疗，

表4-6　51例上臂正中神经损伤术后功能分级结果

病因	总例数	5	4	3	2	1	0	非手术*
裂伤†	15	1	6	4	4	0	0	3
枪弹伤†	12	2	6	3	1	0	0	10
骨折†	5	0	1	3	1	0	0	0
挫伤†	4	0	1	3	0	0	0	1
卡压	4	2	0	1	1	0	0	3
注射伤	1	0	1	0	0	0	0	2
肿瘤	10	6	2	1	1	0	0	2
合计	51	11	17	15	8	0	0	21

*，非手术治疗的 21 例中 18 例功能恢复至 3 级或以上。
†，表示先前曾进行过手术治疗，包括血管修复(16)、骨折处理(4)、筋膜切开(1)以及损伤神经的手术处理(5)。

表4-7　疼痛分级

分级	内容
P4(100%)	拒绝任何活动,精神沮丧
P3(75%)	拒绝部分活动
P2(50%)	影响活动
P1(25%)	感到苦恼

Source：Omer GE, Spinner M, Eds: Management of Peripheral Nerve Problems. Philadelphia, WB, Saunders, 1980:434.

就不仅要对运动和感觉功能进行分级评估，还应对不同解剖水平的神经损伤治疗结果进行评估。MRC 分级适用于单独一块肌肉的功能评估，由于该标准源于对小儿麻痹后遗症患者的肌肉功能评估，其轻度肌肉功能就有较好的预后作用，但却不适用于大多数神经损伤的功能评估。在评估肌肉对抗重力及不同程度阻力的功能时,该标准显得不够充分。LSUMC 分级标准则对这些情况做了更加明确的分级。

这套分级标准对整个神经不同水平的功能分级也同样适用。依据这一标准，本章中已对给定的不同水平的神经损伤进行了精确的分级。也对四肢大多数主干神经在常见部位的损伤如何分级分别用功能分级表格予以说明。

这套分级标准仅仅是对已有分级标准的再细化和改良。很明显，已有的 MRC 和美国分级标准没有这套分级标准详细和具体。但该标准也缺乏对日常活动及工作运动要求的考虑，在后面的章节中我们还会结合具体的病例资料对这方面提出一些我们的见解。

（戚剑　译　向剑平　顾立强　校）

参考文献

1. Bateman JE: Results and assessment of disability in iatrogenic nerve injuries. In: Bateman JE: Trauma to Nerves in Limbs. Philadelphia, WB Saunders, 1962:285–305.
2. Bowsen RE and Napier JR: The assessment of hand function after peripheral nerve injuries. J Bone Joint Surg 43B:481, 1961.
3. Daniels L and Worthingham C: Muscle Testing, 3rd edn. Philadelphia, WB Saunders, 1972.
4. Dellon AL: Results of nerve repair in the hand. In: Dellon AL: Evaluation of Sensibility and Re-education of Sensation in the Hand. Baltimore, Williams and Wilkins, 1981:193–201.
5. Evarts CM: Examination of the musculoskeletal patient. In: Evarts CM, Ed: Surgery of the Musculoskeletal System. New York, Churchill Livingston, 1983:9–17.
6. Groff RA and Houtz SJ: Recovery and regeneration. In: Manual of Diagnosis and Management of Peripheral Nerve Injuries. Philadelphia, JB Lippincott, 1945:33–35.
7. Haymaker W and Woodhall B: Peripheral Nerve Injuries, Principles of Diagnosis, 2nd edn. Philadelphia, WB Saunders, 1953.
8. Highet WB: Grading of motor and sensory recovery in nerve injuries. Report to the Medical Research Council. London, Her Majesty's Stationery Office, 1954.
9. Kline DG and Hurst J: Prediction of recovery from peripheral nerve injury. Neurol Neurosurg Updated Series 5:2–8, 1984.
10. Kline DG and Judice D: Operative management of selected brachial plexus lesions. J Neurosurg 58:631, 1983.
11. Kline DG and Nulsen F: Acute injuries of peripheral nerves. In: Youmans J, Ed: Neurological Surgery, 2nd edn. Philadelphia, WB Saunders, 1981.
12. Mannerfelt L: Motor function testing. In: Omer GE and Spinner M, Eds: Management of Peripheral Nerve Problems. Philadelphia, WB Saunders, 1980:16–29.
13. Mannerfelt L: Studies on the hand in ulnar nerve paralysis. Acta Orthop Scand Supple 87:1–176, 1966.
14. McNamara MJ, Garrett WE, Seaber AV, et al.: Neurorrhaphy, nerve grafting and neurotization: A functional comparison of nerve reconstruction techniques. J Hand Surg 12A:35A–360, 1987.
15. Medical Research Council: Aids to the Examination of the Peripheral Nervous System. Memorandum No. 45. London, Her Majesty's Stationery Office, 1976.
16. Miller RG: Injury to peripheral motor nerves. AAEE Mimeograph No. 28. Muscle Nerve 10:698–710, 1987.
17. Millesi H: Brachial plexus injuries – management and results. Clin Plast Surg 1:115–120, 1984.
18. Mumenthaler M and Schliak H: Lasionen peripherer Nerven, Diagnostik und Therapie. Stuttgart, George Thieme Verlag, 1977.
19. Omer G: Results of untreated peripheral nerve injuries. Clin Orthop Rel Res 163:15–19, 1982.
20. Omer G: The evaluation of clinical results following peripheral nerve suture. In: Omer G and Spinner M, Eds: Management of Peripheral Nerve Problems. Philadelphia, WB Saunders, 1980.
21. Pollock LJ and Davis L: The results of peripheral nerve surgery. In: Peripheral Nerve Injuries. New York, Paul B Hoeber, 1933: 545–561.
22. Seddon HJ: Results of repair of nerves. In: Seddon HJ: Surgical Disorders of the Peripheral Nerves. Baltimore, Williams & Wilkins, 1972:299–315.
23. Spinner M: Factors affecting return of function following nerve injury. In: Spinner M: Injuries to the Major Branches of Peripheral Nerves of the Forearm, 2nd edn. Philadelphia, WB Saunders, 1978:42–51.
24. Sunderland S: Nerves and Nerve Injuries. Baltimore, Williams & Wilkins, 1968.
25. Tinel J: Prognosis and treatment of peripheral nerve lesions. In: Joll CA, Ed: Nerve Wounds. London, Bailliere, Tindall and Cox, 1917:297–299.
26. Woodhall B and Beebe GW, Eds: Peripheral nerve regeneration: A follow-up study of 3656 World War II injuries. Washington, DC, US Government Printing Office, 1956:115–201.

第 5 章

神经动作电位记录

David G. Kline

概述

- 大多数需要手术的周围神经严重损伤尚保留大体的连续性。

- 通过神经外观视诊、触诊，甚至内松解或简单的术中电刺激，都难以判断连续性存在的周围神经损伤是否有充分的再生潜力，尤其在损伤早期。

- 跨损伤段的神经电刺激和记录技术称为神经动作电位（nerve action potential, NAP），是一种可提供损伤严重程度和神经恢复潜力信息的检测手段。

- 合适的刺激电极、有效的记录装置以及诸多电生理技术操作细节的妥善处理都是利用该技术获得客观结果所必需的。

- 首先在损伤部位近端或已知正常的神经进行该技术的检测来确定设备的可靠性。

- 超过 30 年的 NAP 技术应用经验显示，NAP 的阴性结果与切除损伤神经段的组织学结果相符，NAP 的阳性结果与保留损伤段神经的预后结果相符。已有数据证明了 NAP 技术对评估类似损伤的重要性。

- NAP 技术还可以用于神经损伤的定位、神经卡压的定位，并且对神经肿瘤的摘除，特别是神经干内的肿瘤，也有帮助。

- 正如不能光凭一本书的封面就能全面了解这本书的内容，连续性存在的神经损伤需要借助于该技术以决定是否采取切除后修复。

在术前对连续性存在的周围神经损伤进行功能评估对外科医生来说是一个挑战，至少在神经损伤后的最初几个月内，这样就难以确定是否需要采取损伤段神经切除后的修复手术，即使是术中通过探查也难以确定（图 5-1）[2,12,14,19,48,49]。作者通过 NAP 技术和复合神经动作电位（compound nerve action potential, cNAP）来评价连续性存在的周围神经损伤功能状态。根据检测结果采取损伤段切除，切除神经标本进行组织学评估。

数百例的神经切除样本组织学检查证明 NAP 检测的阴性结果和神经断裂伤损伤间有很好的关联性。术中的电生理研究与术前的临床评估结果也存在关联性[24-26,29]。期间也做了许多相关的实验室辅助检查。灵长类动物实验表明，在肌电图（EMG）发现神经功能恢复证据前数周或数月，NAP 就能在再生或修复部位远端被记录到[27,28]。记录到 NAP 往往说明存在 4000~5000 根 5μm 或更大直径的有髓纤维。相似的临床研究和结果随后被许多其他研究者所报道[1,9,20~22,31,34,36,42,43,45,50]。这一技术的价值（表 5-1）在更多最近的文献中被进一步证实[10,32,33,38,44]。

由于 NAP 技术在随后的章节中经常涉及，故本章只对该技术的一些基本原则和所需设备进行相关综述。本章的部分内容摘选自作者已发表的文献[17,18]。不同类型神经损伤的 NAP 检测结果见第 4 章，而针对某一特定损伤神经的 NAP 检测结果见论述该神经的相关章节的表格（表 5-2）。

NAP 检测技术的基本原则

在正常神经，当对神经纤维的刺激强度超过其兴奋阈值后，可诱导一个可传导的兴奋性冲动，又称作 NAP[8,18]。由于其膜的特性，多种神经纤维对较低强度的刺激可产生兴奋。中等尺寸的神经纤维兴奋阈值最低，较大的神经纤维兴奋阈值则处于中等水平，细小的神经纤维其兴奋阈值最高[6,7]。NAP 波幅的变化依赖于对整个神经干的刺激强度，当刺激强度达到超强刺激，NAP 的波幅和其整合区域最大（图 5-2 和图 5-3）[13,18,23,39]。

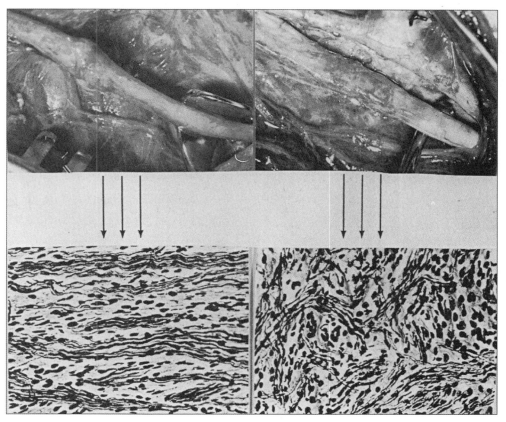

图 5-1　没有电生理检测技术，术中通常就会面临评估连续性存在的周围神经损伤功能状态这一难题。在左上图中，损伤段神经不规则，触之发硬，但在其再生段的组织学检查则显示其内部结构规则，并具有相对成熟的髓鞘类型（左下图）。在右上图中，损伤段神经外观显示神经瘤不明显，但组织学检查则显示其再生神经纤维为包含细小轴突的紊乱结构。

表5-1　NAP技术的理论基础
超过60%的损伤神经有不同程度的结构连续性
如果仅通过临床观察发现神经恢复没有达到预期的效果，再决定手术探查，则往往已经丧失了神经修复的时机
对连续性存在的神经瘤只进行视诊或触诊可对术者的判断产生误导
伤后8周的术中NAP技术就能提供有意义的神经恢复的早期信息
至少需要有4000根直径大于5μm的再生轴突通过损伤段神经，才能记录到通过损伤段神经的NAP
伤后早期(伤后几个月内)如能在损伤段以远记录到NAP，则预示着无须进行神经切除修复也能获得有效的功能恢复
有时一条神经的一部分神经纤维比其他部分损伤严重，虽然此时能在损伤远端记录到整条神经的NAP，也应进行部分劈裂式修复手术(a split repair)

表5-2　NAP检测的时机	
骨折、枪弹伤或撕裂伤等损伤范围相对局限的钝性损伤	2~4 个月
神经牵拉伤，尤其是涉及神经丛时	4~5 个月
不完全性损伤、神经卡压性损伤或神经肿瘤	任何时间
用于确定神经传导障碍的部位，尽管其原因可能为神经震荡、轴突断裂或神经干断裂	当时

诱发 NAP 的刺激阈值大小取决于刺激时限和刺激强度。如果刺激时限缩短，则刺激强度需相应增加。一条损伤但已有再生的神经其刺激阈值还取决于再生神经纤维所包含的不同尺寸神经纤维的类型[15]。此种情况下不同尺寸神经纤维的比例变化较大[30,40]。小的轴突，包括新生的纤维，刺激阈值较高，需要较强的刺激才能诱发出 NAP[17,46]。对于一些异常的神经纤维，如果不增加刺激时限，即使为超强刺激也不能诱发出 NAP。这一事实对临床应用 NAP 技术特别实用，相对短的刺激时限虽可减少刺激伪迹，但却不易兴奋较小的神经纤维[18,25]。这一特点有助于通过 NAP 评估再生纤维的比例和数量，并有助于手术医生评价损伤段中等和较大神经纤维的功能状态[5,16]。

由于瘢痕组织和肿瘤组织的电容和电阻对刺激有分流作用，对于包裹在瘢痕或肿瘤中的神经纤维则需

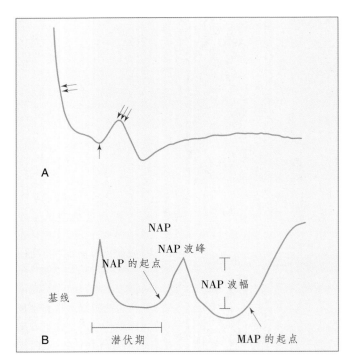

图 5-2 （A）正常正中神经记录到的神经动作电位。NAP 的起始点为单箭头所示，双箭头所示为刺激伪迹，NAP 波峰为三箭头所示。（B）图中显示了 NAP 的重要特征。在这一图示中，复合肌肉动作电位（MAP）也显示出来。刺激伪迹的大小与刺激强度有关。

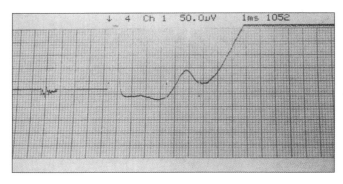

图 5-3 在臂丛上干损伤部位以远记录到 NAP，说明再生的神经纤维已经通过损伤段。据此对神经进行松解而非切除后修复。时基 1ms，50μV/格。

要更强的刺激电流[17]。神经周围的结缔组织也会将刺激分流而不能到达记录电极。因此，对再生神经的 NAP 记录不仅需要更高的刺激强度，也要求更高的信号扩增和更低的背景噪声。神经周边组织也可降低 NAP 的波幅，使波形扭曲变形，平均叠加技术可改善背景噪声的影响，从而使 NAP 显现得更加清晰、波幅更大，但在用于术中决策时，叠加后的 NAP 在反应功能纤维活性方面不如单次刺激记录准确（图 5-4）[17,43]。

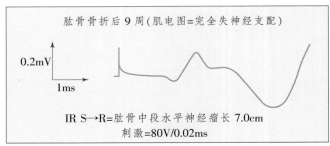

图 5-4 肱骨桡神经沟骨折后 9 周，跨桡神经神经瘤的 NAP 检测。临床体格检查和肌电图显示在肱三头肌以远桡神经功能完全丧失；NAP 检测结果提示有良好的早期神经再生，遂采取松解术。术后 3 年随访，桡神经功能恢复至 4 级。IR，侵入性记录；R，记录；S，刺激。

在有髓轴突，包括多个郎飞结的活性区域兴奋邻近的郎飞结形成了冲动传导。结间距和产生兴奋反应的郎飞结数量决定了兴奋传导的速度[3,4,7]。另一个影响传导速度的因素是每个郎飞结产生动作电位的时间[39]。在有髓轴突上传导速度的散布与纤维直径和结间距离有关[11]。轴突直径影响沿轴突全长电流的流动并决定了将会有多少郎飞结作为一个传导单位参与电流的传导[46]。对传导速度散布的研究证明，NAP 波形与神经干的轴突组成存在关联性[7]。

NAP 的存在提示神经干内存在有活力的轴突（图 5-5 和图 5-6）。灵长类动物实验表明，在记录点至

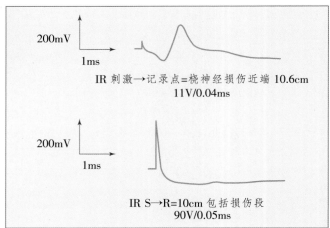

图 5-5 术中在桡神经损伤段近端记录到的 NAP（上图）和跨损伤段记录到的 NAP（下图）。在下图中仅可见到一微小的 NAP。损伤段被切除，组织学检查可见大量神经断裂伤，损伤程度为 Sunderland Ⅳ级。近端记录刺激参数为 11V，刺激时限 0.04ms；远端记录为 90V，刺激时限 0.05ms。IR，侵入性记录；S，刺激；R，记录。

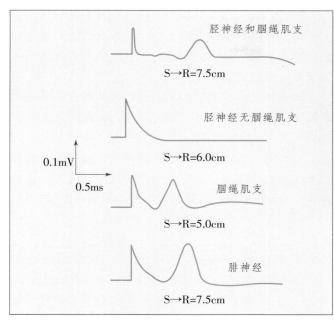

图 5-6　波及坐骨神经两支的连续性存在的损伤，术中记录 NAP。胫神经和腘绳肌分支结果为阳性(上图)，当将腘绳肌分支与胫神经分离后，胫神经 NAP 消失，而腘绳肌分支 NAP 为阳性。因此，胫神经为轴突断裂伤，而腘绳肌分支活力存在。腓神经 NAP 可引出(底图)。对该患者的胫神经行神经移植修复，而腓神经支仅行松解术。在这一组图中，由于刺激强度相对恒定，刺激伪迹幅度相同。

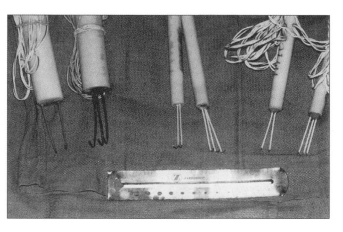

图 5-7　用于术中 NAP 检测的电极。左侧为最粗的电极，中间为迷你电极，右侧为微电极。左侧的电极均为双极记录电极，右侧的电极均为三极刺激电极。

少通过了 4000 根中等或较大直径并具有一定成熟髓鞘的神经纤维[27,28]。体内实验表明，达到这一再生状态后，对 NAP 的检测可进行直接的记录，而无须进行信号扩增或叠加技术。因此，在损伤部位以远记录到 NAP 预示着通过自发的神经再生可获得满意的临床预后[24]。对这种损伤若采取切除后修复通常预后不满意。然而，通过对照研究，切除无传导通过的神经段是必需的，若不采取重新修复，这些神经纤维自发恢复结果差或无功能恢复[26]。

刺激和记录电极

　　以贵重金属，如铂或医用钢丝等作为电极材料，均可使电极在与神经接触过程中发生的电解作用最小化。将 18 号钢丝的一端折弯成钩形，可将神经轻柔地钩离周围组织。另一端通过中心打孔的聚甲醛树脂(Delrin)或聚四氟乙烯(Teflon)杆，与刺激或记录装置连接[17]。空心杆应以外科环氧树脂水泥封闭。选择合适的材料作电极，使电极可经受气体消毒、高压灭菌和水侵蚀(图 5-7 和表 5-3)。

　　刺激电极的两极间距至少 3mm(图 5-8)。电极尖

表5-3　术中NAP检测常用参数设置	
刺激	**参数设定**
时限	0.05~0.1ms
强度	1.0~125V
频率	1~2/s
记录增幅	20~5mV/d
时基	0.5~2.0ms/d
频率滤波	1~3Hz

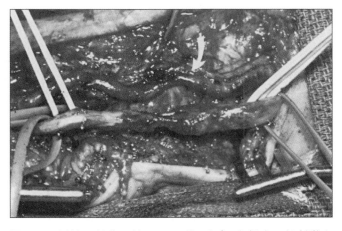

图 5-8　尺神经损伤区域(Guyon 管)重建。右侧为三极刺激电极，左侧为双极记录电极。无神经传导被引出，提示为完全性损伤，行切除后修复。如图中箭头所示，尺动脉已由尺神经旁分离开。

端裸露长度为 5~7mm，以适用于刺激较粗大的神经，如坐骨神经或臂丛(图 5-9)。如果电极尖端过小，则不易刺激到所有的神经纤维。值得注意的是，在体内对自

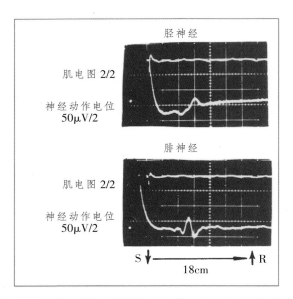

图 5-9　一患者在清除腘窝部陈旧性积血和松解神经周围瘢痕后，在胫神经和腓总神经进行 NAP 和 M 波检测。腓肠肌 M 波引不出，NAP 可引出，但波幅很低，传导速度为 30m/s。这一结果表明神经再生存在，但尚无足够的再生纤维到达靶肌肉以满足 M 波的引出。

然位置下连续性存在的神经进行刺激和记录与经典的体外神经电生理检测具有不同的特点，因此对电极进行一些细微但重要的改造是非常必要的。

在使用双极电极时，电流不仅发生于两电极间，也会经神经或其他组织向周围传导，并再次返回神经。这种返转电流尽管是瞬间发生的，但却由此产生了明显的刺激伪迹。当刺激电极和记录电极位置较近时（这种情况是临床应用中常常遇到的问题），高陡的刺激伪迹将掩盖 NAP。减少这种伪迹影响的一种方法是使用三极刺激电极[16,26]。最外侧的两个电极作为阳极并互相连接，中间的电极作为阴极。这样尽管最外侧和内侧活动电极间的电位差可以产生两股电流，但不会作用于整个神经干，因此可以降低刺激伪迹。三极刺激电极还可以限制刺激电流沿着神经纵轴的传导，产生更加精确和独立的刺激。一般而言，为了获取精确的记录电位，粗大的神经使用大直径的电极，细小的神经使用小直径的电极。

记录电极的构造也是非常重要的。一般使用双极电极，极间距离在 4~5mm，以使一个极尖作为活动电极，另一个极尖作为参考电极。而对于较粗大的神经，如坐骨神经、股神经和正中神经近端，极间距离还应增大至 1cm 左右。如果极间距离太近，NAP 波幅将会降低，甚至引不出。如果刺激和记录间距离很长，那么记录电极两极间的距离也应比刺激和记录间距短时大一些。因为当刺激和记录间距离越长时，冲动传导的离散度也越大，它们到达记录点的时间变异也越大。这种冲动传导的离散度是由于神经内不同粗细有髓纤维的传导速度不同造成的。

刺激和记录电极间距离的设定也同样重要。如果距离太近，尽管使用了三极刺激电极，刺激伪迹也会很大而掩盖 NAP。

精细的脑电图针电极也可以插入神经作为刺激和记录电极进行 NAP 检测[21]。只要操作谨慎，并不会对神经造成损伤。在神经显露有限或位置较深时，针电极记录特别有用。通常以两个针在近端插入神经，相距数毫米作为刺激电极，另外两个针在远端插入神经，相距数毫米作为记录电极。

与刺激和记录电极连接的引入和引出导线也应相距 1~2cm，否则两线间的电容作用也会产生刺激伪迹或其他电子噪声[41]。因此通常对导线使用屏蔽，以使信号的传导最大的独立化。电极-导线间的连接和导线的完整性可使用欧姆表进行准确的检测。

接地可通过使用电凝装置的接地垫黏附在患者皮肤上，另一端与记录装置的接地设备连接。同时要关闭手术操作使用的其他带电设备，以保证接地的安全和减少不必要的电子噪声。手术间的其他设备，无论是电池或马达供电，如加温器、TCD 机或电子荧屏都应尽可能地关闭，如若不能，也应将其电源插头远离检测机器所使用的插座，这样可降低 60Hz 电源的干扰。对没有经验的操作者，在 60Hz 干扰波中 NAP 很易被误解为阴性结果。

刺激和记录装置

大多数肌电图机都是在近 20 年内制造的，所以这里有必要将安全发生 NAP 的刺激和记录参数内部设置做一介绍[17,28]。近些年，作者发现使用 TECA TD20 型整体机具有很大的灵活性，非常方便（图 5-10）[25,26]。也曾经使用 Nicolet Spirit 电生理机用于不同的术中电生理研究。Robert L. Tiel 博士使用一款 XLTEK Neuromax C1004 型便携式机型用于 NAP 的检测[41]。也有研究者自行组装设备，以携带独立刺激单位（SIU-6）的 Grass 型刺激发生器（S-44）作为刺激装置[29]。使用具有不同增幅的荧光显示屏作为记录装置（该记录装置为 Tektronix 7000 系列电生理仪的记录系统）。通过一根触发连线（trigger wire）将刺激装置和记录装置相连，以便每一个刺激都可被记录装置迅速同步显示（表 5-4）。

无论是使用如 TECA TD20 型这样的便携式肌电

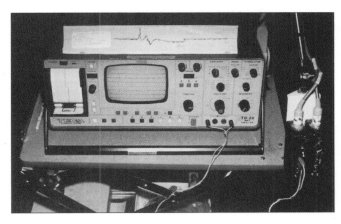

图 5-10　TECA TD20 型肌电图仪。刺激装置位于仪器底部,记录电极可插入位于图片右侧不同增幅的插孔中。仪器顶部所示波形为一在牵拉损伤的腋神经远端记录到的 NAP。

表5-4　术中NAP检测程序	
第一步	如果可能,先在损伤部位近端记录一正常 NAP,若不可行,亦可在邻近的正常其他神经记录 NAP,以测试设备的稳定性
第二步	确定合适的刺激时限后,逐步增加刺激强度,直到 NAP 被引出。逐步增加增幅,并尝试不同的高/低频滤波,使 NAP 显示最佳
第三步	移动远端记录电极的位置至损伤部位,观察 NAP 能否始终稳定记录
第四步	增幅设定进一步增加和(或)滤波设置进一步调整
第五步	移动远端记录电极远离损伤部位,观察能记录到 NAP 的最远距离
第六步	观察刺激部位以远靶肌肉有无收缩反应

图仪,还是使用较大型的电生理仪,都要重视高通和低通滤波的设置。低频滤波通常设定在 5~10Hz 或更低,高频滤波通常设定在 2500Hz 或更高。这种设定有利于降低刺激伪迹和电子噪声。如果滤波范围设置过宽,刺激伪迹将增大,整合后的 NAP 波幅则降低。如果记录设备自带有 60Hz 切迹滤波,在 NAP 检测时最好不要使用,因为滤波设备本身可产生一个类似于 NAP 的波形。

NAP 刺激和记录技术

　　短时限刺激既可以减少刺激伪迹,也可以减少对细小纤维的刺激,这些细小纤维可能需要进一步的时间才能成熟并促使功能恢复。刺激时限一般设置为 0.05~0.1ms。这就需要增加电压来保证足够的刺激。正

常神经所需电压仅为 3~15V,而再生神经可能需要高达 100V 或以上的电压。刺激频率应保持在 2 次/s 或更低,以防止短时限、高电压刺激对神经的损伤。

　　NAP 在显示器上的显示设置每格为 50μV~5mV。时基设置在 0.5~2ms。通常先在损伤部位近端的正常神经进行刺激和记录来检测 NAP(图 5-11)[24]。暴露损伤部位近端 4cm 或更长的一段神经,记录一个相对正常 NAP 结果,替代方法是在邻近区域的其他正常神经记录一个 NAP。这样做的目的是保证所使用的电生理仪器功能全部正常。如果 NAP 显示异常,则应在正式进行 NAP 检测前对所用仪器设备进行系统的障碍排查。正式记录时,移动记录电极直至引出 NAP,记录该点与损伤部位的距离(图 5-12)。通过对正常神经 NAP 的检测,可以确定正式 NAP 检测的基线和初始参数(图 5-13)。术中根据需要,可增加刺激强度、时限及记录的增幅。一些特殊的病例,特别是严重的根性牵拉伤,无法在神经近端或邻近正常神经进行电生理系统的测试,而不得不在损伤部位或以远进行刺激和记录[26]。

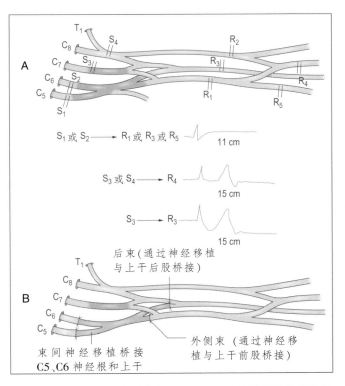

图 5-11　通过 NAP 来对右侧 C5、C6、C7 神经根牵拉伤进行评估,所记录到的结果如图所见。在本例中,损伤部位以近检测 NAP 显然不可能。C5、C6 根部刺激,上干以及外侧束、后束记录,检测不到 NAP。C7 刺激,中干和后束可记录到 NAP,下臂丛亦可检测到 NAP。最终,采取神经移植修复从 C5、C6 根部到外侧束和后束段,若无 NAP 检测技术,本例很难做出正确的术中决策。(见彩图)

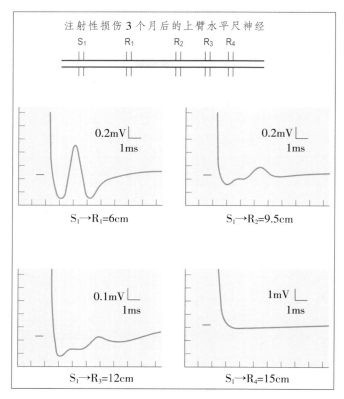

图 5-12　尺神经注射伤后 3 个月,进行的术中 NAP 检测。S₁→R₁ 为损伤部位近端记录的 NAP。S₁→R₂ 为跨损伤段的 NAP,S₁→R₃ 和 S₁→R₄ 为在更远端的检测结果。尽管该患者临床检查尺神经功能完全丧失,但术中 NAP 检测结果显示存在神经再生。因此,仅对损伤段采取了松解。(From Kline D: Microsurgery of peripheral nerve: Selection for and timing of operation. In: Bunke H and Furnas D, Eds: Symposium on Clinical Frontiers in Reconstructive Microsurgery. St. Louis,CV Mosby,1984:341–349.）

对刺激而引起的远端靶肌肉的收缩反应说明神经再生不但通过了损伤段,且已到达肌肉[35,37]。因此在整个手术和电生理检测过程中,都必须注意通过观察和触摸了解肢体的功能反应。所以从手术开始前就应注意采用恰当的铺巾方法,以使伤肢充分暴露。但一般来说,在伤后的前几个月,不会存在如此明显的神经恢复征象,除非神经本身为部分损伤。

术中进行 NAP 检测的目的是能否在损伤部位以远引出 NAP 反应。在损伤后的最初 9 个月,NAP 的波幅和传导速度没有 NAP 存在与否重要。至少对于一部分横断损伤,NAP 存在意味着存在足够数量、直径和成熟度的再生轴突,可保证有用的功能恢复。NAP 引不出则意味着若不采取切除损伤段修复神经就不会有功能的恢复。对于临床功能丧失持续到伤后 1 年以上者,记录到的 NAP 应有较好的波幅,且传导速度在 30m/s 以上,才能确保有较好的预后。

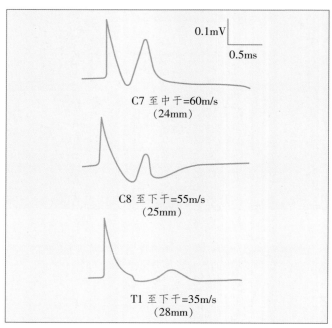

图 5-13　图为可疑胸廓出口综合征患者术中记录到的 NAP。T1 至下干记录到的 NAP 波幅下降,时限延长,传导速度下降至 35m/s。这意味着卡压因素影响到 T1 至下干这段神经。术中对下干进行了松解。C7 到中干的 NAP 基本正常。

有些病例,尽管 NAP 存在,但损伤段外观提示一部分神经纤维为完全性横断伤时,则应将神经干分离为若干束组,然后分别进行 NAP 检测[41,42,47]。通常一些束组可引出 NAP,而另外一些引不出。这样对可引出 NAP 的束组进行神经松解,而对引不出 NAP 的神经束组进行切除后直接修复或行神经移植修复。

NAP 检测开始后,刺激强度应逐渐增加,记录的增幅也应不断调整至 NAP 显示清晰。并尝试不同的滤波设置。刺激的设置应确保最大限度地激活全部有活力的神经纤维[40,41]。因此,应尽可能在损伤部位近端进行刺激而非远端[16,18]。这样可以降低对刺激强度的要求,从而降低了刺激伪迹。整个检测过程中,应使刺激和记录电极钩起所检测的神经离开周围其他组织或体液(图 5-14 至图 5-16)。

若刺激同时可诱发 MAP,通过记录电极大多数也可记录到这一反应。它比 NAP 相对延迟出现,传导速度通常低于 20m/s,但波幅更大,多为多相波,并且有更宽的时限。

节前神经丛损伤

对于脊神经或脊神经根在节前水平的神经丛损伤,由于后根神经节相对完整,其 NAP 不但可以引出,

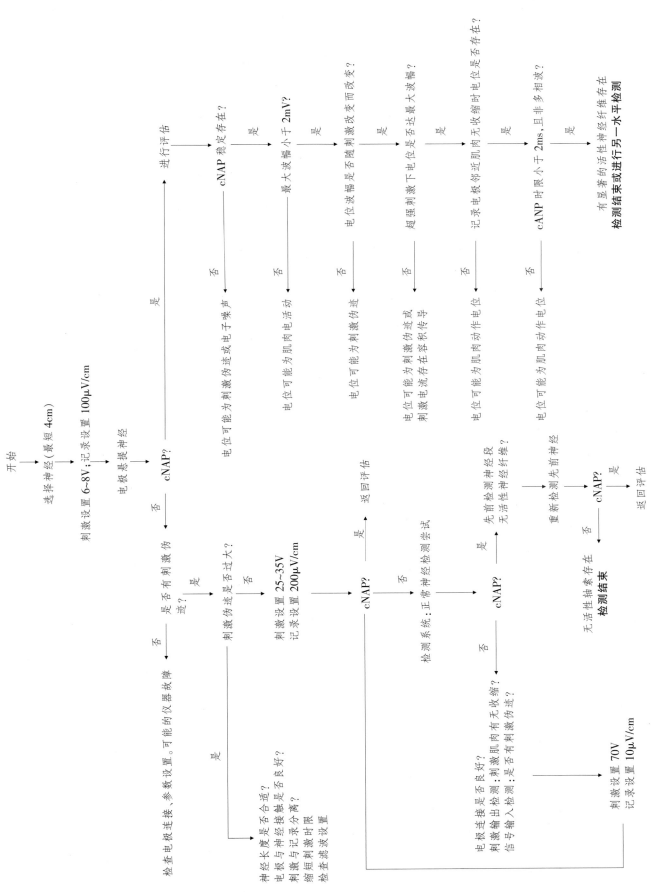

图 5-14　神经动作电位指导术中决策流程表。

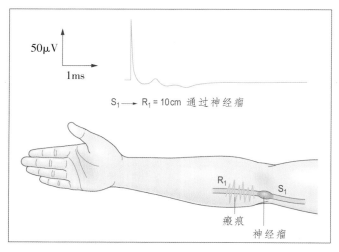

图 5-15　肘部因骨折和钝性挫伤引起的尺神经瘤。在尺侧腕屈肌水平以远尺神经功能完全丧失，术前 EMG 提示完全性失神经支配。术中在神经瘤以远 6cm 处记录到 NAP，因此行神经松解和尺神经肌下前置术。

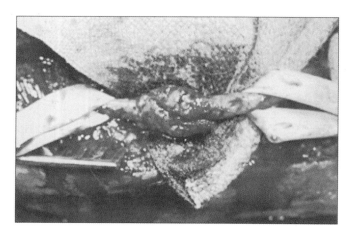

图 5-16　因骨折钝性挫伤引起的长段尺神经损伤，但连续性存在。术中仍记录到令人吃惊的 NAP 结果。在行神经松解和旋前圆肌/尺侧腕屈肌肌下前置术后，患者恢复了大部分的功能。

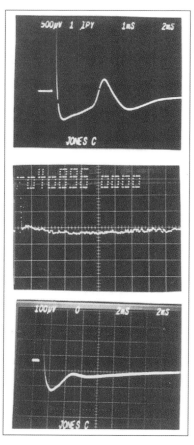

图 5-17　临床表现为前臂正中神经功能完全丧失的患者记录到的一系列 NAP。上图为在损伤部位以近记录到的波形，下图为伤后 3.5 个月跨损伤段记录到的波形，提示神经再生存在，但不充分。中图为在皮肤行表面刺激在神经近端记录，即使采取了平均叠加技术，结果仍为阴性。最后仅进行了神经松解术。

且波幅相对较高，传导速度也可达 60~80m/s（图 5-17）。这是由于沃勒变性未涉及粗大且具有完整髓鞘的感觉神经纤维。这种电生理反应不同于传导较慢、波幅较低的 NAP 反应，甚至比正常神经记录到的 NAP 反应波幅还要大，传导速度还要快[13,26]。如果存在疑问，可在神经刺激，而在后方脊柱区或对侧头皮记录体感诱发电位。如果是节前损伤，体感诱发电位引不出。如果同时存在节前和节后损伤，则记录到的 NAP 低平，但比单纯节后损伤要高大些（表 5-5）。

其他注意事项

如果肢体手术在止血带下进行，且止血带已经超过 60 分钟，则应在放松止血带 20 分钟后再进行 NAP 检测。神经缺血和伤口的低温可影响 NAP 的记录[17,40]。一些早期病例在止血带下进行 NAP 检测，结果记录到的 NAP 低平，而切除损伤后的组织学检查证明已存在神经再生，且这些患者之后的临床预后不佳[25]。此外，还应注意局部阻滞麻醉对 NAP 的检测也有影响，它对神经传导的阻滞可达几个小时，这种情况下若记录不到 NAP，则难以对结果进行准确的解释。另一方面，箭毒类肌肉松弛剂并不影响 NAP 的检测。但还是应在术前应告知麻醉师，在诱导麻醉时使用的神经肌肉接头阻滞剂应在手术开始后停止使用，术者完成对神经暴

表5-5　1967—2001年间应用NAP检测技术的结果*

	患者例数	NAP(+)神经松解	NAP(+)劈裂式修复	NAP(−)修复或移植
副神经	55	19/19[+]	1/1	35/25
腋神经	99	30/29	2/2	67/40
正中神经	125	73/69	3/3	49/39
桡神经	119	64/63	2/2	53/46
尺神经	126	85/80	5/5	36/24
多神经伤	53	62/55	5/5	64/42
丛性撕裂	20	26/24	2/2	31/24
丛性枪弹伤	118	128/120	2/2	163/92
丛性牵拉伤	481	319/280	27/23	1007/502
坐骨神经胫侧	352	219/199	5/5	128/99
坐骨神经腓侧	347	219/159	3/3	125/54
胫神经	70	39/33	2/2	29/24
腓总神经	241	95/81	3/3	143/60
股神经	89	44/44	0/0	45/40
总计	2295	1422/1255 (94.7%)	62/58 (94%)	1975/1101 (56%)

*，在 LSUHSC 分级中，可有 3 级或以上的恢复。

+，神经或要素、研究的数量/获得更好等级恢复水平的人数。

露后，神经肌肉接头阻滞剂在手术区域的作用应完全消失，这样术者才能准确地观察电刺激下的肌肉收缩反应。在肌肉对刺激有收缩反应后，再开始进行 NAP 的检测。一旦成功完成 NAP 检测，即可嘱麻醉师继续正常的麻醉操作。

有些神经损伤，进行非侵入性的 NAP 检测也是可能的，但与术中检测相比有较高的假阴性率。这种检测要求在损伤部位的更远端神经与皮肤距离较近的区域才能较准确的记录，比如腕部的正中神经或尺神经。有时刺激激活了邻近区域的正常神经，也可出现假阳性结果。因此，使用非侵入技术进行 NAP 检测应慎重选择患者和刺激记录部位。

结论

伤后早期即有功能恢复的神经损伤多不需要手术干预。对于没有功能恢复的神经损伤需要手术治疗，而术中经常发现严重周围神经损伤的神经干大多数保留了大体的连续性，如何进行术中决策则比较困难。单凭术中对神经外观的视诊和触诊往往会产生误导。简单的电刺激，若有肌肉收缩反应，可帮助判断，但大多数严重的周围神经损伤在伤后最初的数月神经轴突尚不

能再生至肌肉。而且一些再生恢复潜力很差的神经损伤仍有可能通过数百根到达肌肉的再生轴突，使肌肉对刺激有轻微的收缩反应。通过对比研究，有效的神经再生需要数千根轴突在伤后 2~3 个月通过损伤部位，此时这些再生轴突尚未长入肌肉，导致术前 EMG 显示为完全性失神经支配。对于神经牵拉伤，即使通过神经内松解观察到神经束是连续的仍可能是一种假象，因为束内损伤可能为神经断裂伤，而非轴突断裂伤。

跨损伤段进行神经动作电位的检测技术是一种判断神经再生状态的有效方式。这种技术几乎可以应用于所有连续性存在的周围神经损伤。根据术中 NAP 是否存在，可直接指导术者的决策。其原理、技巧、设备以及不同神经不同损伤的应用结果均在本章中进行了论述。应用这一技术强调 NAP 的有无和它的定性意义，要比其波形、潜伏期和传导速度这些定量指标更加有意义。

NAP 存在，若不伴随神经痛行外松解；若伴疼痛行内松解。有些神经损伤尽管 NAP 存在，但外观神经损伤严重，则可能存在部分神经束的完全断裂，此时应将神经干分离为若干束组分别进行 NAP 检测，对其中损伤严重的束组还应进行修复手术。

伤后 2 个月或更长时间者，若 NAP 为阴性，应切除损伤段，已有的研究已经证明这类神经损伤为神经断裂伤或组织学分级达到 Sunderland Ⅳ度。NAP 检测技术也已作为评价神经卡压及神经肿瘤松解效果的工具，比如尺神经、骨间后神经、腓总神经卡压或胸廓出口综合征等。

（戚剑　译　向剑平　顾立强　校）

参考文献

1. Calder H, Mast J, and Johnstone C: Intraoperative evoked potential monitoring in acetabular surgery. Clin Orthop 205:160–167, 1994.
2. Carter G, Robinson L, Chang V, et al.: Electrodiagnostic evaluation of traumatic nerve injuries. Hand Clin 16(1):1–12, 2000.
3. Collins W, O'Leary J, Hunt W, et al.: An electrophysiological study of nerve regeneration in the cat. J Neurosurg 12:39–46, 1955.
4. Cragg BG and Thomas PK: Changes in conduction velocity and fiber size proximal to peripheral nerve lesions. J Physiol 157:315–327, 1961.
5. Cragg BG and Thomas PK: The conduction velocity of regenerated peripheral nerve fibers. J Physiol (London) 171:164–175, 1964.
6. Dawson GD: The relative excitability and conduction velocity of sensory and motor nerve fibers in man. J Physiol (London) 131:436–451, 1956.
7. Dorfman L et al.: Conduction Velocity Distributions: A Population Approach to Electrophysiology of Nerve. New York, WR Liss, 1981.
8. Erlanger J and Gasser H: Electrical Signs of Nervous Activity. Philadelphia, University of Pennsylvania Press, 1937.
9. Freidman W: The electrophysiology of peripheral nerve injuries.

Neorosurg Clin N Am 2:1:43–56, 1992.

10. Gabriel E, Villavicencio A, and Friedman A: Evaluation and surgical repair of brachial plexus injuries. Sem Neurosurg 12(1):29–48, 2001.

11. Galbrath J and Meyers R: Impulse conduction. In: Gelberman R.H., Ed: Operative Nerve Repair and Reconstruction. Philadelphia, JB Lippincott, 1991:19–45.

12. Gilliatt R: Physical injury to peripheral nerves: Physiologic and electrodiagnostic aspects. Mayo Clin Proc 56:361–370, 1981.

13. Gilliatt RW and Sears TA: Sensory nerve action potentials in patients with peripheral nerve lesions. J Neurol Neurosurg Psych 21:109–118, 1958.

14. Grundfest H, Oester YT, and Beebe GW: Electrical evidence of regeneration. In: Woodhall B, Beebe GW, Eds: Peripheral Nerve Regeneration. Washington, DC, US Government Printing Office, 1956.

15. Gutman E and Sanders F: Recovery of fiber numbers and diameters in the regeneration of peripheral nerves. J Physiol 101:489, 1943.

16. Hallin RG, Wiesenfeld Z, and Lungregord H: Neurophysiological studies of peripheral nerve functions after neural regeneration following nerve suture in man. Int Rehabil Med 3:187–192, 1981.

17. Happel L and Kline D: Nerve lesions in continuity. In: Gelberman R, Ed: Operative Nerve Repair and Reconstruction. Philadelphia, JB Lippincott, 1991.

18. Happel L and Kline D: Intraoperative neurophysiology of the peripheral nervous system In: Deletis V, Shils J, Eds: Neurophysiology in Neurosurgery. New York, Academic Press, Elsevier Sci, 2002:269–194.

19. Hodgkin A and Huxley A: Currents carried by sodium and potassium ions through the membrane of the giant axon of Loglio. J Physiol 116:449, 1952.

20. Hudson A and Hunter D: Timing of peripheral nerve repair: important local neuropathologic factors. Clin Neurosurg 24:392–405, 1977.

21. Hudson AR and Trammer B: Brachial plexus injuries. In: Wilkins R, Rengachary S, Eds: Neurosurgery. New York, McGraw Hill, 1985.

22. Kaplan B, Freidman W, and Gravenstein D: Intraoperative electrophysiology in treatment of peripheral nerve injuries. J Fla Med Assoc 71:400–403, 1984.

23. Kimura J: Electrodiagnosis in Diseases of Nerve and Muscle: Principles and Practice. Philadelphia, FA Davis, 1983.

24. Kline DG and Hackett ER: Reappraisal of timing for exploration of civilian peripheral nerve injuries. Surgery 78:54–65, 1975.

25. Kline DG and Hackett ER: The neuroma-in-continuity: A management problem. In: Wilkins RH and Rengachary S, Eds: Neurosurgery. New York, McGraw-Hill, 1984. See also Midha R, Kline D: Evaluation of neuroma in continuity. In: Omer G, Spinner M, and Van Beek A, Eds: Management of Peripheral Nerve Problems. Philadelphia, WB Saunders, 1998.

26. Kline DG, Hackett ER, and Happel L: Review of surgical lesions of the brachial plexus. Arch Neurology 43:170–181, 1985.

27. Kline DG and DeJonge BR: Evoked potentials to evaluate peripheral nerve injuries. Surg Gynecol Obstet 127:1239–1250, 1968.

28. Kline DG, Hackett ER, and May PR: Evaluation of nerve injuries by evoked potentials and electromyography. J Neurosurg 31:128–136, 1969.

29. Kline DG and Nulsen FE: The neuroma-incontinuity: Its preoperative and operative management. Surg Clin N Am 52:1189–1209, 1972.

30. Lyons W and Woodhall B: Atlas of Peripheral Nerve Injuries. Philadelphia, WB Saunders, 1949.

31. McGillicuddy J: Clinical decision-making in brachial plexus injuries. Neorosurg Clin N Am 2:1:137–150, 1992.

32. Midha R and MacKay M: Principles of nerve regeneration and surgical repair. Sem Neurosurg (N Af ed) 12(1):81–92, 2001.

33. Nath N: Preface to Seminars in Neurosurgery 12(1):3, 2001.

34. Nelson KR: Use of peripheral nerve action potentials for intraoperative monitoring. Neurol Clin 6:917–933, 1988.

35. Nulsen FE and Lewey FH: Intraneural bipolar stimulation: A new aid in the assessment of nerve injuries. Science 106:301, 1947.

36. Oberle J, Antoniadis G, Ruth S, et al.: Value of nerve action potentials in surgical management of traumatic nerve lesions. Neurosurgery 41(6):1337–1344, 1997.

37. Seddon HJ: Surgical Disorders of the Peripheral Nerves. Baltimore, Williams & Wilkins, 1972.

38. Spinner M: Peripheral nerve problems – past, present, and future In: Management of Peripheral Nerve Problems, 2nd Edn. WB Saunders, 1998.

39. Sumner A: The Physiology of Peripheral Nerve Disease. Philadelphia, WB. Saunders, 1980.

40. Sunderland S: Nerves and Nerve Injuries, 2nd edn. Edinburgh, Churchill-Livingstone, 1978.

41. Tiel R, Happel L, and Kline D: Nerve action potential recording method and equipment. Neurosurgery 39(1):103–109, 1996.

42. Terzis J and Dykes R: Electorphysiological recordings in peripheral nerve surgery: A review. J Hand Surg 1:52–66, 1976.

43. Van Beek A: Intraoperative nerve stimulation and recording techniques In: Management of Peripheral Nerve Problems, 2nd Edn. WB Saunders, 1998.

44. Van Beek A, Hubble B, and Kinkead L: Clinical use of nerve stimulation and recording. Plast Reconst Surg 71:225–232, 1983.

45. Vanderark G, Meyer G, Kline D, et al.: Peripheral nerve injuries studied by evoked potential recordings. Mil Med 135(2):90–94, 1970.

46. Waxman SG: Physiology and Pathobiology of Axons. New York, Raven Press, 1978.

47. Williams HB and Terzis JK: Single fascicular recordings: An intraoperative diagnostic tool for the management of peripheral nerve lesions. Plast Reconstr Surg 57:562–569, 1976.

48. Woodhall B, Nulsen F, White Jet al.: Neurosurgical implications. In: Peripheral Nerve Regeneration. Washington, DC, V.A. Monograph, US Government Printing Office, 1957.

49. Zachary R and Roaf R: Lesions in continuity. In: Seddon H, Ed: Peripheral Nerve Injuries. Her Majesty's Stationery Office, Med. Res. Council Spec. Report, Series No. 282, 1954.

50. Zalis A, Rodriguez A, Oester Y, et al.: Evaluation of nerve regeneration by means of evoked potentials. J Bone Joint Surg 54A:1246–1253, 1972.

第 6 章

手术处理与技术

Robert J. Spinner

概述

■ 周围神经术前必须进行全面的体格检查和充分的电生理及影像学评估。

■ 必须掌握与手术暴露和修复相关的解剖知识。

■ 暴露损伤部位远、近端神经,充分外松解连续性存在的损伤段神经或是已经断裂的神经段,都是非常重要的。

■ 对连续性存在的神经损伤进行术中 NAP 检测可确定是否应该切除损伤神经段,从而利于早期术中决策。

■ 对于必需修复的损伤神经,端－端外膜缝合要保证缝合口张力最小化,使用的方法包括神经游离、神经转位或(和)部分屈曲关节。

■ 如果神经断端间隙过大无法直接进行修复,或修复后无法保证缝合口张力适中,则应采取自体神经移植修复。

■ 神经移植可采用束间神经移植的修复方式,供体可取自腓肠神经、前臂皮神经或浅感觉神经。

■ 对于损伤段神经存在 NAP 且术前存在药物难以控制的神经痛者,应进行神经内松解;其他的内松解指征还包括损伤程度不一的神经损伤,分束后根据不同束的 NAP 检测结果进行分别处理。

■ 术后伤口的精心护理、对患者的家庭护理指导以及出院患者的随访都十分重要。

■ 功能锻炼对恢复关节活动度和强化肢体肌力是必需的,术后必须接受物理治疗和康复治疗。

■ 术后应对患者及其家属说明客观的功能恢复预期,并制订可行的功能康复时间进程表。

术前评估、处理和指导

术前应对患者神经相关损伤问题进行充分的评估,以制订系统和合理的治疗措施。这包括全面的病史询问和体格检查、常用的电生理及影像学辅助检查。最终由医生和患者共同决定是否应该采取手术处理,但手术的方式和时机则取决于外科医生的专业知识和经验。如果首诊医生认为还没有手术指征,也需要做出及时准确的判断。并根据随后的病情进展,如临床表现和(或)电生理结果,来决定是否有后续手术治疗的必要。

对究竟是采取近期或是远期手术治疗,医生还应及早地了解患者的康复需求、是否有神经痛及心理状况等因素。关节的主、被动活动以及强化肌力的物理治疗应该是治疗计划的一部分。反之,受损的神经若不做任何处理将难以期望其功能的自主恢复。神经手术的成功应建立在关节挛缩解除的基础之上,而关节制动又将会导致关节僵硬,因此关节活动范围的康复锻炼应经常性地反复进行。仅在工作时间进行一天一次的物理治疗无法满足瘫痪肢体保持充分活动的需求。患者及其家属应当了解进行关节的活动不仅仅是锻炼瘫痪肌肉所累及的关节,还应包括对其远、近端关节的锻炼。这种在家进行的关节活动锻炼应每天进行多次。若锻炼程度不够,会导致肩、肘和腕等关节的僵硬和疼痛,这些症状有别于早期发生的神经源性疼痛。类似的情况也可发生于下肢。如果在神经损伤后没有进行下肢的负重锻炼(或锻炼方法不正确),髋、膝和踝关节的僵硬也会发生。当合并有骨、血管和肌腱损伤时,一般的治疗原则要求肢体制动,在这种情况下,应尽可能保证未固定关节的充分活动,如肩、手指、髋或足。从一开始,就要使患者认识到患者本人对神经损伤肢体的功能康复负有重大责任,如果完全依赖医院内的物理治疗,而对自主的功能锻炼采取消极的态度,最终只能导致较差的预后。

有些严重的神经源性疼痛的影响可能会超过神经功能丧失本身,而成为一个独立的临床问题。神经源性疼痛不仅会降低患者对物理治疗的依从性,而且影响患者的心理情绪,从而导致生活质量的整体下降,应尽早主动采取治疗措施。对于轻度的疼痛,多数医生认为给予药物和物理治疗即可获得满意的治疗效果,而严重和顽固的疼痛则需要多中心的疼痛治疗专家处理。对于这些病例,疼痛治疗专家会根据症状控制情况逐渐增加药量,或者使用其他程式化的治疗方法尝试更有效的疼痛控制。

在手术前后的治疗期间,患者的心理状态至关重要。有时它可以成为决定治疗效果的唯一重要因素。在严重的神经损伤后,患者常表现出沮丧和焦虑。这种情绪反应可源于以下几个因素:功能障碍、疼痛、体态容貌缺陷以及经济问题。医生应帮助患者面对这些问题,并找到适当的解决途径。一个从一开始就不能遵从医嘱的绝望患者,不会对家庭物理治疗抱有热情,并可能会总是抱怨各种功能障碍和疼痛症状。这种不良的心理状态将会降低成功手术原本应该达到的预期治疗效果。相反,那些积极利用残存功能进行锻炼,主动配合术后治疗的患者会比前者获得更加好的功能恢复。

外科医生需承担许多指导责任:首先需告知患者及其家属神经损伤相关问题的特点、手术指征、手术或其他特殊治疗的优缺点,可能的并发症,以及从功能、外观和疼痛等几个角度说明手术或非手术治疗的客观预后;应在术前告知患者拟采取的手术方式(包括手术切口设计),比如神经松解、缝合、神经移植、二分劈裂修复及神经移位术等,每种处理方式的可能预后;术后,手术者会对手术是否能够成功有一个初步的判断,从而对预后有更加准确的预计。然而,有时由于神经损伤严重(比如神经牵拉伤或合并其他组织损伤的神经伤)、失去最佳的治疗干预时机等原因,期望的功能并不一定能够全部达到。所以一定要让患者及其家属了解术后的功能恢复规律及手术不成功的可能原因(表6-1)。要向患者强调有用的功能恢复周期常需要数年,否则患者可能会以为术后不久就会有功能的恢复。当然,这些说明也可能会使患者对预后产生失望感。但无论如何,必须让患者认识到他(她)需要长期的自我家庭护理,并定期的复诊。作者的做法是制作相关问题简要说明的小册子供患者使用。

表6-1 术前处理

其他原始伤的治疗,包括动脉、肌腱、骨、胸部和腹部等

准确的放射学检查,必要时需要CT或MRI检查

早期准确的临床功能分级评估

伤后2~3周的基础肌电图检查

记录早期运动活动范围,强化残存或不完全损伤功能单位的锻炼

如暂无手术治疗指征,需定期进行体格检查和电生理的随访

将有关预后的客观评估告知患者及其家属

术前准备应由外科和麻醉科共同完成;术前抗生素准备

手术

手术计划

手术时机受多个因素的影响,但最主要的是损伤的原因(撕裂、钝性横断、牵拉或卡压等)和伤后的时间。手术时间的长短一般变化很大。臂丛手术依据术中的发现和采取的修复方式的不同可能需要3~12小时。如果预计手术时间超过12小时,手术还可分为二期进行。如果骨、肌腱或血管也需要处理,无论是分次手术或是单次手术,这些情况最好在神经手术之前先完成,这样随后就不会再有其他的操作干扰精细的神经修复。充分的术前准备应由外科和麻醉科共同完成。

手术团队

手术团队成员在术前应有充分的准备,包括充分的休息。主刀应具备与手术有关的详细解剖知识。电生理技师能熟练开展术中 NAP 检测或其他检测技术(肌电图、感觉诱发电位和运动诱发电位)。通常一位助手辅助即可进行手术,但手术过程中复杂步骤则需要更多助手的帮助,该助手应熟悉腓肠神经的移植切取,并具有关闭复杂手术切口的能力。手术护士也是该团队的重要成员,负责手术器械的消毒、包装及管理,对电极或术中电生理检测需要的其他设备都应提前做好合理的安排。其中擦洗护士不但要有熟练的术中配合,还应具备一定的有关神经损伤或肿瘤的解剖、生理及病理的基本知识。麻醉师应能满足周围神经手术对麻醉的特殊要求,如当在进行术中电生理记录时,避免使用肌肉松弛药;在手术全程,包括切口包扎和石膏外固定的过程,都要能够避免患者发生躁动。病理医生不仅能够熟练阅片,还应尽可能在新的术中标本送达前,完成

上一批标本的病理活检报告。术中活检的标本可能仅是一束神经,因此,病理医生应熟悉小标本的制片。有时由于以前锁骨段血管修复过,估计术后在锁骨段神经暴露困难且有可能损伤血管时,还应有一名血管外科医生作为预备队员。

体位

手术时的体位要避免肢体神经的压迫性麻痹,肢体的摆放应方便术中的巡查。双下肢应满足术中切取腓肠神经移植的需要,胸部应满足肋间神经切取的需要。手术要涉及的肢体应在术中可充分被动活动,因此手术铺巾应能满足这一要求。肢体手术时的铺巾不应过紧,以免对静脉回流产生止血带作用。体感诱发电位检测所用的表面电极应在皮肤消毒前放置并测试,牢固固定,以免在摆放体位时发生滑动而松脱。

如果术中要使用手术显微镜,在术前应对肢体摆放和铺巾进行适当调整,以满足手术显微镜操作的需要。使用前还应对显微镜的摆放进行调试,以保证操作者在长时间的手术过程中不会产生颈部和腰部的紧张。调整目镜和物镜使主刀和助手具有同一视野。此外,显微镜的摆放还应有利于手术护士及器械台的摆放,术野监视器的摆放也应方便手术室内所有人员的观察。

设备

手术器械台并没有特定的位置,它需要根据术中主刀和助手的位置、麻醉设备的位置以及可能的神经供区部位等因素来调整,且不能阻碍手术间其他工作人员和器械护士的通行。

一般要准备多种型号的手术刀,包括使用 15 号刀片的长柄整形手术刀,以及可用于大部分组织分离的长柄组织剪和库欣钳(图 6-1)。眼科钳用于神经束的精细操作。烟卷引流片和血管吊索用于神经的牵拉。其他还需要不同类型的止血钳、莫氏自动拉钩及显微外科器械,如两极钳、显微剪刀、显微镊等。所有器械应根据操作精细程度不同分为方便术中选择的两大类:大器械和精细器械。在放置引流物时,应选用弯曲而尖端圆钝的钳子。

应常规准备电刀和双极电凝。不同管径和压力可控的吸管可在术中的不同阶段根据需要选用,大口径、高压吸管可能损伤神经。对于较大或预计失血较多的手术还应准备血液回收装置。

术野显露

初步的术野显露,如皮肤切开、神经以外的软组织

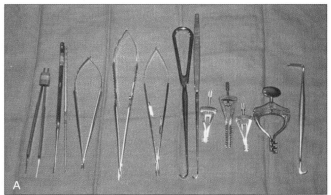
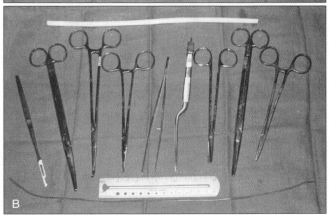

图 6-1 图中器械台展示了周围神经手术常用的器械。(A)显微镊、显微剪刀、直角钳、静脉牵开器,以及不同类型的微小 Alm 牵开器、乳突拉钩、扒钩。(B)安装了 15 号刀片的手术刀、组织剪、莫氏自动拉钩、有齿库欣钳、显微镊、显微持针器,上方为彭氏引流管,下方为血管吊索。

分离等,根据操作者的习惯,使用或不使用手术放大设备均可,但应尽可能保护皮神经。分离神经及其周围瘢痕时,应常规使用显微镜或手术放大镜。原则上应由两端的正常神经向损伤段神经进行分离,特别是神经丛部位,并注意无血操作。分离中要以关键解剖标志为参照(图 6-2)。过早使用显微镜会增加不必要的手术时间。但在分离神经及其周围瘢痕时应小心谨慎操作,不可操之过急。在放置自动牵开器时也应格外小心,以免损伤邻近组织结构。

切口关闭

在进行神经移植操作前应首先关闭除操作切口以外的其他全部切口,这样可以保证修复的神经不再受其他手术操作的影响。关闭切口的过程中还应注意不要使棉垫、纱条黏附牵扯移植神经导致神经缝合口撕裂。神经周围的筋膜不应缝合过紧,以免对神经形成卡压。皮肤的缝合应细致,以免切口瘢痕增生(图 6-3)。

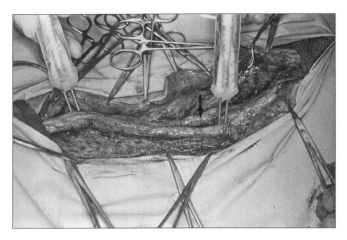

图 6-2　坐骨神经挫伤的暴露和神经松解术。胫神经部分和腓神经部分均已完全游离。左侧的电极置于坐骨神经，右侧的钩形电极置于腓神经部分，箭头所指为胫神经部分。

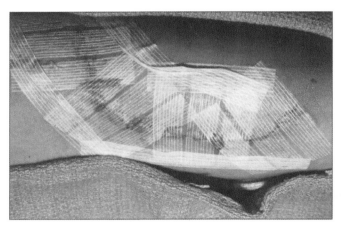

图 6-3　在肘部桡神经探查后，消毒纱条用于伤口的覆盖。

引流物的放置应避开神经移植区域，并在拔除时小心操作以免损伤神经。要由有经验的医生指导进行伤口的包扎及外固定。任何一个环节的误差，都会损伤到整个手术的效果，即便是在手术即将结束时，手术成员都很疲惫的情况下，也不应忽视最后的切口关闭环节。

常用的手术方式

神经外松解

　　神经外松解是所有神经手术处理方式的基础，应在术中电生理检测及神经修复前完成，包括清除神经外周包绕的其他组织和瘢痕。在本书中，外松解意指对神经的完全游离，并具有足够的长度。对于损伤的神经，还应去除增厚的外膜组织。对于简单的腕管综合征，通过切除腕横韧带显露神经也可达到神经松解的目的，而无须再进行其他的神经外松解操作。

　　神经外松解通常需要先游离出远、近端正常神经，再向损伤段进行环形分离。可使用 15 号手术刀进行，有时使用钝头组织剪更加安全可靠。分离过程中，可使用 10.16cm×10.16cm 的湿纱条轻轻向两侧牵拉神经，或使用 Gerald 钳牵拉周围组织进行辅助。

　　远、近端正常神经可使用胶片环绕进行标志（图 6-4）。也可进行牵拉辅助神经外膜分离操作。精细的血管吊索可用于更小的神经或神经主干分支的标志和牵引，但用于大神经时，可能会对神经造成压迫。有时可以观察到神经外膜的环形狭窄束带，应使用锐性松解解除。在锁骨上的神经丛损伤或坐骨切迹处的坐骨神经损伤，常无法暴露出近端正常神经，这种情况下，需暴露更多的远端正常神经，并沿着神经向近端分离。

　　外膜瘢痕的切除需要精细的剪刀或显微剪，有时使用手术刀也可完成这一操作（图 6-5），尽可能多地松解出神经束。对于外膜或外膜下的出血点，在助手用盐水灌洗时，使用精细的双极电凝来止血。

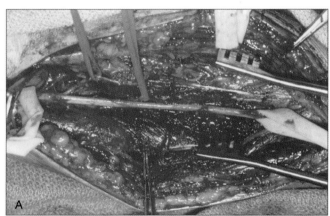

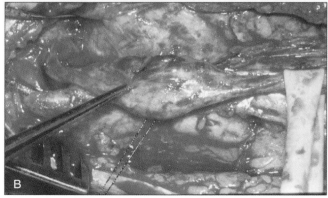

图 6-4　（A）牵拉伤段神经的环形游离和彻底的外松解。左侧为近端，右侧为远端，均以胶片环绕。（B）暴露一段连续性存在的严重损伤神经，在神经远端（右侧）使用胶片环绕牵引。

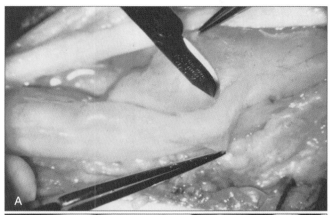
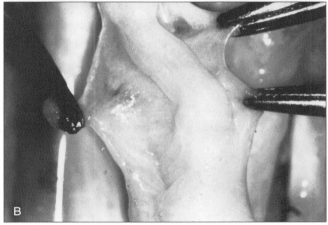

图 6-5　(A)外膜瘢痕切除。(B)外膜及瘢痕由神经主干提起，已从神经束分离下的外膜由镊子夹持。

NAP检测

对于连续性存在的周围神经损伤，在进行术中电生理评估前应首先完成神经外松解。有人认为在行外松解或内松解后，在显微镜下仔细观察通过损伤段神经束，是决定部分或全部切除损伤神经段的唯一术中决策检查手段，但作者认为应使用术中电刺激和记录技术来评估神经损伤的程度。

完成神经外松解后，尽可能在神经损伤平面以近的神经表面放置刺激和记录电极，以便刺激后诱发一个可在神经损伤平面以近记录的 NAP。记录电极逐渐移至损伤部位，注意观察诱发 NAP 的变化。然后记录电极移至损伤部位远端，观察 NAP 反应是否可通过连续性存在的损伤神经段。NAP 存在，而损伤时间在 9 个月以内，可确定会存在功能恢复，仅行神经外松解；NAP 引不出，则考虑行损伤段切除后修复处理。

神经内松解

神经内松解要求将每一神经束或束组都要进行分离。通常需使用放大设备和显微器械。一般而言，由于具有更加明显的束间隔，肢体远端神经的内松解较近端的内松解容易操作。内松解的一个重要指征就是神经内部部分神经束损伤严重，需要进行修复处理；另一个指征是药物治疗失败的严重神经性疼痛以及不伴有严重功能障碍的重度神经痛。但即使是非常小心谨慎地操作，内松解有时也会导致神经功能的进一步丧失。

通过锐性分离游离出神经束或束组，并以血管吊索或胶片牵引(图 6-6)。这种牵引可帮助远、近端正常神经束的分离，并向损伤部位追踪神经束的连续性。具体是进行单束的分离还是进行束组的分离，这需要术者根据不同神经在不同部位神经束组的类型来决定(图 6-7)。分离出的神经束或束组还需要去除束间的神经外膜(内层神经外膜)和瘢痕。之后对每束的功能状态进行 NAP 检测评价。注意保持分离出的神经束湿润，并对出血点使用双极电凝止血。对不需要束间神经移植的直接进行束间神经缝合，神经横断伤需内松解两侧的残端，神经钝性损伤则需要松解整个神经干(图 6-8)。对于需要劈裂进行分别修复的，将在本章后面进一步讨论。

端-端缝合修复

对于神经横断伤或切除损伤段后神经缺损不多，可直接进行端-端外膜缝合。但即使是横断伤，也应由两端正常的神经通过锐性操作向断端进行分离。神经断端应切除至可见到正常的神经外膜和束状结构。由于正常的神经束会向外突出，所以近侧神经残端更易于观察到这种特征性结构(图 6-9)。远端可由不同程度的瘢痕组织所包裹，这取决于受伤时间的长短。远端应切至可基本辨别束状结构且触之质地较软。在进行断端切割时，应先将残端放置在一个刀背上或以类似的硬物垫底，作者常使用刀柄作为垫底，并使用新刀片进行切割，这样做的目的是在进行神经切割时防止神经发生滑动，从而导致对神经残端产生不必要的挤压。切割部位的近端神经应使用拇指和示指加以固定，也可以使用血管钳钳夹神经外膜来固定。

对于神经残端的渗血可使用肌肉组织或吸收性明胶海绵轻压残端数分钟来止血。若为动脉性出血，需仔细找出动脉口通过精细的双极电凝止血。在寻找出血血管时，助手应不断冲洗神经断端的出血，便于主刀看清神经残端的出血点。

神经残端切至正常，并处理好残端出血后，即可进行神经缝合(图 6-10)。但在缝合前，需要将远、近端进

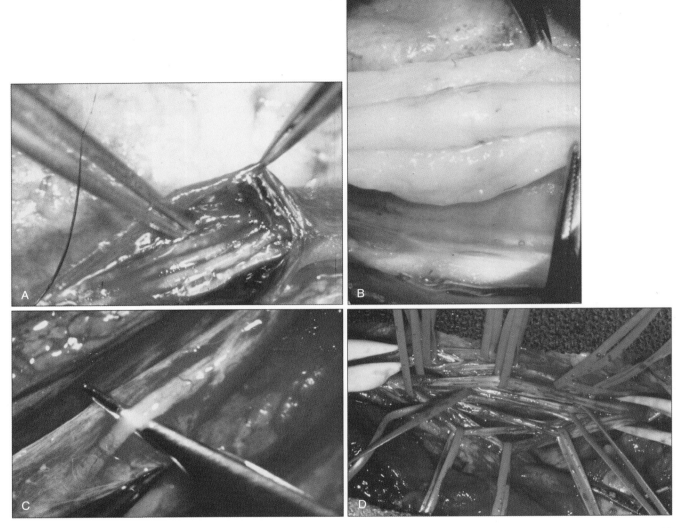

图 6-6 （A）使用镊子提起一部分外膜进行神经内松解。（B）在游离神经束前通过锐性分离显露神经束。（C）使用钝头组织剪在神经束下方进行游离。（D）对坐骨神经进行广泛的内松解，通过使用手术刀、组织剪和显微剪进行神经束的分离。

行适当的游离，使缝合口仅有轻微张力。神经转位和屈曲邻近关节可进一步减少神经断端的间隙，但减少的幅度却因神经损伤部位的不同而有所差异。肘部尺神经的前置，上臂桡神经的肱二头肌和肱肌下方的改道，腓总神经部分分支的切断，这些方法均可减少神经断端间的缺损距离。此外，对大多数上臂的神经通过屈曲肘关节或对于坐骨神经屈曲膝关节，均有助于减少神经断端间的缺损长度。

通过这些减张技术处理过的神经，术后需要固定肢体数周来预防神经缝合口的张力过大，特别是要防止导致缝合口撕裂的张力。作者的经验认为这种短期的肢体固定非常有益，直接进行神经断端缝合的神经比采取神经移植修复的更加需要固定。但神经缝合口的轻微张力对神经再生则没有明显影响。通常连续性

存在的损伤神经在切除神经瘤后可直接进行神经缝合。通过这些减张技术仍无法进行缝合或预计缝合后缝合口张力过大的，则需要神经移植来进行修复。缝合后发现肢体的轻微活动可导致缝合口分离的，也应拆除缝线改为神经移植修复，否则术后有缝合口断裂的风险。

端-端缝合时应先缝合 3 和 9 点钟位置（图 6-11和图 6-12），或由神经断面观察，那些比较接近沿神经纵轴走行的营养血管或主要神经束的部位。这种缝合方法有助于尽可能准确对合两个断端的神经束。打结时第一个结应为外科结，特别是缝合口存在张力时。在最外侧这两针打结后，可以止血钳钳夹线尾牵引，使远、近端的外膜边缘均匀对合，间断缝合上方缝合口，但不应将缝合口缝合过紧；然后通过牵引线的翻转暴

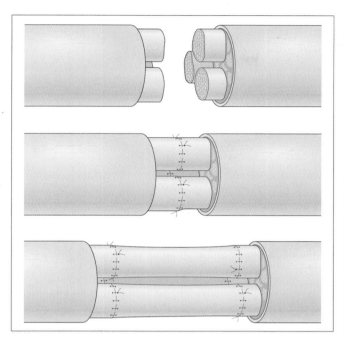

图 6-7　上图显示神经束组分离后的神经干两端；中图显示将对应的神经束组直接缝合进行修复；下图显示通过束间移植对神经束组进行修复。(见彩图)

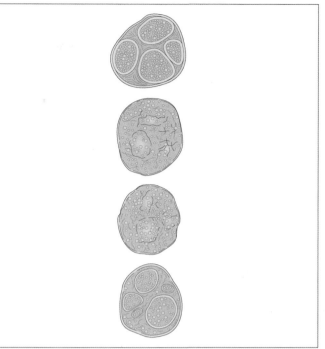

图 6-8　Usual histologic result of an interfascicular repair without grafts. More normal fascicular pattern is present at top. Proximal to distal extent of scar mixed with axons (*middle two drawings*)tends to be longer than in an end-to-end repair. Many axons have reached the distal stump fascicles (*bottom*), but some are at extrafascicular loci.(Adapted from Hudson A, Hunter D, Kline D, Bratton B: Histological studies of experimental interfascicular graft repairs. J Neurosurg 51:333–340, 1979.*

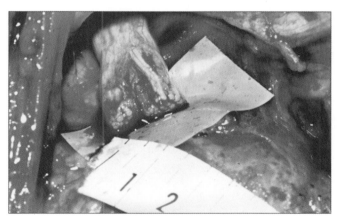

图 6-9　在切至正常神经结构的外膜边缘可见明显的神经束突出。

张力的不同而有所差异。当缝针穿过外膜时，会包含少量深部组织，从而固定了深部神经束的位置。大多数多束型神经都可通过外膜端-端缝合。对少束型神经可通过束膜缝合的方法修复。束膜缝合对于远端正中神经和尺神经的修复更有价值，因为此处的运动或感觉束以趋于明确。

　　有时神经断端尺寸不匹配，通常为近端粗于远端。此种情况下，在外侧缝合打结后，先缝合 12 点和 6 点钟方位，然后在三处牵引缝针间的中立位分别缝合，如此反复直至整个缝合口均匀地缝合。缝合完毕后，操作者以湿润的拇、示指指尖轻提缝合口部位，并在指间反复前后滚动数次，尽可能校正神经干和神经束的对位排列关系。同时可以明确检查在轻度的牵引张力下，缝合口是否安全牢靠。

　　需要强调的是，导致神经修复失败的原因，一是神

露下方缝合口，均匀间断外膜缝合。外膜的对合应合理，但不应过紧。外膜缝合的针数应允许外膜能精确对合即可，缝合针数过多可导致缝合口过多的瘢痕形成。有作者通过纤维蛋白胶来完成神经断端的对合，也有人仅稀疏缝合数针来拉拢神经断端，再在缝合口周围使用纤维蛋白胶来加强。

　　缝合材料直径的选择随修复神经的粗细和缝合口

---

*,应版权方要求,此图图注须为英文原文。译文如下:无须神经移植的束间神经缝合,常见的神经束组织学类型。最上图为正常的束组类型。在瘢痕段的远、近端可见瘢痕中混合了神经轴突(中间两图所示),这意味着在进行端-端缝合前需要分离更长的神经。下图可见更多的轴突已到达远端神经,但有些轴突长入束外间隙。(见彩图)

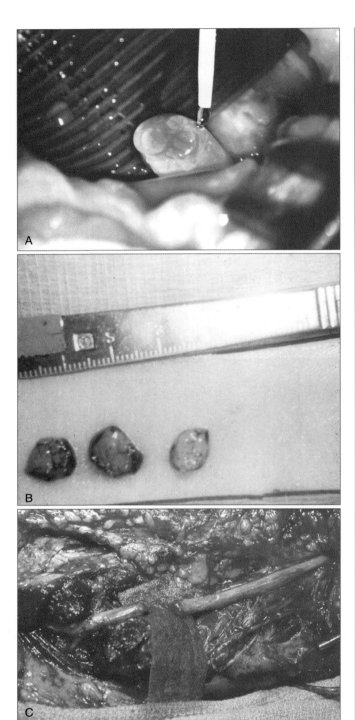

图 6-10　(A)神经断端被切至正常的神经束结构显露，并以肝素盐水冲洗断端。(B)由一个连续性存在的损伤神经切下的瘢痕段神经，可见断面缺乏正常神经束结构。(C)上臂桡神经注射性损伤在切除瘢痕段后进行端-端缝合修复。

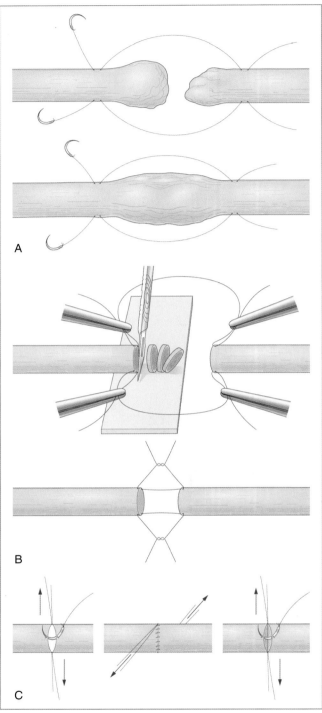

图 6-11　(A)预先进行对角线外侧缝合，上图为横断神经，下图为连续性存在的损伤神经。(B)将神经残端切至正常神经，收紧外侧缝线使断端对拢。(C)上方的外膜缝合完成后，通过牵引线的翻转暴露下方神经缝合口，完成外膜缝合。

经残端没有修整至正常神经结构，二是术后神经缝合口存在张力。因此是否采取端-端缝合应遵循个体化处理的原则，无明显张力时行端-端缝合，否则应进行神经移植修复，只有这样才能避免这两种并发症。作者的

经验是直接的神经缝合预后优于神经移植修复的预后，因此当神经断端间缺损较小时(几厘米)尽可能直接进行端-端缝合(图 6-13)。而神经断端间隙较大时(即使通过神经两端游离和邻近关节制动缝合口仍有

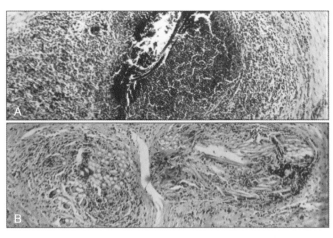

图 6-12 使用两种不同缝合材料进行神经修复的组织学检查对比。(A)组织对丝线产生明显的炎症反应。(B)组织对尼龙线的炎症反应较轻。神经缝合后 6 周的缝合口组织切片(HE 染色,×40)。

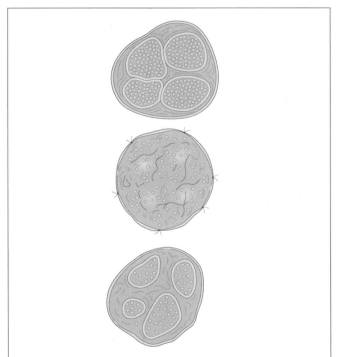

图 6-13 Usual histologic picture of an epineurial or end-to-end repair several months after operation. Normal proximal stump morphology is seen at the top. Axons mixed with scar are seen in the middle at the center of the repair site, and some restoration of distal stump fascicular structure is seen at the bottom. (Adapted from Hudson A, Hunter D, Kline D, Bratton B: Histological studies of experimental interfascicular graft repairs. J Neurosurg 51:333–340, 1979.)*

较高张力者),神经移植修复的预后则优于神经直接端–端缝合的预后。

神经移植

在决定行神经移植修复前,往往先采取神经两断端游离和肢体中度屈曲固定来缩短神经断端间隙,以尽可能直接进行端–端缝合。但作者同时认为,通过肢体极度屈曲来缩短神经断端间隙的方法并不比神经移植有更大的优越性,此种情况下,宁可选择保留邻近关节的早期保护性运动功能。在行神经移植前,首先对神经断端进行修整,将神经残端分离为若干个神经束或称束指(fingers of fascicular)(图 6-14)。在看清神经残端束型结构后以显微剪进行分离,也可将神经残端放置在压舌板表面进行锐性分离,一般分离为 4~5 束。去除束(组)间组织和瘢痕。

然后进行断端间隙和移植神经数量的测量。神经移植长度应比断端间隙稍长,再乘以所需切取的数量,即得到移植神经切取的总长度。移植神经的供区多为腓肠神经,若腓肠神经也存在潜在性损伤,前臂和上臂的皮神经(前臂和臂内侧皮神经、桡神经浅支等)也可作为神经移植供体。

切取腓肠神经通常采用小腿后外侧的弧形切口,也有人采用沿腓肠神经走行的节段性小切口,但有时需要肌腱剥离器或内镜的辅助。腓肠神经可在跟腱外侧及外踝尖上 2.54cm 的地方进行比较准确可靠的定

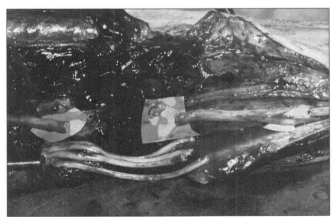

图 6-14 涉及多条神经的丛性损伤,准备行神经移植修复。图的下方可见成组的束间移植神经供体;图的上方可见需要修复的神经已经修整至正常神经结构。注意移植供体的长度略长于神经断端的间隙。

*,应版权方要求,此图图注须为英文原文。译文如下:外膜端–端缝合术后数月的组织学图示。上图为近端正常神经的束型结构,中图为缝合部位,可见轴突与瘢痕组织相混合,下图可见远端已有部分束状结构恢复。(见彩图)

位,并通常位于小隐静脉旁。通过血管吊索提起后较易分离,并向近端追踪。常可遇到较大的分支向远端走行,可能的话,一起切取作为移植体。近端的分支常位于小腿三头肌筋膜下,来源于腓总神经或(和)胫神经。切取过程中应避免人为造成腓肠神经的牵拉伤,牵拉过度时甚至还会造成腓总神经、胫神经或坐骨神经的损伤。在分离出所需长度后分别在远、近端切断,可以双极电凝烧灼近侧残端,但无论如何都应将近侧残端埋藏在肌肉中。如果所需移植体较短,可适当切取较长的腓肠神经,以使近断端位于肌下而非肢体远端的皮下。

臂和前臂内侧皮神经可通过肢体内侧切口切取。如用于神经丛远端或近端神经干损伤的修复,可定位于内侧束来寻找。在上臂远端可通过肱血管来定位。同腓肠神经的切取一样,近端需双极烧灼处理。通常臂内侧皮神经较细,而前臂内侧皮神经相对粗大。

桡神经浅支相对粗大,可通过前臂的桡背侧切口切取。在腕部皮下很容易找到该神经,并向近端追踪分离,若要增加移植体的长度,可沿着其近端走行分离至肘部。

供体神经切取后应轻柔操作,以生理盐水保持其湿润,然后移至神经受区。多余的膜外结构和其他组织应通过锐性分离予以去除。供体神经按照比缺损间隙长10%的原则进行分段,然后将移植体放置在远、近残端间,并分别以两针外侧缝合固定(图6-15)。由于移植神经口径通常较受体神经口径小,180°两定点缝合可将移植神经口径开大为鱼嘴状,从而与受区神经口径尽可能对合完全(图6-16)。也可以采用三定点或四定点的缝合方法。一些特殊情况,如椎间孔水平的脊神经移植修复,仅仅远端缝合口可按照这一方法缝合,近端则只能通过缝合残端和移植体神经的中心来进行对合。一般使用7-0或8-0尼龙或Prolene线进行缝合。更精细的缝合材料则在手术放大镜下操作困难,而大口径的缝合材料则占据了太多的神经内空间。此外,纤维蛋白胶也可用于将神经断端与移植体进行对合固定。

按照上述要求,所有的移植体先与近端缝合,再与远端缝合。或缝合完一段移植体后再进行下一段的缝合。前者在一些缝合操作困难的部位特别适用。比如缝合口邻近锁骨时,可通过助手牵引锁骨完成一侧的缝合,再由助手向另一方向牵引锁骨完成对侧的缝合。

在完成移植修复后需要重新检查缝合口,因为有多段移植体时在另一端可能会被错误地缝于不相应的远端神经束/组(图6-17)。检查无误后,术野冲洗和止血。并尽可能地将移植段置于无瘢痕的组织床上。

目前,对于小的神经间隙,还可使用套管技术进行

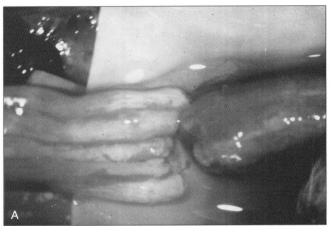

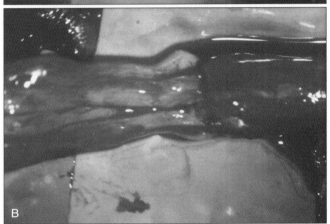

图6-15　(A)移植神经放置在近端神经残端束/组的左侧,移植体的另一端为神经远端,也已修整为若干束/组,准备接受与供体的缝合。(B)移植体已经与受体(右侧)在无张力下进行神经束膜缝合。将移植体与每一束组分别进行移植桥接仅需要很少的缝合针数。

修复而无须端-端缝合。初步的临床结果表明,当间隙小于3cm时,可获得较满意的神经再生。应用神经导管技术的不仅仅局限于小神经,如指神经,也包括混合神经,如腕部的正中神经或尺神经。也有一些作者报道用于副神经的修复,甚至在肢体近端较粗大神经的修复。这一技术最显著的优点在于避免了神经供区的功能影响。桥接导管可以是不可吸收的材料,如硅橡胶,临床已应用多年,但多需在二次手术时取出;也可以是自体组织制成的导管和可吸收生物材料,目前市场上均可获得,并被推荐用于短段神经缺损。许多作者仍然在对这一领域的问题进行持续的研究,如不同的导管材料结合导管内赋予不同的神经再生促进因素对神经再生的影响。

对于带血管的神经移植也有很多基础实验和临床应用的研究,但至今仍未显现出将该方法作为常规移植修复方式的优越性。但对于长段神经缺损修复或无血运的组织床的神经移植,该方法还是有潜在的优越性。

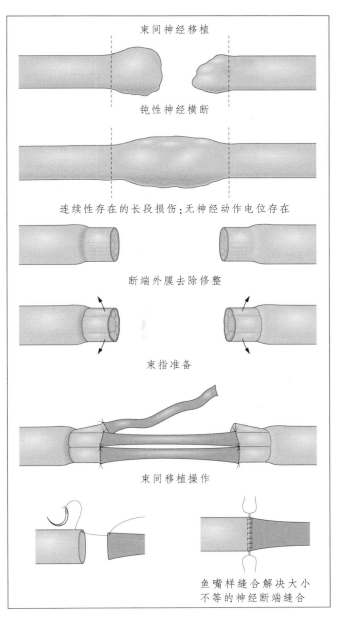

图 6-16 无论是钝性横断伤的残端神经瘤形成，还是需要切除修复的连续性存在的损伤，神经束间移植修复的步骤基本如图示。在两断端切至正常神经结构后，外膜修整为若干束指，以移植神经桥接远、近端。注意图中缝合口移植体端行扩展或鱼嘴样缝合处理，以使缝合口内的神经束结构对合完整。

神经移植术后，上肢需要三角巾悬吊固定，特别是对于臂丛的修复。在术后 3 周内限制肩外展，但仍鼓励肩部的旋转运动和部分外展。图 6-18 显示在神经移植

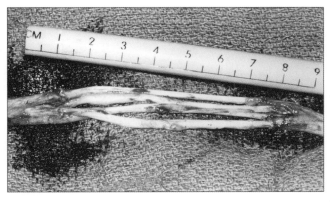

图 6-17 使用 4 段 7cm 长腓肠神经移植完成的束间移植修复。(From Dubuisson A, Kline D: Indications for peripheral nerve and brachial plexus surgery. Neurol Clin North Am, 10:935-951, 1992, with permission.)

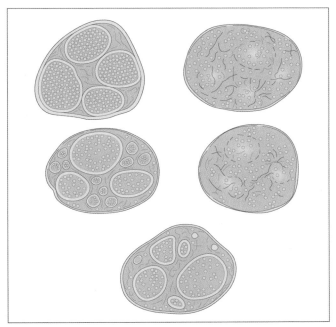

图 6-18 Usual histologic picture of a grouped interfascicular repair using multiple grafts several months after repair. More normal fascicular pattern is seen at top left. Site of scar, axons, and disorganization are seen at interface between proximal stump and proximal grafts(*top right*). At the mid-segment of the grafts, some of their fascicular structure is still evident, with regenerated axons within but also external to fascicles(*middle left*). In the more distal portion of the grafted segment, more disorganization is evident, especially close to and at the level of the coaptation of the graft to the distal stump's groups of fascicles(*middle right*). At the bottom center is the distal stump morphology; regenerated axons are both intrafascicular and extrafascicular.(Adapted from Hudson A, Hunter D, Kline D, Bratton B: Histological studies of experimental interfascicular graft repairs. J Neurosurg 51:333-340, 1979.)[*]

*, 应版权方要求，此图图注须为英文原文。译文如下：神经束组束间移植修复数月后通常的组织学变化。在左上图中可见正常的神经束型，而在右上图中可见在近端缝合口内存在瘢痕、轴突以及正常组织结构的破坏。在移植体中段，神经束结构变得清晰，但神经束内、外均存在轴突结构(中间左图)。在远端缝合口，组织结构的破坏更加明显(中间右图)。下图为神经远端的组织学结构，再生的轴突存在于神经束内、外。(见彩图)

修复后数月时通常的组织学变化。

神经劈裂式修复(split repair)

当神经损伤部位存在一部分神经束损伤较重而其余神经束连续性较好时，则神经需要通过内松解劈裂为多个束或束组(图 6-19)。不同的神经束通过检测确定哪些需要切除修复而哪些需要保留。需要切除修复的神经束通常需要一段或多段的神经移植修复。这就是所谓的"劈裂式修复"。同端-端缝合以及整条神经干移植修复不同，本修复方式的重点在于切除完全损伤段至正常神经结构，并在无张力状态下进行这部分神经束的修复。

对于急诊Ⅰ期的劈裂式修复，多可对需要修复的神经束直接进行端-端缝合。如果存在小的间隙，未损伤部分神经束的轻度弯曲无论对于Ⅰ期修复还是延迟修复都是可以接受的。但如果弯曲太大，则有潜在纽结的风险，此时最好行神经移植修复缺损(图 6-20)。劈裂式修复通常可获得满意的结果，特别是保留下来的神经通过术中电生理证实未损伤或已有神经再生。

神经移位术

神经移位术是通过利用正常神经的近端转位修复无功能神经的远端，从而恢复受损神经中枢支配的一种手术方式。以臂丛神经损伤为例，可供移位的潜在神经源(包括丛外神经 C3、C4 脊神经，颈丛，副神经，肋间神经，膈神经，舌下神经以及健侧 C7 神经根等)和丛内神经(胸背神经、胸肌或肱二头肌肌支、正中或尺神经部分

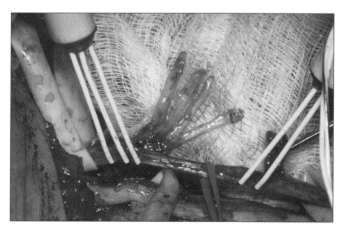

图 6-19　保留下来的部分神经束 NAP 检测(+)，和准备进行移植修复的神经束，NAP 检测为阴性。图中左侧移植体已经完成和近端神经束的缝合，并准备与右侧远端神经束进行缝合。(From Dubuisson A，Kline D：Indications for peripheral nerve and brachial plexus surgery. Neurol Clin North Am，10：935-951，1992，with permission.)

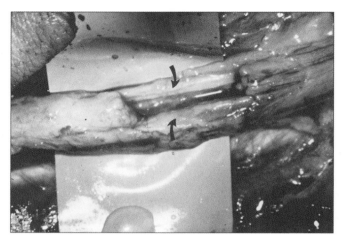

图 6-20　为部分损伤的神经准备进行神经移植的劈裂式修复。左右两端已分离出准备接受神经移植的神经束，箭头所示为保留下来的正常神经束。

束支等)。神经移位术可用于重建运动或感觉功能。

神经丛的节前损伤是神经移位术的一个主要手术适应证。如肋间神经移位术修复肱二头肌肌支(或肌皮神经)以重建 C6 撕脱后的屈肘功能。近来有报道对于单纯 C5-6 根性损伤利用尺神经部分束支移位修复肱二头肌肌支(Oberlin 术式)重建屈肘功能。这些利用丛内正常神经束支转位修复远端神经的成功报道，已使很多医生利用这一手术方式替代神经移植进行节后神经损伤的治疗。有些作者认为神经移位术较神经移植有更加可靠和充分的功能恢复，但这一观点尚有争论。

还有作者将神经移位术用于功能性游离肌肉移植的神经源游离的股薄肌移植(见第 16 章)。这一术式包括将带有完整血管、神经系统的肌肉远程移植，在受区重建肌肉的起止点，并与受区的血管、神经做吻合，从而重建受区的部分运动功能屈肘功能。对于受区神经损伤超过 1 年且已失去神经修复时机的病例，功能性游离肌肉移植是一种有效的治疗手段。

在实施神经移位术前，操作者应谨慎权衡手术的利与弊。因为每一条供区神经移位术后，都会造成供区神经的潜在性功能丧失。目前世界范围内广泛采用的移位神经，如膈神经和健侧 C7，都有较高的供区功能分级下降的风险(具体内容见第 16 章)。

其他手术方式

其他手术方式还有肌肉/肌腱转位、截骨或截肢术以及关节融合等(详细内容及各自的适应证见第 20 章)。当患者失去与神经相关的修复或重建手术时机，或前期的重建性手术失败后，可考虑采取这些手术方式。

痛性神经瘤的切除

有些神经损伤可导致痛性神经瘤的形成。若为功能不重要的神经，可直接切除神经瘤而无须修复，如内、外侧前臂皮神经，尺神经手背支，正中或尺神经的掌侧感觉支，桡神经浅支（SSR）以及坐骨神经或股神经的腓肠神经或隐神经支等。在这种情况下，切除应广泛，包括周围的瘢痕组织和邻近的一些损伤较轻的神经分支。Mackinnon 和 Dellen 指出这些结构可能促使神经瘤的形成或者是疼痛冲动产生的部分激发因素（Surgery of the Peripheral Nerve, New York, G. Thieme, 1988），特别是 SSR 和隐神经痛性神经瘤。

对于新鲜的切割伤造成的近断端痛性神经瘤的治疗尚有争议，主要是没有任何一种治疗措施能确保不复发。任何形式的神经损伤，即便是新鲜的切割伤也可导致痛性神经瘤产生。作者多采取将损伤的神经尽可能地埋植于深部组织中，最好是肌肉中的方法，而不会采取将神经与肌肉缝合、翻转神经与自身缝合、残端结扎、骨组织埋植和注射硬化剂等措施。更倾向于在神经近端以双极电凝进行电灼封闭，操作时需在手术放大镜下进行。神经切除时长度可超过 6cm，这样可降低神经再生恢复连续性从而再次形成痛性神经瘤的可能性。

术后处理

术后处理虽然在不同神经间、上下肢间或是否为神经丛性手术而有所差异（表 6-2）。但这其中有一些共同之处需要特别强调，无论是端-端缝合或是神经移植，神经张力在术后 3 周内最为明显，因此术后早期应避免肢体的过牵、过展和过伸。若是在一定张力下进行的端-

端缝合，即使在手术 3 周以后，也应注意逐步进行肢体的过伸锻炼。最好由掌握肢体康复流程的物理治疗师来指导患者，但事实上，这一工作经常是由患者的父母或其亲属来帮助患者完成的，因此需要对他们进行认真的指导。需要再次强调的是，静止不动的神经不会恢复功能，就如同不进行活动锻炼的关节也不会恢复活动度。因此，应当有计划地进行瘫痪肢体主、被动运动锻炼。

伤口处理与其他软组织手术的注意事项并无太多不同，包括经常检查是否存在肢体过度肿胀、伤口出血、肢体供血不足、进展性的神经功能障碍以及新的神经源性疼痛。通过术中仔细耐心的止血，尽可能减少术后在神经手术部位血液的积聚。如果在神经手术部位形成血肿，即使血肿并未对神经产生明显的压迫，也应通过吸引或外科手术予以清除。如果不进行处理，血肿可在神经缝合口周围形成严重的瘢痕。

尽管正常神经有较强的抗感染能力，但受损或接受过手术治疗的神经由于血-神经屏障的破坏，其抗感染能力大大下降。对于神经手术后的局部软组织的感染，应积极地进行抗感染治疗，有时还应切开、清创和引流。对于手术时间较长的患者，可在围术期静脉注射抗生素，之后辅以一段时期的口服抗生素。

术后伤口常规每天换药直至出院。一般应在手术切口部位给予适当的加压。由于患者通常伤口未完全愈合即出院，因此应告知患者在院外期间保持伤口敷料干燥，定期复查，并在术后 7~10 天拆除缝线或皮肤钉。如患者离复诊医院较远，可在规定的复诊时间于当地医院就诊。如手术切口为皮内缝合，则在术后 8~10 天浸泡去除伤口贴。通常要求患者在术后的数周内注意保持受伤肢体处于抬高的位置，但这期间不能忽视经常性的肢体功能锻炼。患者出院时，除了给予抗生素外，还应给予一种乃至多种的止痛药物。若使用了具有潜在药物依赖性的止痛药，应在 2 周后更改为低依赖性的止痛药，并在一定时期后逐步过渡为低剂量的止痛药物。

应当在住院期间就向患者及其家属说明今后还可能接受哪些治疗、预期的结果如何和复诊的时间。如果可能的话，还应对最终的功能恢复前景做解释说明。若能制订出整个治疗计划和功能恢复的时间表，对患者的诊疗指导会更有帮助。作者的做法通常是通过手术草图向患者说明术中的情况。告知患者术后会经历一定时期的阵发性疼痛和痛觉过敏（数周或更长时间），而且疼痛症状不同患者表现的程度也不相同，尽管这些患者在住院期间有些人并未出现上述症状。针对伤口处理、肢体运动、伤口换药拆线时机及术后随访规律等，总结了一些特殊的指导说明。

表6-2　术后处理
经常定期检查肢体和伤口敷料，是否有过度肿胀、出血或供血不足
早期积极的肺部处理，尤其是臂丛手术者应常规行肺部X线检查肢体制动
关节运动范围的设定，尤其是手术部位远端和近端的正常关节日常性的伤口处理，早期伤口轻度加压包扎，后期则无须加压引流物拔除
向患者及其家属交代术中情况、可能的预后、康复计划以及可能发生的疼痛情况
有关伤口处理、随访和药物使用的出院指导

手术并发症与手术的局限性

不同神经手术的并发症将会在相关章节中进行讨论。一般而言,对于不同损伤部位的特定神经,不同类型的手术方式在促进神经功能恢复方面均有其固有的局限性。这些局限性应在术前进行充分的评估,并在术后对患者及其家属进行详细的解释。尽管术后功能恢复不良本身并不是手术并发症,但应将这一可能向患者明确指出。

此外,对于部分损伤的神经可能在术后出现功能进一步减退。比如连续性存在的神经损伤尽管保留了部分神经功能,但若存在严重的神经痛,术中可能切除损伤部位而进行整个神经干的修复。对神经损伤部位神经松解操作,尤其是内松解,也可能导致出现术后功能进一步减退。对于有经验的操作者,尽管这种可能性很小,但也需将这种可能性告知患者。

即便术者认为术中分离非常谨慎,无过度的牵拉或其他操作,但损伤邻近区域神经分支所导致的新的功能障碍也可能在术后发生。术中显露损伤神经相关的术野充分和视野清晰是避免发生此类并发症的重要保证。此外,术中还应分离出有关神经结构、适度牵拉和仔细保护。即使是有经验的医生,也应时刻警惕医源性损伤的发生。熟悉局部解剖和谨慎仔细的操作可有效避免医源性损伤的发生。

对于术前无神经痛或仅有轻微神经痛的患者,术后可能出现神经痛症状加重,甚至出现在神经移植的供区。这种情况即便术中操作得当也有可能发生,因此也应在术前向患者交代。发生原因可能是过度牵拉、神经挫伤、局部压迫、潜在狭窄间隙血凝块形成、局部卡压因素未完全解除等。这种术后神经源疼痛的发生机会甚至比功能丢失的可能性更高。

手术切口的并发症包括血肿形成、血清积液和感染等。手术创面过大,暴露时间过长均可增加伤口感染的机会。因此术中的任何一步操作都应做到一丝不苟,并在术后加强手术切口的处理。

全麻患者术后还可能出现肺部的并发症(图6-21),包括肺不张、肺炎、肺栓塞甚至急性呼吸窘迫综合征(ARDS)等。因此,对于长时间神经手术术后患者,尤其是全麻患者,应特别注意保持患者良好的肺功能。对于臂丛或胸廓出口综合征手术,还可能发生胸膜腔积液、气胸、血胸和膈肌瘫痪,盆神经丛手术也可能发生腹部并发症。

术中大体解剖

周围神经外科医生必须非常熟悉损伤神经局部的大体解剖特征。通过对解剖知识的把握才可更好地开展临床体格检查、理解电生理和影像学检查结果。而这些临床检查的数据可用于评估神经损伤的部位和程度。在术中,术者必须熟悉术野及邻近区域的全部解剖结构,甚至异常解剖结构。通常应先从正常的解剖部位进行分离操作,因为神经损伤部位可能因局部严重的瘢痕增生而使解剖结构辨认不清。

骨骼

外科医生首先应掌握骨的解剖,包括手部骨的解剖。只有在掌握了全部的骨骼特征,才易于理解及掌握软组织的解剖特征。

上肢

颈椎横突是重要的解剖定位标志,术中通过触摸横突前结节,可定位横突外侧间沟,此为脊神经的支持结构。前斜角肌起于前结节,中斜角肌起于后结节,在颈后三角区脊神经由这两块肌肉间通过。由于椎动脉在颈椎横突通过,因此在椎间孔区进行骨的分离时应特别留意这一解剖标志。

肩胛带骨和肩关节的检查,锁骨下方为锁骨下肌,臂丛探查分离中可见到。锁骨也是胸大肌和三角肌的附着部。在常规的臂丛手术中一般不会影响到斜方肌、三角肌在锁骨的附着部。但偶尔在探查暴露肩胛横韧

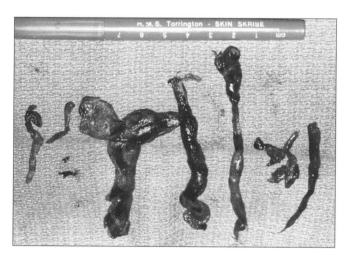

图6-21　患者术后3天急诊行肺动脉栓子取出术,由肺动脉分支中取出的血凝块。

带近端的肩胛上神经时，可能需要分离斜方肌在锁骨的部分止点。

肩胛骨有较多的肌肉附着，包括肩胛提肌、菱形肌、前锯肌、斜方肌、三角肌及肩胛骨内在短肌。这些肌肉的协同作用可使肩胛骨旋转而保证肩关节的充分外展。当发生翼状肩胛畸形时，说明斜方肌、前锯肌和菱形肌瘫痪。单纯斜方肌瘫痪，由于肩胛提肌的作用可保留耸肩功能。了解肩胛骨附着肌的功能解剖，有助于理解副神经损伤的临床表现，而不会因为肩胛提肌的耸肩动作误认为是斜方肌的收缩作用。菱形肌的功能通常作为 C5 根性损伤的临床检查指标，检查时应特别留意。

对肩胛骨的检查还应注重个体化检查和与之相关节的锁骨检查，这样可明确肩胛骨切迹和肩胛横韧带的确切位置。一般而言，肩胛骨与锁骨相关节部分的夹角越小，肩胛上神经由上干发出的起点越偏向外侧。肩关节外旋肌群的止点多可触及，在上干损伤的手术，多希望恢复屈肘功能，但外旋肌的恢复对屈肘功能的发挥有重要作用，如仅仅恢复屈肘而无外旋肌的恢复，则患者在日常活动中的屈肘功能所发挥的价值将受到显著的影响。

体格检查时应认识到肩关节盂的对合面较小，如果由于 C5 神经根、上干或腋神经损伤，肱骨头可滑脱出关节盂，临床表现为肩关节半脱位。在肩关节前方采用腋路或锁骨下切口分离时，喙突可作为非常有用的标志点或参考点，喙突是胸小肌、肱二头肌短头和喙肱肌的起点，无论腋部的瘢痕多么广泛，总是可触及喙突，并作为血管和神经结构的标志点。

通过固定肱骨，检查 C5 支配肌的冈上肌和三角肌。在斜方肌和前锯肌的协助下可获得肩胛骨的完全外展。胸大肌在肱骨的止点也应检查，在腋部手术时，该止点可能会被部分甚至全部剥离。在腋后部手术时，可见到背阔肌的辐射状肌腱，检查该肌的附着点可更好地理解其与三边孔和四边孔的关系。通过检查肱三头肌的附着部位，可很好地理解桡神经及桡神经沟的解剖关系。接着应检查肱桡肌和桡侧腕伸肌，这些肌肉在桡神经和骨间后神经麻痹的鉴别诊断中有重要意义。前臂屈肌和旋前圆肌的起点部位在肘部尺神经前置以及正中神经的显露中，是重要的解剖结构。

对肱二头肌止点的研究显示肱二头肌是前臂旋后的重要肌肉。尺侧腕屈肌的起点有两个头，形成了对肘部尺神经卡压的解剖因素之一。同样，旋后肌的起点也有两个头，这可以解释为什么骨间后神经在此处易发生卡压。在前臂浅层屈肌中，正中神经在旋前圆肌下方通过，因此术中多以此肌为标志在其远方暴露正中神经。深层屈肌分别由正中神经和尺神经支配，掌握其神经支配规律是临床诊断正中神经和尺神经损伤的基础。

在手部，腕横韧带的 4 个骨性附着部分均可在活体触及。豌豆骨类似于髌骨，同属于籽骨。尺神经在腕部走行过程中，与此骨相毗邻，并在其后发出的运动终支绕钩骨钩部向深部走行。腕横韧带在外侧的附着点为舟骨和大多角骨。尤其是远侧的大多角骨部分，在腕管手术中不应忽视。舟骨和大多角骨的弧形关节面与拇指复杂的运动要求相适应，从而保证了拇指在屈曲的同时完成对掌运动。

下肢

骶骨的前表面为梨状肌的附着部分。由 L4 和 L5 神经根形成的降支通过骶髂关节在腰骶丛的起始处加入骶神经。腰骶丛穿出骨盆后形成坐骨神经及臀神经支。坐骨神经在梨状肌下方或其间穿行向下走行，临床上臀部探查到的坐骨神经即为穿出梨状肌后的坐骨神经。骨盆环有多处骨性解剖标志，也是臀部肌肉的附着点。尤其是坐骨切迹到髂后上棘的部分，是臀部手术常用的手术入路，而坐骨切迹是该手术入路中最重要的解剖标志。髂前上棘与股外侧皮神经关系密切，是定位该神经的重要骨性解剖标志。

尽管对于周围神经外科而言，并不特别需要掌握髋关节周围错综复杂的小肌肉解剖，但掌握坐骨神经和股神经对髋关节的解剖支配却十分重要。股内收肌群在骨盆和股骨均有骨性起点，由闭孔神经支配。闭孔神经和股神经同样来源于腰骶丛，这有助于鉴别是来自于周围神经损伤还是腰骶丛损伤。掌握腘绳肌的起止点和神经支配则有助于对近端坐骨神经功能进行评估，尤其是股二头肌，因为在大腿中段坐骨神经探查时，常常通过分离该肌进行显露。

股二头肌在腓骨头的止点，通过体表即可清晰地看到。腓骨头也是定位邻近腓总神经的骨性解剖标志。腓总神经绕过腓骨颈后形成终支进入小腿前和外侧肌群。

内/外踝也是清晰的体表解剖标志，前者用于胫神经的定位，后者用于腓肠神经的定位，腓肠神经常作为移植神经的供区。

周围神经外科医生尽管不需要掌握足部诸骨的详细解剖，但仍应掌握几处重要的解剖结构。如趾短伸肌的骨性起点，因为该肌在电生理检查中常常用到；腓骨长/短肌及胫骨前/后肌的附着点也应掌握，它们是评估下肢神经功能的常用肌肉。

肌肉

在诊断上，肌力减弱或瘫痪是临床诊断神经损伤的重要基础。在手术治疗中，神经的显露和分离多位于肌肉表面或肌间隙，有时还需进行肌纤维的分离以充分地显露神经。因此，周围神经外科医生应全面掌握各主要肌肉的功能和解剖。

在锁骨上臂丛的显露中，常需要切断胸锁乳突肌的后部。若要更好地显露臂丛下干，则需要切断整个锁骨部分。此外，颈丛在胸锁乳突肌中部后缘绕过该肌浅行，术中应注意识别。在颈后三角，颈丛不仅可作为其下方走行的 C5 神经根的解剖标志，还可作为（包括耳大神经）副神经的解剖定位标志。在臂丛浅层，肩胛舌骨肌也是一个稳定出现的定位解剖结构，但在其下方仍有锁骨上脂肪垫覆盖臂丛。通过这层脂肪垫，操作者可触及前斜角肌，从而快速明确臂丛的出口部位。掌握这些肌肉和臂丛的解剖关系，就可以为操作者勾勒出神经根在颈部的三维立体解剖。

上肢肌肉的解剖和功能需要通过一段时间的实体解剖和理论学习来掌握。尤其是手内肌和手外肌的解剖和功能，它们是理解上肢正中神经、尺神经和桡神经损伤的关键点。

腹膜后入路的腰肌对股神经及其起源神经根有指示作用，应掌握其解剖形态特征。对腹股沟韧带的解剖学习，可使外科操作者更加清晰地理解股动脉、股神经与其解剖关系。骨盆后面观，可清晰地看到臀大肌的周围附着点、臀大肌下缘和臀皱襞及坐骨神经的关系。此时也可以看到髂胫束或阔筋膜张肌的形态、骨性附着及它与臀大肌的毗邻关系。对于股神经麻痹的患者，阔筋膜张肌的收缩可能会被错误地判断为股四头肌的功能。

应充分掌握腘窝周围肌肉的止点和形态，尤其应注意从后方观察这些结构，因为术中从这一角度更易于进行胫神经和腓总神经的显露和操作。对腓总神经和腓侧肌群的解剖支配关系，通过实体解剖观察更易于理解。而对小腿后方至踝部的解剖观察可全面掌握胫神经的走行平面。对于足部短肌，至少应掌握足底内外侧神经在跗管和跖管部分支配的足部肌肉。

血管

周围神经外科医生不仅应熟悉血管的解剖，而且还应能够处理在神经处理过程中所发现的各种血管异常。应熟悉锁骨下动脉的全程解剖，包括椎动脉在锁骨下动脉的起点。在星状神经节和上胸段交感神经干的手术显露中应注意保护这些血管。在确认保护好膈神经后，对更外侧神经丛和前斜角肌的各种操作中也应特别注意这些血管。分离出肩胛颈干和其他的一些小分支动脉，有利于探查锁骨下动脉上下的解剖结构，包括 T1、C8 神经根和臂丛下干。在锁骨上区的手术操作中，多先确认处理颈横动脉，才有利于探查下方的神经结构。熟悉腋动脉的解剖将会在瘢痕化的锁骨下神经丛手术中发挥重要价值。在腋窝部，由内侧束分出正中神经内侧头及外侧束分出正中神经外侧头，合干形成正中神经，三者一起在前方包绕腋动脉。后束在腋窝上部位于腋动脉的外侧，而到腋窝下部则走行至其内侧。腋动脉出腋窝后发出旋肱动脉，它可作为四边孔结构的重要解剖标志，有利于术中寻找确认腋神经。而在上臂手术中通过触摸肱动脉的搏动，则可很快确定正中神经的探查位置。同样道理，在前臂远端也可通过触摸尺动脉的搏动确定尺神经的位置。

对于神经和血管同时损伤的病例，术者应尽可能掌握侧支循环的情况，以免在神经的手术处理中损伤到这些侧支动脉。例如，在肱动脉主干栓塞时，保留旋肱血管及走行于肱骨后方的桡侧副动脉就非常必要。

在颈神经根的手术中，通常可见到颈内静脉。在其与锁骨下静脉形成的夹角中，除了淋巴导管主干汇入其中，还有许多小的淋巴管，操作中应格外小心，避免损伤。之前发生的损伤可造成局部瘢痕化及颈内静脉与胸锁乳突肌发生粘连，在分离中应避免损伤这一重要的静脉。头静脉走行于三角肌和胸大肌形成的肌间沟内，在腋部的手术中需要分离出来。一般而言，如果该静脉影响了神经的显露则可结扎，但如果患者由于之前的损伤已经造成上肢的静脉回流障碍，则应该尽最大可能保留该静脉。

伴随着神经损伤，可能发生动静脉畸形或假性动脉瘤，这些情况可能是造成神经损伤后神经功能损伤加重的原因之一。因此，当在进行颈部或腋部神经手术时，应有妥善处理此类血管病变的准备。需要特别提醒的是，应了解在以前的手术中是否进行过血管的修复，尤其是人造血管移植修复。要在术前明确移植的血管是否还在正常解剖位置上以及移植体的长度。目前通过术前的血管影像学检查多可明确这些问题。

神经

临床医生必须非常熟悉神经的解剖走行及其毗邻

关系,以掌握易于显露神经结构的解剖平面,还有包括触诊和神经叩诊在内的体格检查方法。大多数情况下,应常规对神经或其起源的上位神经进行相应的功能检查。通过这样的术前检查可确定合适的手术入路,并对术中深部神经的直接显露也有帮助。来源于神经的肿物常可侧方移动,但不能沿神经走向轴向移动,这一特点在临床鉴别诊断中非常有用。神经肿物的触压常可引发其支配区域的异常感觉。

在副神经或C5的分离中,颈丛的神经分支可作为一个重要的解剖标志。膈神经紧贴前斜角肌前方的椎前筋膜,也是显露C5的一个重要解剖标志,并可帮助确定脊神经穿出椎间孔的解剖平面。C5和C6合成上干,在发出肩胛上神经后即分为前、后股。确定C6神经根后,C7神经根也就易于辨认了。C7独立成为中干,但需要掀起前斜角肌向更深部分离显露。相对而言,有时下干因其位于锁骨下动脉后方则显露比较困难。

正中神经通常可在腋窝的远端明确并予以显露,向其近端的外侧头分离可显露肌皮神经,向内侧头分离可辨识出尺神经、臂内侧皮神经和前臂内侧皮神经。后束呈扁带样外观易于辨别,但在腋窝远端部分易于与内侧束相混淆,应加以注意。对于缺乏经验的术者,在上臂易于将前臂内侧皮神经和正中神经混淆,前者较后者明显偏细。在前臂,桡神经易于识别,顺其分离可显露骨间后神经。在腕部,正中神经和尺神经有明显的解剖特征也易于辨别,但在挫伤或出血的情况下也可产生混淆。作者已处理过在这一水平将这两条神经混淆处理的病例(图6-22)。

股神经在腹膜后间隙的结构有较明显的辨别特征,不易与腰肌肌腱混淆。在大腿段,股神经走行于与动脉分离的筋膜鞘内,并很快发出许多的分支,也易于识别。

在臀部,坐骨神经粗大应很容易识别。但在分离臀上/下神经、股后皮神经及腘绳肌等分支时应加以小心。向下走行坐骨神经分为胫神经和腓神经两大部分,到大腿下段这两部分神经已非常明确。但胫神经和腓神经的分离平面多不确定。腓肠神经多由胫神经和腓总神经的分支合并而成。

腓总神经直至腓骨小头近端都走行于膜性筋膜深面,易于识别。但应注意与股二头肌近止点处的圆形肌腱相鉴别。在踝部,胫神经紧邻动脉,周围围绕多条肌腱,一个重要的解剖特征为分出跖足底内、外侧神经分支。在小腿,腓肠神经易于与其伴行的小隐静脉、隐神经易于与其伴行的大隐静脉相鉴别。

缺乏经验的医生应多通过尸体标本进行神经的解剖学习。并对拟进行手术的部位,在术前进行局部解剖的实体操作复习,从而在外科手术有限的切口显露情况下,能够更好地理解空间解剖关系。但应当注意,尸体标本的解剖结构可能存在较大的位置变化,而由于解剖变异、伤后瘢痕或肿瘤推移等的影响,某一具体患者的神经解剖位置又可能较正常的尸体标本发生了较大的变化。

标准的解剖教材应该能逼真地展示各层次的解剖而非图解性。采用不同色彩标记解剖结构的图谱虽然可以使学习者易于理解复杂的解剖结构,但会误导学习者,使之以为实体解剖结构也很容易识别。应该指出,任何形式的学习也不能替代辅助熟悉周围神经解剖的医生进行手术所取得的经验。此外,还应学习操作技巧,从而能熟练分离神经结构,而不会造成不必要的损伤。最后,应注意对神经解剖的反复学习,因为无论是对重要临床体格检查结果的解释,还是对影像、电生理诊断的理解,都是建立在对于人体解剖的全面熟悉及掌握的基础之上。

小结

手术治疗必须在全面、充分而及时的术前评估完成后才能进行。一个成功的手术依赖于术者对各种手术方式适应证、禁忌证及其优缺点的正确掌握。术者必须掌握相关的解剖知识,能熟练地进行术野暴露,要遵循由正常到异常的神经分离原则,在分离过程中对手术野内的血管、肌腱和其他神经也应注意保护。要做到这一点,必须注重无血操作和微创操作。术中神经的处

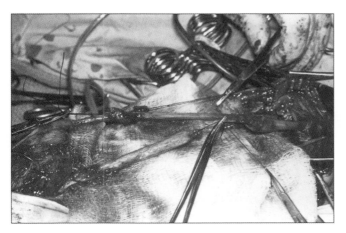

图6-22 应避免错误地将神经残端与肌腱或血管吻合。图中神经近端(右)被错认为撕脱的肌腱部分(左)。神经远端在肌腱旁找到后,通过止血钳提拉向近端的神经瘤。

理或修复要遵循如下流程。首先进行外松解，连续性存在的神经损伤进行 NAP 检测；根据术前和术中的各种检测结果，按照下列步骤进行：NAP(+)者行外松解，对于存在神经痛或需要进行劈裂式修复的神经，还需行内松解；对于神经横断伤或神经瘤切除后仅存在轻微缺损的神经行外膜端-端缝合修复；当神经断端间存在较长缺损时行束间神经移植；节前损伤者则行神经移位术修复。周围神经外科医生还必须掌握其他组织的处理，如肌肉转位、截骨术、关节融合术等。合理的术前及术后处理以及耐心的家庭护理指导同样重要。应将治疗预期充分告知患者及其家属，以获得他们的理解和配合。

本章仅提供了神经手术的基本原则，具体的手术技巧还会在后面的章节中详细阐述。

（戚剑 译 向剑平 顾立强 校）

第 7 章

桡神经

Daniel H. Kim

概述

■ 桡神经主要来自 C6-8 神经根,是臂丛后束发出肩胛下神经、胸背神经及腋神经后的主要神经支。

■ 桡神经在上臂及前臂段发出运动支,桡神经的运动功能远比感觉功能重要。由桡神经支配的肌肉有肱三头肌、肘肌、肱桡肌、桡侧腕长伸肌和桡侧腕短伸肌。骨间后神经延续于桡神经,支配尺侧腕伸肌、旋后肌、指总伸肌、小指固有伸肌、拇长展肌、拇长伸肌、拇短伸肌和示指固有伸肌。手内肌由正中神经和尺神经支配,没有桡神经参与。

■ 路易斯安那州立大学医学中心资料显示,大多数严重的桡神经损伤与骨折、撕裂伤、挫伤及枪伤相关;许多注射性损伤和神经卡压也需要手术治疗;从本章的表格中可看出以术中神经动作电位测定为参照的神经松解术以及神经端-端缝合术和神经移植修复术的价值。

■ 在腋窝和上臂上段的内侧,桡神经位于腋动脉、肱动脉及其他神经的深面。在上臂后侧,桡神经位于肱三头肌深面,因此在上臂分离桡神经有一定难度。

■ 无论是自然恢复还是经过精细的手术修复以后,桡神经损伤功能恢复都非常满意,其效果仅次于肌皮神经和胫神经,比其他主干神经恢复效果都要好。骨间后神经修复的效果也很好,可达到与骨间后神经卡压松解术同样的疗效。由于伸指、伸拇指功能的恢复通常不如桡神经支配的更为近端的肌肉恢复效果好,因此肌腱转位重建伸指、伸拇指功能仍有一定的价值。本章的表格列出了不同平面和机制的桡神经损伤治疗方法与结果。这些数据来自 295 例桡神经损伤治疗经验,其中 205 例行手术治疗。

应用解剖

桡神经是臂丛后束发出上肩胛下神经和下肩胛下

神经、胸背神经以及腋神经后的主要神经支。臂丛后束由上、中、下干的后股组成,故在解剖层面上有广泛的神经根纤维来源,桡神经神经纤维起源于 C5-8 的脊神经根。

臂丛后束因位于腋动脉后方而得名,其实臂丛后束、内侧束及外侧束仅在被胸小肌覆盖的一短段范围内与腋动脉才有如此严格的毗邻关系。

臂丛后束的分支及其肌肉支配:上、下肩胛下神经共同支配肩胛下肌;下肩胛下神经支配大圆肌;胸背神经支配背阔肌;腋神经支配三角肌;桡神经支配肱三头肌、肘肌、肱桡肌、桡侧腕长伸肌(ECRL)和桡侧腕短伸肌(ECRB)。骨间后神经(PIN)延续于桡神经,支配尺侧腕伸肌(ECU)、旋后肌、指总伸肌、小指固有伸肌、拇长展肌、拇长伸肌、拇短伸肌和示指固有伸肌(图 7-1 和图 7-2)。

在靠近桡神经于后束的发起处,自桡神经的背侧发出数目不等的肱三头肌肌支,斜向走行,支配肱三头肌中的一个或多个头。在腋窝水平或更近端发出的肱三头肌重要肌支可能被瘢痕组织包裹,因此在腋窝远端致密的瘢痕组织中分离桡神经时须牢记这些分支。

在腋部探查桡神经时,可从腋动脉和肱动脉的内侧或外侧进入。通常在腋下从动脉的内侧进入较为容易,分离血管后方的脂肪即可显露桡神经,此乃臂丛最大分支之一。

腋神经与桡神经相邻,在喙突水平游离腋动脉及其伴行静脉并将其牵向内侧,在腋动脉的外侧很容易就能显露腋神经。此处桡神经的解剖参考点就是腋神经的起点,大约在喙突水平。喙突是胸小肌外侧止点的

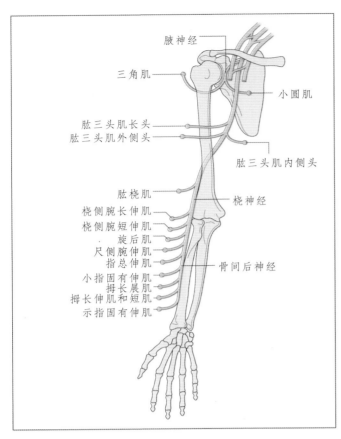

图 7-1 桡神经及其终末支骨间后神经所支配的肌肉。

附着部位，该骨性突起很容易触及。

旋肱后血管从腋动静脉发出，在走向四边孔水平时与桡神经伴行。四边孔由大圆肌、小圆肌、肱骨和肱三头肌长头构成（图 7-3）。

在四边孔和喙突之间，腋神经位于腋动脉后方，桡

神经的起点也位于此。在该水平，腋神经位于腋动脉深支的内侧[51]。通常在腋下比较容易分辨桡神经，然后向上方追踪，如果肩胛下肌表面有瘢痕组织，分离时注意不要损伤桡神经分支。

当有血管损伤时，旋肱血管可能成为关键的血管交通支。如果腋动脉损伤后曾行静脉移植修复，损伤修复的血管可能与后方的桡神经紧密粘连在一起，操作时必须非常小心。肱动脉深支是腋动脉的一个分支，也称为肱深动脉，离开腋窝时与桡神经伴行。背阔肌肌腱"闪着银光的表面"是腋后窝的下缘，可作为手术探查时的一个解剖标志（图 7-4）。在大圆肌上方探入一手指可发现四边孔及其下方的三边孔。在正常情况下，在腋下很容易就能显露桡神经，但当有直接损伤或严重瘢痕形成时，在分离桡神经需首先分辨出这些基本的解剖学标志。

多数患者的尺神经比桡神经细，形状更圆。前臂内侧皮神经与尺神经紧密相邻，而前者明显比后者细小。尺神经起初位于上臂屈肌间隙，且一直与腋动脉靠得很近，并随着动脉走向远端，桡神经逐渐远离血管而走向后方。桡神经支配肱三头肌内侧头的运动支很靠近尺神经。有经验的外科医生可将这些神经与直径大得多的桡神经区分开来，但经验欠缺者在致密的瘢痕组织中从内后方向腋动脉远端分离时，辨别这些神经可能有误。术者必须记住桡神经是从桡神经沟的内侧面穿入上臂伸肌间隔室的。术者可通过触摸肱骨、腋动脉和肱动脉，显露呈银白色的背阔肌肌腱部分和肱三头肌长头等解剖标志来标定目标。要清楚辨认分离位于筋膜深层和肱动脉后方的桡神经，并在肱三头肌长头表面向远端追踪直至桡神经沟并不是件容易的事。

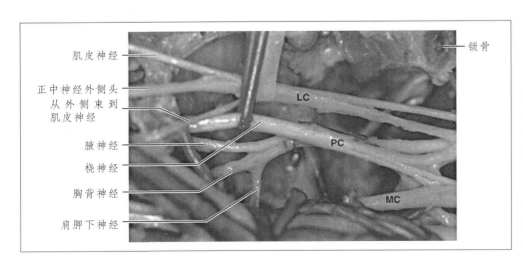

图 7-2 臂丛后股构成后束，桡神经是后束发出的主要束支。腋神经和胸背神经的关系变异较多，图中显示的是典型的一种。注意肌皮神经的起点。为了显露后束及其分支，术者在腋神经后方分离时需注意不要用力牵拉肌皮神经。LC，外侧束；PC，后侧束；MC，内侧束。

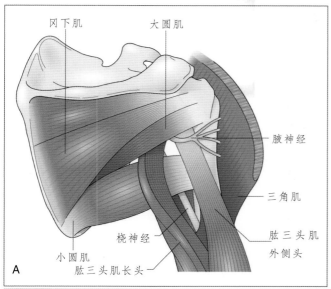

图 7-3　(A)上臂部桡神经解剖的后面观。肌间隔已被切除,肱三头肌外侧头及长头也被牵开,可见桡神经沿着肱骨后方绕行到达桡神经沟。在上方,三角肌被切断并翻向外侧;可见腋神经与大圆肌、小圆肌的相互关系。(B)这是一个尸体的右臂解剖标本,显示三边孔的后面观以及穿出的桡神经。

图 A 标注:
冈下肌　大圆肌　腋神经　三角肌　肱三头肌外侧头　桡神经　小圆肌　肱三头肌长头

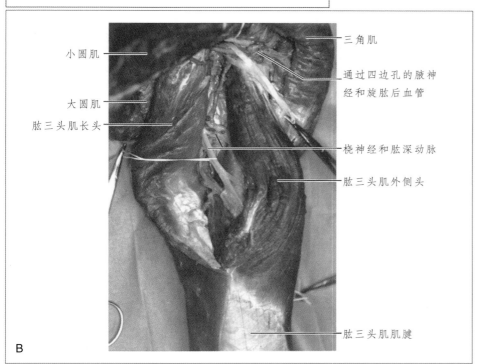

图 B 标注:
小圆肌　三角肌　大圆肌　通过四边孔的腋神经和旋肱后血管　肱三头肌长头　桡神经和肱深动脉　肱三头肌外侧头　肱三头肌肌腱

上臂部的桡神经

　　桡神经在上臂部紧贴肱骨从内侧绕向外侧,穿行于外侧肌间隔,此处的桡神经相对固定且易于显露。在桡神经沟,神经被肱三头肌外侧头覆盖,神经束的数目减少到 4~5 束,这是桡神经全长神经束数目最少的一段。桡神经在桡神经沟水平也发出一些肌支支配肱三头肌内、外侧头。肱三头肌的命名比较特殊,从后面看,肱三头肌外侧头在肱骨的起点的确位于桡神经沟的外侧缘,与其名称相符,可是位于外侧头内侧的一头却称

为长头,而所谓的内侧头则位于深面、桡神经沟的内侧唇[12]。

　　常见的周末瘫是由于桡神经在桡神经沟处受压引起,其特征是不出现肱三头肌瘫痪。这提示在桡神经沟近端发出的肱三头肌运动支比在桡神经沟处发出者对肱三头肌的运动功能更重要。

　　支配肘肌的神经在桡神经沟发出。虽然在临床检查时这块小肌肉不怎么重要,但行肌电图检查时,在此块肌肉的肌腹插入电极可早期发现失神经支配情况。当桡神经麻痹时,肘肌失神经支配提示损伤部位在该

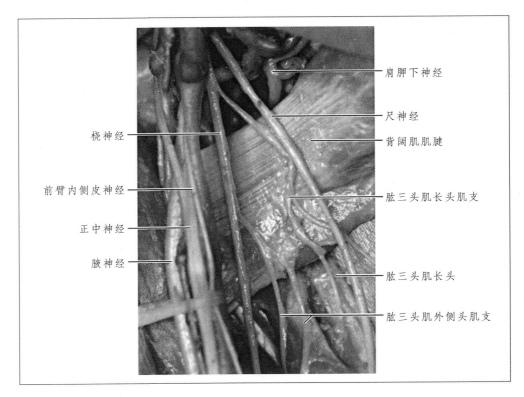

肩胛下神经

尺神经

背阔肌肌腱

肱三头肌长头肌支

肱三头肌长头

肱三头肌外侧头肌支

桡神经

前臂内侧皮神经

正中神经

腋神经

图 7-4　腋后区解剖显示桡神经与背阔肌肌腱以及最近端的肱三头肌肌支的相互关系。图中所见的组织已被分离以显示这些关键的结构，但自然状态下尺神经和正中神经内侧头在腋窝水平靠得很近。

肌肉肌支起点以近。

在上臂远端外侧，分开肱肌与肱桡肌就可以发现位于两者之间的桡神经。桡神经在肘上 2~3cm、桡神经沟远端 7~8cm 处发出一分支支配肱桡肌。肱肌接受桡神经和肌皮神经支配，是人体内少数几块双重支配的肌肉之一；桡神经损伤的患者很少表现出肱肌肌力减弱，但肌皮神经损伤的患者很少因为尚有一支来自桡神经的肱肌肌支而表现出强大的屈肘力量。这些不重要的桡神经分支由神经的内侧发出进入肱肌。

支配肱桡肌和桡侧腕长伸肌的运动支的起点有重要的临床解剖意义。通常这两块肌肉由在上臂远端肘关节以近的桡神经主干外侧面发出的几条神经分支支配。在肘关节附近，桡神经发肌支支配部分肱桡肌、肱肌和桡侧腕长伸肌，此外亦支配肱桡关节和环状韧带。

肘部和前臂近端的桡神经

桡神经绕肱骨后穿过外侧肌间隔下行进入肘窝（图 7-5）。神经在肱桡肌和桡侧腕长伸肌深面穿行于上臂屈肌间隙，分为桡神经浅支（SSRN）以及斜行走向后方的以运动神经为主的骨间后神经（PIN）。如果将肱桡肌轻轻牵向外侧并用吊索提起桡神经，就很容易显露骨间后神经。

桡神经浅支

桡神经浅支在肘窝很容易显露，它在肱桡肌边缘深面、桡动脉外侧走向前臂远端（图 7-6）。此部位神经位置比较表浅，可切取该神经用于移植。在手术显微镜或放大镜下，在分叉处可向桡神经近端分离约 4cm 长位于桡神经前部的发往桡神经浅支的神经束，而不会损伤在该水平位于桡神经后部的发往骨间后神经的神经束。在前臂中下 1/3 交界处，桡神经浅支于肱桡肌肌腱深面绕过桡骨进入前臂的伸侧。桡神经浅支穿出深筋膜后分成 4~5 条分支。这些分支跨过腕部鼻烟窝，在拇伸肌腱浅面和腕关节与舟骨的后方走向远端形成终支支配手背的皮肤。其支配范围有很大的变异，通常支配手背桡侧半、虎口、拇指、示指背侧和中指桡背侧皮肤。

骨间后神经

桡神经在上臂远端发出各分支后，其余的运动纤维进入位于前臂的骨间后神经（图 7-7）。该神经支配除桡侧腕长伸肌以外的所有前臂背侧伸肌。桡侧腕长伸肌通常由桡神经主干发支支配，但有时可由发自桡神经浅支的一个分支支配。虽然有些书本称桡神经浅支和骨间后神经的分叉部位在上髁水平，但作者的数

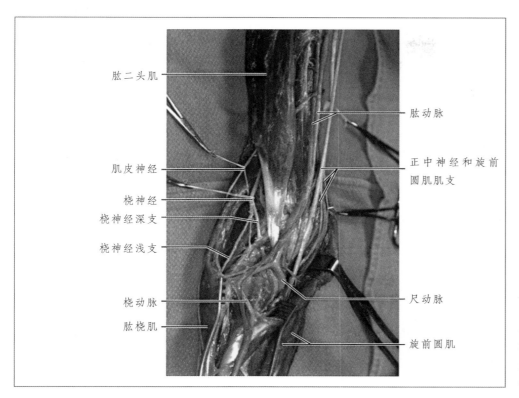

肱二头肌

肌皮神经

桡神经

桡神经深支

桡神经浅支

桡动脉

肱桡肌

肱动脉

正中神经和旋前
圆肌肌支

尺动脉

旋前圆肌

图 7-5　该解剖标本显示在肱肌和肱桡肌的间隙显露桡神经。桡神经浅支也很容易显露，并可沿该神经逆行追踪至桡神经主干和骨间后神经的起点。

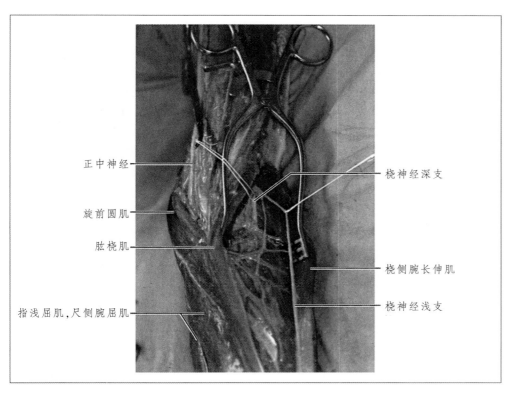

正中神经

旋前圆肌

肱桡肌

指浅屈肌，尺侧腕屈肌

桡神经深支

桡侧腕长伸肌

桡神经浅支

图 7-6　在肱桡肌内侧缘深面可以很容易找到桡神经浅支。用血管吊索提起桡神经浅支，可见骨间后神经（桡神经深支）的起点。该神经穿过 Frohse 弓，走行于旋后肌深浅头之间。在这个标本中，肱桡肌被牵向内侧。手术时将肱桡肌牵向外侧同样也可显露该神经。

据与 Sunderland 所报道的相符。在 Sunderland 的 20 例标本中有 14 例的分叉点位于上髁远端 1~2cm 处[58]。

　　骨间后神经从桡神经主干分出后，穿过前臂掌侧筋膜室，进入背侧筋膜室。骨间后神经位于旋后肌深浅两头之间，绕着桡骨斜向后下走行。手术时须注意骨间后神经有些小的动静脉包绕，为了充分显露骨间后神经，需电凝切断这些横跨神经的血管"束带"。通常在肉眼下就能看到这些血管，在手术放大镜下可更清楚地

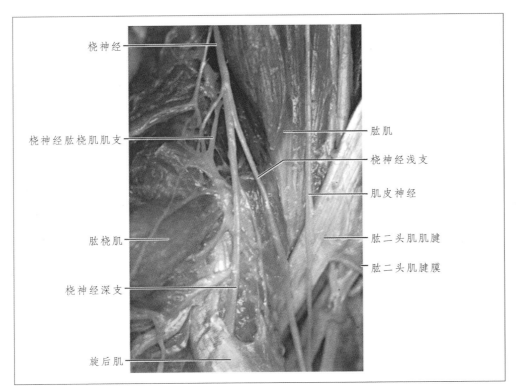

图 7-7　右侧 Frohse 弓的解剖，显示骨间后神经在旋后肌浅头腱性上缘的深面穿行，并绕向前臂背侧筋膜室。术中常可见到此处的骨间后神经被一些小动静脉围绕。每一条血管都须电凝止血，保持术野清晰以显露各个层面。

（图中标注）
- 桡神经
- 桡神经肱桡肌肌支
- 肱桡肌
- 桡神经深支
- 旋后肌
- 肱肌
- 桡神经浅支
- 肌皮神经
- 肱二头肌肌腱
- 肱二头肌腱膜

辨别它们与神经的关系。

骨间后神经在穿过旋后肌深浅头之前发出分支支配旋后肌和具有重要作用的尺侧伸腕肌。桡侧腕长肌和桡侧腕短伸肌肌支有一部分被此区域内的小血管遮盖。桡侧腕长肌肌支可从桡神经浅支近端或桡神经主干远端发出，有时也可从骨间后神经近端发出，但这种情况比较少见。这些变异与桡神经和腋神经在起点部位的变异类似，该处有些运动支很细小，分离时必须小心辨别这些特殊的结构。

正确认识旋后肌的解剖结构是理解骨间后神经行程的关键（图 7-8 和图 7-9）。旋后肌有一个起自肱骨外上髁的浅头和一个起自尺骨的深头，两个头都止于桡骨。骨间后神经走行至旋后肌浅头的上界，在旋后肌掌侧或浅头近侧缘的深面通过，然后走行于深浅头之间。此处的旋后肌有时是腱性纤维，有时是肌纤维性结构。

无论哪种情况，旋后肌的掌侧在跨过骨间后神经表面时形成被称之为 Frohse 弓的弓形结构。此处骨间后神经很靠近桡骨，就像桡神经在桡神经沟处靠近肱骨一样，有时甚至直接贴在桡骨上面。

前臂中段的桡神经

骨间后神经在旋后肌下界深面穿出，进入浅层伸肌的深面后，立即分支支配伸肌群，包括尺侧腕伸肌和

指伸肌的数条短分支，以及支配示指伸肌、拇长伸肌、拇短伸肌和拇长展肌的两条长分支。在与拇指运动有关的指骨和掌骨背侧，均有一根或多根肌腱附着。这些肌腱包括：①止于远节指骨的拇长伸肌腱和拇短伸肌腱；②由正中神经支配、止于拇指近节指骨的拇短展肌；③止于掌骨的拇长展肌。除了由正中神经支配的拇短展肌外，其余三块肌肉都由骨间后神经支配，桡神经主干或骨间后神经损伤都会影响这三块肌肉。拇长展肌有微弱的屈腕功能。当拇长伸肌功能丧失时，拇短展肌有轻微的伸拇指远侧指间关节的作用，但这些功能并不那么重要。

临床表现和检查

桡神经是上臂和前臂伸肌群的支配神经，从临床的角度来看，其主要功能是运动控制，但它属于含有运动与感觉的混合神经。要了解该神经的临床情况，可简便地分为腋窝、上臂、前臂和手几个不同水平进行检查。

上臂

对于疑有桡神经病变者，在临床上判断神经损伤水平的关键是看由胸背神经支配的背阔肌和由腋神经

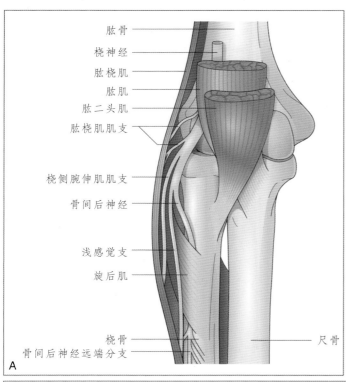

图 7-8 **(A)**旋后肌(注意尺骨头的起点以及起自肱骨远端的浅头)。桡神经发出分支支配肱桡肌和桡侧腕伸肌后,在肱桡肌深面行经肘关节前方。桡神经浅支在该轴线上继续下行,而骨间后神经在旋后肌深浅两头之间走向后方,绕桡骨进入前臂伸肌间隔内。**(B)**前臂的横切面。骨间后神经在旋后肌深浅两头之间。牵开肱桡肌内侧缘可显露桡神经浅支。骨间后神经绕过桡骨后位于桡骨的更后方,在指总伸肌和桡侧腕短伸肌之间分离,可见位于该间隙的神经。

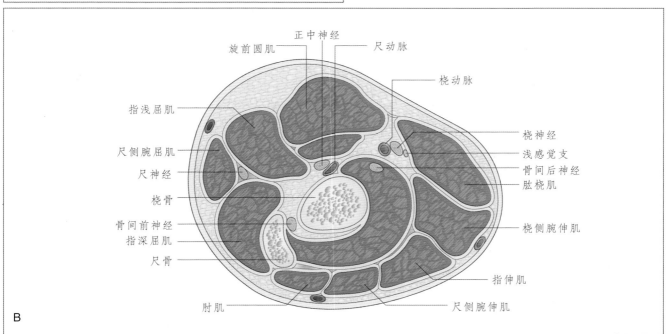

支配的三角肌是否有功能。如果这两块肌肉功能正常,证明由后束发出的神经分支正常,则损伤部位不在臂丛后束而是桡神经本身。

　　如果患者仅表现为三角肌和肱三头肌瘫痪,而伸腕功能正常,那损伤的部位就只能是在腋部的一个特殊解剖部位,该处腋神经和支配肱三头肌的主要神经支非常靠近。大多外科医生都会惊奇地发现支配肱三

头肌内侧头和长头的神经会在非常高的位置发出。肱三头肌是伸肘的主要肌肉,重力也可参与辅助伸肘。肱三头肌是肱骨前方屈肘肌群的主要拮抗肌。当患者伸肘时,很容易就可以看到或触摸到肱三头肌。检查肱三头肌最好是让患者轻度外展肩关节和屈肘,这样可以消除重力的影响。如果患者取坐位,可让患者伸肘关节使前臂与地面平行。如果对肱三头肌功能仍有疑问,为

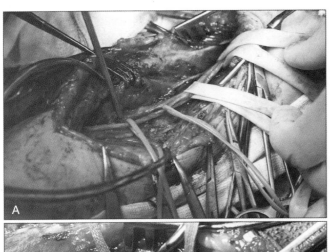

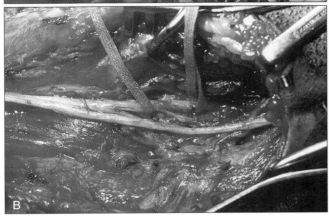

图 7-9 （A)用血管吊索提起的左侧桡神经浅支以及更内侧的骨间后神经，钳尖所指的是走行于旋后肌掌侧深面的骨间后神经。(B)右侧骨间后神经(用胶带提起者)和桡神经浅支。尺侧腕伸肌肌支从骨间后神经的近端发出。图中有一部分掌侧的旋后肌已被切开，以便充分显露骨间后神经。

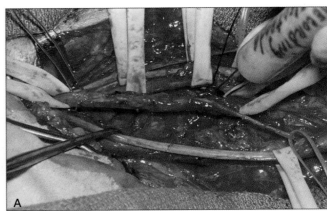

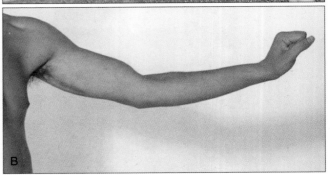

图 7-10 （A)枪伤引起臂丛后束至桡神经这一节段的神经挫伤和牵拉伤。肱三头肌肌支用血管吊索提起，内侧的腋神经用两条烟卷式引流提起。分别用静脉拉钩和烟卷式引流将尺神经近端牵向下方和远端。尽管表现为桡神经完全麻痹，但在伤后 5 个月时探查，在后束至桡神经的节段上检测到神经动作电位，因此仅做了神经松解。(B)几年后恢复伸腕和部分伸指功能。

了消除重力的影响，可让患者取仰卧位然后用前臂支撑着坐起来。

　　从臂丛后束发出支配肱三头肌的神经主要来自 C7 神经根，经中干及其后股进入后束，也有来自 C6 甚至是 C8 的神经根。然而，肱三头肌反射主要由 C7 神经支配。由于支配肱三头肌的肌支在非常靠近近端的地方发出(图 7-10)，桡神经损伤后很少会出现肱三头肌瘫痪，除非是神经束支交界处的牵拉伤或枪伤。周末瘫是桡神经受压损伤的一种形式，这是由于上臂长时间放在椅背上使桡神经在腋窝处受压所致，在某些病例可能引起很高位的桡神经麻痹而出现肱三头肌功能丧失。

　　肱骨骨折或手术整复骨折可能会损伤肱三头肌肌支（图 7-11）。由于肌支从肌肉内撕脱或全长都有损伤，故发生这种并发症后要进行修复就很困难。除了一些偶然的、不常见的穿通伤外，神经损伤致肱三头肌瘫

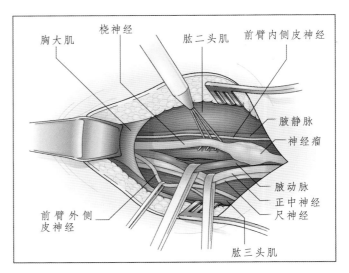

图 7-11 上臂上段内侧的桡神经，此时桡神经尚未绕行肱骨到臂外侧。图中可见一连续性神经瘤，刺激电极放在近端桡神经上，记录电极放在上臂外侧的桡神经上(图中未显示)，目的是检测桡神经沟这段神经的反应。桡神经沟是最容易发生桡神经损伤的部位，特别是有肱骨骨折时。

痪通常是由牵拉伤引起的，往往同时合并有三角肌瘫痪。有时不仅可见到腋神经在穿越四边孔时撕脱，肱三头肌肌支也可发生真正的撕脱伤，神经从肌肉内抽出来。据作者的经验，对于这种广泛的神经损伤很难进行有效修复。

肱骨中段水平

肱骨骨折是引起上臂中段桡神经损伤的最常见原因（图 7-12 和图 7-13）。这种骨折大约有 20% 会出现桡神经麻痹[3,41]。在斜行骨折、复杂骨折以及需要切开复位的骨折，发生率更高[1,14]。骨折固定后取内固定时也可发生神经损伤[18]。在这一部位发生的神经损伤其机制还包括枪伤、钝挫伤、不伴有骨折的单纯压迫或牵拉伤、注射伤、肿瘤以及非常罕见的神经卡压。

神经在该水平损伤的特点是肱桡肌及其远端桡神

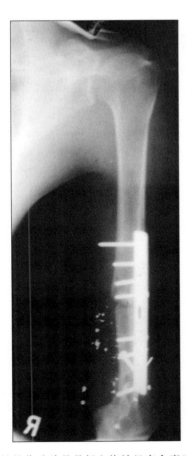

图 7-12 猎枪枪伤致肱骨骨折和桡神经完全瘫痪，仅肱三头肌功能正常。伤后 4 个月探查发现桡神经有一个连续性神经瘤，但术中记录不到神经动作电位，遂切除神经瘤并行神经移植修复。术后 3 年复查，患者恢复 3~4 级肌力。在急性期行骨折固定时，探查所见的神经往往有肿胀样外观。此时无法判断连续性存在的受损神经其恢复的可能性有多大。

经功能丧失，而肱三头肌功能正常[42,47]。因为肱三头肌的运动支在很高的部位发出，所以上臂中段桡神经损伤患者的肱三头肌仍有良好功能。肱桡肌是损伤平面以下的第一块靶肌肉，临床医生常反复检查这块肌肉以判断是否有神经再生。上臂中段桡神经完全瘫痪的患者，由于前臂所有伸肌，包括骨间后神经支配的肌肉以及由桡神经或桡神经浅支支配的桡侧腕长伸肌均丧失功能，故表现出特征性的垂腕、垂指畸形。

上臂远端

虽然桡神经在上臂下 1/3 位于肱肌和肱三头肌之间，相对有较好的保护，但也可因药物注射、肱骨远端骨折（图 7-14）、直接钝挫或枪击而受伤[24,28]。肱桡肌是受累的关键性近端肌肉。要检查这块肌肉，最好让患者在前臂中立位时屈肘，在前臂掌侧近端桡侧可摸到隆起的肌腹。此时除了肱桡肌，肱二头肌也有收缩。肱桡肌具有辅助肱二头肌屈肘的作用。视诊和触诊可发现肱桡肌在屈前臂中的作用。对于肌皮神经损伤患者来说，肱桡肌起非常重要的替代作用。

肘部

桡神经发支支配肱桡肌后，然后发支支配桡侧腕长伸肌和桡侧腕短伸肌。这两块肌肉的肌支起源于桡神经分成骨间后神经和桡神经浅支之前的主干，或直接来自桡神经浅支本身。这些肌肉具有在桡侧方向上伸腕的功能，对于完成某些动作如使用锤子等非常重要。肘部桡神经损伤会引起桡侧腕长伸肌和桡侧腕短伸肌功能丧失。骨间后神经损伤或卡压者桡侧腕长伸肌和桡侧腕短伸肌功能得以保存，但由于骨间后神经支配的尺侧腕伸肌功能丧失，不能在尺侧方向上伸腕，因此在试图伸腕时手会向桡侧偏曲。

肘部损伤累及整条桡神经的原因包括该区域的穿通伤、较少见的肘关节骨折脱位、囊肿或肿瘤，偶尔也可见于沃克曼（Volkmann）缺血挛缩[43]。沃克曼缺血挛缩常因肱骨髁上骨折和肘关节脱位引起肱动脉挫伤或牵拉引起前臂肌群缺血所致[32]，甚至位于前臂的神经本身也缺血。总的来说，肘部桡神经损伤后，除了肱三头肌、肱桡肌、桡侧腕伸肌外，桡神经支配的其他肌肉均丧失功能。

骨间后神经

骨间后神经损伤严重影响更远端肌肉的功能，但可保留部分由肱二头肌产生的旋后功能。骨间后神经损伤最常见的原因是神经卡压[23,27,33,52]，但也可因软组

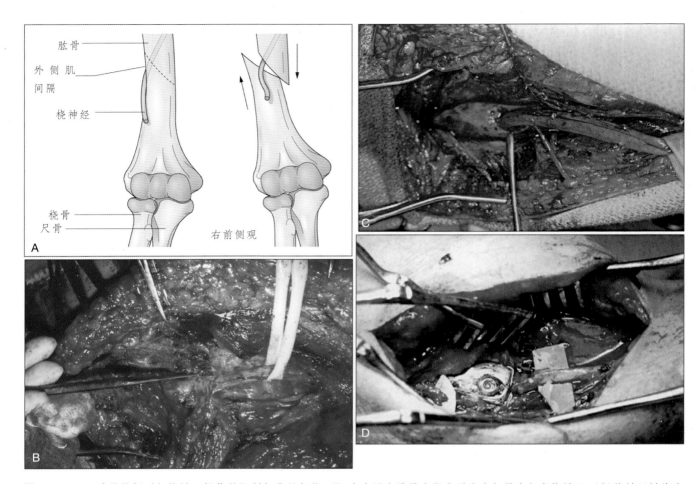

图 7-13　(A)肱骨骨折引起桡神经损伤的机制与常见部位。(B)术中见在肱骨中段水平瘢痕与骨痂包裹桡神经。(C)桡神经被嵌夹在已愈合的骨折端。(D)桡神经被用于固定肱骨骨折的接骨板和螺钉嵌夹。图 B、C、D 所示几种情况均需切除病损部位并进行修复。

织穿通伤或钝挫伤、桡骨或尺骨骨折、骨与软组织肿瘤引起，此处的骨折复位手术亦可损伤神经或导致卡压[5,9,55,57]。患者可表现为骨间后神经所有支配肌肉的功能障碍，或开始时仅表现为一个到多个手指的掌指关节不能背伸(图 7-15)，随之骨间后神经支配的其他肌肉也逐渐瘫痪。由于尺侧腕伸肌肌力下降，患者伸腕力减弱，且尺侧伸腕障碍更明显；因指伸肌、拇短伸肌及拇长伸肌无力而不能伸掌指关节和伸拇指。神经卡压通常由旋后肌浅头近端边缘的腱性纤维引起，但在少数情况下也可在骨间后神经进入旋后肌两头之间之前被此处瘢痕化的血管袢或结缔组织束带压迫所致[45,53]。

此区域有 Frohse 弓，解剖比较复杂。Spinner 也曾描述在前臂旋前时，桡侧腕短伸肌的边缘可挤压骨间后神经[52]。慢性刺激可导致神经卡压综合征样的表现，这也许与前臂用力旋前和旋后动作有关。有报道在游泳、飞饼和网球选手，以及小提琴手和音乐指挥中发现少数这样的特殊病例。这些症状不应与"网球肘"相混

淆，网球肘与反复旋前-旋后动作引起的肘部外侧疼痛有关，这通常是由于肱骨外上髁炎引起，而不是骨间后神经卡压。

一些学者将"桡管综合征"描述为特征性的前臂肱桡肌区域疼痛和压痛，特别是在屈伸腕关节时有深压痛，抗阻力旋前或旋后时也可以出现[29,35]。这提示骨间后神经受激惹，但临床或肌电图检测均检查不到明确的神经支配区功能丧失表现。目前对于这一疾患的确切机制仍不清楚。

骨间后神经支配旋后肌的分支往往在神经进入旋后肌之前发出[54]。旋后肌辅助力量更强大的肱二头肌产生旋后动作。当肘关节屈曲时，肱二头肌是一块非常有效的产生旋后动作的肌肉，因此在检查旋后肌时须伸直肘关节以消除肱二头肌的影响，可让患者从旋前(手心朝下)位转为旋后位(手心朝上)来确定。

尺侧腕伸肌肌支的起点变异较大，但通常在Frohse 弓的区域从骨间后神经发出[52]。该肌肉起尺侧

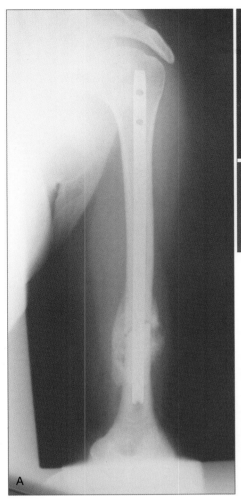
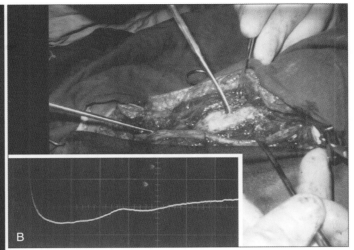

图 7-14 (A)肱骨远端骨折且桡神经麻痹患者的 X 线片。伤后 4 个月神经功能仍未恢复,因此进行手术探查并测定神经动作电位(NAP)。(B)术中见神经粘连在上臂外侧远端的骨痂上,但可检测到 NAP(如小图所示),因此仅做了神经松解术。术后神经功能恢复良好。

伸腕作用,与起桡侧伸腕作用的桡侧腕伸肌相对。支配尺侧腕伸肌的肌支从较近端的神经发出,可来自桡神经浅支或桡神经分出浅深支之前的主干。

即使桡侧和尺侧腕伸肌功能丧失,有时候屈指握拳时可出现腕背伸动作,特别是当伸肌群因直接损伤或慢性瘫痪而发生部分纤维化和短缩时,这一现象更明显。伸腕动作由多条肌腱的运动来完成,其中桡侧腕短伸肌最有力。这个伸腕动作可使手处于功能位,拉紧手指的长屈肌,从而使这些肌腱产生强大的握力。桡侧腕长伸肌和桡侧腕短伸肌可产生中等程度的伸腕力量,且出现明显的桡侧偏曲。当桡神经麻痹时出现完全的垂腕畸形,而骨间后神经麻痹者仍能伸腕,但力量较弱且伸腕不对称(图 7-15 和图 7-16)。骨间后神经离开旋后肌后,进入前臂的背侧,发出像“鸟爪”样的分支支配示、中、环、小指伸指总肌。

前臂的手指伸肌可伸手指的掌指关节。桡神经瘫和骨间后神经瘫的患者均表现出掌关节处的手指下

垂畸形[15]。手没有瘫痪者,由手内肌完成伸指间关节的动作,指伸肌则起辅助作用。即使患者有垂腕畸形,手指仍能伸直,因此可能会使临床医生混淆。要消除这种假象,可被动背伸患者的腕关节,然后让患者用力伸掌指关节,指伸肌瘫痪者,就算在蚓状肌作用下可伸手指,但掌指关节却无法背伸,反而因蚓状肌的作用使掌指关节屈曲。

检查指总伸肌和拇长伸肌的另一种方法是让患者手掌朝下将手放在一平台上,嘱其逐一抬起手指和拇指以对抗检查者的阻力[17]。在这种姿势下,检查者也可检查示指和小指固有伸肌。还有一种检查伸指的方法是先让患者握拳,但不用拇指握住其他手指,然后嘱其逐一伸直手指。

检查拇长伸肌功能的方法非常重要,因为拇长展肌和拇短展肌可代偿其功能。让患者的前臂置于半旋前位,手的尺侧置于平台上[62]。然后让患者在同一平面上抗阻力抬起拇指使之离开示指。

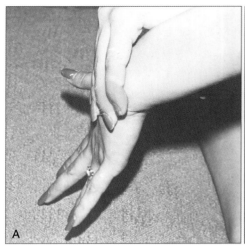
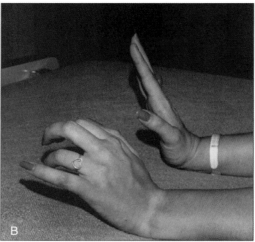

图 7-15 （A）骨间后神经麻痹，腕部因尺侧腕伸肌、指伸肌和拇伸肌肌力下降或消失伴指总伸肌和拇长伸肌肌力弱而出现背伸障碍。（B）在一些骨间后神经轻微或早期挤压伤，每个手指伸直障碍的程度都不一样。在该病例，环指、示指及拇指不能完全伸直，而小指和中指仅轻度受限。

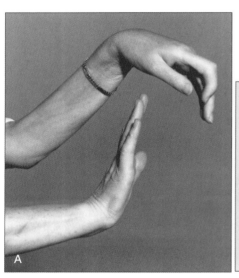
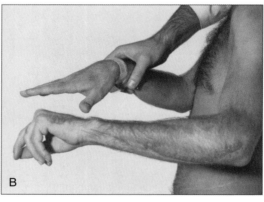

图 7-16 各种不同对照手指显示桡神经和骨间后神经麻痹后的表现。（A）桡神经完全损伤的患者，患肢（左臂）与对侧正常肢体的对照。（B）患者左臂骨间后神经麻痹，表现为部分伸腕，伸指和伸拇指不能。

前臂中远段

在前臂的背侧（或伸侧），桡神经损伤的机制包括撕脱伤、较少见的枪伤、骨折和肿瘤[2,6]。手指和拇指背伸功能受限的情况变化多样，这取决于哪些肌支断裂或挫伤[52]。这种神经损伤往往伴有一定程度的肌肉直接损伤，成功修复恢复功能的难度较大。

桡神经浅支

在肘部与腕部之间，桡神经浅支容易受到损伤；但在前臂上段的穿通伤，更容易造成骨间后神经损伤，桡神经浅支却往往可以幸免。桡神经支配的感觉区域包括手背部和腕部的一部分。由于有正中神经、尺神经、前臂皮神经或肌皮神经前臂分支的交叉支配，因此即使桡神经主干完全损伤，手背感觉缺失区可以局限在

很小的区域（图 7-17）[46]。桡神经浅支的绝对支配区是位于拇长展肌和拇长伸肌之间的鼻烟窝。

浅感觉神经损伤往往与痛苦的感觉异常相关，可导致背接触特别不舒服。但在径向分布无关的疼痛或感觉异常的感觉缺失不影响手的功能。

代偿（或假象）动作

在检查桡神经麻痹患者时，检查者必须意识到有一部分的代偿动作或假象可类似于桡神经的功能。即使指总伸肌瘫痪，当骨间肌外展手指时表现出好像有伸指动作。要检查伸肌的真正功能，可将患者的手置于平台上，让其把手指逐个抬起来。当指总伸肌瘫痪后，检查者通常会误认为尺神经支配的骨间肌的肌力也下降。这是因为手指下垂或掌指关节处于屈曲位时，骨间肌很难发挥外展和内收手指的功能。为了减少这种影

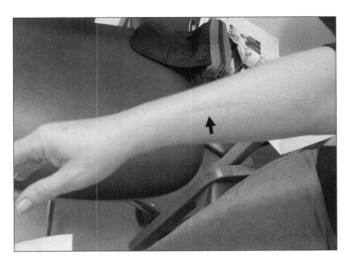

图 7-17　这例桡神经浅支损伤是由于放置外固定架固定针不当引起。

响,可将手置于平台上,或使手指处于过伸位以代偿指总伸肌的功能,然后让患者抗阻力内收和外展手指。必须再次强调,当伸肌瘫痪或肌肉肌腱直接损伤而发生短缩时,手指的屈曲动作可使腕关节出现一定程度的被动背伸,容易被误以为是桡神经支配的伸肌的功能。

肱二头肌/肱肌收缩也可表现出旋后肌的功能,特别是当肘关节屈曲或至少未完全伸直时。这是因为肱二头肌有部分止于尺骨近端,拉起前臂和手时形成掌心朝上的姿势。肱二头肌/肱肌的功能也可误认为是肱桡肌的功能,反之亦然,尤其是在检查肱桡肌时,前臂没有处于半旋前位,就更容易出错。重力可以代偿肱三头肌功能,但在伸前臂时触摸肱三头肌,即可证实该肌肉是否参与伸肘。

电生理检查

虽然桡神经对于手发挥有用的功能较为重要,但由于桡神经不支配手内肌,所以它的重要性远不如正中神经和尺神经。电生理检查主要检测上臂部唯一由桡神经支配的肱三头肌,以及前臂近、中段的肌肉,如肱桡肌、桡侧腕伸肌、尺侧腕伸肌、旋后肌、指总伸肌和拇长伸肌。

肱三头肌及更远端的肌肉出现失神经支配改变,提示损伤平面在上臂近端。如果臂丛后束受损而出现桡神经支配区功能丧失,那么除了肱三头肌外,三角肌、背阔肌,有时甚至肩胛下肌都会出现失神经改变。由于肱三头肌由三部分组成,为数不少的肱三头肌肌支是在紧邻桡神经在臂丛后束的起点处从后束发出[48],因此此处的桡神经损伤后并非所有肱三头肌都会发生

失神经改变。

肱骨中段水平的桡神经损伤在肱桡肌以及更远端的肌肉中检测到失神经支配的电生理改变,但是肱三头肌不会受到影响。肱桡肌失神经支配后恢复正常需要一定的时间[41],肱桡肌在近端的神经支配来自上臂远端 1/3 发出的分支,还有部分受在肘部甚至更远端发出分支的支配。最常见的因骨折引起的肱骨中段水平的神经轴索断裂伤,需要 3~4 个月的时间才会有足够量的充分髓鞘化的轴突到达肱桡肌,并重建足够的运动终板,此时肌肉的纤颤电位和失神经电位才会减少。恢复神经再支配的其他征象包括出现新生电位,以及电刺激桡神经近端可诱发肌肉动作电位。在上臂下段外侧刺激桡神经可引起肱桡肌收缩,这一现象有时候还先于肌电图的变化[37]。刺激部位通常在肘上几英寸的地方,此处桡神经肱二头肌/肱肌与肱三头肌之间的深面。当然,也可尝试在肱骨桡神经沟处刺激桡神经,此处的桡神经正好在上臂中段围着肱骨从内侧绕向外侧。一旦肱桡肌开始恢复,几个月后桡侧腕伸肌就会出现神经恢复的电信号[60],接着是尺侧腕伸肌。但无论是从电生理还是临床检查来看,指总伸肌、拇长伸肌、示指固有伸肌和小指固有伸肌的恢复效果就不是很确切,即使有恢复,也要再多花 6~9 个月的时间[4]。即使近端的肌肉已经恢复了很好的功能,但伸指功能可能仍然没有任何恢复的征象。

肘肌是一块覆盖在尺骨鹰嘴外侧的几乎退化的肌肉,其肌电图恢复的征象要比桡侧腕伸肌和尺侧腕伸肌出现的早,甚至比肱桡肌的恢复还要早几个星期。通过对肘肌的肌电图检查则可较早的估计桡神经有无再生。

在肘部的桡神经损伤,桡侧腕伸肌和尺侧腕伸肌的电生理恢复相对较快。但在某些穿通伤,由于支配这些肌肉的肌支严重受损,桡侧腕伸肌和尺侧腕伸肌功能将无法恢复。在此情形下,伸腕功能的恢复要取决于远端指总伸肌和拇长伸肌恢复的情况,行电生理检查时必须检查这些肌肉,因为桡侧腕伸肌和尺侧腕伸肌,尤其是后者,在某些情形下可能始终处于失神经状态。

虽然用电生理方法很难检查旋后肌,但导致旋后肌瘫痪的前臂骨间后神经损伤在临床检查时显而易见,此时通常桡神经浅支传导功能正常,最差也就是传导速度轻微减慢。如果由一个技术娴熟的检查者把电极准确扎入旋后肌,可看到旋后肌仅有部分失神经改变,桡侧腕伸肌则正常,而尺侧腕伸肌、指总伸肌、拇长伸肌都表现出失神经改变。在旋后肌水平的神经卡压,这些肌肉的失神经改变比通常所说的 3 周还要再晚一

些才会出现，但其运动传导速度在神经卡压的早期就已出现延长[11]。如不能通过手术切开显露骨间后神经刺激检查，通常可使用针电极来检查。检查时通常在肘部或更近端刺激桡神经主干，而在示指伸肌、拇长伸肌或指总伸肌进行记录。在成功进行骨间后神经减压术后，通常要花好几个月的时间才能恢复较为正常的传导速度。

前臂背侧累及桡神经分支的损伤，由于功能丧失的情况并不一致，通常是拇长伸肌，特别是指总伸肌的一部分可能瘫痪了，但其他部分可能还有功能，因此电生理检查结果也会有很大变化。这种情况凸显了在此部位行手术修复的难度，这将会在后面的内容中讨论到。

手术显露

上臂内侧

臂丛后束桡神经的起点到桡神经沟内侧缘这段桡神经可轻松显露出来，但术者必须注意一些细节以避免损伤其他神经。

正如先前所述，胸背神经一般从臂丛后束发出，但偶尔也会从腋神经，或更少见的从桡神经分出。胸背神经的神经束较松散，因此可将其逆行分离至后束水平而保护起来。

操作时必须非常小心不要损伤肱三头肌肌支，如果从近端向远端分离的话，发生这种意外损伤的可能性较小[22]。肱三头肌肌支也像胸背神经一样，可从后束和桡神经近端分离出来加以保护。肱三头肌肌支可从桡神经非常近端或后束与桡神经交界处发出。背阔肌那"闪着银光的肌腱"和筋膜是腋窝后壁一个很好的标志。腋神经离开腋窝后穿过四边孔，四边孔的下缘就是背阔肌肌腱。腋神经同样可以在后束中逆行分离相当长一段距离，但很难分离至股和干的水平，虽然腋神经通常来源于上干后股。虽然正中神经和尺神经位于上臂屈肌间室，而桡神经在伸肌间室，但这些神经的近端靠得很近，在分离桡神经时应避免长时间牵拉正中神经和尺神经。

桡神经跨过背阔肌后斜行进入上臂内侧，走行于肱三头肌掌侧、内侧肌间隔的后方。

当在肘部附近分离时，可能会遇到包括桡侧副动脉在内的许多血管。桡侧副动脉是肘关节周围重要的血管交通支，如果既往损伤已经导致肱动脉闭塞，此时该动脉功能就显得非常重要[25]。在这种情况下，分离桡神经时必须小心保护好这些动脉。

显露桡神经近端也可采用后方入路，Henry 对此有详尽的描述[20]。患者取俯卧位，患肢置于身旁，患者可将患肢置于侧方，自三角肌下界的内侧做弧形切口，沿着肱三头肌长头与外侧头之间向远端延伸（图 7-18 至图 7-20）。肱三头肌的长头与外侧头之间有轻度的凹陷，因而较容易触及。在正中线的位置切开筋膜，从桡神经沟到前臂中下 1/3 的一段桡神经，包括其肱三头肌肌支都可显露出来。只要不用向更远端显露或不需要切取桡神经浅支作为移植材料，这是一个非常好的入路。

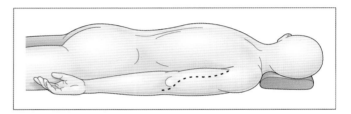

图 7-18　患者俯卧后，后侧切口显露桡神经。这种方法可以显露近端的桡神经到肱骨间沟下缘。

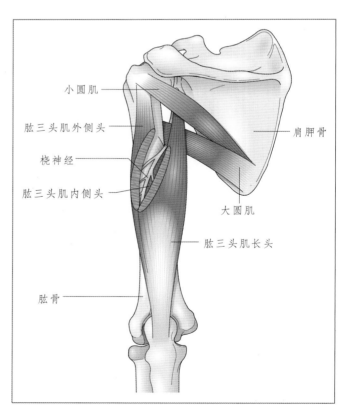

图 7-19　该图显示肱三头肌外侧头和长头交界处的后面观，该处是桡神经在臂后侧主要标记点。分离它们后，即可看到神经和肱骨后侧的毗邻关系。

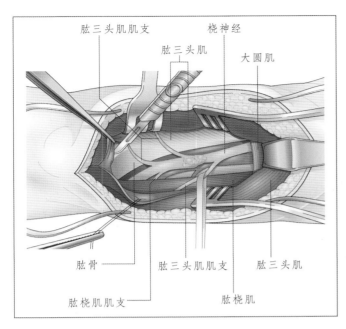

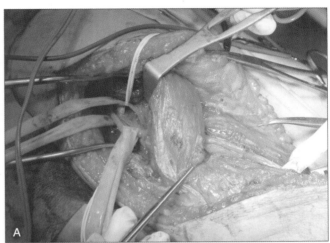

图 7-20 分离肱三头肌后，显露上臂中段的桡神经(后面观)。在牵开器右侧显露了近端的三角肌。

桡神经沟

　　桡神经可以在上臂内侧或外侧显露。无论从哪一侧进行手术，紧贴肱骨后方的一段桡神经都可显露出来而不必损伤肱三头肌(图 7-21)[25]。如果大体观察或术中神经动作电位(NAP)证实紧贴肱骨后方的桡神经无法自行恢复，那就要切除损伤神经的近端和远端，直到神经束有正常的形态(图 7-22)。就像其他需要切除的神经病损一样，修复前一定要切除至健康的、没有神经瘤组织的部分，这非常重要。此时，术者会发现神经的近端在肱骨内侧，而远端在上臂外侧。

　　将神经远端从肱二头肌和肱肌的深面、肱骨的前方移到肱骨内侧，则可在臂内侧进行修复，且可缩短神经断端的距离，特别是在部分屈肘时[36,48]。也可以使用大止血钳或 Kocher 钳在肱骨前方肌肉深面做一隧道，然后用丝线轻轻绑住神经远端，经隧道轻柔地将远端引至内侧。要恢复神经的连续性，有时候需要做神经移植，这取决于神经断端切除的长度。将移植体置于肱骨前方可缩短神经移植的长度，但在实际工作中，特别是对于成年患者，用这种方法也很难使神经断端的距离缩短到 5cm 以内。

上臂外侧

　　在离开桡神经沟后，桡神经从上臂背侧筋膜室穿过外侧肌间隔进入掌侧筋膜室。在臂外侧定位神经较

为困难，皮肤切口通常需要从上臂跨过肘一直到前臂，且要分离到较深的层次。在进行分离时，重要的一点是

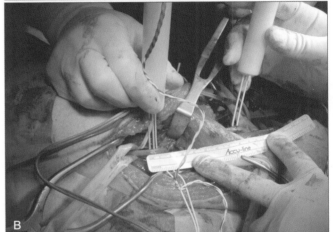

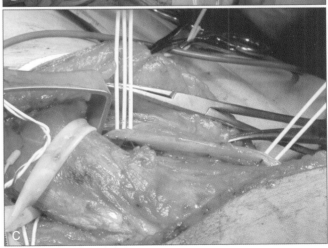

图 7-21 在右上臂桡神经局部有一神经瘤。(A)患者仰卧位，显露近端和远端神经(在肱三头肌左侧，烟卷引流条套住)。(B)在肱三头肌深面的桡神经可记录到神经动作电位的传导，(C)但在入肱三头肌的远段，波幅明显降低。该处有明显的瘢痕，影响了动作电位的传导，需要行神经松解术。

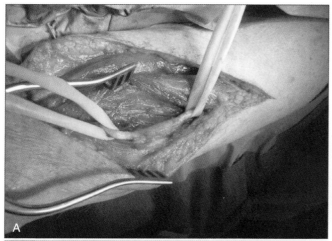

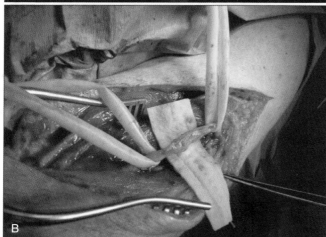

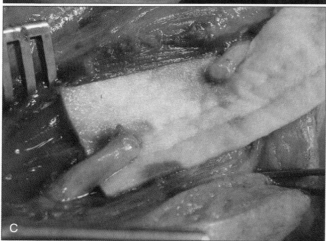

图 7-22　患者置于仰卧位，显示左上肢肘部桡神经损伤。(A)在这张手术照片中，显示出牵开器的上下齿分别牵开肱三头肌的内侧和外侧头。(B)桡神经被很小心地显露出来。(C)神经动作电位没有通过病灶处，切除神经瘤后行神经移植修复。

要辨别出肱肌和肱桡肌，术者可用两拇指分别推开这两块肌肉[49]，就可见到位于两肌肉之间的桡神经(图 7-23)。如果没看到桡神经，可在肘部和前臂近端肱桡肌

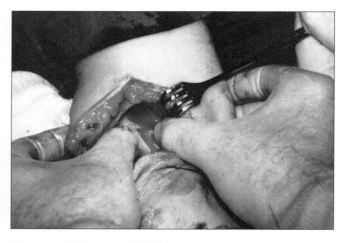

图 7-23　此图示显露肘部桡神经的方法。手术者的左拇指推开肱桡肌，而右拇指推开肱二头肌/肱肌。神经在两块肌肉之间深面被显露。

的深面探查出桡神经，然后向近端逆行分离至上臂[25]。

肘窝

在肘窝，可于肱肌和肱桡肌之间分离出桡神经。此处的桡神经多位于肱桡肌的深面，所以需要向外侧牵开肌肉以显露神经[49]。此时，可用引流胶片把桡神经轻柔地拉起来，即可显露肱桡肌和腕侧腕长伸肌肌支，以及桡神经浅支和骨间后神经这两大分支。骨间后神经与桡神经浅支分开的位置有较大变异，但是只要用引流胶片将近端的桡神经轻轻地提起来，很容易就可显露分叉点。前提是术者要能充分显露术野，要做到这一点就需要经肱桡肌向远端延长皮肤切口，必要时一直到前臂背侧。在较远处暴露桡神经浅支比较容易，只要切开深筋膜，牵开肱桡肌即可。在操作时要小心保护该神经，它可作为供区神经用于移植。将桡神经浅支的神经束逆行分离至桡神经主干较为容易，这对于确保桡神经主干的再生轴突只长入骨间后神经来说是一个重要的操作，特别是当手术的目的只是要恢复骨间后神经所支配的重要肌肉功能时。

骨间后神经

在上臂部内外侧和肘部显露桡神经相对较简单，但要显露骨间后神经就较为困难，特别是当该处有大量瘢痕和邻近软组织有损伤的时候[19]。骨间后神经离开桡神经主干后，到达旋后肌深浅两头之间，从中穿过后，绕桡骨近端外侧进入前臂伸侧。当骨间后神经到达前臂背侧时，发出分支支配大部分伸肌。该部分的解剖关键是要认识到旋后肌的结构细节[63]。这块肌

肉有起于肱骨和尺骨的两个头和附着于桡骨上的一个止点。

在骨间后神经行经前臂旋后肌浅头的上界处，有许多小血管围绕着骨间后神经。这些血管在神经的掌侧和后侧形成束带，如果分离时没有做充分准备以及事先处理好这些血管，可致剧烈出血。需用双极电凝凝固这些血管，但要避免损伤骨间后神经和进入旋后肌的肌支。Frohse 弓通常很好辨认，而且往往是腱性的（图 7-24 和图 7-25）。将旋后肌浅头分开，可显露从前臂掌侧绕向背侧筋膜室的一段骨间后

神经。此时，术者常常很难再进一步显露神经，需通过另一切口或经同一皮肤切口，采用前臂背侧入路进入（图 7-26）。

从前臂背侧进入时，可用一手术器械从近端切口的屈侧沿着骨间后神经的浅面探向远端作为标记，术者可在器械的引导下在前臂后方劈开浅层伸肌，从而显露旋后肌远端。骨间后神经在此处与旋后肌纤维呈一直角。

至此就完成了旋后肌浅头的分离，要注意不要损伤众多支配若干伸肌的细小神经分支。手术入路

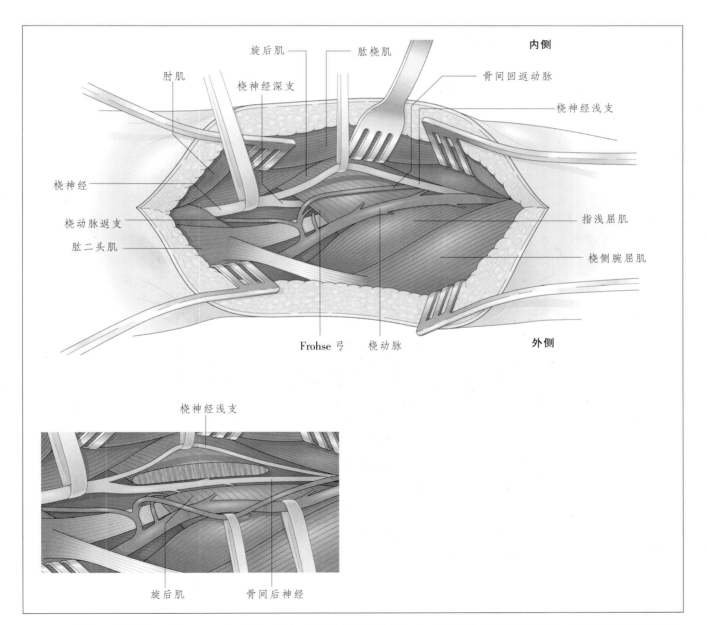

图 7-24 桡神经分为骨间后神经(PIN)和桡神经浅支，伴行有桡动脉及其分支。骨间后神经行走于 Frohse 弓（旋后肌腱弓）深面。下方插图显示旋后肌掌侧的断面。在旋后肌管内，可视及旋后肌靠背侧那部分肌肉的肌支，在远端，也可视及最早发出支配拇指及手指伸肌的肌支。（见彩图）

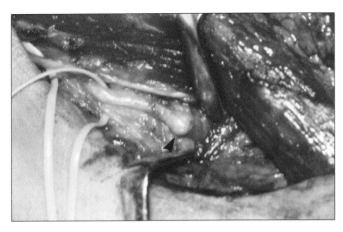

图 7-25　箭头所示的是骨间后神经的神经瘤，刚好位于 Frohse 弓的近端。

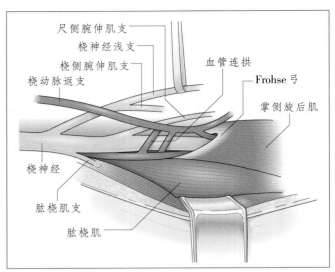

图 7-27　图示前臂近端桡神经浅支和骨间后神经的解剖位置（掌面观）。(From Cravens G and Kline D：Posterior interosseous palsies. Neurosurgery，27：397-402，1990.)（见彩图）

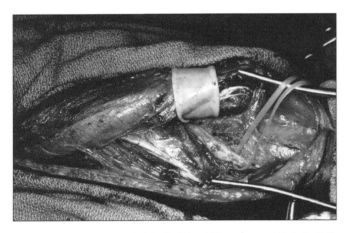

图 7-26　显露位于前臂背侧的骨间后神经(PIN)远端和指总伸肌、拇长伸肌和小指伸肌的肌支断端（塑胶丝圈处）。更远端的旋后肌切开后显露骨间后神经的远端；烟卷式引流条向上拉开显露的肱桡肌。

解剖清楚后，就修复骨间后神经而言较为简单，但要修复其远端的细小分支就十分困难[38]。这不仅仅因为这些分支直径小，而且它们往往被包在严重的瘢痕组织里面。

桡神经浅支

在前臂近段显露桡神经浅支较为容易（图 7-27）。一个合适的纵切口即可显露神经。该神经可用于移植修复桡神经或骨间后神经。从桡神经主干发出后，浅支在肱桡肌的深面、桡侧腕长伸肌的浅面走行。桡神经浅支支配腕背和手背桡侧，终末支支配桡侧 3 个半手指的背侧。要特别注意腕部桡神经浅支的分支与肱桡肌

肌腱以及止于拇指近、远节指骨的三条肌腱的相互关系。在此区域常有来自前臂外侧皮神经终支或肌皮神经远端外侧分支的交叉支配[33]。如果手术的目的是要解决痛性神经瘤，就必须认识到这些分支都有可能形成神经瘤，除非所有受累神经分支的神经瘤都切除干净，否则疼痛仍可能复发。

结果

多数学者认为不论是否行肌腱转位术，手术修复桡神经的结局都很好[24,26,36,64]。桡神经无论是自然恢复还是修复，就其功能恢复而言是效果最好的主要神经[7,40,44]。作者自己处理的病例也是如此。

那些可能需手术而转诊来我院，但最终采用保守治疗者，几乎无一例外都可恢复到 4 级或 5 级。即使那些需要手术探查者，其预后也相当好。对于那些术中神经动作电位检查提示有大量再生神经通过一连续性存在的病灶的病例，只需行神经松解，而不需要切除病灶并修复神经。无论是直接端-端缝合还是移植，神经修复后都有明显的恢复。有如此好的效果与几个因素有关：①所有接受桡神经运动纤维支配的肌肉与正中神经，特别是尺神经支配的肌肉比较而言，更靠近肢体近端；②受桡神经支配的最远端的肌肉也只位于前臂的中 1/3，而不是在手上；③桡神经虽有不少感觉纤维，但其支配区位于前臂和手部背侧，相对其他感觉区而言没那么重要。即使这些部位感觉恢复不佳，都不会像正

中神经和尺神经那样影响肢体和手的功能。

　　虽然桡神经损伤经适当的修复后整体效果满意，但是指伸肌，特别是拇长伸肌功能的恢复较为困难[50]。对于臂上段的桡神经损伤，肱桡肌、旋后肌和桡侧腕伸肌功能的恢复都是意料之中，但伸指和伸拇指功能，甚至尺侧腕伸肌功能的恢复都是不确切的[39]。在这种情况下，最好的选择是使用部分尺侧腕屈肌或浅屈肌作动力肌腱移位重建伸指功能[10]。如果手术顺利，伸指甚至部分伸拇指功能都可得到很好的恢复[61]。正因为如此，部分学者认为利用肌腱移位重建是首选方法，而不是神经修复[16,59]。但我们不这样认为，可等待神经自然再生效果欠佳后才考虑行肌腱转位重建术。另一方面，即使在神经再生修复之前行肌腱转位，并不见得会有更好的结果。虽然我们毫不犹豫地推荐在合适的情况下行肌腱转位，但是作者并不主张早期行肌腱转位，除非早期估计神经修复后效果很差。

　　尝试修复骨间后神经的终末支是不可取的，在此处找出并修复前臂背侧的肌支相当困难。桡神经在后束发出后的不远处或其近端以及前臂背侧的损伤，都会累及指总伸肌和拇长伸肌的肌支，导致伸指功能的恢复较差，常需要行肌腱移位术[56]。

　　桡神经浅支神经瘤的处理比较棘手，有时可能很多种处理方法均会失败（图 7-28）[33]。我们更偏向于在放大镜下使用双极电凝烧灼神经断端，然后将近端埋入健康没有瘢痕的软组织内，而不采用埋入骨内、包入硅胶管或加盖等方法。如果桡神经浅支通过修复可以减少神经瘤的形成和反复的疼痛及感觉异常，那肯定是值得去精细修复。但无论是采用端-端缝合还是神经

移植，仍然可以引起这种类似症状的发生，并不可避免地导致神经瘤形成。

　　预计患者有可能出现较长时间的垂腕和伸指伸拇指受限的话，则需要佩戴弹力背伸支具[8]。这种支具使用橡皮圈套住指垫保持伸腕姿势，这就允许患者做抗阻力屈曲动作，并能保持指总伸肌和拇长伸肌在合适的长度。

进一步分析桡神经修复后的结果

　　桡神经损伤或损害形成的机制见表 7-1。大都是骨折、割伤、钝挫伤及枪击伤。一些不常见的损伤，如神经卡压和肿瘤，病例也不少。神经卡压多涉及骨间后神经，桡神经肿瘤主要发生在上臂段。只有 90 例桡神经损伤采取非手术治疗。

　　如表 7-2 所示，最常见的损伤是上臂水平的桡神经，接着是骨间后神经和肘部桡神经损伤。桡神经感觉支损伤和前臂背侧桡神经分支的损伤比较少见，特别

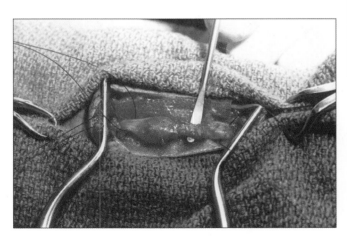

图 7-28　手术中的照片显示了桡神经浅支损伤后在其近端左侧有一球形膨大。将病灶及其断端部分正常的神经均切除后，将近端的神经断端双极电凝烧灼后埋入肱桡肌的深面。

表7-1　桡神经损伤机制

机制	手术病例	非手术病例
骨折	53	32
割伤	44	3
钝挫伤或前臂掌侧缺血性	29	21
骨筋膜室综合征	25	6
肿瘤	22	10
卡压	16	6
枪击伤	9	3
注射伤	7	3
神经松解术后的缝合	0	2
脱位	0	4
睡眠时压迫	205	90
总计		

表7-2　桡神经损伤平面分布*

损伤平面	手术病例	非手术病例
上臂	83	37
骨间后神经	37	12
肘部	30	15
桡神经感觉支	21	14
前臂背侧	9	2
总计	180	80

*,肿瘤和涉及多个级别的损伤不包括在内。

是在那些需要手术治疗的病例中。

上臂水平

表 7-3 显示了桡神经横断或连续性存在需要神经缝合、神经移植或神经松解术的数量以及修复后的功能恢复情况。上臂水平桡神经损伤需要手术治疗的病例中 18 例是横断的，65 例神经连续性存在。神经横断多数由刀伤和玻璃割伤所致，其他为风扇、螺旋桨割伤、枪击伤和肱骨骨折所致（图 7-29 和图 7-30）。有 5 例在受伤后 72 小时内一期行端-端缝合，其中 4 例恢复到 3 级或以上。8 例二期神经缝合中恢复

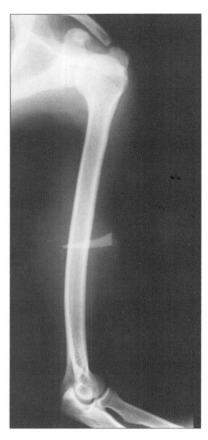

图 7-29　玻璃碎片致上臂中段桡神经横断性损伤。伤后 24 小时内修复。不论是否含有铅，软组织中的玻璃碎片通常都能够在 X 线片上显示。

表7-3	上臂水平桡神经：83例神经损伤术中、手术和预后的情况*		
术中情况	NAP	手术	结果
横断		一期缝合	5/4
横断		二期缝合	8/6
横断		二期移植	5/3
连续性存在	+	神经松解	22/21
连续性存在	−	缝合	14/13
连续性存在	+	移植	29/26

*，结果：神经手术病例数/神经恢复到达 3 级或以上。随访时间不理想（<1 年）的评级为 3 级以下。NAP，神经动作电位。

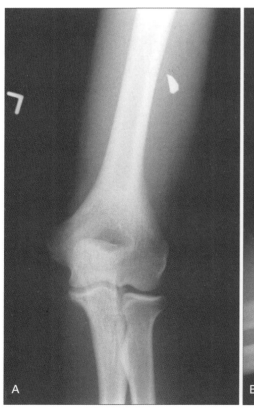
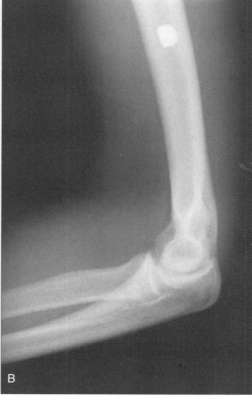

图 7-30　（A）正位和（B）侧位 X 线片显示了异物位于左上臂。患者在使用斧头砍树时，树干内一块金属片飞出致伤。金属碎片在桡神经沟处嵌入桡神经内。受伤后 1 周多行二期修复。这种情况的神经损伤二期修复效果要比急诊或一期修复好，是因为二期修复时软组织损伤已愈合。

满意有 6 例,5 例二期做神经移植修复病例中有 3 例效果同样满意。

不少桡神经的钝挫伤,虽然肢体远端瘫痪,包括 2 例注射伤和 4 例枪击伤在术中都可以记录到神经动作电位通过病灶,行松解后效果良好。如果术中电刺激没有记录到动作电位,即使能观察到神经是连续的,都要切除病灶,行端-端缝合或神经移植,此类病例行端-端缝合的 14 例中有 13 例恢复尚可,29 例行神经移植的病例中有 26 例恢复良好。在该表格中,如果无法随访,则神经功能恢复记为 0 级。

表 7-4 和表 7-5 列出了根据病灶类型同一部位手术和非手术后的神经恢复情况。手术治疗组中多数都能获得 3 级或以上的恢复。即使是这样,伸指和伸拇指还是很难恢复到 5 级,特别是骨折、挫伤和枪击伤引起的病例(图 7-31 和图 7-32)。这些因素所致的神经损伤范围比割伤和注射伤所致的病例大,常需要做神经移植修复。在割伤和注射伤中,如果必须行神经修复,通常行端-端缝合修复比做神经移植的可能性要大。即

使无法全部恢复伸指功能,但多数患者整体功能无障碍,可不需要行肌腱移位重建。损伤到手术的时间间隔和例数在表 7-6 列出。

3 例在肱骨中段桡神经沟处发生神经的自然卡压[30,34]。其中 1 例中年男性患者有过头顶投垒的习惯,这可能是发生慢性拉伤及在该部位发生神经卡压的诱因。

9 例桡神经注射损伤中有 5 例需要切除损伤段神经来修复(图 7-33)。虽然伸指和伸拇指功能仍较差,总体效果良好。有 1 例患者在外院切除了一巨大的神经纤维瘤和部分神经,在我院行桡神经近端的长段神经移植修复,术后恢复效果较差。即便在刚开始有 1/3 的患者功能部分丧失,那些适合保守治疗的病例神经功能恢复的效果优良。在其他病例,一般桡神经损伤 3~4 个月后可在临床上或肌电图检查观察到神经功能有恢复。有趣的是,有 2 例患者在外院行肿瘤切除后功能部分丧生,经过保守治疗后神经功能都自行恢复,而不需行任何手术治疗。

表7-4　93例上臂部桡神经损伤手术病例受伤机制和恢复等级的情况

受伤机制	病例数	功能恢复等级				
		5	4	3	2	1
骨折	36	8	16	8	3	1
挫伤	13	1	6	6	1	1
割伤	12	4	5	2	1	0
枪击伤	10	1	5	3	1	0
肿瘤	10	5	3	2	0	0
注射伤	9	5	3	1	0	0
压迫	3	0	2	0	1	0
总计	93	24	40	20	7	2

表7-5　臂部桡神经:39例非手术病例受伤机制和恢复等级的情况

受伤机制	病例数	功能恢复等级				
		5	4	3	2	1
骨折	21	8	6	5	1	1
挫伤	7	2	4	1	0	0
枪击伤	5	4	0	1	0	0
肿瘤	2	0	1	1	0	0
脱位	2	1	1	0	0	0
割伤	2	2	0	0	0	0
总计	39	17	12	8	1	1

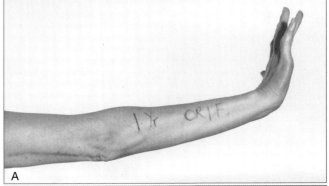
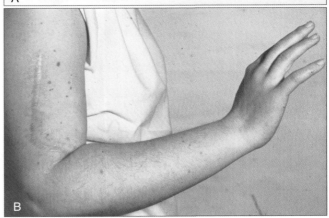

图 7-31　(A)合并桡神经损伤肱骨骨折病例,切开复位钢板内固定后桡神经功能的恢复情况。1 年后伸腕功能正常,伸指情况有所恢复,但未完全正常。(B)另一患者从腋窝到上臂行 13cm 的神经移植术 2.5 年后桡神经功能恢复情况。

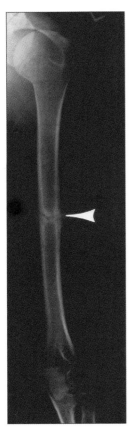

图 7-32　肱骨中段骨折并桡神经损伤保守治疗后骨折愈合，箭头所示是骨折愈合处。受伤后 2 年，桡神经功能几乎完全自然恢复，应该属于 Sunderland 神经损伤分级 2~3 度。

损伤机制	病例数	月												
		0	1	2	3	4	5	6	7	8	9	12	>12
骨折	36	0	0	1	7	10	9	5	0	2	2	0	0
挫伤	13	0	0	0	1	5	3	3	1	0	0	0	0
割伤	12	5	3	3	1	0	0	0	0	0	0	0	0
枪击伤	10	0	0	1	2	3	0	3	1	0	0	0	0
肿瘤	10	0	1	2	0	1	1	2	1	0	0	0	2
注射伤	9	0	0	0	1	3	2	0	3	0	0	0	0
卡压	3	0	0	0	0	0	1	1	0	0	1	0	0
总计	93	5	4	7	12	22	16	14	6	2	3	0	2

表7-6　上臂部桡神经损伤到手术干预的时间间隔和例数（n=93）

病例分析——上臂水平

病例 1

患者，27 岁，空乘人员，在机上送食物时突发从上臂放射到手背的疼痛。如果上臂外侧受到椅子或乘客的碰撞，放射性的疼痛又会出现。患者没有咖啡牛奶色斑及其他肿瘤病史，航空医生体检发现患者在三角肌下方靠近肱三头肌处可扪及一直径约 3cm 的肿块，可以左右移动，但不能上下移动，没有任何神经症状。

术中分离筋膜后见一不连续似一篮子样的神经内肿瘤（图 7-34）。切开并分离肿瘤表面的筋膜层和肿瘤远近端间的连接筋膜，肿块可完全显露。其中有一肌束进入后并从肿块中央发出，刺激并未引发出神经动作电位，遂予切除。从肿块的包膜发出的肌束也切断，整个神经鞘瘤都被切除干净。

术后，患者只有手背有轻度感觉减退，没有运动受限，随访 2.5 年后患者已完全恢复。

点评

肢体的肿瘤需要考虑神经源性肿瘤的可能。一般通过患者的症状和体征可以提示是否是桡神经的肿瘤。神经鞘瘤和大多数的神经纤维瘤一样不会引起神经功能缺失，通常可以直接切除而不会导致严重的神经功能障碍，除非之前已做过活检或尝试性切除。

病例 2

患者，19 岁，男性，他在准备行椎板切除术，术前在上臂外侧三角肌下方肌肉处行吗啡注射过程中，突发电击样感从上臂放射到手背处，然后出现垂腕。1 周后行肌电图检查，示肱桡肌和远端所有桡神经支配肌肉运动单位丧失。桡神经浅支动作电位波幅逐步降低，最后消失。1 个月后再次复查，肱桡肌功能未恢复，前臂旋后及伸腕、伸拇指、伸指较差。肌电图示失神经支配后的纤颤电位和运动单位丧失。继续临床观察和电生理检查 2.5 个月后无变化，决定行桡神经探查。

从上臂外侧肱二头肌与肱三头肌之间开始探查，在桡神经沟处有几个厘米长的神经节段出现萎缩和瘢痕组织包绕。在上臂外侧病灶远端记录刺激后的神经动作电位非常微弱。向近端分离显露桡神经至上臂内侧，电刺激桡神经沟近端的桡神经记录到良好神经动作电位，波幅高且传导速度为 80m/s。桡神经沟段的桡神经也能传导神经动作电位，波幅低且传导速度为 30m/s。行神经内松解术，少量神经和瘢痕组织被切除。组织学发现变性的神经纤维被黏液样物质包绕，在神经周围形成一黏液样晕圈。一小部分的轴突边缘亦有黏液样物质存在。

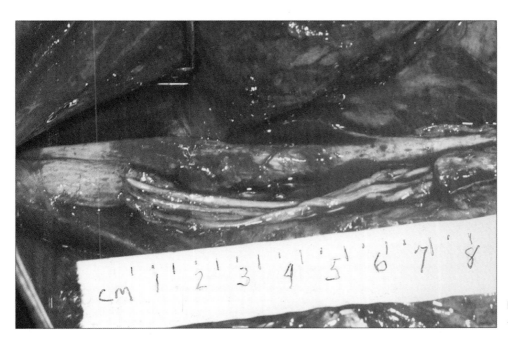

图7-33　术中照片显示神经注射伤后使用前臂皮神经移植修复。

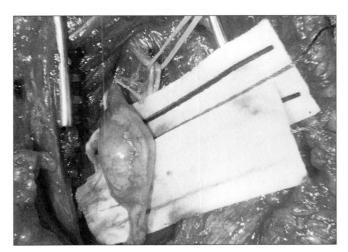

图7-34　这是一个典型的桡神经鞘瘤,位于上臂外侧。为暴露病灶,外侧的肱三头肌已被切开,塑胶圈套住的是肱三头肌部分肌支。

随访3.5年,患者桡神经功能恢复到4～5级,包括伸指和伸拇指功能。

点评

注射性损伤是可以避免的,所有行注射操作的医务工作者应进行培训以避免损伤神经。对于此病例,术中的神经电生理检查有助于术者决定所采取的手术方式,避免了采用损伤神经段切除的方法。

病例3

患者,20岁,肱骨中段骨折,肱三头肌以下桡神经支配的所有肌肉功能完全丧失。采用闭合复位石膏外

固定后,临床及肌电图检查均显示神经损伤无任何恢复。伤后4.5个月行桡神经探查。在上臂远段肱三头肌和肱二头肌外侧之间行神经探查,在该段桡神经没有记录到神经动作电位,向近端探查至上臂内侧靠近腋窝处,刺激该处,在上臂外侧仍未能记录到神经动作电位。

切除了位于桡神经沟处一长约3cm的病灶。松解远段桡神经至肘下平面,分离肱桡肌的肌支并予保护。将桡神经远端通过肱二头肌/肱肌深面和肱骨远前方转移到上臂内侧。稍微屈曲肘关节,即获得足够的长度在臂内侧行神经的端-端缝合。

最后伸腕恢复到5级,伸指到了3级,但是拇长伸肌肌力只有一点点的恢复。随访了3年,患者对于上肢功能状况满意,不必行肌腱转位重建术。

点评

由于大多数肱骨骨折伴随的桡神经损伤能自行恢复,一般可先观察几个月,如果肱桡肌功能在观察4个月后还没有恢复,就有必要行桡神经探查修复。

病例4

患者,42岁,女性,被一口径38的枪支击中上臂中段,肱骨出现部分裂纹,但没有完全骨折。临床及电生理检查显示桡神经功能丧失,观察4个月没有恢复。手术探查发现桡神经部分横断性损伤,移植了4条近5cm的神经。术后2年,肱桡肌肌力恢复到了5级,旋后肌恢复到4级,伸腕及伸指恢复

到 3 级。

点评

　　枪击引起的神经损伤通常是连续性存在的损伤,很少有神经完全断裂。此类病例通常临床观察 3 个月,该例患者临床观察没有恢复,故行手术探查,找到部分横断的神经并予以修复,治疗恰当。图 7-35 显示了另一例枪击伤的情况。

肘部

　　在肘部桡神经横断伤有 9 例是由切割伤引起的,1 例枪击伤和 1 例骨折。有 3 例一期修复的桡神经锐性横断伤效果良好,均获得了 3 级或更好的结果。那些神经连续性存在的损伤如果在术中电刺激存在神经动作电位,经过神经松解后都获得了良好的结果。在 9 例肱骨远端骨折且桡神经损伤的病例中,有 6 例不仅神经连续性存在,且神经已经出现再生,术中可记录到神经动作电位通过损伤部位。只有 1 例骨折并发的神经损伤需要长段神经移植修复,结果只恢复到 2 级(表 7-7)。

　　掌侧骨筋膜室综合征合并肘部桡神经损伤的患者,通过早期切开减压和神经松解术后,桡神经功能得以恢复。7 例连续性存在但需要做神经移植的病例中,有 5 例功能恢复到 3 级或以上(图 7-36)。表 7-8 至表 7-10 列出了肘部桡神经损伤病例的详细情况。

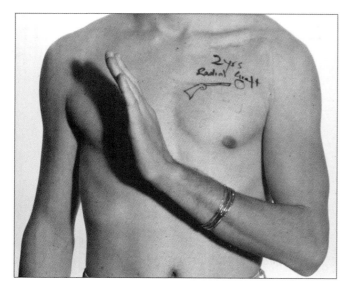

图 7-35 这位年轻患者 2 年前因桡神经枪击伤行长约 4cm 的神经移植,现伸腕功能恢复良好,伸指功能已有部分恢复。

表7-7　37例肘部桡神经损伤病例手术及预后情况＊

手术探查发现	神经动作电位	手术方式	结果
横断		一期缝合	3/3
横断		二期缝合	2/2
横断		二期移植	6/4
连续性存在	+	松解术	17/17
连续性存在	-	切除缝合	2/2
连续性存在	-	切除移植	7/5

＊,结果:神经手术病例数/神经恢复到达 3 级或以上。随访时间不理想(<1 年)的评级为 3 级以下。

病例分析——肘部

病例 1

　　患者,19 岁,男性,肘上臂外侧被一块玻璃割伤。受伤后 8 小时急诊行手术探查见桡神经横断,断缘整齐稍呈斜行。

　　稍做修剪后用 6-0 尼龙缝线行神经端-端缝合。术后佩戴具有橡皮圈和指垫的弹性支具,固定腕和手指背伸位,并在家中利用该支具行功能锻炼。

　　术后 1 年临床随访,肱桡肌和桡侧腕伸肌恢复到 3 级肌力,旋后肌有 2 级肌力,可见有轻微的伸指及伸拇指活动。术后 3 年,肱桡肌功能恢复到 4 级,伸腕及伸指达到 3~4 级。患者已不再需要夹板固定手腕背伸位,并能完成大学课程及参加课外活动,甚至能参加棒球运动。

点评

　　由切割伤引起的桡神经锐性损伤应当在断端还有机会牵拉回来对上之前尽早探查手术。该例患者因早期手术才有机会行神经端-端缝合。

病例 2

　　患者,8 岁,女孩,在秋千上面行走玩耍时突然失去平衡,摔了下来,扎到用来熏肉的钩子。患儿被父亲抱起后,发现那个钩子插入患儿右肘前窝。立即转送入医院急诊行肱静脉修复。其桡神经肱桡肌肌支以下水平出现完全瘫痪,这包括了旋后肌、腕伸肌、指伸肌和手背感觉区。

　　受伤后 4 个月转诊到我院,在肘部找到横断的桡神经,修剪断端后用 6-0 尼龙缝线行端-端缝合。

　　1 年后行肌腱转位术,获得良好的效果。神经修复

表7-8 35例肘部桡神经损伤手术病例受伤机制和恢复情况						
受伤机制	病例数	功能恢复等级				
		5	4	3	2	1
割伤	9	4	3	1	1	0
骨折	9	2	5	1	1	1
枪击伤	6	1	4	1	0	0
肿瘤	5	2	2	1	0	0
挫伤	4	0	2	1	1	0
既往缝合	2	0	1	0	1	0
总计	35	9	17	5	4	0

表7-9 16例肘部桡神经损伤非手术病例受伤机制和恢复情况						
受伤机制	病例数	功能恢复等级				
		5	4	3	2	1
骨折	6	0	2	4	0	0
挫伤	4	3	1	0	0	0
肢体缺血性挛缩	2	0	0	1	1	0
肿瘤	2	1	1	0	0	0
枪击伤	1	0	1	0	0	0
既往缝合	1	0	0	1	0	0
总计	16	4	5	6	1	0

表7-10 肘部桡神经损伤到手术干预的时间间隔和例数												
损伤机制	病例数	月										
		0	1	2	3	4	5	6	7	8	9	12	>12
割伤	9	3	3	1	1	0	1	0	0	0	0	0	0
骨折	9	0	0	1	0	0	4	1	3	0	0	0	0
枪击伤	6	0	0	0	1	2	1	1	1	0	0	0	0
肿瘤	6	0	0	0	0	1	2	0	1	1	0	0	0
挫伤	4	0	0	1	1	0	1	1	0	0	0	0	0
既往缝合	3	0	0	0	0	0	0	0	0	1	1	1	0
总计	37	3	3	3	4	3	8	4	2	2	1	0

后 3 年伸腕可达 4~5 级,指总伸肌肌力达 4 级,拇长伸肌和旋后肌肌力达 3 级。

点评

由于穿透伤引起的神经完全瘫痪的患者可于受伤后 2~4 周行神经探查修复术。如果神经功能恢复不完全,可考虑行肌腱转位重建丧失的功能。一般来说,我们都会在神经修复后观察几年,如果神经恢复较差,才考虑行肌腱转位重建术。

骨间后神经损伤

骨间后神经损伤后的评级标准可见表 7-11。表 7-12 显示了 15 例需要手术探查修复的骨间后神经损伤的情况。表 7-13 和表 7-14 显示了手术和非手术治疗病例的预后情况。在骨间后神经功能完全丧失的病例中,4 例是由切割伤引起的完全横断,1 例是由骨折引起(表 7-12)。在 4 例切割伤致神经横断的病例中,1 例在 72 小时内缝合,3 例二期缝合修复。有 2 例尽管是锐性损伤且术前检查神经功能完全丧失,但术中大体观察连续性仍存在。此 2 例术中电生理检查无神经动作电位,切除损伤段后行神经修复,效果均良好。

6 例骨折相关性骨间后神经损伤术前检查均提示完全瘫痪(图 7-36)。有 3 例手法整复不成功后行骨折切开复位钢板螺钉内固定术,这可能是造成骨间后神经损伤的原因。其中有 1 例为了固定尺桡骨做了 3 次手

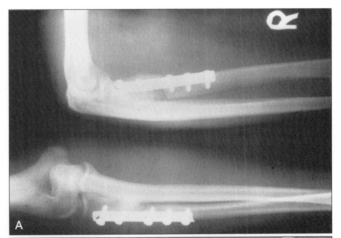

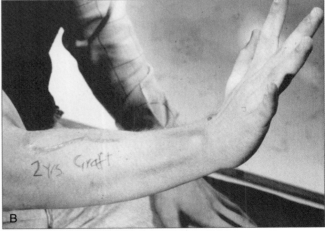

图 7-36 (A)桡骨骨折行钢板螺钉内固定术后患者的 X 线片,该患者伴骨间后神经损伤,观察 3 个月后行神经移植修复。(B)神经移植术后 2 年患者伸腕功能恢复良好,伸指及伸拇指功能部分恢复。

表7-11	骨间后神经损伤功能评级
等级	描述
0	尺侧腕伸肌(ECU)、指总伸肌(EC)或拇长伸肌(EPL)没有收缩力
1	ECU有微动，并可对抗地心引力，EC及EPL没有收缩力
2	ECU恢复，但EC和EPL只见微动或完全没有收缩力
3	ECU恢复，EC有部分恢复，EPL较弱或没有收缩力
4	ECU完全恢复，EC及EPL有中等的恢复
5	ECU、EC及EPL完全恢复正常

表7-13	骨间后神经卡压的预后情况($n=17$)
术前-术后神经恢复分级	病例数
0~5	3
0~4	1
0~3	1
1~5	2
2~4	4
3~4	1
3~5	4

表7-12 骨间后神经损伤，术前完全瘫痪($n=15$)

神经损伤病因	术中所见	NAP	手术	结果	随访时间
割伤	横断		二期缝合	4	2
割伤	横断		二期缝合	4	1.5
割伤	横断		二期缝合	4*	3
割伤	横断		一期缝合	5	3
割伤	连续性存在	−	二期缝合	4	1.5
割伤**	连续性存在	−	二期缝合	5	3.5
桡骨骨折使用钢板内固定	横断		移植	4	2.3
桡骨骨折	连续性存在	+	松解	4	2
桡骨骨折伴肘关节脱位	连续性存在	+	松解	4~5	2
桡骨骨折使用钢板内固定	连续性存在	−	移植	4	2.5
桡骨骨折使用钢板内固定	连续性存在	−	移植	3~4	2.5
桡骨或尺骨骨折***	连续性存在	−	移植	3*	3.5
砖块挫伤	连续性存在	+	松解	4	3
球杆挫伤	连续性存在	+	松解	5	4.5
木棍挫伤	连续性存在	+	松解	5	3.5

*，肌腱移位帮助恢复。

**，这类病例是一期缝合修复。

***，这类患者使用了3种方法进行骨折的整复。

NAP，神经动作电位。随访时间单位：年。

术。有1例桡骨骨折已固定，探查发现骨间后神经缺损，神经断端修剪至健康组织后有6.3cm的缺损长度，需要行神经移植。其他4例骨折相关性骨间后神经麻痹探查发现神经连续性存在：有2例存在神经动作电位而行神经松解术；剩余2例没有动作电位存在，只能做神经移植。6例患者中有1例已经在外院做过神经手术。

对于骨折或切割伤后骨间后神经损伤，无论是通过神经直接缝合还是神经移植，均可获得良好的效果。24例骨间后神经损伤患者都恢复了神经动作电位。虽然神经恢复效果良好，但仍有2例患者需要行肌腱转位来获得更好的功能。3例骨间后神经挫伤的患者探查发现神经动作电位存在，行神经松解术后获得良好的恢复（表7-12）。

病例分析——前臂段骨间后神经

病例1

患者，25岁，骑车时不慎滑出公路，撞到带金属刺的篱笆。前臂出现多处不规则的割伤，经清创包扎后，遗留一个开放伤口。当时横断的桡神经远端使用血管夹做了标记。几周后肉芽组织新鲜并颗粒化，行植皮覆盖。桡神经旋后肌肌支以下出现完全瘫痪。

探查发现桡神经自主干到前臂近端Frohse弓骨间后神经处缺损8cm，行神经移植，并移植修复肱桡肌肌支，但没有尝试去修复桡神经浅支。随访5年，伸腕和伸指，包括伸拇指恢复到3级，旋后肌没有收缩力，感觉没有恢复。

点评

即使是对于这样严重神经损伤的复杂病例，桡神经还是值得修复的，因为桡神经修复后愈后较好。

骨间后神经卡压

正常骨间后神经从旋后肌的掌侧及背侧头中间穿出，到达前臂背侧。骨间后神经离开旋后肌两头后分支支配指伸肌和拇伸肌。卡压通常出现在Frohse弓，即旋后肌掌侧头的近端部分。此处可有筋膜边缘，但也可缺失。

如果临床医生足够仔细，会发现骨间后神经卡压综合征并不罕见[22]。患者有时可出现前臂近端的疼痛，但与其他神经卡压不同，一般缺乏感觉障碍和感觉症状。相反，患者出现伸指和伸拇指力量减弱等运动功能受损症状[23]，首先影响其中几个手指，随着病情的进展,逐渐累及尺侧腕伸肌、拇长伸肌及指总伸肌。桡侧腕伸肌及桡神经浅支感觉分布区均不受影响。由于指伸肌肌力的减弱,逐渐出现腕背伸时桡偏及手拇指下垂畸形。表 7-11 显示了用 LSUHSC 评分法来评价骨间后神经的恢复结果。

骨间后神经卡压比较严重时,肌电图检查可发现失神经支配改变,但只有经验比较丰富的人才能在该部位精确地检查出桡神经的传导功能。

我们和其他学者的经验表明,卡压所致的肌肉功能丧失可在几个月内自然恢复,特别是那些肌力较强或活动量比较大的肌肉,如活动腕关节的前臂肌肉。如果肌肉功能未得到恢复或病情持续加重,则有手术切开减压的必要。图 7-37 示一个通过手术彻底减压的骨间后神经卡压病例,包括旋后肌的掌侧头神经分支[11,63]。在旋后肌或者真正的 Frohse 弓的筋膜边缘近端,可有一索状血管包绕或跨过骨间后神经,但这一结构很少会对神经造成卡压。

只要手上适应证把握得好,对骨间后神经和旋后肌的掌侧头神经分支施行神经松解术可获得非常好的结果。在我们的病例中,有 2 例是双侧骨间后神经出现卡压,其余的都是单侧,左右侧发病率无差别;骨间后神经卡压男女发病率约是 9:5;平均发病年龄是 30 岁;平均随访时间是 3.4 年。

有一半需要手术治疗的骨间后神经损伤的病例都是由于卡压造成的。表 7-13 显示了每一例患者术前神经状况和术后神经恢复情况。虽然神经损伤机制只是卡压,但术前有 5 例患者神经是完全麻痹,其他 6 例神经损伤也比较严重(1 或 2 级)。每一例术中电刺激均显示有神经动作电位通过卡压处,这种卡压位于 Frohse 弓或旋后肌下方。显示了神经传导速度和神经动作电位振幅是下降的。15 例神经卡压患者可恢复到 4 级(6 例)或 5 级(10 例)水平。

表 7-14 和表 7-15 显示了手术和非手术患者治疗的疗效分级。3 例涉及骨间后神经需要手术治疗的肿瘤病例包括 1 例腱鞘囊肿、1 例脂肪瘤和 1 例神经纤维瘤。术前只有部分神经功能丧失,神经纤维瘤更是只有轻微神经症状,绝大多数神经功能是存在的。腱鞘囊肿的患者神经功能从术前的 3 级升到术后的 4 级。在外院手术并出现神经功能障碍的神经肿瘤患者包括 1 例神经纤维瘤(2 级)和 1 例神经鞘瘤(4 级),随着时间推移功能出现明显好转。6 例没有行手术的神经卡压患者,临床观察了 2 个月,在发病 5 个月后逐渐恢复。2 例周末瘫和 7 例骨折的神经卡压患者,尽管神经损伤比较严重,但基本上 6~7 个月后也逐渐出现了可以接受的功能恢复。

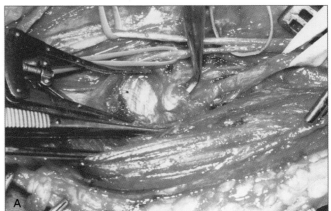
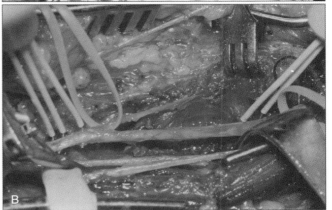

图 7-37　(A)术中在 Frohse 弓处显露骨间后神经(PIN)。撑开器置于旋后肌掌侧头的筋膜边缘下方。在手术器械的下方或深面可见到桡神经浅支和由此发出的桡侧腕伸肌肌支。(B)旋后肌掌侧头已被切开。电刺激电极置于骨间后神经的近端,位于图的左边。记录电极置于骨间后神经远端,位于图的右边。

表 7-16 描述了骨间后神经麻痹的特点,无论是自然发生还是创伤造成的神经卡压,较多发生于右侧,特别是女性。右侧肢体发病率高于左侧的原因有可能与右上肢反复使用较多有关。

表7-14　40例骨间后神经损伤手术病例受伤机制和恢复结果分级

损伤机制	病例数	恢复结果分级				
		5	4	3	2	1
卡压	19	10	7	2	0	0
割伤	7	1	6	0	0	0
骨折	7	0	5	2	0	0
肿瘤	3	2	1	0	0	0
挫伤	3	1	2	0	0	0
既往缝合	1	1	0	0	0	0
总计	40	15	21	4	0	0

表7-15　14例骨间后神经损伤后非手术治疗的受伤机制和恢复等级情况

受伤机制	病例数	功能分级				
		5	4	3	2	1
卡压	6	5	1	0	0	0
骨折	4	2	2	0	0	0
周末瘫	2	0	2	0	0	0
外院肿瘤切除	2	1	1	0	0	0
总计	14	8	6	0	0	0

表7-17　前臂背侧神经分支：9例神经损伤手术及预后

手术探查发现	NAP	手术	结果
横断		一期缝合	2/2
横断		二期移植	4/2
连续性存在	+	松解术	1/1
连续性存在	−	松解术/移植	1/1*
连续性存在	−	移植	1/0**

*，第一次神经松解术，第二次神经移植术。
**，通过肌腱转位恢复了大部分功能。

表7-16　骨间后神经麻痹的病因和左右侧差别（n=34）

	女性		男性		总计	
	右侧	左侧	右侧	左侧	右侧	左侧
割伤	1	0	3	2	4	2
骨折	2	1	3	0	5	1
挫伤/压迫	1	0	0	2	1	2
肿瘤	2	0	1	0	3	0
卡压	4	1	7	4	11	5
总计	10	2	14	8	24	10

前臂背侧神经分支

　　如表 7-17 所示，9 例在这一部位发生神经损伤的患者需要行手术治疗。尽管神经横断行一期端-端缝合和二期神经移植术可获得良好的预后，但是仍有 2 例神经移植修复病例没有恢复功能。该部位神经显露比较困难，特别是第二次进行手术，要找到神经远端来进行神经移植是个非常大的挑战。有 2 例既往神经手术失败病例正是因为如此。

　　有时候可以先显露肱桡肌深面的骨间后神经近端，然后向远端分离，并沿着旋后肌的掌侧头分离，在其深面即可见到神经损伤处，有可能是骨间后神经的分支，也可能是骨间后神经主干。3 例手术治疗的患者术中发现神经连续性存在，其中 2 例是神经挫伤，1 例由桡骨骨折引起。其他 2 例由钝物打击造成的前臂神经挫伤病例，观察随时间推移逐渐好转，而不需要手术治疗。该部位神经损伤的另外一种修复方法是肌腱转位，有 1 例神经移植失败后的病例行肌腱转位术获得了良好的功能。

桡神经浅支损伤

　　由于桡神经浅支切断缝合后，往往会出现手背区域疼痛性感觉过敏和形成触痛性神经瘤，我们在几年前已经采取切除损伤神经的治疗方法。同样的处理方法在损伤后疼痛的腓肠神经和隐神经的病例也已经取得了更好的治疗效果。这三条感觉神经的支配区域通常在功能上来说并不重要，除非正中神经、尺神经或胫神经感觉支配部分也同时损伤。这种处理方法在 8 例桡神经浅支单独损伤的病例中获得了很好的效果，另外 3 例病例术后仍然有部分不适症状。正如 Mackinnon 和 Dellon 所指出的一样[33]，术中彻底切除神经瘤和包绕其的周围组织，以及部分神经近端非常重要。不管有没有同时发生与桡神经浅支类似的损伤，从前臂外侧皮神经或前臂皮神经发出的细小分支都有可能随着时间的推移参与桡神经浅支神经瘤的形成。对于桡神经浅支挫伤后出现的慢性持续性疼痛，同样可采取切除术，已发现有 2 例早期行神经松解术的病例没有获得效果。

　　对 21 例桡神经浅支损伤行了手术治疗，13 例行保守治疗的病例没有全部成功（表 7-18 和表 7-19）。对那些症状持续的患者，无论是患者本人还是保险公司都要被告知有必要行手术治疗，但无法保证能完全缓解疼痛。

病例分析——桡神经浅支

病例 1

　　患者，25 岁，男性，从事金属板工作，在运送一堆铁板时，由于捆线断裂致铁板割伤其前臂中段的掌侧。术中上止血带，探查发现肱桡肌、桡侧腕屈肌、拇长屈肌、指浅屈肌和掌长肌腱有部分裂伤，桡神经浅支部分割裂。修复断裂的肌肉和肌腱后，对桡神经浅支的断裂部分清创至健康部位，剩余神经部分连续性存在，然后将神经置于肌肉深面。

　　1 年后，患者诉沿着前臂桡掌侧的钝性疼痛和间断出现触电感。检查发现包括拇指背侧和鼻烟窝在内的手背处感觉迟钝；手的运动功能良好，但在前臂远端

表7-18　桡神经浅支神经瘤:手术治疗效果(n=21)

神经损伤原因	手术方法	结果*
割伤	神经松解	0/0
割伤	切除	11/8
挫伤	神经松解	2/0
挫伤	切除	6/6
既往缝合	神经松解	0/0
既往缝合	切除	2/2

*,病例数/恢复例数。

表7-19　桡神经浅支神经瘤:非手术治疗(n=13)

神经损伤原因	结果*
压迫	4/0
既往缝合	2/0
挫伤	6/1
骨折	1/1

*,病例数/恢复例数。

掌侧前臂皮神经分布区感觉减弱。叩击前臂掌侧的瘢痕处,可出现沿着前臂桡侧分布的异常感觉。电生理检查显示桡神经浅支动作电位振幅较低,神经传导速度为 30m/s。

术中探查见桡神经浅支及前臂外侧皮神经的一条分支上均有连续性存在的神经瘤。前者电刺激只出现非常弱的神经动作电位,后者根本就没有任何传导。两条神经的近远端,包括病灶均被切除。近端神经束使用极细的双极电凝热凝封闭后置于肱桡肌深面。

术后患者恢复良好,疼痛缓解。可惜的是随访了1.5 年后失访。

点评

由于患者在日常生活工作中频繁地碰撞到患处,单纯的桡神经浅支神经瘤也变成了临床上比较棘手的处理难题。

潜在的并发症

在我们的治疗病例中,桡神经手术出现真正的并发症并不多见。神经修复后指总伸肌或拇长伸肌等桡神经支配最远端肌肉功能的恢复欠佳是神经本身恢复的有限性造成,而非真正的并发症。

如果桡神经近端有大量的瘢痕组织包绕,手术有可能损伤肱三头肌肌支。这种情况常发生在对上臂近端、臂内侧甚至肱骨桡神经沟处桡神经进行分离操作时。在我们的系列中,这种损伤发生过两次,但幸运的是损伤的神经功能最后都自然恢复了。在肘部,肱桡肌肌支常会不小心被切断。由于桡侧腕屈肌的肌支发出点变异较大,自桡神经主干到肘下的桡神经浅支都有可能发出,术中有可能被损伤。

根据我们对外院手术的骨间后神经卡压或损伤患者再手术所获得的经验,旋后肌的掌侧头并不一定需要切除。类似的经验,桡神经浅支损伤后疼痛和感觉过敏无法通过神经修复得到有效的缓解,如果治疗的目的是为了解除疼痛,切除一段神经是比较有效的治疗方法。

(郑灿镔 译　朱庆棠　顾立强　校)

参考文献

1. Alnot JY and Le Reun D: Les lesions traumatiques du tronc nerf radial au bras. Rev Chir Orthop Reparatic Appar Mot 75:433–442, 1989.
2. Barton NJ: Radial nerve lesions. Hand 5:200–208, 1973.
3. Bateman JE: Trauma to Nerves in Limbs. Philadelphia, WB Saunders, 1962.
4. Bowden REM and Shell DA: The advance of functional recovery after radial nerve lesions in man. Brain 73:251–266, 1950.
5. Bowen TL and Stone KH: Posterior interosseous nerve paralysis caused by a ganglion at the elbow. Surgery 48B:774–776, 1966.
6. Boyd HB and Boals JC: The Monteggia lesion. A review of 159 cases. Clin Orthop 66:94–100, 1969.
7. Brown PW: Factors influencing the success of the surgical repair of peripheral nerves. Surg Clin North Am 52:1137–1155, 1972.
8. Bunnell S: Active splinting of the hand. J Bone Joint Surg 28:732–736, 1946.
9. Capener W: The vulnerability of the posterior interosseous nerve of the forearm. J Bone Joint Surg 48B:770–773, 1966.
10. Chuinard R, Boyes J, Start H, et al.: Tendon transfers for radial nerve palsy: Use of superficialis tendons for digit extension. J Hand Surg 3:560–570, 1978.
11. Cravens G and Kline D: Posterior interosseous palsies. Neurosurgery 27:397–402, 1990.
12. DiRosa F: Radial nerve: Anatomy and fascicular arrangement. In: Brunelli G, Ed: Textbook of Microsurgery, New York, Masson, 1988.
13. Emery SE and Gifford JF: One hundred years of tennis elbow. Contemp Orthop 12:53–58, 1986.
14. Garcia A and Maeck BH: Radial nerve injuries and fractures of the shaft of the humerus. Am J Surg 99:625–627, 1960.
15. Goldner JL: Function of the Hand Following Peripheral Nerve Injuries. Am Acad Orthop Surg Instruct, Course Lectures 10. Ann Arbor, MI, JW Edwards, 1953.
16. Griswold BA: Early tendon transfer for radial transection. Hand 8:134, 1976.
17. Guarantors of Brain: Aids to the Examination of the Peripheral Nervous System. London, Baillière Tindall, 1989.
18. Gurdjian ES, Hardy WG, Lindner DW, et al.: Nerve injuries in association with fractures and dislocations of long bones. Clin Orthop 27:147–151, 1963.
19. Hall HH, Mackinnon SE, and Gilbert RW: An approach to the posterior interosseous nerve. Plast Reconstr Surg 74:435–437, 1984.
20. Henry AK: Extensile Exposure: Applied to Limb Surgery. Baltimore,

Williams & Wilkins, 1945.

21. Holstein A and Lewis GB: Fractures of the humerus with radial nerve paralysis. J Bone Joint Surg 45A:1382–1386, 1963.

22. Hudson AR and Mayfield FH: Chronic injuries of peripheral nerves by entrapment. In: Youmans JR, Ed: Neurological Surgery, 2nd edn, vol. 4. Philadelphia, WB Saunders, 1982.

23. Hustead AP, Mulder DW, and MacCarty CS. Nontraumatic progressive paralysis of the deep radial (posterior interosseous) nerve. Arch Neurol Psychiatry 69:269, 1958.

24. Jayendrahumar J: Radial nerve paralysis associated with fractures of the humerus. Clin Orthop 172:171–175, 1983.

25. Kempe L, Ed: Operative Neurosurgery, vol 2. New York, Springer-Verlag, 1970.

26. Kettlekamp DB and Alexander H: Clinical review of radial nerve injury. J Trauma 7:424–432, 1967.

27. Lichter RL: Tardy palsy of the posterior interosseous nerve with a Monteggia fracture. J Bone Joint Surg 57A:124–125, 1975.

28. Ling CMS and Loong SC: Injection injury of the radial nerve. Injury 8:60–62, 1976.

29. Lister GD, Belsole RB, and Kleinert HE: The radial tunnel syndrome. J Hand Surg 4:52–59, 1979.

30. Lotem M, Fried A, Levy M, et al.: Radial palsy following muscular effort: A nerve compression syndrome possibly related to a fibrous arch of the lateral head of the triceps. J Bone Joint Surg 53B:500–506, 1971.

31. Lyons WR and Woodhall, B: Atlas of Peripheral Nerve Injuries. Philadelphia, WB Saunders, 1949.

32. McGraw J: Neurological complications resulting from supracondylar fractures of the humerus in children. J Pediatr Orthop 6:647–650, 1986.

33. Mackinnon S and Dellon A: Surgery of the Peripheral Nerve. New York, Theime Medical Publishers, 1988.

34. Manske PR: Compression of the radial nerve by the triceps muscle: A case report. J Bone Joint Surg 59A:835–836, 1977.

35. Moss SH and Switzer HE: Radial tunnel syndrome. A spectrum of clinical presentations. J Hand Surg 8:414–419, 1983.

36. Nickolson OR and Seddon HJ: Nerve repair in civil practice. Br Med J 2:1065–1071, 1957.

37. Nulsen FE: The management of peripheral nerve injury producing hand dysfunction. In: Flynn JE, Ed: Hand Surgery. Baltimore, Williams & Wilkins, 1966.

38. Omer GE: Evaluation and reconstruction of forearm and hand after acute traumatic peripheral nerve injuries. J Bone Joint Surg 50A:1454–1460, 1968.

39. Omer GE: Injuries to the nerves of the upper extremities Bone Joint Surg 56A:1615–1624, 1974.

40. Omer GE: The results of untreated traumatic injuries. In: Omer G and Spinner M, Eds: Management of Peripheral Nerve Problems. Philadelphia, WB Saunders, 1980.

41. Packer JW, Foster RR, Garcia A, et al.: The humeral fracture with radial nerve palsy. Is exploration warranted? Clin Orthop 88:34–38, 1972.

42. Pollock FH, Drake D, Bovill E, et al.: Treatment of radial neuropathy associated with fracture of the humerus. J Bone Joint Surg 63A;239–243, 1981.

43. Reid RL: Radial nerve palsy. Hand Clin 4:179–182, 1988.

44. Sakellorides H: Follow-up of 172 peripheral nerve injuries in upper extremity in civilians. J Bone Joint Surg 44A:140–148, 1962.

45. Samu M: The arcade of Frohse and its relationship to posterior interosseous nerve paralysis: J Bone Joint Surg [Br] 50:809–812, 1968.

46. Savory WS: A case in which after the removal of several inches of the musculospiral nerve, the sensibility of that part of the skin of the hand which is supplied by it was retained. Lancet 2:142, 1868.

47. Seddon H: Nerve lesions complicating certain closed bone injuries. JAMA 135:691–194, 1947.

48. Seddon H: Surgical Disorders of the Peripheral Nerve, Baltimore, Williams & Wilkins, 1972.

49. Seletz E: Surgery of Peripheral Nerves. Springfield, Ill, Charles C. Thomas, 1951.

50. Shaw JL and Sakellorides H: Radial nerve paralysis associated with fractures of the humerus. J Bone Joint Surg 49A:899–902, 1967.

51. Sobotta JJ: Atlas of Human Anatomy, 9th English edn, 3 vols. Munich, Urban & Schwartzenberg, 1974.

52. Spinner M: Injuries to the Major Branches of Peripheral Nerves of the Forearm, 2nd Edn. Philadelphia, WB Saunders, 1978.

53. Spinner M: The arcade of Frohse and its relationship to posterior interosseous nerve paralysis. J Bone Joint Surg [Br] 50:809–812, 1968.

54. Spinner M, Freundlich BD, and Teicyer J: Posterior interosseous nerve palsy as complication of Monteggia fractures in children. Clin Orthop 58:141–145, 1968.

55. Stin F, Grabias S, and Deffer P: Nerve injuries complicating Monteggia lesions. J Bone Joint Surg 53A:1432–1436, 1971.

56. Steyers CM: Radial nerve results. In: Gelbermann R, Ed: Operative Nerve Repair and Reconstruction. Philadelphia, JB Lippincott, 1991.

57. Strachan JC and Ellis BW: Vulnerability of the posterior interosseous nerve during radial head resection. J Bone Joint Surg 53B:320–323, 1971.

58. Sunderland S: The intraneural topography of the radial, median, and ulnar nerves. Brain 68:243–299, 1945.

59. Sunderland S: Observations on injuries of the radial nerve due to gunshot wounds and other causes. Aust NZ J Surg 17:253, 1948.

60. Trojaborg W: Rate of recovery in motor and sensory fibers of the radial nerve: Clinical and electrophysiological aspects. J Neurol Neurosurg Psychiatry 33:625–630, 1978.

61. White WL: Restoration of function and balance of the wrist and hand by tendon transfers. Surg Clin North Am 40:427–459, 1960.

62. Woodhall B and Beebe WG: Peripheral Nerve Regeneration: A follow-up study of 3656 W W II injuries. VA Medical Monograph. Washington, DC, US Government Printing Office, 1956.

63. Young MC, Hudson AR, and Richards RR: Operative treatment of palsy of the posterior interosseous nerve of the forearm. J Bone Joint Surg 72A:8:1215–1219, 1990.

64. Zachary RB: Results of nerve suture. In: Seddon HJ, Ed: Peripheral Nerve Injuries. Medical Research Council No. 282. London, Her Majesty's Stationery Office, 1952.

第 8 章

正中神经

Robert J. Spinner

摘要

正中神经具有重要的感觉和运动功能。与桡神经不同，正中神经没有支配上臂的肌肉，但却是前臂部位的手外肌和手内肌，特别是拇指肌肉的重要支配神经。虽然正中神经在整个上臂部位的解剖关系较为简单，但在肘部和前臂近端则较为复杂，该处的旋前圆肌、指浅屈肌及骨间前神经肌支所支配的其他肌肉的解剖都比较重要。正中神经与尺神经之间神经变异常吻合（Martin-Gruber 吻合）也可在该位置出现，稍近端的 Struthers 韧带可卡压正中神经。

对 250 例正中神经损伤的患者进行数据分析。其中包括 167 例行手术治疗的病例：49 例上臂部损伤，69 例肘部及前臂损伤，49 例腕部水平损伤（不包括 376 例腕管综合征）。结果显示，不论是切割伤还是枪击伤，甚至某些骨折和挫伤所引起的上臂部位正中神经损伤，都获得了较好的甚至是出人意料的治疗效果；正中神经的部分损伤，或术中电生理检查有神经动作电位（NAP）通过的完全性损伤经手术松解后可达到 5 级恢复；正中神经损伤后主要残留的功能障碍是其支配的手内肌，如鱼际肌。但拇指的对掌和外展功能可由尺神经和桡神经支配的运动拇指的肌肉很好的代偿；肘部和前臂部位正中神经损伤经过适当的治疗可同样获得较好的恢复；由缺血性挛缩和电击伤所致的正中神经损伤较难恢复；对神经源性疼痛的治疗并不总是有效，特别是医源性注射伤引起的神经损伤；在鱼际肌功能方面，腕部水平正中神经损伤的治疗效果与上臂神经损伤类似，但是感觉功能的总体恢复较佳。腕管综合征的临床分型已被总结，重点强调腕管松解术失败后神经的修复问题。

临床及手术应用解剖

腋窝

正中神经在腋窝起自臂丛外侧束和内侧束，形成具有特征性的"V"形，并横跨腋动脉延伸至肱动脉处。起源于外侧束的正中神经外侧头被称为"感觉根"，由它发出感觉神经纤维到手部，同时也支配前臂和腕部部分运动功能。起源于内侧束的正中神经内侧头被称为"运动根"，同时也支配部分手内肌。

通常在腋窝暴露臂丛时比较容易显露正中神经外侧头和外侧束，而来源于内侧束主要为运动神经纤维的内侧头位于血管的后内侧，通常要将血管分离牵开后才能显露清楚。在少数情况，组成正中神经的内侧束和外侧束均从腋动脉的后方经过。在其他一些情况，外侧束的某些神经纤维可发出一近端支通过内侧束再形成正中神经。大约有 1/4 的病例，外侧束参与形成正中神经的神经纤维可先进入更近端的肌皮神经，然后在远端离开肌皮神经后进入正中神经，此处已有部分的内侧束神经纤维参与，然而该部分外侧束的神经纤维并不参与形成肌皮神经[40]。

参与形成肌皮神经的神经束并不总是单独从外侧

束发出，一部分神经束可经过正中神经外侧头发出后达到肱二头肌和肱肌的内侧缘，再加入肌皮神经。更罕见的情况是从上臂到肘部正中神经分成两根[89]。关于手术方面，更重要的解剖特点是正中神经从起点到止点是一条直线走行，这就导致了通过关节的屈伸来获得额外的神经长度有限，因此正中神经修复后如果有任何张力，就必须制动一段时间[90]。

上臂部

上臂部正中神经损伤常伴有肱动脉和静脉的损伤，甚至尺神经损伤，因为正中神经与这些结构毗邻。此部位的损伤将导致所有正中神经支配的感觉和运动功能丧失且具有特征性(图 8-1 和图 8-2)。由于桡神经在上臂近端穿过肩胛下肌和肱三头肌长头之间，当其离开上臂内侧逐步进入上臂外侧时位置较深，因此桡神经受到很好的保护，不会与正中神经、尺神经和肱动静脉同时受到损伤，即便损伤发生在臂部近端。除非是臂丛的束部受到牵拉伤或发生在非常靠近上臂近端的穿通伤，这些情况下桡神经可同时受到损伤。

正中神经损伤常伴有尺神经的损伤。这种损伤是灾难性的，除了伸腕和伸掌指关节外(桡神经和骨间后神经支配)，整个手处于瘫痪状态[99]。除非通过神经再生得以恢复功能，否则会出现累及尺侧 4 个手指的爪形手畸形[79]。

上臂内侧单纯的正中神经损伤通常是由玻璃、刀具或枪击伤所引起，有些是医源性损伤，血管分流术或因透析需要行血管造瘘术时也可损伤正中神经[47]。该

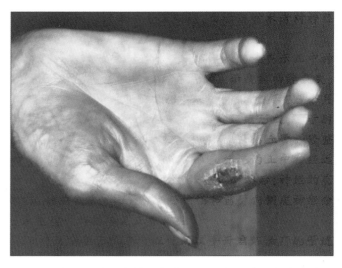

图 8-2　由于近端正中神经损伤后示指掌面感觉消失导致烫伤，故患者要注意保护感觉障碍区。

部位正中神经损伤很少伴随有肱骨的骨折（桡神经更多见些)[8]。近端正中神经损伤的机制还可以是血管造影术的并发症[9]，操作时针尖或导管可直接造成穿透伤，某些病例还可见腋动脉或肱动脉的假性动脉瘤或血肿压迫神经造成损伤。

高位正中神经损伤，可能合并桡神经或尺神经损伤，可由腋窝和上臂近端内侧的挫伤或压迫所引起(图 8-3)。这种情况也可出现在昏睡的人将手臂悬挂在椅子或公园的长椅上，或是睡觉时同伴将其头长期依靠在臂的内侧。更常见的是患者侧卧睡觉，将其头枕在上臂肱骨中段外侧部分，这将会导致肱三头肌肌支

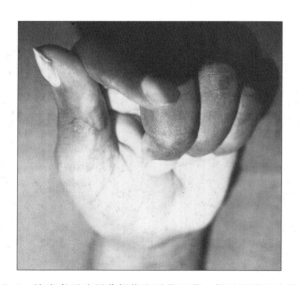

图 8-1　该患者无法屈曲拇指和示指远节，提示近端正中神经受损。高位正中神经完全损伤患者，由于示指远节和中节无法屈曲，而出现典型的"猿手"畸形。

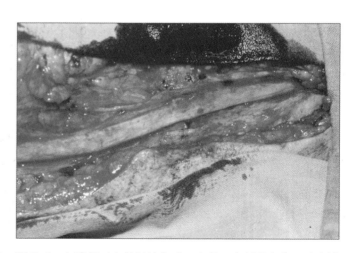

图 8-3　上臂部正中神经挫伤后 6 个月，电刺激未能显示有神经动作电位经过病灶，故采取切除和修复手术。注意局部未见明显的神经瘤形成，不能仅凭神经的外表来判断神经功能。

以下的桡神经麻痹。长时间使用腋杖的患者,出现桡神经麻痹的概率比正中神经高。但是由于使用腋杖后导致正中神经的麻痹,可伴有或不伴有桡神经的损伤。

如果损伤严重到影响整个神经,除了正中神经感觉分布区消失外,前臂旋前(包括旋前圆肌和旋前方肌)也会受限或不能,掌长肌、桡侧腕屈肌、指浅屈肌(所有手指)、示指及一半患者的中指指深屈肌都会受影响。另外,拇长屈肌也会瘫痪。手内肌包括鱼际肌、正中神经支配的蚓状肌也不能幸免。旋前圆肌是正中神经支配的最近端肌肉,其肌支位于前臂或肘部,通常是在上臂远端发出,然后在肘部的肌间隙或部分在前臂近端水平进入肌肉。少见的情况是肌皮神经支配旋前圆肌,更少见的情况甚至还可支配掌长肌和桡侧腕屈肌。远端的旋前方肌在前臂旋前所起的作用没有旋前圆肌的大。旋前方肌肌支是在前臂中段由骨间前神经发出,沿着骨间膜进入肌肉。检查旋前圆肌时,患者伸肘,外旋前臂,使掌心朝上,检查者抓住患者的手,让患者抗阻力内旋,使掌心朝下(图 8-4)。旋前方肌检查时,患者需要屈肘来放松旋前圆肌。

正中神经发出肌支支配旋前圆肌和掌长肌后,接着就在肘下 2.5cm 屈肌间隙内发出重要分支支配指浅屈肌[89]。指浅屈肌的收缩屈曲近指间关节,而指深屈肌收缩屈曲远指间关节。检查指浅屈肌功能时,患者必须伸直所有的手指,示指和中指应分别单独检查。在检查环、小指的指浅屈肌功能时,示、中指必须完全伸直,可一起检查环、小指中节同时屈曲动作。检查指深屈肌所用方法稍微有所不同,检查示、中指的指深屈肌时,其余各指必须完全伸指,近指间关节保持伸直状态,观察

远指间关节的屈曲活动情况。尺侧两指可同时检查,同样示、中指必须伸指,尺侧两指保持掌指关节稍屈曲,可同时检查远指间关节屈曲情况。

通常中指的指深屈肌同时接受正中神经和尺神经的支配,这种双重支配模式,使得即便正中神经完全瘫痪,中指仍可屈曲[89]。而示指的指深屈肌通常是由正中神经单独支配,故是检查正中神经功能比较可靠的肌肉(图 8-5)。

高位正中神经损伤的患者:由于尺侧腕屈肌失去了桡侧腕屈肌的平衡抵抗作用,屈腕时会出现尺偏;拇指指间关节不能主动屈曲;不能外展到与手掌面成 90°,对掌功能也丧失。由于拇长屈肌完全瘫痪和某些肌腱的短缩,患者和检查者会发现从伸拇状态放松后,拇指的远指间关节可出现屈曲动作,这是因为屈肌肌腱的短缩牵拉使得拇指末节处于部分屈曲姿势所致。通常示、中指的蚓状肌功能受限或缺失,除非手部所有的蚓状肌都是尺神经支配(这种情况的概率约为 15%)。

掌长肌由正中神经在前臂近端发出肌支支配。由于掌长肌只是止于手掌皮下的掌腱膜,而掌腱膜仅起覆盖作用,故其功能并不重要。因为掌长肌受近端正中神经支配,所以掌长肌在肌电图检查中是一块重要的肌肉[92, 102]。掌长肌肌腱位置表浅,位于桡侧腕屈肌的尺侧,在 10%的人群中可缺如。正中神经通过掌长肌深面,与其所支配的指浅屈肌下面稍有附着。指浅屈肌肌腱止于尺侧 4 个手指的中节指骨,收缩时可引起手指的近节和中节屈曲。

在上臂水平,通常是在上臂中点,可出现高位的正中神经与尺神经之间神经纤维变异吻合(Martin-Gruber 吻合),这种变异并不常见,仅有 3%的发生率。而真正的 Martin-Gruber 吻合是出现在前臂水平,人群中有

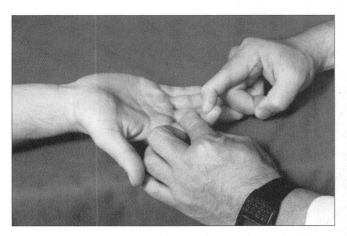

图 8-4 检查示指的指深屈肌时,检查者的左手示指可固定患者的示指中节。检查者的右手中、环指可固定患者的中、环、小指于伸直位。接着患者尽力屈曲远节指骨朝向掌心。检查者用右手示指给予对抗力检查其功能。

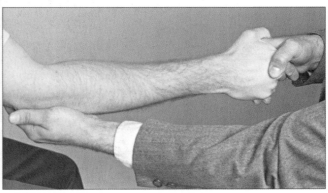

图 8-5 检查旋前方肌时,肘关节必须屈曲 90°(如图);检查旋前圆肌时,肘关节完全伸直,患者做抗阻力旋前动作。

15%的发生率[40]。

Struthers 韧带卡压

正中神经可在上臂下段 Struthers 韧带深面出现卡压(图 8-6)。该韧带与肱骨内上髁处的髁上突相关,估计有 0.7%~2.7%的人群可有该韧带。当然并不是所有存在该韧带的人都会发生神经血管的卡压。该韧带起自位于肱骨内侧面的内髁上方约 8cm 处的髁上突,止于内上髁。正中神经和肱动脉(尺动脉)从韧带深面穿过,从而易出现卡压。另外,尺神经也是从韧带深面通过,也有可能出现卡压。

虽然该病少见,但任何 1 例怀疑有腕管综合征(CTS)的患者都应当考虑该病,特别是那些腕管松解术后效果不佳,尤其是有证据表明近端正中神经损伤的患者,更应该考虑该病的可能。如有考虑到该病,手术者必须触诊肱骨是否有骨突,检查相应处是否有叩痛,并行肱骨远端的斜位 X 线片检查。

手术切开松解 Struthers 韧带,如有髁上突,可予以切除。有报道近 50 例高位正中神经卡压的患者通过手术获得了良好的效果。

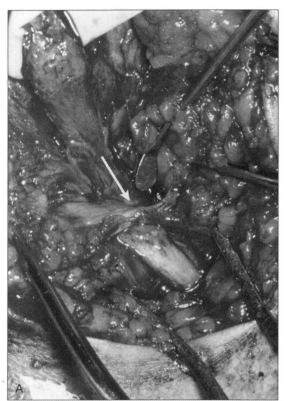

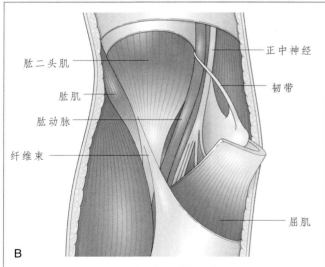

图 8-6　(A)Struthers 韧带(箭头)在肘部近端卡压正中神经,该少年曾行双侧腕管松解术后效果不佳,对侧该处也有 Struthers 韧带卡压正中神经。(B)Struthers 韧带的解剖示意图,其位于肱动脉和正中神经的掌侧面。(图 B 见彩图)

肘部/前臂近端

在肘部及前臂近端,正中神经损伤的病因与上臂相同,损伤后的症状也类似,由于旋前圆肌的肌支可在此水平的高位发出,因此旋前圆肌的功能可能会不受影响。除了创伤,在肘部进行静脉穿刺和动脉置管的过程中也有可能损伤正中神经[93]。

旋前圆肌综合征

旋前圆肌综合征目前仍有争议,通常是指正中神经通过旋前圆肌的深浅两头之间时受到卡压所致。肥大的旋前圆肌,特别是远端的筋膜缘有可能压迫在其深面走行的正中神经。近端的肱二头肌腱膜或更远端的指浅屈肌纤维弓也可压迫正中神经。肱二头肌腱膜是肱二头肌肌腱的延伸部分,止于前臂的屈肌筋膜同样也可出现肥大,偶尔会在该水平压迫正中神经。

旋前圆肌综合征首先主要表现是前臂的隐痛。患者可出现旋前圆肌肌支以远的正中神经相关的神经症状和体征,但这些神经损伤症状是不完全的。患者通常有较多的主观症状,但客观体征却很少。高位的完全性正中神经损伤也可发生,通常由肱二头肌腱膜下进行性的血肿压迫神经。

旋前圆肌综合征的检查将在他处详尽描述,不同的检查方法可能会得出不同的结果[35,66,82,87]。有时电传导检查阳性可以肯定诊断,但通常都是阴性,阴性不能排除该综合征。临床上对有前臂疼痛病史的患者,如果在肘部近端掌侧特别是旋前圆肌的部位存在压痛点,再加上有远端正中神经损伤的体征,则必须高度怀疑有此病。有几种检查方法有助于旋前圆肌综合征的诊断和确定损伤部位：如果受检者前臂做抗阻力旋前动作并伸肘时出现疼痛，提示损伤部位在旋前圆肌处；如果检查者检查受检者中指的指浅屈肌肌力时受检者出现疼痛，则损伤部位位于指浅屈肌纤维弓处；如果受检者抗阻力屈肘和前臂旋后时出现疼痛，则损伤部位位于肱二头肌腱膜处。

对于出现前臂疼痛和提示有正中神经损伤相关症状的患者，必须高度怀疑有无旋前圆肌综合征。首先要排除腕管综合征，但电生理学方法不能确诊该病，由于临床上确诊腕管综合征比较困难，当保守治疗方法无效时，必须要考虑行腕管松解术（CTR），甚至是可能施行近端正中神经松解减压之前就先施行腕管松解术（除非肌电图证实是近端正中神经受压）。如果确定对旋前圆肌综合征的患者行手术治疗，术中必须探查所有有可能卡压神经的部位并进行充分的减压，包括肱二头肌腱膜、旋前圆肌和指浅屈肌纤维弓。尽管一条神经两处卡压的情况少见，但也有可能存在，所以有必要充分减压。

正中神经–尺神经变异吻合

正中神经–尺神经变异吻合（Martin-Gruber 吻合）有多种不同的形式[82]。某些支配手内肌的尺神经神经纤维可在肘部由正中神经发出进入尺神经，或通过正中神经的分支——骨间前神经发出。在此类人群中，近端的正中神经或骨间前神经损伤后果较正常人群更为严重。相反，此类人群在此种神经吻合的近端损伤了尺神经，结果是出现较正常人群更少的手内肌失神经支配。通常并入尺神经发出的吻合神经纤维主要支配第一骨间背侧肌、蚓状肌、拇收肌和拇短屈肌的尺侧部分。

另外一种变异是支配鱼际肌的正中神经纤维在前臂近段进入尺神经（图 8-7），在手掌水平该神经纤维又会返回参与形成正中神经所支配的鱼际肌肌支（Riche-Cannieu 吻合）。此类人群骨间前神经损伤不仅出现示指指深屈肌和拇长屈肌的瘫痪，还会累及鱼际肌[89]；如果在腕部水平损伤正中神经，将不会导致鱼际肌的瘫痪，但是如果损伤了尺神经，则尺神经所支配的手内肌和通常由正中神经支配的鱼际肌都会瘫痪。

前臂水平由尺神经发支到正中神经的变异吻合少见，但还是可能出现。在这种情况下，一部分尺神经所支配的手内肌神经纤维进入正中神经，在手掌水平这些神经纤维又会重新加入尺神经的分支中去。

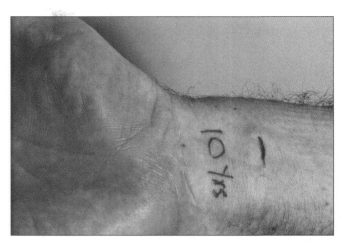

图 8-7 10 年前玻璃割伤前臂远段的正中神经，当时未行修复，患者鱼际肌萎缩，提示没有存在 Martin-Gruber 吻合。

缺血性肌挛缩

缺血性肌挛缩是由严重的钝性创伤引起的髁上骨折或肘关节脱位的一种严重的并发症。肱动脉的牵拉伤和挫伤导致血管的痉挛，继而缺血，甚至掌侧屈肌间隔内肌肉组织出现广泛梗死。在这种情况下，正中神经，有时候包括桡神经（骨间后神经）和尺神经都不仅有缺血性损伤，还会有继发于前臂掌侧肌间隔内软组织缺血和循环受阻肿胀后的压迫性损伤。还有一种更少见的情况是继发于前臂广泛挫伤所引起的急性水肿，作者已见到过由球杆击伤前臂和高速交通事故严重挫伤前臂引起缺血性肌挛缩病例；由于药物滥用和睡眠时压迫手臂所引起的前臂严重的长时间压迫也是病因之一，已在其他文献中报道[72]。在这种情况下，虽然没有骨折，正中神经，有时甚至骨间后神经，可被肿胀的软组织急性压迫损伤。

除了肿胀和前臂疼痛外，濒临筋膜室综合征的患者可出现感觉异常，通常是出现在正中神经的感觉分布区，但有时也可出现在桡神经和尺神经感觉分布区。这种症状可随时间逐步变得严重，出现桡动脉搏动的减退甚至消失，在手部特别是指尖部位出现缺血症状（苍白）。除了前臂掌侧肌肉组织出现广泛的损伤外，随之而来的正中神经的感觉和运动障碍以及桡神经和尺神经功能丧失，使得病情更加复杂，难以逆转[77]。目前已有各种仪器和技术更加客观地检测骨筋膜室内的压力。早期筋膜切开、正中神经和骨间前神经的神经松解都是必要的[55]。就作者的经验而言，只要怀疑有骨筋膜室综合征，就应早期行筋膜切开。

骨间前神经综合征

　　骨间前神经从指浅屈肌深面的正中神经主干发出后，斜向桡侧走行。该神经分支不仅支配示指和中指的指深屈肌，还支配拇长屈肌和旋前方肌。指深屈肌和拇长屈肌肌力减退是骨间前神经损伤的主要临床表现。这些手指不能屈曲或屈曲受限，表现为拇、示指间无法夹捏，部分患者表现为用拇指和示指做一个"O"形比较困难(图 8-8)。因为有尺神经的支配或与环指有共同的肌腱起源，中指的指深屈肌肌力很少完全丧失。患者可表现为骨间前神经支配的一部分肌肉功能完全丧失或不完全性肌力减退。该综合征的特点是不会出现正中神经支配区的感觉障碍，故有些医生可能会将骨间前神经损伤误认为是示指和拇指屈肌腱的断裂。

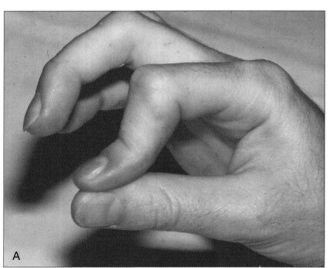

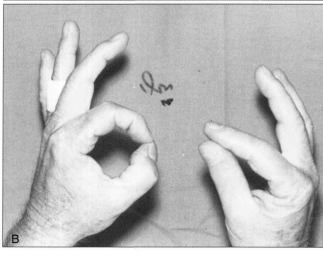

图 8-8　骨间前神经瘫痪后，示指的指深屈肌和拇指的拇长屈肌功能丧失，患者的夹捏功能较差(A)。无法用拇指和示指对捏成"O"形(B)。

　　骨间前神经综合征一般是自发出现，有时可与压迫、穿通伤或更少见的前臂挫伤相关[69]。一个骨间前神经综合征的患者几乎都会首先出现前臂近段的自发性疼痛并丧失拇指和示指活动的灵巧性。如果有尺神经纤维加入骨间前神经，就不仅丧失拇指和示指的夹捏功能，还可累及尺神经支配的手内肌功能[86]。

　　肘部甚至更近端的正中神经受到卡压，有时也可选择性地只损伤骨间前神经的神经纤维束部分，导致出现骨间前神经综合征的表现，这就是"假性骨间前神经"综合征[2,41,97]。另外，正中神经外膜缩窄也可出现骨间前神经综合征的临床表现[34]，这种现象可出现在一处或多处。有学者建议如果在行骨间前神经探查减压术中未见任何明显病变或纠正了已存在的神经扭转后，就要考虑正中神经神经内探查松解[34]。

　　神经痛性肌萎缩(Parsonage-Turner 综合征，臂丛神经炎)有时可选择性累及骨间前神经，类似于自发性的卡压所导致的骨间前神经综合征症状。鉴别时需详细询问患者病史，特别是起病时的症状、先前疼痛的性质以及其他地方有无感觉异常。临床检查和电生理检查相结合检查臂丛神经炎常累及的肌肉(如前锯肌、菱形肌、冈上肌)功能是否正常。由于有约 10% 的臂丛神经炎病例可出现双侧受累的情况，所以不仅需要检查患侧，同时需要检查对侧。

　　在对诊断为"神经卡压"的患者行手术前，通常会观察 6 个月。虽然很多病例在减压后神经恢复，但对于可能是神经痛性肌萎缩的患者，即使不手术，神经功能也可自发恢复，因此有可能将疾病的自然恢复过程归功于手术减压的效果。对于那些手术后神经功能恢复欠佳的病例，可考虑行肌腱转位重建术。

前臂中段

　　在前臂的中段或远段，尺桡骨骨折可同时伴随正中神经损伤[1]。正中神经损伤后拇长屈肌、鱼际肌和示指蚓状肌肌力丧失，有时中指蚓状肌也会受影响。前臂远段的正中神经损伤有可能会伴随尺神经、肌腱和重要血管的损伤[14]。

　　除了在前臂中下 1/3 处从正中神经发出的拇长屈肌肌支外，在神经进入手掌之前，正中神经没有发出其他运动神经纤维。在前臂远段发出的重要感觉支就是正中神经掌皮支。掌皮支一般在正中神经的桡侧发出，距腕横纹的距离长短不等。该掌皮支支配鱼际和拇指中远节桡背侧的感觉。

　　正如之前所提的一样，Martin-Gruber 吻合相对来说较为常见。一些支配手内肌的正中神经纤维可在前臂离开正中神经,作为分支与尺神经吻合。它们可在远段的尺神经内走行至前臂的下 1/3 处,从尺神经分出重新回到远段的正中神经。更多的情况是最后回到正中神经的纤维在手掌处才离开尺神经。在该处,尺神经深支可发出分支与正中神经吻合(Riche-Cannieu 吻合),该分支可返回正中神经的主干,但更常见的情况是加入到正中神经的返支,支配鱼际肌。这种神经变异吻合具有重要意义,在前臂远段正中神经损伤后,在某些患者可能只出现正中神经感觉障碍,而无鱼际肌肌力的减弱或丧失。而在另外一些患者可出现相反的情况。支配手内肌和小、环指的蚓状肌的尺神经神经纤维可在前臂正中神经内走行一段距离后再在前臂远段或手掌水平回到尺神经。

腕管松解术行腕部水平正中神经分离显露或对皮下和腕横韧带纤维进行盲剪操作时,容易损伤掌皮支。腕部的切割伤,伴或不伴有正中神经主干的横断或损伤,都可损伤到掌皮支,该部位的挫伤和挤压伤也可伤及。另外一种可造成该掌皮支损伤的病因是在行肌腱修复、肌腱移植和肌腱转位术时,无意间损伤到掌皮支。

腕部

在腕部水平,正中神经与掌长肌腱联系密切,稍位于其外侧或桡侧面。并位于指浅屈肌腱和指深屈肌肌腱的掌侧面或浅面。

各种腕部水平正中神经损伤的临床情况比较一致。由于正中神经下方就是屈肌肌腱,通常锐器伤所致的正中神经损伤伴有肌腱损伤,有时会涉及桡动脉或尺动脉损伤相关[11]。所有正中神经支配的手内肌和其感觉支配区均会出现失神经支配。由于掌皮支距腕横纹几厘米的近端发出,通常掌皮支不会受到损伤。虽然可能有时存在一些变异,但通常拇指和鱼际掌面,远端手掌的桡侧,示指、中指和环指桡侧半掌面及相应指远节背面皮肤都是正中神经的感觉支配区。尽管正中神经感觉支配区可能与其他神经重叠,但示指远节背面和掌面是正中神经的绝对支配区。神经部分损伤并不少见,表现为感觉全部丧失,部分或全部的运动功能正常;或者相反,运动功能全部丧失,部分或全部的感觉功能正常。

腕部正中神经损伤行急诊手术,可通过电刺激神经远端辨别运动纤维,但如果行二期手术,则只能在患者清醒的情况下,只能通过电刺激神经近端辨别近端的感觉纤维[26,98]。在腕部的更远端,正中神经发出返支

支配拇短展肌、拇对掌肌和拇短屈肌,后者也同时接受尺神经深支的支配。

对这些解剖和临床常见情况的把握对于手术处理最常见的周围神经疾病—腕横韧带卡压正中神经有非常实用的价值。

有时正中神经在腕部和手掌近端可出现分叉,这在进行腕管松解术时可对术者造成一定的干扰。一些小的感觉支可从前臂远端的正中神经发出,并伴随正中神经主干,进入手掌。某些患者其掌皮支可在正中神经的掌面发出,穿过腕横韧带,支配手掌区。故在行腕管松解术时极有可能不小心损伤该分支,导致形成痛性神经瘤[56]。正中神经发出返支的水平可能有变异,但一般都从正中神经的桡侧和偏背侧发出,支配鱼际肌。故在行屈肌支持带松解时,要在正中神经的尺侧进行手术,可以避免损伤正中神经返支。由于返支的解剖位置常有变异,包括有可能从正中神经尺侧发出,即使是在尺侧进行手术,也要非常小心,避免医源性神经损伤。

拇短屈肌功能是在拇长屈肌的协助下屈曲拇指的近节指骨,拇长屈肌止于拇指的远节指骨。拇短展肌的作用是使拇指向掌平面的垂直方向立起(图 8-9)。检查时,要受检者将手背置于平面上,嘱其使拇指向掌平面的垂直方向立起。在检查过程中,检查者可触及受检者的鱼际肌部位,如果正常,可感觉到拇短展肌的收缩。如果由于桡神经损伤导致伸拇力减弱或不能,那么拇短展肌的检查就较为困难,此时需要在拇指手背处

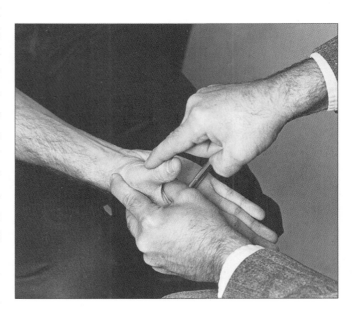

图 8-9 检查拇短展肌时,可嘱受检者外展拇指,使其向上并远离手掌面,成一直角。同时可扪及鱼际肌的收缩。

给予外力支撑，有外力支撑下，拇指可尝试抗阻力外展。拇长展肌由桡神经的骨间后神经支配，在鼻烟窝区可触及其肌腱。

拇对掌肌使拇指对着手掌面做斜行方向运动，可使拇指的指腹接触到小指掌指关节处。手位于休息位时，拇指的指甲平面与其他各指指甲平面垂直；但拇指做对掌运动时，拇指的旋转可使其指甲与小指指甲呈平行关系。检查拇对掌肌时，检查者示指交叉置于中指背侧，然后将中指指腹置于受检者小指掌指关节处，让受检者拇指对掌接触检查者的示指，并阻止检查者分开示中指（图 8-10）。如果受检者拇对掌肌肌力正常，检查者是无法分离开示中指的。检查中最好是让受检者尽量避免使用拇指屈曲力去对抗，因为这可以替代真正的对掌功能。事实上，拇对掌肌是很难检查的一块肌肉，因为其他鱼际肌可以很容易地替代其功能。

在前臂远端或腕部水平，正中神经损伤瘫痪后，患者仍可以利用拇长伸肌和拇短伸肌（桡神经支配）的伸拇以及拇收肌（尺神经支配）的内收功能，使拇指离开手掌面，然后利用近端正中神经所支配的拇长屈肌屈曲拇指掌指关节和指间关节，完成类似拇对掌肌的对掌功能。

手掌及手指

由于正中神经分出指总神经的方式存在变异，甚至返支都可出现变异，所以手掌部正中神经损伤后临床表现可出现多样性。指总神经在近端发出小分支支配蚓状肌，最终支配手指掌面皮肤感觉，包括了拇指、示指和中指的掌侧和远节的背侧，环指掌面的桡侧部分有时也由正中神经支配。手指和拇指的切割伤可累

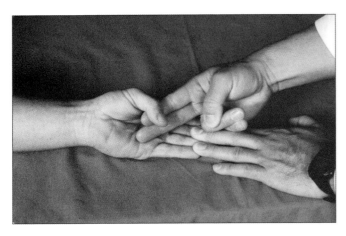

图 8-10 检查拇对掌功能时，让受检者拇指对掌接触检查者的示指，并阻止检查者分开示中指。如果受检者拇对掌肌肌力正常，检查者是无法分离开示中指的。

及指神经，挤压和挫伤也可造成手指感觉丧失。在这种情况下，桡侧 3 个半指的掌面感觉减退和消失时，应怀疑神经受损。

电生理的检查

正中神经所支配的肌肉位于肘部或肘部以远。臂部水平正中神经的严重和完全性损伤将出现正中神经支配的所有肌肉失神经改变，且都位于损伤部位的远端。正中神经损伤后电生理改变的逆转需要数月才能出现，即使是近端正中神经支配的旋前圆肌、掌长肌、桡侧腕屈肌和指浅屈肌也是如此。一般掌长肌的电生理检测比较困难，除非是由有经验的电生理检查师来操作。同样困难的是区分指浅屈肌和旋前圆肌以及区分指深屈肌正中神经支配部分和尺神经支配部分。由于指深屈肌的尺侧部分是由尺神经支配，桡侧部分是由正中神经支配，所以对于指深屈肌的电生理检查比较有意义，电极放置内侧可评价尺神经支配的指深屈肌部分，电极放置外侧可评价正中神经所支配的部分。

怀疑有骨间前神经综合征时，正中神经所支配的示指指深屈肌与拇长屈肌同时检查，拇长屈肌位于指深屈肌的远侧。如果骨间前神经受到卡压或部分损伤，刺激肘部以上的正中神经，在相应肌肉处记录到的肌肉动作电位（MAP）潜伏期将延长。如果近端正中神经或骨间前神经分支出现更严重的损伤，拇长屈肌和示指的指深屈肌可出现失神经改变。前臂中段的正中神经或骨间前神经分支损伤，拇长屈肌、鱼际肌的拇短展肌和拇对掌肌是要检查的关键肌肉。在评估腕部正中神经的功能时，这些鱼际肌必须要检查[92]。正中神经在腕部受到卡压或腕管综合征时，会出现鱼际肌肌肉动作电位的潜伏期延长。

在腕管综合征的早期，感觉传导比运动传导更容易出现异常。感觉潜伏期的长短是由刺激指神经和在腕部近端横纹（顺向传导）记录到神经动作电位（NAP）的时程所决定的（图 8-11）。后者可用于对正中神经进行电刺激，然后在鱼际处记录肌肉动作电位，同时在手指远端皮肤记录感觉神经动作电位（逆向传导）。以逆向传导的方式记录手指感觉电位的难点在于记录时常伴有从鱼际肌，或更多的是蚓状肌刺激后所引发的肌肉动作电位的干扰。

外周代谢性神经病电生理检查可同腕管综合征类似的电传导变慢表现，至少越靠远端传导速度越慢，比如从手掌到手指。除非在非常严重的腕管综合征，一般鱼际肌不会出现失神经支配。换言之，如果刺激腕部的正中神经后能在鱼际肌记录到肌肉动作电位，可以确

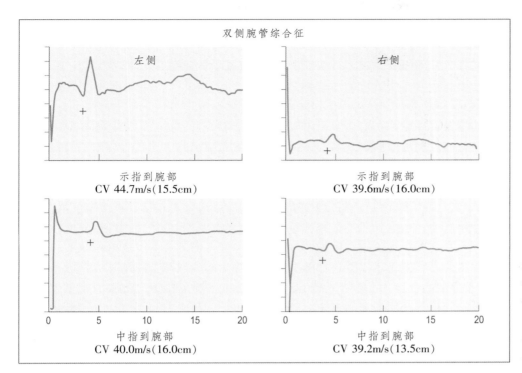

双侧腕管综合征

左侧　　　　　　　　　　　　右侧

示指到腕部　　　　　　　　　示指到腕部
CV 44.7m/s(15.5cm)　　　　CV 39.6m/s(16.0cm)

中指到腕部　　　　　　　　　中指到腕部
CV 40.0m/s(16.0cm)　　　　CV 39.2m/s(13.5cm)

图 8-11　双侧腕管综合征患者的典型感觉传导异常。电刺激点位于指神经，记录点在腕部。通过已知刺激点和记录点的距离和从刺激到引出电位的时间，可计算传导速度。CV，传导速度。

定运动神经冲动通过了腕管。另外，在一些严重的腕管综合征患者，前臂水平可有电传导变慢，提示轴突的逆向变性。

对于旋前圆肌综合征或肘部水平正中神经的卡压，电生理检查比较难查出，特别是病情的早期。如果出现失神经表现，可以从远近的肌肉找到电生理学证据。在 85% 的人群中，正中神经是从旋前圆肌的浅深两头行走，有些个体可出现旋前圆肌两头之间的腱性带卡压正中神经，致传导速度减慢，该处以远出现轻微或部分的正中神经综合征。

正中神经的显露

上臂部

在该部位显露正中神经通常比较容易，但有时也可能复杂些。在肱二头肌/肱桡肌与肱三头肌之间的肌间沟的表面切开，此处通常可扪及肱动脉的搏动。外侧束和内侧束的神经纤维向下合并形成正中神经后，在腋动脉及肱动脉的移行处掌侧面上方走行。在该部位神经和血管可以相互靠得很近，分离时必须要小心。前臂内侧皮神经细小，一般比较容易辨认。从上臂到肘部远端，正中神经径直向下走行于掌侧面，并逐渐位于肱动脉的外侧，同时有神经系膜连系着神经和血管。尺神经从内侧束发出后，就斜行向下到肘部后方鹰嘴处。极少数情况正中神经可在上臂发出肱二头肌肌支。更罕见的是尺神经和正中神经在上臂形成类似于 Martin-Gruber 吻合的正中神经–尺神经变异吻合。无论如何，只要在该部位存在这些变异情况，暴露切开时均需保留。当正中神经靠近肘部时，可发出旋前圆肌的肌支。

当局部存在损伤和瘢痕时，要注意先将血管分离一段，将血管和神经分开后再行神经修复术。在实际操作中，适当的显露和分离不仅涉及血管，还涉及尺神经。在上臂，汇入肱静脉或腋静脉的许多静脉分支可横跨正中神经，为了充分显露正中神经来进行电生理检查或修复，这些分支必须结扎和电凝。由于主要的回流静脉位于内侧，通常与动脉平行，不会跨越正中神经，所以结扎这些静脉分支并不会影响肢体的血液回流。

肘部和前臂

正中神经随着肱动脉下行，在肘部位于肱二头肌腱膜下方。发出旋前圆肌肌支后，正中神经进入旋前圆肌深面。在肘部显露正中神经，通常从上臂远端的内侧沟纵行向下，到肘横纹处稍转向横行，然后顺着肱桡肌和旋前圆肌之间的间隙向远端延伸。正中神经在旋前圆肌和指浅屈肌深面时，一般走行在旋前圆肌外侧或桡侧边缘的深面。在肘部正中神经有不少分支，适当游离这些分支可增加神经主干的活动性。这些分支都斜向走行支配旋前圆肌、掌长肌、桡侧腕屈肌和指浅屈肌，要尽可能保留这些分支(图8-12)。

在指浅屈肌的深面，正中神经分成骨间前神经和正中神经主干。骨间前神经主要是支配指深屈肌的桡侧半，主要是示指指深屈肌和中指指深屈肌的一部分。骨间前神经分支也在前臂中下段支配拇长屈肌和在前臂远段支配旋前方肌。骨间前神经的起点和旋前圆肌深头的肌腱起点关系常有变异。

前臂远端和腕部

皮肤切口可从腕掌侧向前臂近端延伸，在掌长肌的桡侧纵行。正中神经位于肌肉深层，在前臂远端位于多根肌腱之间。在腕部有前臂筋膜延伸为腕横韧带覆盖神经。这层筋膜必须切开才能暴露腕部的神经。在该部位，正中神经刚好在掌长肌和指浅屈肌、指深屈肌肌腱之间。当神经位于前臂远端时，其背侧面发出一分支至旋前方肌。在腕部的稍上方，掌皮支从正中神经的桡侧发出，小心分离加以保护。神经周围的肌腱可以拿烟卷式引流条悬吊牵开。在该部位使用自动牵开器要谨慎，不光是肌腱，连尺神经和尺桡动脉都有可能损伤。

正中神经从腕横韧带下方进入手掌，在腕部或前臂远端显露正中神经或进行操作，必须切开腕横韧带。前臂软组织的水肿可向远端延伸并在该部位引起神经卡压。

手掌和手

神经损伤探查或腕管综合征需要切开时，皮肤切口均应该沿着掌横纹进行。手掌的皮肤较厚，皮下组织的多少因人而异。腕横韧带通常是浅灰色，在手掌的近端比较厚韧。若有可能，要从手掌中部韧带薄弱处切开，再用手术刀或剪刀剪开韧带近远端(图8-13)。施行腕管松解术时，通常不会将皮肤切口切到腕部近端，因为通过手掌的切口就可以剥离腕部皮下组织。将Metzen-baum 剪刀的一边刀刃置于正中神经上方，另一边刀刃置于腕横韧带的上方进行滑行，这样便可将腕部的韧带和前臂的筋膜切开。通常刀刃除了要在正中神经上方外还要偏向正中神经尺侧，以免切断掌皮支。该分支通常是在腕横纹上数厘米从神经的桡侧发出。在远端掌间隙，掌浅弓通常是在指神经分支的浅面，并横跨神经。而掌深弓在背侧，位于指神经的深面。在示、中指的基底部指神经发出细小的分支到蚓状肌，有时还伴随有掌弓血管发出的细小动静脉。

鱼际肌返支的起点常有变异。如果它从手掌近端发出，就是斜下走行，如果它从手掌中部正中神经发出，则横行。在某些情况下，鱼际肌返支可在更远端发出，然后返折进入鱼际肌。该返支在进入肌肉前，可有分支发出。故在手掌分离暴露正中神经的桡侧时，要特别小心，切勿损伤该鱼际肌返支。

如果在正中神经发出返支之前受到严重的损伤需要行神经内松解，为了尽可能保留其分支，先游离指神经和鱼际肌返支。切开神经连续性存在的病灶，进行神经内松解，不仅要将瘢痕化的神经外膜切除，也要将神经束之间的内层神经外膜切除。

分别记录神经束、神经束组和神经主干的神经动作电位。如需要行神经移植，可从近端的神经束或束组，分别桥接到指神经和鱼际肌返支。

很多常规的手术操作，如腕管松解术，可在局部下进行。有时需要使用止血带。手术后当天就可回家。对腕管综合征患者进行腕管松解术的操作，在切开腕横韧带时必须在直视下确认无掌皮支通过。该分支必须保留，以减少手掌感觉麻木和疼痛情况的发生。在某些有腱鞘炎的患者，倾向于做正中神经外松解，至少在手掌处360°全方位松解分离正中神经。在某些病例，可切除炎症变性的腱鞘。作者通常切除腕横韧带的一侧，防止韧带重新愈合，韧带不需要缝合，皮下组织可用3或4号可吸收线缝合。皮肤可使用褥式缝合或用可吸收线皮下缝合后，用无菌切口胶布粘贴。在关闭切口前，仔细寻找出血点或渗血的地方，用双极电凝充分止血。部分病例术后可出现较为严重并发症是局部血肿形成，造成正中神经和尺神经的压迫，因此充分止血非常重要。用柔软的敷料环形稍加压包扎。现在很流行使用拳击手套样的敷料，可露出手指和拇指，术后早期就可开始活动。

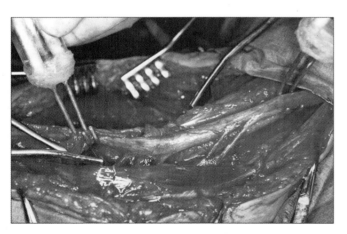

图8-12　肘部水平正中神经的解剖。上臂位于右边，前臂位于左边。肱二头肌腱膜已被切开，旋前圆肌已分开，显露神经。旋前圆肌、指浅屈肌和骨间前神经均可见到。

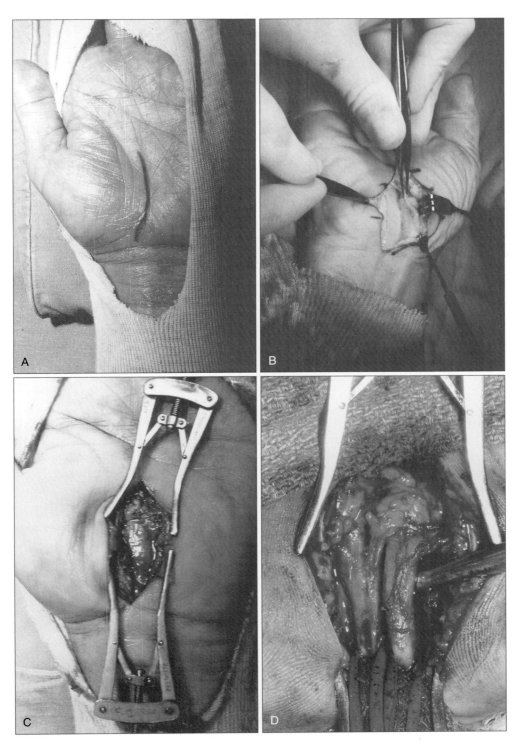

图 8-13 (A)腕管松解术的常规掌侧切口。(B)手掌皮肤切开后的显露情况,掌腱膜已被切开。(C)该病例,手掌切开后显示正中神经瘢痕化和增厚。(D)另一个病例,在行腕管松解术时,发现正中神经分叉。

结果

关于正中神经损伤后的治疗结果已有不少报道,值得仔细研究[6,32,39,52,65,79–81]。Cooney 已经对其中的一些报道做了很好的综述[18]。很多这些报道主要关注正中神经远端损伤后的结果,并且主要是由骨科、整形及手外科医生发表[5,55,58,64,100]。除了少数例外,大多数的报道都是根据战争损伤神经的病例总结出来的研究(表 8-1 至表 8-3)[68,70,74,99,101,102]。虽然正中神经麻痹有不少肌腱转位重建术式,但效果不如桡神经或尺神经麻痹后行肌腱转位功能重建手术好[71,77]。

最近有对正中神经损伤长达 30 年的随访结果的报道[44]。在 250 例成人正中神经损伤病例中,有 83 例

表8-1 正中神经病例系列报道

系列报道	正中神经病例数	神经的总病例数
Alexander Britain WW Ⅰ	179	876
Burrow & Carter Britain WW Ⅰ	242	1406
Worster Drought Britain WW Ⅰ	323	1008
Frazier U.S. Army Ⅰ	269	2390
Frazier/Silbert-U.S. Army Ⅰ	88	378
Pollock/Davis-U.S. Army Ⅰ	172	985
Tinel-Feench Army Ⅰ	67	408
Foerester-Germany WW Ⅰ	800	3907
Bristow-Britain WW Ⅱ	451	2636
Woodhall/Beebe-U.S. WW Ⅱ	707	2276
Sunderlang-Australia WW Ⅱ	66	365

表8-2 正中神经损伤二期修复效果(Seddon)

上臂和肘部	36% M3 S3+ 或更好的恢复
前臂	25% M3 S3+ 或更好的恢复
腕部	43.6% M3 S3+ 或更好的恢复

表8-3 正中神经损伤修复效果(Dellon)

高位缝合修复	30% M4 或更好的恢复
	17% S3+ 或更好的恢复
低位缝合修复	45% M4 或更好的恢复
	33.5% S3+ 或更好的恢复
高位和低位神经	33% M4 或更好的恢复
移植修复	26% S3+ 或更好的恢复

M，运动评级；S，感觉评级。

自然恢复；有 167 例经临床观察无恢复迹象后行手术探查,大部分手术患者都获得良好的恢复。效果最好的是那些神经损伤后连续性存在且存在神经动作电位的病例以及神经横断伤后及早一期手术缝合修复的病例。如果没有神经动作电位存在,将神经瘤切除后行神经移植也可获得良好的预后。表 8-4 至表 8-6 总结了神经功能评级、受伤机制和预后。这些表没有包括 376 例腕管综合征、18 例指神经损伤(本章后节将有介绍)

表8-4 A 路易斯安那州立大学医学中心(LSUHSC)运动和感觉功能分级标准*

分级	肌力分级		感觉分级	
	评估	内容	评估	内容
0	无	无肌肉收缩	无	无触觉、针刺痛觉及本体感觉
1	很差	肌肉轻微收缩	很差	感觉过敏或异常,绝对支配区有深度痛觉
2	差	仅能抗重力主动活动	差	可感知抓握,感觉过敏,感觉定位错乱
3	中等	抗重力和轻度阻力主动活动	中等	绝对支配区触觉和针刺痛觉恢复,但轻度感觉过敏,感觉定位错乱
4	良好	抗中度阻力主动活动	良好	绝对支配区触觉和针刺痛觉恢复,无感觉过敏,但感觉定位未达正常
5	优	抗最大阻力主动活动	优	接近正常的触觉和针刺痛觉

表8-4 B 近端正中神经(MN)损伤评级\+

分级	评估	内容
0	无	无正中神经支配的旋前、腕屈和指屈功能;大鱼际肌没有功能(拇短展肌或拇对掌肌);0~2 级感觉
1	很差	旋前功能存在,但较弱;正中神经支配的指屈和腕屈肌肉有收缩,但不能抗重力活动;如果有感觉,也是 1 级
2	差	旋前、腕屈及指屈可抗重力主动活动;更远端支配肌肉 0~1 级;感觉功能≤2 级
3	中等	旋前、腕屈及指屈可抗重力和轻度阻力主动活动;某些更远端支配肌肉如拇长屈肌和大鱼际肌可达 2 级;感觉功能 3 级
4	良好	旋前、腕屈及指屈、拇长屈肌甚至大鱼际肌能抗中度阻力主动活动;感觉功能≥3 级
5	优	正中神经所有支配的肌肉均可对抗相当阻力运动;感觉功能≥4 级

*,LHUHS 肌肉评级系统是用于评估运动和感觉术前功能和术后恢复。该评级系统在英国和美国早期评级系统的基础上做了一些重要的改动。

\+,由于涉及重要的感觉和运动功能,近端正中神经损伤评级比较详细。

表8-5　167例患者不同部位正中神经受伤机制(病例数)

损伤机制	上臂	肘部/前臂	骨间前神经	腕部	总计
割伤	17	19	0	27	63
枪击伤	13	9	0	2	24
骨折	7	4	0	3	14
牵拉伤或挫伤	6	11	4	9	30
卡压	5	2	5	6	18
注射伤	1	9	1	0	11
缺血性挛缩	0	2	0	0	2
电击伤	0	1	0	2	3
动静脉瘘	0	1	0	0	1
烧伤瘢痕	0	0	1	0	1
总计	49	58	11	49	167

表8-6　167例正中神经损伤患者病灶类型和手术方式

病灶类型和手术方式	手术例数	预后≥3级所占比例
神经连续性中断		
一期缝合修复	11	10(91)
二期缝合修复	9	7(78)
二期移植修复	22	15(68)
神经连续性存在		
神经干动作电位存在		
神经松解术	76	72(95)
神经干动作电位缺失		
缝合修复	21	18(86)
移植修复	28	21(75)

表8-7　49例臂部正中神经损伤患者行手术治疗后效果

因素	评价的例数	手术治疗的例数	预后≥3级的例数
损伤机制			
割伤	21	17	13
枪击伤	24	13	12
骨折	8	7	6
牵拉伤或挫伤	8	6	6
卡压	8	5	4
注射伤	1	1	1
总计	70	49	42
病灶类型和手术方式			
神经连续性中断			
一期缝合修复		3	2
二期缝合修复		3	3
二期移植修复		9	6
神经连续性存在			
神经干动作电位存在			
神经松解		20	19
神经干动作电位缺失			
缝合修复		5	5
移植修复		9	7

和 68 例正中神经肿瘤(47 例神经鞘瘤和 21 例良性的非神经鞘瘤将在第 23 章中分析[45])。

臂部损伤

　　表 8-7 列出了由于各种不同原因引起臂部正中神经损伤患者的手术治疗情况。有将近 2/3 的患者是在受伤后 3 个月内接受了手术治疗。致伤原因中最常见的是切割伤,其次是枪击伤。在这些病例中,臂部正中神经损伤手术后,正中神经的支配区感觉(至少从保护性感觉方面来说)得到有效的恢复。另外,通过旋前圆肌进行的旋前动作和一部分屈腕屈指功能也得以恢复。神经功能恢复情况达到 LSUHSC 评级系统的 3 级(图 8-14)。49 例患者有 42 例达到这一水平:20 例由于术中存在神经干动作电位而行神经外膜松解的患者中有 19 例;14 例神经瘤切除后行神经缝合或移植的

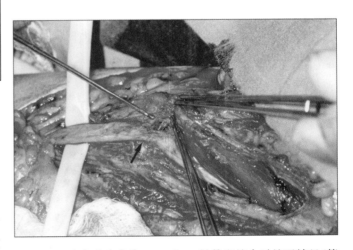

图 8-14　此患者在移除 Swan-Ganz 导管和缝合时缝至神经(箭头),近端正中神经出现损伤。由于临床表现及电生理检查显示神经完全损伤,故在 3.5 个月后及时行神经探查,切除病灶,经过 3.5 年后,患者感觉功能恢复到 3 级,运动功能恢复到 3~4 级。

患者中有 12 例;6 例行一期或二期单纯缝合术的患者中有 5 例;9 例神经连续性中断行神经移植术的患者中有 6 例。超过 12 例的患者拇长屈肌、示指的指深屈

肌及正中神经所支配的更远端肌肉都有 4 级肌力的恢复，而感觉至少有 3 级。有几例患者近端神经修复后功能达 5 级，正中神经所支配的鱼际肌功能恢复，同时感觉功能也恢复良好(S4 或 S5)。有 2 例枪击伤的患者，术中电刺激神经动作电位可通过病灶，行神经松解术，经过数月后神经功能恢复良好。其他枪击伤的患者由于术中未检测到神经动作电位，只能切除病灶后行端-端缝合(1 例除外)，尽管损伤平面高，绝大多数获得了 4 级的恢复。其他有些像一期或二期修复的切割伤病例，或因有神经动作电位存在而只需要行单纯的神经松解术的挫伤病例也都恢复到了 4 级或 4~5 级。

切割伤

17 例近端正中神经切割伤的患者有 4 例神经的连续性存在，并有神经动作电位通过病灶，术后恢复到 4 级(3 例)或 5 级(1 例)。3 例一期缝合修复后达到 3 级或更好的恢复(1 例 4 级，1 例 5 级)。3 例二期移植修复后达到 3 级或以上的恢复。7 例神经横断行神经移植修复有 4 例达到 3 级或以上的恢复(图 8-15 和图 8-16)。不少该类患者曾经在外院行血管修复手术。

枪击伤

24 例患者中只有 13 例需要手术治疗，其他 11 例患者经过临床观察后发现有自然恢复趋势。在 13 例手术治疗的患者中只有 1 例失败，该患者由猎枪枪伤引起近端神经缺损，需要 10cm(4 英寸)的神经移植。绝大多数枪击伤引起的正中神经损伤只需要局部小段切除病灶行缝合修复即可，有 1 例行劈裂修复。

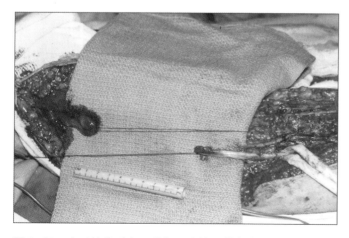

图 8-15 由于钝伤引起上臂部正中神经横断伤，正中神经损伤较长，即便游离断端，肘关节轻微屈曲，还是有 10cm 长的缺陷，需要行神经移植修复。

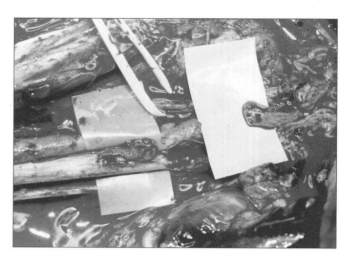

图 8-16 腋部正中神经钝性割伤，准备修复。

骨折和牵拉伤/挫伤

13 例中有 12 例获得相当不错的恢复。7 例骨折引起神经挫伤的患者需要神经移植。有 1 例是受伤 12 个月后才行神经移植手术，恢复情况没有想象中那么差。6 例牵拉伤后引起的神经损伤，连续性存在，并可记录到神经动作电位，这 6 例都达到 3 级或以上的恢复。

卡压和注射伤

因使用拐杖支撑和睡眠时将手臂置于头部后方压迫所引起的正中神经高位损伤，通常只需要保守治疗，很少需要手术治疗。5 例手术患者中有 4 例术后达到 3 级或以上的恢复，其中 2 例恢复到了 5 级。那些行保守治疗的临床表现为部分神经压迫性损伤患者在损伤几周后就出现了神经功能的恢复，最终有很好的预后。

1 例注射伤是因为在上臂内侧抽血时扎针引起的。神经功能的丧失表现轻微。患者因为疼痛行神经松解术，术后效果显著，疼痛消失。通常这种神经损伤都比较广泛，需要切除病灶后修复。上臂部正中神经长段注射性损伤见图 8-17。

病例分析——上臂水平

病例 1

患者，19 岁，被 22 号口径的手枪射到右上臂中段。子弹从上臂内侧穿入，后外侧穿出，肱骨无骨折。肱动脉损伤行静脉移植修复。由于术后有部分前臂旋前和手指的屈曲动作存在，被认为是正中神经不完全性损伤。但受伤后 1 个月和 2 个月的肌电图检查显示为

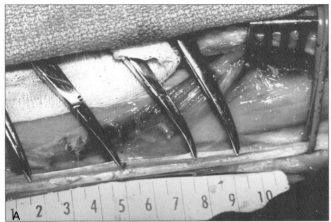

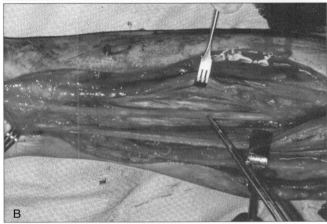

图 8-17　(A)医生行腋部麻醉阻滞时损伤长段正中神经。(B)轻柔拉开尺神经后更清楚地显露损伤的正中神经。这种连续性存在的神经损伤需要切除后移植修复。

严重的失神经支配。

　　伤后 9.5 周在上臂内侧探查正中神经。病灶有 2.6 cm 长，但神经连续性存在，但电刺激远端肌肉无反应，未见神经动作电位通过病灶，故切除病灶并行神经端-端缝合修复。组织学检查显示为 Sunderland Ⅳ 度损伤。

　　术后 3 年，正中神经支配区感觉、运动功能均达到 4 级。患者可使用手臂从事木匠工作。

点评

　　一些枪击伤造成的神经连续性存在的损伤，可出现自然恢复，但如果经过 3 个月左右观察未有明显恢复，就必须手术探查。

病例 2

　　患者，24 岁，男性，在滑水时不慎被螺旋桨割伤腋下上臂内侧，同时伴有肩胛骨骨折。急诊手术修复肱动

脉。2 天后患者再次送入手术室行正中神经钝性横断伤的一期缝合修复。而尺神经虽然损伤严重，但由于连续性存在，未做特殊处理。

　　由于临床及电生理检查均显示患者正中神经和尺神经一直完全麻痹。受伤后 6 个月转入我院行探查手术，发现正中神经带有缝线的神经瘤及尺神经上有连续性存在的病灶，无论是正中神经还是尺神经均无神经动作电位通过病灶。切除两处病灶至正常组织处后端-端缝合。通过游离两端和将远端尺神经前置于肌肉下，使缝合处无张力。

　　随访 8 年，正中神经的部分运动和感觉功能恢复到 3 级。尺神经差一点，仅恢复到 2 级。患者只能使用左上肢协助重要的右上肢活动。

点评

　　由于正中神经是钝性横断伤，伤后几周再修复是比较恰当的处理方法。在同时或稍晚，通过术中对尺神经进行神经动作电位检查，就可及时对尺神经进行修复。

病例 3

　　患者，36 岁，男性，因肾小球肾炎导致肾衰竭，在肱动静脉行 Gore-tex 分流用于透析。术后，患者出现臂部疼痛，并放射到手，手指及拇指均有异常疼痛。并在分流术后的数月后就观察到正中神经和尺神经进行性麻痹表现。刚开始以为可能是由于肢体的相对缺血和肾小球肾炎引起该症状，但是经过 8 个月观察发现患者所表现的临床症状与上臂近端的分流点有关。肌电图显示正中神经和尺神经所支配的肌肉大部分出现失神经支配。包括上臂近端的肌肉，如旋前圆肌、指浅屈肌、尺侧腕屈肌和指深屈肌。传导检查显示了正中神经和尺神经传导速度明显减慢。

　　肱二头肌和肱三头肌之间上臂内侧切开并延伸到腋部，显露分流处和神经。发现正中神经和尺神经都被分流管卡压在下面，该处瘢痕严重。仔细分离出神经，电生理检查发现这两条神经仍能检测到微弱的神经动作电位通过。术后患者的神经性疼痛立即缓解，功能逐步改善，造瘘管仍可继续使用。正中神经和尺神经功能逐渐达到 4 级。随访 3 年，患者可使用手臂完成大多数的工作。

点评

　　有些患者行用于透析的动静脉分流术后，发生周围神经病变，是由神经卡压和压迫引起，而并非缺血和代谢问题引起。

肘部和前臂神经损伤

切割伤

肘部正中神经切割伤相当常见，此部位需要手术治疗的58例患者中就有19例是切割伤（表8-8）。其中有5例曾经行肱动静脉修复术。有些病例已在外院行一期神经修复手术，有些需要入院再次修复。需再次修复的原因与当初一期神经修复时有无使用放大镜无关，而与原发切割横断伤时伤情相关[63]。总体上，19例手术患者中17例术后恢复到3级或以上。事实上，大多数患者可达到4级或以上的神经功能恢复。我院3例一期修复的患者均恢复到4级（表8-8）。切割伤后行二期修复的病例也获得了可以接受的结果。6例行神经移植的病例中有4例恢复到3级或以上，2例端-端缝合的病例中有1例恢复到3级。本章节最后的病例分析将讲述该部位神经切割伤的一般情况。

枪击伤

11例枪击伤病例神经连续性均存在，9例需要手术治疗。9例手术病例中有7例（77%）术后神经功能恢复到3级或以上（表8-8）。不是所有的病例均需要切除神经瘤后再行神经修复术：有3例电生理检查存在神经动作电位，提示早期有效神经再生，没有行病灶切除，进行劈裂修复，恢复良好；剩下的6例术中未见到神经动作电位，切除损伤段后神经移植或端-端缝合修复，4例获得了可以接受的效果，2例效果差。

骨折或挫伤

肘部骨折和挫伤所引起正中神经损伤预后较好，除非伴有缺血性挛缩。有4例患者，其中2例由于就医较晚，而行功能重建手术。另2例行神经松解手术，其中1例是早期手术（24小时内），另1例是晚期手术（4个月后），2例术后正中神经功能均恢复到3级。其他神经挫伤的病例由于只表现为部分功能丧失，或者有神经动作电位和电刺激肌肉有反应，未行病灶切除术。

注射伤

肘部正中神经的注射伤病例不少，共有19例。神经功能障碍大都是部分丧失，并且无一例外均出现严重的疼痛。肘部正中神经的注射伤通常是行静脉穿刺或肱动脉置管时引起。9例患者由于出现严重的疼痛和感觉异常需要手术（表8-8），其中8例行神经松解术，1例行缝合修复。神经松解术后疼痛得到缓解，并

保留了功能；损伤段切除后神经缝合修复的病例疼痛缓解但神经功能恢复未达到3级。10例自然恢复不需要手术治疗（表8-8）。

有1例肘部电击伤，有7.6cm长的缺损需要行神经移植修复，神经功能只恢复至2级。

超过1/3的肘部正中神经损伤的患者因为有其他合并伤已经行一期手术。有一半的手术病例已经尝试去修复神经。超过一半以上的患者是伤后5个月以后才行手术。

15例患者被诊断为骨间前神经损伤，11例行手术治疗。其中5例骨间前神经或分支受到卡压，3例注射伤，4例牵拉伤，还有3例烧伤瘢痕。通过神经松解术，5例神经卡压术后有4例患者症状得到明显的改善（图8-18和图8-19，表8-9）。

病例分析——肘部神经损伤

病例1

患者，28岁，女性，被玻璃割伤肘部，伤后4.5小时

表8-8　58例肘部和前臂正中神经损伤患者手术治疗后效果

因素	评价的例数	手术治疗的例数	预后≥3级的例数
受伤机制			
割伤	26	19	17
枪击伤	11	9	7
骨折	7	4	4
牵拉伤或挫伤	14	11	10
卡压	6	2	2
注射伤	19	9	8
缺血性挛缩	4	2	2
动静脉造瘘	2	1	1
电击伤	1	1	0
总计	90	58	51
病灶类型和手术方式			
神经连续性中断			
一期缝合修复		3	3
二期缝合修复		2	1
二期移植修复		6	4
神经连续性存在			
NAP存在			
神经松解		32	30
NAP缺失			
缝合修复		4	3
移植修复		11	6

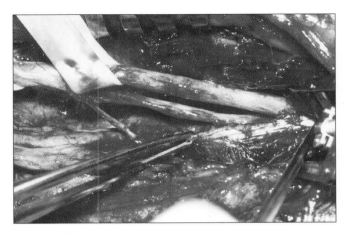

图 8-18　在前臂中上 1/3 处，正中神经的分支骨间前神经受到纤维束带的卡压。

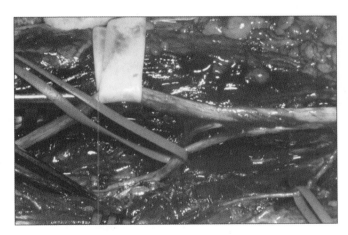

图 8-19　血管吊索牵开骨间前神经，烟卷引流条牵开正中神经。

表8-9　11例骨间前神经损伤患者手术治疗后效果			
因素	评价的例数	手术治疗例数	预后≥3级例数
受伤机制			
骨或软组织压迫	5	5	4
注射伤	3	1	1
牵拉伤	4	4	3
烧伤瘢痕	3	1	1
总计	15	11	9
病灶类型和手术方式			
神经连续性中断			
一期缝合修复		0	0
二期缝合修复		0	0
二期移植修复		0	0
神经连续性存在			
NAP存在			
神经松解		8	7
NAP缺失			
缝合修复		1	1
移植修复		2	1

行肘前窝软组织修复和正中神经一期缝合修复。伤后 6 个月患者一直表现为旋前圆肌以远的正中神经麻痹症状。肌电图检查显示掌长肌和指浅屈肌完全的失神经表现，无神经再生证据。

伤后 6.5 个月行正中神经探查术（图 8-20）。发现缝合修复处有部分裂开，电刺激无神经动作电位通过，肌肉无反应。遂切除神经瘤和断端之间的瘢痕，重新缝合神经。

术后正中神经功能恢复到可以接受的结果。术后 6 个月正中神经所支配的手指能屈曲。随访 5.5 年，正中神经感觉功能恢复至 3 级，运动恢复至 4~5 级。大鱼际肌和示指蚓状肌肌力达 3~4 级。

点评

即便是锐性割伤后一期缝合修复，适当地游离断端和术后制动数周都是必要的，以避免张力牵拉或缝合处拉断。

病例 2

患者，38 岁，男性，为做心脏造影检查行肱动脉置管。患者术后出现正中神经感觉分布区神经源性疼痛。患者描述异常疼痛感从前臂放射到手部。在外院行交感神经阻滞术，但疼痛只有轻度缓解。叩诊和触诊原置管切口处，患者诉疼痛并手部出现电休克样感觉。肌电图显示正中神经所支配的肌肉出现轻度失神经支配，神经传导通过肘部时变慢。

受伤后 3 个月探查，发现纤维筋膜的正中神经水肿和部分瘢痕样改变。神经动作电位的传导速度是 38.5m/s，行神经外松解部分神经内松解后，传导速度仍是 38.5m/s，神经功能无丢失，而疼痛缓解，随访 4 年。

点评

由于神经局部损伤所致的严重非灼性疼痛，通过直接在局部神经手术即可控制，而不需要对神经中枢进行处理。

病例 3

患者，23 岁，男性，滑水时摔伤滑板击伤肘上方上臂内侧。尽管给予伤口压迫止血，但仍大量失血，伤后

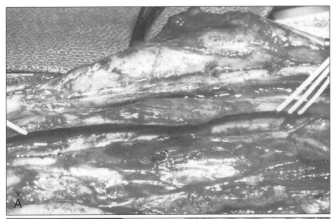

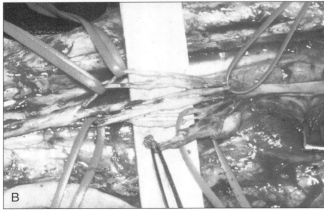

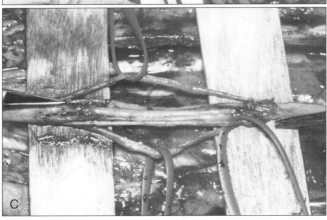

图 8-20　(A)前臂水平正中神经挫伤和部分裂伤，但神经连续性存在。术前功能部分丧失，但主要问题是神经源性疼痛。神经动作电位能通过损伤处。(B)术中将损伤段神经分离成多束，有的可传导神经动作电位，但大部分没有传导。图中显示钳子所夹神经束是完全中断的。(C)进行劈裂修复。3 束进行了松解，4 束进行了 3.2cm(1.25 英寸)长的神经移植。

1 小时入院需要输血治疗。伤口探查发现肱动脉有一小段缺损。修整断端后行动脉端-端吻合。静脉裂伤伴血栓形成，给予结扎。正中神经的远断端位于旋前圆肌深面，用缝线缝合标记。术后仅多普勒超声能探测到动脉搏动，数天后可触摸到动脉搏动。2 个月后再次探查

伤口，发现两神经断端分离较远，由于当时术者对神经移植不熟悉，遂关闭伤口。

患者转入我院行移植修复术。入院检查示正中神经完全麻痹，包括临床和肌电图皆显示旋前功能丧失。虽然桡动脉搏动稍弱，但肢体血供足够。伤后 3.5 个月后行探查术，发现正中神经近断端神经瘤形成，位于肘上臂内侧沟，并与下方的肱动脉粘连。分离血管并修整神经断端至正常的神经纤维。原来标记的正中神经远断端位于肘下旋前圆肌下方。修整该断端后，神经约有 10cm 的缺损。取双侧的腓肠神经和前臂内侧皮神经分5 束电缆式移植修复正中神经。

随访 9 年，患者可以使用双手开启炼油厂的管道阀门，屈腕、屈指和屈拇指良好。虽然鱼际肌仍较弱，但患者未感觉特别不方便。感觉功能未完全恢复，但已达到 3~4 级。患者拇指和示指指尖仍有部分针刺感。总体上来讲，正中神经功能恢复到 4 级。

点评

对于复杂和近端长段的神经缺损，行长段的神经移植修复至少可以恢复正中神经感觉分布区的保护性感觉。

病例 4

患者，39 岁，木匠，肘部被刀刺伤，刺入点在内上髁上方，指向外上方。虽然正中神经功能丧失严重，但只是部分丧失。当时患者仅接受了物理治疗，未被推荐接受进一步评估。伤后 1 年检查：旋前圆肌肌力 3~4 级，指浅屈肌肌力非常弱，示指指深屈肌肌力 0 级。中指指深屈肌肌力 4 级，可能与其支配神经和环指是同一神经有关；拇长屈肌肌力 0 级；拇短展肌和拇对掌肌有轻微活动；示指和中指的蚓状肌肌力较弱。正中神经感觉分布区感觉 2~3 级。肌电图显示正中神经严重受损，仅指浅屈肌和旋前圆肌有部分再生单位，其他肌肉未发现。

探查发现肘部正中神经连续性存在，但有相当大的神经瘤形成。神经瘤远端瘢痕严重，远端的正中神经萎缩。刺激神经瘤近端，远端可记录到微弱的神经动作电位，神经动作电位传导速度接近 70m/s。这显示神经割伤后还有部分神经纤维未断裂。因为病程已经 1 年，神经反应相当差，故切除病灶。术后的组织学检查证实存在一完好的小神经束，其他均为很细的神经纤维和瘢痕混合一起。

切除神经瘤后行端-端缝合术，随访 14 年，患者可以握拳，但是示指仍无法完全屈曲至手掌。但可屈拇指尖，肌力 3~4 级。正中神经支配区的感觉有 4 级。虽

然患者手指有部分僵硬和疼痛，但不影响他用患肢完成木匠工作。

点评

即使是部分损伤，如果临床随访没有任何改善表现，继续保守治疗是不可取的，应当及时实施手术。可参看图 8-21 和图 8-22 所示的其他病例。

对于神经完全损伤后恢复很差或部分损伤后恢复欠佳的病例，需要做出正确的判断。有时在术中行神经动作电位检查发现即使有微弱的电位存在，也要果断地切除损伤段神经，通过丧失较少的功能完成神经修复来获得更好的修复效果。

病例分析——前臂水平损伤

病例 1

患者，56 岁，男性，被 22 号口径的手枪射中前臂近端，急诊行伤口清创术。因有真性神经灼痛，行交感神经切除术，但术后患者顽固性疼痛仅缓解一部分，提示患者的疼痛是神经源性，并非交感神经所介导。体格检查示旋前圆肌和指深屈肌包括示指的指深屈肌和拇长屈肌肌力为 3~4 级；鱼际肌和正中神经所支配的蚓状肌肌力 0 级；正中神经支配区感觉 3~4 级。肌电图提

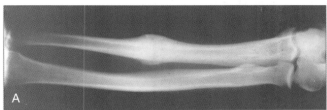

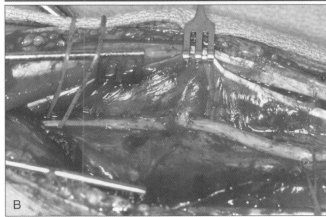

图 8-21　(A)桡骨骨折造成前臂中段的正中神经损伤。治疗 5个月后，前臂侧位片可见骨折愈合，损伤段以远的正中神经仍无任何功能。术中发现神经陷于骨折部位的骨痂中。(B)切除病灶后行端-端缝合。

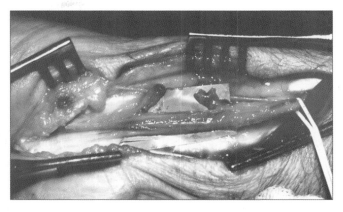

图 8-22　在腕部行"腱鞘囊肿"切除后前臂远端的正中神经损伤。该"腱鞘囊肿"事实上是正中神经的神经鞘瘤。采取劈裂修复方法，保留未受损的神经纤维，移植修复损伤的神经部分。

示骨间前神经分支以远的正中神经损伤。

5 个月后行探查术，发现骨间前神经分支以远的正中神经受损，但连续性存在。电生理检查示神经动作电位可通过病损处，但远端肌肉无收缩。仅行神经外膜松解。

术后疼痛得到缓解，随访 10 年，患肢功能良好。总体运动功能达 4~5 级，正中神经支配区感觉达到 4 级。

点评

有时单行神经外膜松解术就可以缓解神经源性疼痛，但并不是所有病例都能获得这样的结果。一般来说，受伤后早期几个月内对神经直接修复是治疗局部神经损伤后疼痛的首选方法，而不要太早对中枢进行干预。

病例 2

患者，14 岁，打篮球时摔倒致桡骨和尺骨骨折，并出现屈指和屈拇受限，正中神经支配区感觉减退。手法复位骨折后石膏固定 6 周，然后行物理治疗。但正中神经仍麻痹，包括拇长屈肌、鱼际肌和蚓状肌均受累。尺神经支配的手内肌肌力较弱，只有 3 级。只有正中神经支配区出现感觉障碍。

伤后 4.5 个月，在前臂中段探查正中神经和尺神经，见两条神经都与骨折处的骨痂粘连在一起。行神经外膜松解术前后都可检测到神经动作电位。

随访 4.5 年，无论是正中神经还是尺神经，运动和感觉功能都恢复良好。患者可使用患肢参加业余高尔夫锦标赛。

点评

对所有的肢体骨折均需要仔细地进行神经检查，并不是所有的神经钝伤都能达到预期效果。

病例 3

患者，33 岁，男性，被玻璃割伤前臂中段，致正中神经完全、广泛性损伤。急诊修复软组织，但由于正中神经缺损过长，未行修复。临床检查和肌电图提示正中神经完全损伤，累及拇长屈肌和远端肌肉，但保留了指浅屈肌和指深屈肌功能，尺神经和桡神经功能正常。由于转诊过晚，伤后 14 个月才行神经移植，共用 3 条神经移植段修复了 7.6cm 的缺损。

修复数月后可在腕部检查到 Tinel 征。随访 6 年，正中神经的感觉和远端的运动功能均只恢复到 3 级。

点评

即便是因为广泛的软组织损伤需要进行反复处理，也不能对任何有意义的神经损伤症状忽略太久。正中神经的横断伤都必须立即修复，或等数周待其他软组织愈合后探查修复。

病例 4

患者，21 岁，女性，剖宫产后术后前臂掌侧行静脉穿刺损伤骨间前神经。

受伤后 1 个月，示指的指深屈肌肌力只有 3 级，拇长屈肌完全瘫痪。肌电图显示骨间前神经所支配的肌肉都出现失神经支配。但正中神经感觉传导速度是 55m/s。由于指深屈肌还有部分功能，故选择继续临床观察 3 个月。

受伤后 3 个月，拇长屈肌有所恢复，达 2~3 级。随访 3 年，拇长屈肌和示指指深屈肌肌力恢复良好，捏指功能良好。

点评

类似的病例，有一名老工人行静脉穿刺后出现疼痛和骨间前神经部分损伤症状，伤后 3 个月后行神经松解术，术后骨间前神经功能恢复到 4 级，虽然疼痛有缓解，但未能完全消除。像这种由于针刺损伤正中神经的病例，疼痛较难缓解。即使神经看起来外观大体正常，有时神经外膜松解有助于疼痛的缓解。而在有些病例，神经松解和一些其他操作都很难消除这种疼痛。

病例 5

患者，37 岁，女性，在抬重木箱时，右侧桡骨远端发生应力性骨折。上肢固定 6 周后去除固定的石膏，发现不能屈曲拇指和示指远节，但感觉功能正常。伤后 8 周手术探查肘部和稍近端的正中神经和骨间前神经。神经外观正常，但骨间前神经只有微弱的神经动作电位。行神经松解术后 6 个月才开始恢复，1.5 年后神经

功能恢复正常。随访 3.5 年，右手功能完全正常。后来患者出现间歇性发作的左手拇指和示指对捏功能力量下降，检查发现肌力只有 4 级。但患者拒绝进一步检查并失访。

点评

骨间前神经综合征临床表现典型，临床上诊断并不困难。对侧肢体也可自发出现各种神经卡压症状。要注意与急性臂丛神经炎（Parsonage-Turner 综合征）鉴别，特别是当双侧均有症状时。

腕部损伤

该部位神经切割伤比较常见（表 8-10）。27 例病例中有 10 例已经在外院行一期缝合，但效果欠佳，多数（8/10）患者均需要神经缝合或者移植来重新修复。尽管是重新修复，最终也只有 2 例神经功能未达到 3 级或以上。作者的经验是对于该部位神经损伤，积极的早期处理有助于获得最好的预后，特别是对于那些感觉功能明显丧失的病例。部分患者神经缝合后有恢复或者神经连续性仍存在，只行神经松解。有些病例虽然损伤机制是锐性损伤，但发现神经所受的是挫伤，而非断裂伤。术中检测到神经动作电位可通过损伤处，故只行神经松解术（表 8-10）。有些患者的主要问题是疼痛性感觉异常，神经松解术并不总是有效。

还有少数患者由于枪击伤、腕部骨折、直接钝击伤、牵拉伤或电击伤等原因致神经挫伤（表 8-10）。若术中能记录到较好的神经动作电位即行神经松解术，否则行神经端-端缝合或神经移植，均获得良好的预后（表 8-10）。即使是行神经移植术的 2 例电击伤病例，也取得了一定程度的恢复（3~4 级）。

正中神经切割伤同时伴有尺神经和肌腱损伤的病例并不少见。这种合并伤的存在使手的功能恢复更加困难，并可降低恢复等级。从受伤到手术的时间间隔可从 0~12 个月或更长。超过一半的腕部神经损伤病例都是在受伤 6 个月内行手术治疗，有 10% 的患者由于转诊较晚，延迟至 12 个月后才行手术。那些被刀切割神经断裂急诊一期端-端缝合修复的病例，预后良好（4 级或以上）。钝性横断伤或切除病灶（神经连续性存在）后延迟修复的病例，预后也还可以。所有 49 例手术患者仅 4 例（8%）未恢复到 3 级或以上。

在该部位神经损伤进行非手术治疗的患者预后也相当好。接近 90% 的患者可达到 3 级或以上的恢复。保守治疗失败的原因主要是转诊较晚或拒绝手术治疗。在 6 例一期外院缝合修复的病例中有 4 例转诊来得比较早（少于 1 年），给予密切观察随访，预后较好。如果是修复

表8-10　49例腕部正中神经损伤患者行手术治疗后效果

因素	评估的例数	手术治疗例数	预后≥3级例数
受伤机制			
割伤	31	27	25
枪击伤	2	2	2
骨折	12	3	3
牵拉伤或挫伤	17	9	8
卡压	8	6	5
电击伤	4	2	2
注射伤	1	0	0
总计	75	49	45
病灶类型和手术方式			
神经连续性中断			
一期缝合修复		5	5
二期缝合修复		4	3
二期移植修复		7	5
神经连续性存在			
神经动作电位存在			
神经松解		16	16
神经动作电位缺失			
缝合修复		11	9
移植修复		6	5

术后 18 个月或更久，试图通过再次神经修复手术来恢复鱼际肌的运动功能可能就没有价值了，特别是对于那些主要是运动功能的丧失而不是感觉功能丧失的病例。

病例分析——腕部神经损伤

病例 1

患者,28 岁,男性,被 22 号口径的手枪打伤右前臂远端接近腕部位置致完全贯通伤,入口在前臂和腕部掌侧,出口在前臂背侧。无骨折,患者桡动脉搏动良好,但腕部远端正中神经完全麻痹。给予伤口换药、抗破伤风和抗生素治疗。3 个月后麻痹症状未见恢复,肌电图显示正中神经完全麻痹,拇短展肌和拇对掌肌失神经支配。电刺激示指指神经,在腕部未记录到感觉神经诱发动作电位。

伤后 3.5 个月探查,术中电生理检查无神经动作电位通过腕部损伤处,鱼际肌未见收缩。遂切除病灶行端－端缝合术。切除部分经过组织切片后显示是神经断伤(Sunderland Ⅳ度损伤)。

术后 3.5 年正中神经支配区感觉恢复至 4 级,鱼际肌运动功能仅有 3 级。患者现在从事一项电工助手

的工作。

点评

大多数情况下,枪击伤不会造成神经断裂,而是造成神经连续性存在的损伤病灶,恢复程度多变。损伤神经的连续性存在并不能保证一定有良好的预后。所有在受伤后早期观察症状无改善的病例,有必要手术探查和术中电生理检查。

病例 2

患者,26 岁,男性,腕部被刀割伤,腕部以远的正中神经功能完全丧失。伤后 1 个月后手术探查发现神经部分横断,连续性存在。在病灶上下方电刺激无反应,判断该部分神经是完全性损伤。切除损伤段神经并修整神经断端至正常组织后行端－端缝合。组织学检查显示该段切除神经有数个较小未断裂的神经纤维束。

随访 3.5 年,感觉功能恢复至 4 级,鱼际肌和蚓状肌肌力达 3~4 级。

点评

并不是所有的穿通伤和锐器伤均造成神经断裂,有些只造成神经牵拉伤和挫伤,而没有神经的任何断裂。在该病例,大多数神经纤维束已断裂,剩下的神经纤维束被擦伤和牵拉伤,表现为神经的完全性损伤。在有些病例,连续性存在的神经纤维束可分离出来,无功能的神经束则切除。伤后 1 个月后行神经动作电位检查对判断有无功能性神经纤维再生没有帮助。该病例电生理检查显示虽然连续性存在,但神经损伤严重。

病例 3

患儿,4 岁,摔倒时被破碎的玻璃割伤前臂远段。初步检查示拇指远节不能屈曲,拇指、示指和部分中指指腹感觉减弱。由于患儿哭闹不安,对检查不配合,无法检查鱼际肌和蚓状肌功能。

急诊手术探查发现拇长屈肌肌腱和正中神经断裂。由于神经外膜切断整齐,仅需要稍微修剪断端。神经和肌腱同时行端－端缝合。关闭前臂到腕部的割裂伤口后,使用纱布环形包扎腕部和手掌,露出指尖和拇指尖,以方便主、被动活动。

患者恢复良好。随访 1.5 年,正中神经感觉功能恢复至 4 级,鱼际肌功能恢复至 4 级。肌电图检查显示鱼际肌有大量的新生运动单元,示指到腕上感觉神经诱发电位传导速度为 30m/s。

点评

儿童神经损伤后行临床或电生理检查比较困难。只有高度怀疑神经损伤时才能行手术治疗,否则应反

复检查确定。

病例 4

　　1 岁大幼儿摔倒后被金属片割伤右腕部，在急诊室清创损伤软组织后缝合。伤后患儿出现吮吸患肢手指的习惯，由于指尖出现溃疡灶，主要累及示指和中指，母亲将患儿带到医院检查。一名神经外科医生检查发现虽然患儿鱼际肌外观未萎缩，拇指的外展和对掌动作也很容易完成，但正中神经支配区感觉丧失。

　　手术探查发现正中神经连续性存在的神经瘤，且正中神经浅面比深面情况严重，可检测到神经动作电位，行神经内松解，将正中神经分成束，电刺激有一半神经束能传导动作电位，另外一半没有反应。行腓肠神经移植修复正中神经的感觉束。

　　金属片必定是切断或造成了正中神经的感觉束部分牵拉性损伤，运动部分没有损伤。随访 2 年后患儿指甲的改变和皮肤的感觉功能恢复良好。

点评

　　在该病例，尽管正中神经的运动功能存在，但由于重要的感觉功能严重丧失，行探查和修复术是有指征的。

指神经——手掌和手指水平

　　如果有手术修复的指征，大多数情况下送到手外科进行会诊，但仍有 18 例是由作者自行处理。

　　该部位神经的损伤多数由切割伤和挫裂伤引起，但有 4 例与腕管松解术相关（图 8-23 至图 8-25，表 8-11）。有 8 例被认为无手术价值，这是因为神经未完全损伤，估计可以恢复或患者拒绝手术。有 2 例行手指

截指后出现指神经残端神经瘤，修整神经残端至手掌部，用精细的双极电凝热凝神经纤维束，并将残端尽可能深地埋到手掌组织内。有 3 例在手掌远端和手指处行指神经修复术，每例都获得了良好的恢复，感觉恢复到 4 级。有 1 例患者因广泛的肌腱损伤和继发手僵硬，致使功能恢复延迟和不完全。神经挫伤一般只需要进行彻底的神经松解，而不需要神经修复，但有 1 例患者是手掌广泛的挫伤，需要行神经移植，术后感觉功能只恢复到 2~3 级。

　　4 例因腕管综合征行腕管松解术时损伤指神经的病例，有 2 例行神经松解，2 例行神经修复。虽然重要的感觉功能恢复良好（3 级），但有 2 例遗留有疼痛性异常感觉和手掌伤口疼痛的问题。有 1 例被刀割伤手

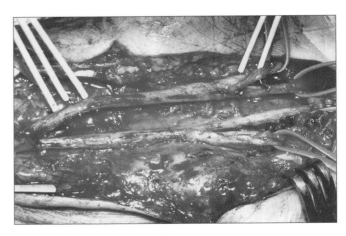

图 8-24　手掌部正中神经的直接损伤。神经被劈成两大束，电刺激其中最大束，可在鱼际肌返支记录到信号。

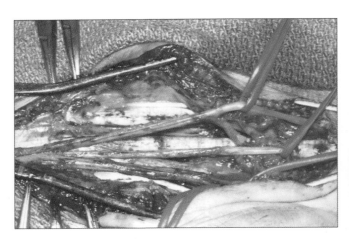

图 8-23　手掌部的正中神经挫伤，引起痛性神经瘤，行神经内松解术。在鱼际肌返支和每个手指感觉分支均可诱发神经动作电位，故只对每条神经束周围的瘢痕组织进行清除，未切除病损。

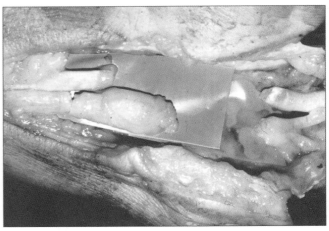

图 8-25　手掌部正中神经损伤准备行移植修复。右边是指神经。外院原来的缝合是使用可吸收线，未使用夹板固定。图示正在切除神经瘤。

表8-11　正中神经-指神经损伤预后(*n*=18)

损伤机制	手术	非手术
手掌或手指割伤	4/3	3/2
挫伤/手指撕脱伤	1/1	4/3
初次腕管松解术	4/3	0/0
电击伤	1/0	0/0
导弹伤	0/0	1/1
总计	10/9	8/8

手术方式	手术病例数	有明显改善病例数
神经松解术	3	3
缝合	2	2
移植	2	1
清除血肿	1	1
切除指神经上神经瘤	2	2

掌后出现血肿压迫致感觉神经症状,清除血肿后缓解。手掌电击伤后神经损伤,通过手术松解正中神经可有助于缓解手指疼痛性感觉异常。

病例分析——指神经损伤

患者,36 岁,园丁,被电动剪钝性割伤左示指掌指关节的桡侧。在外院行指神经端-端缝合修复术。术后数月,患者出现严重的感觉异常和疼痛,并放射到示指指尖。在手掌与示指的交界处触痛明显,轻叩可有放射至示指尖的异样感觉。

伤后 7 个月探查发现有长约 2.5cm 的缝合神经瘤形成,缝合的桡侧指神经有部分已经被牵拉裂开。切除病灶后,用 2.6cm 腓肠神经移植修复缺损处。随访 2.5年,疼痛和感觉异常已经缓解,但示指指尖感觉功能仅恢复至 3 级。

并发症

手术分离显露近端的正中神经时,可能损伤到该位置的肱动脉。这曾发生过多次,幸好损伤的血管只要缝合一针或数针直接修复即可。首先在神经损伤中心的远、近端用血管吊索悬吊血管,这样在分离神经时一旦出血,就可以迅速控制并缝合修复血管。术中对该部位的牵拉也可压迫到尺神经,但是还没有出现这种情况。

在肘部或以下手术,不仅有损伤动脉和肱静脉的风险,还有可能损伤骨间后神经和桡神经浅支。虽然正中神经手术的患者诉手背有轻微感觉异常或手拇指

轻微的背伸无力,幸运的是还未出现严重的神经损伤病例。

在前臂中段完全暴露正中神经,就意味着要切开一部分指浅屈肌,有时术后手指的屈曲会有轻微无力。有报道在该部位因为外伤、血管炎或手术引起动脉血栓形成的病例。作者还未碰到因为手术造成血管栓塞的病例,但确实在行神经松解时发现有动脉血栓形成的病例和因为非特异性血管炎造成严重神经病变的病例。

处理腕部外伤的并发症包括损伤附近的尺神经、尺动脉、切断鱼际肌部位的感觉支,或手掌部位的手掌感觉支和运动返支。

作者行每一例腕部水平的正中神经损伤手术,都会预防性切开腕横韧带,但即便是这样,仍有 1 例患者神经修复再生几年后发生腕管综合征。伤口不愈合和感染比较少见。

腕管综合征

腕管综合征(CTS)是最常见的神经卡压性疾病,通过手术大约有 90%的患者可得到预期的改善或解决症状。CTS 是由于正中神经在腕部或掌部的受到卡压所引起。腕横韧带大约有一张邮票大小,稍微呈四边形,起自腕部的尺侧和豌豆骨,止于拇指基底部。正中神经和 9 条屈肌肌腱在腕部通过腕横韧带下方。任何减少腕管空间或增加腕管内容物的因素都可导致出现 CTS的临床表现。某些患者腕管容积本身就比正常人群小[7]。CTS 通常是由于韧带增厚继发压迫或摩擦损伤正中神经引起(图 8-26 和图 8-27)[21,62]。在有症状的患者,通常腕管内的压力与推测施加在神经上的压力是增高的[9,28]。软组织的损伤或炎症可使这一区域肿胀,导致腕管内原已处于临界状态但还未被压迫的神经出现压迫症状。

CTS 的发生与妊娠(特别是妊娠的第 7~9 个月)、风湿性关节炎、屈肌肌腱滑膜炎、既往创伤包括腕部骨折(无论是 Colles 骨折还是反 Colles 骨折)、内分泌疾病(如甲状腺疾病和肢端肥大症)以及其他腕部或腕关节少见病变或损伤相关[3,24,38,54,61]。CTS 与腕部的反复和累积性活动的关系仍有争论。该综合征也能自发性发生,实际上这也是最常见的起病方式[10,88,94]。

CTS 的临床表现通常开始于正中神经感觉支配区出现麻木和感觉异常,特别是手指指尖部位,这些症状也可扩展出现在尺神经支配的手指尖。这种感觉异常往往令患者夜间觉醒,试图去甩手或将手浸在冷水或

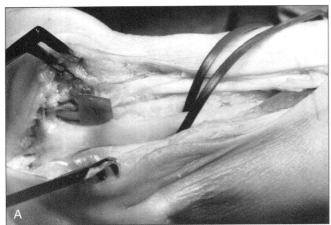

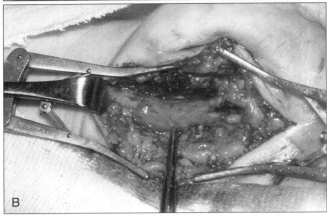

图 8-26　(A)由于腕横韧带增生,导致腕掌部的一段正中神经变薄和颜色改变。(B)病程较长的 CTS 患者,正中神经出现瘢痕和增厚。

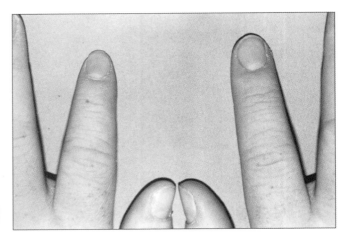

图 8-27　长期患左侧腕管综合征儿童的手指出现改变,与右手对比,左手示指明显变细。

热水中来缓解症状。腕部的位置,如驾车时处于背伸位过久,可激发症状的出现。随着病程的发展,感觉异常变得固定,并出现手无力,特别是正中神经所支配的鱼际肌。拇指的外展和对掌功能无力,蚓状肌肌力也会下降,特别是示指蚓状肌,中指不明显。这种无力或许会被患者描述成“手僵硬”。病程长者或严重者可有鱼际肌的萎缩。但是通常患者就诊主诉只有感觉症状,偶有轻度的手动作笨拙。手的精细动作,如开瓶盖、开门或拇、示指的握钢笔或铅笔均会受到影响。患者还可述说腕部疼痛和前臂、上臂甚至肩部的疼痛。这种症状通常在肌肉萎缩之前就被发现,并且已经成为患者的烦恼所在[75]。

正中神经支配区不能进行感觉定位,特别是它的绝对支配区,是 CTS 的晚期表现,而示指、中指和拇指指腹出现感觉迟钝或感觉过敏则是早期的表现。钝性感觉和锐性感觉对比出现差异也是相对早期的表现。虽然患者因感觉异常就诊,但行感觉功能检查往往却

没有客观的异常改变,即便是两点辨别觉也是这样。轻叩腕部有时可引起从手掌近端放射到手异样感,但不总是只局限在正中神经的支配区。Phalen 征即当患者腕部保持掌屈或背屈状态时,正中神经支配区出现麻木感。此征偶有出现,但有超过一半的疑似病例并无此征,即便是急性的 CTS 也是如此[87]。即使对于 Phalen 征阴性的病例,当患者腕部处于屈曲或背伸时,检查者用拇指按压腕部的正中神经,患者有时会出现正中神经支配区麻木感。

虽然腕管松解术(CTR)是解决 CTS 最直接和最有效的手术,但是也有无效的病例。当然,引起手术无效或只有部分缓解症状的主要原因是存在其他原因导致手指的麻木、疼痛等感觉异常[36,78]。绝大多数的这种类似症状与 CTS 是有区别的。这些病因包括颈椎间盘和脊柱的退行性病变导致神经根病、颈肋压迫 C7 到中干、近端正中神经病、旋前圆肌或骨间前神经综合征、Struthers 韧带卡压上臂远端的正中神经、其他形式的神经病(糖尿病)或腕部的关节病等[42,48,49,66,76,85]。

CTS 能加重以上疾病的症状,因此即使 CTS 不是主要诊断,还是有指征行腕管松解术。另一方面,CTS患者通常会被建议先行牵引、激素封闭、脊髓造影、斜角肌切开、第一肋骨切除和物理治疗等诊断和治疗方法,效果不明显后才会考虑选择能迅速缓解症状的腕横韧带切开术。

接诊医生有时会想当然地认为 CTS 的麻木和疼痛应该是局限在正中神经感觉支配区的,如果患者主诉出现向下放射至整个手[12],向上放射至手臂部的麻木和疼痛,CTS 就有可能被漏诊。更少见的是 CTS 的症状和体征会误认为是鱼际肌运动返支受到卡压引起的鱼

际肌肌力下降或萎缩[4]，而未考虑到 CTS 是这些症状和体征的病因。

虽然已经有许多关于诊断 CTS 的方法，但是仅有几点值得再次强调。CTS 的诊断通常是比较容易的，多数通过详细地询问病史即可明确诊断。疼痛的特点是刺痛中伴有麻木和异样感觉。缓慢或急性起病，患者可在夜间出现疼痛加重，常从酣睡中醒来。在腕部和手掌近端轻叩可诱发正中神经走行处出现触电样放射痛（Tinel 征）。检查时不一定会出现感觉减退、正中神经运动支支配的拇短展肌、拇对掌肌肌力和示指蚓状肌肌力减退以及鱼际肌的萎缩等客观体征。

根据病史和体格检查可做出 CTS 的诊断，还需要常规行肌电图检查来明确诊断、分析卡压程度和排除其他诊断。CTS 可没有明显的电生理变化，但如果仔细寻找总可能发现一些蛛丝马迹[33,37,46]。由于术中电生理检查比较直接，可仅仅记录通过损伤段神经的传导速度，比通过体表无创检查损伤段神经长度更短些，因此术中电生理检查比无创检查更容易发现神经传导速度的改变[23]。腕部或稍近端位置电刺激正中神经，在鱼际肌记录到的复合肌肉动作电位可能是正常的；但电刺激手指处的指神经，在腕部记录到感觉动作电位，往往能发现正中神经在通过腕管时传导速度减慢[84]。

对于短暂或症状轻微的患者，可先采用一段时间的非手术治疗，包括非甾体类抗炎药、夹板固定、腕管内糖皮质激素注射以及休息和制动。这些方法均可取得不同程度的疗效[31]。手术是治疗 CTS 最有效的方法，治疗效果与其他非手术治疗方法有显著性差异[30]。

掌侧常规入路的腕管松解术效果

表 8-12 列出了一组例数相对不多的患者行腕管松解术后随访的效果。腕管松解术对减轻和改善疼痛及麻木感效果相当好。在有些病例中感觉或运动功能的丧失有可能获得恢复，但比较少见，特别是那些功能丧失比较严重或病程较长的病例。大多数患者对手术效果满意，但从表 8-12 中可以看出，仍有 3 例需要再次行腕管松解术，5 例术后症状加重。很少有患者术后出现并发症，即使有也很轻微。

作者并不常规行神经内膜松解术、神经外膜切除术或腱鞘滑膜切除术，因为已经有许多研究发现这些措施并没有取得好的效果[59]。如果患者有神经痛症状，可行神经内膜松解术；如果患者有严重的腱鞘炎，需行腱鞘滑膜切除术；如果患者有鱼际肌萎缩，就有必要行正中神经返支神经松解术。

表8-12　掌侧常规入路的腕管松解术后效果–路易斯安那州立大学医学中心系列（340例患者，376次腕管松解术*）

疼痛显著改善	246/282（87%）
异常感觉显著改善	230/249（92%）
麻木感显著改善	82/146（56%）
肌无力显著改善	20/48（42%）
对治疗效果满意的患者	303/340（89%）
主要症状仍存在	23 例（6%）
症状加重	5 例（1%）
需要二次手术	3 例（1%）
并发症	
伤口、血肿	1 例
伤口浅层感染	3 例
需要使用麻醉药物	1 例
反射交感性营养不良	1 例
其他诊断	2 例

*，随访时间平均为 18.5 个月。

有限切开，经皮内镜手术

近几年出现了很多手术入路和手术技术的改进[73]，并通过对比研究对各种治疗方法的疗效做了很好的总结[88]。虽然有限切开技术有很多优点值得提倡，但作者目前仍旧喜欢传统的技术，即切开直视下行腕横韧带切开术。

有限切开手术，顾名思义就是皮肤切口长度较短。经典的单一切口是在手掌中部，有时也会取在腕横纹处。偶有做比较小的双切口，一个在手掌中部，另一个在腕横纹处。这种方法当然与常规切开相比，很难直视下观察腕管。切开后可使用各种各样的韧带切割刀进行部分盲切。

目前比较流行的腕管内镜手术包括 Agee 的单入口技术和 Chow 的双入口技术两种。这些手术技术只需很小的切口就可完成，通过这些技术在生物力学和解剖学上的优势，尽可能少分离，从而保持了屈肌肌腱的良好滑动性。这些技术术后恢复快（恢复手握抓的力量），很快就可返回工作，减轻了瘢痕痛。该技术难以掌握和可能松解不完全是这些技术的缺点，这些内镜技术所产生的费用会稍微比开放手术高，且手术时间会稍长。最近的一项 Meta 分析显示内镜技术有出现神经并发症 3 倍于开放技术的风险[91]。虽然神经损伤并发症发生率偏高在其他经皮技术中也存在，虽然未对所有的技术都做了比较，但结论基本一致。所以手术的方式选择要在内镜技术所带来的早期好处与有限的视野下手术所带来的血管神经结构损伤之间做出权衡。有研究表明了术后 3~6 个月内镜技术和开放技术之间的疗效没有显著性差异。

失败的腕管松解术

如果严格地把握手术适应证，对一些病情比较严重的患者，腕管松解术是非常确定有效的手术[19,25,67,75,95]。但仍有 10%~20% 的患者至少在一定程度上会出现症状持续或反复，偶有个案症状甚至会加重或出现与术前不同的新症状[22,35,36,57]。在某些医院甚至因为这些原因转而采用保守或非手术治疗[27]。保守治疗方法有一定的作用，但是需要密切和反复的随诊，且患者最终还是要进行手术治疗[35,60]，在多数系列中，手术率是 50%~70%。腕管松解术的失败多是由诊断或治疗的失误引起的[15,16]。有报道在那些涉及工伤赔偿或诉讼、既往多次手术、正中神经支配区以外出现症状或肌电图阴性结果的病例中，治疗效果欠佳。

腕管松解术后症状持续

术后症状持续的原因有可能是神经有基础病变或神经在近端受到卡压。如果初步诊断正确，症状持续多数是因为手掌近端或腕部的腕横韧带切开松解不充分（图 8-28）[43]。腕横韧带有时向近端延伸或腕部前臂筋膜增厚。Tinel 征通常会出现在腕部或手掌，术后几个月后仍可能会存在。即使是很成功的腕管松解术手术，通过腕管的传导速度异常改变可一直持续存在数个月，甚至有时是数年，所以重新检测感觉或运动传导速度对术后状况的判断可能并没有帮助。如果一期行腕

管松解术手术切口在腕部，提示有可能还有掌部远端韧带未切开，应怀疑可能为不完全的腕管松解术。不恰当或较短的腕部或掌部切口都可能提示仍有神经卡压[17]。比较少见的情况是滑膜增生或炎症之后可包绕正中神经，常被手术者所忽视（图 8-29）[50]。更罕见的是腱鞘囊肿、脂肪瘤、副蚓状肌或腕管内存在其他损伤，并成为腕管综合征的原发或并发因素。如果手术者只关注腕横韧带的切开减压，而没有很好地观察正中神经和其周围情况，就很有可能忽略了这些情况。

复发性腕管综合征

虽然仍存在争议，但人们仍相信切开后的腕横韧带可愈合重建。因此，在初次行腕管松解术时，偏向于切除一部分腕横韧带。患者如果不进行二次手术，就很难证实腕横韧带有无愈合重建。因为腕横韧带愈合重建确实会发生，那么就有这样一个问题，行腕管松解术后为了提高拇指与其他手指之间的抓握力，在切除时有意将腕横韧带不完全切开或重叠重建韧带的意义在哪里呢[83]？

手术后在松解神经周围形成瘢痕被认为是 CTS 复发的一个原因。初次手术术中止血不充分、腕部或掌部有血肿形成、伤口愈合不良、伤口裂开或感染等都有可能是复发的原因。

腕管松解术后症状加重或出现新症状

腕管松解术后麻木、感觉异常甚至是出现疼痛加重的情况并不少见（图 8-30）。通常成功的腕管松解术后这种状况只是暂时出现。这是由于神经过敏，或可能

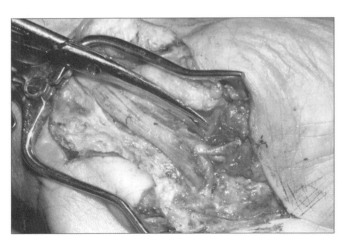

图 8-28　在之前的手术中未完全切断腕横韧带的近端，导致患者仍持续存在 CTS 的症状。

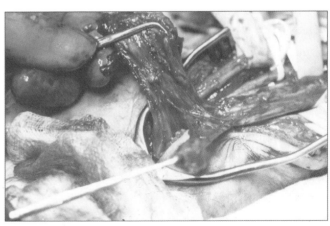

图 8-29　腱鞘结核性腱鞘炎导致前臂远端和腕部的正中神经卡压，但未累及尺神经。患者腕部肿胀和表现出 CTS 的症状。必须广泛切除腱鞘并行抗结核治疗。

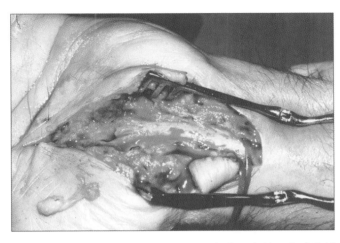

图 8-30　既往腕管松解术手术过程中损伤正中神经的感觉纤维。感觉神经纤维束所形成的神经瘤被切除，并置于手掌皮肤。

神经卡压严重后在腕管松解术中过快的松解有关。如果这种状况仍持续数周未缓解，或者变得更严重，无论有无伴有新的和明显的感觉或运动丧失症状，都有可能是腕管松解术中不慎造成的神经损伤。如果出现新的和明显的功能丧失症状，那么神经损伤是肯定的。有时神经的直接损伤后只表现为严重的疼痛，而没有其他新发的症状。有时是对神经意外的直接手术损伤，有时是对神经有创干扰过度操作，才引起这种症状。对于绝大多数自发和此前未行手术的 CTS 病例，第一次手术没有必要对正中神经行神经内松解术[20,29,57]，即使是对这种手术非常熟练的手术者，操作过程中不慎出现损伤神经的情况还是存在的（图 8-31）。虽然有可能因为存在神经和其分支的解剖变异引起术中神经损伤，但极少见[51,96]。任何操作，包括开放和内镜手术，都可能损伤正中神经，甚至损伤相邻的尺神经[13,53]。

如果腕管松解术后的前数月内功能的丧失和疼痛没有好转，就需要考虑再次安排手术，特别是那些初次手术切口看起来不规范的病例（图 8-32）。手掌远端神经分支的松解术可能有所帮助，但是这仅仅只是解决神经直接损伤的第一步，有必要对手掌和腕部正中神经主干进行神经内松解。经过神经内松解后，术中电刺激记录神经动作电位，可以确定该部分神经有无损伤，并有助于手术者决定是否切除或修复该段神经，还是仅做神经松解。恢复所需要的时间取决于需要行哪种修复方式、从受伤到修复术的时间间隔、患者的年龄和其他在神经再生的过程中也起着一定作用的普遍因素。腕管松解手术一旦出现功能丧失，就不再遵循常规腕管松解术后的康复进程。

有时在行腕管松解术的过程中，神经的分支可能会被切断或损伤（图 8-33）。如果损伤的是鱼际肌支，

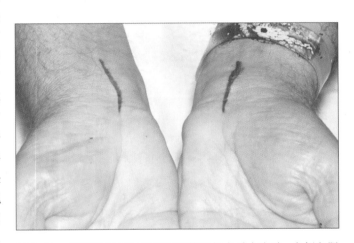

图 8-32　腕部纵行切口行双侧腕管松解术手术失败。右侧鱼际肌部萎缩。

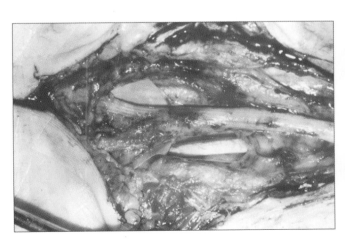

图 8-31　既往行腕管松解术中，试图做腕部横行切口时损伤了掌部正中神经。

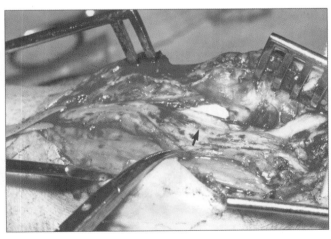

图 8-33　试图通过腕部横行切口行腕管松解术，严重损伤了掌部正中神经部分（箭头），需要行神经移植术。

即正中神经发出支配鱼际肌的运动支，将会导致鱼际肌的萎缩和无力(图 8-34)[53]。损伤后能否修复取决于支配该肌肉的分支损伤情况。手掌部的指神经也有可能损伤并需要修复，特别是拇指和示指的指神经。相对于感觉减退或丧失，患者更不能耐受中指、环指或小指出现严重的感觉过敏和痛觉过敏，如果存在有撕脱伤、神经瘤和长段的严重损伤，则有必要切除这些损伤的指神经。

临床表现不明显但有重要诊断意义的是损伤掌皮支。这种损伤不仅与患者的麻木感有关，还与疼痛感相关，特别是在损伤部位有神经瘤形成时。由于掌皮支有可能穿过腕横韧带，故即使是直视下探查和切断韧带，都有可能损伤掌皮支，更不要说小切口或闭合手术。即使在直视下手术，也有可能会损伤神经分支或整条神经(图 8-35)。鱼际部的感觉支在正中神经接近腕部时从其桡侧发出，起点存在一定的变异，用手术剪在腕部神经上方部位剪断前臂筋膜或韧带时，特别是从掌部入口伸入在皮下进行操作，就有可能损伤到该分支。切除损伤的神经分支和伴随的神经瘤比尝试去做修复更可取，这是因为后者会形成不同程度的痛性神经瘤(图 8-36 至图 8-38)。

偶尔有些病例手术中可损伤尺神经、尺神经深支或浅支。是否再次手术取决于功能丧失和伴随症状。探查术中往往可以发现初次手术正中神经上方的腕横韧带未完全松解。

病例分析——正中神经卡压

患者，15 岁，女性，在 12 岁时因出现拇指及其他手指麻木感和刺痛感而行双侧的腕管松解术。症状很快就出现反复，1 年后再次行双侧的腕管松解术。但是症状仍持续，骨科医生会诊后行肘部放射学检查。在肱骨中远段双侧发现骨刺。疑为 Struthers 韧带卡压肘部正中神经，转诊做进一步检查和手术。

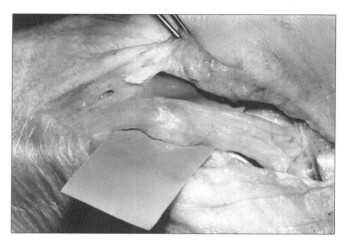

图 8-35　尽管通过手掌的切口直视下手术，仍直接损伤了正中神经的手掌部分。一部分损伤神经需要修复。

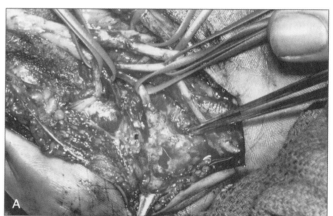

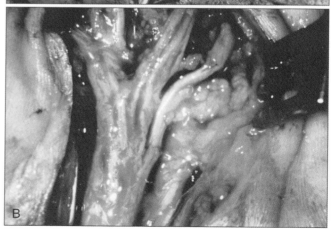

图 8-36　(A)腕管松解术损伤了指神经分支。镊子尖端所指就是形成的神经瘤和严重的瘢痕组织。血管吊索牵开的是未损伤的鱼际肌返支和指神经分支(B)。切除损伤的指神经，用一段狭小腓肠神经移植缝合修复切除的指神经部分。

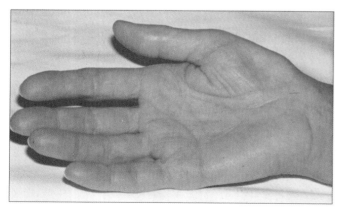

图 8-34　通过腕部的一个小切口行支持带切开术。腕管松解术中不慎切断鱼际肌返支，导致鱼际肌的萎缩。

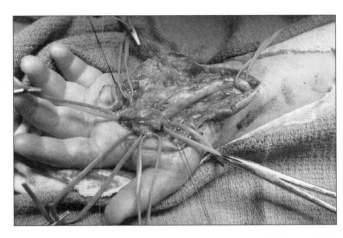

图 8-37 腕管松解术后神经挫伤，分离暴露正中神经的所有分支。

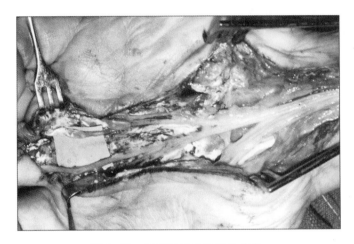

图 8-38 损伤远端的指神经分支。

在路易斯安那州立大学医学中心中行电生理检查显示双侧腕部和肘部的正中神经传导速度都减慢。行双侧肘部正中神经探查术，发现正中神经被起自肱骨止于内上髁的 Struthers 韧带卡压（图 8-6）。左侧卡压更为严重。术中电生理检查示双侧正中神经在Struthers 韧带处神经动作电位传导变慢。故切断该韧带并行正中神经外松解术，同时也探查腕部和手掌处的正中神经。如意料之中，该部位有严重的瘢痕形成，同样行双侧腕掌部的正中神经外松解术。术中电生理检查示该部分神经传导也变慢。但是术中证实了该部位的病变很可能是继发于既往的腕管松解手术，考虑原发病灶在双上肢的肘部。

术后恢复虽然缓慢但是有效，4 年后患者可正常使用双手臂。

点评

虽然 CTS 是很常见的诊断，但是必须排除其他诊断，特别是患者非中老年人时。

（郑灿镔 译 朱庆棠 顾立强 校）

参考文献

1. Abbott L and Saunders J: Injuries of the median nerve in fractures of the lower end of the radius. Surg Gynecol Obstet 57:507–511, 1933.
2. Al-Qattan MM and Robertson GA. Pseudo-anterior interosseous nerve syndrome: a case report. J Hand Surg 18A:440–442, 1993.
3. Beard L, Kumar A, and Estep HL: Bilateral carpal tunnel syndrome caused by Grave's disease. Arch Intern Med 145:345–346, 1985.
4. Bennett JB and Crouch CC: Compression syndrome of the recurrent motor branch of the median nerve. J Hand Surg 7:407–409, 1982.
5. Birch R and Raji AR: Repair of median and ulnar nerves. Primary suture is best. J Bone Joint Surg 73B:154–157, 1991.
6. Birch R, Bonney G, and Wynn Parry CB: Surgical Disorders of the Peripheral Nerves. Edinburgh, Churchill Livingstone, 1998.
7. Bleeker M, Bohlman M, Moreland R, et al.: Carpal tunnel syndrome: Role of carpal canal size. Neurology 35:1599–1604, 1985.
8. Blom S and Dahlback L: Nerve injuries in dislocation of shoulder joint and factures of neck of humerus. A clinical and electromyographic study. Acta Chir Scand 136:461–466, 1970.
9. Boswick J and Stromberg W: Isolated injury of the median nerve above the elbow. J Bone Joint Surg Am 49A:481–487, 1967.
10. Brain WR, Wright AD, and Wilkinson M: Spontaneous compression of both median nerves in the carpal tunnel: Six cases treated surgically. Lancet 1:277–282, 1947.
11. Carroll R and Match R: Common errors in the management of wrist lacerations. J Trauma 14:553–558, 1974.
12. Cherington M: Proximal pain in carpal tunnel syndrome. Arch Surg 108:69, 1974.
13. Chow J: Endoscopic release of the carpal ligament: A new technique for carpal tunnel syndrome. Arthroscopy 5:19–24, 1989.
14. Chow J, Van Beek A, Bilos K, et al.: Anatomical basis for repair of ulnar and median nerves in the distal part of the forearm by group fascicular suture and nerve grafting. J Bone Joint Surg [Am] 68:273–280, 1986.
15. Cobb TK and Amadio PC: Reoperation for carpal tunnel syndrome. Hand Clin 12:313–323, 1996.
16. Cobb TK, Amadio PC, Leatherwood DF, et al.: Outcome of reoperation for carpal tunnel syndrome. J Hand Surg 21A:347–356, 1996.
17. Connolly W: Pitfalls in carpal tunnel decompression. Aust NZ J Surg 48:421–425, 1978.
18. Cooney WP: Median nerve repairs: The results of treatment. In: Gelberman RH, Ed: Operative Nerve Repair and Reconstruction. Philadelphia, JB Lippincott, 1991.
19. Cseuz KA, Thomas JE, Lambert EH, et al.: Long-term results of operation for carpal tunnel syndrome. Mayo Clin Proc 41:232–241, 1996.
20. Curtis RM and Eversmann WW Jr: Internal neurolysis as an adjunct to the treatment of the carpal tunnel syndrome. J Bone Joint Surg 55:733–740, 1973.
21. Dawson D, Hallett M, and Millender L: Entrapment Neuropathies, 2nd edn. Boston, Little Brown, 1990.

22. Eason SY, Belsole RJ, and Greene TL: Carpal tunnel release: Analysis of suboptimal results. J Hand Surg 10B:365–369, 1985.

23. Eversmann WW Jr and Ritsick JA: Intraoperative changes in motor nerve conduction latency in carpal tunnel syndrome. J Hand Surg 3:77–81, 1978.

24. Freshwater F and Arons MS: The effect of various adjuncts on the surgical treatment of carpal tunnel syndrome secondary to chronic tenosynovitis. Plast Reconstr Surg 61:93–96, 1978.

25. Gainer JV and Nugent GR: Carpal tunnel syndrome: Report of 430 operations. South Med J 70:325–328, 1977.

26. Gaul J Jr: Electrical fascicle identification as an adjunct to nerve repair. J Hand Surg 8:289–296, 1983.

27. Gelberman RH, Aronson C, and Weisman MH: Carpal tunnel syndrome: Results of a prospective trial of steroid injection and splinting. J Bone Joint Surg 62A:1181–1184, 1980.

28. Gelberman RH, Hergenroeder PT, Hargens AR, et al.: The carpal tunnel syndrome: A study of carpal canal pressures. J Bone Joint Surg 63A:380–383, 1981.

29. Gelberman RH, Pfeiffer G, Galbraith R, et al.: Results of treatment of severe carpal tunnel syndrome without internal neurolysis of the median nerve. J Bone Joint Surg 69:896–903, 1987.

30. Gerritsen AA, de Vet HC, Scholten RJ, et al.: Splinting vs surgery in the treatment of carpal tunnel syndrome: a randomized controlled trial. JAMA 288:1245–1251, 2002.

31. Gerritsen AA, de Krom MC, Struijs MA, et al. Conservative treatment options for carpal tunnel syndrome: a systematic review of randomised controlled trials. J Neurol 249:272–280, 2002.

32. Haase J, Bjerve P, and Semesen K: Median and ulnar nerve transactions treated with microsurgical interfascicular cable grafting with autologous sural nerve. J Neurosurg 53:73–84, 1980.

33. Harris CM, Tanner E, Goldstein MN, et al.: The surgical treatment of the carpal tunnel syndrome correlated with preoperative nerve-conduction studies. J Bone Joint Surg 61A:93–98, 1979.

34. Haussmann P and Patel MR: Intraepineurial constriction of nerve fascicles in pronator syndrome and anterior interosseous nerve syndrome. Orthop Clin N Am 27:339–344, 1996.

35. Hudson A and Mayfield F: Chronic injuries of nerve by entrapment. In: Youmans J, Ed: Neurological Surgery, 2nd Ed. Philadelphia, WB Saunders, 1983.

36. Hudson A, Kline D, and Mackinnon S: Entrapment neuropathies. In: Horowitz N and Rizzoli H, Eds: Postoperative Complications of Extracranial Neurological Surgery. Baltimore, Williams & Wilkins, 1987.

37. Iyer V and Renichel GM: Normal median nerve proximal latency in carpal tunnel syndrome: A clue to coexisting Martin-Gruber anastomosis. J Neurol Neurosurg Psychiatry 39:449–452, 1976.

38. Jain VK, Cestero RVM, and Baum J: Carpal tunnel syndrome in patients undergoing maintenance hemodialysis. JAMA 242:2868–2869, 1979.

39. Kallio PK and Vastamaki M: An analysis of the results of late reconstruction of 132 median nerves. J Hand Surg 18B:97–105, 1993.

40. Kaplan E and Spinner M: Normal and anomalous innervation patterns in the upper extremity. In: Omer G and Spinner M, Eds: Management of Peripheral Nerve Problems. Philadelphia, WB Saunders, 1980.

41. Katirji MB: Pseudo-anterior interosseous nerve syndrome. Muscle Nerve 9:266–267, 1986.

42. Kelly MJ and Jackson BT: Compression of median nerve at elbow. Br Med J 2:283, 1976.

43. Kessler F: Complications of the management of carpal tunnel syndrome. Hand Clin 2:401–406, 1986.

44. Kim DH, Kam AC, Chandika P, et al.: Surgical management and outcomes in patients with median nerve lesions. J Neurosurg 95:584–594, 2001.

45. Kim DH, Murovic JA, Tiel RL, et al.: Operative outcomes of 546 Louisiana State University Health Sciences Center peripheral nerve tumors. Neurosurg Clin N Am 15:177–192, 2004.

46. Kimura J: The carpal tunnel syndrome. Localization of conduction abnormalities within the distal segment of the median nerve. Brain 102:619–635, 1979.

47. Kline DG and Hackett E: Reappraisal of timing for exploration of civilian nerve injuries. Surgery 78:54–63, 1978.

48. Laha RK, Dujovny M, and DeCastro SC: Entrapment of median nerve by supracondylar process of the humerus: Case report. J Neurosurg 46:252–255, 1977.

49. Lake PA: Anterior interosseous nerve syndrome. J Neurosurg 41:306–309, 1974.

50. Langloh RD and Linscheid RL: Recurrent and unrelieved carpal tunnel syndrome. Clin Orthop 83:41–47, 1972.

51. Lanz U: Anatomical variations of the median nerve in the carpal tunnel. J Hand Surg 2:44–53, 1977.

52. Larsen R and Posch J: Nerve injuries in the upper extremity. Arch Surg 77:469–475, 1975.

53. Louis D, Green T, and Noellert R: Complications of carpal tunnel surgery. J Neurosurg 62:352–356, 1985.

54. Low PA, McLeod JG, Turtle JR, et al.: Peripheral neuropathy in acromegaly. Brain 97:139–152, 1974.

55. Lundborg G: Nerve Injury and Repair. New York, Churchill Livingstone, 1988.

56. MacDonald RI, Lichtman DM, Hanlon JJ, et al.: Complications of surgical release for carpal tunnel syndrome. J Hand Surg 3:70–76, 1978.

57. Mackinnon S: Secondary carpal tunnel surgery. Neurosurg Clin N Am 2:75–91, 1991.

58. Mackinnon S and Dellon A: Surgery of the Peripheral Nerve. New York, Thieme Medical Publishers, 1988.

59. Mackinnon S, McCabe S, Murray J, et al.: Internal neurolysis fails to improve the results of primary carpal tunnel decompression. J Hand Surg 16:211–218, 1991.

60. Mahoney J, Lofchy N, Chow I, et al.: Carpal tunnel syndrome: A quality assurance evaluation of surgical treatment. R Coll Phys Surg Can Ann 25:20–23, 1992.

61. Massey EW: Carpal tunnel syndrome in pregnancy. Obstet Gynecol Surg 33:145, 1978.

62. McLellan DL and Swash M: Longitudinal sliding of median nerve during movements of the upper limb. J Neurol Neurosurg Psychiatry 39:566–570, 1976.

63. McManamny D: Comparison of microscope and loupe magnification: Assistance for the repair of median and ulnar nerves. Br J Plast Surg 36:367–372, 1983.

64. Michon J, Amend P, and Merle M: Microsurgical repair of peripheral nerve lesions: A study of 150 injuries of median and ulnar nerves. In: Samii M, Ed: Peripheral Nerve Lesions. Berlin, Springer-Verlag, 1990.

65. Millesi H, Meissl G, and Berger A: The interfascicular nerve grafting of the median and ulnar nerves. J Bone Joint Surg 54A:727–730, 1972.

66. Morris HH and Peters BH: Pronator syndrome: Clinical and electrophysiological features in seven cases. J Neurol Neurosurg Psychiatry 39:461–464, 1976.

67. Mumenthaler M: Clinical aspects of entrapment neuropathies. In: Samii M, Ed: Peripheral Nerve Lesions. Berlin, Springer-Verlag, 1990.

68. Nickolson OR and Seddon HJ: Nerve repair in civil practice. Br Med J 2:1065–1071, 1957.

69. O'Brien MD and Upton ARM: Anterior interosseous nerve syndrome. J Neurol Neurosurg Psychiatry 35:531–536, 1972.

70. Omer GE: Evaluation and reconstruction of forearm and hand after acute traumatic peripheral nerve injuries. J Bone Joint Surg 50A:1454–1460, 1968.

71. Omer GE: Tendon transfers for the reconstruction of the forearm and hand following peripheral nerve injuries. In: Omer GE and Spinner M, Eds: Management of Peripheral Nerve Problems. Philadelphia, WB Saunders, 1980.

72. Osborne A, Dorey L, and Hardey J: Volkmann's contracture associated with prolonged external pressure on the forearm. Arch Surg 104:794–799, 1972.

73. Paine K: The carpal tunnel syndrome. Can J Surg 6:446–449, 1963.

74. Platt H and Woods RS. Discussion on injuries of peripheral nerves. Proc Royal Soc Med 30:863–874, 1937.

75. Posch JL and Marcotte DR: Carpal tunnel syndrome: An analysis of 1201 cases. Orthop Rev 5:25–35, 1976.

76. Rask MR: Anterior interosseous nerve entrapment (Kiloh-Nevin syndrome). Clin Orthop 142:176–181, 1979.

77. Riordan DC: Tendon transplantations in median nerve and ulnar nerve paralysis. J Bone Joint Surg 35A:312–320, 1953.

78. Rosenbaum RB and Ochoa JL: Carpal Tunnel Syndrome and Other Disorders of the Median Nerve. 2nd edn. Woburn, Butterworth-Heinemann, 2002.

79. Sakellorides H: Follow-up of 172 peripheral nerve injuries in upper extremities in civilians. J Bone Joint Surg 44A:140–148, 1962.

80. Samii M: Use of microtechniques in peripheral nerve surgery – experience with over 300 cases. In: Handa H, Ed: Microneurosurgery. Tokyo, Igaku-Shoin, 1975.

81. Seddon H: Surgical Disorders of the Peripheral Nerves. Edinburgh, Churchill Livingstone, 1975.

82. Seigel D and Gelberman R: Median nerve: Applied anatomy and operative exposure. In: Gelberman RH, Ed: Operative Nerve Repair and Reconstruction. Philadelphia, JB Lippincott, 1991.

83. Serodge H and Serodge E: Pisi-triquetral pain syndrome after carpal tunnel release. J Hand Surg 14:858–873, 1989.

84. Simpson JA: Electrical signs in the diagnosis of carpal tunnel and related syndromes. J Neurol Neurosurg Psychiatry 19:275–280, 1956.

85. Smith R and Fisher R: Struthers ligament: A source of median nerve compression above the elbow. Case report. J Neurosurg 38:778–781, 1973.

86. Spinner M: The anterior interosseous nerve syndrome with special attention to its variations. J Bone Joint Surg 52A:84–89, 1970.

87. Spinner M: Injuries of the Major Branches of Peripheral Nerves of the Forearm. 2nd edn. Philadelphia. WB Saunders, 1978.

88. Sunderland S: The nerve lesion in the carpal tunnel syndrome. J Neurol Neurosurg Psychiatry 39:615–626, 1976.

89. Sunderland S and Ray L: Metrical and non-metrical features of the muscular branches of the median nerve. J Comp Neurol 85:191–200, 1946.

90. Tarlov IM: How long should an extremity be immobilized after nerve suture? Ann Surg 126:336–376, 1947.

91. Thoma A, Veltri K, Haines T, et al.: A meta-analysis of randomized controlled trials comparing endoscopic and open carpal tunnel decompression. Plast Reconstr Surg 114:1137–1146, 2004.

92. Thomas CK, Stein RB, Gordon T, et al.: Patterns of reinnervation and motor unit recruitment in human hand muscles after complete ulnar and median nerve section and resuture. J Neurol Neurosurg Psychiatry 50:259–268, 1987.

93. Tindall S: Painful neuromas. In: Wilkins R and Rengachary S, Eds: Neurosurgery. New York, McGraw-Hill, 1985.

94. Tindall SC: Chronic injuries of peripheral nerves by entrapment. In: Youmans J, Ed: Neurological Surgery, 3rd edn. Philadelphia, WB Saunders, 1990:2511–2542.

95. Tuckmann W, Richter H, and Strohr M: Compression Syndrome Peripherer Nerven. Berlin, Springer-Verlag, 1989.

96. Werschkul J: Anomalous course of the recurrent motor branch of the median nerve in a patient with carpal tunnel syndrome. J Neurosurg 47:113–114, 1977.

97. Wertsch JJ, Sanger JR, and Matloub HS. Pseudo-anterior interosseous nerve syndrome. Muscle Nerve 8:68–70, 1985.

98. Williams H and Jabaley M: The importance of internal anatomy of the peripheral nerves to nerve repair in forearm and hand. Hand Clin 2:689–707, 1986.

99. Woodhall B and Beebe G: Peripheral Nerve Regeneration: A review of 3,652 WW II Injuries. VA Monograph. Washington, DC, Government Printing Office, 1957.

100. Young V, Way R, and Weeks P: The results of nerve grafting in the wrist and hand. Ann Plast Surg 5:212–215, 1980.

101. Zachary RB and Holmes W: Primary sutures of nerves. Surg Gynecol Obstet 82:632–651, 1946.

102. Zachary R: Results of nerve suture. In: Seddon H, Ed: Peripheral Nerve Injuries. Medical Research Council Special Report Series No. 282. London, Her Majesty's Stationery Office, 1954.

第 9 章

尺神经

Daniel H. Kim

概述

■ 尺神经的重要性在于其支配了手部绝大部分肌肉,尺神经完全损伤将导致手部严重的功能缺失和小指甚至环指呈爪形。

■ 尺侧腕屈肌在上臂和肘部稍下平面接受尺神经的支配,故在上臂远端和肘部平面的损伤甚至有时在上臂近端平面的损伤中可免受累及。由于支配小指的指深屈肌分支在肘部以下2.0～2.5cm从尺神经发出,故肘部或肘部以上尺神经完全损伤会出现小指远节屈曲不能。环指屈曲功能不完全缺失,因为其与正中神经支配的至中指的指深屈肌合用一个腱滑。

■ 通过将尺神经转移到肘部前方旋前肌及尺侧腕屈肌深部,可获得额外2.5～3.8cm的长度,而正中神经却很难通过这种方法弥补缺失的神经长度。尽管有这个优点,但在任何水平修复尺神经的疗效都不如正中神经和桡神经。术后指深屈肌的力量通常可以恢复,同样尺神经的感觉功能、小鱼际肌的部分功能甚至部分拇收肌功能也可以恢复,通常能达到3级。骨间肌和蚓状肌的功能则很难恢复,除非是切割伤或发生在腕部水平的损伤,在肘部水平有时也可以恢复,但在臂部水平则很罕见。用肌腱转位方法代替蚓状肌的功能可以帮助患者伸小指和环指。

■ 本章对来自路易斯安那州立大学医学中心(LSUHSC)的231例尺神经损伤进行的分析表明尺神经修复是值得的,不应该只进行功能重建而抛弃神经损伤修复。

■ 术中记录肘部水平压迫的尺神经显示在鹰嘴沟里或其近端处传导能力绝大多数异常,而不是在肘管更远端的水平。该研究中仅有一部分例外。因此,压迫性损伤或刺激的部位在神经的鹰嘴切迹节段内发生率最高,而不在更远的前臂水平。

■ 在路易斯安那州立大学医学中心,364例肘部水平尺神经卡压行改良的Learmonth术式,即彻底的神经松解术后再将神经前移至旋前圆肌和尺侧腕屈肌深部,仅有2例需再次手术。

■ 许多简单的尺神经卡压在外院行内上髁切除术和皮下转位后仍有疼痛、感觉异常和进行性瘫痪,转诊来路易斯安那州立大学医学中心,有些患者通过再次手术将神经转移到肌肉下从而得到缓解。神经卡压的大多数情况用更简单的术式也有效,但不如正规的肌肉下前置术。

应用解剖

尺神经对手的协调功能非常重要。在前臂和上臂,尺神经支配尺侧腕屈肌和指深屈肌三四部分(环、小指)。在手部,拇收肌,拇短屈肌,第3、4蚓状肌,小鱼际肌(小指展肌、对掌肌、小指屈肌)和所有的掌侧、背侧骨间肌均由尺神经支配(图9-1)。尺神经在腋部由内侧束发出,内侧束因为位于腋动脉的内侧而得名(图9-2)。内侧束发出一大运动支至正中神经,然后发出前臂内外侧皮神经和尺神经。起初,尺神经走行于腋动脉的后方,然后,在上臂斜向走行至尺骨鹰嘴切迹。在上臂中段水平,尺神经穿行坚韧的内侧肌间隔后位于其下方。

大约70%的肢体在内侧肌间隔远侧存在Struthers弓,尺神经由此弓下方穿过。Struthers弓由上臂远端深部筋膜和肱三头肌的内侧头的肌纤维增厚而形成。当在内髁的近端进行解剖时,尺神经通常被肱三头肌纤维和一些筋膜所覆盖。

在臂远端(图9-3),尺神经通常与尺侧腕屈肌的近段肌腹相邻;在肘近段,通常尺神经的背侧面发出分支支配尺侧腕屈肌。因此,在此水平也容易出现尺神经的卡压。在前臂,尺动脉和静脉与尺神经平行走行,通常可与尺神经并行在一起。

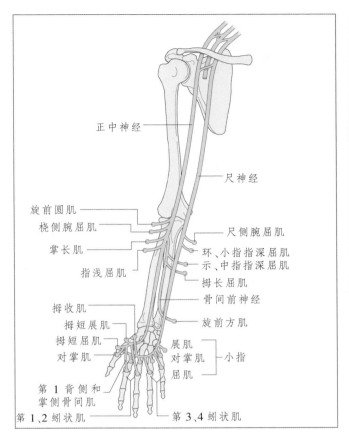

图 9-1 尺神经支配的肌肉。(Published with permission of MS Greenberg MD from the 6th edn. of his Handbook of Neurosurgery, 2006.)(见彩图)

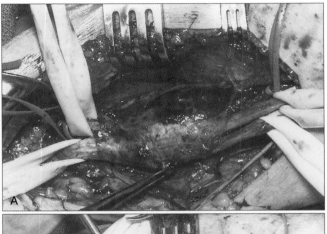

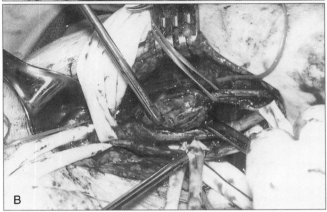

图 9-2 (A)合并内侧束、尺神经、正中神经近段和腋血管损伤。(B)腋动脉的假性动脉瘤、尺神经和正中神经损伤,神经要求行神经移植修复。控制动脉的近远段后,动脉瘤被抽空,但修补血管失败,最后做血管移植。

人群中只有 1%比例存在 Struthers 韧带,它起源于远端肱骨内侧表面的一个小的类似髁上突样结构,通常该韧带横跨肱动脉和正中神经,有时也跨过尺神经,止于肱骨内上髁。有很少的这类病例中,在尺骨鹰嘴切迹近端水平,尺神经在该韧带下穿过。

当尺神经走行至鹰嘴切迹平面,由类圆形转变为椭圆形,通常与鹰嘴切迹的基底粘连。尺神经由穿过鹰嘴的结缔组织或筋膜层覆盖。小的神经关节支离开尺神经的下表面进入关节,小动脉和静脉伴行关节支进入切迹并分布在鹰嘴切迹基底。

在尺骨鹰嘴切迹的远端,神经进入更受限制的区域,该区域浅层被伸展到内髁的腱膜弓包裹。一过切迹的远段,尺神经立即走行在尺侧腕屈肌的两个头深面(图 9-4),并发出相对短的分支支配尺侧腕屈肌。偶尔,有桡神经支配的变异肌肉,滑车上肘肌,起源于鹰嘴和相邻的肱三头肌肌腱内侧缘,止于肱骨内上髁。如果该肌肉存在的话,该肌肉参与构成肘管,加强尺侧腕屈肌的两个头的腱膜。

指深屈肌内侧半的神经支在尺神经深面和尺侧腕屈肌深面发出,走行很短距离就进入到肌肉。在此水平段,尺神经位于指深屈肌的尺侧。如果术者将自己小指的近节放在鹰嘴沟处,小指的指尖指向腕关节的尺侧,则可勾画出尺神经在前臂近段的走行路径。

在前臂的更远段,尺神经走行在尺侧腕屈肌的深面和指浅屈肌肌腱的内侧缘。在前臂中段,尺动脉靠近尺神经,在前臂远段走行于尺神经的桡侧。与尺动脉相对应的桡动脉,走行于桡神经浅支的内侧。

在前臂近段,有时存在所谓的 Martin-Gruber 吻合,正中神经的分支骨间前神经发出一分支到尺神经[63]。此分支可携带支配鱼际肌的神经纤维,特别是支配拇短展肌和对掌肌的神经纤维。在腕或掌部平面这些神经纤维又返回到正中神经(称为 Riche-Cannieu 吻合)。尺神经运动支也可发出分支到正中神经的近端,然后在前臂水平通过骨间前神经的分支回到尺神经。

尺神经的背侧皮支在腕横纹的近端 5~8cm 处从

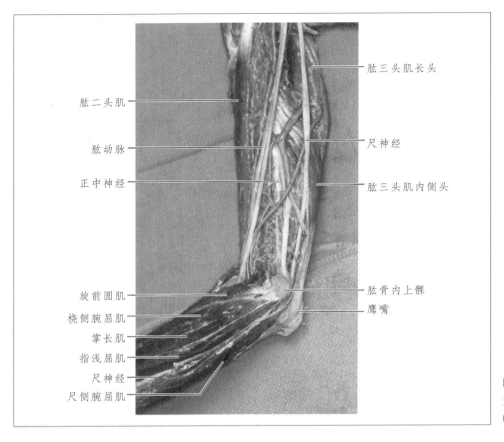

肱二头肌

肱动脉

正中神经

旋前圆肌

桡侧腕屈肌

掌长肌

指浅屈肌

尺神经

尺侧腕屈肌

肱三头肌长头

尺神经

肱三头肌内侧头

肱骨内上髁

鹰嘴

图 9-3 图示右上臂内侧尺神经走行及尺神经走行在内上髁和鹰嘴之间。（见彩图）

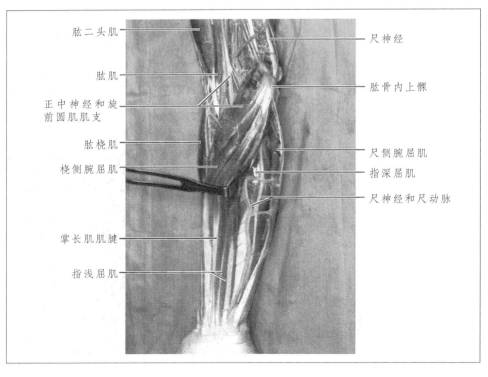

肱二头肌

肱肌

正中神经和旋前圆肌肌支

肱桡肌

桡侧腕屈肌

掌长肌肌腱

指浅屈肌

尺神经

肱骨内上髁

尺侧腕屈肌

指深屈肌

尺神经和尺动脉

图 9-4 尺神经通过尺侧腕屈肌两头之间进入前臂近段掌侧。（见彩图）

尺神经主干发出(图 9-5),支配手背尺侧的皮肤感觉及小指、环指和中指尺侧半的背侧感觉。有时,该支在鹰嘴切迹水平处起源于尺神经主干;甚至更少的情况,该支在 Guyon 管(腕尺管)处才发出。

当尺神经穿过腕关节时进入 Guyon 管。该管的顶由腕掌侧韧带和掌短肌构成,其底由腕横韧带、屈肌支持带和鱼际肌的起点构成,其桡侧由顶和底的连接处构成[49]。屈肌支持带又再附着于钩骨钩的掌桡侧表面。相对于该管近端尺侧的豆状骨和尺侧腕屈肌的止点,该管的远端与钩骨更加靠近。钩骨和豆状骨是该区域的最突出的骨性标志。尺神经由尺侧腕屈肌的扩展部和前臂筋膜所覆盖。该管的更远端由豆钩韧带和豆掌骨韧带构成两侧,小指对掌肌在该管的深面,浅层由小鱼际脂肪和掌腱膜弓所构成[74]。

当尺神经穿过豆状骨的桡侧和腕横韧带内侧延伸部后,马上分为深支和浅支(图 9-6)。浅支穿过小指短屈肌,发出一小分支支配掌短肌,然后分支支配小指和环指的感觉。深支在小指短屈肌和小指展肌之间向后、向远端走行,绕过钩骨钩,在掌弓的凹面内朝拇指方向走行。深支较快发出支配小鱼际肌的分支,包括对掌肌、外展肌和小指短屈肌。偶尔小鱼际肌支可在尺神经分为浅深两支近端发出。深支主干朝拇指方向走行,通过深部手掌时发出支配所有骨间肌、环及小指蚓状肌、拇收肌和部分拇短屈肌的分支。

临床表现和检查

尺神经支配的最近端肌肉是尺侧腕屈肌。尺侧腕屈肌是一块主要的屈曲腕关节的肌肉,特别是屈曲腕

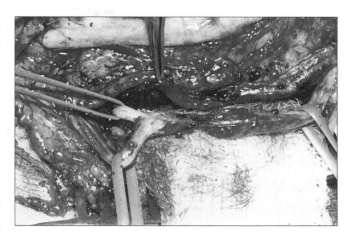

图 9-6　在 Guyon 管处的尺神经损伤,位于分为浅深支的近端,损伤原因是关节镜下腕横韧带松解术所致。损伤部位无神经动作电位传导,切除远近端神经瘤到正常神经组织后,3.5cm 长缺损采用腓肠神经移植修复。

关节的尺侧。由肘上和肘下发出的分支支配。临床医生容易对该块肌肉进行肌力评定,由检查者以握手状抓住被检查者的手,让被检查者向掌尺侧屈曲腕关节(图 9-7)。

指深屈肌由两条神经支配,通常示指和中指由正中神经支配,环指和小指由尺神经支配。由于中指的指深屈肌和环指的指深屈肌共用一个腱性结构,即使存在尺神经完全性麻痹,环指的指深屈肌功能仍然有可能是完整的,除非在检查环指指深屈肌时,固定中指于伸直位。完全性的尺神经损伤只是引起轻度环指远节的屈曲减弱,而小指的远节屈曲功能丧失(图 9-8),这些细小的发现往往被忽视。严重的尺神经损伤可导致明显的感觉丧失,手内肌功能丧失,环、小指的爪形手

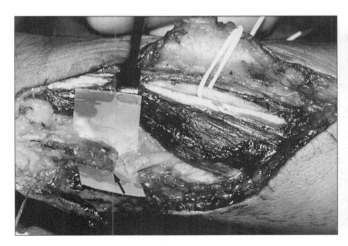

图 9-5　术中见尺神经背侧皮支横断伤,已切断神经瘤一端(箭头)。

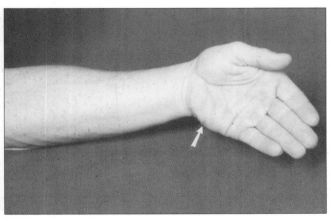

图 9-7　尺侧腕屈肌的检查方法之一,被检查者抗阻力屈腕及手内收(箭头)。

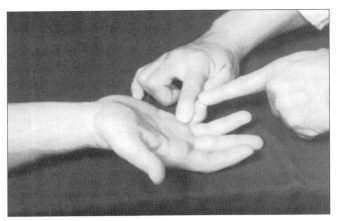

图 9-8 检查小指指深屈肌的方法,检查者固定被检查者的近指间关节,让被检查者抗阻力屈曲远指间关节。

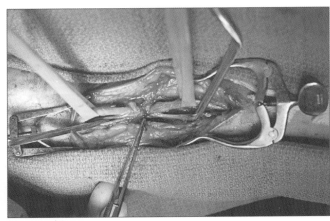

图 9-10 前臂远段的尺神经损伤,损伤点在尺神经背侧皮支发出之前。在尺神经近断端解剖出该皮支,并切除,防止再生神经纤维沿该皮支长入远端主干。腕部在图片的右侧。

畸形(图 9-9)。

　　为了确定尺神经损伤平面,评估指深屈肌功能是比较重要的。指深屈肌功能存在,而手内肌功能丧失提示神经损伤平面在前臂远段或腕关节平面。一个例外的情况是,在肘部的尺神经卡压,手内肌功能倾向于下降,而尺侧腕屈肌和指深屈肌功能相对影响不大。

　　尺神经的腕背支支配手背部的感觉和一部分小指、环指背部的感觉,有时也支配中指尺侧半的感觉。如果在发出该支的近端和远端附近部位尺神经损伤需要修复,可将该支切除用于修复主要的运动纤维和更重要的感觉神经纤维(图 9-10 和图 9-11)[80]。在此分支发出前的前臂平面的尺神经损伤,可导致尺神经支配区的感觉完全性丧失,包括手背侧、部分小指和环指尺侧半的背侧、小指的掌侧和环指尺侧半的掌侧[62]。中指尺侧半的背侧有时也可能出现感受丧失。尺神经的绝对感觉支配区包括小指中远节掌侧和远节的背侧皮肤,在该区域的感觉丧失提示尺神经损伤或尺神经稍远端的浅感觉支损伤。如果此区域的感觉恢复,提示尺神经轴突再生,而不是由相邻神经发出轴芽造成(图 9-11)[55]。另外,在尺神经腕背侧皮支以远的损伤,手和手指背侧感觉不会丧失。

　　小鱼际功能完全是由尺神经支配。检查小指展肌的功能时,检查者必须让患者在手水平面的掌侧抗阻力外展,这是因为伸指总肌发往小指的伸肌腱在伸小指的同时,有产生尺侧移动,类似于外展动作(图 9-

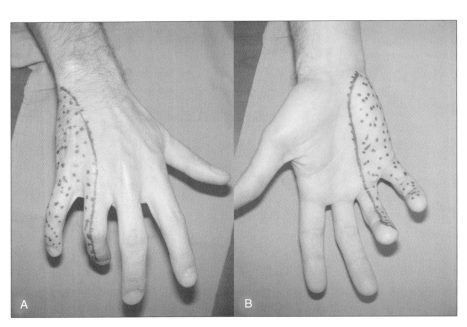

图 9-9 (A)尺神经感觉和运动功能丧失。上臂水平的尺神经损伤,环、小指典型的爪形手畸形。(B)尺神经支配的内在肌失去固定或控制掌指关节功能,因此,桡神经支配的指伸肌过伸掌指关节。因为瘫痪的内在肌失去伸展指间关节作用,正中神经支配的指屈肌过屈近指间关节。

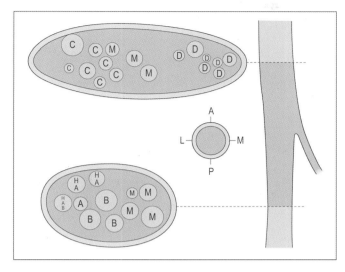

图 9-11　尺神经在背侧皮支远近端的截面图。在此段修复尺神经时,必须劈开背侧皮支。环形图标显示神经的位置(A,前;L,外侧;P,后;M,内侧)。A,代表小指尺侧半的皮支;B,代表第 4 指蹼的皮支;C,代表复合皮支;D,代表背侧皮支;H,代表小鱼际肌处皮支;M,代表运动神经纤维。

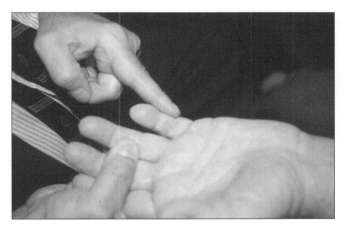

图 9-12　被检查者外展小指对抗阻力显示小指展肌的肌力。

12)。小指对掌肌提供小指对掌功能[32],不太容易检查,因为手指屈肌可替代一些对掌功能,检查者可将其自己的示指和中指交叉叠放在患者的掌横纹和鱼际纹之间,然后,让被检查者收缩其小指对掌肌,用小指近节掌侧触及检查者手指并阻止检查者的示指和中指分开。其他两块尺神经支配的小鱼际肌,小指短屈肌和小指短掌肌,很难单独检查[33]。

　　检查骨间肌时,让被检查者手和指朝下放在一个平坦的表面上,打开和合拢手指。检查这块肌肉更可靠的方法是,检查者将自己的手掌、拇指和其他手指的掌面,与被检查者的手掌、拇指和其他手指的掌面对合,

并使被检查者的腕和手指处在过伸位,让被检查者做打开和合拢手指的动作。因为这样可消除伸肌代替骨间肌的功能(图 9-13)。

　　尺神经支配小指和环指的蚓状肌,蚓状肌功能丧失可导致其中一个手指或两个手指的爪形手畸形。蚓状肌的功能是在稳定屈曲掌指关节的同时让伸指装置伸指间关节。如果该功能丧失的话,掌指关节屈曲,屈指肌缺乏有效的伸指对抗,手指被拉向手掌,从而导致爪形手畸形形成。如果尺神经损伤发生在指深屈肌分支的远端,指深屈肌的功能保持完整,则更易出现爪形手或更严重的畸形。蚓状肌检查方法是,由检查者固定被检查者手指近节在伸展位,让被检查者主动伸直手指中节(图 9-14)。

　　拇收肌容易触及,评定其肌力时,让被检查者内收拇指紧贴手掌侧方。如果该肌肉瘫痪,则 Froment 征阳性:让被检查者用拇指和示指夹住一叠纸,正常情况下拇指指间关节是伸直的,如果指间关节保持屈曲,即 Froment 征阳性,表示拇收肌和第 1 骨间肌功能异常。另外,拇长屈肌的功能是牵拉拇指向手掌方向屈曲,由正中神经支配,可代偿部分拇收肌功能。拇短屈肌由正中神经和尺神经双重支配,如果尺神经完全性损伤,而正中神经是完整的,则很难测定该肌肉是否肌力减弱。

电生理检查

肌电图

　　对尺神经而言,神经损伤的部位相对来说比较容易确定,但也有例外情况。如同正中神经发出的第一分

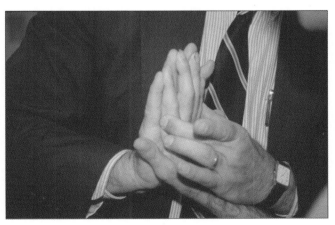

图 9-13　检查骨间肌方法:检查者的手掌、拇指和其他手指的掌面,与被检查者的手掌、拇指和其他手指的掌面对合,被检查的腕和手指处在过伸位,让被检查者做打开和合拢手指的动作。

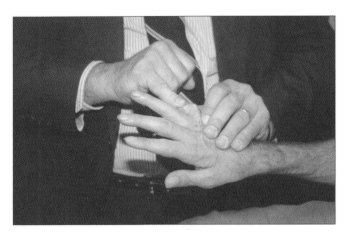

图 9–14   蚓状肌检查方法：由检查者固定被检查者手指近节在伸展位，让被检查者主动伸直手指中节。

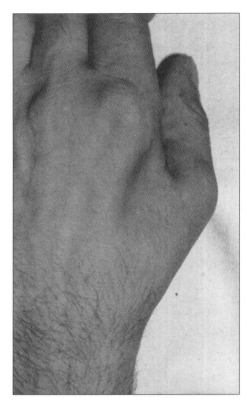

图 9–15   第一背侧骨间肌萎缩，该患者手部无感觉障碍，环、小指屈指功能正常，但肌电图显示第一背侧骨间肌和拇收肌严重失神经支配。病因为尺神经深支被腱鞘囊肿压迫。

支——旋前圆肌肌支自臂远段水平发出，由尺神经发出的第一分支——尺侧腕屈肌肌支也是在上臂的远段水平发出，因此包括尺侧腕屈肌瘫痪的尺神经损伤可发生在上臂的任一平面。由于尺神经起源于内侧束，在内侧束平面的严重损伤导致的失神经改变不但可导致尺神经支配的手内肌功能丧失，而且可导致正中神经支配的鱼际肌功能丧失。

尺侧腕屈肌接受来自肘上下尺神经发出的分支支配，通常在肘部以远对其两头进行神经电生理检测。该肌肉的失神经改变显示尺神经近端的损伤。尺神经支配的指深屈肌的神经电生理非常重要[50]。如果环、小指的指深屈肌有失神经改变，而尺侧腕屈肌功能存在时，表示神经损伤在肘部水平或上臂远段。由于环、小指的指深屈肌位于指浅屈肌和旋前圆肌的深面，对该肌的肌电图测定不太容易，加上由正中神经支配的示指和中指的指深屈肌与其靠得太近，所以有时很难明确环、小指的指深屈肌被正确测定。

如同上臂水平的尺神经损伤，利用电生理检查对前臂水平尺神经损伤进行精确定位比较困难[36]。在尺神经支配环、小指指深屈肌后，尺神经支配的肌肉是手部的小鱼际肌。由于小鱼际肌体表标志明显，测定小鱼际肌群相对容易。但如果小鱼际肌出现明显萎缩，患者不能主动收缩该肌肉时，区分出小指展肌和对掌肌比较困难。同样，区分出背侧和掌侧的骨间肌也很困难，但由于背侧和掌侧的骨间肌来源于相对共同的神经输出，区分它们对确定神经损伤部位无太大的意义。第一背侧骨间肌是尺神经电生理检查的标志性肌肉（图 9–15）。

蚓状肌对于手功能而言非常重要，但由于肌腹小

且部位深，因此对其功能的肌电测定比较困难。蚓状肌附近是拇收肌，尺神经部分的损伤或卡压时，拇收肌通常没问题。因为拇短屈肌由正中神经和尺神经双重支配，所以对该肌的神经电生理测定的价值不大。

尺神经和正中神经对手部支配存在变异，例如 Martin-Gruber 神经变异吻合，对该变异的进一步讨论见第 8 章。

神经传导测定

尺神经损伤后采用神经传导评定神经功能是电生理研究评估神经功能的经典。

尺神经卡压通常在鹰嘴切迹部位，偶尔在尺侧腕屈肌起点远端的深面。可通过刺激肘上和肘下部位的尺神经来评估，电生理检查者在小鱼际肌或第一骨间肌部位进行记录，将上述两个潜伏时间相减来判定尺神经传导。这就产生穿过肘部距离时的传导潜伏值。但该方式有不足的地方，不论是在肘上还是肘下刺激，尺神经传导都通过长段相对正常的前臂部位。因此，对于在肘部水平的尺神经轻度传导异常，不能够很好证实。另一种方法是尽量在肘上部位刺激尺神经，而在肘上

的尺侧腕屈肌处和肘下的指深屈肌处来记录，同样，两者的潜伏时间相减得出尺神经在肘部距离的传导速度。

在肘部水平的尺神经卡压、尺神经麻痹程度和尺神经传导速度缓慢存在一定相关性。在尺神经前置术后，尺神经传导速度改变并不与临床尺神经功能改善同步。对于尺神经早期或轻度卡压患者，术前神经传导在肘和腕之间，甚至在肘部都可能是正常的。特别是在传导正常或轻度异常的情况下，记录潜伏时间的距离扮演重要角色，不管是在肘上记录距离，还是在肘下或卡压的远段记录距离。

对于一些前臂近段水平的尺神经损伤，可在肘部对尺神经进行刺激，在指深屈肌或手内肌处记录。辨别在 Guyon 管处尺神经深支是否损伤，可比较尺神经在前臂近段–腕间和前臂近段——第一背侧骨间肌间的传导速度。

腕关节水平的尺神经损伤可通过检查感觉神经动作电位（sNAP）来诊断，通过对小指固有神经的刺激，在腕部进行记录，或相反[30]。对于正中神经，采用 sNAP 来测定有助于评定神经的轻度损伤，特别是位于腕或掌部水平的损伤。

手术显露

上臂水平

上臂部位的尺神经显露可采用内侧切口。以肱二头肌、肱肌与肱三头肌之间的间隙为中心做内侧切口，此切口在腋动脉远端和肱动脉近端的浅层，根据损伤水平，有必要暴露内侧束、内侧束的前臂皮神经支、正中神经和尺神经（图 9-16）。虽然在此水平存在解剖变异，但在内侧束分出正中神经后，尺神经较恒定成为内侧束的终支[3,75]。在此水平，正中神经起源于内、外侧束。然后，尺神经斜行向远端走向尺骨鹰嘴切迹，在上臂中段水平，可在肌间隔处采用锐性分离解剖。通常尺神经在上臂水平无分支，因此，此段尺神经的解剖相对简单。

如果损伤在上臂稍远端部位，即在进入尺骨鹰嘴切迹的近端或鹰嘴切迹处，位置表浅，尺神经很容易显露，在此处暴露尺神经后，可向近端追踪来显露尺神经。任何此处的解剖必须包括对肌间隔的分离。在上臂远段，尺神经通常被肱三头肌的纤维或筋膜的扩张部覆盖，为显露尺神经需要切开该部位纤维或筋膜[42]。在此平面的尺神经可因为发出至尺侧腕屈肌的短支而形成栓系牵拉，此时可通过分离神经外膜，并用烟卷式引流管悬吊牵引该神经，将该支在神经主干上向近端分

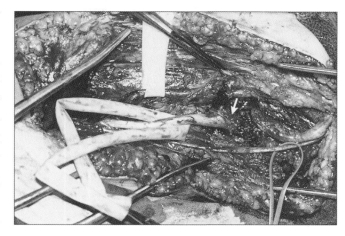

图 9-16 上臂近端的尺神经玻璃割伤后 5 周术中所见，神经断端轻度分离，血管吊索环绕前臂皮神经，烟卷式引流管悬吊尺神经远端，在图顶端的烟卷式引流管悬吊肱动脉。

离一段来获得足够长度。在此水平，动静脉通常与神经靠得很近，可采用组织剪小心将其与神经分离，采用双极电凝处理其到神经上的血管分支。对上臂远段尺神经分离后通常会进行尺神经前置，其步骤包括从鹰嘴切迹上剥离神经、切开肘管及劈裂部分尺侧腕屈肌的两头。

肘部及前臂部

切口起始于上臂远段内侧，弧形通过内上髁外侧缘的肘关节掌侧面，然后轻微转到前臂近段的内侧。解剖尺神经的鹰嘴切迹及其深部区域，需要良好的术中照明、适度牵引和使用双极电凝（图 9-17）[56]。在髁上筋膜的延伸部被切开后，可采用双极电凝处理神经的伴

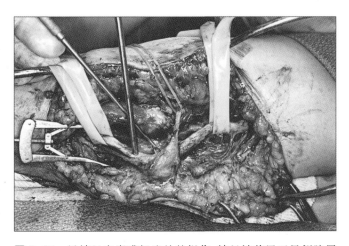

图 9-17 尺神经在鹰嘴切迹处的损伤，神经被前置于尺侧腕屈肌和旋前圆肌的深面。

行血管。因为神经通常在此区域被限制，或有时已经被卡压，因此，对尺神经的解剖要特别轻柔。通常牺牲支配关节的小分支，保留支配尺侧腕屈肌的分支。可游离该肌支一定长度增加尺神经本身的移动性[16,42]。然后，用烟卷式引流管悬吊尺神经向鹰嘴切迹下或远段游离，小心剪开覆盖神经上面的尺侧腕屈肌筋膜和肌肉。同时小心保护环、小指指深屈肌的神经支，该肌支通常起源于尺神经的外侧或桡侧面，鹰嘴切迹以远 2~4cm 处发出。尺侧腕屈肌支起源尺神经更浅面，可逆行分离到尺神经主干以便获得更长的长度，必要时可直接切断该支。为了显露出神经，劈开尺侧腕屈肌的头部直到指深屈肌肌支发出点非常重要。尺侧腕屈肌的肌腹可被切开，用乳突拉钩撑开，对肌肉不发达的患者用阿尔姆拉钩（Alm retractor）撑开。

前臂远段和腕关节水平

在前臂的更远端，皮肤切口可平行于尺侧腕屈肌的浅层边缘。该肌腱和肌腹可用一两条烟卷式引流管向内侧牵开。尺神经的前臂部分走行于肱骨内髁与豆状骨连线的深面。显露前臂中段的尺神经时，可切开部分尺侧腕屈肌的肌腹。神经位于尺侧腕屈肌和指深屈肌的间隔中[75]。尺神经的背侧皮支起源于尺神经的后内侧或尺侧部分，通常可用橡皮条牵拉后游离。在前臂远段的尺神经损伤常同时伴有相邻的尺动脉损伤，该动脉通常在前臂中段水平与尺神经汇合。可游离该血管后进行修复或结扎[9]。采用锐性分离将尺神经自周围组织或瘢痕分离并用烟卷式引流管悬吊牵开后，静脉可给予电凝处理。

对于腕和掌部的尺神经显露，可采用位于尺侧腕屈肌桡侧的前臂远段切口，轻度弧形弯向小鱼际肌隆起部的桡侧并指向环、小指的间隙处。当尺神经靠近腕关节时，它位于腕掌韧带的深面、腕横韧带的掌侧、指深屈肌腱的掌面。腕掌韧带需要切开，而腕横韧带和指深屈肌腱通常要保留。当神经通过豆状骨的桡侧时，尺动脉仍然在尺神经的外侧或桡侧走行。在更远的尺神经隧道内，覆盖其上面的掌筋膜纤维弓必须切开，以便更好暴露。在此处的血管和神经均分成浅深支，且互相缠绕在一起。可用阿尔姆拉钩小心放置牵开相邻组织后，在放大镜下细致分辨动脉和神经分支的关系。在尺神经管的远端，尺神经发出掌浅支伴随相应的动脉支，掌浅支然后发出更远端的感觉支。尺神经深支通常位于尺动脉深支的深面及稍外侧或内侧方向（图 9–18）。当神经和血管出腕尺管远端后，绕过钩状骨的钩部，在纤维弓深面走行。纤维弓部位则是小鱼际肌的起始部

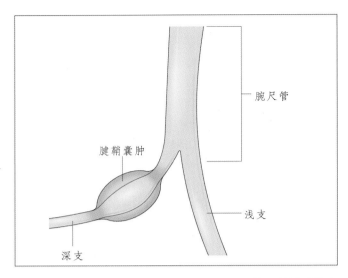

图 9–18 该示意图显示尺神经深支在 Guyon 管远端被腱鞘囊肿压迫。在去除神经压迫后，手内肌功能恢复。

位。在掌部对尺神经进行解剖时，必须使用双极电凝和放大设备精细谨慎地分离。

结果

上臂水平

早期文献报道尺神经修复的效果不令人满意[1,65,70,71]，尤其是两次世界大战时期尺神经修复效果的报道更是悲观[68,72,81,85,86]。更近代的治疗报道则相对乐观[8,37,48,60,61]。近些年对于尺神经的系列报道，病例数相对不多，且大多是腕关节水平的尺神经损伤，而在上臂或肘关节水平损伤则较少报道[77,78]。

尺神经损伤如果同时合并有肌腱、骨、血管或其他神经损伤，则可降低尺神经修复效果。即使神经成功修复后神经纤维长入到手内肌，已经固定的爪形手畸形也影响尺神经修复效果[39]。由于大多数尺神经纤维支配手内肌，手内肌对手功能非常重要，虽然神经可再生，但有时也很难使手获得功能（图 9–19）。

另一方面，同手内肌功能相比，支配环、小指的指深屈肌和尺侧感觉功能，对手功能的影响不是特别重要[56]。尽管如此，当尺神经修复后，这些运动感觉功能、部分小鱼际肌和拇收肌功能恢复的可能性还是存在，因此，当存在神经修复的适应证时，应尽量对尺神经损伤进行及时修复。

一些其他作者的病例和路易斯安那州立大学医学中心的病例显示，尺神经损伤的肢体要求最充分的康

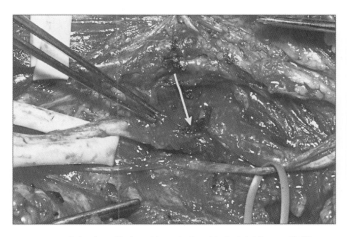

图 9-19　内侧束延续为尺神经处陈旧性玻璃割伤。血管钳置于远侧神经断端,血管吊索环绕前臂皮神经。由于手术时该神经损伤已近 1 年,且损伤部位很靠近近端,术后 3.5 年随访的效果很差。尺侧腕屈肌和环指指深屈肌肌力 4 级,小指指深屈肌肌力 3~4 级,感觉恢复 3 级,手内肌功能无恢复。

复,包括反复持续的物理治疗、职业治疗和家庭锻炼[81]。术前和术后的损伤分级标准见表 9-1。

　　表 9-2 显示尺神经在上臂水平的损伤或损伤机制。62 例中的 47 例行手术治疗[43]。其中 5 例尺神经肿瘤(图 9-20)和 1 例汗腺炎患者术前轻度神经功能损伤。尽管大多数患者是高位尺神经裂伤和穿通伤,18 例中只有 8 例患者尺神经完全横断,其他是神经部分横断伤、神经挫伤或牵拉伤,神经连续性是完整的。有 5 例患

表 9-2　上臂水平的尺神经损伤机制(n=62)

损伤机制	手术患者	非手术患者
切割伤	18	5
骨折	11	1
枪弹伤(GSW)	7	4
牵拉伤/挫伤	6	5
肿瘤/感染*	5	0
总计	47	15

*,4 例肿瘤患者和 1 例感染患者,手术后无明显神经功能丧失。

者在 48 小时内对神经完全横断伤进行一期端-端缝合,其中 3 例患者神经功能恢复到 3 级(表 9-3)。二期端-端缝合修复和神经移植效果欠佳,3 例中只有 1 例达到较好的效果(图 9-21)。3 例部分断裂伤分离神经束后修复受损神经。所有 3 例患者均获得满意疗效。

　　31 例神经连续性存在的尺神经损伤行手术治疗(表 9-3)。其中 7 例为切割性损伤,其余大多数为相对钝性裂伤,由电风扇、推刨或汽车零件钝性损伤引起,神经部分断裂或一段长的挫伤。7 例为枪弹伤,6 例合并软组织挫伤,11 例合并骨折(图 9-22)。观察 4 个月,看神经是否有恢复迹象才决定行手术探查。术中行神经动作电位检查来决定是否对神经行切断后缝合[45]。

　　有 18 例患者术中记录到神经动作电位,其中 17 例行神经松解术。15/18 例(88%)神经恢复在 3 级或以

表 9-1　LSUHSC 的尺神经损伤的肌力分级系统

级别	评估	描述
0	无	无肌肉收缩,感觉缺乏
1	很差	近端肌肉收缩,如 FCU 和 FDP-V,但不能对抗重力;感觉 1 级或 0 级
2	差	近端肌肉收缩,如 FCU 和 FDP-V,能对抗重力;远段内在肌无收缩;感觉 2 级或以下
3	中等	近端肌肉收缩,如 FCU 和 FDP-V,能对抗重力和一定程度抗阻力;一些肌肉,通常是小鱼际肌,偶尔蚓状肌收缩,轻微对抗阻力;感觉通常是 3 级
4	良好	所有近端肌肉和一些远段手内肌,如支配环指和小指的骨间肌和蚓状肌,可收缩和一定程度抗阻力;感觉通常是 3 级或以上
5	优	所有肌肉,包括手内在肌,收缩并中度对抗阻力;感觉是 4 级或以上

FCU,尺侧腕屈肌;FDP-V,小指的指深屈肌。

表 9-3　上臂水平的尺神经损伤(n=42)

手术*	病例数/恢复≥3 级病例数
横断伤	
一期缝合修复	5/3
二期缝合修复	2/1
二期移植修复	1/0
二期劈裂移植修复	3/3
连续性存在的损伤	
NAP 阳性	
神经松解	17/15
劈裂神经修复	1/1
NAP 阴性	
神经松解	3/1
缝合修复	4/3
神经移植	6/3

NAP,神经动作电位。

*,不包括肿瘤。

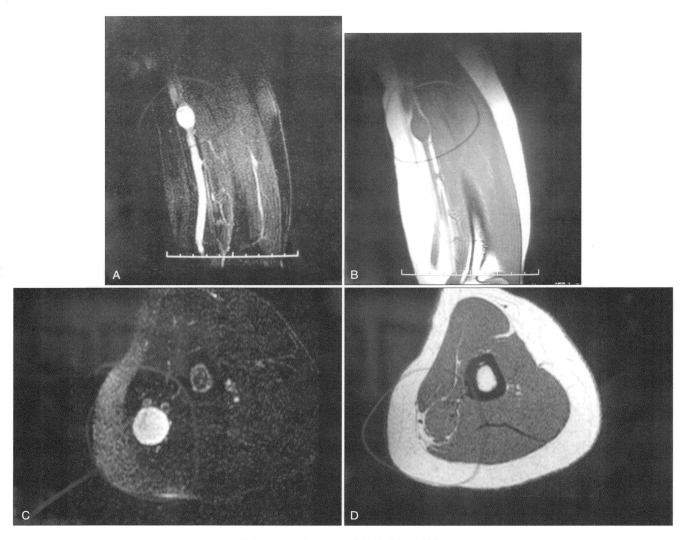

图 9-20   MRI 神经成像显示尺神经鞘瘤。

上。其中 1 例尽管神经动作电位是存在的，因为其中一小束神经损伤比较严重而采用神经劈裂修复。未记录到神经动作电位的 13 例患者中，4 例行神经切断直接缝合，6 例行神经移植。有 3 例尽管无神经动作电位，也只做神经松解术，是因为神经损伤长度较大及在尺神经较近端损伤，3 例中只有 1 例有神经功能恢复，也只是恢复到 3 级水平。行神经缝合的 3 例和神经移植的 3 例恢复到 3 级或更高级别。5 例神经膜细胞瘤中，4 例完全切除肿瘤，且其术前功能仍然保留。1 例汗腺炎的病例采用神经广泛松解术，术前功能也保留。

病例分析——上臂水平损伤

病例 1

患者，12 岁，男性，跌落穿过玻璃窗导致腋部撕裂

伤。软组织修复后，存在尺神经麻痹。1 个月后检查显示尺侧腕屈肌功能部分存在，但其余尺神经功能完全丧失。入院 1 周后行神经探查，损伤部位的尺神经连续性存在，损伤位置在尺神经自内侧束发出处。损伤部位可诱导出小的神经动作电位。因为神经功能丧失严重，推测除了支配尺侧腕屈肌的一两束神经仍然完整外，其余损伤严重。采取神经损伤段切除，行神经端-端缝合。切除的神经病理显示除两小束完整外，其余神经纤维完全断裂。

由于患者较年轻，1 年后恢复指深屈肌功能，3.5 年后手内肌功能恢复到 3~4 级，感觉恢复到 4 级。

点评

这例近段尺神经损伤患者获得较理想疗效，可能是神经锐性损伤及年龄较小的缘故。

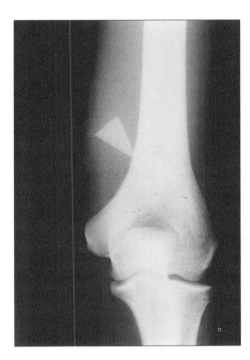

图 9-21 X线片显示玻璃割伤尺神经在肘上数厘米的位置。该玻璃在第一次探查时被忽视，当患者因为尺神经麻痹来检查时才发现，1个月后该神经被修复。在此段的覆盖神经的部分肱三头肌纤维和 Struthers 弓被切开，以便暴露尺神经。

病例 2

患者，21岁，男性，上臂远段内侧玻璃割伤，一期行神经端-端缝合，未行神经前置术。10个月后表现尺神经分布区的严重疼痛和感觉异常。在肘关节尖部近端 5cm 处存在触痛包块，叩击时尺神经分布区出现感觉异常。在尺侧腕屈肌以远的尺神经运动功能完全丧失。其中包括小指指深屈肌的功能丧失，尺神经支配区的感觉也完全丧失。

伤后 11 个月行神经探查，可见缝合后的神经瘤，术中无神经动作电位，切除神经损伤段后出现 4cm 的神经缺损，通过尺神经前置术（放置于尺侧腕屈肌和旋前圆肌深面）克服神经缺损。具体方法是：在鹰嘴切迹游离尺神经，直到尺神经的指深屈肌支发出处，用大弯钳在尺侧腕屈肌和旋前圆肌深面做一隧道。在神经远断端的神经外膜缝一针牵引，用长钳自上臂经过隧道穿到前臂处，抓住缝线将远段神经拉过隧道，然后，无张力下行神经端-端缝合。

术后 2 年 11 个月，小指的指深屈肌肌力 4 级，小鱼际肌肌力 3 级，小指和环指的骨间肌和蚓状肌肌力 2~3 级，拇收肌肌力 3 级。尺神经感觉支配区感觉恢复到 4 级。

点评

肘部水平的尺神经严重损伤通常采用尺神经前置术的策略来处理。

病例 3

患者，11岁，男性，在海滨寄宿学校等待其父亲来接他时，与伙伴在沙滩上生火，将一个二氧化碳瓶放入火中，该二氧化碳瓶类似制作鸡尾酒时用的那种，试图将其制作为火箭。该瓶爆炸后，碎片锐性损伤上臂上内侧。被送到当地医院探查伤口及试图取出异物。但伤口内无异物，发现尺神经几乎完全断裂，只有一小部分连续性存在。然后，他被送到 LSUHSC，检查发现除外尺侧腕屈肌功能保留，其余尺神经功能完全丧失（图 9-23）。因为是由穿透性金属碎片造成的锐性伤口，而不是枪伤（GSW）造成，加上当地医院告知尺神经几乎完全性断裂，因此采取亚急性神经修复，在伤后第一天探查神经，术中可见局部相对清洁、部分神经断裂。将断裂神经完全切断后，修剪神经残端数毫米，用 6-0 尼龙线行神经端-端缝合。

术后一些尺侧腕屈肌功能仍然存在，术后 4 个月，该肌肌力在 4 级。到 6 个月，小指的指深屈肌功能开始恢复。术后 1 年，小鱼际肌开始出现收缩。术后 4 年，手内肌功能在 3 级，感觉恢复到 4 级。患者年轻及锐性损伤对患者神经恢复有帮助，现在患者可接近于正常使用患手和肢体。但是部分手内肌萎缩仍然存在，恢复最差的是小指的蚓状肌功能。

肘关节及前臂水平

同上臂相比，在此段水平的神经损伤机制多变，但切割伤、挫伤及骨折后引起的损伤仍占多数（表 9-4）[43]。不同于上臂水平的损伤，此水平的损伤以牵拉或挫伤为主。大多数的挫伤和合并骨折的神经损伤表现为神经不全损伤，或可记录神经动作电位，因而只需要做神经松解和神经前置术。

神经切割伤，包括刺伤，是肘及前臂水平尺神经损伤的第二大损伤类型。本类的 42 例患者采用外科手术，其中 31 例存在神经的横断伤（表 9-5）。大多数可通过一期或二期神经修复。对于玻璃或小刀所致的神经切割伤可早期采用神经端-端缝合，对于钝性损伤所致神经横断或锐性切断因太迟未能够一期缝合的患者，可采用二期端-端缝合（图 9-24）。横断损伤曾经修复过但不成功的患者多有严重神经痛，术中发现有长段大的神经瘤。切除损伤神经及部分远近端神经可减轻疼痛。也可服用非成瘾性止痛药来治疗疼痛。神经撕

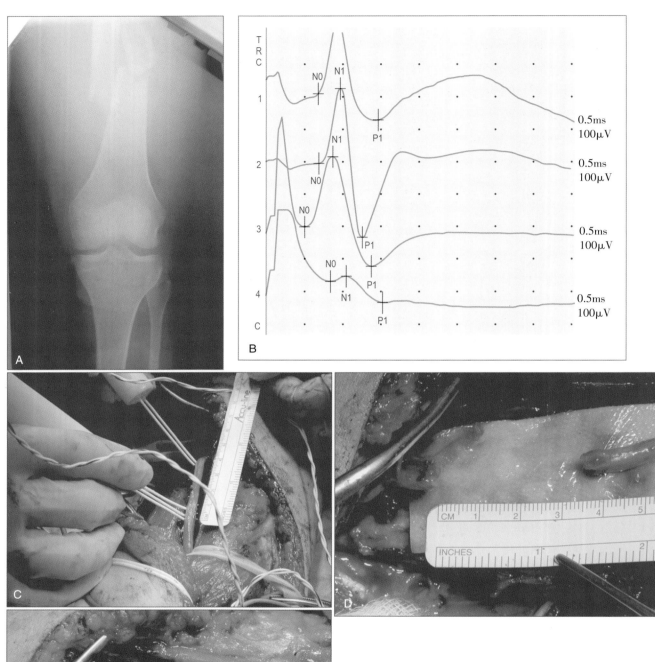

图 9-22 (A)肱骨骨折合并尺神经损伤的 X 线片。(B)术中在神经瘤的近端神经组织存在神经动作电位阳性，但在神经瘤的瘤体近端所记录的神经动作电位较小。而神经瘤瘤体远端未记录到神经动作电位。(C) 在神经瘤近端的刺激和记录电极。(D)神经瘤被切除。(E)神经移植。TRC，时间反应曲线；N0，负向波起始点；N1，第一负向波；P1，第一正向波。

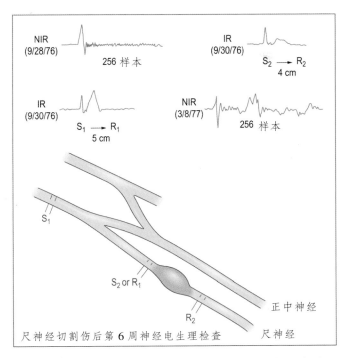

尺神经切割伤后第 6 周神经电生理检查

正中神经

尺神经

图 9-23 二氧化碳瓶爆炸碎片导致部分尺神经损伤,尺侧腕屈肌功能完整。无创性记录 NAP 显示神经无传导功能。但在有创性记录时,跨越损伤部位可记录到一小的神经动作电位(左下记录)。切除损伤神经,行端-端缝合。5.5 个月后,采用无创方法可在尺神经远端记录到小的神经动作电位。受伤时患者才 12 岁,6 年后随访发现,手内肌功能有一定恢复。S,刺激电极;R,记录电极;NIR,无创记录;IR,有创记录。

脱伤可导致神经的挫伤、牵拉伤、部分神经撕脱,但神经连续性仍然存在。神经动作电位可通过损伤部位,因此对此类损伤多采用神经松解术或劈裂修复术。如果神经动作电位未引出,则通常行端-端缝合或神经移植术。在此水平损伤的几乎所有患者需要做肌肉下神经前置术。

少数这类损伤的患者进行早期的神经探查,但 2 例患者修复失败,需要再次手术。在其他文献报道中,也对神经钝性损伤的患者试图进行急性期修复。在 13 例神经连续性存在的患者中,切除该段损伤的神经后,神经缺损较长需要神经移植(表 9-5 和图 9-25)。5 例枪弹伤中,有 1 例此段的尺神经损伤,需要神经移植和神经前置术,然而其他患者只需要神经松解术,或神经松解术加神经前置术(图 9-26)。

只有 1 例神经注射伤患者需要神经修复,其他注射伤患者在 3.5 个月后损伤部位可记录到神经动作电位。这些患者采用神经松解术,1.5 年后达到可接受的恢复效果。

1 例 Volkmann 挛缩的患者导致正中神经、尺神经和桡神经损伤,对 3 条神经进行神经松解术、尺神经前

表9-4 肘部及前臂尺神经损伤机制(n=171)

损伤机制	手术患者	非手术患者
牵拉伤/挫伤	41	26
切割伤	42	14
骨折/脱位	19	10
枪弹伤	3	2
注射伤	2	0
Volkmann 挛缩	2	1
电击伤	1	1
出血	0	1
肿瘤	6	0
总计	116	55

置术和筋膜切开术,但手术效果一般。

肘部电击伤累及尺神经患者,4 个月后进行神经移植修复,神经功能只是恢复到 2 级。电损伤可导致损伤平面上下烧伤并伴有软组织的严重损伤,导致治疗比较困难[19,35,53]。

31 例中 21 例(68%)患者,神经完全断裂,行神经缝合或神经移植术,神经功能恢复到 3 级或以上。14 例中的 11 例(79%)患者,神经连续性存在,但无神经动作电位,行神经切断缝合修复术,神经功能恢复到 3 级或以上。神经功能恢复最好的患者是神经连续性存在的同时神经动作电位存在,65 例中的 59 例(91%)患者达到 3 级或以上的神经功能。

对于大多数不手术的患者,神经恢复效果是好的。有几例患者也许手术治疗能得益,但他们第一次来 LSUH-

表9-5 前臂和肘关节水平尺神经损伤(n=110)

手术*	病例数/恢复≥3级病例数
横断伤	
一期缝合修复	11/9
二期缝合修复	12/8
二期移植修复	7/4
切除	1/0
连续性存在的损伤	
NAP阳性	
神经松解	57/54
NAP阴性	
缝合修复	13/10
移植修复	7/5
劈裂神经移植修复	1/1

*,不包括肿瘤。

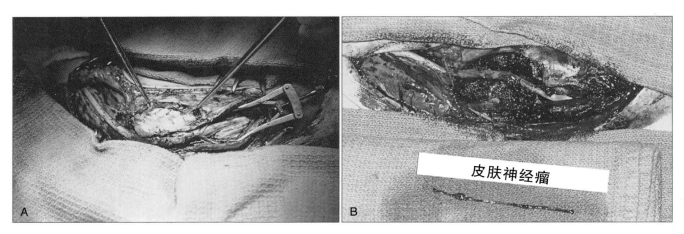

图 9-24 (A)鹰嘴切迹部位的神经外松解，在前臂近段肌肉中做一沟槽，完全切开旋前圆肌和尺侧腕屈肌的掌侧部分。(B)神经放置在沟槽中，注意切除的前臂皮神经和神经瘤放在铺巾上。该患者曾经做过尺神经松解，已经损伤过前臂皮神经。

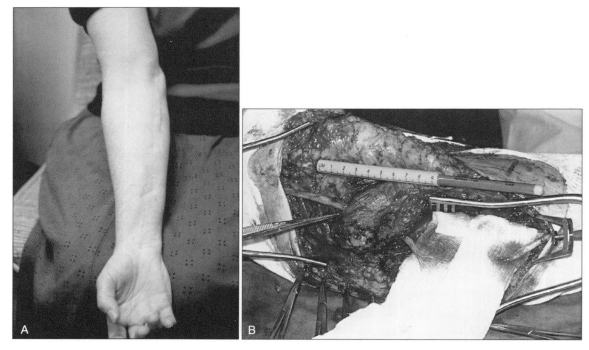

图 9-25 (A)钝性损伤左前臂近端的尺神经。(B)尺神经缺损段通过肌肉下神经前置克服部分缺损。神经断端劈裂以便做腓肠神经移植。移植长度为 5.5cm。如果不前置的话，神经缺损长度为 10cm。

SC 就诊时已是伤后 1 年或以上。由轻度卡压导致的神经损伤，如为手术并发症引起，则随着时间推移神经功能逐渐恢复[67]。然而，确有少数患者需要神经前置术治疗。

病例分析——肘关节和前臂水平

病例 1

患者，27 岁，男性，右肘部被 38 号口径的手枪射击所伤，导致鹰嘴骨折。急性清创去除骨碎片，发现尺神经挫伤明显。行鹰嘴切迹处的尺神经松解，向下直至尺侧腕屈肌两头处。肘关节进行石膏外固定。在石膏去除后，发现在尺侧腕屈肌以远的尺神经完全性瘫痪，伴有肘关节和前臂尺侧的严重疼痛。小指的早期爪形手畸形较环指的爪形手畸形明显。肌电图显示完全性小指指深屈肌和手内肌的失神经支配。在损伤 3 个月后，来 LSUHSC 检查时，临床和肌电结果同拆石膏时相

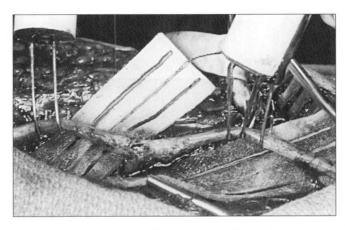

图 9-26　在指深屈肌起点附近的尺神经枪弹伤。伤后 5 个月行神经动作电位检查可通过损伤部位。因此神经没被切断,只做神经松解术和神经前置术。

同。受伤后 13 周行尺神经探查。

术中发现尺神经在进入鹰嘴切迹前就发生肿胀和变硬,一直延伸到切迹末端。神经被厚的瘢痕组织包裹,进行神经外松解,切除部分肌间隔和劈开尺侧腕屈肌的两头。该段神经动作电位可记录到,但较小,直至鹰嘴切迹下 3.8cm 处(指深屈肌肌支发出处)。因此,该损伤段可记录到神经传导反应,传导速度为 32m/s。因此,进行神经前置术,神经埋放在尺侧腕屈肌和旋前圆肌深面。在神经浅层覆盖少量筋膜和肌肉组织。

术后患者神经痛大部分消除。3.5 年后,神经功能恢复如下:尺神经感觉 3~4 级;小指指深屈肌肌力 4级;环指指深屈肌肌力 5 级;小鱼际肌肌力 3~4 级;骨间肌肌力 4 级;小指蚓状肌肌力 3 级,环指蚓状肌肌力4 级;拇收肌肌力 4 级。已经恢复右手的一般抓捏功能,相当于左手抓捏功能的 60%。作为银行出纳员,他可使用患手进行书写和计算机操作。

点评

尽管术前从临床和电生理角度来看,神经功能完全性丧失。根据术中电生理评估决定采用神经松解术和前置术,而不是神经切除。幸运的是,患者术后的神经痛和神经功能同时有改善。

病例 2

患者,48 岁,男性,汽车交通事故中的乘客,右肘部被汽车门夹伤。肘部挫伤明显、肿胀及部分尺神经麻痹表现。患者主诉轻度早期手部无力,随时间推移逐渐加重。受伤 4 个月后来院诊治,尺侧腕屈肌和环、小指指深屈肌功能好,小鱼际肌肌力 2 级;骨间肌肌力 1~2级;小指蚓状肌肌力 0 级,环指蚓状肌肌力 2~3 级;拇

收肌肌力 3~4 级。感觉较差,感觉为 3 级。

在受伤后 5 个月,对患者进行神经松解术、神经动作电位刺激和记录及神经前置术。术中发现神经在鹰嘴切迹区域变硬,直径稍细。即使神经松解后神经直径仍然较细。神经动作电位可在此段传导,但只有 20m/s。

该患者最终获得较理想的恢复,3 年 2 个月后,手内肌功能和感觉恢复到 4 级水平。

点评

尽管由于钝性损伤造成神经功能不完全丧失,手术能够提供神经再生的良好环境仍然是有必要的。尤其对于那些在疾病早期发现神经功能部分丧失,但随时间推移逐渐加重的患者更为适用。

腕关节水平

表 9-6 显示腕部水平的尺神经损伤类型。在LSUHSC 尺神经损伤病例中,相对于其他部位而言,腕或掌部尺神经损伤的病例数最少。同其他部位损伤一样,最主要损伤类型是切割伤。12 例患者为神经完全切断伤,其中 6 例进行一期神经修复[46]。同上臂水平神经损伤一样,二期神经修复神经功能恢复为至少 3 级水平。1 例神经功能为 4 级(表 9-7)。1 例神经切断伤患者长期未修复出现神经瘤,给予神经切除而不是神经修复。其他神经切割伤保留一定程度的神经连续性,12 例患者存在神经动作电位,其中 11 例进行神经松解术,神经功能出现恢复。因为神经束神经动作电位的记录结果不同,1 例患者采用神经劈裂修复[82]。

有 10 例指神经损伤修复患者,其修复效果不一,但通常可恢复手指的保护性感觉。5 例患者切除神经瘤后,神经痛和感觉过敏获得改善。

由于电损伤导致的尺神经损伤,采用神经移植术来修复,只有 1 例患者神经功能恢复到 3 级水平。因为神经功能是部分丧失,1/3 的患者采用保守治疗。5 例

表9-6　腕部水平的尺神经损伤机制(n=80)

损伤机制	手术患者	非手术患者
切割伤	16	3
牵拉伤/挫伤	5	4
骨折/脱位	4	5
枪弹伤	2	1
电击伤	2	1
以前外科手术损伤	1	2
肿瘤	2	0
总计	32	16

表9-7 腕关节水平的尺神经损伤（n=32）

手术*	病例数/恢复≥3级病例数
横断伤	
一期缝合修复	6/4
二期缝合修复	2/2
二期移植修复	1/1
劈裂移植修复	2/2
切除	1/0
连续性存在的损伤	
NAP阳性	
神经松解	11/11
劈裂式神经移植	1/1
NAP阴性	
缝合修复	3/2
移植修复	3/1

NAP，神经动作电位。

*，不包括肿瘤。

神经挫伤患者和4例神经损伤合并腕部骨折或脱位中的2例，因神经连续性和神经动作电位存在，采用神经松解术，也获得神经恢复。

其他损伤的修复效果总结见表9-8和表9-9。

病例分析——其他

病例1

患者，22岁，男性，上臂穿过玻璃窗所致损伤。一

表9-8 尺神经二期缝合修复（Seddon*）

尺神经损伤水平	M3 S3或更好程度恢复
上臂和肘部	20%
前臂	25%
腕部	44.5%

M，运动分级；S，感觉分级。

*，英国系统。

表9-9 尺神经修复结果（Dellon）

修复部位	恢复
高位缝合修复	≥17% M4,≥20%S3+
低位缝合修复	≥32% M4,≥34.7% S3
高位和低位联合移植修复	≥43% M4,≥21% S3
指神经	
所有平面的缝合修复	≥59% S3
所有平面的移植修复	≥29% S3

M，运动分级；S，感觉分级。

期修复肱动脉和肱二头肌腱。神经断端用钛夹标记，肢体石膏固定。患者完全丧失正中神经和尺神经功能。只有旋前圆肌功能部分存在，肌力为3级。伤后2周，在LSUHSC进行神经探查，正中神经和尺神经断端有回缩，修剪神经断端后，采用4股前臂内侧皮神经移植桥接正中神经6.4cm的神经缺损，尺神经缺损通过神经前置术来克服，行端-端缝合。术后处理是按常规执行。

6年后随访，患者可握拳，可对掌。伸手指时，小指倾向外展。在正中神经支配区，存在较好的前臂旋前、指浅屈肌、指深屈肌和拇长屈肌功能；拇短展肌和拇对掌肌功能为3~4级；正中神经感觉恢复为3级。正中神经整体功能恢复为4级。在尺神经支配区，尺侧腕屈肌功能较佳；指深屈肌和小鱼际肌功能为4级；骨间肌和蚓状肌功能为3级；拇收肌功能为3~4级；感觉为3级；尺神经整体功能恢复为3~4级。他可定位刺激点，但两点辨别觉差。当做精细动作时，他需要用眼睛看住手来执行。抓捏精细物体和扣纽扣仍然存在困难。但可用手扭动门把手和开瓶盖。作为杂货店老板，他能够将物品放在架上和切肉等操作。他说如果需要的话，可用手握钢笔或铅笔来书写。但抓捏姿势与受伤前不同，需要使用更多手指来控制与拇指共同完成抓捏动作。

点评

如果决定在一期手术清创时不能行神经修复，建议用缝线固定神经在邻近肌肉或筋膜组织，以防神经断端回缩。在神经断端放置钛夹或其他金属夹无价值。

病例2

患者，42岁，男性，电子工程师，被榔头击伤右手后出现尺神经支配区进行性麻木和无力，随后出现右环指和小指的轻度爪形手畸形，在腕部存在Tinel征，但未触及包块。尺神经支配的手内肌功能是2~3级。小指的指深屈肌功能正常。感觉检查正常。神经传导在肘和腕部均减慢，但以腕部为甚。

在出现症状后数个月进行神经探查，术中发现1.5cm大小的腱鞘囊肿压迫尺神经深支，该深支在囊肿外侧经过，切除囊肿，囊肿颈部给予结扎并用筋膜缝合。术后神经功能恢复很好，包括尺神经支配的手内肌功能逐渐恢复。

点评

并不是所有的手内肌功能丧失都与肘部神经卡压有关，腕部也可出现神经卡压。另外，肿瘤压迫在神经卡压方面也扮演重要角色。如本病例为腱鞘囊肿对神经的压迫所致。尺神经感觉存在，但支配手内肌的运动功能丧失，提示腕部水平的神经病变。有时不要太在意

在肘部轻度神经传导减慢的异常肌电图结果，而应该更看重腕部的临床神经检查结果。

并发症

在上臂近段探查尺神经时，正中神经容易被牵拉损伤。但在 LSUHSC 还未出现这种并发症。

在治疗肘部尺神经卡压或对尺神经进行前置术时，潜在的并发症不少。在 LSUHSC 改良的 Learmonth 尺神经前置术是常规术式，该方法是将尺神经放置在尺侧腕屈肌和旋前圆肌的深面。尽管切开后需要再缝合部分肌肉，但很少出现肌肉无力。只有几例患者出现小指和环指的指深屈肌肌力下降。另外，有 1 例患者术前由于神经卡压所致的手内肌功能部分丧失，术后出现症状加重。

在前臂水平的手术并发症，主要为尺动脉损伤，在 LSUHSC 出现 2 例该种损伤，但没出现手部血供问题以及严重的后遗症。

对尺神经在 Guyon 管的减压可能不充分，导致减压失败。在 LSUHSC，该类病例较少，但此并发症并未出现。

在 LSUHSC 的尺神经损伤病例，同其他作者的报道病例一样，为减轻爪形手畸形，需要进行肌腱移植术[4,54,69]。如果环、小指关节僵硬的话，就不做肌腱移植，而采用石膏固定，少数患者采用关节囊固定术[66]。

肘部水平的尺神经卡压

大多数尺神经损伤是发生在肘部的神经卡压。最主要发生在鹰嘴切迹处，也可发生在其他部位。正常神经在通过鹰嘴切迹底时，被限制太紧。自发性卡压可由此处神经与周围粘连所致。腱膜弓覆盖在鹰嘴切迹上并延伸到内髁，也可增厚并压迫到神经。肘屈曲运动可使神经在此坚硬区域移动而产生反复摩擦性损伤。在较少的病例中，更远段的肘管综合征为尺神经被尺侧腕屈肌的两个头卡压[1,23]。偶尔，当上臂屈曲时，尺神经可向上滑动或脱出鹰嘴切迹或沟，更少见的情况是尺神经在切迹近端的 Struthers 韧带处自发性卡压。

如果肘部曾经有骨折或脱位，更易出现尺神经卡压，但多数患者无明显外伤病史[28]。前臂和肘部软组织挫伤可以是一种诱因，同样，糖尿病、酗酒史、类风湿关节炎、肘部肿瘤或腱鞘囊肿等也是尺神经卡压的诱因。患者也可能有肘部神经重复压迫或创伤病史，如患者可能有反复将肘部放在坚硬表面，如桌子、吧台或汽车窗户缘等休息的病史。有 1 例患者是电话接线员，她习惯在接听电话时，将右肘放置在桌面。另外 1 例患者存在双侧神经卡压，其从事为婚礼服装进行装饰的工作，她为新娘装或模特装缝制别针、珠子和小金属片等饰品时，常常将双肘放在较低的桌面上。

症状

肘部尺神经卡压患者，通常抱怨在尺神经支配区的感觉异常，特别是小指的感觉异常。有时是环指的感觉异常。感觉异常的特别之处是环指的尺侧感觉障碍，而环指的桡侧正常。感觉纤维损伤往往发生在运动纤维损伤前。感觉异常往往是自发的，或在使用手时引起。在有些病例中，不同于自发性麻刺感或电休克感，患者表现为环、小指的感觉过敏或感觉迟钝，常伴有尺神经支配区的麻木感。随着时间推移，开始出现手内肌和小鱼际肌的无力现象。手内肌无力可通过观察小指出现自发性外展现象或 Wartenberg 征而证实，该征是由于掌侧骨间肌无力所致。再随着时间推移，内在肌萎缩开始出现。偶尔，尺神经卡压先表现为手部无力，患者进行手部精细动作有困难。如果优势手受累，则表现为控制钢笔或铅笔和书写等动作不方便，转门把手或拧瓶盖比较困难。有一些患者，如果肘部休息好或避免压迫肘部，则上述症状不再继续发展，有时还减轻。

体格检查

通常可检查到尺神经支配区的感觉迟钝和感觉过敏混合出现。在小指的掌侧和远端背侧表面更明显。通常存在一定程度手内肌肌力减弱，特别是将单个肌肉肌力同对侧比较时更明显。显示早期内在肌减弱的肌肉为小指的蚓状肌和小指展肌。小指的指深屈肌肌力减弱往往在手内肌肌力减弱之后发生。最明显的改变出现在手部，手背部可见手内肌萎缩和掌侧小鱼际肌萎缩。小指和环指的蚓状肌受累时，可出现爪形手畸形。

在肘部通常可存在尺神经的触痛，更重要的是存在 Tinel 征。在鹰嘴切迹或近端叩击可产生尺神经支配区的感觉异常，特别是小指，有时是环指的感觉异常。神经也可脱出鹰嘴沟，当患者屈伸肘关节时，容易触摸到。有些患者表现为症状性尺神经脱出。偶尔，这现象发生在行尺神经松解术但未做神经前置的患者，或内上髁切除术后和尺神经皮下前置术后的患者。神经功能的恢复不同且难于预测。

鉴别诊断

鉴别诊断包括下臂丛病变损伤。可由骨刺或椎间盘突出引起的下颈神经根病引起。胸廓出口综合征导致的低位脊神经压迫也可表现类似尺神经病变，但这些患者通常不但丧失尺神经支配的手内肌功能，而且丧失正中神经支配的鱼际肌功能。另外，Horner 征阳性也提醒检查者是更近端或中枢性病变。

大约 1/3 的肌萎缩性侧索硬化（ALS）患者也可表现一侧的手部肌肉功能障碍，但随着时间推移，更多上臂肌肉会受累，也可影响对侧上臂和手，但没有感觉障碍。同自发性尺神经卡压一样，ALS 的发病高峰年龄在 40~60 岁。

另一重要的鉴别诊断是脊髓空洞症。躯干或对侧手受累表现提示该诊断，虽然该病也存在分离的感觉丧失。

更远段的 Guyon 管处病变也类似肘部尺神经卡压的症状。特别是尺神经深支受累的情况下，症状更类似，因为两个平面的尺神经卡压的最主要表现是手内肌功能障碍。尺神经自发性卡压发生在双侧肘部的概率是 20%，但对侧病变早期并不表现出来，所以在最初的双侧尺神经卡压时，只是表现为单侧症状。尺神经卡压并不总是跟患者的职业有关，但可能存在一定关联。对于尺神经卡压的分类如下。

Ⅰ型：轻度症状，无运动功能受累，术中发现尺神经轻度形态异常。即使症状出现在数月到数年内，大多数完全恢复。

Ⅱ型：各种感觉症状，轻到中度手内肌萎缩，在行前置术后，50%患者肌肉萎缩可恢复，包括手内肌萎缩的恢复。

Ⅲ型：严重的感觉和运动功能丧失，手内肌萎缩和肌力下降，外科治疗可减轻疼痛和改善感觉功能，但只有部分手内肌功能可能恢复。

通常，患者表现为尺神经支配区的感觉过敏和感觉异常交替出现。多伴有肘关节的屈曲。有时，患者在检查时自己才注意到手指的麻木现象。当示指抓捏小刀或铅笔时，患者可能注意或未注意到手指的侧方不稳。也可出现小指的不稳现象，在抓握时手指同步屈曲可能丧失。内在肌功能丧失时，拇指和其他手指的协调功能变差。

电生理检查

电生理检查通常证实卡压尺神经在肘部的传导速度减慢，但不是一定存在传导速度异常[7,20]。细心视诊和触诊肢体、临床检查试验对尺神经在肘部卡压的诊断仍然是最关键的[15]。在其他神经损伤时也是如此，但对于肘部尺神经而言更为重要。因为电生理传导研究时，正常神经节段的长度比受累段相对较长，包括鹰嘴切迹近段和切迹下的远段[31]。只有尺神经在受累段明显受压，传导速度才显示明显减慢。严重和持续的神经卡压患者，可出现手内肌的失神经改变，包括小鱼际肌、蚓状肌，特别是骨间肌[40]。但是有时拇收肌功能可保留。在腕部尺神经的传导功能检查通常可排除在 Guyon 管的神经卡压（图 9-27）。

腕部水平的尺神经卡压

腕部水平的尺神经卡压可出现在 3 个区域[34]。

感觉支和运动支

Ⅰ区由尺神经在 Guyon 管近端组成，即尺神经分出浅深支的近端[29]。此区域最易出现尺神经卡压（图 9-28）。腕部骨折和腱鞘囊肿等因素可引起尺神经卡压[5,58]。

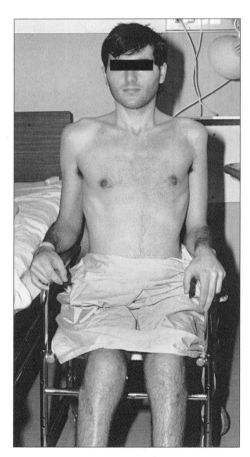

图 9-27　怀疑为脊髓空洞症的患者，却发现双侧肘部尺神经卡压，是由于患者习惯性将双肘放在坚硬的轮椅上休息所致。

该处尺神经感觉丧失不包括背侧皮支支配区，运动丧失包括远端尺神经支配的内在肌功能。从小指或环指到腕部的感觉传导减慢。

深运动支

深运动支构成尺神经在腕部的 II 区。在此段的病因包括重复的掌部创伤或按压、腱鞘囊肿、腕滑膜炎[24,41]。不常见的原因是重体力劳动者、长距离骑车时将掌部压在车手柄上[21,44]。由于创伤或反复挤压，豆状骨和钩骨间韧带可增厚。电生理检查，传导到小指展肌的速度通常正常，但传导到第一背侧骨间肌的速度异常。临床功能丧失和失神经改变发生在掌侧和背侧骨间肌、小指和环指蚓状肌和拇收肌、拇短屈肌的深头[73]。但感觉是完整的。

浅支

尺神经腕部卡压在浅支水平，称为 III 区。在 Guyon 管以远的卡压表现为尺神经支配区纯感觉丧失。也是腕部尺神经卡压发生最少的部位。表现手背侧感觉正常，而环、小指感觉障碍。

手术技术

肘部水平的尺神经卡压

将上臂平放在手术平板台上，肘关节伸直位，把折叠的手术巾放在其下，手掌朝上。轻微弧形切口，自上臂远段的内侧表面延伸到肘内侧的掌侧面，然后向下至前臂近内侧（图 9-28）。先在前臂，后在上臂，切开皮下组织，前臂皮神经需要保护，如果可能的话，将其牵

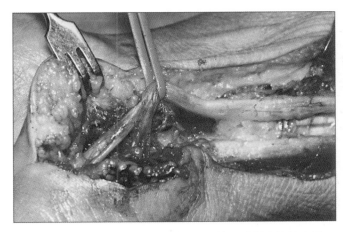

图 9-28　在 Guyon 管内的尺神经。尺神经浅深支均被卡压。

向前臂的桡侧面。尺神经在鹰嘴切迹处可容易辨认，并向近端和远端追踪。在 LSUHSC，尺神经通常首先在尺侧腕屈肌的浅层肌肉处证实，该处尺神经与尺侧腕屈肌黏附在一起。

70%的尺神经由 Struthers 弓覆盖，该弓由内侧肌间隔纤维和肱骨内缘到三头肌和喙肱肌的筋膜组成[79]。很少病例的卡压由该弓引起。

在此水平，尺神经通常也与肱三头肌肌腹黏附，必须将其与肱三头肌锐性分离。只要可能的话，支配尺侧腕屈肌的主要分支都要保留。如果需要的话，可将该支逆行游离，从尺神经主干上劈开来延长该支长度，以便为神经前置做准备。

在此水平，存在到神经的伴行血管。如果可能的话，尽量解剖并保留[76]。向近端的分离到神经出内侧肌间隔处，必要时可切除部分肌间隔组织，以便神经前置时，神经在此段移动自由（图 9-29）。然后用烟卷式引流管悬吊神经，沿神经向鹰嘴切迹分离，将烟卷式引流管向远段牵拉，继续游离前臂近段的神经周围组织。

对于远段神经暴露的另一种方法，是将外科医生的小指近节放在切迹上，小指尖朝向尺侧腕屈肌在腕部的止点。这显示前臂近段的尺神经相近行径。尺神经在尺侧腕屈肌两头的深面，但却在指浅屈肌的表层（图 9-30）。然后，通过筋膜做纵行切口，劈开尺侧腕屈肌暴露前臂深面的尺神经，支配尺侧腕屈肌的小分支在刚出切迹缘可碰到，这些肌支可逆行游离到尺神经主干延长长度以便神经前置，或干脆切断。

在距离鹰嘴切迹 2.5~5cm 处，支配指深屈肌的尺侧半的神经支自尺神经上发出，通常发自尺神经的桡背侧表面，走行相对短的距离就进入指深屈肌。在鹰嘴切迹下对尺神经游离 8cm 长后，可用另一条烟卷式引流管牵拉。

也可先从上臂或前臂水平游离尺神经后，再分离位于鹰嘴切迹处的尺神经。在鹰嘴切迹处必须使用双极电凝，因为伴行神经的动静脉在神经深面、切迹床上，容易出血。支配到肘关节的小神经支通常可予以切断。神经完全游离后才利于做神经转位术。可切开旋前圆肌的桡侧半，一些腱膜纤维变性也需要切除使旋前圆肌近端易于移动。在通过旋前圆肌和尺侧腕屈肌近端部分时，需要做斜行和轻度弧形的沟槽，并保留部分肌肉和筋膜在肱骨内上髁上，游离的肌肉则被轻微提起和剥离。同样，保留在内上髁上的部分肌肉也需要提起和剥离。

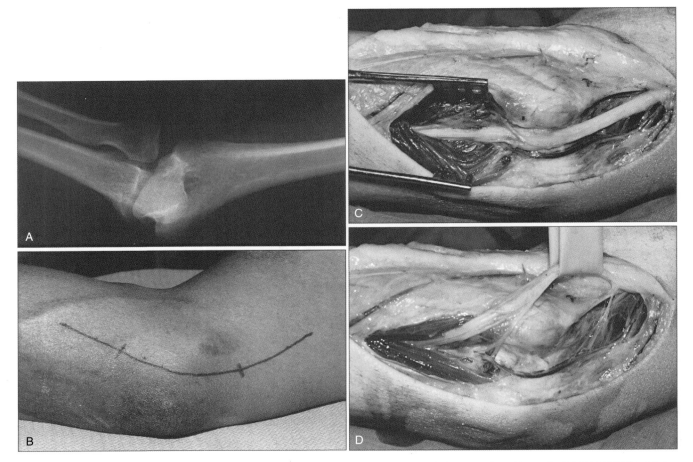

图 9-29　(A)肘关节骨折脱位合并尺神经麻痹。(B)显露尺神经的常规切口。(C)鹰嘴切迹处的尺神经,劈开的尺侧腕屈肌两个头。(D)神经暂时移到肘部掌侧。

　　然后,尺神经放置在肌肉沟内,一些筋膜和旋前圆肌的浅层再用 1-0 线缝合到肱骨内上髁的肌肉上(图 9-31)。尺侧腕屈肌也同样缝合在肱骨内上髁的肌肉上。然后,尺侧腕屈肌在尺神经浅层缝合,注意肌肉在神经近端和远端不要像戴手套的手指一样卡住神经。确定神经在已经闭合的肌肉下面可自由运动。更远段的尺侧腕屈肌的纵向劈开口在其浅层缝合,确定不会压迫在其下面的尺神经。其他软组织和皮肤通常皮下缝合,而不放置引流。

　　如果该部位以前做过手术,此时做肘部切口,通常可向上臂和前臂更近或远段做切口延长。若已行内上髁切除或神经松解但未做前置术,则非常有必要做切口延长。由于以前手术通常采用尺神经的皮下前置,二次手术在此部位可碰到大量的手术瘢痕,因而,向近段延长切口,暴露出健康神经非常有帮助,然后才在瘢痕处追踪神经,可用 15 号刀片锐性切除以前的缝线。在一些病例中,需要先在前臂远段处暴露尺神经,然后向近段分离解剖。

　　同其他学者的报道一样,在 LSUHSC,一些以前做过手术的神经卡压患者,必要时需要再次手术(图 9-32)[6,57],在这些患者中术中所见是不同的。

　　1. 一般都有一长段的神经外瘢痕,故必须很细心地将尺神经从瘢痕中解剖出来。

　　2. 一些病例存在神经外膜增厚、神经内瘢痕甚至神经瘤,该神经瘤最可能与前次手术损伤有关。一些患者存在前臂内侧皮神经或分支的损伤,该损伤也支持解释一些持久的症状(图 9-33)[17]。

　　3. 尺神经可出现成角或扭曲。发生部位在尺神经通过掌侧旋前圆肌时,更常见部位是在尺神经离开皮下部位进入尺侧腕屈肌两头中间时。对于其他病例,因为神经滑脱或不完全的神经前置,导致尺神经在内上髁尖部通过。通常,在神经成角部位,术中神经动作电位显示神经传导减慢。

　　4. 如果内上髁既往被切除和手术失败,可发现尺神经虽然位于掌侧面,但仍然在上髁的内侧凸起处通过。由于既往手术是有限的神经松解,所以仍然可发现

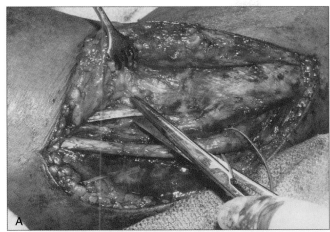

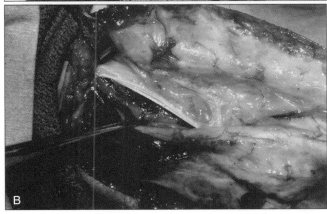

图 9-30 （A）在尺神经前置术之前，切开肌间隔。也可切除部分肌纤维组织。（B）尺神经皮下前置术。肌间隔不用切开。

神经成角、在远近端的扭曲（图 9-34）。

5. 一些曾做过尺神经肌肉下前置术的患者需要再次手术。2 例再次手术的患者，由于第一次手术只创建一条不完全的肌肉沟，更内侧的尺侧腕屈肌没有切开或部分切开，前臂水平的尺神经严重成角。其他几例再次手术的患者中，神经被置于旋前圆肌中，而不是其深面。这种情况按 Dellon 的实验研究，可导致症状的持续存在[18]。

尺神经卡压部位神经电生理检查

为了研究的目的，在 LSUHSC 的尺神经卡压病例中，不管是以前进行过外科手术，还是未行过手术治疗，术中每例患者均行神经动作电位检查。从鹰嘴切迹近端到穿过鹰嘴切迹到神经离开切迹前之间做动作电位记录。在记录完之后，神经从切迹处游离，NAP 研究来观察神经传导速度异常在何处，NAP 波幅在何处第一个出现、何处 NAP 波幅最大。以前未做手术的病例结果构成如下。

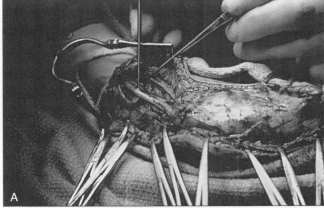

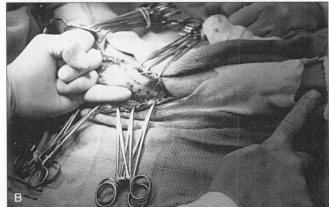

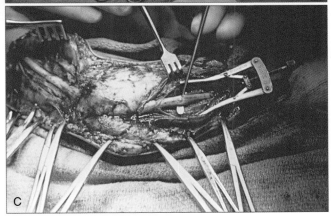

图 9-31 （A）尺神经前置之前，暴露上臂近段的尺神经。（B）显示前臂近段的尺神经走行路径。将外科医生的小指近节放在切迹上，小指尖朝向尺侧腕屈肌在腕部的止点。（C）在肘切迹远近端显露尺神经，压舌板放在尺神经下方。

1. 第一个观察发现是，术中的神经传导速度较术前无创测定的传导速度要慢。这并不奇怪，因为在术中记录时，记录距离较短，记录更多受累的异常神经。在部分患者，术前神经传导速度正常，但术中 NAP 则显示明显的异常改变。

2. 虽然 NAP 的波幅在行神经松解后即刻出现增大，但是神经传导速度很少出现迅速改变（图 9-35）。

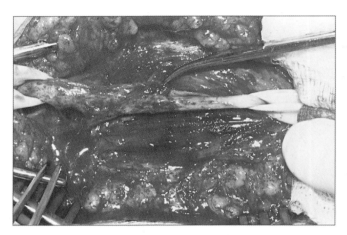

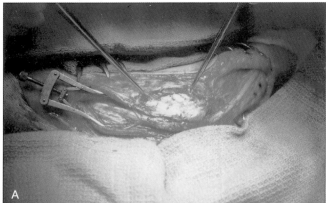

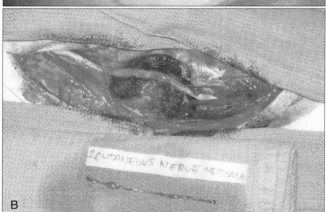

图 9-32 曾经做过神经减压和尺神经皮下前置术的患者。来诊治时有神经痛，运动功能 3~4 级，感觉功能 4 级，尺神经支配区的感觉异常及肘部的 Tinel 征。再次行神经松解和肌肉下神经前置。1 年后患者疼痛改善，运动功能 4 级，感觉为 4 级以上。

在少数病例中，松解后出现 NAP 的波幅减小，推测可能是在切迹区域对神经的牵拉所致。

3. 虽然传导速度通常在上臂水平开始出现减慢，但最慢的部位仍然在切迹近端或在切迹水平。

4. NAP 波幅通常在上臂水平可维持，但在神经接近鹰嘴切迹或切迹处明显降低（图 9-36）。

5. 很少存在传导速度或 NAP 波幅通过鹰嘴切迹处可维持正常。另外，卡压、损伤或刺激在鹰嘴切迹处对神经传导速度或 NAP 的影响是最大的，而不是尺侧腕屈肌两头的深面神经或肘管处神经。

这些发现通常与鹰嘴切迹或沟段的尺神经的物理表现一致。有时，在切迹处的神经肿胀、充血红肿，但通常表现为受压的、狭窄的和（或）瘢痕性状态[10]。在许多病例中，神经电生理和大体病理异常开始于鹰嘴近端，严重改变在切迹处。只有几例患者记录到最大异常在鹰嘴切迹的远端或肘管区域。这些发现支持大多数肘部水平的神经卡压在鹰嘴切迹或鹰嘴沟处，而不是在更远部位。

结果

以下结果是在 John Reeves 医生帮助下总结出来的。

肘部水平的尺神经卡压

尺神经卡压评估分级系统见表 9-10。在 LSUHSC 也用来评分。该系统未比较神经远近端恢复。只是关注手内肌的运动和感觉功能。运动和感觉两种情况最主要由肘部水平的神经卡压引起。大多数为 I 组患者，如

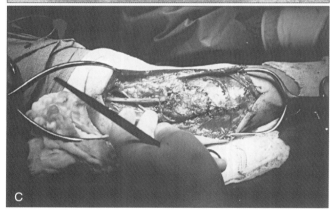

图 9-33 （A）神经外松解术，在尺侧腕屈肌和旋前圆肌做沟槽。（B）神经放置在沟槽内，注意切除的前臂皮神经和神经瘤放在铺巾上。该患者曾经做过尺神经松解，已经损伤过前臂皮神经。（C）缝合尺侧腕屈肌和旋前圆肌，覆盖尺神经上。（图 A、B 见彩图）

以前描述在鉴别诊断时所示，术前是 5 级肌力。II 组通常在术前为 4 级肌力。III 组患者术前肌力为 3 级或以下。15 例 I 组患者，术后进行 1.5 年或以上随访；134 例为 II 组患者，311 例为 III 组患者[43]。

在 460 例尺神经卡压患者中，全部进行外科手术治疗。双侧患病的患者为 65 例（14%）。147 例患者曾经行神经松解术和（或）皮下尺神经前置术，但疗效不佳。

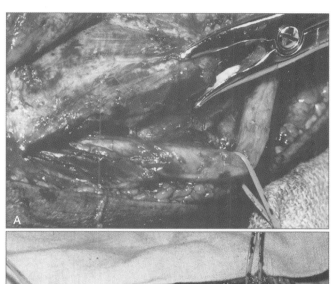

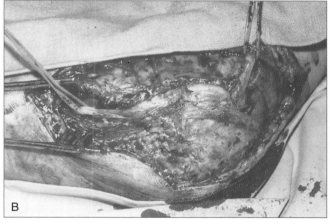

图 9-34 (A)Ehni 手术方式。游离尺神经,清理肱骨内上髁旋前圆肌和尺侧腕屈肌起点,咬骨钳咬除部分内上髁。(B)被瘢痕包裹和一定程度成角的尺神经。切除神经周围瘢痕组织,将神经置于前臂肌肉下。

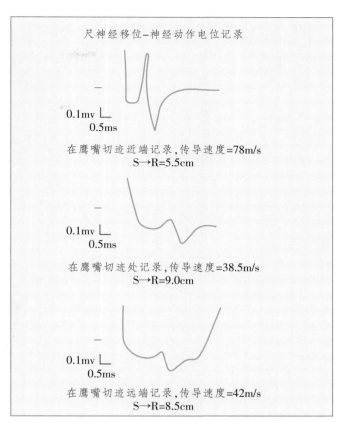

尺神经移位-神经动作电位记录

0.1mv
0.5ms

在鹰嘴切迹近端记录,传导速度=78m/s
S→R=5.5cm

0.1mv
0.5ms

在鹰嘴切迹处记录,传导速度=38.5m/s
S→R=9.0cm

0.1mv
0.5ms

在鹰嘴切迹远端记录,传导速度=42m/s
S→R=8.5cm

图 9-35 术中 NAP 记录,患者屈伸肘关节时,尺神经在内髁上滑动,尺神经功能轻度改变,但明显神经痛。上图:鹰嘴切迹近端记录的 NAP。中图:在鹰嘴切迹处的记录 NAP(波幅下降和速度减慢)。下图:切迹下 1cm 处记录 NAP,传导速度减慢和波幅变小。S,刺激电极;R,记录电极。

对于曾经做过手术的患者,再次行神经松解术和肌肉下神经前置术。在极少数患者中,自发性医源性神经卡压与术中体位有关,或术中疏忽压迫神经有关。但大多数患者明确原因缺乏(图 9-37)。

外科处理尺神经卡压的正确程序仍然存在较大争议,存在许多不同手术方式,包括神经松解而不前置、只松解肘管、神经松解和神经皮下前置、内上髁切除或 Ehni 方式、肌间神经前置、神经松解和肌下神经前置等[12,22,27,59,64,83,84]。神经松解和肌下神经前置由 Learmonth 最先描述,Leffert 和 Dellon 做过改良。在 LSUHSC 采用该手术方式,针对那些保守治疗无效、严重神经卡压的患者而采用[13,51,52]。

表 9-11 显示初次手术患者的术前、术后功能改善的分级情况,表 9-12 显示曾经手术过的患者再次手术的术前、术后功能改善的分级情况。病例随访最少是 1.5 年以上。

在初次手术的患者中,随访 1.5 年及以上,364 例中的 340(93%)例,术后运动功能水平和感觉功能水平得到提高。14 例(4%)术前存在严重功能丧失,为 1 级;78(21%)例患者为 2 级;154 例(42%)为 3 级;107 例(29%)为 4 级;11 例(3%)为 5 级。随访后发现,212 例(58%)提高 1 级,95 例(26%)提高了 2 级,33 例(9%)提高了 3~4 级。24 例患者没有改善。22 例患者没变化,其中 10 例术前为极佳水平(5 级),另外 8 例在 4 级水平。2 例患者的术后功能级别下降,其中 1 例术前为 5 级,另外 1 例术前为 4 级。这可能由于在术中对尺神经的牵拉所引起。

对于曾经手术的患者,功能改善更为困难。表 9-12 显示,96 例患者曾经行一次或多次手术。随访 1.5 年后,50%患者功能提高了 1 级,17%患者功能提高了 2 级,只有 1%的患者功能提高了 3 级。30 例(31%)没有功能提高。只有 1/7 患者在术前功能是 5 级水平。但只有 1 例患者出现术后功能下降。

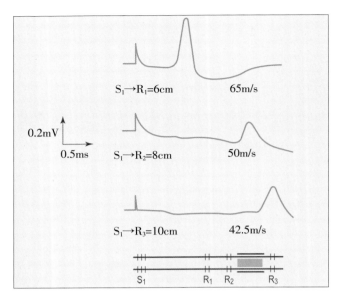

图9-36 典型的尺神经卡压的术中神经动作电位。在顶部轨迹，S1 至 R1 为卡压近端的神经动作电位记录；S1 至 R2 为到鹰嘴切迹的神经动作电位记录，开始出现传导减慢；S1 至 R3 为鹰嘴切迹远端的记录，传导也减慢。S1，刺激电极 1，置于上臂远段；R1，记录电极 1，置于尺神经卡压近端；R2，记录电极 2，置于鹰嘴切迹；R3，记录电极 3，置于鹰嘴切迹远端。

表9-10　尺神经卡压分级

分级	描述
0	无手内肌功能,感觉在 0~1 级
1	无手内肌功能,感觉在 1~3 级
2	手内肌功能 1~2 级,感觉在 2~4 级
3	手内肌功能为 3 级,感觉 ≥3 级
4	手内肌功能为 4 级,感觉 4~5 级
5	手内肌功能为 5 级,感觉在 4~5 级

表9-11 Pre-and postoperative grades for ulnar nerve entrapments undergoing initial operations[*](n=364 cases)[+]

Postoperative grades	Preoperative grades				
	1	2	3	4	5
1					
2	1	2			
3	1	32	2	1	
4	9	23	81	8	1
5	3	21	71	98	10

[+]Motor function improved one grade in 212 patients(58%), two grades in 95 patients (26%), and three or four grades in 33 patients (9%). No change in function was observed in 22 patients (6%) and function worsened in two patients(0.5%).(Table adapted from J Neurosurg 98: 1001, 2003, with permission from the Journal of Neurosurgery.)

[+],应版权方要求,表 9-11、表 9-12 要用英文原文。译文见下页。

表9-12 Pre- and postoperative grades for ulnar nerve entrapments status‐post prior operations[*](n=96 cases)[+]

Postoperative grades	Preoperative grades				
	1	2	3	4	5
1	2				
2	1	2	1		
3	3	9	10		
4	1	4	23	12	
5	0	0	9	15	4

[*]Motor function improved one grade in 48 patients (50%), two grades in 16 patients (17%), and three grades in 1 patient (1%). No change in function was observed in 30 patients (31%) and function worsened in one patient (1%). (Table adapted from J Neurosurg 98: 1001, 2003, with permission from the Journal of Neurosurgery.)

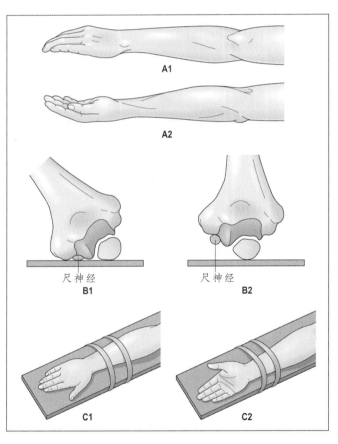

图9-37 术中上臂伸展位,肘关节放置在坚硬的木板表面,最好是让手掌朝上(A2、C2),而不是朝下(A1、B1、C1)。手掌朝上姿势可避免压迫尺神经(B2)。

　　曾经接受过手术，但表现为严重疼痛和神经损害的患者是一种特殊的分类亚型。在 LSUHSC，368 例患者存在严重神经疼痛和严重神经损伤（2 级或更少），再次手术只对 36% 的患者有帮助。相反,如果只是轻到中度的神经损伤(3 级或更多)合并严重神经痛的患者,再次手术有 87% 的患者术后功能改善。尽管严重功能丧失的恢复机会较低,再次手术仍然是除了肌腱转位治疗爪形手以外最有效的治疗方法[26]。

这些结果同当代一些报道相比是相对有利的[14,25,38]。尽管如此,如此客观的功能提高仍然是令人惊讶的。功能改善不但发生在并无手术史的自发性卡压患者,而且发生在有明显肘部创伤或曾经在此部位行手术治疗的患者。

关于 2 例随访的病例,该病例来自较早期的病例资料,这些资料几年前曾经被用来分析和出版文章。其中 1 例术后 24 小时再进手术室清除血肿,术后得到一定程度的恢复。另 1 例在神经松解术后 6 个月,因为"瘢痕"问题在其他医院再次手术。

表9-11 尺神经卡压初次手术术前和术后功能分级(364 例)*

术后功能分级	术前功能分级				
	1	2	3	4	5
1					
2	1	2			
3	1	32	2	1	
4	9	23	81	8	1
5	3	21	71	98	10

*, 有 212 例(58%)运动功能提高 1 级, 95 例(26%)提高 2 级, 33 例(9%)提高了 3~4 级。22 例(6%)无改善。2 例(0.5%)更差。

表9-12 尺神经卡压症第二次手术术前和术后功能分级(96例)*

术后功能分级	术前功能分级				
	1	2	3	4	5
1	2				
2	1	2	1		
3	3	9	10		
4	1	4	23	12	
5	0	0	9	15	4

*, 48 例(50%)运动功能提高 1 级, 16 例(17%)提高 2 级, 1 例(1%)提高了 3 级。30 例(31%)无变化。1 例(1%)变差。

(李智勇 译 向剑平 顾立强 校)

参考文献

1. Adelaar RS, Foster WC, and McDowell C: The treatment of the cubital tunnel syndrome. J Hand Surg 9A:90–95, 1984.
2. Bauwens P: Electrodiagnostic definition of the site and nature of peripheral nerve lesions. Ann Phys Med 5:149–152, 1960.
3. Branch C, Kelly D, and Lynch G: Surgical exposure of peripheral nerves. In: Wilkins R and Rengachary S, Eds: Neurosurgery, vol. 2. New York, McGraw-Hill, 1985.
4. Brand P: Tendon transfer in the forearm. In: Flynn J, Ed: Hand Surgery. Baltimore, Williams & Wilkins, 1966.
5. Brooks DM: Nerve compression by simple ganglia. J Bone Joint Surg [Br] 34:391–400, 1952.
6. Broudy AS, Leffert RD, and Smith RJ: Technical problems with ulnar nerve transposition at the elbow: Findings and results of reoperation. J Hand Surg 3A:85–89, 1978.
7. Brown WF, Ferguson GG, Jones MW, et al.: The location of conduction abnormalities in human entrapment neuropathies. Can J Neurol Sci 3:111–122, 1976.
8. Buck-Gramcho D: Evaluation of perineurial repair with nerve injuries. In: Jupiter J, Ed: Flynn's Hand Surgery. Baltimore, Williams and Wilkins, 1991.
9. Bunnell S: Surgery of the Hand. Philadelphia: JB Lippincott, 1964.
10. Chang KS, Low WD, Chan ST, et al.: Enlargement of the ulnar nerve behind the medial epicondyle. Anat Rec 145:149–155, 1963.
11. Childress H: Recurrent ulnar nerve dislocation at the elbow. J Bone Joint Surg [Am] 38:978–984, 1956.
12. Craven PR Jr. and Green DP: Cubital tunnel syndrome. Treatment by medial epicondylectomy. J Bone Joint Surg [Am] 62:986–989, 1980.
13. Dellon AL: Operative techniques for successful management of ulnar nerve entrapment at the elbow. Contemp Orthop 16:17–24, 1988.
14. Dellon AL: Review of treatment results for ulnar nerve entrapment at the elbow. J Hand Surg 14A:688–700, 1989.
15. Dellon AL: Pitfalls in interpretation of electrophysiological testing. In: Gelberman R, Ed: Operative Nerve Repair and Reconstruction. Philadelphia: JB Lippincott, 1991.
16. Dellon AL: Techniques for successful management of ulnar nerve entrapment at the elbow. Neurosurg Clin N Am 2:57–73, 1991.
17. Dellon AL and Mackinnon SE: Injury to the medial antebrachial cutaneous nerve during cubital tunnel surgery. J Hand Surg [Br] 10:33–36, 1985.
18. Dellon AL, Mackinnon SE, Hudson AR, et al.: Effect of submuscular versus intramuscular placement of ulnar nerve: Experimental model in the primate. J Hand Surg [Br] 11:117–119, 1986.
19. DiVincenti FC, Moncrief JA, and Pruitt BA Jr.: Electrical injuries: A review of 65 cases. J Trauma 9:497–507, 1969.
20. Ebeling P, Gilliatt RW, and Thomas PK: A clinical and electrical study of ulnar nerve lesions in the hand. J Neurol Neurosurg Psychiatry 23:1–9, 1960.
21. Eckman PB, Perlstein G, and Altrocchi PH: Ulnar neuropathy in bicycle riders. Arch Neurol 32:130–132, 1975.
22. Fannin TF: Local decompression in the treatment of ulnar nerve entrapment at the elbow. J R Coll Surg Edinb 23:362–366, 1978.
23. Feindel W and Stratford J: The role of the cubital tunnel in tardy ulnar palsy. Can J Surg 1:287–300, 1958.
24. Forshell KP and Hagstrom P: Distal ulnar nerve compression caused by ganglion formation in the Loge de Guyon. Case report. Scand J Plast Reconstr Surg 9:77–79, 1975.
25. Foster RJ and Edshage S: Factors related to the outcome of surgically managed compressive ulnar neuropathy at the elbow level. J Hand Surg [Am] 6:181–192, 1981.
26. Friedman RJ and Cochran TP: Anterior transposition for advanced ulnar neuropathy at the elbow. Surg Neurol 25:446–448, 1986.
27. Froimson AI and Zahrawi F: Treatment of compression neuropathy of

the ulnar nerve at the elbow by epicondylectomy and neurolysis. J Hand Surg [Am] 5:391–395, 1980.

28. Gay JR and Love JG: Diagnosis and treatment of tardy paralysis of the ulnar nerve. J Bone Joint Surg [Am] 29:1087–1097, 1947.

29. Gelberman R: Ulnar tunnel syndrome. In: Gelberman R, Ed: Operative Nerve Repair and Reconstruction. Philadelphia, JB Lippincott, 1991.

30. Gilliatt RW and Sears TA: Sensory nerve action potentials in patients with peripheral nerve lesions. J Neurochem 21:109–118, 1958.

31. Gilliatt RW and Thomas PK: Changes in nerve conduction with ulnar lesions at the elbow. J Neurol Neurosurg Psychiatry 23:312–320, 1960.

32. Goldner J: Function of the Hand Following Peripheral Nerve Injuries. Am Acad Orthop Surg Instruct Course Lectures 10. Ann Arbor, MI: JW Edmonds, 1953.

33. Grabb WC: Management of nerve injuries in the forearm and hand. Orthop Clin N Am 1:419–431, 1970.

34. Gross MS and Gelberman RH: The anatomy of the distal ulnar tunnel. Clin Orthop 238–247, 1985.

35. Grube BJ, Heimbach DM, Engrav LH, et al.: Neurologic consequences of electrical burns. J Trauma 30:254–258, 1990.

36. Grundfest H, Oester Y, and Beebe G: Electrical evidence of regeneration. In: Woodhall B, Beebe G, Eds: Peripheral Nerve Regeneration. Veterans Administration Monograph. Washington, DC, US Government Printing Office, 1957.

37. Haase J, Bjerre P, and Simesen K: Median and ulnar nerve transections treated with microsurgical interfascicular cable grafting with autogenous sural nerve. J Neurosurg 53:73–84, 1980.

38. Hagstrom P: Ulnar nerve compression at the elbow. Results of surgery in 85 cases. Scand J Plast Reconstr Surg 11:59–62, 1977.

39. Hubbard J: The quality of nerve regeneration. Factors independent of the most skillful repair. Surg Clin N Am 52:1099–1108, 1972.

40. Hudson AR, Berry H, and Mayfield FH: Chronic injuries of peripheral nerves by entrapment. In: Youmans J, Ed: Neurological Surgery, 2nd edn., vol. 14. Philadelphia, WB Saunders, 1982.

41. Hunt J: Occupational neuritis of the deep palmar branch of the ulnar nerve. J Nerv Ment Dis 35:673, 1908.

42. Kempe L, Ed: Operative Neurosurgery, vol. 2, New York, Springer-Verlag, 1970.

43. Kim DH, Han K, Tiel RL, et al.: Surgical outcomes of 654 ulnar nerve lesions. J Neurosurg 98:993–1004, 2003.

44. Kleinert HE and Hayes JE: The ulnar tunnel syndrome. Plast Reconstr Surg 47:21–24, 1971.

45. Kline DG and Hackett ER: Reappraisal of timing for exploration of civilian peripheral nerve injuries. Surgery 78:54–65, 1975.

46. Kline DG and Hudson AR: Complications of nerve repair. In: Greenberg L, Ed: Complications In Surgery. Philadelphia, JB Lippincott, 1985.

47. Kline D and Nulsen F: Management of peripheral nerve injuries producing hand dysfunction. In: Jupiter J, Ed: Flynn's Hand Surgery. Baltimore: Willliams & Wilkins, 1991.

48. Kline DG, Hackett ER and LeBanc HJ: The value of primary repair for bluntly transected nerve injuries: Physiological documentation. Surg Forum 25:436–438, 1974.

49. Kline D, Kim D, Hun K, et al.: Guyon canal: response to letter to the editor in Neurosurgical Forum. J Neurosurg 100:168–169, 2004.

50. Kumura J: Electrodiagnosis in Diseases of Nerve and Muscles: Principles and Practices. Philadelphia, FA Davis, 1983.

51. Learmonth J: A technique for transplanting the ulnar nerve. Surg Gynecol Obstet 75:792–801, 1942.

52. Leffert RD: Anterior submuscular transposition of the ulnar nerves by the Learmonth technique. J Hand Surg 7A:147–155, 1982.

53. Lewis GK: Trauma resulting from electricity. J Int Coll Surg 28:724–738, 1957.

54. Litter J: Tendon transfers and arthrodesis in combined median and ulnar nerve paralysis. J Bone Joint Surg [Am] 31:225–234, 1949.

55. Livingston W: Evidence of active invasion of denervated areas by sensory fibers from neighboring nerves in man. J Neurosurg 4:140–145, 1947.

56. Mackinnon SE and Dellon A: Surgery of the Peripheral Nerve. New York: Thieme Medical Publishers, 1988.

57. Mackinnon SE and Dellon A: Ulnar nerve entrapment at the elbow. In: Mackinnon SE and Dellon AL, Eds: Surgery of the Peripheral Nerve, New York: Thieme Medical Publishers, 1988.

58. Mallett BL and Zilkha KJ: Compression of the ulnar nerve at the wrist by a ganglion. Lancet 268:890–891, 1955.

59. McGowan AJ: The results of transposition of the ulnar nerve for traumatic ulnar neuritis. J Bone Joint Surg [Br] 32:293–301, 1950.

60. Michon J, Amend P, and Merle M: Microsurgical repair of peripheral nerve lesions: A study of 150 injuries of the median and ulnar nerves. In: Samii M, Ed: Peripheral Nerve Lesions. New York, Springer-Verlag, 1990.

61. Millesi H, Meissl G, and Berger A: The interfascicular nerve-grafting of the median and ulnar nerves. J Bone Joint Surg [Am] 54:727–750, 1972.

62. Moberg E: Objective methods for determining the functional value of sensibility in the hand. J Bone Joint Surg [Br] 40:454–476, 1958.

63. Murphey F, Kirklin J, and Finlaysan A: Anomalous innervation of the intrinsic muscles of hand. Surg Gynecol Obstet 83:15–23, 1946.

64. Neblett C and Ehni G: Medial epicondylectomy for ulnar palsy. J Neurosurg 32:55–62, 1970.

65. Nicholson OR and Seddon HJ: Nerve repair in civil practice; results of treatment of median and ulnar nerve lesions. Br Med J 33:1065–1071, 1957.

66. Omer G: Tendon transfers for the reconstruction of the forearm and hand following peripheral nerve injuries. In: Omer G and Spinner M, Eds: Management of Peripheral Nerve Problems, Philadelphia: WB Saunders, 1980.

67. Parks BJ: Postoperative peripheral neuropathies. Surgery 74:348–357, 1973.

68. Pollock LJ and Davis L: Peripheral Nerve Injuries. New York, Paul B Hoeber, 1933.

69. Riordan DC: Tendon transplantations in median-nerve and ulnar-nerve paralysis. J Bone Joint Surg [Am] 35:312–320, 1953.

70. Sakellarides H: A follow-up study of 172 peripheral nerve injuries in the upper extremity in civilians. Am J Orthop 44A:140–148, 1962.

71. Samii M: Use of microtechniques in peripheral neurosurgery: experience in over 300 cases. Tokyo: Igoku-Shoin, 1975.

72. Seddon H: Surgical Disorders of the Peripheral Nerves. Baltimore, Williams and Wilkins, 1972.

73. Shea JD and McClain EJ: Ulnar-nerve compression syndromes at and below the wrist. J Bone Joint Surg [Am] 51:1095–1103, 1969.

74. Siegel DB and Gelberman RH: Ulnar nerve: Applied anatomy and operative exposure. In: Operative Nerve Repair and Reconstruction, New York, JB Lippincott, 1991.

75. Speed JS and Knight RA: Peripheral nerve injuries. In: Campbell's Operative Orthopaedics, vol 1. St. Louis, CV Mosby, 1956.

76. Spinner M and Kaplan EB: The relationship of the ulnar nerve to the medial intermuscular septum in the arm and its clinical significance. Hand 8:239–242, 1976.

77. Strickland JW, Idler RS, and Deisignore JL: Ulnar nerve repair. In: Operative Nerve Repair and Reconstruction. New York, JB Lippincott, 1991.

78. Stromberg WB, McFarlane RM, Bell JL, et al.: Injury of the median and ulnar nerves: 150 cases with an evaluation of Moberg's ninhydrin test. J Bone Joint Surg [Am] 43:717–730, 1961.

79. Struthers J: On some points in the abnormal anatomy of the arm. Br For Med Chir Rev 14:170–179, 1854.

80. Sunderland S: Funicular suture and funicular exclusion in the repair of severed nerve. Br J Surg 40:580–587, 1953.

81. Sunderland S: Nerve and Nerve Injuries. Baltimore, Williams and Wilkins, 1968.

82. Terzis J, Daniel R, and Williams H: Intraoperative assessment of nerve lesions with fascicular dissection and electrophysiological recordings. In: Omer G and Spinner M, Eds: Management of Peripheral Nerve Problems. Philadelphia, WB Saunders, 1980.

83. Tindall S: Chronic injuries of peripheral nerves by entrapment. In: Youmans J, Ed: Neurological Surgery, 3rd edn. Philadelphia, WB Saunders, 1990.

84. Wilson DH and Krout R: Surgery of ulnar neuropathy at the elbow: 16 cases treated by decompression without transposition. J Neurosurg 38:780–785, 1974.

85. Woodhall B, Nulsen F, White J, et al.: Neurosurgical implications. In: Woodhall B and Beebe G, Eds: Peripheral Nerve Regeneration, Veterans Administration Monograph, Washington, DC: US Government Printing Office, 1957.

86. Zachary R: Results of nerve suture. In: Seddon HJ, Ed: Peripheral Nerve Injuries. London, Her Majesty's Stationary Office, 1954.

第 10 章

上肢复合神经损伤

Robert J. Spinner , David G. Kline

概述

- 对上肢复合神经损伤的处理比单一神经损伤复杂。
- 对于神经连续性仍然存在的神经损伤,有时其中一束或多束神经仍可再生,而其他神经束却不能够再生。正确分出这类损伤是极为重要的,治疗方面包括神经松解或神经修复两种方法。
- 对于不同的损伤程度采用不同的重建方式特别重要。
- 正中神经和尺神经的完全损伤很难恢复,特别是损伤平面在上肢的近端。

复合神经损伤比单一神经损伤导致更大的功能丧失,而且该功能丧失很难恢复。让患者恢复到重返原来的工作岗位非常具有挑战性。神经的外科修复可一定程度改善神经功能,但即使是功能恢复达到最佳,也很难达到受伤前的水平。因此,神经康复是必需的和周期长的,对患者和照顾患者的人员来讲,认识和了解康复非常重要,神经康复与手术应该摆在同样重要的地位。物理治疗师和作业治疗师对患者进行评估和随访,能够促进患者最大程度的功能恢复和预防软组织挛缩。康复程序应该集中在患者的关节活动度、肌肉力量和感觉再教育。另外,还应该与重建外科医生沟通,肌腱转位或其他软组织手术或骨骼固定或融合等手术方式有助于改善功能,特别是在神经恢复不完全的情况下,手术治疗更有价值。

由于这些复合神经损伤是如此的复杂,所以这些损伤被分别列在表 10-1 至表 10-5 中,以便更好地研究单个病例的处理和治疗效果。

上臂平面正中神经和尺神经复合损伤

正中神经和尺神经的复合损伤是相对多的神经损伤的一种类别。其原因是:从解剖角度来看,这两条神经在上臂相对呈并列状。在上臂的肌肉损伤、切割伤、骨折、挫伤甚至医源性损伤等因素均可能导致正中神经和尺神经同时损伤(表 10-1)。在 22 例上臂正中神经和尺神经麻痹的病例中,12 例(>50%)以前有手术史,其中 6 例做过血管修补术,4 例伤口做过广泛的清创术。13 例正中神经和尺神经功能完全丧失,包括手内肌功能的完全丧失,导致所有手指严重的爪形手畸形(图 10-1)。除非早期采用康复治疗、夜间支具固定和积极处理,否则患者的预后不容乐观。

在 8 例枪弹致神经损伤的患者中,4 例为猎枪伤,4 例为单个子弹伤或其金属碎片或骨碎片所致。从受伤时间到手术的间隔时间相对较短,平均为 3~4 个月。虽然对于术前神经功能完全丧失的病例通常采用神经修复的方式,但对于在神经受损区仍然存在神经动作电位时采用神经松解术。其中 1 例正中神经损伤术前神经功能完全丧失,术中测定神经动作单位仍然存在,通过神经松解后,神经功能恢复良好。在这类复合神经损伤患者中,正中神经功能恢复等级平均为 4.0,尺神经平均为 3.3。

在上臂平面的正中神经和尺神经复合撕裂伤通常是钝性损伤,往往较迟才得到外科手术方式修复,从损伤到手术修复的平均间期为 5 个月。大多数(80%)神

表10-1　上臂正中神经和尺神经复合损伤

年龄	性别	损伤机制	既往手术	功能丧失		损伤到手术间隔	手术		结果		随访年数
				正中神经	尺神经		正中神经	尺神经	正中神经	尺神经	
50	男	猎枪伤	血管修复	完全	完全	3 个月	移植	移植	3	2	2
32	男	猎枪伤	血管修复	完全	完全	4 个月	缝合	缝合	4	3	5
30	男	猎枪伤	清创	不完全	完全	3 个月	N	缝合	3~4	2~3	1.5
32	男	猎枪伤	无	完全	完全	5 个月	移植	缝合	3~4	3	5.5
23	男	枪弹伤	清创	不完全	不完全	6 个月	N	N	5	3~4	3
44	男	枪弹伤	无	完全	完全	3 个月	N	缝合	5	4	9
6	男	枪弹伤	无	完全	不完全	4 个月	缝合	N	4~5	5	17
6	女	枪弹伤	无	完全	完全	1.5 个月	缝合	缝合	4	3	9
42	男	切割伤	清创	完全	不完全	3 个月	移植	N	4	4~5	2.5
24	男	螺旋桨切割伤	血管修复	完全	完全	5.5 个月	缝合	缝合	3	2	8
28	男	切割伤	血管修复	完全	完全	1 个月	移植	缝合	3~4	2~3	2
45	女	切割伤	血管修复	完全	完全	3 个月	N	缝合	4	3	II
23	男	切割伤/沙丘推车	血管修复	不完全	完全	5 个月	N	移植	4~5	2	2
22	男	切割伤	清创	完全	完全	4 个月	移植	缝合	4	3~4	6.5
22	男	复合骨折	神经松解	完全	完全	1 个月	移植	移植	3	2	5
48	男	骨折	无	完全	完全	4 个月	N	N	4	4	5.5
25	男	骨折	无	完全	完全	2 个月	移植	移植	2~3	2	5
27	男	挫伤	无	完全	不完全	5 个月	缝合	N	4	4	3
65	女	压伤	无	不完全	不完全	2 周	N	N	2~3	2~3	10
36	男	血透 A–V 瘘	腕管松解	不完全	不完全	8 个月	N	N	4~5	4~5	4
60	女	血透 A–V 瘘	无	不完全	不完全	1 个月	N	N	4	3	3
38	男	静脉穿刺肿胀	疼痛治疗	完全	完全	11 个月	移植	移植	2~3	2	2

N,神经松解术,对于在肘部和前臂的尺神经,同时采用神经前置术。

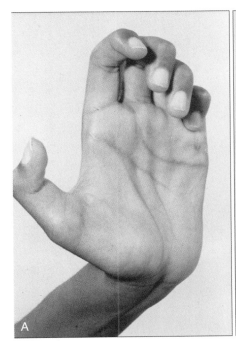
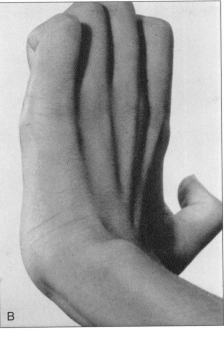

图 10-1　(A)Main en griffe 手（爪形手），由正中和尺神经联合损伤引起。拇指和其余手指均为爪形，鱼际肌和小鱼际肌萎缩。(B)背侧骨间肌萎缩。

经功能在术前完全丧失。尽管神经损伤机制为切割伤，但其中 1 例尺神经和 2 例正中神经连续性存在但有神经瘤形成，并且存在神经动作电位，只进行了神经松解术。同枪弹伤一样，正中神经功能的恢复效果较好，而尺神经功能恢复不太理想 (图 10-2)。

神经挫伤往往与骨折、钝性击打和持续压迫等因素有关，通常不需要外科手术修复。而在 5 例合并正中神经和尺神经损伤患者中，一半受损神经需要神经缝合或神经移植。

有 2 例是因为需要肾透析在上臂行动静脉瘘手术所导致的医源性神经损伤。两者虽然是不完全神经功能损伤表现，但有明显的疼痛性感觉异常。神经功能障碍主要由包裹正中神经和尺神经的瘢痕和局部压迫等因素导致。通过瘘管切除和神经松解术，2 例患者神经功能大部分得到恢复。无论从临床还是从电生理上分析，没有一例患者是由于肾脏疾病、透析或盗血现象等因素所导致的周围神经病。前臂水平的动静脉瘘管压迫导致的正中神经和桡神经损伤，也发生在其他几例患者上。这种损伤将在本章后面内容中讨论。

病例分析——上臂平面复合正中神经和尺神经损伤

患者，44 岁，男性，38 号口径手枪伤及上臂中段内侧。入院体格检查，桡动脉搏动消失，正中神经和尺神经完全麻痹。隐静脉移植修复肱动脉，正中神经和尺神经术中观察到为挫伤和被牵拉，但神经的连续性存在。

观察 3 个月无临床和电生理方面的神经功能恢复迹象，决定行神经探查。探查发现正中神经连续性存在，但受损部位存在神经瘤，可记录到神经动作电位

(NAP)。观察到正中神经的一部分的损伤程度比其余部分严重，将正中神经劈裂为 4 小束，其中一束不传导神经动作电位，切除损伤段后 3.8cm 长神经缺损采用 2 条前臂内侧皮神经移植修复。其他束则进行神经松解。尺神经无神经动作电位传导，切除损伤段后通过在上中 1/3 上臂交接处的游离和神经移位前置达到尺神经直接端-端缝合。

随访 1 年 3 个月，正中神经功能恢复到 3 级，尺神经功能恢复到 1~2 级。随访到 4 年，正中神经功能恢复到 4~5 级，尺神经也恢复到 3~4 级。

点评

在做血管修复时，发现正中神经和尺神经尽管有挫伤，但连续性存在。因此未做切除缝合，这是比较恰当的处理方法。如果神经在 3 个月内仍然没有临床和电生理方面的恢复迹象，就有必要对神经进行探查。

肘关节及前臂平面复合正中神经和尺神经损伤

这种损伤是上肢神经损伤的第二大类 (表 10-2)。大多数这类神经损伤是切割伤所致，多为神经功能的完全丧失，需要神经修复。虽然从受伤到手术的间隔时间较长，由玻璃所致的锐性切割伤在肘部的正中和尺神经损伤可急诊修复，不管采用尺神经松解或修复方式，还是采用尺神经前移和放置尺神经在深层肌肉下的手术方式，随访这类患者 1.5 年，神经恢复等级平均为 3 级。

6 例存在复合神经损伤患者同时伴有肱骨或尺桡骨骨折 (图 10-3)。其中 1 例肱骨远端骨折合并缺血性肌挛缩，伤后 11 个月进行神经松解术和前臂屈肌起点下移术，随访 25 个月后神经功能不完全恢复。其他 5 例合并骨折的神经损伤患者由于神经动作电位存在而采用神经松解术，神经支配区的运动和感觉功能恢复良好。其中 1 例采用神经劈裂修复，该神经的 2/10 束需要神经缝合。这 6 例患者的术后功能恢复满意，1 年的随访结果是神经功能良好，需要更长时间的随访来观察远期疗效 (图 10-4)。

导致该部位复合神经损伤的原因还有医源性损伤，包括肢体压迫、手术致伤以及心导管置入时的注射损伤等。神经功能的丧失不完全，因为疼痛缘故而进行手术治疗，6 例中的 4 例行神经松解术，1 例劈裂修复，1 例直接缝合，手术疗效满意。高压电击伤肘部导致神经损伤不常见，该类患者往往已经在急诊时行前臂掌背侧广泛的软组织清创。1 例患者在 10 个月后采用神经移植修复，随访 2.5 年后正中神经功能恢复到 3~4

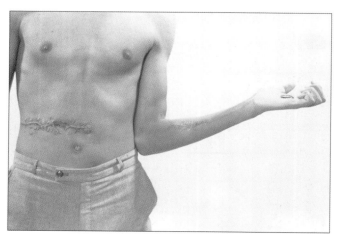

图 10-2　正中神经和尺神经枪弹伤，枪弹穿过患者腹部和前臂。患者的手中是该子弹。

表10-2　在肘及前臂部位的正中神经和尺神经损伤

年龄	性别	损伤机制	既往手术	功能丧失		损伤到手术间隔	手术		结果		随访年数
				正中神经	尺神经		正中神经	尺神经	正中神经	尺神经	
26	男	切割伤(玻璃)	血管修复	完全	不完全	5个月	移植	split	4	3~4	11
21	男	切割伤(玻璃)	无	完全	完全	无	缝合	缝合	3	3	1.5
24	男	切割伤/MVA	一期修复	完全	完全	7个月	移植	缝合	3~4	2	2.5
28	男	切割伤玻璃	一期修复	完全	不完全	14个月	移植	N	3~4	3	2.5
23	男	肱骨骨折	骨折修复	完全	不完全	4.5个月	移植	N	2	4~5	3
5	女	肱骨骨折	无	不完全	不完全	3个月	N	N	4	4	6
29	女	肱骨骨折	神经松解	完全	不完全	4个月	split	N	2~3	3~4	1
25	男	Volkmann 挛缩	骨折修复	完全	完全	11个月	N	N	2~3	2~3	3
35	男	桡骨和尺骨骨折	一期尺神经修复	不完全	完全	8个月	N	缝合	5	3	9
10	女	桡骨和尺骨骨折	无	完全	不完全	6个月	N	N	4	3~4	3
46	男	手术减压	尺神经松解	不完全(严重丧失)	不完全(严重丧失)	1年	N	缝合	4	3	2.5
59	男	手术减压	无	不完全	不完全	13年	N	split	5	3~4	2
56	男	心源性	无	不完全	不完全	2个月	N	N	5	4~5	2
34	男	电击伤	清创	完全	不完全	10个月	移植	N	3~4	5	2.5

N,神经松解术,对于在肘部和前臂的尺神经,同时采用神经前置术;Split,神经的一部分缝合或移植修复,其余部分行神经松解术。

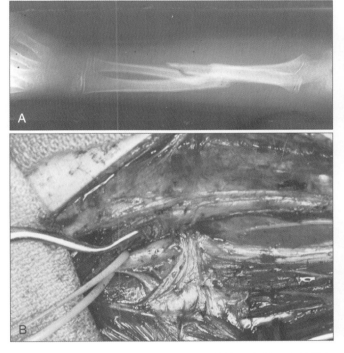

图 10-3　(A)前臂中段的尺桡骨骨折,合并正中神经和尺神经麻痹。(B)伤后 5 个月,术中探查发现,正中神经和尺神经被骨痂和瘢痕包裹,神经外松解后,可检测到神经动作电位,未行神经修复。4 年后神经功能完全恢复。

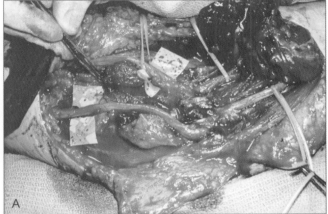

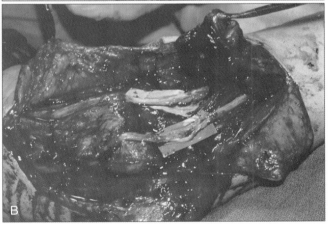

图 10-4　(A)肘部正中神经和尺神经横断伤。(B)尺神经需要神经移植,正中神经需要劈裂修复。随访 3 年后,正中神经功能恢复到 4 级,尺神经功能恢复到 3 级。

级,尺神经在受伤后早期残存功能为 3 级,采用神经松解和前置术,尺神经功能完全恢复。

病例分析——肘关节平面正中神经和尺神经切割伤

患者,男性,22 岁,跌落时手臂穿过玻璃窗导致正中神经和尺神经损伤。急诊修复肱动脉和肱二头肌腱断裂伤,神经断端采用钛夹标记,肢体石膏外固定处理。患者完全丧失正中神经和尺神经功能,只残留旋前圆肌的部分功能(3 级)。伤后 2 周探查,正中神经和尺神经断端回缩。对断端进行修剪后,6.5cm 长正中神经缺损用 4 段前臂内侧皮神经移植修复,尺神经通过游离和前置方式可行神经断端直接缝合,术后常规处理。

随访 6 年后患者可主动握拳,可用拇指围绕屈曲的其他手指。如果主动伸手指,小指呈现外展状态。正中神经支配的旋前、指浅屈肌、指深屈肌 (示指和中指)、拇长屈肌、拇短展肌和拇对掌肌功能达 3~4 级,感觉功能恢复到 3 级。正中神经总体功能恢复到 4 级;尺神经支配的尺侧屈腕肌和指深屈肌(环指和小指)功能恢复较佳,甚至小鱼际肌功能达到 4 级,骨间肌和蚓状肌功能达到 3 级, 拇收肌功能 3~4 级, 感觉恢复到 3 级。尺神经总体功能恢复为 3~4 级。患者能够定位刺激点,但两点辨别觉仍然不佳。当做精细动作时,患者需要用双眼注视手来执行,做拾取精细物体时,仍然存在困难。患者不能够扣纽扣,但可以使用患手转动门把手和开瓶盖。作为杂货店的老板,患者能够用患手储存货物及用刀切肉。如果需要的话,还可用患手握钢笔或铅笔来写字,但抓捏的动作与受伤前不同,需要使用更多的手指来配合拇指控制钢笔。

点评

尽管这例患者最终的结果是好的,但因为是锐性切割伤,患者更适合急诊一期神经修复。2 周的耽搁导致断端直接缝合困难。无张力下的神经断端直接缝合效果应该优于神经移植。

腕关节平面正中神经和尺神经复合损伤

大多数急性腕部正中神经和尺神经切割伤是由于患者自杀引起。该类患者多在基层医院进行处理。因此作者对这种常见创伤的经验相对不足。尽管如此,也处理过 5 例该部位的神经切割伤(图 10-5)。其中 3 例得到一期修复并恢复了良好的神经功能,有 2 例尺神经功能为 3 级,其余 1 例功能为 2~3 级。另外,有 2 例患者在 24 小时内得到一期正中神经和尺神经修复和部分屈肌损伤修复。有 4 条神经因为功能恢复较差进行二期神经探查,其中 2 条需要再次缝合(表 10-3)。术后小鱼际功能有恢复,但骨间肌和蚓状肌功能为 2 级。

2 例腕部水平正中神经和尺神经损伤的患者合并 Colles 骨折,疼痛症状明显,术后疼痛明显改善及神经功能也同时改善。2.5 年后其中 1 例患者因为意外交通事故而丧生。

因电击伤导致的腕部水平两条神经损伤有 2 例(图 10-6),其中 1 例神经功能完全丧失需要行神经修复,另外 1 例神经功能不完全丧失但疼痛明显行神经松解术。术后疼痛改善明显,可能原因为手术的疗效或随时间推移自然恢复。

尺神经功能完全丧失的患者无 1 例术后功能超过 3 级。不管是在腕关节平面,还是在较高平面,似乎骨间肌和蚓状肌功都能较难恢复。

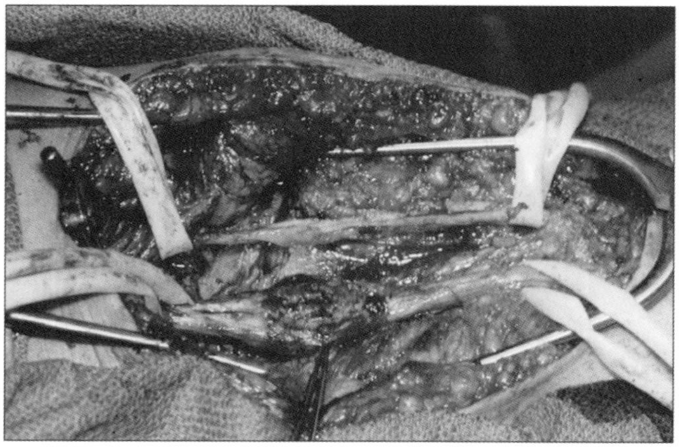

图 10-5　腕部平面的正中神经和尺神经复合性损伤。

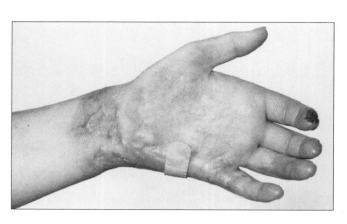

图 10-6　腕部电击伤,累及正中神经和尺神经。

表10-3　正中神经和尺神经复合损伤——腕关节

年龄	性别	损伤机制	既往手术	功能丧失		损伤到手术间隔	手术		结果		随访年数
				正中神经	尺神经		正中神经	尺神经	正中神经	尺神经	
14	女	玻璃切割伤	无	完全	完全	无	缝合	缝合	3~4	3	5.5
12	男	小刀切割伤	无	完全	完全	无	缝合	缝合	4	3	7
28	男	小刀切割伤	无	完全	完全	无	缝合	缝合	4	2~3	2.5
35	女	玻璃切割伤	一期修复	不完全	不完全	6 个月	缝合	N	4	3	6
47	男	玻璃切割伤	一期修复	完全	完全	8 个月	N	缝合	4~5	3	5
75	男	Colles 骨折	N	不完全	不完全	19 个月	N	N	3（疼痛好转）	3~4	2.5 年后死亡
10	男	Colles 骨折	无	不完全	完全	4 个月	N	缝合	4~5（疼痛好转）	3	7
55	女	压榨伤	N	不完全	不完全	3 年	N	N	4~5	4~5	8
46	男	电击伤	清创	完全	完全	8.5 个月	移植	移植	3~4	2~3	5
34	男	电击伤	清创	不完全	不完全	5 个月	N	N	3~4（疼痛好转）	3	2

N，神经松解术，对于在肘部和前臂的尺神经，同时采用神经前置术。

上臂平面正中神经、尺神经和桡神经复合损伤

以上三条神经同时损伤却不存在臂丛损伤的情况比较少见，作者处理过 4 例（表 10-4）。4 例患者的损伤机制各不相同，有 3 例需要早期血管探查，其中 2 例患者需要修复每条神经，第 3 例进行正中神经和桡神经的移植修复，尺神经单纯做神经松解术。对第 4 例所有三条神经仅行神经松解术（图 10-7）。每个患者的资料总结见表 10-4。正中神经和桡神经功能恢复比尺神经功能佳。

肘和前臂平面正中神经和桡神经损伤

作者处理这类患者至少有 8 例，虽然这两条神经在该平面靠得较近，但这种情况发生并不频繁。损伤原因包括骨折合并缺血性挛缩、枪弹伤、切割伤、静脉穿刺损伤、动静脉造瘘导致的医源性损伤等（表 10-5）。5 例患者已经在外院做过初期处理。损伤到手术时间平均为 6.2 个月。依据神经动作电位，11 例患者行神经松解术，尽管其中 4 例术前神经功能完全丧失。有 5 例行神经移植术。平均随访时间为 4.2 年。

如果桡神经恢复不满意，尺神经和正中神经恢复的价值就大打折扣，但幸运的是桡神经功能恢复非常满意。正中神经功能恢复平均为 3.2 级。

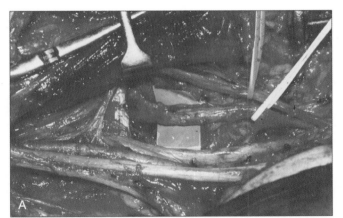

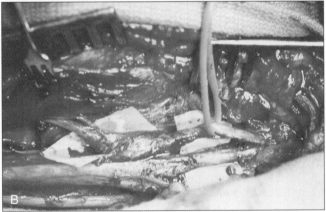

图 10-7　（A）上臂内侧和近端的挫伤，正中神经、尺神经和桡神经均受累，需要仔细而耐心的分离。（B）枪弹伤所致的上臂水平的神经挫伤。

表10-4　正中神经、尺神经和桡神经复合损伤——上臂水平

年龄	性别	损伤机制	既往手术	功能丧失			损伤到手术间隔	手术			结果		
				正中神经	尺神经	桡神经		正中神经	尺神经	桡神经	正中神经	尺神经	桡神经
24	男	枪弹伤	血管修复	完全	完全	完全	3个月	缝合	缝合	移植	3	2	3
26	男	刺伤	血管修复	完全	完全	完全	4个月	移植	移植	移植	3~4	2	3
26	男	挤压伤	血管修复	完全	完全	完全	3个月	移植	N	移植	3	3	3
25	男	挫伤、肿胀	无	完全	完全	完全	1年	N	N	N	3	2~3	3

N，神经松解术，对于在肘部和前臂的尺神经，同时采用神经前置术。

表10-5　正中神经和桡神经损伤——肘及前臂水平

年龄	性别	损伤机制	既往手术	功能丧失		损伤到手术间隔	手术		结果		随访年数
				正中神经	桡神经		正中神经	桡神经	正中神经	桡神经	
27	男	伤弹伤	血管修复	完全	完全	3个月	移植	移植	3	3~4	3
19		A-V瘘时切割伤	一期修复正中和桡神经	完全	不完全	8个月	移植	N	5	5	10
23	男	桡尺骨骨折固定	骨折固定	完全	不完全	4.5个月	移植	N	2	4~5	1
20	女	Volkmann挛缩	无	完全	完全	6个月	N	N	2~3	3~4	7
28	男	Volkmann挛缩	筋膜切开	完全	不完全	8个月	移植	N	3	4	2.5
58	女	血透A-V瘘	无	完全	不完全	6个月	N	N	3	4	2.5
49	男	血透A-V瘘	腕管松解	不完全（严重丧失）	完全（严重丧失）	8个月	N	N	2~3	3	3
46	男	静脉穿刺	无	不完全	不完全	6个月	N	N	4~5	5	2.5

N，神经松解术，对于在肘部和前臂的尺神经，同时采用神经前置术。

病例分析——神经切割伤合并肱动脉的动静脉瘘

　　患者，19岁，男性，因玻璃碎片致伤右肘前窝，已经采用静脉移植修复肱动脉。9个月前在其他医院进行了正中神经和桡神经修复。8周后采用静脉移植对肱动脉的动静脉瘘进行了从上臂肱动脉到桡动脉的旁路血管术，但未切除动静脉瘘管。到我院诊治时神经功能如下：桡神经支配区，肱桡肌2级、伸腕肌2级、无拇指和其他手指伸展功能；正中神经支配区，旋前肌5级、指浅屈肌3~4级、无示指的指深屈肌功能、无拇长屈肌功能、无鱼际肌功能、无正中神经支配的蚓状肌功能、感觉缺失；尺神经支配区，小鱼际和手内肌功能为3级。

　　术中动脉造影显示，尽管旁路手术分流了肱动脉血流，肱动脉的动静脉瘘仍然存在血流灌注。动静脉瘘给予电凝、结扎及切除。原损伤部位可见严重的血管性瘢痕。正中神经虽然连续性存在，但有明显的神经瘤形成。神经动作电位（NAP）检测显示：在神经瘤近端NAP正常，在神经瘤中段NAP较小，在神经瘤远端无NAP。尽管有近端和远端的松动，神经瘤切除后保持2.8cm

的间隙。采用8段腓肠神经移植，每段腓肠神经长为3.2cm。病理证实为动静脉畸形和神经Sunderland Ⅳ度损伤。在肘部桡神经周围的瘢痕被去除，尺神经鹰嘴切迹周围的瘢痕被去除。

　　术后血管造影显示，动静脉瘘已彻底解决，血流同时通过了肱动脉修复处和旁路血管。术后4年的临床和电生理检查显示，桡神经支配的伸腕和伸指功能完全恢复，尺神经支配的手内肌功能完全恢复，指浅屈肌、指深屈肌和拇长屈肌功能完全恢复，拇长展肌、拇对掌肌及正中神经支配的蚓状肌功能（2~3级）部分恢复；正中神经感觉功能恢复到4级。

点评

　　影响到神经的动静脉瘘或假性动脉瘤通常需要行切除或闭塞治疗，解除对神经的压迫。

小结

　　由于本章所涉及复合神经损伤组合方式、损伤水平、损伤机制和手术方式的多样性，很难进行归纳总

结，所以作者将 1994 年前的病例资料在表格中分组列出，其中正中神经和尺神经复合损伤 46 例，正中神经和尺神经和桡神经复合损伤 4 例，不同损伤平面的正中神经和桡神经损伤 8 例。1994 年后，对另外 19 例神经复合损伤患者的手术治疗也有类似的结果。腋神经和肌皮神经损伤合并近端的正中神经、尺神经和桡神经损伤将在臂丛神经章节讨论。按 LSUMC 的神经分级评定，除了可修复的严重桡神经损伤以及可自然恢复的部分正中神经和尺神经损伤能获得很好的功能恢复外，其他复合神经损伤治疗后虽然神经功能有一定恢复，但很难恢复到受伤前水平。如果正中神经和尺神经功能完全丧失，这种损伤就非常严重，它可导致所有手指的爪形手畸形（Main en griffe）。为了解决

这种畸形，即使损伤位于上肢近端，也有必要修复一条或两条神经。在对每种复合神经损伤手术过程中，对连续性存在的神经进行神经动作电位测定，来决定采用部分切除还是全部切除该段神经非常关键。如果术中电生理证实神经是部分损伤或有明显再生迹象，采用神经松解术的疗效是比较乐观的。物理治疗和作业治疗对预防软组织挛缩和改善肌力也很关键。肌腱转位和其他重建手术可增加患者功能，可考虑相对早点采用。但当受累关节无明显僵硬迹象时，也可适当推迟。

本章复合神经损伤或多条神经损伤修复的效果与同期 15 年内的单一神经损伤修复效果的比较见表 10-6。

表10-6　单一神经损伤（正中神经、尺神经、桡神经）的结果

水平	部分或完全横断					连续性存在				
						有神经动作电位		无神经动作电位		
	一期修复	二期修复	二期移植	劈裂修复	切除	松解	劈裂修复	松解	缝合	
上臂水平										
桡神经	5/4	8/6	5/3	0/0	0/0	19/19	0/0	0/0	10/8	11/7
正中神经	3/2	1/1	8/4	0/0	0/0	21/19	1/1	0/0	5/5	6/4
尺神经	4/2	2/1	1/0	2/2	0/0	10/9	1/1	3/1	3/2	5/2
肘水平										
桡神经	3/3	2/1	3/2	0/0	0/0	10/9	0/0	0/0	2/2	6/5
正中神经	2/2	2/1	3/3	0/0	0/0	30/28	0/0	0/0	4/3	9/6
尺神经	6/4	10/7	3/1	0/0	1/0	36/24	1/1	0/0	9/7	4/2
前臂或腕水平										
骨间后神经	3/3	2/2	7/5	0/0	0/0	19/18	0/0	0/0	2/1	5/4
腕部正中神经	13/11	2/1	2/2	0/0	0/0	15/14	0/0	0/0	11/9	6/5
腕部尺神经	6/3	2/2	1/1	1/1	1/0	8/8	1/1	0/0	3/2	3/1
总计	45/34	31/22	33/21	3/3	2/0	168/148	3/3	3/1	49/39	55/36

（李智勇　译　向剑平　顾立强　校）

第11章

下肢神经损伤

Daniel H. Kim，Judith A. Murovic

坐骨神经

概述

■ 在路易斯安那州立大学健康科学中心(LSUHSC)进行治疗的包括臀部和大腿平面坐骨神经损伤的患者共有 412 例。很多损伤发生在神经近端，即坐骨切迹、臀部和大腿的水平。多数病例伴有骨折、局部挫伤或枪击伤，在探查手术之前定期观察 2～5 个月，术中记录神经动作电位(NAP)，进行神经修复术。无论是在臀部还是在大腿水平，一般将坐骨神经分为胫神经和腓总神经，以利于分别进行评估和修复，这对于修复神经连续性存在的神经损伤很重要。如果是锐性的切割伤，应尽可能快地修复神经，其治疗效果也比较理想。

■ 胫神经的治疗效果一般都较好，即使有时需要行神经移植术来修复。效果最好的是那些在损伤段可以记录到 NAP 的传导、仅需要行神经外松解术的病例。如果损伤起源于骨盆水平，并且经坐骨切迹延续到臀部水平长段损伤，即使连续性存在，其治疗效果也不理想。

■ 对于腓总神经来说，不论行端－端缝合术或神经移植修复术，切割伤、枪击伤、医源性损伤的治疗效果均好于牵拉伤。如果术中发现有 NAP 的传导而行神经外膜松解术，其效果也比较好。约 30% 的病例功能恢复较满意而不需要再使用足的支具。

应用解剖

坐骨神经由 L4、L5、S1 的前后支，S2 脊神经以及 S3 的前支共同组成 (图 11-1)。其中前支形成胫神经支，后支形成腓神经支，两者共同组成坐骨神经。在臀部，坐骨神经的这两条分支，或者包绕着梨状肌，即一条分支在梨状肌上面而另一条分支在梨状肌下面穿过然后合成坐骨神经；或者两分支先合成坐骨神经，然后从梨状肌上面或下面穿过。

坐骨神经在盆部发出臀上神经和臀下神经，两者从坐骨切迹出盆部，支配臀大肌和臀中肌(图 11-2)。支配腘绳肌群的神经支配主要来自坐骨神经在坐骨切迹处发出的胫神经支，除了股二头肌短头是由腓神经支支配。支配臀肌、臀部血管、梨状肌以及腘绳肌的神经支与坐骨神经共同离开坐骨切迹。这些肌肉、血管以及营养这些神经的小血管紧密相邻，因此在坐骨切迹处分离时必须十分小心和仔细。

股后侧皮神经(图 11-2)有着与坐骨神经类似的走行，位于坐骨神经后面及臀大肌深部，在臀皱褶处行至表面。股后皮神经支配大腿和小腿的皮肤。

支配腘绳肌群的主要神经从上述的坐骨切迹近端或坐骨切迹处发出后，穿过臀部，贴近坐骨神经的胫侧支或坐骨神经内侧支。在大腿上部水平时这一分支已行至坐骨神经内侧。在这一部位，于坐骨神经外侧可以找到支配股二头肌短头或腘绳肌外侧的神经。同时支配腘绳肌群的主要神经将在此处分支，发至所支配的肌肉：股二头肌的长头、半腱肌、半膜肌以及大收肌的坐骨部(图 11-3 和图 11-4)。

综上所述，发至腘绳肌群的神经主要起源于坐骨神经的胫侧支，而第 4 腘绳肌、外侧腘绳肌(图 11-3 和图 11-4)，也叫作股二头肌的短头，则由坐骨神经的腓侧支支配。因此，如果外侧腘绳肌的无力或瘫痪伴随着垂足，则表示近侧腓神经支损伤。

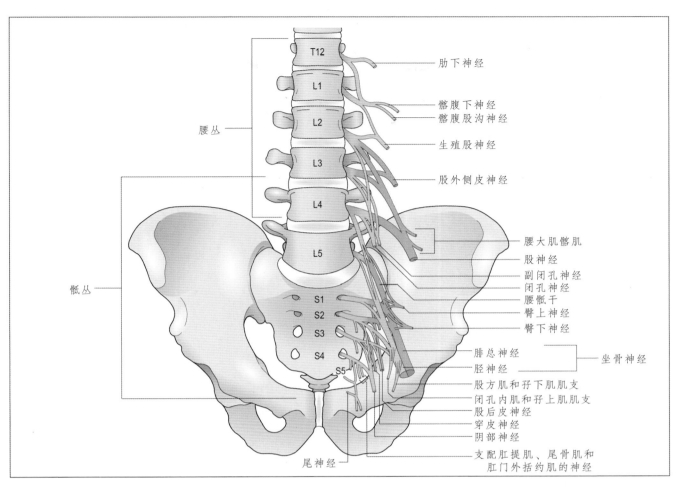

图 11-1 腰骶丛 L4、L5、S1、S2 的前后支以及 S3 的前支组成坐骨神经(T,胸;L,腰;S,骶)。

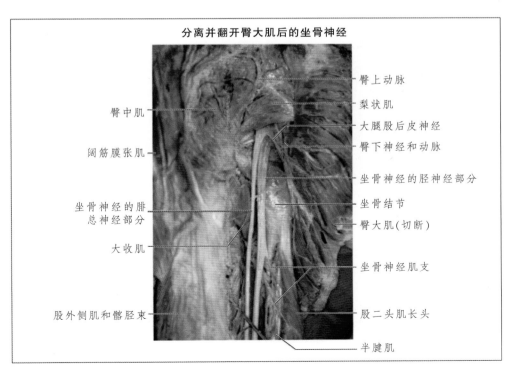

图 11-2 臀大肌已切除,显示经梨状肌深面坐骨大孔进入臀部的坐骨神经。到股方肌的分支在深面,股后侧皮神经在浅面走行。(From:Kline DG, Hudson AR, and Kim DH: Atlas of Peripheral Nerve Surgery. Philadelphia, WB Saunders, 2001.)

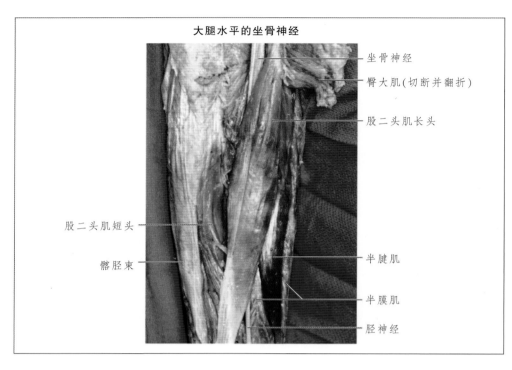

大腿水平的坐骨神经

坐骨神经

臀大肌(切断并翻折)

股二头肌长头

股二头肌短头

髂胫束

半腱肌

半膜肌

胫神经

图 11-3　标本从后面显示左侧大腿水平的坐骨神经,该段被大收肌覆盖(未显示),大收肌位于半腱肌、半膜肌及股二头肌长头。(From:Kline DG, Sciatic nerveHudson AR, and Kim DH: Atlas of Peripheral Nerve Surgery. Philadelphia, WB Saunders, 2001.)

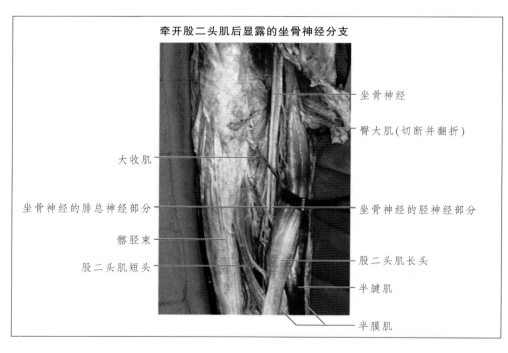

牵开股二头肌后显露的坐骨神经分支

坐骨神经

臀大肌(切断并翻折)

大收肌

坐骨神经的腓总神经部分

髂胫束

股二头肌短头

坐骨神经的胫神经部分

股二头肌长头

半腱肌

半膜肌

图 11-4　与图 11-3 相似,牵开股二头肌长头,大收肌部分切除,可以显示坐骨神经的分支。(From:Kline DG, Hudson AR, and Kim DH: Atlas of Peripheral Nerve Surgery. Philadelphia, WB Saunders, 2001.)

在臀部的中部,坐骨神经的分支位于闭孔内肌、上下孖肌和股方肌的上面或背面,然后从腘绳肌外侧和内侧部之间进入大腿深部。当坐骨神经行进至大腿远端,在大腿中下 1/3 交界处,分为胫神经和腓神经(图 11-5)。因此在这一部位或附近的损伤将会累及胫神经和(或)腓神经。

临床表现和检查

坐骨神经和股神经以及它们在临床上的走行将会

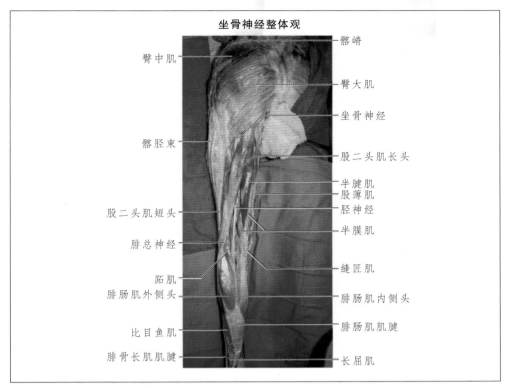

坐骨神经整体观

臀中肌 —　　　　　　　　　— 髂嵴
　　　　　　　　　　　　　— 臀大肌
　　　　　　　　　　　　　— 坐骨神经
髂胫束 —　　　　　　　　　— 股二头肌长头
　　　　　　　　　　　　　— 半腱肌
　　　　　　　　　　　　　— 股薄肌
股二头肌短头 —　　　　　　— 胫神经
　　　　　　　　　　　　　— 半膜肌
腓总神经 —
　　　　　　　　　　　　　— 缝匠肌
跖肌 —
腓肠肌外侧头 —　　　　　　— 腓肠肌内侧头
比目鱼肌 —　　　　　　　　— 腓肠肌肌腱
腓骨长肌肌腱 —　　　　　　— 长屈肌

图 11-5　标本从后面显示左侧臀部和大腿水平的坐骨神经以及走行至臀大肌下缘的示意图。在大腿中下 1/3 处,坐骨神经的胫侧支和腓侧支形成胫神经和腓总神经。(From:Kline DG, Hudson AR, and Kim DH: Atlas of Peripheral Nerve Surgery. Philadelphia, WB Saunders, 2001.)

在另一章节讨论,两者是支配下肢主要的运动和感觉功能的神经。除了在骨盆的平面,这两条神经很难同时受损。两者中任意一条神经单独受损,将会引起下肢一定程度的瘫痪,但下肢的承重能力仍然存在。比如坐骨神经在位于腘绳肌分支的下部处受损,但股神经的功能完好,患者将能使用受坐骨神经腘绳肌支所支配的腘绳肌屈小腿和使用股神经所支配的股四头肌伸小腿并且稳定膝关节。虽然由坐骨神经的腓深神经所支配的胫骨前群肌肉将失去足背屈的能力,借助于足部支具,患者可以承受身体的重量并且行走表现基本正常。

相反,如果坐骨神经完好而股神经损伤,多数患者可以进行良好的代偿。尽管不能伸膝部,但是患者学会将大腿或小腿向前甩出。腘绳肌的屈膝以及完整腓肠-比目鱼肌所实现的足部跖屈和胫前肌群的足部背屈,提供了良好的稳定性。因此,当坐骨神经失去功能时股神经的代偿功能是坐骨神经或下肢其他神经损伤时的有利因素。另外一个有利因素是下肢 2/3 的主要运动单元是由胫神经和腓神经支配,在恰当的治疗下胫神经和腓神经能得到很好的恢复。

除了这些有利的因素,从受伤部位到重要的运动支配部位的距离也是身体恢复的一个重要因素。因此,如果再生需要较长的时间,那么当神经纤维到达支配部位时,有可能发生不可逆的萎缩或纤维化。另外,腓神经和桡神经很相似,也就是说腓神经支配伸肌,而它

的感觉输入相对没有那么重要。但是不像桡神经,尽管它损伤后得到自然恢复或手术修复,但是恢复效果相对较差。另外一个影响预后的因素是坐骨神经损伤伴随着高概率的骨骼和血管的损伤[11,33]。

臀部平面坐骨神经损伤,无论有无腘绳肌的功能丧失都会导致不同程度的胫神经或腓神经控制支配肌肉的肌力减退。除非是十分偶然的坐骨切迹处穿透损伤,否则在这一平面很少会损伤到支配臀大肌和臀中肌的神经分支。同样,在这一平面的坐骨神经损伤所导致的整个腘绳肌的瘫痪同样十分少见。由于臀部肌肉不易瘫痪,所以近端的损伤可能通过外侧腘绳肌也就是股二头肌短头的功能来证实,腓神经支在臀部已经含有支配远端腘绳肌的神经纤维[14]。当坐骨神经在臀部平面完全损伤时会导致足的跖屈、内翻以及足趾的屈和展等动作的丧失,当然同样会导致足的背屈和外翻以及足趾的伸等动作的丧失。

在近端较高平面,腓神经相对胫神经更容易受伤,其原因目前还不是太明确,可能与腓神经的走行相对胫神经位于更外侧有关,在受到牵拉伤或钝伤比如骨折和髋部脱位时更容易受到损伤[34]。同样,臀部平面坐骨神经注射性损伤也是如此。有趣的是,臀部腓神经支受伤会导致出现包括足内翻能力的减弱,原因在于一束通过胫神经支最终支配胫骨后侧肌肉的神经纤维,在其近端平面借助腓神经支行进了一小段(异常神经

吻合）。

Sunderland 列出了一些腓神经更易受伤以及难以恢复的原因[40]，包括：相对少的血液供应；位置相对外侧，更接近髋关节，因而更易受伤；与胫神经支相比神经束间结缔组织更少；移动度相对受限尤其是在腓骨头处；腓神经再生纤维达到小腿前群肌肉相对比胫神经经过较长的行程。

判断坐骨神经是否损伤的检查相对简单。当患者位于坐姿时要求患者屈膝，正常情况下，此时检查者可以看到以及摸到外侧和内侧腘绳肌的收缩。嘱患者腿伸直抗阻力跖屈，检查者可以评估足跖屈的能力，还可以用另一只手在小腿处触摸到腓肠-比目鱼肌的收缩。还需要检查足与足趾屈伸功能：足的背屈和伸直可以直接观察到，同时可以触摸到胫前肌的收缩。然后检查跗长伸肌伸跗趾的力量和趾长伸肌伸 2~5 趾的力量，同时检查腓骨肌外翻足的力量。最后，检测足底对触摸和针刺的反应。股神经的隐神经分支支配内踝远侧的皮肤，因而此处的感觉丧失不能说明坐骨神经的损伤。

电生理检查

EMG

骨盆平面的神经损伤，可以表现为臀肌、股方肌和闭孔肌的失神经支配。肌电图检测可用来区别盆丛损伤和坐骨神经损伤，坐骨神经的损伤表现为下肢远端肌肉的失神经支配。臀部的刺伤能影响到臀部的神经、肌肉以及坐骨神经；临床病史和体格检查是肌电图检查的重要补充。另外两点说明：第一，梨状肌、股方肌，有时甚至臀肌的经皮电刺激检查并不总是准确；第二，支配股方肌和臀肌的神经可能起自盆腔水平而与坐骨神经一起经坐骨切迹出盆腔，因此这些神经能被较远端的损伤所累及。

一个与电生理诊断学相关的质疑集中在腘绳肌群。胫神经分支的近端是支配除了股二头肌短头的所有腘绳肌的主要神经支配的来源。起初发至腘绳肌的神经支在臀部到大腿近端段与坐骨神经平行，即使坐骨神经严重损伤，腘绳肌的神经支这一段通常免受损伤。因此在 LSUHSC 系列中，很少有臀部水平坐骨神经损伤的患者表现出半膜肌、半腱肌和股二头肌的长头的神经支配丧失，即使使用临床检查和肌电检查也都难以检测出。另一方面，如果神经支配的丧失的现象出现在腓神经支配的肌肉，且检测出外侧腘绳肌即股二头肌短头的神经支配的丧失，则说明不是远端腓神经的损伤，而是近端坐骨神经的损伤。

在坐骨神经功能恢复的早期，腓肠肌的电生理性的检测最有价值。因为它的电生理特性和临床的恢复相对于由腓浅神经支配的腓骨肌更快。但胫神经支配的腓肠肌的恢复并不能预示由腓神经所支配的背屈和外翻足肌肉的恢复。出现在胫神经所支配肌肉中的新生或再支配的神经恢复相比出现在腓神经所支配肌肉中更能预示恢复的成功。在某些情况下，即使腓神经支配的小腿前群肌肉会有一定数量的神经纤维再支配，以代偿去神经支配的延迟逆转，但由于可能是神经纤维太少或太细、髓鞘化不足或神经再支配本身的复杂性，而不能实现腓神经支配肌肉功能的恢复。

除了腓肠-比目鱼肌外，一般作为检测胫神经损伤的肌肉包括使足内翻的胫后肌、跗长屈肌、趾长屈肌。一般作为检测腓神经损伤的肌肉包括使足外翻的腓骨长肌、腓骨短肌，使足背屈的胫前肌，伸跗趾和 2~5 趾的跗长伸肌和趾长伸肌。神经的恢复以及其所伴随的电生理现象并不总是按照肌肉支配的先后顺序有序地进行，尤其是腓神经损伤后。比如，腓浅神经所支配的腓骨肌和腓深神经所支配的趾长伸肌可能会恢复，但是腓深神经所支配的胫前肌和跗伸肌则可能不会恢复。甚至胫神经支也能显示出此种电生理特性和临床特性：胫后肌的恢复可能没有腓肠-比目鱼肌那么明显，趾长屈肌的恢复可能强于跗长屈肌。

有时椎间盘侧突压迫 L5 神经根所导致的无痛性足下垂与腓神经损伤的鉴别，除了可以通过 MRI 或 CT 扫描脊柱发现，还可以通过脊柱旁肌、胫后肌群和胫前肌失神经支配肌电图表现来发现[36]。通过比较，如果能够正确地将引起足下垂的病因定位于外周腓神经损伤，就可以避免做不必要的椎板切除术。

类似于桡神经、尺神经和正中神经损伤，部分性坐骨神经损伤，无论是压迫或者直接损伤所致，都倾向于最大限度地影响了远端的肌肉[13]。因此，肌电图检查必须测试趾屈肌、趾伸肌功能，偶尔还要测试足内肌来证实坐骨神经的轻度损伤，尤其是压迫所导致的损伤。

手术显露

臀部平面坐骨神经

手术探查臀部坐骨神经时，患者必须处于俯卧的姿势，这种姿势也能最大限度地暴露单侧或双侧腓肠神经，以备自体神经移植[26]。膝部放置衬垫，小腿向大腿侧微屈，将一块折叠的手术巾置于手术切口侧前方髂嵴下面,使臀部稍抬高且轻度内旋。

　　显露臀部坐骨神经的皮肤切口呈弧形,从髂后下嵴开始沿着臀部外侧延伸(图 11-6)。切口近端必须足够高,将臀肌向内侧牵开时能毫无遮拦地显露出坐骨切迹[35]。如果必须在臀部下方以及大腿近端暴露坐骨神经,切口需要延伸至臀下皱襞,然后沿大腿后正中线向下。坐骨神经总是能够在这一点处显露,然后向近端追踪到坐骨切迹。必要的话可将坐骨神经两条分支分开(图 11-7)。

　　显露坐骨切迹处的坐骨神经时,在骨盆边缘处将臀大肌与臀中肌分离,使用理查森牵开器将臀大肌拉向内侧就可显露坐骨切迹处坐骨神经。切断臀大肌时在外侧保留约 2cm 附着部并用一根带针粗线来标记,以便手术完成后缝合。在臀肌深面和神经结构的背侧存在一相对无血管的层面,沿着此层面可向内追踪坐骨神经。在进行分离时要十分注意避免损伤发至腘绳肌的神经支,这一分支位于坐骨神经表面和略内侧。当接近坐骨神经切迹时,也要避免损伤臀肌的血管和神经,因为其支配的臀中肌对维持髂关节的稳定起着决定性的作用(图 11-8)。臀中肌是髋部的"三角肌",当人体以单腿承受身体重量时用以维持骨盆的稳定。

　　位于坐骨切迹水平的臀部血管必须在它们分支前结扎或电凝,血管一旦破裂就会回缩至盆部使出血不能控制。发生这种情况时则需要紧急开腹手术。

大腿平面坐骨神经

　　大腿后正中的纵行直切口,最好能有一轻度的弧形。这一切口向近端可以沿着臀部外形弧向外侧,以利显露坐骨神经的近端,向远端可延伸至腘窝,暴露坐骨神经远端。大腿平面,在中线处腘绳肌容易分离,可用自动拉钩或理查森牵开器分开。在大腿后侧坐骨神经,股二头肌的长头位于牵开器和坐骨神经之间(图 11-9)。

　　用装有 15 号手术刀片的长柄手术刀做锐性分离,并结合使用组织剪,环形分离损伤处远端和近端正常神经,然后从任意一端向神经损伤部位分离。分离时重点保护远端的腘绳肌肌支和坐骨神经的伴随血管,避免损伤,虽然伴随血管必要时可以牺牲。对于连续性存在的损伤坐骨神经进行刺激和记录后,将坐骨神经分成它的两个分支,分别对两者进行独立的评估(图 11-10)。两分支之间的界面可以在放大镜或低倍显微镜下看到。用潘氏引流管分别环绕这两条神经支,然后轻轻地牵开,从而扩大两分支间的界面,将这两条神经支逐渐从尾端向头端分离,最终将坐骨神经

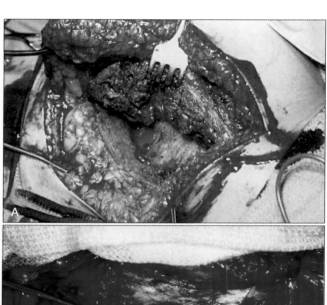
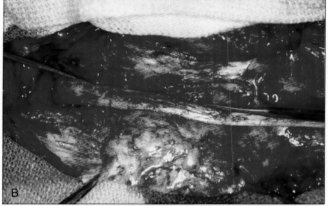
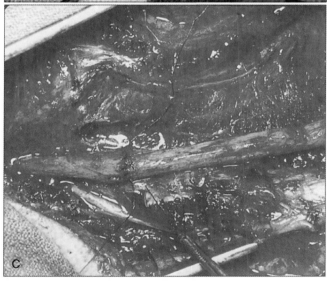

图 11-6　(A)在臀部水平显露坐骨神经,横行切断臀大肌外侧和中间部分,保留部分肌袖以备修复,图中拉钩将臀部肌肉拉向内侧。(B)图示坐骨神经的挫裂伤,神经在左侧,大腿在右侧。(C)臀部坐骨神经损伤行神经瘤切除后直接缝合。损伤是由髋部骨折引起。

分成两个分支。如果在界面处较难分离,则可以从腘窝处胫腓神经分叉处开始向近端分离,从此处开始分离相对容易。

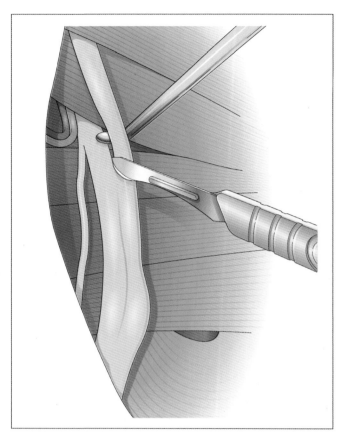

图 11-7 在臀部水平用手术刀可以将坐骨神经分成两束。(From：Kline DG, Hudson AR, and Kim DH: Atlas of Peripheral Nerve Surgery. Philadelphia, WB Saunders, 2001.)

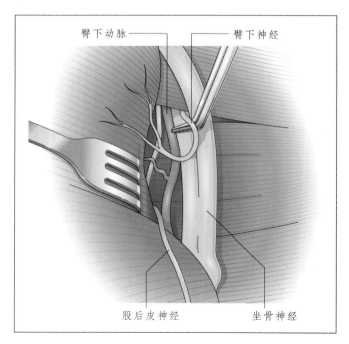

图 11-8 坐骨神经的臀下分支，深层的腘绳肌支和股后皮神经。(From：Kline DG, Hudson AR, and Kim DH: Atlas of Peripheral Nerve Surgery. Philadelphia, 2001，WB Saunders, Company.)

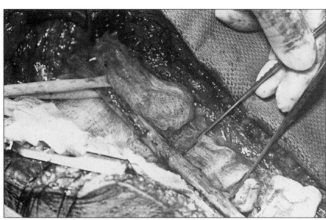

图 11-9 大腿中段坐骨神经压迫性损伤，牵开股二头肌长头以暴露神经。患者是一位女性会计师，损伤原因是她习惯性坐于无垫子和靠背的木头椅子上，大部分体重压在右大腿后侧，发生了严重的、进行性的坐骨神经损伤，累及胫神经和腓总神经。患者有局部压痛，大腿中段 Tinel 征阳性。神经动作电位（NAP）的波幅和传导速度虽有下降或减慢，但在图中镊子夹所示之处，仍能轻易检测到。在此点以远，NAP 波幅显著下降，传导速度减慢至20m/s，这种变化在两镊子夹之间最明显，于是行神经外科手术。

结果

臀部平面坐骨神经

表 11-1 和表 11-2 中列出了 LSUHSC 的分级标准。手术结果则从损伤的类别、手术位于臀部还是大腿水平以及所采用的手术方法三个方面来总结（表 11-3 和表 11-4）。此前有关于坐骨神经损伤的报道较少[8,9,19,22]，多倾向于总结治疗的方法[2,4,21,25,28,46]，且大多数都集中在枪伤导致的坐骨神经损伤[6,23,29-31]。表格中所列出 LSUHSC 的结果并不包括肿瘤的情况，但是在正文里时有提及。

注射性损伤

在 LSUHSC 的大宗病例中，42%坐骨神经损伤发生在臀部平面，且大多属于注射性损伤（表 11-3）。注射性损伤一般都发生在瘦弱或者因为长期的慢性疾病而致比较瘦弱的患者。此类患者臀部的软组织较少，如果在臀部外上 1/4 以外的区域用较长的注射针头注射，容易引起坐骨神经损伤（图 11-11）。坐骨神经受这种损伤后通常会有两种包括疼痛和功能障碍的表现方式，通常表现为即刻的神经根性疼痛以及伴随着一定程度的损伤远侧的感觉异常。较少患者（约 10%患者）

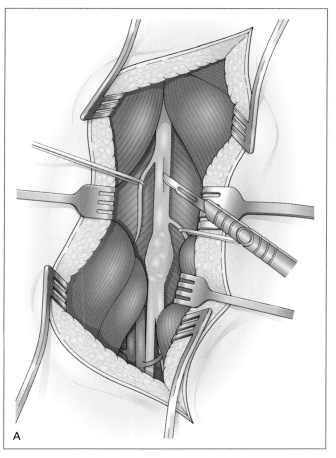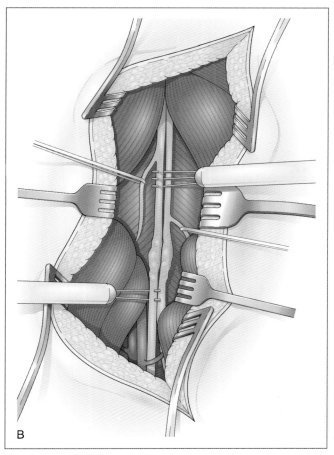

图 11-10　(A)图示大腿水平的坐骨神经,在损伤处近段将其分为两束。(B)图示将坐骨神经分成胫神经和腓神经后,检测连续性存在的胫神经的动作电位，刺激电极和记录电极的放置。(From：Kline DG, Hudson AR, and Kim DH: Atlas of Peripheral Nerve Surgery. Philadelphia, WB Saunders, 2001.)

表11-1　LSUHSC 臀部和大腿水平腓神经运动分级系统

分级	评价	描述
0	无	股二头肌短头无功能,腓神经无功能,无胫前肌、蹈长伸肌或趾长伸肌功能
1	差	股二头肌短头有收缩,腓神经支配肌肉无功能
2	一般	股二头肌短头有收缩,腓神经支配肌肉可对抗地球引力或更好,无胫前肌,远端无其他运动功能恢复
3	中等	股二头肌短头有收缩,腓神经支配肌力 3 级或更好,胫前肌对抗地球引力收缩,蹈长伸肌或趾长伸肌对足趾无功能
4	良好	股二头肌短头和腓神经支配肌肉有收缩,胫前肌 3 级或更好,蹈长伸肌或趾长伸肌记录到功能恢复
5	优秀	股二头肌短头和腓神经支配肌肉有收缩,胫前肌 4 级或更好,蹈长伸肌或趾长伸肌收缩至少对抗地球引力

表11-2　LSUHSC 臀部和大腿水平胫神经运动感觉分级系统

分级	评价	描述
0	无	腓肠肌-比目鱼肌无功能,无内翻,无足趾屈曲,足底无感觉
1	差	腓肠肌有收缩,腓神经支配其他肌肉无功能,足底有感觉
2	一般	腓肠肌收缩可对抗地球引力,足底感觉 2 级或稍好
3	中等	腓肠肌-比目鱼肌收缩对抗地球引力或稍强,有内翻,足底感觉 3 级或稍好
4	良好	腓肠肌收缩对抗中等阻力,内翻肌力 3 级或更好,足趾无或稍微屈曲,感觉 4 级或更好
5	优秀	腓肠肌功能正常,内翻肌力 3 级或更好,足趾能屈曲,感觉 4 级或更好

表11-3　175例臀部水平坐骨神经损伤手术效果*

损伤类型	病例数	神经松解术**		神经缝合术		神经移植术	
		胫神经***	腓神经	胫神经	腓神经	胫神经	腓神经
注射伤	64	50/42	50/34	4/3	3/1	7/4	8/2
骨折/脱位	26	14/12	9/6	0/0	0/0	9/6	11/3
挫伤	22	22/20	22/18	0/0	0/0	0/0	0/0
挤压伤	19	19/18	19/15	0/0	0/0	0/0	0/0
枪击伤	17	8/7	8/6	4/3	4/1	5/3	5/1
髋关节置换术	15	8/6	8/2	0/0	0/0	7/4	7/1
撕裂伤/刺伤	12	3/3	3/3	3/2	3/1	6/4	6/2
总计	175	124/108	119/84	11/8	10/3	34/21	37/9

*，手术治疗病例数/恢复 3 级或以上的病例数，此表不包括肿瘤病例，就某一具体病例，不必将 2 条神经束均列表，除非在起始部支配区有功能障碍或神经疼痛。

**，神经松解术的选择是基于跨过损伤区是否有 NAP。

***，胫神经和腓神经分别指坐骨神经的胫神经束及腓神经束。

表11-4　178例大腿水平坐骨神经损伤手术效果*

损伤类型	病例数	神经松解术**		神经缝合术		神经移植术	
		胫神经***	腓总神经	胫神经	腓总神经	胫神经	腓总神经
枪击伤	62	27/27	27/24	14/14	14/10	21/18	18/9
股骨骨折	34	17/15	17/11	1/1	1/0	16/12	16/4
撕裂伤/刺伤	32	6/6	6/5	14/12	14/10	12/10	12/8
挫伤	28	23/21	23/16	0/0	0/0	5/3	3/1
挤压伤	12	12/12	12/10	0/0	0/0	0/0	0/0
撕裂伤/刺伤	10	10/10	10/9	0/0	0/0	0/0	0/0
总计	178	95/91	95/75	29/27	29/20	54/43	49/22

*，数字表示手术治疗病例数/恢复 3 级或以上的病例数，此表不包括肿瘤病例，就某一具体病例，不必将 2 条神经束均列表，除非在起始部支配区有功能障碍或神经疼痛。

**，神经松解术的选择是基于跨过损伤区是否有 NAP。

***，胫神经和腓神经分别指坐骨神经的胫神经束及腓神经束。

表现的是神经根延迟性疼痛和感觉异常，在注射损伤后的几分钟到几小时后才出现异常，有可能在注射后马上出现局部疼痛[15]。这两种情况都说明在一些情况下，有毒的药物即使不直接注射到神经，而是注射到神经外膜或者注射到神经旁边，也会慢慢渗透到神经内的结构，从而对神经产生损伤。

据统计，依照 LSUHSC 标准只有 39% 注射损伤的患者需要手术治疗。部分神经损伤的患者，即胫神经、腓神经部分功能存在的患者，可以通过物理治疗和服用止痛药，经过一段时间即可恢复。如果症状持续，则可能需要行手术探查、神经外或神经内松解术，但手术并不一定都能缓解疼痛。如果是坐骨神经或其中一个分支完全损伤，则需要尽早进行手术治疗。术中进行电刺激和记录 NAP，若整条坐骨神经都存在 NAP，则只需要对其分别施行神经松解术；若其中一个分支不出现，则对这一神经支进行切除和修复；若整条坐骨神经都不出现 NAP，则对整个神经进行切除和修复。手术的最佳时间是在创伤注射后 3~5 个月内。如果对腓神经支进行切除修复则效果会较差，如果是胫神经支，那么手术效果会好些（图 11-12）。如果损伤神经支无法修复，即使是切除损伤段也并不能缓解注射损伤所带来的疼痛。在 LSUHSC 病例中有 1 例神经性疼痛患者，切除了臀部水平的一段腓神经支，但疼痛未缓解，最后进行了交感神经切除术，疼痛部分缓解，虽然这种疼痛并不是典型的交感神经性疼痛。

在 LSUHSC 病例中的注射性损伤，大多数患者通

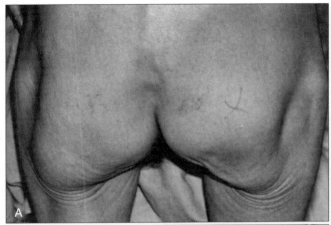

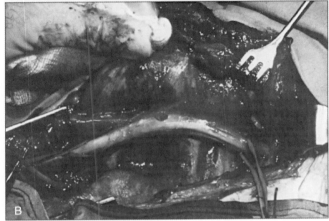

图 11-11　(A)一瘦弱的恶病质患者发生坐骨神经注射性损伤，推测可能的注射位置。(B)术中见坐骨神经在注射部位与臀肌结构粘连。

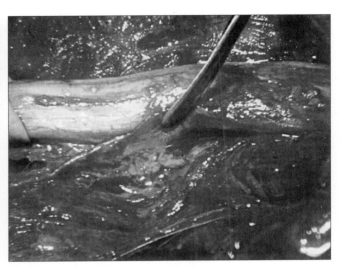

图 11-12　臀部吗啡注射引起坐骨神经损伤。需要切除一条分支的损伤段并缝合修复。注意损伤段神经周围软组织的外观。

过保守治疗获得好转。这些病例中经常会出现一个或两个神经支的支配区功能部分或者不完全丧失的情况。大多数病例中的主要问题是疼痛，通常对保守治疗有效。64 例患者行手术治疗，若仅以 NAP 记录来看，神经松解术的患者中有 76% 神经支的功能得到改善。57% 神经支损伤段切除端-端缝合修复患者和 40% 神经支损伤段切除移植修复患者获得功能恢复。8 例(11%)临床和 EMG 检查提示神经完全损伤的患者，术中发现有 NAP 通过损伤处，只进行了神经松解术，功能也得以恢复。

病例分析——注射性损伤

患者，52 岁，女性，接受了右臀部的吗啡类药物注射。她出现了大腿后部向小腿及足的放射性疼痛，并且即刻出现坐骨神经的麻痹。几天之后，足的背屈能力有一定程度的恢复，但是依然不能跖屈。注射损伤第 4 周的肌电图显示腓神经支配的肌肉有部分失神经支配变

化，但是胫神经支配的肌肉有严重的失神经支配变化。4 个月后进行神经功能的检查，发现腓神经支配的肌肉恢复到 3 级肌力，胫神经支配区运动和感觉丧失，但是腘绳肌的功能正常。与受伤后 1 个月的肌电图类似，未表现出任何神经再生的迹象。

在臀部水平探查坐骨神经，发现神经肿胀，特别是在坐骨神经内侧胫神经支。术中记录到通过坐骨神经损伤处的 NAP，然后将坐骨神经分离为胫神经支和腓神经支分别进行电生理检查，发现两者都能传输NAP，仔细检查发现主要支配腘绳肌的肌支附着于胫神经支旁，当将其与胫神经支分离后，胫神经支不再出现 NAP。因此，切除损伤段的胫神经，并用 3 股 5.8cm 长的移植体行神经移植修复。切除的神经段轴突表现为沃勒变性，神经外膜和神经束间明显瘢痕组织增生以及神经内膜增厚，只有极细的轴突与中度增生的瘢痕组织混合在一起。腓神经行神经外膜松解术。

术后 26 个月随访，髌骨下约 12cm 水平两侧小腿的周长相等。跖屈和足内翻的肌力皆恢复到 3 级，但是不能屈足趾，足底也只有保护性的感觉。腓总神经的功能良好。

点评

有些注射性损伤，即使是臀部的坐骨神经，可能要采取手术治疗方法。对于胫神经损伤为主的病例，修复这一神经将会十分有用，有时还有助于止痛，尤其是与胫神经支相关的疼痛。对于注射所导致的神经损伤，如果术中的电生理检查显示有必要进行损伤段切除，切除的长度必须包括整段损伤的神经。

髋部骨折-脱位

髋部骨折-脱位或在复位过程中可造成臀部平面的坐骨神经损伤(表11-3和图11-13)。臀部平面坐骨神经损伤常发生在股骨头向后移位的情况下[10]。

文献报道,10%~19%坐骨神经损伤与髋部骨折-脱位或髋臼骨折相关[10,16,17,37,38]。这一原因所导致的坐骨神经近端的损伤报道很多[1,18,24,43]。有作者建议在髋臼的骨折和施行髋部修复的手术过程中进行实时的神经监测,以避免在治疗过程中导致坐骨神经损伤[5,32,39]。当患者表现出由髋部脱位或骨折所导致的坐骨神经完全麻痹时,有时候胫神经功能会有恢复,但腓总神经功能障碍很少会恢复。因此,腓神经支配的丧失在这类病例中比较明显,如果是在坐骨神经的起始处发生完全损伤,无论是否手术都很少能有恢复。11例中有3例(27%)臀部水平腓神经支损伤的患者行神经移植手术后,功能恢复到可不需要使用足部支具。9例在术中进行电生理检查时有NAP通过腓神经支损伤处,提示有轴突再生通过损伤段,施行臀部水平腓神经支松解术,其中有6例(67%)功能得以改善。在这些病例中,明显的腓神经功能恢复包括足外翻和背屈能力能达到3级或更高。除了极个别的病例在早期自然恢复外,伸趾功能很少能重新获得。

在大多数患者中,无论是选择保守治疗还是手术,只要选择得当,胫神经支功能都能得到明显的恢复。20例中有9例(45%)进行神经移植手术的患者获得成功。术中电生理检查有NAP通过损伤处的患者施行胫神经支神经松解术,其中90%能恢复到有用的程度,即足的跖屈能力能达到3级或更高,能进行足内翻,足底有保护性感觉。但是屈趾以及足内在肌的功能很少能得到恢复。

病例分析——髋部骨折-脱位

患者,23岁,男性,在一次石油钻塔事故中受伤,当时他的左腿被环形卷入钻机,右腿也被卷入钻机,导致左髋关节的脱位和右股骨干骨折,其中左髋关节的脱位在几小时后复位,右下肢进行了数周的骨牵引。患者左下肢坐骨神经完全麻痹,但数周后足的跖屈能力有一点恢复。4个月后,患者在LSUHSC检查,内侧腘绳肌达到了3~4级,但是外侧腘绳肌只有轻微恢复。跖屈能力达到了3级,但足内翻和屈趾功能丧失,且足底感觉缺失。腓神经支配的肌肉完全瘫痪,肌电检查显示除了腓肠-比目鱼肌有部分神经支配外,所有坐骨神经支配的肌肉均呈去神经支配状态。即使在胫神经支

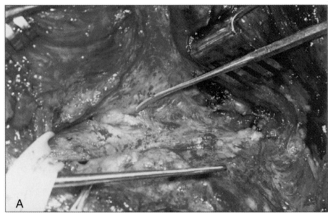

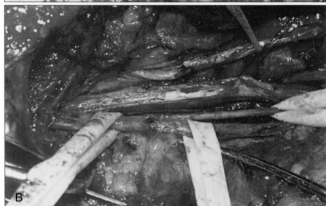

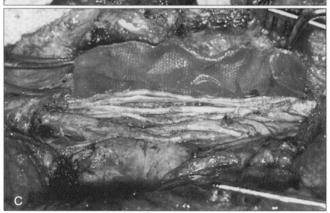

图 11-13 (A)髋关节脱位和股骨头骨折伴坐骨神经损伤,神经探查术中所见,坐骨切迹区域涉及坐骨神经的瘢痕。(B)另1例骨折伴臀部水平坐骨神经损伤病例,术中NAP通过损伤段,将神经分成胫神经和腓神经。橡皮引流条环绕的是腓神经,塑料吊索环绕的是腘绳肌的肌支,两者之间是胫神经。(C)胫神经存在NAP,行神经内松解。腓神经无NAP,神经移植修复。

配的肌肉里也无再生单位表现。

伤后4.5个月后进行臀部水平的坐骨神经手术探查。损伤段约3.6cm长,从坐骨切迹处向下延伸,经过损伤部位以及其远端几厘米处都可以记录到NAP。将坐骨神经分为胫神经和腓总神经两个分支后重新记录,胫神经支可以记录到NAP通过,但是腓神经支记录不

到。故行胫神经支神经松解术,腓神经支损伤处切除,神经切除后的 3.2 cm 的缺损用 4 束 3.8 cm 的腓肠神经移植修复(图 11-18)。术后不用石膏也不用夹板固定。手术后 24 小时患者就可以在支架的帮助下行走。

4 年之后随访,胫神经功能恢复良好,跖屈达到 5 级,足内翻达到 4 级,但依然不能屈足趾。足底感觉达到 3~4 级。内侧和外侧腘绳肌恢复到 5 级。腓神经部分,足外翻达到 2~3 级,但是无足部背屈以及伸足趾的恢复。6 年之后显示足外翻能力提高,但是胫前肌只恢复到 2 级,且依旧不能伸足趾。

点评

该病例展示了通常髋部受伤导致的坐骨神经近端损伤的临床治疗方法和治疗效果。足趾屈曲和足背伸的能力很少能恢复。

挫伤与枪伤

跌倒时臀部着地或交通事故所导致的坐骨神经挫伤,其特征是不完全的神经性功能丧失,疼痛对药物治疗和物理治疗不敏感,并且随时间延长不能改善,则需要手术治疗(表 11-3)。有时坐骨神经痛是由子弹碎块或枪伤导致的骨折碎片所引起的(图 11-14)。手术治疗有时能帮助减轻疼痛。无论能否减轻疼痛,86%患者在实施神经松解术后最终都得到较好的恢复。

相比之下,大多数涉及坐骨神经近端的枪伤都会导致严重的功能丧失且在 2~5 个月内不会有很大改善。在实施神经探查时,术中能记录到较好的 NAP 者行神经松解术,有 13 例(81%)达到预期的良好效果。18 例需要进行端对端的神经缝合术或神经移植修复(图 11-15),其中有 6 例(67%)胫神经得到明显的恢复,但腓神经只有 2 例(22%)有同样的恢复(图 11-16)。

病例分析——枪伤

患者,10 岁,男孩,右臀部枪击致软组织严重损伤以及长段坐骨神经损伤。受伤后数月行坏死骨切除、股骨短缩固定手术,同时行二期坐骨神经胫神经支和腓神经支的端-端缝合修复。术后髋人字形石膏固定。8 年之后显示胫神经功能恢复到 3~4 级。与预期的一样,腓神经恢复较少。患者现在就读大学,需要使用足部支具。

点评

即使两者都在同一个手术完成,也应该尽可能先行骨内固定术,再行神经修复术。

切割伤或刺伤

这是一种较容易处理的损伤类型(表 11-3)。由于

损伤的性质,坐骨神经的切割伤或刺伤可以得到较早的手术治疗。有 1 例患者拒绝手术治疗,功能未恢复。与挫伤或牵拉伤所导致的坐骨神经损伤往往需要长段神经移植不同,切割伤或刺伤的缺损长度较短,很少有超过 3.8~5.0cm 的。胫神经端-端神经缝合术 3 例,有 2 例(67%)恢复到 3 级或以上;神经移植术 6 例,有 4 例(67%)恢复 3 级或以上。但是同样的治疗,腓神经只有 33%恢复到 3 级或更好。

尽管是锐性切割伤,由于会发生神经断端的回缩,而且由于修复延误,有时还是需要施行神经移植。另外,尽管出现术前坐骨神经支配功能的全部丧失,有 1 例患者在术中发现坐骨神经损伤属于连续性存在的挫伤,且术中可以记录到两条神经均有 NAP 通过损伤处,因此仅行神经松解术后神经功能得到满意的恢复。

病例分析——切割伤或刺伤

患者,4 岁,女性,她在爬家里的冰箱架时,一个玻璃瓶从架上掉下来并摔碎,随后小女孩也从架子上摔下来并且是臀部着地。一个尖锐的玻璃碎片刺入了她的左臀部,立刻出现坐骨神经的完全麻痹。数周后行手术探查,发现神经断端位于坐骨切迹以远 2.5cm 水平。切除两端神经的瘢痕,修剪后神经远端和近端之间有 3.8cm 的缺损。每一个断端都可以分为胫神经支和腓神经支,每一个分支又可以分成若干神经束。用 7 条 4cm 的自体腓肠神经进行桥接。8 年之后,胫神经功能恢复到 4 级,腓神经功能恢复到 2 级。

点评

尽管是二期手术,行臀部坐骨神经切割性损伤的

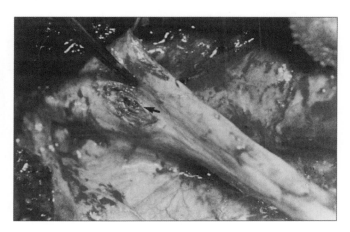

图 11-14　近坐骨切迹处坐骨神经分支——胫神经内一弹片(箭头)。此患者腓神经正常,胫神经部分损伤(肌力有 3~4 级),且有神经性疼痛,疼痛具有部分交感神经痛特点。弹片取出后患者肌力增强,但需要行交感神经切断术来缓解疼痛。

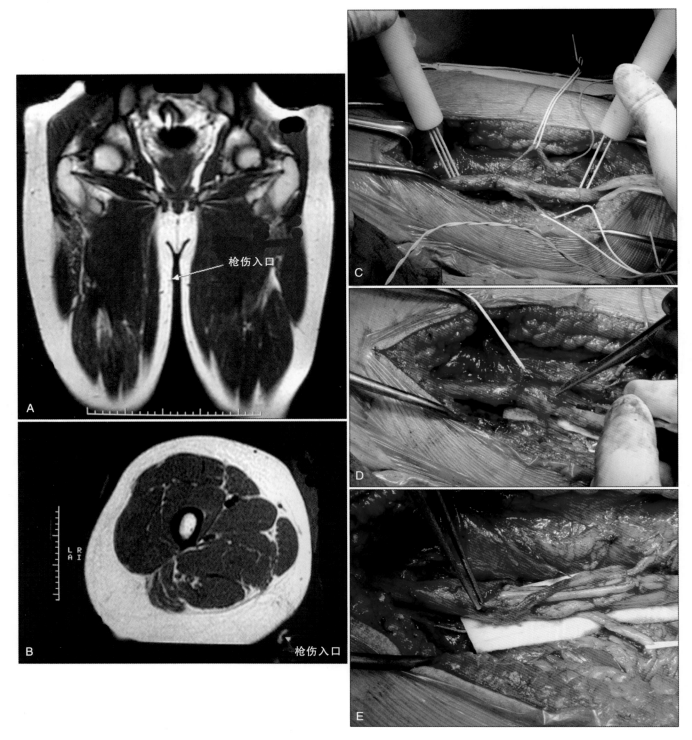

图 11–15 (A、B)枪伤致坐骨神经损伤患者的 MRI 显示枪伤入口。(C–E)术中电生理检查显示损伤段无 NAP 通过，切除神经瘤，行 5 股神经移植体束间神经移植。

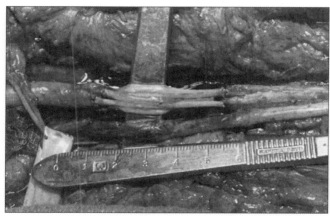

图 11-16　近臀皱襞的坐骨神经枪伤，劈裂修复。腓神经(底部)有 NAP 传导。胫神经(上部)无 NAP。5 股 4.5cm 长神经移植物行束组神经移植修复胫神经。

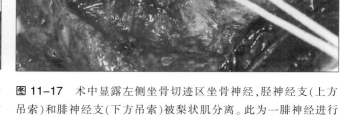

图 11-17　术中显露左侧坐骨切迹区坐骨神经，胫神经支(上方吊索)和腓神经支(下方吊索)被梨状肌分离。此为一腓神经进行性麻痹伴臀肌失用性萎缩的患儿，诊断为梨状肌综合征。

修复术对于这个玻璃刺伤的小女孩来说还是相当有价值的。如果在一期手术时有设备以及有经验的医生，神经修复效果可能更好。

神经卡压和医源性损伤

尽管有报道梨状肌综合征引起的神经卡压病变，但这种情况十分少见[3,12,42]，25 年间在 LSUHSC 只有 2 例(图 11-17)。1 例行手术切除梨状肌，另 1 例则未进行治疗。

与髋部不同，臀部的医源性坐骨神经的损伤十分少见。在使用近端放置的神经刺激器治疗疼痛时可能会导致神经压迫，这种仪器引起的瘢痕可能需要二次手术治疗[27]。有 1 例患者移除电刺激器后，由于瘢痕压迫而进行了神经松解术。

在髋部骨折治疗过程中，可能会发生坐骨神经的麻痹。除非是明确的切割伤或缝线结扎了神经，一般要进行几个月的随访。如果无任何恢复的迹象，需要行神经探查术，除神经断裂外，术中要对坐骨神经进行 NAP 记录检查。

大腿平面坐骨神经

大腿和臀部平面的坐骨神经损伤评估标准近似。有 175 例臀部平面坐骨神经损伤和 178 例大腿平面坐骨神经损伤进行了手术治疗。这些大腿平面坐骨神经损伤患者包括 62 例枪伤，34 例骨折，大多是股骨骨折，32 例割伤或刺伤和 28 例挫伤。有 12 例挤压伤和 10 例医源性损伤。

大腿平面坐骨神经损伤会有下列的表现：两个神经支的完全或不完全损伤，或者一条神经支完全损伤

另一条神经支部分损伤或没有损伤，或者一条神经部分损伤但另一条神经支没有损伤。由此看来，无论损伤神经的连续性是否存在，手术时将坐骨神经分离成它的两个分支十分重要。这样每一个分支都可以通过刺激和 NAP 记录技术来进行独立评估[20]。如果神经相对完整且 NAP 记录证实有神经再生，那么行神经外松解术就足够了：87% 行大腿水平胫神经支神经松解术的患者均可以恢复到 3 级或更好（表 11-2）。对于腓神经，75% 都可以得到早期再生的生理学证据。

如果损伤的神经较长或者横切后两残端出现回缩，施行神经移植手术是进行无张力修复的最好方法(图 11-18)[44]。大多数比较局限的损伤可通过切除损伤段端-端神经缝合术及术后下肢固定 3~4 周的方法实现修复：29 例中的 27 例(93%)患者术后跖屈能力可恢复到有功能等级，足底可恢复保护性感觉。即使是在这一水平施行胫神经支移植修复的患者也恢复得较好，80% 能达到 3 级或更高。同预期的一样，腓神经的修复效果没有胫神经好，但仍有 69% 端-端神经缝合修复的患者可恢复到不需要足部支具的帮助。腓神经移植修复的成功率较少：只有 45% 可以不需要支架。这些数据显示在进行坐骨神经损伤探查手术时，如果腓神经为部分损伤，手术时对腓神经支的保护十分重要。

枪伤

大腿枪伤引起的坐骨神经损伤一般都有较好的预后，有大量文献也支持这一观点[41]。相对积极的治疗方法是对伤后 3~5 个月内无明显功能恢复的患者进行手术治疗(图 11-19)[45]。从表 11-2 中可以看到，基于术中记录到 NAP，所有行胫神经松解术、除了 3 例外的所有

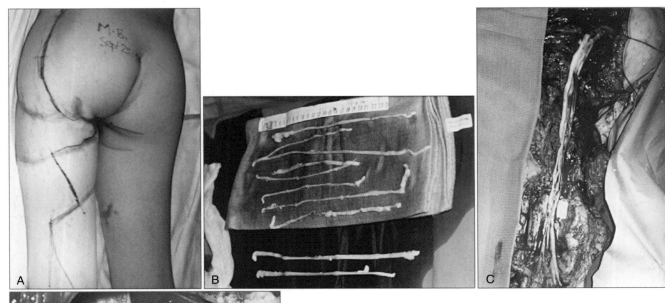

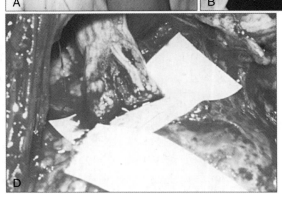

图 11-18　(A)左侧大腿多处螺旋桨损伤伴坐骨神经损伤患者，手术探查切口设计。(B)取自新鲜尸体的神经，准备做异体神经移植。(C)行 20cm 长异体神经移植修复坐骨神经。(D)近断端神经瘤切除至有正常神经乳头。术后患者给予免疫抑制治疗 2 年，伤后 3 年足底感觉部分恢复。(From：Mackinnon S and Hudson A: Clinical application of peripheral nerve transplantation, Plast Reconst Surg 90:4:695-699,1992.)

腓神经神经松解术患者可以恢复到 3 级或更好。100% 胫神经端-端缝合术的患者和 71%腓神经端-端缝合术的患者得到恢复。神经移植修复的效果相对较差：86%胫神经和 50%腓神经得到充分恢复。

骨折

这种情况导致的结果与这一水平枪伤引起的结果相类似(表 11-4)。88%胫神经和 65%腓神经进行了基于记录到 NAP 的神经松解术后都得到较好恢复。端-端神经缝合术和神经移植术也常获得较好的效果，除了腓神经组有 75%神经移植术和 16%端-端神经缝合术疗效欠佳。那些不用进行手术的患者其胫神经功能的恢复结果也较腓神经好。

切割伤或刺伤

正如在臀部平面一样，大腿平面坐骨神经锐性损

伤修复后可得到较好的恢复效果，尤其是行急诊修复者。这种损伤的发生率特别高，经常是因为患者被人推挤或自己跌倒而撞破玻璃所致。其中有 3 例患者大腿呈截断状的伤口，即大腿被从后面截断穿过了软组织、腘绳肌和坐骨神经深达股骨。如果可能的话，最好能在受伤后 72 小时内进行一期修复。这种方法同样适用于其他的可能导致神经横断的锐性损伤。如果患者是由下级医院转来，伤口多已经缝合，往往错过了急诊修复的时期，但如果可能的话，尽早手术就可仅行端-端神经缝合术，而不用神经移植术，而且在所有坐骨神经完全损伤的病例中端-端神经缝合术的恢复效果最好。对于坐骨神经钝性横断损伤的修复可推迟数周进行，特别是患者受伤后一段时间才从下级医院转来时(图 11-20)。

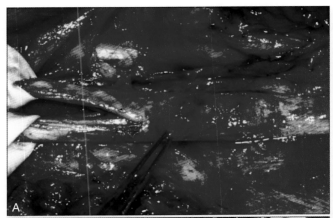

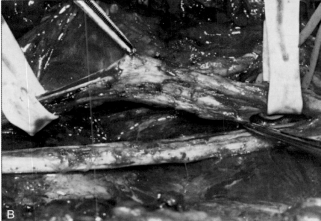

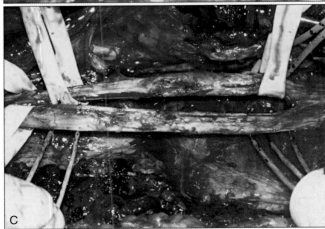

图 11-19 　（A）大腿中段枪伤致连续性存在的坐骨神经损伤。（B）NAP 能通过损伤部位，将坐骨神经分成胫神经支和腓神经支。（C）分别记录评价胫神经和腓神经的 NAP。刺激电极在右侧，记录电极在左侧。

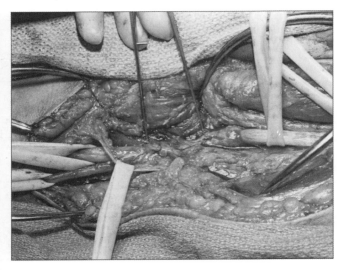

图 11-20 　大腿水平坐骨神经钝性横断伤后几个月探查。断端不但神经瘤形成，而且回缩几厘米，图中分开的镊子尖端所示。需要腓肠神经移植修复。

参考文献

1. Adams JC: Vulnerability of the sciatic nerve in closed ischiofemoral arthrodesis by nail and graft. J Bone Joint Surg [Br] 46:748–753, 1964.
2. Aldea PA and Shaw WA: Lower extremity nerve injuries. Clin Plast Surg 13:691–699, 1986.
3. Banerjee T and Hall CD: Sciatic entrapment neuropathy. J Neurosurg 45:216–217, 1976.
4. Bateman JE: Trauma to Nerves and Limbs. Philadelphia, WB Saunders, 1962.
5. Black DL, et al.: Somatosensory-evoked potential monitored during total hip arthroplasty. Clin Orthop 262:170, 1991.
6. Bristow WR: Injuries of peripheral nerves in two World Wars. Br J Surg 34:333, 1947.
7. Clark K, Williams P, Willis W, et al.: Injection injury of the sciatic nerve. In: Ojemann RG, Ed: Clin Neurosurg 17:111, 1970.
8. Clawson DK and Seddon HJ: The late consequences of sciatic nerve injury. J Bone Joint Surg [Br] 42:213–225, 1960.
9. Clawson DK and Seddon HJ: The results of repair of the sciatic nerve. J Bone Joint Surg [Br] 42:205–213, 1960.
10. Fassler PR, Swiontkowski MF, Kilroy AW, et al.: Injury of the sciatic nerve associated with acetabular fracture. J Bone Joint Surg [Am] 75:1157, 1993.
11. Fried G, Salerno T, Brown HC, et al.: Management of the extremity with combined neurovascular and musculoskeletal trauma. J Trauma 18:481–486, 1978.
12. Gelmers H: Entrapment of the sciatic nerve. Acta Neurochir (Wien) 33:103–106, 1976.
13. Gentilli F and Hudson AR: Peripheral nerve injuries: Types, causes, grading. In: William RH and Rengachary SS, Eds: Neurosurgery, vol 2. New York, McGraw Hill, 1985.
14. Haymaker W and Woodhall B: Peripheral Nerve Injuries. Principles of Diagnosis, 2nd edn. Philadelphia, WB Saunders, 1953.
15. Hudson AR, Kline DG, and Gentilli F: Peripheral nerve injection injury. In: Management of Peripheral Nerve Problems. Philadelphia, WB Saunders, 1980.
16. Hunter GA: Posterior dislocation and fracture-dislocation of the hip. A review of fifty-seven patients. J Bone Joint Surg [Br] 51:38–44, 1969.
17. Jacob JR, Rao JP, and Ciccarelli C: Traumatic dislocation and fracture dislocation of the hip. A long-term follow-up study. Clin Orthop 249:263, 1987.
18. Johnson EW Jr and Vittands IJ: Nerve injuries in fractures of the lower extremity. Minn Med 52:627–633, 1969.
19. Kline D: Operative management of major nerve lesions of the lower extremity. Surg Clin N Am 52:1247–1262, 1972.

20. Kline DG, Kim D, Midha R, et al.: Management and results of sciatic nerve injuries: a 24-year experience. J Neurosurg 89:13–23, 1998.

21. Kline DG, Tiel R, Kim D, et al.: Lower extremity nerve injuries. In: Omer G Jr, Spinner M, and Van Beek AL, Eds: Management of Peripheral Nerve Problems. Philadelphia, WB Saunders, 1980.

22. MacCarty CS: Two-stage autograft for repair of extensive damage to the sciatic nerve. J Neurosurg 8:319–322, 1951.

23. Marcus NA, Blair WF, Shuck JM, et al.: Low-velocity gunshot wounds to extremities. J Trauma 20:1061–1064, 1980.

24. McLean M: Total hip replacement and sciatic nerve trauma. Orthopedics 9:1121–1127, 1986.

25. Millesi H: Lower extremity nerve lesions. In: Terzis J, Ed: Microreconstruction of Nerve Injuries. Philadelphia, WB Saunders, 1987.

26. Millesi H: Nerve grafts: Indications, techniques and prognosis. In: Omer G, Spinner M, and Van Beek AL, Eds: Management of Peripheral Nerve Problems. Philadelphia, WB Saunders, 1998.

27. Nielson KD, Watts C, and Clark WK: Peripheral nerve injury from implantation of chronic stimulating electrodes for pain control. Surg Neurol 5:51–53, 1976.

28. Omer GE Jr: Results of untreated peripheral nerve injuries. Clin Orthop163:15–19, 1982.

29. Omer G Jr: Nerve injuries associated with gunshot wounds of the extremities. In: Gelberman R, Ed: Operative Repair and Reconstruction. Philadelphia, JB Lippincott, 1991.

30. Paradies LH and Gregory CF: The early treatment of close-range shotgun wounds to the extremities. J Bone Joint Surg [Am] 48:425–429, 1966.

31. Pollack LJ and Davis L: Peripheral nerve injuries, the sciatic nerve, the tibial nerve, the peroneal nerve. Am J Surg 18:176–193, 1932.

32. Pring ME, Trousdale RT, Cabanela ME, et al.: Intraoperative electromyographic monitoring during periacetabular osteotomy. Clin Orthop 158:164, 2002.

33. Rich NM and Spencer FC: Vascular Trauma. Philadelphia, WB Saunders, 1978.

34. Rizzoli H: Treatment of peripheral nerve injuries. In: Coates JB and Meirowsky AM, Eds: Neurological Surgery of Trauma. Washington DC, Office of the Surgeon General, Department of the Army, 1965.

35. Seletz E: Surgery of Peripheral Nerves. Springfield, Illinois, Charles C Thomas, 1951.

36. Singh N, Behse F, and Buchthal F: Electrophysiological study of peroneal palsy. J Neurol Neurosurg Psychiatry 37:1202–1213, 1974.

37. Stewart MJ, McCarroll HR Jr, and Mulhollan JS: Fracture-dislocation of the hip. Acta Orthop Scand 46:507–525, 1975.

38. Stewart MJ and Milford LW: Fracture-dislocation of the hip; an end-result study. J Bone Joint Surg [Am] 36:315–342, 1954.

39. Stone RG, Weeks LE, Hajdu M, et al.: Evaluation of sciatic nerve compromise during total hip arthroplasty. Clin Orthop 26:31–35, 1985.

40. Sunderland S: Nerves and Nerve Lesions. Edinburgh, Churchill Livingstone, 1978.

41. Taha A and Taha J: Results of suture of the sciatic nerve after missile injury. J Trauma 45:340–344, 1998.

42. Wagner FC: Compression of the lumbosacral plexus and the sciatic nerve. In: Szabo R, Ed: Nerve Compression Syndromes: Diagnosis and Treatment. Thorofare, NJ, Slack, 1989.

43. Weber ER, Daube JR, and Coventry MB: Peripheral neuropathies associated with total hip arthroplasty. J Bone Joint Surg [Am] 58:66–69, 1976.

44. Whitcomb B: Separation at the suture site as a cause of failure in regeneration of peripheral nerves. J Neurosurg 3:399–406, 1946.

45. White JC: Timing of nerve suture after a gunshot wound. Surgery 48:946–951, 1960.

46. Wood MB: Peripheral nerve injuries to the lower extremity. In: Operative Nerve Repair and Reconstruction. Philadelphia, JB Lippincott, 1991.

胫神经

概述

■ 本节介绍了路易斯安那州立大学健康科学中心（LSUHSC）1967—1999 年间行手术治疗的 135 例胫神经损伤患者，其中 7 例外伤，46 例骶管综合征，18 例神经鞘瘤。

■ 在 22 例造成胫神经不连续的损伤中，6 例端 – 端缝合修复的患者，有 4 例（67%）功能恢复到 3 级或以上；16 例移植修复患者，11 例（69%）功能恢复到 3 级或以上。

■ 113 例连续性存在的胫神经损伤，通过术中神经动作电位记录指导，行神经外松解或神经内松解。少数病例切除损伤部分行端 – 端缝合或移植修复。

■ 113 例连续性存在的损伤中，94 例行神经松解术患者有 76 例（81%）功能恢复到 3 级或以上，6 例行直接缝合修复者有 5 例（83%）功能恢复到 3 级或以上，13 例行移植修复者 11 例（85%）功能恢复到 3 级或以上。

■ 对于行神经外松解的患者，可记录到神经动作电位的修复效果好。损伤段较长的连续性存在的患者以及患有骶管综合征的再手术患者，修复效果差。

在 LSUHSC 的病例系列中，包括神经鞘肿瘤和骶管综合征在内，对胫神经损伤的手术探查和修复都取得了优良的效果。

应用解剖

胫神经发自坐骨神经的内侧半，通常大腿中部 1/3 远侧 1/3 处发出。该神经位于腘绳肌深部，该肌位于大腿后筋膜室的两侧。在腘窝，胫神经位于腘动脉和腘静脉的后方。一腘绳肌支有时会在此水平自胫神经内侧发出。至小腿近端的感觉分支通常会在神经发出第一个主要分支之前发出，尤其是神经跨越腘窝时。

胫神经走行于腓肠 – 比目鱼肌群深面，并发出丰富的分支至该肌群以及跖肌、腘肌和胫骨后肌（图 11-21）。在腓肠 – 比目鱼肌群上缘的近端，这些分支开始成为独立的胫神经分支。

胫神经与胫后动脉和静脉伴行，在胫骨后内侧以及分隔前后筋膜室的内侧肌间隔后部通过小腿。胫后神经在小腿的较近端发出分支支配趾长屈肌和姆长屈肌。当携带着至足部的纤维的胫后神经接近踝关节时，其行于内踝下方，于屈肌支持带之下通过（图 11-22），然后分为足底内侧神经和足底外侧神经（图 11-23），有时此神经支已分开胫后神经到达踝之前发出。足底外侧神经行向足弓深部，支配部分足内肌以及足底外

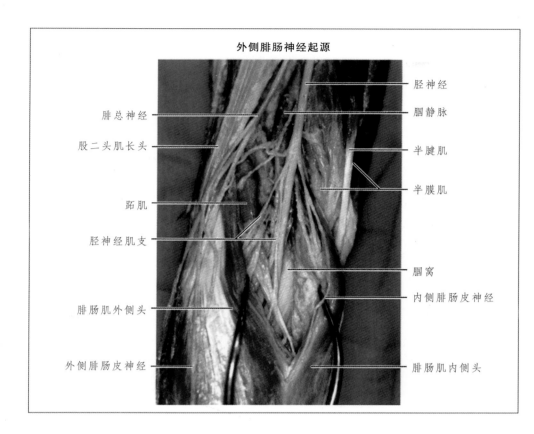

外侧腓肠神经起源

胫神经

腓总神经

腘静脉

股二头肌长头

半腱肌

半膜肌

跖肌

胫神经肌支

腘窝

内侧腓肠皮神经

腓肠肌外侧头

外侧腓肠皮神经

腓肠肌内侧头

图 11-21　左小腿腘窝下角的一张特写图片。当胫神经离开腘窝时,其下降进入腓肠肌内外侧头的深面。胫神经发出分支至腓肠肌以及跖肌,也至比目鱼肌、腘肌以及胫骨肌。(From:Kline DG, Hudson AR, Kim DH. Atlas of Peripheral Nerve Surgery. Philadelphia, WB Saunders, 2001.)

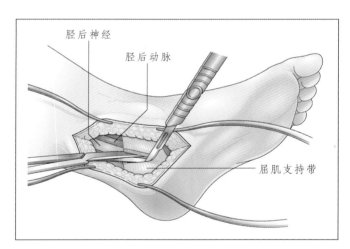

胫后神经

胫后动脉

屈肌支持带

图 11-22　显示正在被切开的屈肌支持带,以显露通过内踝下方的胫后神经。(From:Kline DG, Hudson AR, Kim DH. Atlas of Peripheral Nerve Surgery. Philadelphia, WB Saunders, 2001.)

侧部分的感觉。足底内侧神经支配足底内侧表面的感觉,并且支配姆短展肌和趾短屈肌。跟神经存在较大解剖学变异,通常发自足底内外侧神经分支之前或发自

足底内侧神经[5,9]。足底内外侧神经的损伤可能不会造成足跟部的感觉缺失。

跗管

　　跗管是一个位于内踝后方的骨纤维性空间。跗管有一骨性的底,由距骨内表面、载距突和跟骨内壁构成。跗管的顶由屈肌支持带形成,该支持带是一层薄的纤维组织,起自内踝的内下方,植入跟骨结节内侧骨膜。屈肌支持带的基底部与姆展肌的上缘相对应[19]。

　　胫后肌、趾长屈肌和姆长屈肌位于跗管内,各自拥有自身的滑液鞘。肌腱都包含在独立的骨纤维性间隔内,这些间隔由发自屈肌支持带下表面的纤维结构形成[7,8,10]。胫神经在浅面的屈肌支持带以及深面的胫后肌、趾长屈肌和姆长屈肌腱鞘之间进入跗管。胫神经和动脉通常贴近这些腱鞘穿过周围的疏松结缔组织。跗管在其远端部分最为狭窄,此处恰与姆长展肌筋膜连接,神经在该处可能被卡压,从而产生跗管综合征,是胫神经最常见的卡压性神经病。MRI 有助于对跗管内软组织病理情况进行评估[21]。

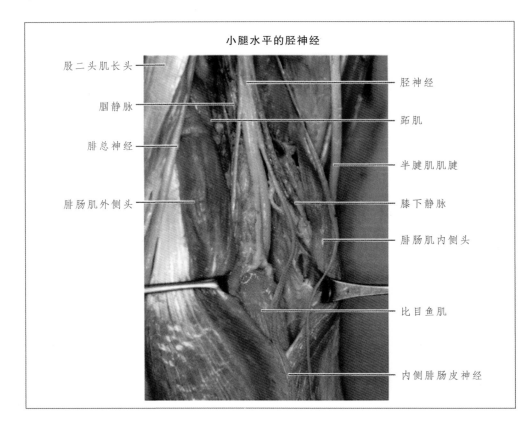

小腿水平的胫神经

股二头肌长头

腘静脉

腓总神经

腓肠肌外侧头

胫神经

跖肌

半腱肌肌腱

膝下静脉

腓肠肌内侧头

比目鱼肌

内侧腓肠皮神经

图 11-23　左侧内踝的解剖显示了胫神经分成足底内侧神经和足底外侧神经。图 11-22 显示的屈肌支持带已被除去。（From：Kline DG, Hudson AR, Kim DH. Atlas of Peripheral Nerve Surgery. Philadelphia, WB Saunders, 2001.）

临床表现和检查

　　发自胫神经和（或）腓神经的腓肠神经支配足部外侧的感觉。发自股神经的隐神经支配内踝下方的区域。胫后神经发出跟神经、足底内侧神经和足底外侧神经，分别为足跟和足底提供重要的感觉支配。足底感觉缺失可能是严重胫神经损伤的临床发现之一。因此，胫神经被完全切断后，足底和足跟感觉的缺失很显著。在感觉恢复到足以提供保护之前，无感觉的足底是一个棘手难题（图 11-24）[3]。

　　胫神经损伤造成的足底感觉缺失可致足底发生水疱、溃疡甚至骨髓炎，除非患者学会每日自查患足，并且穿保护性鞋袜以使足部免受过度的压力。胫神经的部分损伤往往会产生疼痛。有时灼性神经痛可以成为胫神经损伤的主要并发症，即使未发生灼性神经痛，混合性感觉过敏和感觉迟钝以及神经炎性疼痛也可导致患者残疾[15,16]。

　　虽然足内肌的功能丧失不是胫神经功能障碍的一个严重后遗症，但可以导致足趾的爪形挛缩，就如同远端尺神经损伤，尤其是尺神经和正中神经联合损伤时手部情况一样。有些患者可以外展健侧的踇趾，此时损

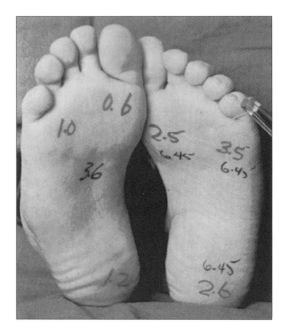

图 11-24　本图显示了双足底感觉对比检查的结果。左足，见观察者的右侧，该侧肢体有长约 23cm 的同种异体神经移植物，修复了由螺旋桨叶片造成的坐骨神经从臀部至膝关节的多水平损伤，需要很高的振动阈值来获得反应。（From：Mackinnon S, Hudson A. Clinical application of peripheral nerve transplantation. Plast Reconstr Surg, 90:695-699, 1992.）

伤侧可与未受损侧进行对比检查。足内翻也是胫神经的一项功能，有时候由腓神经支配的胫前肌以及通常更加有力的腓肠-比目鱼肌的协同收缩来可部分模仿出足内翻动作。

与腓神经支配的肌肉不同，只要有少量纤维再生并且轴索和运动终板间的联系重建之后，腓肠-比目鱼肌就可以进行有效的收缩。有效收缩的神经入肌点在肌肉复合物相对较靠近侧处。因此，膝关节水平胫神经损伤有效再生以后，腓肠-比目鱼肌的收缩功能可在4~5个月开始恢复；大腿中部水平的损伤，需要6~9个月。检查的时候要求患者伸直小腿，然后做足跖屈动作，以确保足部活动不是髋膝部肌肉运动所造成的被动牵拉所致。腓肠-比目鱼肌群的早期收缩功能检查可通过在小腿后肌筋膜室的近端部位触诊获得。

臀部平面坐骨神经损伤的跖屈功能可能需要一年多时间才能恢复（包含在本章中坐骨神经部分）。恢复的速度取决于损伤的严重程度、自发性恢复或神经再生的能力以及神经修复的方式。内翻功能很难恢复，尤其是在近端部分的损伤。足趾屈曲和其他的足内肌功能可能一点恢复希望都没有，甚至是大腿水平胫神经损伤也一样。然而，如果证实自发性恢复的可能性低，那么任何水平的胫神经探查修复都是值得的。这不仅仅是因为有很大的机会能够恢复跖屈的功能，这项功能对行走很重要，而且至少能够恢复足底保护性感觉。

踝部平面的损伤可能涉及胫神经的远端。当胫神经接近踝关节时，其发出一跟支，支配足跟部。在内踝的远端，该神经分成足底内侧神经和足底外侧神经，支配足底的感觉以及足趾和足的内在运动功能。

电生理检查

腓肠-比目鱼肌，有时也包括胫后肌恢复的临床和肌电图证据，要比足部肌肉去神经化的逆转更加常见。

如果怀疑足部胫后神经卡压，即跗管综合征，神经传导速度的检查对诊断很有价值[6]。运动感觉混合神经的传导速度检查在90%~100%患者中是准确的[9]。由于在下肢的电生理检查的最高值和正常范围确定都不是很精确[2]，检查时要将患足和对侧肢体的数值进行对比[17]。

跗管综合征的诊断不常见，必须排除其他能够导致足部疼痛的病因[12,13]，通过仔细的临床检查，结合电生理学检查进行补充[8]。

神经传导功能的检查可通过刺激足趾来激发感觉神经动作电位，并从踝关节近端的胫后神经进行记录。也可以在靠近端刺激神经，在足内在肌记录肌肉的动作电位[18]。完善的感觉检查比运动检查能更早期反映更加严重的传导改变。足内在肌的针刺电极插入可能很痛，但当功能丧失严重或者不能记录到感觉电位时，却是必需的。

手术显露

胫神经近端部分的手术显露相对比较容易。在腘窝部腘绳肌腱之间的中线处做一切口，向远端延伸，近端在膝关节后方的腘横纹处弧向外侧。要小心进行解剖，以使胫神经与腘动脉和静脉分离而不损伤这些重要的血管结构（图11-25）。神经分离出后用烟卷式引流条或者血管吊索将胫后神经以及行向腓肠-比目鱼肌的分支进行悬吊。

在小腿，该神经的显露相对困难，如果只是需要显露近端的一小段，可以通过拉钩将部分腓肠-比目鱼肌上内侧边缘部分拉高的方法暴露深部的胫后神经，但也只能多显露几厘米长。如果需要显露更远段胫神经，则需要通过小腿内侧的切口进入。在胫骨后方，腓肠-比目鱼肌前方，做一个平行于胫骨后缘的切口（图11-26）。该解剖位置较深（图11-27），如果损伤累及深部的血管以及神经，该手术并不简单。在神经瘤或者横断的神经解剖游离之前，通过血管吊索或者小血管夹来控制近端和远端的血管是必要的。

胫后神经踝水平的显露比小腿水平容易。可在跟腱的内侧，内踝的近端找到该神经，通过分开浅层的屈肌支持带追踪神经至内踝下。与显露腕管中的正中神经相比，此水平胫后神经的显露相对复杂，分离时要有

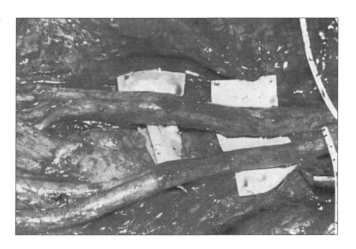

图11-25　膝关节后胫神经和腓神经挫伤的术中照片。该损伤是由爆炸的液压门造成。患者急需血管修复，两条神经也需要移植修复。胫神经在上方，腓神经在底部。

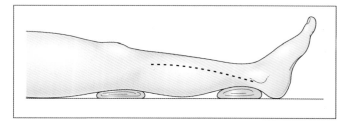

图 11-26　该切口用来暴露小腿的胫神经及其伴行的血管。
(From：Kline DG, Hudson AR, Kim DH. Atlas of Peripheral Nerve
Surgery. Philadelphia, WB Saunders, 2001.)

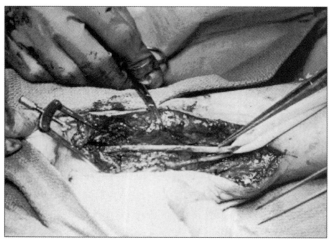

图 11-28　于踝关节水平暴露胫后神经。解剖分离延伸至足弓
水平。

织的床基，这也包括切除足弓部分上方覆盖的肌肉以
及筋膜的边缘。

结果

膝关节和小腿水平

　　用来评估术后功能结果的分级指标是基于
LSUHSC 的系统，具体见表 11-5 和表 11-6。

　　胫神经损伤的治疗相对比较容易。其他学者也报
道过类似的经验，即使是战伤。不论是手术治疗还是保
守治疗，只要做出适宜的处理，LSUHSC 系列病例的效
果都很好[11]。如果只是部分损伤或者术中电生理学检
查显示有神经再生，神经松解的效果会很好，20 例病
例中有 19 例（95%）获得了 3 级或以上恢复（表 11-7）。
神经修复的效果，不论是缝合还是移植均很好。18 例进
行了端-端缝合以及移植修复的患者，有 17 例（94%）

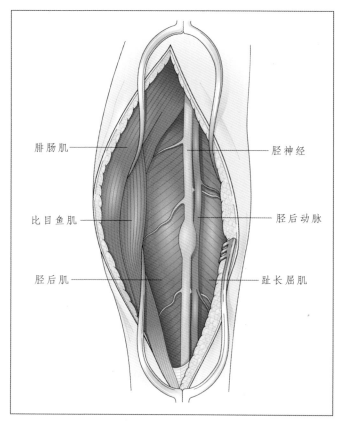

图 11-27　沿着胫骨切开腓肠-比目鱼肌并向下翻开，在小腿中
部解剖胫神经、胫动脉和静脉。解剖位置较深，即使牵拉良好，也
很困难。(From：Kline DG, Hudson AR, Kim DH. Atlas of Pe-
ripheral Nerve Surgery. Philadelphia, WB Saunders, 2001.)

耐心（图 11-28）。胫动脉伴随神经向下，当胫神经形成
足底内、外侧神经以及跟神经时，动脉和静脉的分支缠
绕着胫神经，最好是在手术放大镜下分离，使用双极电
凝，并用烟卷式引流条或者血管吊索来帮助牵拉。松
解此水平的卡压，要将胫神经及其分支的周围完全清
理干净，为神经及其分支提供一个没有瘢痕或卡压组

（图 11-27 标注）
腓肠肌　　　　　　　　　　　胫神经
比目鱼肌　　　　　　　　　　胫后动脉
胫后肌　　　　　　　　　　　趾长屈肌

表11-5		LSUHSC胫神经运动功能分级系统
等级	评估	描述
0	无	腓肠-比目鱼肌无功能；足趾无屈曲
1	很差	腓肠-比目鱼肌略有功能；其他胫神经支配肌肉无功能
2	较差	腓肠肌收缩只能抵抗重力
3	中	腓肠肌收缩抵抗中等程度阻力；略有内翻功能或较好
4	良	腓肠肌收缩抵抗中等程度阻力；内翻功能 3 级或以上
5	优	腓肠肌功能完全；内翻功能 4 级或以上；有足趾屈曲

表11-6 LSUHSC胫神经感觉功能分级系统

等级	评估	描述
0	无	足底表面略有感觉或无感觉
1	很差	足底感觉过敏或感觉异常
2	较差	足底表面感觉有部分缓慢保护反应
3	中	在自主区域对触摸和针刺的反应局限,但是不正常并伴有反应过度
4	良	在自主区域对触摸和针刺的反应局限,但是不正常,不伴有反应过度
5	优	对触摸和针刺的反应近乎正常

表11-7 膝关节水平和小腿水平胫神经损伤手术治疗——方式/结果*

	患者数量	神经松解	缝合	移植
割伤	12	3/3	2/2	7/6
挫伤伴骨折	10	6/6	0/0	4/4
挫伤不伴骨折	7	3/2	0/0	4/4
医源性损伤	6	5/5	0/0	1/1
枪弹伤	3	3/3	0/0	0/0
总计	38	20/19	2/2	16/15

*,总病例数/恢复到3级或以上功能的手术病例数。

获得了3级以上的功能恢复。

与枪弹伤无关的切割伤或者贯通伤通常由刀具或者玻璃造成。有一特殊病例,一台草坪割草机撞到一金属线,使其中的一段金属线切入了患者的腘窝,切割并挫伤了部分胫神经。运动功能部分丧失,但在此病例中,疼痛是其主要的特征。行神经内松解以及部分神经缝合修复缓解了疼痛,随访两年之后,其运动和感觉功能都达到了4级。

另一类相对较多的胫后神经损伤是不伴骨折的挫伤或者挤压伤和伴有骨折的挫伤以及牵拉伤。由于胫神经是部分损伤,或者在损伤后的最初几个月有实质性的恢复,这类损伤只有不到一半需要手术。17例挫伤的患者中有9例(53%)术中电生理检查可以检测到神经动作电位,仅行神经松解,8例恢复良好。而行神经松解但未恢复的另一例挫伤患者,伴有筋膜室综合征。

胫神经医源性损伤与血管修复以及膝关节的开放性和闭合性手术有关。在LSUHSC,除非医生在术中发现切断伤或者怀疑,一般这类损伤的患者都先进行3~4个月的物理治疗,定期门诊随访以及肌电图检查。若

无改善,则行神经探查和术中电生理检查。有6例这样的病例手术后患者均恢复了功能。

如果胫神经分布区有严重的失神经支配,一定要小心护理足底。必须穿着经过精心设计和大小合适的鞋子,有时需要特殊的鞋子和支持,以防止溃疡形成[3]。

病例分析——小腿水平胫神经损伤

患者,17岁,男性,被链条锯锯伤小腿内侧中段。清创时见小腿处伤口污染严重,含有木屑和尘土,彻底清创并移除部分胫骨碎片。胫神经横断,用缝线标记了断端。通过静脉移植修复胫动脉。术后5天,其伤口愈合良好。跖屈5级,内翻3级。但是足趾不能屈曲,也无足内在肌功能,足底感觉缺失。在二次手术探查时,小心保护修复的动脉,切掉神经瘤,修整神经断端。缺损处用4段7.6cm长神经进行桥接。术后未使用管型或者夹板。数天后,患者开始离床活动。随访5年,显示有改善。但是足底感觉仍然减弱,内翻功能完全恢复,足趾略能屈曲,肌力2~3级。

点评

在此水平修复胫神经是值得的,只要足底能够恢复足够的感觉,就不会对接触和(或)承重产生感觉过敏。

踝关节水平

累及胫后神经和(或)足底内外侧神经的踝水平损伤通常与骨折有关(图11-29和图11-30),有时也会由不伴骨折的钝性挫伤或者枪弹伤引起。33例此类损伤患者由于有严重的疼痛,不论足底感觉存在还是消失,

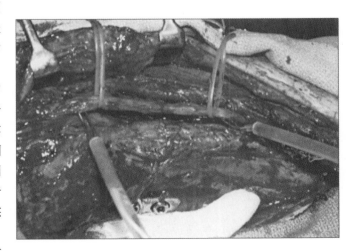

图 11-29 踝关节附近的胫后神经挫伤与胫骨骨折相关。在图片的底部可以看到固定骨折的螺钉。如上所示,在损伤的两端放置电极,该神经可传导神经动作电位。在行神经松解之后,患者最后几乎完全恢复。

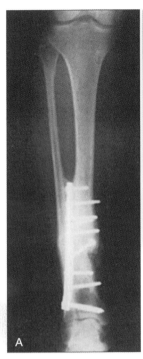

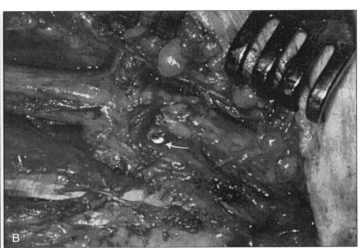

图 11-30　(A)该 X 片显示了一患者胫骨远端骨折的坚强内固定，该患者伴有胫后神经完全麻痹。(B)该神经除有严重牵拉和挫伤，探查时还在神经中发现了一螺钉顶端(箭头)。移植修复是必要的。将此损伤与图 11-29 对比。

均行手术治疗。3 例是钝性横断，需要延迟移植修复。

15 例踝水平损伤仅行神经外松解，11 例(73%)的疼痛得到了改善。3 例存在严重神经炎性疼痛的患者行神经内松解，2 例得到改善，另一例不得不切除胫后神经，疼痛得到部分改善，但丧失了足底感觉。

11 例包括钝性横断、挫伤性枪弹伤以及医源性损伤所致的踝水平胫神经损伤患者，行移植修复(4~9.2cm)。7 例足底感觉恢复到 3 级或以上，但仅有 3 例足内肌功能完全恢复。表 11-8 概述了踝水平胫后神经损伤的手术结果。如果在有通过损伤区的神经动作电位基础上行神经松解，虽然疼痛并不总能得到改善，然而大多数病例感觉会进一步改善，有足内肌功能的恢复。

跗管水平

43 例 46 侧足由于存在足底痛性感觉异常病史、部分足跟部也存在痛性感觉，被诊断为跗管综合征而行跗管松解手术。患者内踝的下方，有时在足弓区的近端或者远端，通常可引出导致足底感觉异常的 Tinel 征。有时，足底或者足跟会存在轻微的感觉迟钝或者混合性感觉过敏和感觉迟钝。在绝大多数病例中，足趾屈曲和足内在肌功能正常，除非之前进行过手术，有的患者有踝关节或足的损伤等促发因素，有的是症状长期存在。电生理检查显示从足趾或者足弓至踝近端胫神经的感觉传导检查不正常。但由于大多数足部疾病不是由跗管综合征引起，所以做出跗管综合征诊断时要谨慎。

手术包括踝关节上下该神经及其分支的良好显露(图 11-31 至图 11-33)、完全的外部松解、切除屈肌支持带和踇展肌的起始部以及劈开足弓部的肌肉。28 例以前做过手术的患者行神经外松解后，优和良者有 22 例(79%)，一般和差者 6 例(21%)。18 例以前行神经松解的跗管综合征患者尝试在胫后神经的其他位置进行减压。根据 LSUHSC 的经验，重复的神经松解有时有助于疼痛、感觉异常和功能障碍的改善。10 例再次手术行神经外松解的患者中，有 4 例(40%)获得改善。5 例曾行神经外松解的患者再次手术行神经内松解以缓解严重的神经炎性疼痛，有 2 例(40%)手术效果令人满意。由于多次手术造成严重的神经内外瘢痕，7 例切除

表11-8　踝关节水平胫神经损伤手术治疗——方式/结果*

	患者数量	神经松解	缝合	移植	切除结果
挫伤伴骨折	19	9/7	2/1	5/3	3/3
挫伤不伴骨折	8	5/3	2/2	1/1	0/0
钝性横断伤	3	0/0	0/0	3/2	0/0
枪弹伤	2	1/1	0/0	1/1	0/0
医源性损伤	1	0/0	0/0	1/0	0/0
跗管综合征	46	34/26	5/2	0/0	7/4
总计	79	49/37	9/5	11/7	10/7

*,给出结果的总病例数是显著性感觉恢复和疼痛缓解的数量。

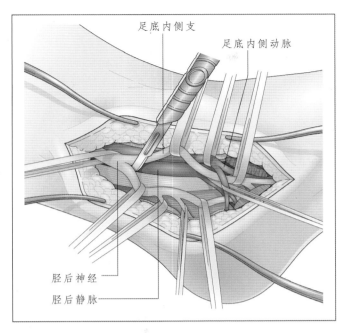

图 11-31 显露跗管的远端部分。如图所示,用刀分离外侧和内侧的跗肌分支。分离血管并将其拉开。(From:Kline DG, Hudson AR, Kim DH. Atlas of Peripheral Nerve Surgery. Philadelphia, WB Saunders, 2001.)

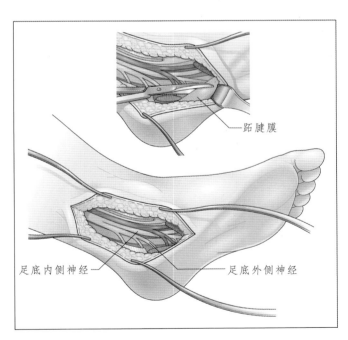

图 11-32 显示跗管解剖完成。插图显示了用手术剪剪开足弓部的软组织和肌肉。(From:Kline DG, Hudson AR, Kim DH. Atlas of Peripheral Nerve Surgery. Philadelphia, WB Saunders, 2001.)

胫后神经以缓解严重的神经炎性疼痛以及高敏感足的感觉异常,其中 4 例(57%)疼痛显著缓解,3 例(43%)

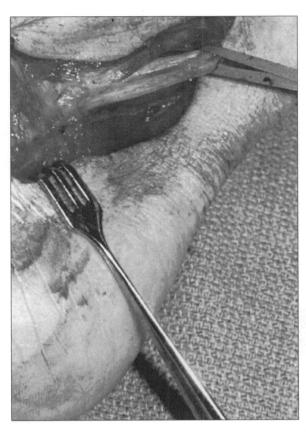

图 11-33 此图显示内踝近端的胫后神经高位分成足底内侧神经和足底外侧神经,此情况不常见。还未暴露跗管。

有所缓解。足底的感觉过敏变成了感觉迟钝,各患者不仅保留了期望中的跖屈、足内翻功能和一定程度的足趾屈曲,有时甚至有部分足内肌的功能。平均随访 3.2 年未发生足底溃疡形成。

病例分析——跗管综合征

患者,79 岁, 女性,患者诉双足底麻刺感和烧灼感,进行性发展,使其不能承受重量而行走困难,不得不坐轮椅。无糖尿病或者酗酒史。通过跗管的胫后神经传导,左侧为 31m/s,右侧为 36m/s。术中见双足从跟骨内侧远端至足弓的神经变平并呈淡灰色。双侧神经均行完全的神经外松解。通过该段神经的术中神经动作电位传导速度为 25m/s 左右,比术前的检查要慢,可能与检查是在一段更短的病理性神经上进行有关。

手术效果良好。尽管足趾内在肌肌力仍然较弱,但是足趾屈曲得以改善,且足底感觉良好。术后 3 周,她能够负重,恢复行走。随访两年显示持续良好。

点评

腕管综合征比跗管综合征更容易做出诊断,也更容易治疗。若临床和电学发现均支持跗管综合征，则该神经及其跖肌分支的完全松解会有所帮助。排除糖尿病性和酒精性神经病很重要，且在手术之前一定要保证足部的血供充分。

肿瘤

18 例胫神经肿瘤患者行外科手术，切除了全部肿瘤，并基本保留了术前功能（表 11-9）。肿瘤包括 12 例神经鞘瘤和 6 例单发的神经纤维瘤。腘窝附近的 CT 或者 MRI 扫描证实了大小不等的实性但有时呈囊性的肿块。12 例神经鞘瘤中，11 例（92%）成功切除肿瘤，并基本保留术前功能。1 例是肿瘤复发伴有广泛的束间累及，广泛切除后需要神经移植修复。12 例神经鞘瘤患者中，7 例（58%）术前肌力正常；在这 7 例患者中，6 例（86%）术后保留了正常的肌力，1 例（14%）降至 4~5 级肌力。5 例（42%）因之前不成功的切除导致术前肌力减弱的患者中，3 例（60%）术后的力量得到改善，1 例（20%）无变化，1 例（20%）变得更弱。12 例神经鞘瘤患者中，有 6 例（50%）在肿瘤位置伴有自发性放射性疼痛；在这些患者中，5 例（83%）疼痛在术后完全缓解，1 例（17%）只得到部分缓解。6 例无术前疼痛的患者，1 例（17%）发生了术后的疼痛，但不太严重。6 例接受肿瘤切除手术的单发性神经纤维瘤患者中有 5 例（83%）完全切除，1 例患者在切除后需要神经移植修复。在这 6 例患者中，4 例（67%）在术前具有完整的功能，其中有 3 例（75%）保持功能正常，1 例（25%）术后有一定程度的减弱。2 例表现为术前肌力减弱的患者，1 例（50%）术后得到改善，另一例需要移植修复的患者（50%）变得更差。6 例患者中有 5 例表现为术前疼痛的患者，术后无变化或者未获得改善。

小结

本节报道了在 LSUHSC 病例系列中的 135 例胫神经损伤。排除患有跗管综合征和肿瘤的患者，创伤性损伤有 71 例，占了损伤的大多数。有 46 例跗管综合征和 18 例神经肿瘤患者进行了手术。在 22 例连续性中断的胫神经损伤中（表 11-10），6 例端-端缝合修复的病例中有 4 例（67%）获得了 3 级或以上的功能恢复，16 例需要移植修复中有 11 例（69%）获得了 3 级或以上的功能恢复。

113 例连续性存在的胫神经损伤进行了神经外松解、神经内松解或损伤部位的切除。只有少数病例需要

行端-端缝合或者神经移植修复。术中神经动作电位记录检查有助于指导治疗方式的选择。在 113 例连续性存在的神经损伤患者中，94 例行神经松解的患者中有 76 例（81%）恢复到 3 级或以上功能，6 例缝合修复者有 5 例（83%）、13 例移植修复者有 11 例（85%）恢复到 3 级或以上功能。术中可记录到神经动作电位并行神经外松解患者的修复结果较好，而在小部分连续性存在但长段损伤患者以及有跗管综合征的再手术患者中疗效很差。

手术探查以及胫神经损伤修复，包括跗管综合征和神经鞘肿瘤均获得优良的效果，这与其他文献报道一致[1,4,20]。

表 11-9　胫神经肿瘤手术治疗

	患者数量	切除和神经松解*	切除和移植*
神经鞘瘤	12	11/10	1/0
神经纤维瘤	6	5/5	1/0
总计	18	16/15	2/0

*，给出结果的全部患者/恢复到 3 级以上的患者数量。

表 11-10　135例胫神经损伤种类和手术类型

损伤种类/手术类型	手术治疗数量	获3级或以上功能数量(%)
不连续的		
缝合修复	6	4(67)
移植修复	16	11(69)
连续的		
有神经动作电位		
外部神经松解	85	71(84)
内部神经松解	9	5(56)
无神经动作电位		
缝合修复	6	5(83)
移植修复	13	11(85)

参考文献

1. Aldea PA and Shaw WA: Lower extremity nerve injuries. Clin Plast Surg 13:691-699, 1986.
2. Borges LF, Hallett M, Selkoe DJ, et al.: The anterior tarsal tunnel syndrome. Report of two cases. J Neurosurg 54:89-92, 1981.
3. Brand PW and Ebner JD: Pressure sensitive devices for denervated hands and feet. A preliminary communication. J Bone Joint Surg [Am] 51:109-116, 1969.
4. Cimino WR: Tarsal tunnel syndrome: review of the literature. Foot Ankle 11:47-52, 1990.

5. Dellon AL and Mackinnon SE: Tibial nerve branching in the tarsal tunnel. Arch Neurol 41:645–646, 1984.
6. de Seze S, Dreyfus P, Denis A, et al.: Electromyography in the tarsal tunnel syndrome. Rev Rhum Mal Osteoartic 37:189–195, 1970.
7. DiStefano V, Sack JT, Whittaker R, et al.: Tarsal-tunnel syndrome. Review of the literature and two case reports. Clin Orthop 88:76–79, 1972.
8. Edwards WG, Lincoln CR, Bassett FH 3rd, et al.: The tarsal tunnel syndrome. Diagnosis and treatment. JAMA 207:716–720, 1969.
9. Havel PE, Ebraheim NA, Clark SE, et al.: Tibial nerve branching in the tarsal tunnel. Foot Ankle 9:117–119, 1988.
10. Janecki CJ and Dovberg JL: Tarsal-tunnel syndrome caused by neurilemmoma of the medial plantar nerve. A case report. J Bone Joint Surg [Am] 59:127–128, 1977.
11. Kim DH, Cho YJ, Ryu S, et al.: Surgical management and results of 135 tibial nerve lesions at Louisiana State University Health Sciences Center. Neurosurgery 53(5) 1114–1125, 2003.
12. Lam SJ: Tarsal tunnel syndrome. J Bone Joint Surg [Br] 49:87–92, 1967.
13. Lassmann G, Lassmann H, and Stockinger L: Morton's metatarsalgia. Light and electron microscopic observations and their relation to entrapment neuropathies. Virchows Arch A Pathol Anat Histol 370:307–321, 1976.
14. Lau JT and Daniels TR: Tarsal tunnel syndrome: a review of the literature. Foot Ankle Int 20:201–209, 1999.
15. Long DL: Electrical stimulation for relief of pain from chronic nerve injury. J Neurosurg 39:718–722, 1973.
16. Mitchell SW, Morehouse GR, and Keen WW: Gunshot Wounds and Other Injuries of Nerves. Philadelphia, JB Lippincott, 1964.
17. Nobel W: Peroneal palsy due to hematoma in the common peroneal nerve sheath after distal torsional fractures and inversion ankle sprains. J Bone Joint Surg [Am] 48:1484–1495, 1966.
18. Oh SJ, Kim HS, and Ahmad BK: The near-nerve sensory nerve conduction in tarsal tunnel syndrome. J Neurol Neurosurg Psychiatry 48:999–1003, 1985.
19. Sarrafian SK: Anatomy of the foot and ankle: Descriptive, topographical, functional. In: Sarrafian SK, Ed: Nerves. Philadelphia, JB Lippincott, 1993:365–383.
20. Trumble T and Vanderhooft E: Nerve grafting for lower-extremity injuries. J Pediatr Orthop 14:161–165, 1994.
21. Zeiss J, Fenton P, Ebraheim N, et al.: Magnetic resonance imaging for ineffectual tarsal tunnel surgical treatment. Clin Orthop 264:264–266, 1991.

腓总神经

概述

- 在路易斯安那州立大学健康科学中心(LSUHSC)对 141 例腓神经牵拉伤的手术治疗中,121 条神经在存在神经动作电位基础上行神经外松解。121 例膝部水平腓神经损伤,在存在神经动作电位的基础上行神经外松解,有 107 例(88%)功能恢复到 3 级或以上。功能恢复早于端 – 端缝合或者移植修复者;腓骨肌的收缩通常在术后 6 个月时很明显,胫前肌要 12~14 个月。

- 若神经损伤是横断或牵拉断裂,端 – 端缝合通常不可能。但如果可以进行此类修复,则可获得良好的恢复。总共 19 例膝部水平腓神经损伤行端 – 端缝合修复,16 例(84%)恢复到 3 级或以上。

- 138 例各类腓神经损伤的患者需要移植修复。在 138 例中有 57 例(41%)恢复到 3 级或以上。许多患者继续借踝关节背伸支具来获得最佳的行走功能,虽然获得了 3 级或以上的肌力,能抗一定阻力外翻和背屈,但患者感觉应用支具行走更方便。

- 在 LSUHSC 系列病例中,神经移植修复后的功能恢复取决于需要用来桥接神经缺损的移植物长度。神经移植长度少于 6cm 的患者中,75% 恢复到 3 级或以上,而移植物在 6～12cm 者,只有 38% 恢复到相同的水平。移植物超过 13cm 的患者只有 16%。各个水平的腓神经损伤病例一起统计,背屈功能的恢复平均只有 34.7%。

- 腓神经支配细长的抗重力肌,例如胫前肌、趾长伸肌和姆长伸肌。这些肌肉需要多点的神经支配以实现有效的抗重力功能,多点神经支配区还必须互相协调发放神经冲动,因此,神经再生重建该类型肌肉的功能相对比较困难。

肌腱转位或者踝关节部分融合有时可改善腓神经麻痹引起的足下垂,Millesi 用此方法结合神经移植修复神经,取得良好的效果。在 LSUHSC,接受这种手术治疗的患者,假如他们年轻且体重较轻从而使足部承受较少的重量,效果则很好。如果腓神经损伤较长,这种治疗方法比单独长段神经移植修复的效果好。

腓总神经

最近一份对 5777 例创伤患者的回顾性研究显示,162 例遭受了总共 200 处周围神经损伤。在这 200 处外周神经损伤中,79 处发生在下肢,而且腓总神经是最常受损的神经。腓总神经从外侧绕过腓骨外科颈比较表浅,因而该神经在此位置最易受损。由于腓神经部坐骨切迹在近端的以及在远端的腓骨颈处被固定,该神经不太能适应牵拉,这也导致腓神经容易损伤[14]。

Sunderland 和 Bradley 研究了 10 具尸体标本,发现在腘窝区腓总神经束数量为 7.5,在腓骨近端此数量增加至 18.2。腘窝区结缔组织比为 49%,在腓骨水平降为 31.5%。远端束的数量变为两倍多,而结缔组织所占百分比例降低,因此,腓总神经在到达其弹性极限之前的最大承受力比同区域的胫神经要小。这就表示,腓总神经在承受相同力量时,比相同位置的胫后神经更易受损伤,即在膝关节水平,该神经的内部排列使其不易吸收直接的轴向暴力。

应用解剖

坐骨神经在大腿中部至远端 1/3 之间分为腓总神经和胫神经两支；因此，坐骨神经的分叉部，即腓总神经从坐骨神经发出的部位是不定的。腓总神经包括了位于腓骨头上段、腓骨头段和腓骨头下段以及该神经在小腿的浅支和深支。靠近其起始部或者有时更近端，发出一支或更多的分支形成腓肠神经，有时有一支胫神经分支伴随。腓总神经从腘窝顶至腘窝外侧，斜行跨过跖肌，位于腓骨头和腓骨颈的浅面。当该神经接近腓骨头时，有时其位于二头肌长头肌腱内侧边缘的下方（图 11-34）。接着，其弯曲绕过腓骨长肌近端，随之过腓骨头后缘，行向小腿前方分为深浅两分支（图 11-35 和图 11-36）。

腓总神经的深支在绕过腓骨头和颈之后，于腓骨长肌纤维性外侧边缘之下立即分开来（图 11-37）。最先分支支配胫前肌，后来发出的分支支配趾长伸肌和蹬长伸肌。有些个体还有第三腓骨肌，深支也支配该肌。在足部，深支再分为内侧和外侧分支。内侧分支作为感觉分支前行，支配第一足背间隙表面的一小块皮肤，而外侧分支支配趾短伸肌和蹬短伸肌[6]。

腓浅神经走行比较直，位于筋膜和部分腓骨肌的深面，支配腓骨长肌后再支配腓骨短肌，并且在腓骨肌两头之间下行。腓浅神经在小腿远端 1/3，腓骨肌融合成肌腱的中点处逐渐浅出，位于这些肌腱和腓肠-比目鱼肌外侧缘之间。接着，腓浅神经在踝前方分成内侧和外侧两分支[3]。当该神经接近踝关节时，其位于前外侧，发分支支配小腿前外侧、踝关节以及足背部皮肤的感觉。

临床表现和检查

如同胫神经一样，腓神经支配的重要肌肉均位于膝关节以下，除非是高位损伤引起外侧腘绳肌，如股二头肌短头功能丧失。

腓总神经或其深浅两分支均损伤，会导致深支支配的踝关节和足趾背屈功能的减弱。踝关节背屈肌包括胫前肌和第三腓骨肌，足趾伸肌包括伸蹬趾的蹬长、短伸肌和伸第二到五趾的趾总伸肌。伸足趾功能丧失带来的后果并不严重，因为穿鞋子可以代偿部分功能。幸运的是，使用可背伸足部的鞋垫。或者对于病情严重者以及活动较多者应用加载弹簧的足背屈支具，能够替代足伸肌丧失的功能。这些装置非常有效，以至于许

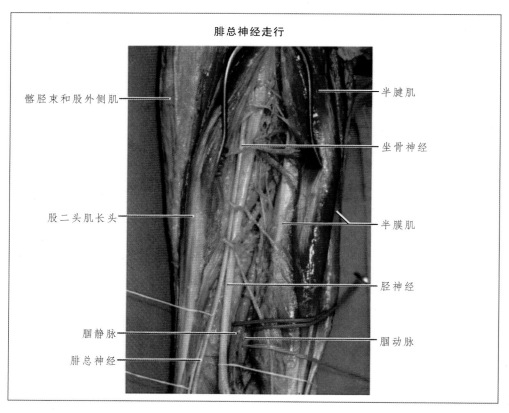

腓总神经走行

髂胫束和股外侧肌

股二头肌长头

腘静脉

腓总神经

半腱肌

坐骨神经

半膜肌

胫神经

腘动脉

图 11-34 左小腿腘窝的后面观，显示了腓总神经从腘窝近端通过，位于二头肌腱内侧，至腓骨头后面。（From：Kline DG, Hudson AR, Kim DH. Atlas of Peripheral Nerve Surgery. Philadelphia, WB Saunders, 2001.）

腓浅神经

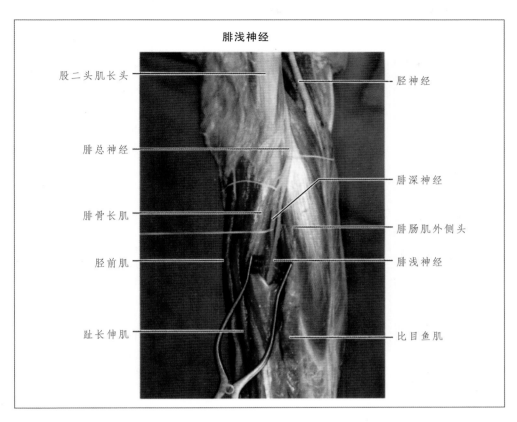

- 股二头肌长头
- 腓总神经
- 腓骨长肌
- 胫前肌
- 趾长伸肌
- 胫神经
- 腓深神经
- 腓肠肌外侧头
- 腓浅神经
- 比目鱼肌

图 11-35　左小腿后外侧观，描绘了腘窝远端的腓总神经，其穿出腓骨长肌，分成腓浅神经和腓深神经分支。(From：Kline DG, Hudson AR, Kim DH. Atlas of Peripheral Nerve Surgery. Philadelphia, WB Saunders, 2001.)

腓总神经在腘窝处的终支

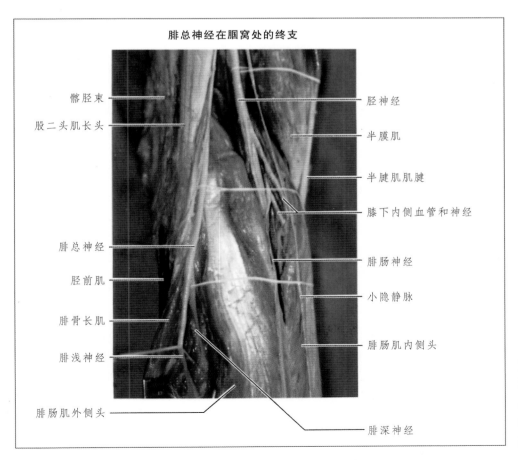

- 髂胫束
- 股二头肌长头
- 腓总神经
- 胫前肌
- 腓骨长肌
- 腓浅神经
- 腓肠肌外侧头
- 胫神经
- 半膜肌
- 半腱肌肌腱
- 膝下内侧血管和神经
- 腓肠神经
- 小隐静脉
- 腓肠肌内侧头
- 腓深神经

图 11-36　图 11-35 上部的特写。(From：Kline DG, Hudson AR, Kim DH. Atlas of Peripheral Nerve Surgery. Philadelphia, WB Saunders, 2001.)

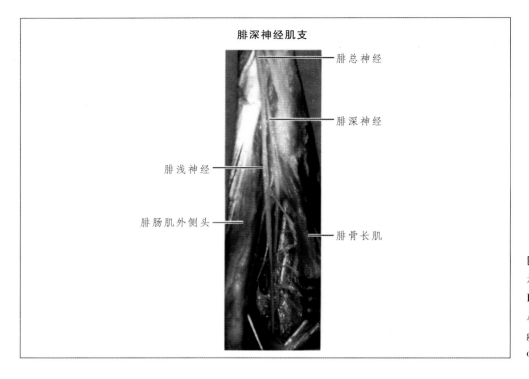

腓深神经肌支

腓总神经

腓深神经

腓浅神经

腓肠肌外侧头

腓骨长肌

图 11-37 左小腿外侧观，显示了腓深神经的肌支。(From：Kline DG, Hudson AR, Kim DH. Atlas of Peripheral Nerve Surgery. Philadelphia, WB Saunders, 2001.)

多神经损伤十分严重的患者在适应了支具之后，不愿意接受腓总神经修复所带来的不确定效果。

腓总神经完全损伤时，也会发生浅支支配的踝外翻肌的轻瘫。这些肌肉包括腓骨长肌和腓骨短肌。腓神经的浅支在腓总神经绕过腓骨头后马上发出。

深支的损伤也会导致踇趾和第二足趾间皮肤感觉的减退。涉及浅支会导致小腿前外侧和足背区的感觉减退。与腓神经完全损伤有关的足背区各种感觉丧失比胫神经损伤时的丧失带来的后果轻，因为在行走时，只有胫神经支配的足底才与支撑面有持续性的接触。

膝关节水平腓总神经损伤如果能成功地再生，腓骨肌的收缩有望在 3~5 个月开始恢复。检查时可观察和触及到腓骨肌的收缩。在让患者试图外翻时可见其腓骨近端外侧的肌肉收缩绷紧，在外踝后上方可以看到肌腱绷紧。胫前肌的恢复通常在受伤后 9~12 个月之前不会发生，踇长伸肌的恢复需要更长的时间。如果胫前肌恢复，让患者试图背屈时可在其足背视及肌腱绷紧。在严重的腓神经损伤之后，足趾可能不会恢复伸趾功能，即使在膝关节水平损伤。

臀部水平和大腿水平损伤的回顾性研究表明，臀部水平的腓神经修复很少带来腓神经运动功能的显著恢复。另一方面，此水平的损伤如果能自发性再生，即使是完全损伤，则有可能恢复足外翻和背屈功能。

大腿水平的坐骨神经损伤可能表现为整条神经的不完全性损伤，但是其也可表现为腓神经或者胫神经的完全损伤并保留有另一神经的少量功能。坐骨神经在大腿分叉部位是多变的。如坐骨神经一章中所述，分支通常在大腿中点至远 1/3 之间发出，但根据 LSUHSC 的经验，在 1/3 的病例中，分叉部在更高的部位。大腿水平坐骨神经损伤行神经修复，腓神经支配的肌肉功能很难有恢复。如果有恢复，腓骨肌功能的恢复一般要等到 6 个月以上才会出现，而胫前肌的早期收缩可能要一年以上才会发生。

膝关节水平的损伤通常导致胫神经或腓神经的瘫痪。如果是完全性功能丧失，临床表现很明显，胫神经受累会导致足内翻和跖屈功能的完全丧失以及足底的感觉迟钝，腓神经受累导致足外翻以及足和足趾伸展功能的丧失。

腓骨头附近的损伤，尤其是穿透伤，可能只导致腓神经的浅支损伤而保留深支，也可能只导致腓神经的深支损伤而保留浅支。再重复一次，浅支支配使足外翻的腓骨肌，深支支配足和足趾的伸肌。

腓肠神经的起始部主要位于腓神经和（或）胫神经。坐骨神经的腓神经和（或）胫神经部分受累及，也会影响腓肠神经感觉分布。如上所述，大腿中部水平坐骨神经的完全性损伤可导致远端肌肉功能的完全丧失，这些肌肉由胫神经和腓神经支配，而腓肠神经的感觉功能通常也会丧失。

大腿中部水平坐骨神经受累时，除非直接的肌肉损伤破坏了腘绳肌的功能，否则该肌功能应该是完全保留的。在 LSUHSC 病例系列中有那些存在腘绳肌直接损伤的病例,包括许多不仅损伤了神经,而且也损伤了腘绳肌群的环状刀伤患者。

　　因为隐神经和腓肠神经的支配区有重叠,即使是腓总神经完全损伤时,腓总神经的自主感觉区域也不一定会丧失功能。如果发生了感觉的丧失,通常是在足背部,尤其是跟趾和第二足趾间的近端。

　　前侧肌筋膜室的损伤可累及腓神经深支的不同部分,这取决于损伤的水平。相比之下,类及胫神经的小腿后肌筋膜室损伤可影响足底的感觉,足趾的屈曲与展开,但有时腓肠-比目鱼肌的功能会保留,是由于其神经支配支在小腿近端水平进入该肌群。

电生理检查

肌电图

　　腓骨肌、胫前肌以及跟趾伸肌的失神经支配提示腓神经或者其近端的坐骨神经部分的轴索断裂或者神经断裂伤。新生的电位,甚至是纤维性颤动以及失神经电位数量减少,尤其是在腓骨肌,提示有希望恢复背屈功能,但不能保证肯定能恢复。

神经传导检查

　　这些检查对于明确腓神经在腓骨头或者腓骨颈的卡压或者压迫很有价值。将患侧肢体的传导检查与对侧未受累肢体进行对比有助于诊断。

　　腓神经卡压的神经传导检查通常于腓骨头近端刺激神经[1],在腓骨肌以及至更远端的肌肉,如跟长伸肌处测量神经传导速度和潜伏期。当存在卡压时,两者的传导速度均减慢,但通常是腓骨肌要比远端的肌肉慢得多。即使在成功地行神经松解以及压迫条带和组织松解之后,潜伏期的延长依然存在,通常保持数年,因此临床评估指标,包括对前侧肌筋膜室肌肉(表 11-11)的精确分级,要比术后传导检查作为恢复指标的价值更大。然而,如果功能无改善或者临床恢复处于停滞期,神经传导检查就更有价值。

手术显露

　　手术显露腓神经时,将患者置于俯卧位,并在膝关节和踝关节下放置软垫。对于腓骨水平的常见损伤做曲线形切口,从大腿下段外侧的外侧腘绳肌内侧至腓骨头的后方,继续切至小腿前侧肌筋膜室(图 11-38)。

另一种方法是在大腿远端后方的正中切口,联合切向外侧的腘窝区横行切口,接着过腓骨头至小腿。有时候止于腓骨头的股二头肌外侧肌腱,当其向下穿过腓骨颈时很像腓神经,注意区别。

　　当向深部分离解剖切口近端部分时,将外侧腘绳肌(二头肌短头)牵向外侧,使其与位于下方的腓神经分开(图 11-39)。深部解剖的关键部分在于腓骨外科颈的下方,此处暴露深浅分支。通过精细的解剖清理筋膜和腓骨肌的后侧缘,牵拉并将其向下部分劈开以暴露浅支。在腓骨颈水平,将一窄的烟卷式引流条绕过腓神经,在其牵拉帮助下,绕过腓骨追踪深支。手术放大镜有助于对该分支底边和前边的分离解剖。分离中遇到的小血管可以用双极电凝凝固,如果要显露一定长度的深支,可以牺牲至膝关节关节分支。为了彻底松解游离深支,有时需将神经后置,方法是用骨膜剥离子剥

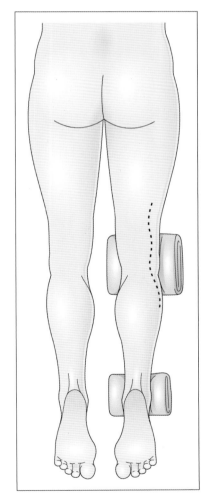

图 11-38　探查右腓骨水平的腓神经损伤做曲线形切口,如文中所述。(From: Kline DG, Hudson AR, Kim DH. Atlas of Peripheral Nerve Surgery. Philadelphia, WB Saunders, 2001.)

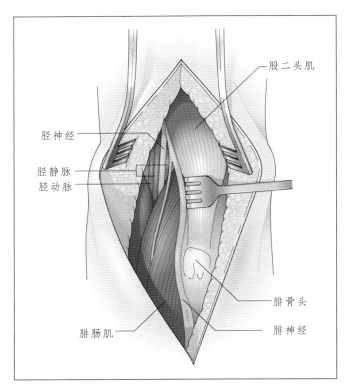

图 11-39　通过将外侧腘绳肌内侧缘牵向外侧，将其与下方的腓神经分开，来显露腓神经的近端。(From：Kline DG, Hudson AR, Kim DH. Atlas of Peripheral Nerve Surgery. Philadelphia, WB Saunders, 2001.)

开腓骨外科颈后面的软组织，围绕颈部约 1.25cm 深（图 11-40A），然后用 Leksell 咬骨钳咬除腓骨头（图 11-40B）。

没有理由对腓神经及其分支行小范围或者局灶性的暴露，因为即使在充分显露下，也很难对远端神经或者至胫前肌的分支进行活力判断。术中神经电生理检查记录可以避免不必要的神经切断，因为修复后的功能再生很有限。另一方面，尽管神经连续性存在，但如果损伤非常严重并且没有神经传导，自发性恢复不可能存在，此时应做出切除损伤段的决定。

结果

在 LSUHSC，有 278 例膝关节水平腓神经损伤行手术治疗，对其损伤机制、修复时采用的修复方法以及术后功能进行了分析。用 LSUHSC 分级系统（表 11-11）对术前和术后功能进行了分级。

牵拉伤/挫伤

膝关节水平腓神经损伤的主要类型是牵拉伤/挫伤（表 11-12），并且这些累及腓神经的牵拉伤仍然很难治疗[5,9]。牵拉伤不仅破坏一段神经，而且可使神经滋养血管断裂，造成神经鞘内出血，血肿压迫引起局部缺

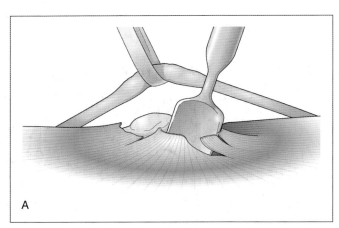

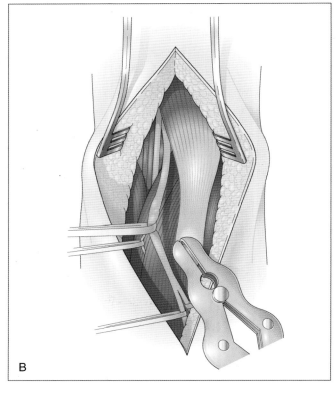

图 11-40　(A)用骨膜剥离子将软组织从腓骨外科颈后面剥离。(B)用咬骨钳去除腓骨头。受损的腓神经及其远端的深浅分支已经被移开。(From：Kline DG, Hudson AR, Kim DH. Atlas of Peripheral Nerve Surgery. Philadelphia, WB Saunders, 2001.)

表11-11		LSUHSC膝关节水平腓总神经损伤肌肉分级系统
等级	评估	描述
0	无	没有可触及的肌肉收缩
1	很差	可触及腓骨肌或者胫骨前肌的收缩
2	较差	腓骨肌或者胫骨前肌收缩抵抗重力
3	中	腓骨肌和胫骨前肌收缩抵抗重力和一定抵抗力
4	良	腓骨肌和胫骨前肌收缩抵抗中等程度的力
5	优	腓骨肌和胫骨前肌收缩抵抗很大的力

表11-12　腓总神经创伤性损伤结果**				
损伤类型	患者数量	神经松解	缝合	移植
牵拉伤/挫伤	141	56	0	85
(-骨折/脱位)				
割伤	39	3	14	22
卡压	30	26	0	4
牵拉伤/挫伤	22	10	2	10
(+骨折/脱位)				
压迫	21	16	0	5
医源性损伤	13	6	0	5
枪弹伤	12	4	3	5
功能结果			移植物大小	
			<6cm　6~12cm　13~24cm	
总计	278	121/107	19/16	36/27　64/24　38/6
		(88%)*	(84%)	(75%)　(38%)　(16%)

*,手术患者数/术后功能3级或以上的患者数。(From：Kim D, Murovic J, Tiel R, Kline D: Management and outcomes in 318 operative common peroneal lesions at LSUHSC, Neurosurgery 56 (6): 1421-1429, 2004.)

血[7,9]。严重的牵拉伤时,也会发生广泛的结缔组织损伤,将会导致神经内和神经外瘢痕的产生。

在 LSUHSC 病例系列中,绝大多数的牵拉伤/挫伤由交通事故或者诸如足球等运动造成,而且通常发生于年轻人。许多腓神经损伤与膝关节或周围结构的严重损伤有关(图 11-41)。

有些牵拉伤未行手术治疗,因为就诊太晚,即损伤后一年,或者有早期的自发性恢复。那些行手术治疗的病例,损伤和手术的间期为 4~9 个月。

在 141 例手术治疗的不伴骨折/脱位的腓神经牵拉伤/挫伤中,56 例(40%)有临床表现明显的部分损伤或尽管有完全性的临床和 EMG 丧失,但通过术中神经动作电位的刺激和记录,有明显再生的早期证据而行神经松解。85 例(60%)因为全部神经分散(图 11-

42)或者严重的长段连续性损伤,不能传导神经动作电位(图 11-43)而行束间神经移植修复。移植物长度不定,可归为三类:①<6cm;②6~12cm;③13~24cm。成功病例的神经移植物长度通常小于 6cm,比那些未能充分恢复的病例要短。这与 Durandeau 等报道一致,他们

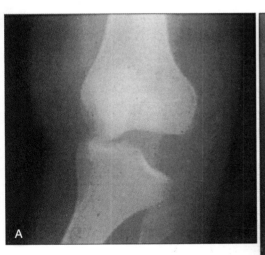

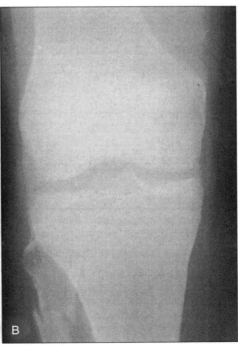

图 11-41　常见的骨关节损伤伴腓神经的牵拉伤:严重的膝关节脱位 (A) 和腓骨颈骨折 (B)。这些患者均存在长段严重的腓神经牵拉损伤。

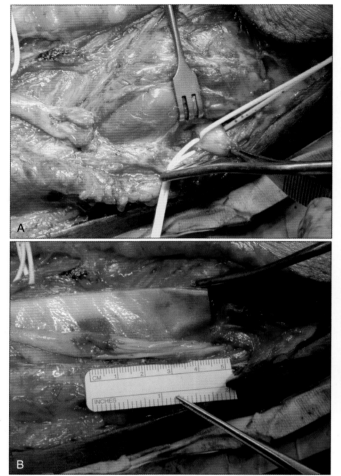

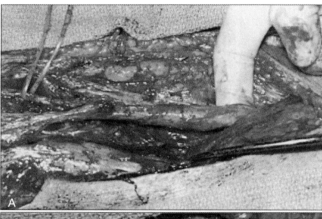

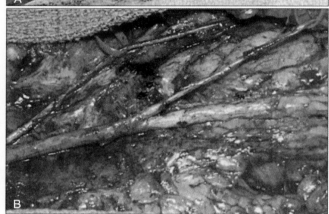

图 11-42   （A）术中图片显示了腓总神经的连续性中断损伤，由于牵拉和撕脱而横断。近断端在左侧，远断端包括腓深神经和腓浅神经位于右侧，均用血管吊索围绕。（B）在切除了神经瘤后，用 5 条 5cm 长的腓肠神经移植物行神经束间移植修复。

图 11-43   （A）由摩托车事故引起的累及一段腓神经的牵拉伤/挫伤。图示损伤从外科医生戴手套的手指延伸至左侧的深浅分支。在该病例中，神经肿胀坚硬。（B）由滑雪事故造成的腓神经牵拉伤。该神经 11cm 一段变薄变窄。损伤 5 个月后损伤处不能传导神经动作电位，行损伤段切除，并用腓神经移植物修复。

在 14 例膝水平腓神经损伤中采用移植物修复，只有移植物长度小于 5~8cm 的患者取得良好效果[2]。

手术治疗 22 例（16%）伴有骨折或者脱位神经牵拉伤中，只有 2 例损伤较短且可直接缝合，这 2 例均恢复明显的足背屈功能。

伴有骨折的神经牵拉伤病例骨折通常累及腓骨头和胫骨平台，该类损伤要比伴有膝关节脱位、伴或不伴韧带撕裂的损伤更局部化。因此，即使行神经移植，这类病例的治疗效果要比牵拉伤伴有膝关节脱位或者韧带严重损伤的患者效果好。

切割伤与刺伤

39 例累及膝关节水平腓神经的软组织切割伤中，有 6 例（15%）术中发现神经连续性存在。3 例（8%）

记录到通过损伤区的神经动作电位，神经松解后功能恢复明显（图 11-44）。14 例（36%）横断伤可行端-端缝合或神经外膜缝合修复，功能恢复至 3 级或以上（图 11-44）。这些患者中的大多数锐性损伤于 72 小时内得到手术治疗。22 例（56%）行神经移植修复，其中 5 例恢复至 3 级或以上功能。这些患者中大多数人的钝性横断伤由螺旋桨、风扇刀片或者金属碎片造成（图 11-45）。

枪弹伤

与牵拉损伤相比，枪弹伤所致神经损伤相对比较局限。278 例膝关节水平腓神经损伤患者中，12 例（4%）枪弹伤由于临床检查或者肌电图评估无神经功能恢复行手术治疗。其中有 9 例（75%）为连续性存在的挫伤，另外 3 例（25%）为腓神经完全横断。12 例枪

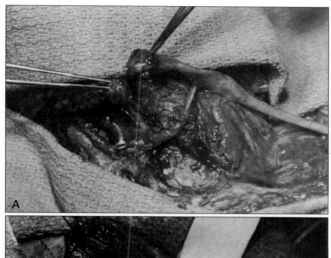

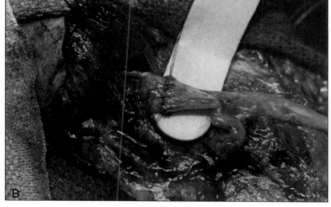

图 11-44　(A)在此术中照片可见由腓骨头远端刀伤所致的腓神经切割伤。(B)在伤后 72 小时内,用 6-0 prolene 缝线行端-端缝合修复。接着咬平腓骨头,在关闭软组织前使用骨蜡。

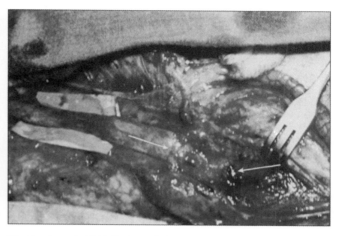

图 11-45　由螺旋桨造成腓神经在其跨过腓骨头位置的损伤。在损伤 5 周之后,用腓肠神经移植物修复,图中用白色箭头指示。

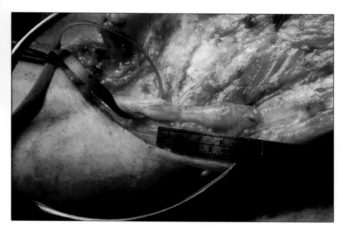

图 11-46　左侧腓神经在缢痕的两边各有一个狭窄肿胀的区域。患者膝关节后方有遭受过打击挫伤的病史,多年间呈进行性腓神经麻痹。认为麻痹是创伤导致的神经卡压的结果。损伤处可传导神经动作电位,故行神经松解。(Coutesy of Dr. Jack Hurst, Lafayette, LA.)

弹伤中有 4 例(33%)存在可记录的术中神经动作电位,并行神经松解,尽管存在术前功能的完全丧失,这 4 例在手术 20 个月后恢复到 4~5 级。3 例行局部切除损伤后,端-端缝合修复。12 中有 5 例(42%)行神经移植修复。

神经卡压

　　腓骨颈水平腓神经自发性卡压的鉴别诊断包括 L5 脊神经根性神经病。必须小心做出区分,因为对这两个相距位置较远的病理状况的诊断错误并不少见。

　　累及膝关节的创伤史(图 11-46)或者有时诸如经常交叠小腿的坐姿习惯可能成为激发因素。但在 LSUHSC 系列中,大多数因腓神经卡压行手术治疗的患者没有此病史[8,16]。

　　30 例因腓神经卡压行手术探查的病例中,有 26 例(87%)行神经松解术,并切除了覆盖神经上面的软组织,包括筋膜边缘或者韧带结构[15]。用咬骨钳咬平腓骨外科颈,常规行部分腓骨切除术。在腓骨头上下行神

经松解之后,行腓深神经和腓浅神经分支的神经动作电位检查。

　　4 例(13%)需要用 5~10cm 长的腓肠神经移植物行移植修复。在其他医院行 1~3 次手术,试图阻止进行性神经功能丧失尝试失败之后,有必要行神经移植。2 例分别在术后 26 个月和 30 个月恢复至 3 级功能。1 例表现为完全性足下垂的患者,在神经松解后运动功能完全恢复,然而两年半以后足下垂再次发生。再次探查手术,切除了一段没有传导功能的神经瘤,用 9cm 长的腓肠神经移植物替代了腓骨颈附近的一段神经,

两年后该患者再次恢复至 3 级功能。

通过手术不总是能够使神经卡压导致的功能丧失逆转。事实上，如果功能丧失严重，手术介入通常不能改善功能。手术通常可以稳定功能状态，但是有些病例却不是这样，有些患者尽管进行了手术松解，病情仍然进展。

压迫性损伤和肿瘤

总共 278 例行手术治疗的腓神经损伤患者中，有 21 例（8%）通过手术解除压迫。绝大多数膝关节水平腓神经压迫性损伤是由于麻醉手术时的体位不当或者酒精/药物相关性昏迷所致神经长时间压迫所致。另外，有时腓骨的外生骨疣也累及该神经（图 11-47）。功能丧失通常呈进行性发展，多为是无痛性，手术也不总是能够成功逆转由压迫所致的功能丧失。

造成压迫的其他原因包括动静脉畸形以及由于软组织肿胀和（或）过紧的管型石膏所致的累及小腿的筋膜室综合征。

21 例腓神经压迫的病例中，有 16 例（76%）在术中可记录到神经动作电位通过损伤区而行神经松解术，5 例（24%）需要神经移植修复。

40 例患有腓神经压迫的肿瘤患者接受了评估并行手术治疗。其中 16 例（40%）属于肿瘤类别中累及腓神经的腱鞘囊肿。Spinner 等最近对多机构的大量腓神经腱鞘囊肿的观察表明，在胫腓关节滑膜源性腱鞘囊肿和腓神经深支损伤之间存在联系。侵犯腓神经的腱鞘囊肿通常在腓骨顶端附近发生[4,11]。

10 例神经鞘瘤中有 1 例为恶性，6 例神经纤维瘤中有 1 例与神经纤维瘤病相关。膝关节附近的 MRI 或者 CT 显示肿瘤为大小不一的实性或呈囊性的病变。这 16 例神经鞘肿瘤病例大多数切除了肿瘤，并且不需要修复。恶性神经鞘瘤行广泛的局部切除加术后放疗。有 2 例骨软骨瘤、2 例神经源性肉瘤、2 例局限性肥大性神经病（localized hypertrophic neuropathies，LHN，也称作"洋葱鳞茎"病），以及 1 例硬纤维瘤和 1 例血管瘤。累及膝关节水平腓神经的 2 例 LHN 患者中，1 例在切除了病变行移植修复后恢复了一些功能，另 1 例则没有。

1 例累及腓神经的血管瘤手术切除后继发了一巨大神经瘤，虽然能传导神经动作电位，行神经瘤切除神经移植修复（图 11-48）。

医源性损伤（包括注射损伤）

2 例膝关节水平腓神经的注射性损伤由于损伤均比较轻，不需要手术治疗。开放性或者膝关节镜操作是医源性膝关节水平腓神经损伤的常见原因。13 例医源性损伤患者在等待 4 个月之后无神经再生征象而行神经探查手术，发现神经连续性存在的损伤（图 11-49），有 6 例（46%）由于存在通过损伤区的神经动作电位行神经外松解，7 例（54%）行神经移植修复。

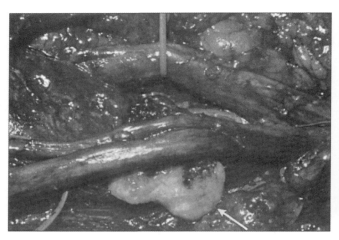

图 11-47　可以看到腓神经被腓骨头（箭头）附近的骨性外生骨疣卡压。胫后神经在图的顶部，腓神经在底部。

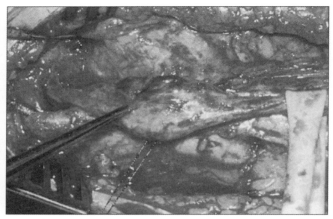

图 11-48　在切除了累及腓神经的血管瘤之后，继发一巨大的腓神经神经瘤，如图所示。此病变位于一位 17 岁少女的膝关节后方。神经瘤能传导神经动作电位，但是需要切除行移植修复：神经下部传导神经动作电位，但是上部不能传导，用腓肠神经移植物修复。3 年半以后，患者腓神经功能恢复到 4 级。

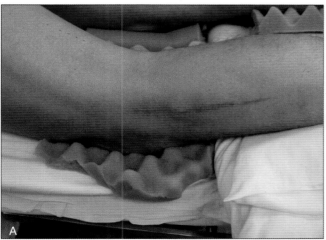

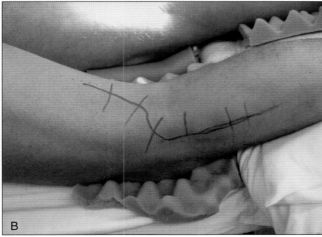

图 11-49 (A)腓骨近端一开放性手术后手术瘢痕,在手术时腓总神经被切断。(B)结合既往切口,调整常规神经探查切口,对 A 中医源性神经损伤进行修复。

参考文献

1. Berry H and Richardson PM: Common peroneal nerve palsy: A clinical and electrophysiological review. J Neurol Neurosurg Psychiatry 39:1162–1171, 1976.
2. Durandeau A, Piton C, Fabre T, et al.: Results of 14 nerve grafts of the common peroneal nerve after a severe valgus strain of the knee. J Bone Joint Surg [Br] 79(Suppl I):54, 1997.
3. Farhan M: Nerve entrapment of the branches of the superficial peroneal nerve. J Bone Joint Surg [Br] 83(Suppl III):340, 2001.
4. Harbaugh KS, Tiel RL, and Kline DG: Ganglion cyst involvement of peripheral nerves. J Neurosurg 87:403–408, 1997.
5. Highet WB and Holmes W: Traction injuries to the lateral popliteal and traction injuries to peripheral nerves after suture. Br J Surg 30:212, 1943.
6. Mackinnon SE and Dellon A: Other lower extremity nerve entrapments. In: Surgery of the Peripheral Nerve. New York, Thieme Medical Publishers, 1988.
7. Meals RA: Peroneal-nerve palsy complicating ankle sprain. Report of two cases and review of the literature. J Bone Joint Surg [Am] 59:966–968, 1977.
8. Nagler S and Rangell L: Peroneal palsy caused by crossing the legs. JAMA 133:755–761, 1947.
9. Nobel W: Peroneal palsy due to hematoma in the common peroneal nerve sheath after distal torsional fractures and inversion ankle sprains. J Bone Joint Surg [Am] 48:1484–1495, 1966.
10. Noble J, Munro CA, Prasad V, et al.: Analysis of upper and lower extremity peripheral nerve injuries in a population of patients with multiple injuries. J Trauma 45:116–122, 1998.
11. Nucci F, Artico M, Santoro A, et al.: Intraneural synovial cyst of the peroneal nerve: report of two cases and review of the literature. Neurosurgery 26:339–344, 1990.
12. Spinner RJ, Atkinson JL, Harper M, et al.: Recurrent intraneural ganglion cyst of the tibial nerve. Case report. J Neurosurg 92:334–337, 2000.
13. Sunderland S and Bradley KC: Stress–strain phenomena in human peripheral nerve trunks. Brain 84:102–119, 1961.
14. Thoma A, Fawcett S, Ginty M, et al.: Decompression of the common peroneal nerve: experience with 20 consecutive cases. Plast Reconstr Surg 107:1183–1189, 2001.
15. Vastamaki M: Decompression for peroneal nerve entrapment. Acta Orthop Scand 57:551–554, 1986.
16. Woltman HL: Crossing the legs as a factor in the production of peroneal palsy. JAMA 93:670–672, 1929.

腓肠神经

概述

■ 路易斯安那州立大学健康科学中心(LSUHSC)报道了 18 例经手术治疗的腓肠神经损伤病例。

■ 腓肠神经损伤最常见原因是切割伤,共有 7 例,其中 5 例是被玻璃意外割伤,另外 2 例是刀伤所致。其次是枪弹伤,涉及腓肠神经损伤有 3 例,均需手术治疗。由静脉剥离和结扎引起的腓肠神经损伤有 2 例,由骨科手术操作引起的也有 2 例。还有 2 例是神经瘤,1 例由组织活检引起和 1 例钝性损伤引起。

■ 一旦腓肠神经连续性受损并导致神经瘤的形成,就需行包括神经瘤上下的大段切除治疗。切除后不需修复,这是因为由切除引起的腓肠神经分布区的感觉丧失并不影响功能,并且修复后还可能引发痛性神经瘤。

■ 暴露腓肠神经通常是用来进行神经移植,该技术将在本章中述及。

应用解剖

腓肠神经是下肢一条大的感觉神经,支配小腿远端 1/3 后外侧的皮肤以及包括第五足趾的足部背外侧皮肤。各种各样的机制均可引起腓肠神经损伤,切取腓肠神经进行神经移植也很常见。

腓肠神经起自腘窝的腓神经和胫神经,起始位置不定。有时也会单一地从一条神经发出(图 11-50),发自腓神经者多见。腓肠神经也可以起自腓肠内侧皮神经和交通支的结合处,它们分别是胫神经和腓神经的

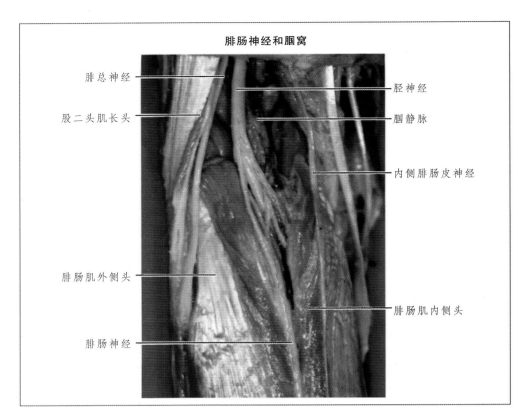

腓肠神经和腘窝

腓总神经
股二头肌长头
腓肠肌外侧头
腓肠神经

胫神经
腘静脉
内侧腓肠皮神经
腓肠肌内侧头

图 11-50　腓肠神经起自腘窝的腓神经和胫神经，起始位置不定。有时也会单一地从一条神经发出，发自腓神经者多见。然而，在此尸体标本的左腘窝，神经却起自胫神经。腓肠神经于腓肠肌两头之间下降。

分支[2,4,5,7,8]。腓肠神经走行于腓肠筋膜之下，腓肠肌两头之间，至小腿中上 1/3 处穿出深筋膜行于皮下（图 11-51）。它加入腓肠外侧神经，然后斜行向小腿下 1/3 的小腿外侧。当腓肠神经接近踝部时，它位于腓肠肌肌腱，即跟腱的外侧。Lawrence 和 Botte 对 17 具尸体进行了研究，指出腓肠神经在踝部位于外踝尖上 7cm。腓肠神经继续向下至外踝下方，移行为足背外侧皮神经分布于足外侧和第五趾（图 11-52）。在足背面与腓浅神经的中间背侧皮神经相交通；在小腿，腓肠神经的分支与发自骶丛的股后皮神经相交通。

临床表现和检查

　　腓肠神经损伤的患者通常表现为外踝的麻痛感并伴有对轻微刺激的感觉过敏，或者表现为腓肠神经分布区的感觉丧失。来自 LSUHSC 的腓肠神经损伤患者也有表现为涉及腓肠神经的痛性神经瘤，该神经瘤有时可触及。在隐静脉抽剥术形成手术瘢痕的病例中，可在腓肠神经走行的多个部位发现神经瘤[9]。通过叩击神经瘤所在部位，多数会出现 Tinel 征，引起足部腓肠神经远端的分布区出现感觉异常。

　　当患侧的足跟承重的时候，检查可发现一种为减轻疼痛的蹒跚步态。在对外踝和足进行触摸及针刺的

感觉检查当中，通常会发现感觉减退。在腓肠神经的分布区也可发现对触摸的感觉过敏。

　　于小腿后侧压迫腓肠神经导致小腿疼痛是另一种可能的临床表现，Fabre 等报道了 13 例这样的运动员患者[3]。该部位位于小腿中下 1/3 交界处，腓肠肌浅腱膜水平，通常情况下不易受压迫损伤。

电生理检查

　　双侧腓肠神经传导检查一般是从踝关节到小腿。必要时，也会检查小腿近端到膝关节以及第五跖骨到踝关节的区域。

　　对腓肠神经损伤患者的踝部行电生理学检查，能够发现大约 14cm 长逆行性腓肠神经感觉反应的减弱或消失。通过对患侧和健侧感觉神经动作电位振幅的比较，得出神经损伤的百分比。腓肠神经感觉反应的消失暗示神经传导受阻，或者可能存在轴索断裂，又或者神经断裂影响了腓肠神经的感觉纤维[9]。

手术入路

　　大多数腓肠神经损伤不需要手术治疗，但是持续的疼痛和感觉症状提示需要外科手术，特别是在腓肠

小腿近端腓肠神经

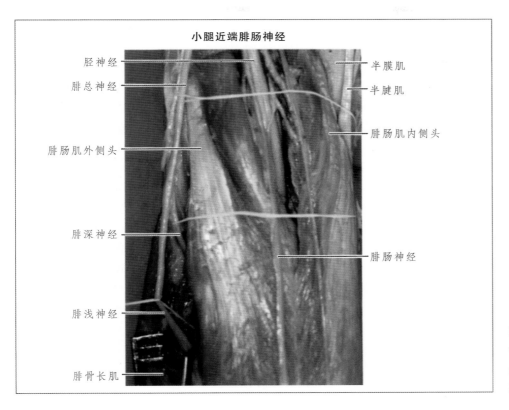

胫神经

腓总神经

腓肠肌外侧头

腓深神经

腓浅神经

腓骨长肌

半膜肌

半腱肌

腓肠肌内侧头

腓肠神经

图 11-51　离开腘窝下角，尸体标本左腿的腓肠神经在腓肠肌两头之间的沟内下行，于小腿近端穿出深筋膜加入腓肠外侧神经。

腓肠神经走行

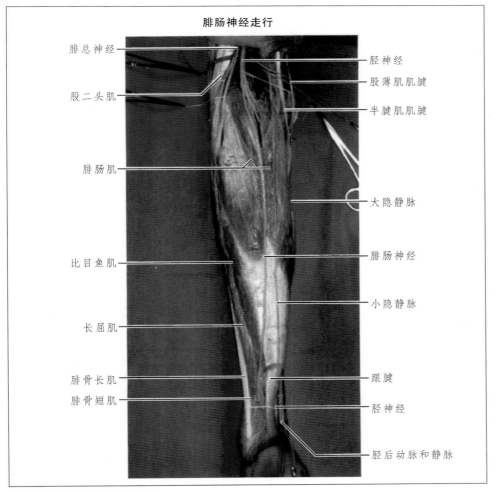

腓总神经

股二头肌

腓肠肌

比目鱼肌

长屈肌

腓骨长肌

腓骨短肌

胫神经

股薄肌肌腱

半腱肌肌腱

大隐静脉

腓肠神经

小隐静脉

跟腱

胫神经

胫后动脉和静脉

图 11-52　腓肠神经与小隐静脉伴行，在跟腱外侧下降至外踝与跟骨之间的区域。在外踝远端，腓肠神经行于足外侧缘，并止于第五足趾的外侧。其支配小腿远端 1/3 后外侧的皮肤以及包括整个第五足趾的足部外侧皮肤。胫神经的足底外侧神经也参与支配第五足趾的感觉。

神经走行区有触痛和 Tinel 征的时候。

为了切取腓肠神经行神经移植,俯卧位便于暴露患者的坐骨神经,后方入路便于暴露桡神经和腋神经。

仰卧位利于多数神经的解剖,但是患者腓肠神经的暴露却十分困难。此时,屈曲小腿,使膝关节和小腿部分内收,加上同侧臀部垫高来辅助小腿必要的内旋,有助于暴露腓肠神经。

无论俯卧位还是仰卧位,均要在小腿后方肌做曲线形切口,并延伸至踝关节外侧(图 11–53)。或者也可通过在小腿后外侧做多个切口来暴露腓肠神经(图 11–54)。在踝关节水平,腓肠神经位于外踝和跟腱之间。可以向近端追踪神经,用手术刀或者手术剪行锐性剥离,注意保存其分支。在此水平,腓肠神经容易与小隐静脉混淆,因为该部位两者伴行,并且常有静脉和动脉分支跨过神经。当神经接近小腿上 1/3 和腘区时,可能需要切开覆盖其上的腓肠肌和比目鱼肌筋膜。分离腓肠神经过于靠近近端可能会引起腓神经和胫神经的损伤。

切取腓肠神经行移植修复

腓肠神经在其远端通常会发出一支或多支来支配足部外侧的感觉。在近端,可以看到多条分支,然而,这些分支却起于胫神经、腓神经,有时甚至是坐骨神经主干。这些分支可以加入或不加入到腓肠神经。

腓肠神经直径不够大,有时候作为移植体时可能不够,此时理想的分支必要时也可以用来作移植,还可以同时切取对侧的腓肠神经。将已切取的移植物放在湿纱条中保持湿润。用精细的镊子和剪刀将其表面的筋膜和脂肪去除,然后将腓肠神经及其分支放入无菌的生理盐水中。测量需要移植修复的缺损长度,在腓肠神经上截取所需要的长度。每一段移植物要比测量的缺损距离长大约 10%,以防止其回缩。切取腓肠神经可导致小范围的感觉丧失,但该区域在足部外侧缘的非承重区,一般不会给患者带来困扰[1]。

腓肠神经损伤

如果腓肠神经受到损伤,通常会形成神经瘤,治疗时需要在神经瘤上下行一段距离的腓肠神经切除术。由于切除引起的腓肠神经分布区的感觉丧失并不影响功能,并且修复后还可能会导致另一痛性神经瘤的形成,所以切除后不需修复。在神经损伤部位的上方将其切断,去除神经瘤及远端的部分神经。然后在放大镜下寻找分离近断端,用精细的双极镊子夹持近端的各个束支,通过电凝来封闭神经,任其回缩至筋膜和(或)肌肉下。尽管在有些病例中神经瘤复发,但它们通常是无痛的,并且可以通过保守方法治疗,无须再次手术。

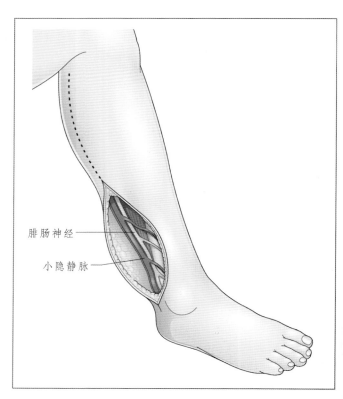

腓肠神经
小隐静脉

图 11–53　为获取腓肠神经行移植修复,要做一略微弯曲的切口,从小腿后方延伸至外侧踝关节。在踝关节水平,神经位于外踝和跟腱之间。在此水平,神经容易与小隐静脉混淆,因为两者伴行,并且常有静脉和动脉分支跨过神经。一旦得到证实,即行手术向近端追踪腓肠神经。

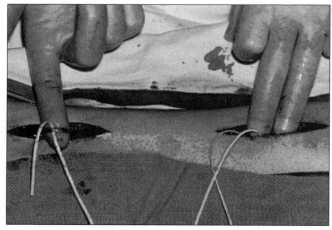

图 11–54　如上面的术中图片所示,也可以通过多个切口来获取一段腓肠神经,而不是用小腿后外侧的单一长切口。

结果

在 LSUHSC 涉及腓肠神经损伤的病例中,切割伤往往需要手术治疗,这些病例中 5 例由玻璃切割所致,2 例是刀伤(表 11-13 和图 11-55)。小腿下部的枪伤导致痛性神经瘤有 3 例,均需手术切除。静脉剥离结扎造成 2 例腓肠神经损伤,需要手术修复。骨科手术也造成了 2 例腓肠神经损伤。割草机的金属线和另一钝性创伤造成了 2 例腓肠神经的神经瘤,其中 1 例在腘窝,靠近腓肠神经在腓神经的起始处。此外,有 1 例压榨伤,还有 1 例腓肠神经组织活检导致神经瘤,需要修复。

表11-13　手术治疗的腓肠神经损伤	
损伤机制	手术例数
玻璃切割	5
枪击伤	3
刀砍伤	2
钝性撕裂伤	2
静脉抽剥结扎术	2
骨科手术	2
挤压伤	1
腓肠神经活检	1
总计	18

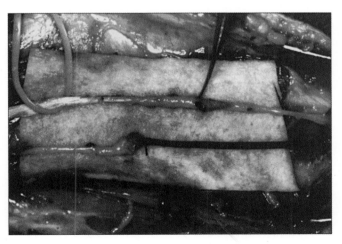

图 11-55　该术中照片显示了小腿后方分离的一段腓肠神经的两部分:(上部)在外院行腓肠神经切割伤修复时,神经的断端被错误地缝在腱性滑动部分(图片左侧血管吊索环绕)。在缝合处(底部)的远断神经瘤形成(深色橡皮吊索),在神经的另一处发现了第二个远端的腓肠神经瘤(橡皮吊索的左侧)。

病例分析——腓肠神经损伤

患者,30 岁,内科医生,患有先天性静脉曲张,并伴有小腿静脉功能不全。既往已经剥离结扎了 3 条静脉。最后一次静脉手术后数月,开始出现疼痛,由小腿下外侧向踝部放射,并为此行了腓肠神经切除和神经修复手术;术后一年内复发,有疼痛和散在的触痛。当神经修复部位遭到碰撞时,在出现疼痛的相同区域,患者主诉出现痛性的麻刺感和触电感。当衣服或者微风触及这些区域,会产生麻木感。

体格检查发现在修复部位远端和近端存在感觉过敏和痛觉过敏。叩击神经修复处会产生 Tinel 征,但是叩击或者深部触诊膝关节下方和腘窝下方也会出现。在小腿各处有许多已愈合的横行切口。

手术探查在小腿远端发现腓肠神经缝合口处有一个神经瘤形成。但未记录到跨越此神经瘤的神经动作电位,也未记录到近端至损伤处的神经动作电位。向近端追踪腓肠神经直到其进入腓肠肌和比目鱼肌筋膜部,在膝关节的下方找到第二个腓肠神经的神经瘤。跨越此损伤处也未记录到神经动作电位。神经瘤及其之间的腓肠神经均被切除,一段较长的神经也被去除。

尽管手术后足部外侧有感觉迟钝,但是患者症状明显缓解。感觉过敏不再困扰他。切除组织的组织学检查证实了一个远端的神经瘤和一个体积小但是结构紊乱的近端神经瘤(轴索直径小于 5μm)。

点评

腓肠神经的断面很少会产生那种剧烈触痛和疼痛的神经瘤。例如,切取腓肠神经做移植物很少导致痛性神经瘤发生。产生痛性神经瘤的病因学虽然尚未阐明,但在那些疼痛是主要问题的精选病例中,神经瘤及长段神经切除是有效的。

参考文献

1. de V. Theron F, Peach SA, and Ackerman C: Donor site morbidity of sural nerve grafts. J Bone Joint Sur [Br] 83(Suppl):2, 2001.
2. Eastwood DM, Irgau I, and Atkins RM: The distal course of the sural nerve and its significance for incisions around the lateral hindfoot. Foot Ankle 13:199–202, 1992.
3. Fabre T, Courjaud X, Benquet B, et al.: An unusual cause of chronic pain of the posterior aspect of the leg: Compression of the sural nerve in 22 operated cases. J Bone Joint Surg [Br] 83(Suppl I):40, 2001.
4. Huene DB and Bunnell WP: Operative anatomy of nerves encountered in the lateral approach to the distal part of the fibula. J Bone Joint Surg [Am] 77:1021–1024, 1995.

5. Lawrence SJ and Botte MJ: The sural nerve in the foot and ankle: an anatomic study with clinical and surgical implications. Foot Ankle Int 15:490–494, 1994.
6. Nakajima H, Imanishi N, Fukuzumi S, et al.: Accompanying arteries of the lesser saphenous vein and sural nerve: anatomic study and its clinical applications. Plast Reconstr Surg 103:104–120, 1999.
7. Ortiguela ME, Wood MB, and Cahill DR: Anatomy of the sural nerve complex. J Hand Surg [Am] 12:1119–1123, 1987.
8. Refaeian M, King JC, and Dumitru D: Isolated sural neuropathy presenting as lateral ankle pain. Am J Phys Med Rehabil 80:543–546, 2001.
9. Seror P: Sural nerve lesions: a report of 20 cases. Am J Phys Med Rehabil 81:876–880, 2002.

盆腔神经丛

概述

■ 腰丛发出的支配股区的神经损伤手术治疗效果，要比骶丛发出的支配坐骨区（包括腓骨区和胫骨后区）的神经损伤手术效果好。但是骶丛的切割伤手术治疗可得到一定程度的恢复。绝大多数此类手术均需要一名普通外科医生、血管外科医生或妇科医生的协助。

■ LSUHSC 43 例骨盆丛神经损伤的手术病例是治疗上的挑战。在这些病例中，髂肌和股四头肌的功能丧失，由于没有其他肌肉代偿它们的功能，会造成明显的残疾。尽管股神经是感觉运动的混合神经，在大部分病例中，恰当的治疗还是能够使其恢复部分功能。这也许是因为股神经支配的肌肉体积较大，而且靠近损伤区域和可能恢复的区域。在 LSUHSC 的系列病例中，以下情况可能会导致治疗失败：①神经缺损较长而必须行移植修复的病例，由于神经移植段较长，从骨盆一直延伸到大腿水平；②年龄较大的患者，如果需要神经修复而不是神经松解。医源性因素是造成股神经损伤的最主要原因：疝修补术、阑尾切除术、妇科手术、髋关节修复以及股腘旁路术均有可能导致大腿的瘫痪。

■ 在 LSUHSC，医生更倾向于切除股外侧皮神经，而不是神经松解减压术。这种偏好部分是因为为数不少的病例在其他地方，也包括我们自己行松解术后未成功而要切除神经。

盆丛解剖和临床关系

　　盆腔丛，又称腰骶丛，由腰丛和骶丛组成。各丛的解剖，连同组成各丛的主要神经的特有解剖和临床联系一起，将会得到详细的阐述。LSUHSC 对各丛以及其组成部分的临床经验的结论也将在本章最后介绍。

腰丛

　　腰丛起于 L1、L2、L3 和 L4 神经的前支，同时 L1 还接受由 T12 发出的肋下神经的一个分支。

　　L1、L2 和 L4 的前支均分成上下两支，L3 的前支没有分支。L1 的前支不分形成前后股；然而，L2 的下支，L4 的上支以及整个 L3 都分成了前后股。

　　L1 前支的上支分成髂腹下神经和髂腹股沟神经。L1 前支的下支连同 L2 前支的上支形成生殖股神经。

　　L2 下支和 L3、L4 的上支前股会合形成闭孔神经。L2 和 L3 的后股分别分成一大一小两支；两个小支共同形成股外侧皮神经；两个大支连同 L4 的后股共同形成股神经。

　　因此，腰丛的损伤可导致相对应各根的各种形状的皮区感觉和肌肉肌力丧失。分段因为脊髓终止于脊柱的 L1 水平，各根的前后部分，也就是运动和感觉部分，各自在椎管中走行不同距离。感觉部分或者感觉根是背根神经节的中枢延续，损伤后不能再生。运动部分或者运动根有再生的潜能，即使它们是在椎管中。这两部分在神经根管的椎间部联合起来，出椎间孔形成一条混合运动感觉的脊神经，就如同颈部的臂丛神经根一样。

　　要求具备对神经根及其周围部分的解剖学知识，如此损伤和疾病的部位就能够准确定位。如果股神经和闭孔神经的分布区一起发生功能障碍，损伤很可能发生在盆丛。如果只是其中一条神经的分布区存在功能障碍，损伤多为周围性的。

髂腹下神经

　　髂腹下神经穿过髂肌，行于腰方肌前面，至髂嵴上方。于此处穿行于腹横肌和腹内斜肌之间，并支配部分肌肉。神经继续向前延伸，贯穿腹内外斜肌。通过一支外侧皮神经支配臀上区域的感觉，通过另一前支支配耻骨上的下腹部皮肤的感觉。

　　髂腹下神经的损伤通常是医源性的，特别是由于腹部的操作。涉及此神经的损伤会引起上述外侧皮支和前支分布区的感觉缺失或者痛性麻痹。

髂腹股沟神经

　　髂腹股沟神经于髂腹下神经之下方绕躯干走行，外侧位于腹横肌和腹内斜肌之间。内侧的一部分沿着腹股沟韧带之上走行。接着,神经穿过腹股沟管浅环,行于精索外筋膜。该神经与髂腹下神经一起支配腹内斜肌和腹横肌。髂腹股沟神经支配大腿内上、股三角以及耻骨联合区皮肤的感觉,在男性,还支配阴茎背侧和阴囊上部;在女性,支配阴阜和大阴唇。

髂腹股沟神经可能在骨盆或者下腹部的手术操作中因不慎而被损伤,尤其在行疝修补术时更是如此。它也可能会被该区域手术操作后的瘢痕所包绕。损伤后表现为上述感觉支配区的感觉缺失或者痛性麻痹。

生殖股神经

生殖股神经走行不同于髂腹下神经和髂腹股沟神经,发出后直接向下偏尾侧伴随髂血管走行。接着,该神经形成两个分支。生殖支,在男性支配提睾肌和部分阴囊的皮肤,在女性支配圆韧带。股支穿出大腿的筋膜,支配股三角区皮肤的感觉。

生殖股神经的损伤机制包括医源性损伤,尤其是子宫切除术和疝修补术,以及钝性创伤。因为生殖股神经的生殖支支配同侧的提睾肌,该肌能够回缩同侧的睾丸,股支支配同侧股三角的皮肤感觉,所以一旦损伤了这些分支,将会出现提睾反射的减弱。

这三条神经,也就是髂腹股沟神经、髂腹下神经和(或)生殖股神经的手术治疗只针对遗留严重的神经性疼痛、又对药物治疗无反应且不随时间而好转的患者。损伤通常是与之前的手术有关,如疝修补术和(或)妇科操作(关于这些神经的特定章节)。

盆内股神经

股神经是腰丛的主要分支之一。由 L2、L3 和 L4 前支的后股形成以后,于骨盆内腹膜后走行 8~10cm,位于腰大肌上外侧及髂肌的内侧。

髂肌和腰大肌会合形成髂腰肌,前者由股神经后方发出的短分支支配,后者由 L1 和 L2 支配。髂腰肌是大腿的主要屈肌。

股神经也发出分支支配缝匠肌。缝匠肌肌支的起始位置变异大,但是通常起于股神经盆内部分的远端。缝匠肌的功能可通过其起止位置来推断,其起于髂前上棘,止于胫骨内侧上方。当抬高足后跟放至对侧膝关节时,缝匠肌抬高并旋转大腿[12]。检查该肌有助于定位股神经的损伤平面。

当股神经离开骨盆时,其走行于腹股沟韧带深面股动静脉的外侧。在该点,神经处于独立的筋膜间隔中,通过大腿近端的解剖更容易辨认。腹股沟韧带远端数厘米处,股神经分散成手指状的若干分支,支配股四

头肌,该肌由股直肌、股外侧肌、股内侧肌和股中间肌组成。股神经支配股前内侧皮肤的感觉,也形成隐神经,后者斜行于股内侧和膝关节,然后分支支配小腿下内侧的皮肤和足部内侧或足弓区的皮肤。

骨盆水平的股神经损伤可能由下腹部穿透伤引起,原因包括枪击伤、摩托车把伤或者刺伤。医源性的原因包括行骨盆填塞和下腹部手术时对出血的骨盆内容物进行操作损伤了股神经。抗凝治疗相关性骨盆内血肿可压迫损伤股神经,股动脉血管造影的操作也可能对其造成损伤。

骨盆内股神经损伤的另一常见原因是行肿瘤手术时切除部分神经丛。这些肿瘤通常是良性的神经鞘瘤和神经纤维瘤。

股神经可能会被错误地当作股外侧皮神经,在行感觉异常性股痛的治疗中被切除,或者在髋关节修复时被植入的甲基异丁烯酸损伤。

骨盆内股神经损伤的临床表现为髂肌、股四头肌和缝匠肌的肌力减弱。髂肌肌力减弱导致屈髋能力减弱。为了检测髂肌的肌力,患者需要仰卧。检查者握住患者的小腿,屈曲膝关节使小腿低于膝部,嘱患者抬高大腿贴向腹部或者抗阻力屈曲髋关节。

股四头肌功能是伸展膝关节,使人能够上楼梯并以正常步态行走。一旦股神经损伤,步态会不正常,因为膝关节会在阔筋膜张肌和股薄肌的作用下过伸。股神经损伤后,可发现涉及股四头肌的膝反射消失。

股前皮神经支损伤可造成大腿前内侧的感觉丧失,具体情况多有不同。隐神经损伤所致的感觉丧失可造成小腿下内侧和足部内侧或足弓区感觉的改变。

股外侧皮神经

股外侧皮神经于腰大肌外侧缘出现,越过髂肌,然后于髂前上棘水平,通过腹股沟韧带附着点之间下行(图 11-56)。股外侧皮神经和腹股沟韧带的相互位置关系是多变的。神经可于韧带上方或者下方通过,也可以穿过韧带,而且它相对于髂前上棘的位置也不总是相同。股外侧皮神经支配大腿外侧的感觉(图 11-57)。

股外侧皮神经的损伤通常是由于牵拉损伤、卡压或者取髂骨移植时造成的。如果股外侧皮神经受损,就会出现特征性的感觉异常性股痛综合征。该综合征表现为大腿外侧的麻刺痛和烧灼痛,并且有严重的感觉过敏以至于股外侧很容易被衣物和触摸刺激。患者经常诉说对针刺的感觉正常,但是对于触摸却感到疼痛[18]。

如果可以通过局部的神经阻滞使疼痛得到暂时缓解,患者能够耐受大腿外侧的麻木,则可以切除神经,

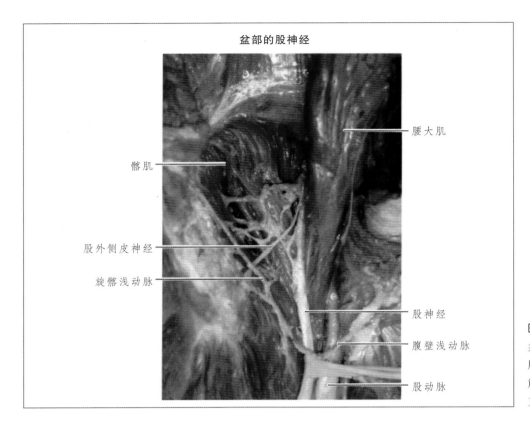

盆部的股神经

腰大肌

髂肌

股外侧皮神经

旋髂浅动脉

股神经

腹壁浅动脉

股动脉

图 11-56　该尸体标本描绘了盆内股神经下行于腰大肌和髂肌之间的沟内，其上覆盖髂肌筋膜。如图所示，股神经发出分支至髂肌。

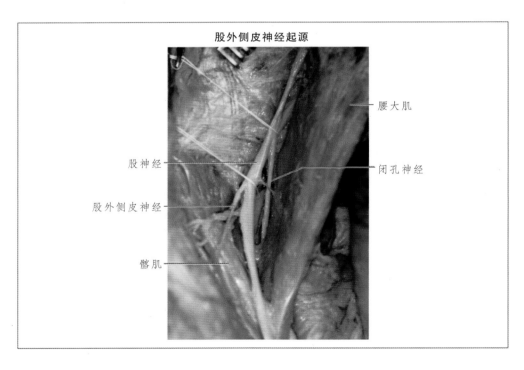

股外侧皮神经起源

腰大肌

股神经

闭孔神经

股外侧皮神经

髂肌

图 11-57　该尸体标本显示了股外侧皮神经，其现于腰大肌外侧缘，髂腰韧带之下。该神经跨过髂肌，行向髂前上棘。

保留近端，任其回缩到骨盆内腹膜后。

闭孔神经

　　闭孔神经起自 L2、L3 和 L4 神经根的前股。走行至腰大肌的内侧界，于髂血管的下方通过，而后垂直行向闭孔（图 11-58）。此处，闭孔神经分成两支，前支或称浅支支配长短收肌（译者注：闭孔神经前支还支配股薄肌），后支或称深支支配闭孔外肌和大收肌。

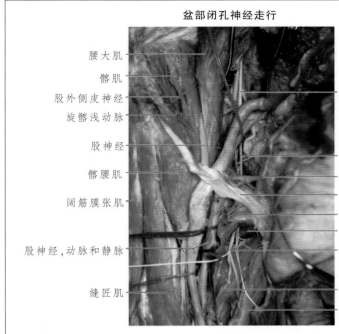

盆部闭孔神经走行

腰大肌
髂肌
股外侧皮神经
旋髂浅动脉
股神经
髂腰肌
阔筋膜张肌
股神经,动脉和静脉
缝匠肌

闭孔神经
闭孔神经和动脉
腹壁下动脉
腹股沟韧带
耻骨肌
闭孔外肌
闭孔神经前支和后支
短收肌
长收肌

图 11-58 在该尸体标本中,可看到闭孔神经到达腰大肌内侧界,之后向外侧偏离腰骶干,并在髂总动脉后方及髂内血管的外侧。

闭孔神经损伤可发生于部分腰骶神经丛损伤时,其次,也可单独发生在骨盆骨折时。更少见的原因是继发于外科损伤。有时,外科医生会有目的地切除神经来治疗处于痉挛状态的剪刀步态。

因为大收肌也受坐骨神经的支配,长收肌有时也受股神经支配,因此,在闭孔神经损伤时是很少观察到大腿内收功能的完全丧失以及这两块肌肉的完全萎缩。但当患者行走时,因为小腿外旋或有向外侧摆动的倾向,步态会略微受到影响。

作为闭孔神经损伤的指标,感觉缺失多变,并不可靠。有时,感觉缺失会在大腿下内侧呈补丁状分布,但有时也会发现检查正常。

骶丛

骶神经丛由以下部分构成:①L4 前支的下支和 L5 的前股形成的腰骶干;②S1 前支的前股;③S2、S3 和 S4 前支前股的神经纤维(图 11-59)。

骶神经丛有 12 支已命名分支。7 支支配臀部和下肢,分别命名为:①坐骨神经,在此水平包括了腓神经和胫神经;②臀上神经;③臀下神经;④股后皮神经;⑤穿皮神经;⑥支配股方肌和下孖肌的神经;⑦支配闭孔内肌和上孖肌的神经。另外 5 支支配骨盆内结构:①支配梨状肌的神经;②支配肛提肌和尾骨肌的神

经;③支配肛门括约肌的神经;④骨盆内脏神经;⑤阴部神经。

坐骨神经的腓神经部分是由 L4 前支的下支及 L5、S1 和 S2 前支的后股组成。 臀上神经和臀下神经是由上述后股的分支组成。

坐骨神经的胫神经部分是由 L4、L5、S1 和 S2 前支的前股组成。

股后皮神经是由 S1 前支(APR)后股的一支和 S2 前支(APR)前股的一支组成。

穿皮支是由来源于 S2 和 S3 前支的前股发出的额外后支组成,来自于 S3 的部分是在内脏支和阴部后神经发出之后发出。

位于坐骨神经前方且处于坐骨切迹远侧的肌肉参与维持髋关节的稳定性。这些肌肉的神经分支如下所述:支配股方肌和下孖肌的神经于坐骨神经中胫神经的起始处发出;支配闭孔内肌和上孖肌的神经由 L5、S1 和 S2 前部分出现的区域发出,位于坐骨神经发出的胫神经的近端。

骶丛在骨盆的内侧深部,位于骶髂连接和骶尾连接的前方。以下骶丛神经主要是通过坐骨大孔离开骨盆:坐骨神经、腘绳肌神经支、臀神经和股后皮神经,而阴部神经是通过坐骨小孔到达阴部。

如同盆丛的腰丛部分,骶丛损伤所致的功能丧失是多变的。如果能够记住众多腰骶神经根所支配的皮

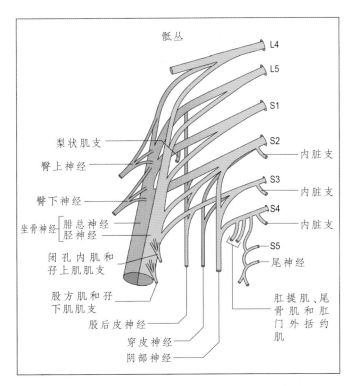

骶丛

梨状肌支

臀上神经

臀下神经

坐骨神经 { 腓总神经 胫神经 }

闭孔内肌和 孖上肌肌支

股方肌和孖 下肌肌支

股后皮神经

穿皮神经

阴部神经

L4

L5

S1

S2 —— 内脏支

S3 —— 内脏支

S4 —— 内脏支

S5

尾神经

肛提肌、尾 骨肌和肛 门外括约 肌

图 11-59　该示意图显示了骨盆神经丛的骶丛部分。

肤感觉区和肌肉,尤其是下肢部分,则可以区分和定位骶丛损伤部位和损伤后果。

臀神经

　　当臀神经离开坐骨切迹,臀上神经行于坐骨神经外侧,向上支配臀中肌和臀小肌。臀下神经离开坐骨大孔行于坐骨神经的内侧,支配臀大肌。

　　臀上神经支配臀中肌和臀小肌,这两块肌肉帮助髋关节外展和内旋大腿。当该神经损伤后,患者平卧时大腿趋于外旋的位置,行走时躯干会弯向麻痹侧。用患侧肢体站立时,对侧骨盆下降,从而使两侧髂前上棘的高度不一致。

　　臀下神经损伤,特别是支配臀大肌的臀下神经损伤时,会导致髋关节伸展减弱。患者坐起或者爬楼梯感到困难。伴随肌腹的沉降,臀沟会变浅或者消失,臀部的萎缩也会随时间变得明显。

　　对坐骨切迹区域进行手术操作时需要丰富的经验,因为血管的损伤,尤其是对臀上动脉的损伤,会导致血管回缩入骨盆并产生威胁生命的出血。

　　另外,尽可能保留较多的臀神经很重要。在此水平,与坐骨神经相关的梨状肌解剖变异很多。该肌的外侧部分通常发育不充分,需要切除起始于坐骨切迹区

域的一部分肌腹,并向外侧延长切口。

阴部神经

　　阴部神经,也叫作耻神经,从坐骨孔中梨状肌和坐骨肌之间离开骨盆,位于骶棘韧带之上。分支包括直肠下神经、会阴神经以及男性的阴茎背神经或者女性的阴蒂神经。它支配的感觉区域包括会阴部、男性的部分阴囊和阴茎以及女性的阴唇、尿道黏膜和肛门周围区域。运动纤维支配肛门外括约肌以及阴茎的海绵体球部和体部。

　　阴部神经很少会单独受损,但是当骶神经丛损伤时,其分布区也会发生功能丧失,有时也继发于妇科的手术。

　　因为阴部神经支配膀胱外括约肌和肛门外括约肌,其参与自主控制排尿和排便,并维持尿意和便意。

手术入路

腰丛

　　盆丛的手术是困难的,尤其是涉及神经损伤和肿瘤时。腰丛通常选择侧腹部经肌、腹膜后入路。手术可经前胁腹部或者腹壁的切口实施,并且联合暴露股三角区的股神经。

　　图 11-60A 显示了梨状肌在骶骨前方的起始位点。起始处的肌纤维在骶前孔交错。肌肉向外通过坐骨大切迹止于股骨近端。L4 和 L5 的神经干经过骶髂关节前面,加入坐骨神经起始处的骶神经。坐骨神经形成于梨状肌的前表面,然后在此肌下方离开坐骨切迹。这正是传统的后入路时,外科医生能够观察到的坐骨神经的位点。通过切除梨状肌,并且切除掉切迹区域的部分骨质,外科医生能够到达后入路中箭头(译者注:原版书上未见箭头)所指示的位点。如果需要一个更靠内侧的路径来显露坐骨神经和脊神经,该路径要通过盆腔入路,获得的手术空间较为狭窄。直肠的腹膜反折是在内侧,而且在盆腔路径中,暴露 S1、S2 和 S3 脊神经时,要控制好髂内静脉的大分支。

　　在图 11-60A 中,也可以看到股神经行于腰大肌的外侧,两者向下走行通过腹股沟韧带下方。必须向内侧牵开腰大肌,如此才能够解剖出股神经的脊神经起始部。这些脊神经有腰动脉的分支伴行,腰动脉是从主动脉后面发出。外科医生必须小心勿将腰小肌肌腱当成股神经。

骶丛

骶丛的暴露通常是困难的，而且常在普外科医生或血管外科医生或妇科医生的协助下经腹膜入路来实施。降结肠松解以及必要时直肠的腹膜反折的松解必须予以考虑。输尿管和髂血管必须予以鉴别和保护。图 11–60B 显示了从后外侧位置观察坐骨神经从梨状肌下方离开坐骨大切迹的情况，可以看到臀下神经和臀下动脉紧靠坐骨神经。就如同本章节前面所述，该臀下神经支配臀大肌。臀下动脉是髂内动脉的分支，并且就如后入路所见，一进入视野就迅速发出分支。必须小心处理该动脉，一旦损伤，谨慎控制，因为它有可能回缩入骨盆并且持续出血。在图 11–60B 中可以看到臀上神经于梨状肌上方向后走行。其伴行动脉是臀上动脉，和臀下动脉一样，必须谨慎处理。臀上神经支配臀中肌（髋关节的三角肌）和臀小肌以及阔筋膜张肌。在评估股神经损伤的患者时，阔筋膜张肌的收缩可牵引髂胫束，有可能被误认为是股神经支配的股四头肌的收缩。

结果

盆丛损伤

盆丛的损伤不常见，在文献中以系列病例或单独病例报告的形式出现[2]。只有一些小型系列报道。

Alsever[1]发表了一篇关于腰骶丛损伤的病例报告，该患者由于妇科手术引起。Luzzio 等[14]首次发表了由髂内动脉假性动脉瘤所致的腰骶丛损伤，该病发生于肾移植术后。患者表现为背部和肢体疼痛，垂足，该神经丛损伤经电生理诊断所证实。

Tung 等[21]最近发表了一篇病例报告，患者 16 岁，车祸造成骨盆和骶骨骨折。在稳定骨创伤之后，发现其右臀和腘绳肌瘫痪并且膝关节以下运动感觉功能丧失。两个月后，患者接受了腰骶丛探查修复术，将 L5 和 S1 神经根通过神经移植在近端桥接至臀下神经，在远端桥接至腘绳肌的分支。再两个月后，为恢复患者足底的感觉，通过使用电缆式腓肠神经移植，将已恢复功能的隐神经行转位连接到胫后神经的感觉部分。随访两年半，患者臀肌和腘绳肌神经支配恢复并且足底的震动觉恢复。在抗垂足支具固定下，患者行走好，并且可以滑雪。

Cardosi 等[4]报道了 1210 例经历过较大的骨盆手术的患者，其中有 23 例（1.9%）术后存在神经损伤。损伤涉及 9 例闭孔神经，5 例髂腹股沟神经/髂腹下神经，4 例生殖股神经以及 3 例骨盆水平的股神经。只有 2 例涉及腰骶丛的损伤。

Siegmeth 等[17]研究了 126 例严重骨盆创伤的患者，

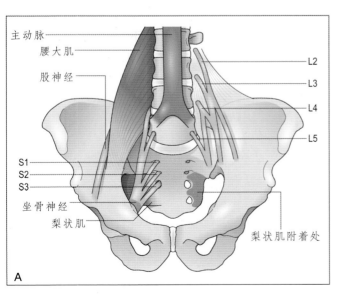

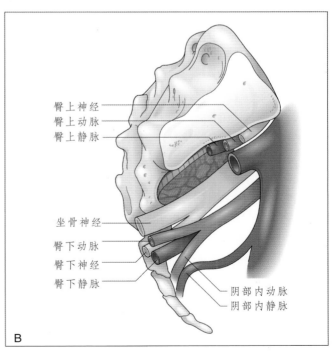

图 11–60 **(A)**腰丛。注意图中的交叉阴影线，其显示了梨状肌的附着点。箭头（译者注：原书未见箭头）所指的骨盆位置是通过后方入路，切开梨状肌并切除掉切迹区的部分骨质来实现的。**(B)**骶丛后外侧观。此处显示了臀上下动脉、神经和静脉，并在文中进行了描述。

发现有 10 例（8%）患者在创伤造成神经损伤之后，存在长期的腰骶神经丛的神经功能障碍。Casanas Sintes 和 Serra Catafau[5]报道了 115 例发生骨盆环骨折的患者，其中有 17 例（15%）伴有腰骶丛损伤。

Chiou-Tan 等[6]评价了 29 例由于枪弹伤和交通事故造成的腰骶丛损伤患者的电生理表现，他们注意到，与那些涉及臂丛多个区域的臂丛枪弹伤截然相反，腰骶丛枪弹伤患者的损伤类型呈离散状。

Ismael 等[11]也报道了 19 例产后涉及 S2-S4 低位神经丛损伤的患者。该系列中所有的患者都存在阴道分娩后的泌尿、肛门直肠以及性功能的障碍。与已发表的其他盆丛损伤病例的预测截然相反，无相关的下肢运动感觉的缺失。全部患者存在电生理异常。这些发现包括 17 例（89%）患者存在会阴肌肉的失神经征象，2 例（11%）患者球海绵体肌反射的潜伏期延长或者消失，1 例（5%）患者存在异常的阴部神经躯体感觉诱发电位。所有患者阴部神经终末动作电位潜伏期正常。尿动力学研究显示，半数患者的尿道闭合压力减低。通过电生理资料，医生能够更加准确地定位近端神经丛损伤的位置。

Lang 等[13]人发表了一系列病例，包括 10 例由牵拉伤所致的腰骶丛损伤，这些病例由严重创伤导致的骨盆骨折所致伤。其中大多数患者有腰骶丛的马尾根部断裂，接受了神经移植修复手术。对于那些神经丛近端残干不能修复的，采用了低位肋间神经或股神经束支的姑息性神经移位术。系列中的这些患者恢复了基本的下肢功能，例如无须任何辅助的站立和行走。

一篇关于腰骶丛肿瘤学文献的回顾，发现了一份由 Moore 等人发表的全身性淋巴瘤浸润腰骶丛周围的病例。腰部 MRI 和腹盆部的 CT 成像不能显示损伤，但是高分辨率的 MRI 神经成像技术显示了腰丛弥漫性浸润损伤，这揭示了神经淋巴瘤病。

关于腰骶丛肿瘤的神经成像，在 31 例这些肿瘤患者的 31 份 MRI 中，Taylor 等[19]提供证据显示肿瘤直接侵犯到腰骶丛 23 例，另有 6 例 MRI 显示了骨盆区的广泛转移。然而，在这些患者所做的 22 份 CT 扫描中，只有 13 例患者的 CT 可以直接看到腰骶丛被肿瘤波及。作者因此得出结论，对于肿瘤导致的腰骶丛病的诊断，MRI 比 CT 更加敏感。在这些病例中肌电图检查很有价值，尤其是在行放射治疗后怀疑是否存在放射性神经炎时。

已经有骨盆神经丛被血肿压迫损伤的报道，这些血肿可能由治疗血栓形成、静脉炎或者肺栓塞的肝素化治疗造成，也可见于弥散性血管内凝血的患者（图 11-61）[7,22]。

LSUHSC 有 66 例骨盆神经丛损伤的治疗经验（表 11-14）。其中，34 例由医源性因素致伤，15 例与骨盆骨折有关，其中一些还伴有腰椎或者髋关节的骨折，以及 11 例由枪弹伤所致的骨盆神经丛损伤。

存在骨折和不完全性骨盆神经丛损伤的患者得到了预期的治疗，并且其愈后可以接受。对继发于骨盆骨折的骨盆神经丛，更多的是对骶丛损伤的患者进行了随访，在非手术治疗下，绝大多数得到了部分恢复。

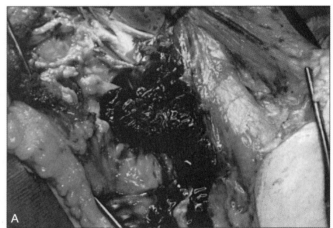
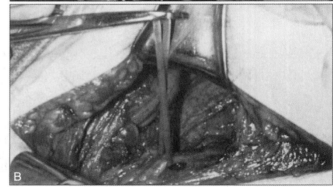

图 11-61　（A）术中的照片显示了由于抗凝治疗形成的血凝块，其导致了股部的麻痹。（B）从腹膜后暴露股神经的盆内部分，该段神经已经被腹膜后血凝块严重挤压。

表11-14　盆丛损伤

损伤机制	手术病例数
医源性损伤	34
骨盆+/-腰椎骨折 或者髋部骨折	15
枪弹伤	11
刺伤/割伤	5
牵拉撕脱伤	1
总计	66

但是也有例外，因为有些枪弹伤和骨盆骨折相关性损伤需要手术治疗，且治疗结果多变，腰丛分支损伤的效果通常可以接受，骶丛损伤则效果差。

骨盆骨折以及腰椎或者骶椎骨折相关的骨盆神经丛麻痹应该用 MRI 来评估，MRI 可能会显示脊膜膨出。图 11-62 显示了脊膜膨出，也显示了脊髓(X 线)造影照片。脊膜膨出通常会妨碍修复，尤其是在此水平，就如同臂丛神经损伤一样(图 11-63)[2,8,16]。

盆腔内神经丛受损的标志是涉及了骶神经和股神经或闭孔神经的联合损伤。髂腹股沟神经、生殖股神经、隐神经以及股外侧皮神经的分支也可能被涉及，但通常不会发生，当下腹部、腹股沟或者大腿上部的解剖存在变异，这些神经的损伤和卡压才有可能发生。

LSUHSC 的 1 例患者存在 L3-L4 水平的复发性的巨大椎管内神经纤维瘤，并伴有骨盆内的及同一水平极度扩大的椎间孔内的肿瘤。认为原发部位为骨盆内的脊神经，向脊椎管内蔓延。由于广泛的椎管内复发，选择尝试完全切除。在对椎管内至椎间孔水平的肿瘤行次全切除后，联合普外科手术操作，经腹切除肿瘤的骨盆内部分。分离腰大肌来定位需要剜出的肿瘤，保留了大多数分布到股神经的脊神经分支。

许多患有骶神经丛神经纤维瘤和神经鞘瘤的患者在 LSUHSC 接受了手术治疗并成功地切除了这些肿瘤。一名女性患者表现为性交困难，通过阴道或者直肠检查不能触及肿块，然而阴道侧壁的手指叩诊可使阴道和大腿内侧产生异常感觉。鉴于以上发现，加上患者过去有切除过纵隔神经纤维瘤的病史，医生们对其骶丛部分进行了探察，发现了一个独立的神经纤维瘤并成功将其切除。另有几例确信是神经纤维瘤者，其肿瘤贴近肠条膜与大网膜，估计起源于自主神经纤维。

其他的一些起始自骨盆内神经鞘的肿瘤异常巨大，要求广泛暴露骨盆内容物，包括肠的松动、输尿管的辨认、主动脉髂动脉和神经丛的保护。在这些病例当中，普通外科医生或者妇科医生能够帮助进行早期的暴露和腹内容物的松解。

如果要探查骶神经丛或者骨盆深处，通常采用经腹入路。如果损伤涉及腰丛而不是骶丛，那么就如同腰交感神经切除术一样，也可采用侧腹部的经腹壁肌的腹膜外入路。

在外院切除了骨盆内其他位置的肿瘤，例如肾下神经纤维瘤之后，在 LSUHSC 二期手术尝试进行神经丛损伤部分的修复，有时找不到可以行移植修复的神经丛近端。

骨盆水平股神经损伤

在 LSUHSC 的 43 例骨盆水平股神经损伤的系列

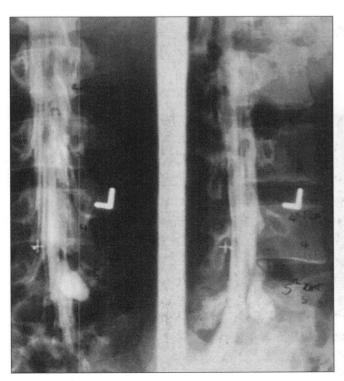

图 11-62 (A)脊髓造影显示了一个巨大的 L5 神经根的脊膜膨出和轻度异常的 L4 神经根。该患者有严重的骨盆神经丛牵拉伤和多处骨盆骨折。(B) 轴向 T2 加权 MRI 影像显示左侧脊膜膨出，代表神经根袖拉断，损伤延伸至椎管内。

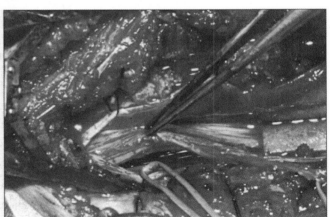

图 11-63 该术中照片暴露了一个存在骨盆神经丛牵拉伤的儿童的马尾。通过从椎间孔到髂股部神经分支的神经移植物，许多神经根得到了延续。这需要两个阶段来完成。第一阶段行椎板切除术来暴露马尾。移植物与近端马尾相连，通过 Keith 针使移植物远端的缝线在多个水平穿过椎间孔。接着，通过侧腹部和腹膜后入路暴露骨盆水平的髂股部分支。将 Keith 针、缝线和移植物拉进骨盆内，然后将移植物缝在股神经的骨盆部。

病例中(表 11-15)，医源性损伤是最主要的病因，包括了 25 例(58%)。这 25 例中的 15 例(60%)股神经损伤接受了神经松解术，全部获得了 3 级或以上的功能性恢复。10 例移植修复中只有 4 例(40%)愈后好。最常见的医源性损伤发生在下腹部手术出血，必须进行骨盆填塞或者骨盆内容物的处理时。

有 4 例血管手术继发损伤了股神经，这些血管手术通常是主动脉股动脉旁路术。因为需要保护旁路血管，在修复术中暴露受损的股神经非常困难。在大多数病例中，要在骨盆水平腹股沟韧带的近分离定位比较正常的神经，然后在血管修复形成的瘢痕进行锐性分离追踪神经。有些血管病例在骨盆水平出现神经损伤。是因为神经被针或穿刺管直接损伤，又或血肿在腹股沟韧带深面扩散累及盆部神经。

骨盆内股神经也会因骨盆内血肿压迫而损伤，血肿可由抗凝血治疗或者血管造影术的股动脉操作引起。腹腔镜检查也导致了 1 例损伤。

髋关节骨折造成了 10 例患者的骨盆内股神经损伤。在这 10 例患者中，4 例(40%)接受了神经松解术并取得了较好的功能恢复。神经移植修复仅使 50%的患者取得相同的良好效果。

在 LSUHSC，骨盆水平股神经麻痹的另一原因是枪弹伤所致的下腹部穿透损伤，这样的患者有 5 例。2

例患者行神经松解术并且效果良好。3 例经神经移植修复的枪弹伤患者只有 1 例有好的功能恢复。

在 LSUHSC 见到的其他损伤机制还包括 2 例下腹部贯通伤，继发于摩托车把的损伤以及刺伤。

骨盆水平股神经损伤的另一常见原因是手术切除良性神经纤维瘤或神经鞘瘤时切除了部分神经丛。

股神经可能被误认为是股外侧皮神经，在治疗感觉异常性股痛时被无意识地切除，或者髋关节修复时被使用的甲基异丁烯酸所损伤，LSUHSC 有 2 例此种病例。虽然采用长段腓肠神经移植修复了股神经，但是 2 例患者功能恢复都差。

盆腔放射性神经丛病要比臂丛神经的少见，但是确有发生[10,20]。我们对所见的 3 例患者进行了保守治疗，但患者需要深切疼痛治疗并且伴有下肢功能的进行性丧失。在骨盆内分辨股神经和其他神经可能很困难，尤其是之前存在骨盆损伤或者做过手术。就股神经而言，在腹股沟水平将其解剖出来，然后向近端追踪或许会有帮助。

骨盆区自主神经支配

腰骶区的周围性自主神经系统包括胸腰部交感神经系统的腰部以及颅骶副交感神经系统的骶部。胸腰部交感神经系统腰部的细有髓神经节前纤维起于中间与外侧柱，并且形成白交通支。这些纤维与会聚成两条脊柱旁神经节链的节后神经元形成突触联系，也与椎体两侧的许多独立的椎前神经节联系。节后纤维通过灰交通支行向 T5-L2 神经，支配肢体的血管、毛囊和汗腺，并且形成神经丛支配膀胱和性器官。椎前神经节的节后纤维形成神经丛支配盆腔内脏。有 4~6 个腰交感神经节支配盆腔器官和小腿。

骶副交感神经的输出纤维起始于 S2、S3 和 S4 的骶段侧角细胞。从这些细胞发出的节前纤维很长，伴随骶神经走行。这些纤维与位于膀胱以及其他盆腔器官壁上的神经节形成突触联系。

表11-15　骨盆水平股神经损伤和神经分级结果*				
损伤机制	病例数	神经松解术/ 结果**	拆除缝线/ 结果**	移植/ 结果**
医源性原因				
腹部外科	13	9/9	0/0	4/2
髋部手术	6***	2/2	0/0	4/1
动脉旁路	4	2/2	0/0	2/1
血管造影	1	1/1	0/0	0/0
腹腔镜手术	1	1/1	0/0	0/0
髋或骨盆骨折	10****	4/4	0/0	6/3
枪弹伤	5	2/2	0/0	3/1
裂伤	2	0/0	0/0	2/2
腰交感神经切除术	1	0/0	0/0	1/1
总计	43	21/21	0/0	22/11

*，行神经松解术的患者术前为 0~2 级，行神经缝合或移植者术前为 0 级。

**，手术例数/达 3 级或以上例数。

***，所有病例前功能完全丧失。

****，术前功能丧失有时不完全且伴有严重疼痛，手术松解术后功能和疼痛改善。不包括盆内股神经瘤和囊性病变。

参考文献

1. Alsever JD: Lumbosacral plexopathy after gynecologic surgery: case report and review of the literature. Am J Obstet Gynecol 174:1769–1777; discussion 1777–1768, 1996.
2. Barnett HG and Connolly ES: Lumbosacral nerve root avulsion: report of a case and review of the literature. J Trauma 15:532–535, 1975.

3. Birch R, Bonney G, and Wynn Parry: Surgical Disorders of the Peripheral Nerves, 2nd edn. London: Churchill Livingstone, 1998.

4. Cardosi RJ, Cox CS, and Hoffman MS: Postoperative neuropathies after major pelvic surgery. Obstet Gynecol 100:240–244, 2002.

5. Casanas Sintes J and Serra Catafau J: Injuries of the lumbosacral plexus in the fracture of the pelvic ring. J Bone Joint Surg [Br] 79(Suppl 2):251, 1997.

6. Chiou-Tan FY, Kemp K Jr, Elfenbaum M, et al.: Lumbosacral plexopathy in gunshot wounds and motor vehicle accidents: comparison of electrophysiologic findings. Am J Phys Med Rehabil 80:280–285; quiz 286–288, 2001.

7. Gilden DH and Eisner J: Lumbar plexopathy caused by disseminated intravascular coagulation. JAMA 237:2846–2847, 1977.

8. Harris WR, Rathbun JB, Wortzman G, et al.: Avulsion of lumbar roots complicating fracture of the pelvis. J Bone Joint Surg [Am] 55:1436–1442, 1973.

9. Hudson AR, Hunter GA, and Waddell JP: Iatrogenic femoral nerve injuries. Can J Surg 22:62–66, 1979.

10. Iglicki F, Coffin B, Ille O, et al.: Fecal incontinence after pelvic radiotherapy: evidences for a lumbosacral plexopathy. Report of a case. Dis Colon Rectum 39:465–467, 1996.

11. Ismael SS, Amarenco G, Bayle B, et al.: Postpartum lumbosacral plexopathy limited to autonomic and perineal manifestations: clinical and electrophysiological study of 19 patients. J Neurol Neurosurg Psychiatry 68:771–773, 2000.

12. Kline D: Diagnostic approach to individual nerve injuries. New York: McGraw Hill, 1985.

13. Lang EM, Borges J, and Carlstedt T: Surgical treatment of lumbosacral plexus injuries. J Neurosurg Spine 1:64–71, 2004.

14. Luzzio CC, Waclawik AJ, Gallagher CL, et al.: Iliac artery pseudoaneurysm following renal transplantation presenting as lumbosacral plexopathy. Transplantation 67:1077–1078, 1999.

15. Moore KR, Blumenthal DT, Smith AG, et al.: Neurolymphomatosis of the lumbar plexus: high-resolution MR neurography findings. Neurology 57:740–742, 2001.

16. Moossy JJ, Nashold BS Jr, Osborne D, et al.: Conus medullaris nerve root avulsions. J Neurosurg 66:835–841, 1987.

17. Siegmeth A, Mullner T, Kukla C, et al.: Associated injuries in severe pelvic trauma. Unfallchirurg 103:572–581, 2000.

18. Stevens H: Meralgia paresthetica. Arch Neurol Psychiatry 77:557–574, 1957.

19. Taylor BV, Kimmel DW, Krecke KN, et al.: Magnetic resonance imaging in cancer-related lumbosacral plexopathy. Mayo Clin Proc 72:823–829, 1997.

20. Thomas JE, Cascino TL, and Earle JD: Differential diagnosis between radiation and tumor plexopathy of the pelvis. Neurology 35:1–7, 1985.

21. Tung TH, Martin DZ, Novak CB, et al.: Nerve reconstruction in lumbosacral plexopathy. Case report and review of the literature. J Neurosurg (Pediatric 1) 102:86–91, 2005.

22. Young MR and Norris JW: Femoral neuropathy during anticoagulant therapy. Neurology 26:1173–1175, 1976.

股神经

概述

■ LSUHSC 发表了 100 例经手术治疗的骨盆内以及大腿水平的股神经损伤诊治，作为治疗股神经损伤的指南。

■ 此神经损伤的主要原因是医源性因素，主要发生在疝和髋关节的手术时，也可发生于动脉旁路手术、妇科的操作过程以及血管造影术后。其他类型的神经损伤机制包括 19 例髋关节或者骨盆骨折、10 例枪弹伤以及 8 例切割伤。

■ 涉及股神经的肿瘤有 16 例神经纤维瘤患者、9 例神经鞘瘤、2 例神经鞘囊肿、2 例神经源性肉瘤以及 1 例平滑肌肉瘤。

■ 由于神经连续性存在，且可记录到通过损伤区域的神经动作电位，44 例患者接受了神经松解术，有些远端存在严重的衰减，有些患者神经动作电位稍有衰减，但是存在着疼痛问题，大部分患者可以通过神经松解术得到改善。

■ 36 例患者采用长段腓肠神经移植修复极度靠近骨盆水平的损伤，而且功能得到了有效的恢复。

■ 9 例大腿水平的端 – 端缝合修复，其中 8 例改善至较好的功能水平。绝大多数肿瘤在保存了术前功能的前提下被切除。

简介

　　股神经（图 11-64）是腰丛的主要分支之一，起始于 L2、L3 和 L4 脊神经的前股。该神经有 8~10cm 走行于骨盆内腹膜后，开始位于腰大肌前外侧面和髂肌内侧界形成的沟内（图 11-65）。在此骨盆内水平，股神经近端支配髂肌，通过股神经后面发出的分支支配髋关节的主要屈肌（图 11-65）。股神经前方的运动部分也支配尾骨肌和被称为"裁缝"的肌肉，或者叫缝匠肌。缝匠肌（图 11-64 和图 11-66）由骨盆内股神经的远端支配，但起点多变。当脚后跟抬高置于对侧膝关节时，该肌使大腿向上并向外旋转抬高[5]。

　　股神经于腹股沟韧带上方[9]大约 4cm 处腰大肌中下 1/3 外侧缘出现，在髂筋膜之下，腰大肌和髂肌之间下行。该神经通过腹股沟韧带（图 11-66）下方进入股三角。股神经在大腿内相对较短的走行中位于髂筋膜的筋膜延续之下，进入一个独立的筋膜室，在此位置神经很容易辨认（图 11-67）。股神经位于股血管外侧，在股三角区内向远侧延伸。股三角区以腹股沟韧带为上界，以缝匠肌为外侧界，以长收肌为内侧界。在此水平，淋巴结也靠近神经。

　　解剖腹股沟韧带远端 3~4cm 处的股神经可能会十分困难，因为神经主干在此处发出众多细小的运动、感觉以及混合运动感觉分支（图 11-68）。运动支支配股四头肌，该肌包括股直肌、股外侧肌、股内侧肌和股中间肌，这些肌肉一起伸展膝关节，而感觉支配大腿前方的感觉，也包括膝内侧多数皮肤的感觉。

　　隐神经是一支较大的感觉分支，于股神经前内侧近腹股沟韧带处发出。该神经在大腿皮下下行并且支配膝关节内侧的皮肤感觉。当隐神经在小腿内下降时，其支配小腿内侧的感觉，也通过许多分支支配足弓的感觉。隐神经通常与大隐静脉伴行，有时也与小动脉伴行。

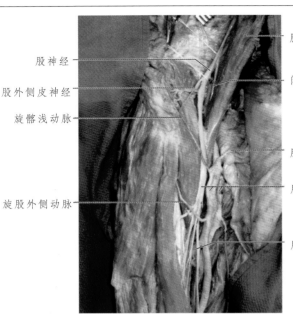

股神经
股外侧皮神经
旋髂浅动脉

旋股外侧动脉

腰大肌
闭孔神经

腹壁浅动脉
股神经、动脉和静脉

股深动脉

图 11-64　关于股神经从盆内区域到大腿前间隔的走行概况。(From：Kline DG, Hudson AR, and Kim DH: Atlas of Peripheral Nerve Surgery. Philadelphia, WB Saunders, 2001.)

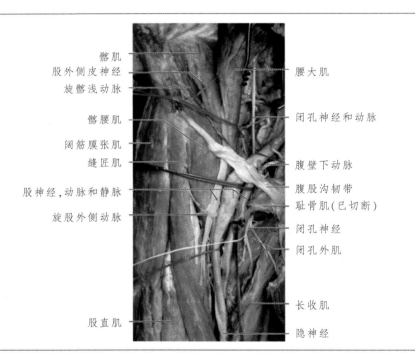

髂肌
股外侧皮神经
旋髂浅动脉
髂腰肌
阔筋膜张肌
缝匠肌
股神经，动脉和静脉
旋股外侧动脉

股直肌

腰大肌

闭孔神经和动脉

腹壁下动脉
腹股沟韧带
耻骨肌(已切断)
闭孔神经
闭孔外肌

长收肌
隐神经

图 11-65　股神经的盆内观显示了其在腰大肌和髂肌之间的下行。在此水平，该神经的短分支支配髂肌。(From：Kline DG, Hudson AR, and Kim DH: Atlas of Peripheral Nerve Surgery. Philadelphia, WB Saunders, 2001.)

　　腹股沟区的其他神经包括股外侧皮神经，该神经始于 L1 和 L2 脊神经，并于股神经外侧，髂腹股沟神经和髂腹下神经内侧，斜行通过骨盆。

临床表现和检查

　　股神经损伤或者病变的神经学检查是很简单的。

在表 11-16 中可以找到骨盆水平和大腿水平股神经的分级特征。

　　当患者屈曲髋关节时，在腹股沟能够很容易地看到和摸到髂腰肌腱。如同髂腰肌一样，也可以获得股四头肌的精确分级。然而，检查者必须意识到当股四头肌功能丧失或者肌力减弱时，由臀上神经支配的阔筋膜张肌可以伸小腿，此时检查者通常会看到患者收紧大

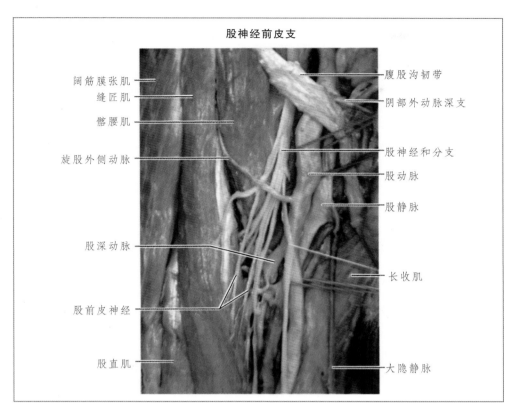

股神经前皮支

阔筋膜张肌
缝匠肌
髂腰肌
旋股外侧动脉
股深动脉
股前皮神经
股直肌

腹股沟韧带
阴部外动脉深支
股神经和分支
股动脉
股静脉
长收肌
大隐静脉

图 11-66　显示了股神经通过腹股沟韧带的下方走行,始终位于髂筋膜之下。股三角是很清晰的 。(From:Kline DG, Hudson AR, and Kim DH: Atlas of Peripheral Nerve Surgery. Philadelphia, WB Saunders, 2001.)

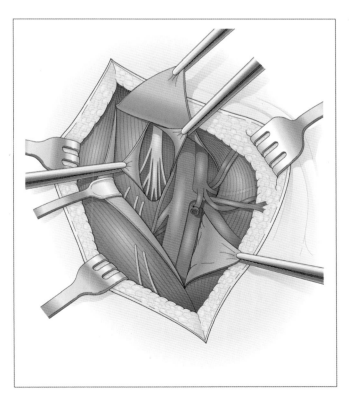

图 11-67　该图所绘的是左侧的股神经,证明了在腹股沟韧带水平,要暴露位于股动静脉外侧的股神经,需要打开髂筋膜。

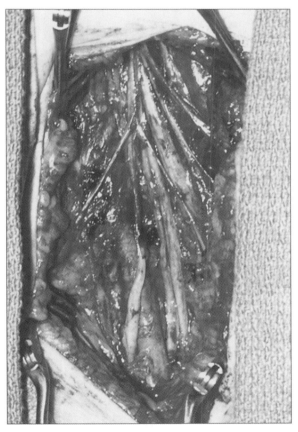

图 11-68　图片显示术中腹股沟韧带下方骨盆外股神经的显露。股神经挫伤患者神经部分损伤伴有疼痛。注意大腿水平的大量分支。

表11-16   骨盆水平股神经分级系统*

等级	评估	描述
0	无	髂腰肌或者股四头肌无收缩
1	很差	髂腰肌轻微收缩；股四头肌通常无收缩
2	差	髂腰肌收缩可抵抗重力；股四头肌轻微收缩
3	中等	髂腰肌收缩可抵抗重力；股四头肌收缩可抵抗重力
4	良好	髂腰肌和股四头肌的收缩均可抵抗中等程度的压力
5	优秀	髂腰肌和股四头肌的收缩均可抵抗相当大的压力

*，在 LSUHSC 分级系统得到了发展。

大腿水平股神经分级系统*

等级	评估	描述
0	无	股四头肌无收缩
1	很差	股四头肌轻微收缩，但是不能抵抗重力
2	差	股四头肌的收缩可抵抗重力
3	中等	髂腰肌收缩可抵抗重力和一定的压力
4	良好	股四头肌收缩可抵抗中等程度的压力
5	优秀	股四头肌可全力收缩

*，在 LSUHSC 分级系统得到了发展。

腿外侧的皮肤和皮下软组织，而不是大腿前方的组织。

虽然可以很容易地对髂腰肌和股四头肌等较大肌肉的收缩力进行分级，但是却很难评估缝匠肌。缝匠肌使坐位时两腿交叉的姿势成为可能。通过将待查肢体的脚后跟置于对侧膝关节，并且令患者向上向内旋转大腿，有时可看到和触到该肌的肌腱。

股四头肌在患者坐位时更容易检查。当患者伸膝关节时，可以很容易地触诊大腿前面。大腿内收是由3块内收肌完成的，它们是由闭孔神经支配的长收肌、短收肌和大收肌，而不是通过股神经支配的股四头肌。外展和部分伸展是由更靠后方的臀大肌和臀中肌完成，这两块肌肉由臀神经支配。

电生理检查

股神经的电生理检查可以对包括髂肌和股四头肌三个头的记录获得，即股外侧肌、股中间肌和股内侧肌群[2]。如果神经部分损伤或者再生，可以在腹股沟水平刺激该神经，并尝试测量从股四头肌记录到的任何肌肉动作电位的潜伏期。

因为隐神经是一条感觉神经，可以通过激发某一皮肤水平的感觉神经动作电位来评估。通过刺激足弓区，并在内侧膝关节以上或者有时在更加靠近近端的大腿前内侧记录。

手术显露

股神经的暴露需要屈曲膝关节至 30°~45°，膝关节下方以枕垫或者折叠的布单支撑。如果要同时暴露神经的骨盆部分，也要将一些折叠的布单置于同侧臀部的外侧下方。

选择在股三角内作手术切口，从腹股沟韧带垂直延伸至大腿中上 1/3 交界处(图 11-69)。较内侧的股动脉需要游离保护，同时也要保护股静脉的一部分及其

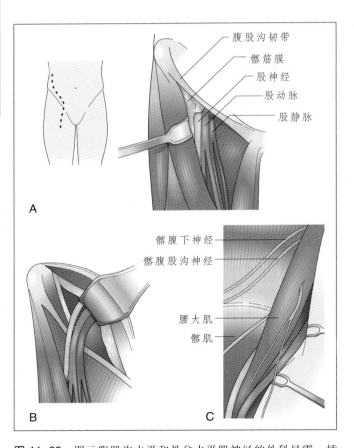

图 11-69　图示腹股沟水平和骨盆水平股神经的外科显露。插图：皮肤切口从股三角内开始。跨过腹股沟韧带，在腹部右下 1/4 象限(RLQ)内延伸，至胁腹部。(A)可看到暴露了股三角内的股神经、股动脉和股静脉。在此水平，要暴露股神经需要打开髂筋膜。(B)要横断腹股沟韧带以及 RLQ 部分的腹部肌肉组织。一个大的腹部拉钩将腹膜、腹膜后脂肪组织以及腹部内容物牵向内侧。在骨盆内水平描绘了股神经和髂血管。(C)显示了股神经的盆内部分以及与腰大肌和髂肌的相互关系。在上方可以看到髂腹股沟神经和髂腹下神经的起始部，右侧可以看到生殖股神经及其部分分支。(From：Kim DH and Kline DG：surgical outcomes for intra-and extrapelvic femoral nerve lesions. J Neurosurg 83:783, 1995.)

分支。沿大腿暴露股神经分支的过程中,可能要对静脉的某些分支行结扎或者使用双极电凝。神经的主干用烟卷式引流条包绕,分支用橡皮血管吊索。

如果损伤涉及了骨盆内股神经,就要通过腹膜外入路,并联合股三角内的神经探查切口来暴露骨盆内股神经(图 11–70)。在暴露了股三角之后,通过切开腹股沟韧带,追踪股神经至腹膜后,然后向外侧弯曲软组织切口。下腹部和胁腹部的肌肉组织要沿着其纤维方向尽量分开,以暴露腹膜,接着通过腹膜外方式将腹膜从假性骨盆的外侧和后侧解剖游离。腹膜后的腔隙可以用戴手套的手牵向内侧,然后用大的腹部拉钩将腹膜内的腹腔内容物和腹壁牵向上方偏内侧。在行这部分的解剖时,要小心保护股外侧皮神经,因为其向内行至髂前上棘,并位于腹股沟韧带外侧部之下。也要小心保护髂腹股沟神经和生殖股神经。因为最初的切口靠近腹股沟韧带,而且接着使其曲向外侧,在腹膜后的解剖除非到达胁腹部高处,否则不会遇到这些神经。在骨盆内,脊神经的前部分形成股神经,详细内容见前述。必须沿着髂腰肌的走行小心解剖神经。髂血管和输尿管位于较内侧,必须排除在解剖部位之外。与股神经的盆内部分伴行的小血管通常需要与股神经分离,并且予以保留。

如果有必要显露脊神经和形成股神经的近端部分,建议采用更加直接的入路,通过侧胁腹部劈开肌肉的切口入路。将患者置于半侧卧的体位,在需要暴露的胁腹部区域下放置折叠布单或者支持物。在侧胁腹部,作从侧肋缘下延伸至前髂峰或腹股沟韧带中部的略有倾斜的切口,切开皮肤和皮下组织。沿腹外斜肌、腹内斜肌和腹横肌的肌纤维方向劈开肌肉,用乳突拉钩或者其他自动牵开器牵开。从腹膜后脂肪解剖腹膜,用戴手套的手指或者"花生米"解剖腹膜后腔隙,直至髂腰肌。脊柱前表面位于中线处,在髂腰肌内侧。髂腰肌起于横突。脊神经通常会从一些腰肌穿出形成上位骨盆神经丛,较远端的是股神经。交感神经干位于脊柱前外侧前方,在腰肌内侧缘和腰骶部椎体前表面形成的中线之间。

结果

由以前已发表的病例所得出的结论,虽然因为它们的病例所限以及缺乏细节等[1],但显而易见的是,对该神经的治疗是相对满意的[8,10–12,14]。表 11–17 概述了89 例经手术治疗的股神经损伤的损伤机制和治疗结果,这些患者均来自 LSUHSC。

切割伤

有 8 例股神经的切割伤需要手术治疗。有 2 例在骨盆水平,其余 6 例在大腿水平。1 例骨盆水平的损伤是由于剪刀意外刺伤下腹部所致。1 例患者大腿水平的损伤是被厨房的刀刺伤。其他骨盆水平或者大腿水平损伤是由于跌倒在破碎的玻璃上所致。回顾病例发

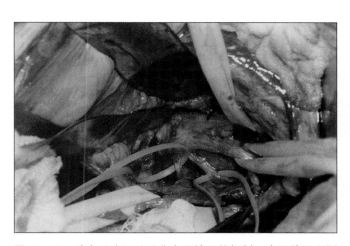

图 11–70　手术照片显示了盆内股神经的解剖。支配髂肌和腰大肌的主要分支用小的橡皮吊索环绕。右侧的烟卷式引流围绕股神经,并将其拉离腰大肌。(From:Kim DH and Kline DG:surgical outcomes for intra-and extrapelvic femoral nerve lesions. J Neurosurg 83:783, 1995.)

表11–17　股神经损伤机制和神经分级结果*

损伤机制	患者数量	神经松解/结果**		缝合/结果**		移植/结果**	
		大腿	骨盆	大腿	骨盆	大腿	骨盆
医源性因素							
疝修补术	10	7/7	0/0	2/2	0/0	1/1	0/0
髋关节手术	10	1/1	2/2	1/1	0/0	2/1	4/1
妇科手术	8	0/0	6/6	0/0	0/0	0/0	2/1
动脉分流	8	1/1	2/2	0/0	0/0	3/3	2/1
血管造影	7	6/6	1/1	0/0	0/0	0/0	0/0
腹部手术	5	0/0	3/3	0/0	0/0	0/0	2/1
阑尾切除术	2	0/0	1/1	0/0	0/0	0/0	1/1
腹腔镜检查	1	0/0	1/1	0/0	0/0	0/0	0/0
腰交感神经切除	1	0/0	0/0	0/0	0/0	0/0	1/1
髋或者骨盆骨折	19	5/5	4/4	2/1	0/0	2/1	6/3
枪弹伤	10	0/0	2/2	1/1	0/0	4/3	3/1
割伤	8	2/2	0/0	3/3	0/0	1/1	2/2
总计	89	22/22	22/22	9/8	0/0	13/10	23/12

*,不包括 30 例股神经肿瘤。

**,手术数目/那些获得 3 级或以上功能者。

现,有些股神经损伤是可早期修复的,因为在二期神经探查时中发现,神经横断面是鲜明的而且相对整齐。由于治疗方案的推迟,绝大多数病例行二期修复。其中1个病例,神经早期修复时股神经远端被缝在腹股沟水平股动脉的旁边,7个月后行二期修复时,近断端回缩入骨盆内,并且形成了巨大的神经瘤。在从股动脉分离了远端并且修整了近端的神经瘤之后,远近端间有10cm的缺损,通过束间神经移植物缝合修复。股四头肌恢复到可以接受的4级肌力,但恢复到这种水平花了4年时间。

枪弹伤

10例涉及股神经的枪弹伤,由于属于小口径枪支且没有损伤大血管,所以患肢得以存活（图11-71和图11-72）。2例骨盆水平损伤的病例接受了神经松解术,愈后较好。有1例临床功能和肌电图检查为完全损伤的病例,损伤7个月后可探测到通过损伤区的神经

动作电位,因此只对其进行了神经松解,恢复程度令人满意。有3例骨盆水平的枪弹伤患者进行了神经移植修复,只有1例恢复到3级。这例恢复良好的患者遭受了大范围的霰弹枪伤,伤及腹内的膀胱和肠,急诊探查并且修复了这些损伤。二期手术切除了骨盆内长段的连续性损伤之后,行神经移植修复股神经,术后股四头肌恢复到3级肌力。5例大腿水平枪弹伤伤及股神经,1例接受了端-端缝合修复,效果良好,其他4例接受了神经移植修复的病例中有3例得了3级的功能恢复。

医源性损伤

股神经损伤常见的病因是医源性损伤,主要与疝修补术、髋关节手术、动脉旁路术（图11-73）、妇科手术、血管造影以及腹部手术（图11-74）有关。还有1例与腰交感神经切除有关。

在疝修补术引发的损伤中,由直接损伤、瘢痕或者缝合造成的股神经损伤通常发生在腹股沟韧带水平,

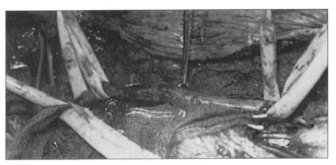

图11-71 该术中照片显示,枪弹伤涉及了腹股沟韧带水平的一段股神经。骨盆在左侧,股部在右侧。在损伤后6个月行手术治疗,需要进行神经移植修复。

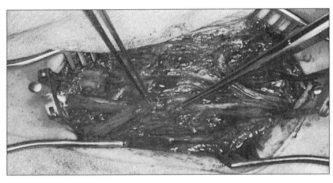

图11-73 该图片显示了继发于髂股动脉旁路术的股神经损伤。需要进行切除和移植修复。

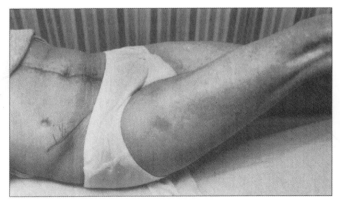

图11-72 通过腹膜内入路,神经移植修复了由枪弹伤造成的股神经损伤,1年半之后,髂腰肌和部分股四头肌的功能得到了恢复。

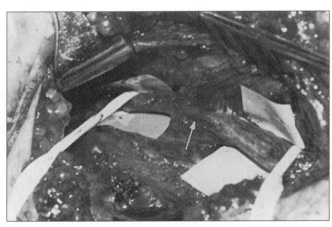

图11-74 显示了在腹部手术过程中,由拉钩造成的骨盆水平股神经损伤。

有 10 例股神经损伤源于这些操作。在 2 例没有完全丧失功能，并且有可记录的神经动作电位通过损伤区，神经松解后缓解了疼痛。另有 3 例术前功能丧失更加严重，因为存在神经动作电位，仅行神经松解术，术后功能得到恢复。在 1 例患者，缝合时不仅绕过了神经，并且从神经中穿过，采用了 5cm 长的移植物行神经移植修复，3 年后股四头肌恢复到 3 级肌力。

股神经的损伤已经作为全髋置换的并发症报道过[13,15]。在 LSUHSC，对一些在髋关节手术中被挫伤和牵拉损伤的病例进行了手术治疗，3 例有神经动作电位的患者接受了神经松解，其余大多数没有神经动作电位的病例进行了神经修复（图 11-75）。一些与髋关节修复相关的股神经损伤是由甲基异丁烯酸侵犯神经引起，这些病例采用腓肠神经移植替代一段较长的股神经，但效果差。

8 例骨盆水平的股神经损伤发生在子宫内膜异位相关性囊肿切除以及输卵管卵巢切除术和子宫切除术时，可能是由于术中牵拉和压迫引起。6 例手术探查发现存在通过损伤区域的神经动作电位，进行了外部的神经松解术。另 2 例没有神经动作电位的患者接受了神经移植修复。所有 6 例神经松解的患者愈后良好，行移植修复的 2 例中只有 1 例愈后较好。

主动脉股动脉旁路术修复血管时继发性损伤了股神经。因为需要保护旁路，行神经修复时显露受损的股神经比较困难。在大多数病例中，要在骨盆水平腹股沟韧带近端定位比较正常的神经，然后通过血管修复手术形成的相关瘢痕进行锐性解剖追踪神经。在有些病例中，神经损伤始于骨盆水平，由于神经在此处被缝针或者导管直接损伤，或者在腹股沟韧带下的血肿扩散累及了神经的骨盆部分。对股神经远端分支的辨别有

时很困难，尤其是在有必要行神经移植修复时，可以通过节段性的纵向方式小心地分开股四头肌中间部的萎缩肌纤维来完成。

尽管有早发的持续性完全性股部瘫痪，一位老年女性在行血管造影 7 个月后才发现股动脉的巨大假性动脉瘤，切除了假性动脉瘤后行长段的神经移植修复，股四头肌的功能在术后 1 年半只恢复到 1~2 级。由于其血管受损程度极其严重，同时实施了从对侧股动脉穿过下腹部到达患侧远端股动脉的动脉分流术。

1 例由于心导管手术造成的股动脉巨大假性动脉瘤儿童在切除了假性动脉瘤之后，实施了从股神经的骨盆部分至大腿的神经移植修复，术后此患者的神经功能得到了恢复。

在其他与血管造影有关的股神经损伤病例中，功能丧失是不完全的，尽管进行了充分的物理治疗和药物治疗，疼痛和感觉异常仍是个问题。在大多数此类病例中，神经松解术似乎能改善疼痛症状。

髋关节或骨盆骨折相关的牵拉伤/挫伤

由于髋关节或者骨盆骨折引起的神经牵拉伤/挫伤是损伤的另一大类别，共有 19 例患者。盆丛的牵拉伤比臂丛的牵拉伤要少见，一般只涉及股神经，不存在相关的盆丛神经的广泛损伤。9 例神经动作电位存在的病例进行了神经松解术后都得到了恢复。2 例端-端缝合修复的病例有 1 例得到了实质性的功能恢复，另 1 例术后又再发疼痛，且股四头肌只恢复到 1~2 级。8 例接受了神经移植修复，2 例在大腿水平，5 例在骨盆水平。其中 4 例的股部功能恢复到 3 级或以上。1 例行 9cm 长的腓肠神经的患者术后功能恢复到 3 级，髂腰肌恢复比股四头肌好。

肿瘤

涉及股神经的肿瘤病例有 26 例神经纤维瘤和 9 例神经鞘瘤（表 11-18）。2 例神经源性肉瘤中有 1 例是恶性神经鞘瘤，侵犯了大腿中部的一支股神经感觉分支，进行了广泛切除和局部的放疗，术后患者肿瘤没有复发。有 2 例腱鞘囊肿，估计可能源于髋关节。1 例为涉及股神经的巨大平滑肌肉瘤，对肿瘤和牵扯到的神经行总体全切并做了骨盆水平的神经移植修复，但在后 1 年半发生了广泛的腹腔内复发。大多数病例在切除肿瘤之前，神经是有功能的。

其他损伤机制

与抗凝治疗或血友病相关的自发性骨盆血肿，可

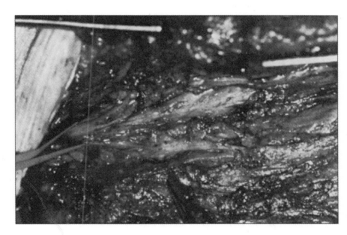

图 11-75　该术中照片显示了腹股沟韧带远端严重的股神经挫伤。该患者进行过髋关节置换。需要神经移植修复。

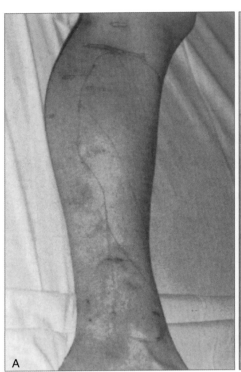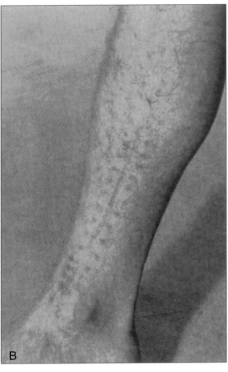

图 11-76 　(A)可以看到与静脉剥离结扎相关的多处隐神经损伤。勾勒出了感觉丧失的轮廓。因为痛性感觉异常，切除了从膝关节到踝关节的神经。(B)此处显示隐神经损伤的另一机制，即切取隐静脉行血管移植修复时可能损伤隐神经。

表11-18 　骨盆水平和大腿水平股神经肿瘤	
肿瘤类型	肿瘤数量
良性	
神经纤维瘤	26
神经鞘瘤	9
腱鞘囊肿	2
恶性	
神经源性肉瘤	2
平滑肌肉瘤	1

引起股神经损伤。大多数此类神经损伤可以不经手术而恢复，但如果存在严重的完全性损伤，则需要早期清除血块和(或)积血。

隐神经有时会在静脉剥离和结扎的过程中或者偶尔在膝关节周围的手术操作中不慎被损伤(图 11-76)。这种类型的医源性损伤以前已经报道过[3]。隐神经是一条完全的感觉神经，于大腿近端前外侧起自股神经，以一支或者多支于大腿和小腿内侧下降。在其走行中的任何一处损伤都可能导致痛性神经瘤。在 LSUHSC，对这些病例采用了广泛切除神经瘤和相关瘢痕的方法，并且移除损伤部分远近一段的神经，而不对其进行修复。与胫神经或者甚至是腓神经相比，该神经支配的功能区域显得不那么重要。切除神经瘤后修复神经可能在缝合或者移植位置引起另一痛性神经瘤的产生。有时候，脂肪瘤、囊肿或者静脉瘤等肿物会侵犯压迫该神经，在 LSUHSC 没有见到与损伤无关的自发性隐神经卡压病例[6,7]。

参考文献

1. Birch R and Wynn Parry CB: Results. London, Churchill Livingstone, 1998.
2. Calvery JR and Mulder DW: Femoral neuropathy. Neurology 10:963–967, 1960.
3. Cox SJ, Wellwood JM, and Martin A: Saphenous nerve injury caused by stripping of the long saphenous vein. Br Med J 1:415–417, 1974.
4. Fernandez-Palazzi F, Hernandez SR, De Bosch NB, et al.: Hematomas within the iliopsoas muscles in hemophilic patients: the Latin American experience. Clin Orthop 19:24, 1996.
5. Kline D: Diagnostic Approach to Individual Nerve Injuries, vol 2. New York, McGraw Hill, 1985.
6. Luerssen TG, Campbell RL, Defalque RJ, et al.: Spontaneous saphenous neuralgia. Neurosurgery 13:238–241, 1983.
7. Mozes M, Ouaknine G, and Nathan H: Saphenous nerve entrapment simulating vascular disorder. Surgery 77:299–303, 1975.
8. Osgaard O and Husby J: Femoral nerve repair with nerve autografts. Report of two cases. J Neurosurg 47:751–754, 1977.
9. Pham LH, Bulich LA, and Datta S: Bilateral postpartum femoral neuropathy. Anesth Analg 80:1036–1037, 1995.
10. Rakolta GG and Omer GE Jr: Combat-sustained femoral nerve injuries. Surg Gynecol Obstet 128:813–817, 1969.

11. Rizzoli H: Treatment of peripheral nerve injuries. Washington DC, Office of the Surgeon General, Department of the Army, 1965.
12. Seddon H: Surgical Disorders of the Peripheral Nerves. Baltimore, Williams and Wilkins, 1972.
13. Solheim LF and Hagen R: Femoral and sciatic neuropathies after total hip arthroplasty. Acta Orthop Scand 51:531–534, 1980.
14. Sunderland S: Nerves and Nerve Lesions. Edinburgh, Churchill Livingstone, 1978.
15. Weber ER, Daube JR, and Coventry MB: Peripheral neuropathies associated with total hip arthroplasty. J Bone Joint Surg Am 58:66–69, 1976.

隐神经

概述

■ 在 LSUHSC 和斯坦福医学中心，有 22 例与手术有关的隐神经痛接受了手术治疗。

■ 最常见的隐神经损伤发生在静脉剥离和结扎操作，这样的病例有 14 例。其次是 3 例涉及隐神经的卡压／挫伤。有 2 例在膝关节周围的手术操作中切断了隐神经。有时脂肪瘤、囊肿或者静脉瘤等肿块会侵犯压迫此神经；在目前的系列中，有 2 例隐神经的神经鞘瘤和 1 例单发的神经纤维瘤行手术切除。

■ 隐神经的卡压通常与损伤有关，隐神经走行中任何一点的损伤都可能导致痛性的神经瘤[11,19]。在这些病例中，广泛切除神经瘤和相关的瘢痕以及损伤部位远近一段神经，而没有进行修复。与胫神经或者腓神经相比，该神经支配的功能区域显得不那么重要，切除神经瘤并修复神经可能在缝合或者移植位置导致另一痛性神经瘤的产生。

应用解剖

隐神经由 L3 和 L4 组成，是股神经最长的感觉分支。隐神经在腹股沟韧带的远端附近出现，且与股动脉伴行，开始在股动脉前外侧，然后转向前内侧通过股三角（图 11–76）[3,16,22]。

隐神经和股动脉出股三角后进入收肌管，也叫亨特收肌管，或者亨特管（图 11–77），该管位于股骨内髁近端 10cm 处。亨特管的前外侧壁由股内侧肌形成，后壁是长收肌和大收肌。管的顶部由横跨于前内侧的股肌收肌膜形成，该膜是位于缝匠肌下的一纤维组织，缝匠肌覆盖管的近端部分。该管是隐神经卡压最常见的部位。在亨特管内，隐神经从外向内越过股动脉。在管的远端出口，隐神经离开股动脉。

离开亨特管之后，隐神经沿着膝关节内侧以"S"形方式垂直下降（图 11–78）[27]。然后隐神经发出一髌下支，髌下支通常行于缝匠肌的后方，并且紧接着出现于缝匠肌的后缘[7]，于缝匠肌和股薄肌肌腱之间穿出阔筋膜（图 11–79）。从此处开始，隐神经及其髌下支位于皮下。髌下支支配髌前的膝关节前内侧皮肤。该分支与膝关节周围的神经建立联系，近端与股内侧皮神经和股中间皮神经，远端与隐神经的其他分支，外侧与股外侧皮神经，共同形成髌神经丛。

隐神经可能止于膝关节，小腿部分被胫神经的一分支替代。然而，它通常伴随着大隐静脉沿着小腿内侧下降（图 11–80），并在小腿下 1/3 处分为两支（图 11–81）。一支继续沿着胫骨止于踝关节，另一分支行向踝关节前方，分布到足的内侧，有时达踇趾的跖趾关节处。因此，隐神经及其分支支配小腿内侧、踝关节和足弓的感觉。

临床表现和检查

隐神经于亨特管水平损伤的患者诉膝关节下内侧疼痛，并且向小腿内侧、踝关节和足弓放射。患者有时也会诉大腿远端的深部疼痛。

由于隐神经没有运动神经纤维，此水平损伤引起的隐神经功能障碍不会导致运动功能障碍。可以通过 LSUHSC 的感觉分级系统来进行术前和术后的评估（表 11–19）。隐神经损伤后的感觉丧失从膝关节下方到胫部内侧，直至足弓部。

在缝匠肌和股薄肌靠近其止点位置，即当隐神经行于缝匠肌和股薄肌之间，此处隐神经可能会受压。

手术入路

有些存在隐神经分布区疼痛和感觉异常的患者可以经过非手术治疗得到改善；那些存在 Tinel 征的病例可以通过手术治疗。Tinel 征在某一特定位点症状最明显，而且往往有相关的外伤史。

隐神经卡压的手术治疗可以通过在膝盖近端大约 10cm、缝匠肌前方做切口，暴露收肌管内的隐神经。游离股四头肌和缝匠肌之间的间隙，然后切开股内侧肌和大收肌之间的筋膜即可显露隐神经。

手术技术

对于治疗隐神经痛的，到底是神经松解的疗效好，还是神经切除的疗效好，文献中仍然存在分歧[4,6,9,14,24]。有一篇比较详细的手术治疗 13 例隐神经痛的报告认为，神经切除比神经松解的效果更容易预测[31]。切断隐

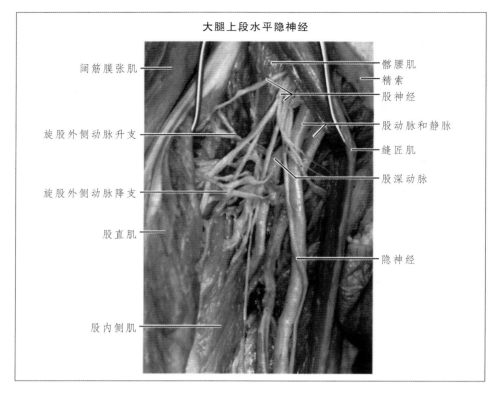

大腿上段水平隐神经

阔筋膜张肌

旋股外侧动脉升支

旋股外侧动脉降支

股直肌

股内侧肌

髂腰肌
精索
股神经
股动脉和静脉
缝匠肌
股深动脉

隐神经

图 11-77　该尸体解剖揭示了隐神经从股神经发出，由外到内从前方跨过股动脉，从下角离开股三角，进入收肌管。

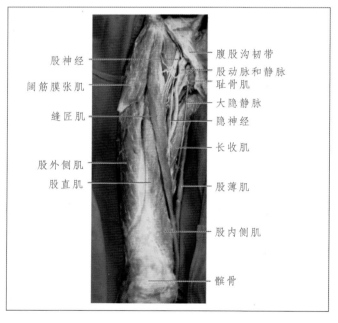

股神经
阔筋膜张肌
缝匠肌

股外侧肌
股直肌

腹股沟韧带
股动脉和静脉
耻骨肌
大隐静脉
隐神经
长收肌

股薄肌

股内侧肌

髌骨

图 11-78　此尸体标本显示了大腿中段的隐神经。隐神经和股动脉大约于股骨内侧髁近端 10cm 处进入收肌管。在收肌管远端，其离开股动脉，穿出纤维板，与隐静脉伴行。

神经的主要问题是远端的感觉缺失，有些患者对此十分烦恼。在 LSUHSC 和斯坦福医学中心手术治疗的 22 例隐神经痛中，两种技术都得到了应用（表 11-20）。

如果实施神经松解术，必须将收肌管较远端区域内的所有围绕隐神经的筋膜带分开。如果进行神经切除术，神经要在股内侧肌和大收肌之间，收肌管内筋膜的近端切断。对神经近端的最好处理方法是将其置于邻近肌肉的肌腹下，如此任何神经瘤都不太可能引起后患。然后切除远端神经的一段，减少对神经近端的神经诱导。

如果神经在缝匠肌和股薄肌之间的穿出位置附近被卡压，可以进行松解或者切开手术。

与运动相关的一种常见损伤是隐神经髌下支神经瘤的形成。膝关节的重复性动作或者直接的压力可刺激该分支，形成有症状的神经瘤。手术径路是于神经瘤上做直切口，切除神经瘤，适当地向近端解剖髌下支，然后将其切断。

隐神经损伤

对近期文献的回顾复习揭示，隐神经最常见的损伤机制是对大隐静脉的抽剥操作引起（图 11-82）。体外静脉切取器已经替代了全长的和小段的大隐静脉剥离，这也改善了涉及隐神经损伤的后果。

隐神经可能在静脉切除后的瘢痕位置受压。有报道 15 例位于小腿隐神经降支的分布区隐神经痛的病例，是在行冠状动脉旁路移植术静脉切取后的瘢痕位置发生的[2,11,23]。

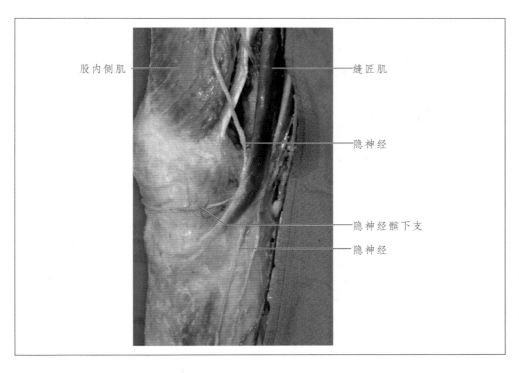

图 11-79　该尸体解剖显示了膝关节水平的隐神经。此处,神经离开收肌管,沿着膝关节内侧,在缝匠肌后界之下,以"S"形垂直下降。该神经于缝匠肌和股薄肌肌腱之间穿出阔筋膜,行于皮下。

股内侧肌

缝匠肌

隐神经

隐神经髌下支

隐神经

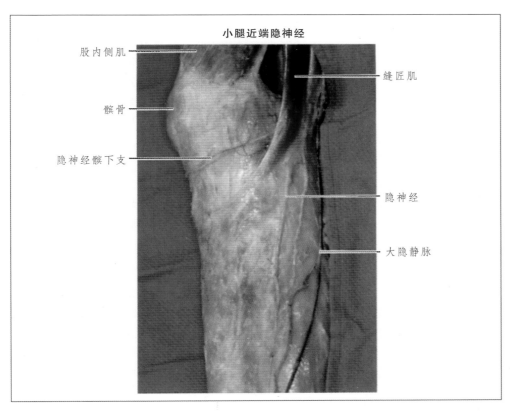

小腿近端隐神经

股内侧肌

缝匠肌

髌骨

隐神经髌下支

隐神经

大隐静脉

图 11-80　该尸体标本图示了小腿近端,从隐神经发出的髌下支。该分支穿出缝匠肌和阔筋膜,支配髌前的皮肤。如本章节所述,隐神经的髌下支在膝关节周围建立了联系。

　　Defalque 和 McDanal[5]描述了 9 例由于获取隐静脉行静脉性冠状动脉旁路移植术造成的近端隐神经痛(图 11-77)。

　　隐神经损伤也可发生于膝关节镜操作过程中[25,28]。

迄今为止,所知道的关于关节镜结果的最大宗的系列是由北美关节镜协会(AANA)成员进行的一项回顾性研究。在此研究中,Small 报道了 375 069 例膝关节镜操作中发生的 97 例隐神经损伤。在 AANA 的成员进

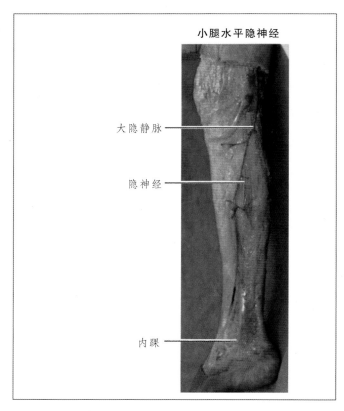

图 11-81 此右小腿的尸体解剖显示了小腿水平的隐神经,与隐静脉伴行,沿小腿内侧下降,行向内踝。

小腿水平隐神经

大隐静脉 ——

隐神经 ——

内踝 ——

表 11-20　LSUHSC隐神经感觉功能分级系统

等级	评估	描述
0	无	同侧的外侧膝关节,外侧腓肠以及足弓部对触摸、针刺或者压力无反应
1	很差	测试显示感觉迟钝或者感觉异常;在自主区域深部疼痛恢复
2	差	为慢性保护提供充分的感觉反应;过度反应导致感觉刺激定位错误
3	中等	在自主区内对触摸和针刺作出反应;过度反应导致感觉定位错误且感觉不正常
4	良好	在自主区内对触摸和针刺作出反应;反应局限,但是感觉不正常;无反应过度
5	优秀	在包括自主区的整个区域内,对触摸和针刺的反应接近正常

表 11-19　隐神经损伤 (n=22)

损伤机制	患者数量	神经切除术	神经松解术
隐静脉移植物获取	14	12	2
缠绕/挫伤	3	2	1
割伤	2	2	
肿瘤*	3		
总计	22	16	3

*,肿瘤包括两例神经鞘瘤和 1 例单发的神经纤维瘤。

行的另一项关于膝关节镜操作的大型回顾性研究中,Small 报道在 121 例由膝关节镜造成的神经损伤中,涉及隐神经的有 97 例(80%)[26]。

　　在一项对某机构外科医生的调查中[20],有 2 例膝关节镜后的神经损伤,均涉及了隐神经。Sherman 等人[25]回顾了 2640 例膝关节镜的结果,报道了 15 例神经性并发症中,有 8 例(53%)与前内侧和后中部的入口有关,且涉及了隐神经。

　　隐神经损伤也可发生于半月板修复时[13],在一项对 8791 例膝关节镜的前瞻性研究中,仅有 1 例神经性

并发症,在内侧半月板修复术后的隐神经损伤,这些手术是由 21 位经验丰富的关节镜外科医生实施的[27]。Barber[1]报道了 23 例半月板修复术后发现的 5 例隐神经失用症,或者说有 22%的患病率。严重损伤的低患病率(0.01%)可归功于外科医生高超的专业技能以及对手术技术的精益求精,为神经血管结构提供了更好的保护。一项新的操作技术称为双钉 ROBODOC® 操作,要求将一枚钉植入患者的股骨内侧髁以标记股骨[18],接受了此种操作的患者有超过 50%的人有严重的膝关节疼痛。于是学者们在 20 具尸体标本上对此操作进行了深入研究:将一直径为 5mm 的 12mm 长钛钉植入尸体标本的股骨内髁,55%的病例造成了 3 条不同神经的损伤,它们是隐神经、隐神经的髌下支以及股神经前皮支。损伤的原因是切断了神经或者螺钉本身造成了损伤。得出的结论是:在 ROBODOC® 操作中要选择一个神经较少的解剖区域进钉。

　　在对抗性运动中,足够大的暴力会撕裂膝关节内侧的支持结构,从而直接损伤隐神经,造成隐神经疼痛。有文献报道过 6 例自发性非创伤性隐神经痛患者,是由于神经在收肌管中受卡压所致[12]。该综合征也可发生于儿科的年龄组中:Nir-Paz 报道了 4 例,分别为 2 名 10 岁,1 名 11 岁以及 1 名 15.5 岁的女孩[17]。

结果

　　在 LSUHSC 和斯坦福医学中心的病例系列中,1967—2002 年间,有 19 例隐神经痛患者接受了手术治疗。

　　在此系列中,隐神经在静脉剥离和结扎过程中不

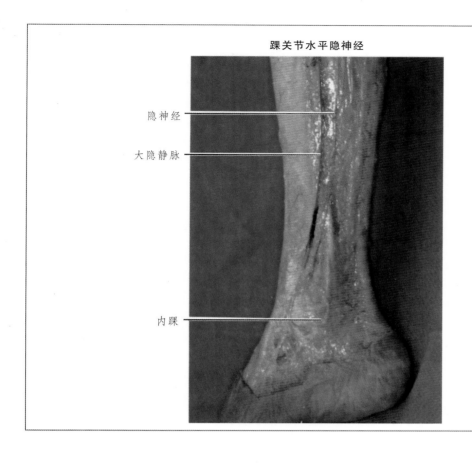

踝关节水平隐神经

隐神经 ——

大隐静脉 ——

内踝 ——

图 11-82 踝关节水平隐神经的尸体解剖显示，该神经分成两分支。一分支继续沿胫骨行向踝关节，另一分支行向踝关节前方，分布到内侧的皮肤，达跖趾关节处。

慎被损伤的有 14 例。其中的 12 例实施了神经切除术，有 1 例因为疼痛性的感觉异常，切除了从膝到踝关节水平的神经。只有 2 例进行了神经松解术。

有 3 例由于隐神经的卡压 / 挫伤而导致了隐神经痛，2 例进行了神经切除，1 例实施了神经松解。自发性的卡压通常与损伤有关，损伤隐神经走行中的任何一处都可能导致痛性神经瘤的产生。对于这些病例，我们倾向于广泛切除神经瘤和相关的瘢痕，并且移除神经受损部位的远近端，而不是行隐神经修复。与胫神经或者腓神经相比，隐神经支配的功能区域显得不那么重要，切除神经瘤并修复神经可能在缝合或者神经移植位置导致另一痛性神经瘤的产生。

有 2 例膝关节周围的手术时切断了隐神经的病例均进行了神经切除。

有时脂肪瘤、囊肿或者静脉瘤等肿块会涉及此神经；在目前的系列中，有 2 例隐神经的神经鞘瘤和 1 例单发的神经纤维瘤行手术切除。

此系列中的大多数患者，疼痛和感觉异常都得到了令人满意的缓解。应该强调的是，认真选择有手术指征的患者是十分重要的。

参考文献

1. Barber FA: Meniscus repair: results of an arthroscopic technique. Arthroscopy 3:25–30, 1987.
2. Chauhan BM, Kim DJ, and Wainapel SF: Saphenous neuropathy: following coronary artery bypass surgery. NY State J Med 81:222–223, 1981.
3. Conrad P and Gassner P: Invagination stripping of the long and short saphenous vein using the PIN stripper. Aust NZ J Surg 66:394–396, 1996.
4. Deese J and Baxter D: Compressive neuropathies of the lower extremity. J Musculoskel Med 5:678–695, 1988.
5. Defalque RJ and McDanal JT: Proximal saphenous neuralgia after coronary artery bypass graft. Anesth Analg 80:620–621, 1995.
6. Dumitru D and Windsor R: Subsartorial entrapment of the saphenous nerve of a competitive female bodybuilder. Physician Sportsmed 17:116–125, 1989.
7. Ebraheim NA and Mekhail AO: The infrapatellar branch of the saphenous nerve: an anatomic study. J Orthop Trauma 11:195–199, 1997.
8. Kline DG and Hudson AR: Nerve Injury, 1st edn. Philadelphia, WB Saunders, 1995.
9. Kopell H and Thompson W: Peripheral entrapment neuropathies. Baltimore, MD, Williams and Wilkins, 1963.
10. Lancet T: Cutaneous nerve distribution to the leg. Lancet 346:830, 1995.

11. Lederman RJ, Breuer AC, Hanson MR, et al.: Peripheral nervous system complications of coronary artery bypass graft surgery. Ann Neurol 12:297–301, 1982.

12. Luerssen TG, Campbell RL, Defalque RJ, et al.: Spontaneous saphenous neuralgia. Neurosurgery 13:238–241, 1983.

13. Macnicol M: The Problem Knee. Oxford, Butterworth-Heinemann, 1995.

14. McCrory P and Bell S: Nerve entrapment syndromes as a cause of pain in the hip, groin and buttock. Sports Med 27:261–274, 1999.

15. McCrory P, Bell S, and Bradshaw C: Nerve entrapments of the lower leg, ankle and foot in sport. Sports Med 32:371–391, 2002.

16. Morrison C and Dalsing MC: Signs and symptoms of saphenous nerve injury after greater saphenous vein stripping: prevalence, severity, and relevance for modern practice. J Vasc Surg 38:886–890, 2003.

17. Nir-Paz R, Luder AS, Cozacov JC, et al.: Saphenous nerve entrapment in adolescence. Pediatrics 103:161–163, 1999.

18. Nogler M, Maurer H, Wimmer C, et al.: The risk of nerve injury through ROBODOC's distal pin in the medial femoral condyle. J Bone Joint Surg [Br] 83(Suppl I):80, 2001.

19. Pyne D, Jawad AS, and Padhiar N: Saphenous nerve injury after fasciotomy for compartment syndrome. Br J Sports Med 37:541–542, 2003.

20. Rodeo SA, Forster RA, and Weiland AJ: Neurological complications due to arthroscopy. J Bone Joint Surg [Am] 75:917–926, 1993.

21. Romanoff ME, Cory PC Jr, Kalenak A, et al.: Saphenous nerve entrapment at the adductor canal. Am J Sports Med 17:478–481, 1989.

22. Rutgers PH and Kitslaar PJ: Randomized trial of stripping versus high ligation combined with sclerotherapy in the treatment of the incompetent greater saphenous vein. Am J Surg 168:311–315, 1994.

23. Schnall B and San Luis F: Saphenous neuropathy following coronary artery bypass surgery. Orthopedic Rev 8:121–122, 1979.

24. Senegor M: Iatrogenic saphenous neuralgia: successful therapy with neuroma resection. Neurosurgery 28:295–298, 1991.

25. Sherman OH, Fox JM, Snyder SJ, et al.: Arthroscop – "no-problem surgery." An analysis of complications in two thousand six hundred and forty cases. J Bone and Joint Surg [Am] 68:256–265, 1986.

26. Small N: Complications in arthroscopy: the knee and other joints. Committee on Complications of the Arthroscopy Association of North America. Arthroscopy 2:253–258, 1986.

27. Small NC: Complications in arthroscopic surgery performed by experienced arthroscopists. Arthroscopy 4:215–221, 1988.

28. Spicer DDM, Blagg SE, Unwin AJ, et al.: An anatomical study of the saphenous nerve and its infragenicular branch in relation to arthroscopically assisted hamstring anterior cruciate ligament reconstruction. J Bone Joint Surg [Br] 82(Suppl III):247, 2000.

29. Taber KH, Duncan G, Chiou-Tan F, et al.: Sectional neuroanatomy of the lower limb II: leg and foot. J Comput Assist Tomogr 25:823–826, 2001.

30. Wartenberg R: Digitalgia paresthetica and gonyalgia paresthetica. Neurology 4:106–115, 1954.

31. Worth RM, Kettelkamp DB, Defalque RJ, et al.: Saphenous nerve entrapment. A cause of medial knee pain. Am J Sports Med 12:80–81, 1984.

生殖股神经的神经痛

概述

■ LSUHSC 治疗了 10 例生殖股神经痛患者，并对其进行了分析（表 11–21）。在损伤、性别和年龄方面没有发现差异。对 L1 和 L2 的神经阻滞必须能够完全或者实质性地减轻疼痛，

才能采取神经切除术治疗生殖股神经痛。

■ 10 例中有 6 例是因医源性的损伤罹患神经痛。输精管切除术和子宫切除术各造成了 2 例医源性神经痛。另各有 1 例神经痛是在接受了疝成形术和妇科手术之后产生。有 4 例是腹部的钝性损伤，损伤了生殖股神经。

■ 所有保守治疗失败的生殖股神经痛患者都接受了腹膜后生殖股神经切除术。不论损伤是医源性的还是创伤性的，所有患者的疼痛在术后都得到了明显的缓解。

诊断和治疗

生殖股神经痛是一种综合征，表现为生殖股神经分布区的慢性疼痛和感觉异常。Magee 于 1942 年[5]首先描述了生殖股神经痛综合征[4]，而 Lyon 在 1945 年提出了生殖股神经痛这个术语。到 1987 年止，全世界文献只报道了 25 例生殖股神经痛的病例，因此，它并不是常见的综合征[8]。

生殖股神经痛可以发生在腹股沟疝手术、阑尾切除术、剖宫产、腹部下 1/4 象限或者腹股沟区的创伤。由腹股沟疝手术引起的神经损伤可由不同的机制造成残留的神经痛，包括切断、神经牵拉、电凝、结扎造成的狭窄、神经被瘢痕卡压或者被附近的炎症区域刺激。生殖股神经生殖支的牵拉可发生在为寻找疝的腹膜囊处理精索时，或者在处理腹横筋膜的过程中。有些学者认为对提睾肌动脉的结扎也会带来损伤生殖股神经生殖支的风险，除非在动脉结扎前就将生殖股神经生殖支清晰地辨认分离出来。

普遍认为在既往手术或者钝性创伤区域，纤维性粘连物可能包绕神经的小分支和亚支。已有文献报道了盲肠或者回肠末端与生殖股神经的粘连，也有生殖股神经的腰腹股沟支与股管内纤维组织的粘连报道[4,5]。

表11–21　生殖股神经损伤机制

损伤机制	生殖股神经
医源性	
子宫切除术	2
输精管切除术	2
疝修补术	1
妇科手术	1
外科	
钝性创伤	4
总计	10

症状表现为间断性的或者持续性的腹股沟区的烧灼感和疼痛,通常会传向生殖器区和大腿上内侧的皮肤。症状可因行走、奔跑、弯腰、爬楼梯以及躺下时髋关节过伸而加剧。髋关节屈曲可减轻烧灼性触物感痛和疼痛。有时,沿着腹股沟管环口会发生触痛,在神经分布区的下腹部、大腿上内侧以及耻骨节结外侧也会有感觉过敏。

患有生殖股神经痛的患者通常不能引出 Tinel 征,而有相似临床表现的髂腹股沟神经的卡压却可以引出 Tinel 征。对髂腹股沟神经痛的病例行局部神经阻滞,或者对生殖股神经的病例行特殊阻滞,可以用来精细地鉴别哪条神经或是在神经的哪一部分被涉及。如果是髂腹股沟神经被卡压,或者在某些病例中是损伤或者腹壁内的神经瘤引起了疼痛,通过前下腹壁行局部神经阻滞应该可以减轻症状。但如果疼痛没有缓解,就要考虑是近端生殖股神经损伤引起了疼痛。L1 和 L2 脊神经可以用 0.5% 布比卡因和 7.5% 利多卡因加 1:200 000 浓度的肾上腺素通过脊柱旁路径阻滞。通过进行分离控制周围性阻滞以及观察神经阻滞后疼痛的缓解情况,可以区分生殖股神经痛和髂腹股沟神经痛。

许多患者一般首先都会接受重复性局部注射、神经电刺激器和止痛药物疗法治疗疼痛。如果这些保守治疗方法失败了,提示需要外科介入来缓解疼痛。生殖股神经切除术是可以选择的治疗方式,如果通过腹膜外入路,可以很容易地显露神经直至粘连部位的近端。

鉴别诊断

腹股沟区手术之后,腹股沟疼痛的鉴别诊断除了前述的术后髂腹股沟神经和(或)髂腹下神经以及生殖股神经卡压综合征外,还包括腹壁皮神经卡压综合征、切口疝、腹股沟疝、股疝、淋巴结病、圆韧带神经炎、骨盆交感神经综合征、腹壁肌肉劳损、耻骨结节骨膜炎以及耻骨肌肉劳损等[1]。其他有可能误诊为髂腹下神经痛或者髂腹股沟神经痛的疾病包括髋关节或者生殖泌尿系统疾病以及躯干前屈症或者心理性的因素[5]。

手术解剖

生殖股神经是一支感觉神经纤维占优势的混合神经。其主根恒定的起始于 L2,而纤细的不恒定出现的副根起始于 L1 神经的前支。生殖股神经在腰肌两肌腹之间斜行,并于 L3 和 L4 的椎间盘水平处穿出腰大肌(图 11-83)。它沿腰肌前表面下行。当神经通过腰区时,于后方横过输尿管,然后竖直向下,与髂血管伴行

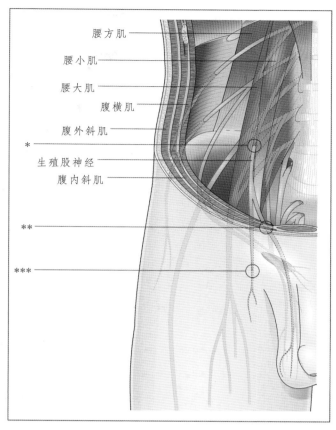

图 11-83　该生殖股神经的示意图显示了其于 L3、L4 椎间盘间隙水平穿出腰大肌(* 位点)。接着,沿腰大肌前表面下降。在通过腹横肌和腹内斜肌之前,该神经分为两终止,生殖支和股支(** 位点)。股支于股动脉外侧穿出阔筋膜(*** 位点)。生殖支进入腹股沟管,沿着精索后内侧前进,如图所示,通过浅环离开腹股沟管,止于阴囊或者阴阜和大阴唇。该神经也支配提睾肌。

进入髂窝。于腹股沟韧带偏后上方,分为生殖支和股支,该点与腹股沟韧带的距离多不固定。

股支是一支皮神经,其发出分支位于髂外动脉外侧并随之下降。股支在腹股沟韧带后方延续,通过阔筋膜进入股鞘,位于股动脉的外侧。该支支配股三角表面的皮肤(图 11-84),股三角以腹股沟韧带为上界,以缝匠肌为外侧界,以长收肌为内侧界。股支与股中间皮神经相交通。

生殖支跨过髂外动脉的下端,通过腹股沟管内环进入腹股沟管。在管内,该神经沿着精索的后内表面前进,并且沿着提睾肌动脉,与浅鞘同时围绕着精索。它通过浅环离开腹股沟管,在男性终止于阴囊的皮肤,在女性终止于阴阜和大阴唇的皮肤(图 11-84)[2,3,8]。在男性,它还支配提睾肌。

生殖股神经在解剖上有极大的变异。有时,神经主

图中标注:
腰方肌
腰小肌
腰大肌
腹横肌
腹外斜肌
生殖股神经
腹内斜肌

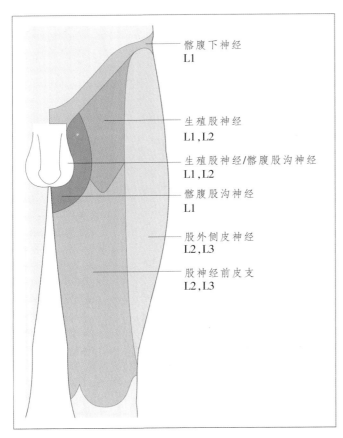

图 11-84 该图显示了生殖股神经、髂腹下神经、髂腹股沟神经、股外侧皮神经及股神经的感觉分布。（From：Murovic J, Kim D, Tiel R, and Kline D. Surgical management of 10 genitofemoral neuralgias at LSUHSC. Neurosurgery 56:2, 300, 2005.）

干会在腰肌后方分开，两终支独立地出现于肌肉的前表面。Bergman 等人研究了 200 具尸体，并且发现 80% 的生殖股神经是单干，20% 是两独立分支[1]。单干可形成于 L1 或者 L2 和 L3，如果有两个干，这些干可形成于 L1 和 L2 或者 L1、L2 和 L3。在 Bergman 等人发表的文献中，每一例都有 L2 神经参与，而 L3 神经只在 0.75% 的尸体中有参与。分成终支的部位也有很大的变异。Salama 和 Chevrel 在 25 具尸体的解剖中发现，有 18 具的生殖股神经存在生殖支，在其余 7 具尸体中却是缺如的，并且不能被证实存在，甚至连精索上也没有发现。在那些生殖支阙如的标本中，发现了从髂腹下神经和髂腹股沟神经发出的副支。在 3 具尸体中，副支起自髂腹股沟神经的生殖支，而髂腹下神经支配耻区。在其余 4 具尸体中，副支起自髂腹下神经和髂腹股沟神经生殖分支之间的一共同的干。值得注意的是，副支的走行是相同的，且分布区也与其替代的生殖支相同。在所有的解剖中，生殖股神经的生殖支通过深环进入腹股沟管。

支配腹股沟区的生殖股神经感觉纤维的变异也是很普遍的，与生殖股神经、髂腹股沟神经或者髂腹下神经有自由的交通。其他的情况也可发生，如生殖股神经或者其生殖支和外侧皮支或者前方的股神经都可以替代股支。生殖股神经的分支可替代或者加入髂腹股沟神经。生殖支可绕过腹股沟管深环，行向其表面，进入腹外斜肌腱膜。股支可以替代或者加入外侧或者中间皮神经。有时，股支会广泛地分布于大腿上 2/3 的皮肤。生殖支会支配腹内斜肌和腹横肌的下部肌纤维。

外科治疗

外科手术的路径倾向于从外侧的腹膜外径路暴露生殖股神经。以右侧神经痛为例，患者取仰卧位，并用折叠的手术单垫高其胸廓和髋关节。与行腰交感神经切除一样，用胁腹部横行切口暴露生殖股神经。

切口始于脐部稍上外处，一直延伸至腋前线。腹内外斜肌通过电刀切开，腹横肌也顺其纤维分开。当确定并逐渐显露腰方肌和腰大肌前方的平面时，将腹膜外脂肪以及腹膜向内牵拉，暴露腹膜后间隙，分辨并且保护好输尿管。在腰大肌内侧缘生殖股神经穿出处找到该神经。在切断前，用神经刺激器刺激该神经，可发现提睾肌的收缩。于估计的卡压损伤部位近端切断神经，同时切除包括 2 根分叉部的一段约 23cm 长的神经。然后关闭切口。

由于神经的 2 根分叉部经常存在变异，辨明 2 个分支以保证横断生殖股神经近端的主干。一旦生殖股神经的分支进入腹股沟管内环区域或者股管，它们各自的远端分支就会变得很细小，将很难分辨。

结果

在 LSUHSC，有 10 例患者因为生殖股神经痛进行了手术。生殖股神经的损伤机制包括 6 例医源性损伤。这 6 例由医源性损伤引起的生殖股神经痛有 2 例之前接受了输精管切除术。子宫切除术也导致了 2 例相同的神经损伤。各有 1 例生殖股神经痛发生于疝修补术和妇科手术之后。4 例在腹壁钝性创伤时损伤生殖股神经。

在保守治疗失败之后，所有患者都进行了生殖股神经切除术以减轻患者的不适。术前每个病例都给予 L1 和 L2 神经阻滞，提示神经切除术将有良好效果。全部 10 例，不论其损伤是医源性的还是创伤性的，神经切除术都明显减轻了疼痛。

讨论

对术后腹股沟区疼痛的患者,要详细地询问病史,进行彻底的体格检查。对于生殖股神经痛患者的评估,要进行髂腹股沟神经的局部阻滞。如果阻滞后,疼痛完全或者有实质性的减轻,那么提示可以进行与神经痛有关的腹股沟原切口的手术探查和髂腹股沟神经的分离。如果髂腹股沟神经阻滞后疼痛没有减轻,那么需要进行生殖股神经阻滞。如前所述,生殖股神经起于 L2 以及 L1 的部分神经,通过特异地阻滞 L1 和 L2 脊神经,可以阻滞生殖股神经和一部分髂腹股沟神经。通过进行独立的阻滞,观察阻滞后疼痛缓解情况,可以明确地分辨生殖股神经痛和髂腹股沟神经痛。如果阻滞 L1 和 L2 可缓解疼痛,可考虑进行生殖股神经的探查。如果两种阻滞都能部分缓解疼痛,就要考虑探查两条神经。

神经切除的副作用包括阴囊或者大阴唇和(或)股三角区皮肤的感觉减退,提睾反射的消失[3]。手术解决了痛觉问题,但提睾反射的丧失不可避免。通过腹膜外径路而不是腹膜内行神经切除术,可以将手术并发症减至最低。

结论

生殖股神经痛并不常见;存在触物时疼痛表示对保守治疗无效。生殖股神经痛必须认真与髂腹股沟神经痛相鉴别,因为二者表现相同。方法是通过髂腹股沟神经局部阻滞与 L1 和 L2 神经阻滞进行比较,如果前者不能单独证明可以缓解和改善症状,考虑生殖股神经痛。在 LSUHSC 的 10 例生殖股神经痛患者行神经切除术后,疼痛均明显缓解。

参考文献

1. Bergman RA, Afifi, AK, and Miyauchi R: Genitofemoral Nerve. Virtual Hospital, University of Iowa Health Care, 2002.
2. Harms BA, DeHawas DR Jr, and Starling JR: Diagnosis and management of genitofemoral neuralgia. Arch Surg 110:339–341, 1984.
3. Laha RK, Rao S, Pidgeon CN, et al.: Genitofemoral neuralgia. Surg Neurol 8:280–282, 1977.
4. Lyon E: Genitofemoral causalgia. Can Med Assoc J 53:213–216, 1945.
5. Magee K: Genitofemoral causalgia (A new syndrome). Can Med Assoc J 46:326–329, 1942.
6. Mandelkow H and Loweeneck H; The iliohypogastric and ilioinguinal nerves. Distribution in the abdominal wall, danger areas in surgical incisions in the inguinal and pubic regions and reflected visceral pain in their dermatomes. Surg Radiol Anat 10:145–149, 1988.
7. Salama J, Chevrel JP: The Anatomical Basis of Nerve Lesions Arising During the Reduction of Inguinal-Hernia. New York, Spring-Verlag, 1983.
8. Starling JR, Harms BA, Schroeder ME, et al.: Diagnosis and treatment of genitofemoral and ilioinguinal entrapment neuralgia. Surgery 102:581–586, 1987.

髂腹下神经和髂腹股沟神经损伤与卡压

概述

■ 这些痛性麻痹的主要病因是既往的手术,通常是疝的手术引起,阑尾切除术、髂骨嵴取骨术以及妇科和泌尿外科的手术也会造成损伤。

■ 除了腹股沟、阴囊和大腿内侧区域的感觉障碍,如果髂腹股沟神经损伤严重,锥状肌也会有去神经的表现。

■ 一条或者多条神经的麻醉阻滞可以用来甄别患者是否适合手术治疗。

■ 该系列病例中的患者采用了腹壁水平的神经切除术。同时,联合瘢痕组织的去除,坚强缝合或者加固补片,有时会去除部分用来加强腹壁的补片。

■ 术前对这两条神经解剖走行和变异的熟悉是很重要的。

■ 显露这些神经可以采用更加靠近近端的腹膜后路径,但是在该系列病例中没有应用。

导致这两条神经疼痛的主要手术是腹股沟疝修补术,在美国,每年每 100 万人群中有 2800 人行疝修补术,该手术是最常见的手术之一。然而,有持续症状的神经痛发病率很低,估计开放手术的发生率为 0~8%,腔镜疝修补术后的发生率为 0~10%。在一份 939 例腹股沟疝修补术的报告中,3 年后,2.8%仍然有明显的疼痛,1.4%依然功能障碍[5]。

除了疝修补术,其他能导致这些神经损伤的腹部操作包括阑尾切除术、髂骨移植取骨术、妇科的手术、子宫切除术时的横切口或者旁正中切口以及泌尿外科的手术。

由上述操作引起的髂腹下神经和(或)髂腹股沟神经感觉分支的损伤,其机制包括部分或者完全性切断、压榨、牵拉/挫伤或者电凝。感觉神经的继发性损伤也可由瘢痕的压迫和神经瘤形成引起,邻近部位的炎症反应,如缝线性肉芽肿,也可引发损伤[12]。

某些特殊的操作导致神经损伤的机制包括:在用

腹腔镜行疝修补术时，神经被用来固定修复材料的缝线或者"U"形钉缠绕。在行疝修补术时，处理精索以及寻找疝腹膜囊都可能牵拉髂腹下神经和髂腹股沟神经的生殖支，当游离联合腱或者缝合腹外斜肌腱膜时，也可能会束紧这些神经[10]。

有髂腹股沟神经痛或者髂腹下神经痛的患者，表现为慢性的腹股沟疼痛和感觉异常。这种不适可蔓延至大腿内侧。此外，在男性患者可至阴囊或睾丸，在女性至大阴唇。因此，髂腹股沟神经和髂腹下神经的卡压或者神经瘤的诊断性三联征包括：①既往手术切口附近的烧灼痛或者撕裂性疼痛向该神经支配区放射；②有明确的证据表明所涉及神经支配区域内的感觉损害；③麻醉剂浸润该神经支配区可缓解疼痛。

腹股沟疼痛的特征

疝修补术或者其他腹部操作之后发生的急性疼痛与患者的年龄相关，与操作的损伤程度成正比，也与焦虑和交感神经系统的激活作用有关。这种类型的疼痛通常很容易用镇痛药治疗，当外科切口愈合后疼痛消失。然而，有些患者发展成为致残性疼痛，术后可持续4周以上，明显的与病理学不一致。在大多数患者，这种情况可于4~6个月内自愈，但是有些人可能进展为慢性致残性疼痛，该类型的疼痛已在本章中阐述。除了在手术后立即发生，疼痛也可发生于数月或者数年之后。经 Stulz 和 Pfeiffer 治疗的23例有痛性髂腹股沟神经和（或）髂腹下神经卡压综合征的患者，其中10例是在手术后立即发生明显的疼痛，4例发生于术后6个多月，其余9例经过4年无痛期后出现[11]。

髂腹股沟神经痛或者髂腹下神经痛通常描述为烧灼性和锐性疼痛，非自发阵发性发作，或多或少呈持续性。感觉过敏和痛觉过敏发生于神经的支配区。如果有神经瘤存在，叩诊可引发严重的撕裂样疼痛。身体的活动常加重疼痛，而某些体位可减轻不适感。因此，髋关节的强力牵拉、咳嗽、喷嚏、Valsalva 动作或者增加腹肌张力的动作都能使疼痛加剧。患者时常采取髋关节轻度屈曲以及躯干轻度前倾姿势来减轻不适。

可能会有腹股沟感觉的损伤，例如感觉障碍、感觉过敏或者感觉迟钝。有时这些感觉障碍发生于从髂嵴延伸至阴茎根部、阴囊或者大阴唇的近端区域以及大腿的内侧和前面等区域内[11]。

有慢性盆部疼痛的女性，应该认真地进行腹壁检查来寻找扳机点，该点指示独立的痛觉过敏区域，用指尖压力触诊时引发锐性疼痛，可涉及远处的皮区。双手检查的触痛并不总是与内脏的病理一致。躯干疼痛的产生可误诊为卵巢、子宫或者膀胱的病变。周围神经的各处都可能发生病变或者由单独的神经瘤引起不适。

临床检查

对腹股沟神经痛患者进行评估时，检查者必须专注于以往的病史，包括感染、创伤、背部或者其他慢性疼痛、精神性疾病或者既往的阴囊或者腹股沟手术。通过既往病史可使检查者发现神经痛的病因，支持诊断。有时有必要考虑工作能力以及由于疼痛带来的经济补偿的社会史也是很重要的。目前，这项研究中的绝大多数患者，在排除了腹股沟疼痛的其他病因学机制之后，都转诊到了 LSUHSC。通过体格检查，可能存在下列情况成为神经痛的病因：肿瘤、间断性睾丸扭转、精索静脉曲张、睾丸鞘膜积液、精囊肿或者腹股沟疝。因此，如果通过病史和体格检查没有发现明显的原因或异常，应该行阴囊超声检查以排除结构性异常。

外科解剖

髂腹股沟神经

髂腹股沟神经是一条有运动和皮肤感觉功能的混合神经，起自 L1 以及 T12 脊神经的部分纤维，神经于腹膜下走行（图11-85）。肌支支配腹横肌和腹内斜肌的下部肌纤维及其筋膜。一远端分支也支配锥状肌，当神经有严重的损伤时，一名训练有素的肌电图检查者有时可以发现锥状肌有去神经现象。髂嵴上的一窄条皮肤由髂腹股沟神经一返支支配。髂腹股沟神经首先其跟从髂腹下神经的径路，接着稍离开，在更靠尾侧与之平行延续。但与髂腹下神经不同，它不发出侧支，而是分成两终支，即腹部分支和腹股沟分支，跟随与髂腹下神经分支相同的走行，而且分布也相同。其穿过两块腹内肌，在腹内斜肌内侧靠近远端的地方离开该肌，于腹外斜肌腱膜下继续前进，行向耻骨联合和耻骨区域（图11-86）。当其走行于腹股沟管中时，神经位于精索的下方或者子宫圆韧带，伴随两者之一通过腹部浅环，并离开这些结构。在此水平，纤维可能太过细小以至于不能看到。有时分支会在精索上方散开。髂腹股沟神经的感觉分布区是腹股沟韧带上方髂嵴上的一带状区域、耻骨联合上方区域、阴茎的根部、阴囊或者大阴唇近端部分以及大腿前部和上内侧的邻近区域以及腹股沟区的皮肤。

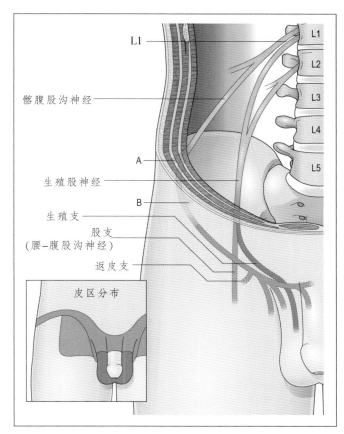

图 11-85 髂腹股沟神经和生殖股神经的走行和分布。当髂腹股沟神经沿着髂窝走行时,发出分支(A,B)至腹部肌肉。插图揭示了各神经的皮区分布。(From:Kopell HP, Thompson WA, Peripheral Entrapment Neuropathia, Williams & Wilkins, Baltimore 1963.)

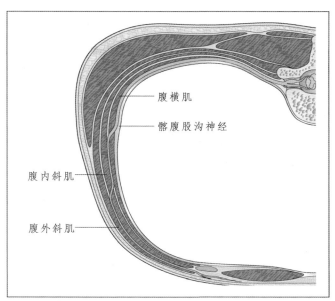

图 11-86 此髂腹股沟神经的横断面示意图显示了该神经穿过腹横肌然后穿过腹内斜肌。

髂腹下神经

髂腹下神经是一条混合性神经,起自 L1 神经的前部分支,通常也有 T12 神经一部分。其出现于腰大肌的外侧缘,并从前方跨过腰方肌。该神经于髂嵴之上穿出腹横肌,分成两终支:腹部分支和生殖分支。

髂腹下神经的腹部分支位于髂前上棘上方 3cm 偏内侧,位于腹横肌和腹内斜肌之间。在腹股沟管深环稍上方的区域穿出腹内斜肌,接着走行于腹内斜肌和腹外斜肌之间,到达腹直肌的外侧缘,于中线外侧 4cm 处穿出腹外斜肌腱膜。在腹直肌后方,腹部分支发出一外侧和一内侧皮支来支配腹部前下方的皮肤。在其穿行于腹壁的过程中,髂腹下神经的腹部分支与发自髂腹股沟神经的分支以及 T12 肋间神经相吻合,并发出若干分支分布到腹壁前外侧的肌肉。髂腹下神经的外侧皮支在髂嵴的外侧顶点,腹内斜肌和腹横肌之间离开该神经,并支配阔筋膜张肌表面的皮肤[6]。

髂腹下神经的生殖分支跟随腹部分支,二者在腹横肌和腹内斜肌之间有相同的走行。在髂前上棘水平穿出腹内斜肌,行于腹股沟管前壁的内下部,稍高于腹股沟韧带。在腹股沟区,生殖分支沿腹外斜肌深面,腹内斜肌前方走行,并位于精索和腹股沟镰之间。在腹股沟管浅环水平,该神经进入皮下组织并分布于耻骨区、腹股沟内侧部以及大腿上内侧的皮肤。

解剖变异

Rab 等人对 32 具尸体的 64 侧髂腹股沟神经进行了研究,结果显示髂腹股沟神经的皮支在腹股沟区和大腿前内侧[7]的分布有 4 种类型:①A 型,最为常见,出现于 44% 的尸体中。此型之中,髂腹股沟神经不发出感觉分支至阴囊/阴唇区以及大腿前内侧,但是,在这些区域,存在占优势的生殖股神经。②B 型,在 64 侧尸体中出现率为 28%,髂腹股沟神经占优势,并且生殖股神经和髂腹股沟神经共享一分支,在腹股沟管中发出运动支至提睾肌,然而没有感觉分支至腹股沟区。③C 型,在 20% 的尸体中出现,髂腹股沟神经发出感觉分支至阴阜和腹股沟皱痕以及阴茎根部或者大阴唇的前面近端部分,然而占优势的是生殖股神经,髂腹股沟神经与髂腹下神经共用一分支。④D 型,出现于 8% 的尸体中,皮支发自髂腹股沟神经和生殖股神经。此外,髂腹股沟神经支配阴阜和腹股沟皱痕以及阴茎根部或者大阴唇前面近端的一小部分[7]。

治疗

对髂腹下神经痛和(或)髂腹股沟神经痛的早期保守治疗应该使用镇痛药、抗抑郁药、抗癫痫药和抗焦虑药。其他可试用的方式包括经皮电神经刺激(TENS)、抗炎剂等，如全身性的泼尼松龙醋酸盐或者重复局部注射倍他米松二丙酸盐，也可以不用。同时可以行局部神经阻滞或者物理治疗。

对此章节报道的 33 例神经痛患者行神经切除治疗，一部分获得了成功。在这些患者中，因为在腹股沟区的髂腹下神经和髂腹股沟神经易于阻滞，受损的神经可以通过神经阻滞来分辨。如果髂腹股沟神经和(或)髂腹下神经的阻滞可减轻疼痛，就要在腹股沟区探查并切除这些神经，并且不带来令人不快的损伤。当神经完全被瘢痕组织包裹，神经松解很少能带来疼痛的持续性减轻，因为随着时间推移又会产生新的瘢痕组织。在 Stulz 和 Pfeiffer 的报告中，尝试进行了髂腹下神经的松解，但是没有效果[11]。

在文献中记载的其他能够治疗这些综合征的外科技术包括瘢痕切除术，以及 Rauck 等人描述的切开冷冻镇痛技术，该技术应用于 11 例保守治疗无效的慢性腹股沟神经痛的男性患者。在冷冻镇痛之前，所有患者要被证实髂腹下神经局部阻滞能够减轻疼痛。普遍认为冷冻镇痛使疼痛减轻的机制是其引起了沃勒变性以及随后的轴索再生。在 Rauch 等人的研究中，4 例患者存在疝修补术后的疼痛，另有 7 例患者疼痛的病因是自发性的[8]。疼痛缓解的持续时间从 1 周到 11 个月，感觉改变的持续时间从 1 周到 5 个月，平均为 33 天。

在 Davis 等人[2]进行的一项研究中发现，45 例有睾丸痛的患者行睾丸切除术后，75%有效。有其他报道称，48 例患者行睾丸切除术后，80%仍然存在明显的阴囊疼痛。有报道对 27 例有睾丸痛的男性患者行精索的去神经支配，切断包括髂腹股沟神经、生殖股神经的生殖分支以及精索自主神经，76%的患者疼痛完全缓解，9.1%部分缓解，15%无效。

腹部切口从导致神经痛的原始入口向髂前上棘做部分延伸，暴露髂腹下神经和(或)髂腹股沟神经肌肉穿出点。显露腹外斜肌腱膜，顺着肌纤维的方向将其劈开，可以通过自腹内斜肌表面抬起腹外斜肌筋膜找到这些神经。向内侧追踪这些神经，可以看到神经穿入瘢痕的位置或者被缝线缠绕的位置。通常不会看到神经瘤，因为之前的手术通常不会切断轴索。在辨清之后，

尽量靠近神经离开腹膜后的位置将其切断，远端部分连同瘢痕组织一起切除。术后只有很少或者完全没有感觉的缺失，可能是因为邻近神经的支配[11]。

另一种方法是通过胁腹部切口，劈开肌肉，暴露神经。然后采用腹膜后入路，就像行腰交感神经切除术或者生殖股神经切除术一样。然而，该系列中报道的所有患者都采用了腹壁水平的切口。

结果

髂腹下神经痛和(或)髂腹股沟神经痛左右侧的发生率一致，与性别和年龄无明显相关性。23 例患者损伤只涉及髂腹股沟神经，10 例患者有髂腹股沟神经和髂腹下神经的联合损伤(表 11-22)。大多数患者，全部 33 例患者中的 29 例(88%)髂腹股沟神经痛或者髂腹股沟神经和髂腹下神经联合神经痛是由于医源性因素造成；33 例损伤中的 4 例(12%)，是由腹壁的钝性创伤所致。

在髂腹股沟神经单独损伤的病例中，与大多数神经痛相关的手术操作是疝修补术，致使 23 例患者中的 13 人(57%)产生了髂腹股沟神经痛；紧接着是 4 例(17%)阑尾切除术后患者产生髂腹股沟神经痛；有 3 例(13%)子宫切除术导致的损伤；3 例(13%)患者的神经痛由钝性创伤所致。

在 10 例髂腹股沟神经和髂腹下神经联合损伤的患者中，9 例(90%)是由于医源性因素造成，1 例(10%)由于钝性创伤而损伤。

通过体格检查、病史、术前肌电图以及神经阻滞可以做出诊断。在提出神经切断术的建议之前，神经阻滞必须能够获得完全或者实质性的疼痛减轻。神经切断术使 23 例髂腹股沟神经损伤的患者中，21 例(91%)的疼痛完全或者明显的缓解；使 10 例髂腹股沟神经和髂

表11-22   髂腹股沟神经和髂腹股沟神经/髂腹下神经联合损伤 (n=33)

损伤机制	髂腹股沟神经	髂腹股沟神经/髂腹下神经
疝修补术	13	13
阑尾切除术	4	4
子宫切除术	3	3
腹壁成形术	0	0
妇科	0	0
钝性创伤	3	3
总计	23	23

表11-23 髂腹股沟神经和髂腹股沟神经/髂腹下神经损伤的术后结果(n=33)

	评估的病例数	疼痛缓解的患者数
髂腹股沟神经	23	21
髂腹股沟神经和髂腹下神经	10	9
总计	33	30

腹下神经联合损伤的患者中,9例(90%)的疼痛完全或者明显的缓解(表11-23)。切除神经组织的病理报告在大多数病例中显示为纤维性粘连,有一份标本显示神经或者瘢痕中有神经瘤和(或)外来异物,如缝线材料。

手术后的副作用是神经切断水平远端的持续性麻木以及提睾反射的丧失。较轻的术后并发症包括2例浅表皮肤的感染。

结论

髂腹股沟神经痛以及髂腹股沟神经和髂腹下神经联合神经痛并不常见。LSUHSC在此研究中积累并分析33例患者中,绝大多数是由于医源性因素造成损伤,而疝修补术是这些神经痛中最常见的病因。在进行了保守治疗的尝试之后,该系列中的神经切除术使91%的患者的疼痛缓解。

(李平 译 向剑平 朱庆棠 校)

参考文献

1. Costabile RA, Hahn M, and McLeod DG: Chronic orchialgia in the pain-prone patient: the clinical perspective. J Urol 146:1571–1574, 1991.
2. Davis BE, Noble MJ, Weigel JW, et a.l: Analysis and management of chronic testicular pain. J Urol 143:936–939, 1990.
3. Katkhouda N, Mavor E, Friedlander MH, et al.: Use of fibrin sealant for prosthetic mesh fixation in laparoscopic extraperitoneal inguinal hernia repair. Ann Surg 233:18–25, 2001.
4. Kennedy EM, Harms BA, and Starling JR: Absence of maladaptive neuronal plasticity after genitofemoral or ilioinguinal neurectomy. Surgery 116:665–670; discussion 670–671, 1994.
5. Kopell HP, Thompson WA, and Postel AH: Entrapment neuropathy of the ilioinguinal nerve. N Engl J Med 266:16–19, 1962.
6. Mandelkow H and Loeweneck H: The iliohypogastric and ilioinguinal nerves. Distribution in the abdominal wall, danger areas in surgical incisions in the inguinal and pubic regions and reflected visceral pain in their dermatomes. Surg Radiol Anat 10:145–149, 1988.
7. Rab M, Ebmer, and Dellon AL: Anatomic variability of the ilioinguinal and genitofemoral nerves: implications for the treatment of groin pain. Plast Reconstr Surg 108:1618–1623, 2001.
8. Rauk RL, Lafavore P, Naveira FA, et al.: Evaluation of the efficacy of open cryoanalgesia technique in the management of ilioinguinal/hypogastric neuralgia. Anesthesiology 89(Suppl 3A):1108A, 1998.
9. Ravichandran D, Kalambe BG, and Pain JA: Pilot randomized controlled study of preservation or division of ilioinguinal nerve in open mesh repair of inguinal hernia. Br J Surg 87:1166–1167, 2000.
10. Salama J and Chevrel CP: The Anatomical Basis of Nerve Lesions Arising During the Reduction of Inguinal Hernia, vol 5. New York, Springer-Verlag, 1983.
11. Stulz P and Pfeiffer KM: Peripheral nerve injuries resulting from common surgical procedures in the lower portion of the abdomen. Arch Surg 117:324–327, 1982.
12. Wantz G: Testicular atrophy and chronic residual neuralgia as risks of inguinal hernioplasty: Surg Clin N Am 73:571, 1993.

第12章

臂丛解剖与术前生理学

Rajiv Midha

概述

- 臂丛通常由 C5、C6、C7、C8 和 T1 神经组成。
- 臂丛起源于脊神经穿出硬膜后为根部起始段,在相应的椎间孔走行。
- 了解脊神经在骨性隧道内的固定程度及其相应神经在椎间孔内的长度和倾斜度,对于研究脊神经牵拉和撕脱伤的机制和设计修复神经近端损伤的手术方案,是非常重要的。
- 在臂丛神经干、神经束和神经束到神经分支水平的损伤其神经功能丧失的临床表现相对恒定。
- 例外的情况是臂丛中、下干同时损伤仍可保留腕和手指功能。此外,下干损伤有时候不仅仅导致手内在肌功能和尺神经分布区感觉的丧失。
- 单根脊神经损伤的功能丧失表现因人而异,特别是对于 C6、C7 和 C8 脊神经。C7 损伤对功能的影响出奇的小,通常只表现为肱三头肌肌力减弱,这是因为其他脊神经也有神经纤维进入 C7 所支配的肌肉。
- 臂丛股段损伤后功能障碍表现变动较大,主要取决于所来源神经干受累情况和前后股损伤的比例不同。
- 对上背部和肩部做详尽的临床检查以鉴别斜方肌、前锯肌和菱形肌功能丧失十分重要。同样冈上肌、冈下肌和背阔肌检查也很重要。
- 临床医生对臂丛解剖及其变异以及损伤后表现的认识程度,可以通过其申请的诊断性辅助检查的必要性及其与临床检查的关联性得到检验。
- 如果怀疑存在节前损伤,对脊旁肌、菱形肌、前锯肌和肩胛冈肌群等靠躯体近端的肌肉进行肌电图检查是有帮助的,仔细的感觉传导测定同样有帮助。
- 当神经有恢复,临床上出现肌肉收缩迹象时,肌肉失神经改变仍然可以持续数个月。
- 相反,像三角肌或肱二头肌等肌肉在神经损伤后的早几个月内,可出现一些新生的或早期的神经再支配的电活动,但始终不能获得足够量的新生神经信号输入以恢复有用的肌肉收缩。
- X 线片可能显示出肱骨、锁骨、肩胛骨、肋骨或脊柱骨折,可提示某些关联神经损伤程度和损伤水平的信息。
- 用椎管造影(包括前后位、侧位和斜位)来评估臂丛牵拉伤的重要性越来越明显,尽管可能出现假阳性和假阴性的结果。
- 椎管造影后行薄层 CT 扫描和 MRI 检查更为重要,因为这些检查可显示出神经根和脊神经的异常,其准确性不断升高。

外科解剖

臂丛起于脊髓,通常包括 C5、C6、C7、C8 和 T1 脊神经,臂丛上、中、下三干及其分出的前后股。脊神经和神经干在锁骨上区,股部在锁骨后方。外侧、后侧和内侧束及其发出的上肢主要神经分支的起点均在锁骨下区(图 12-1)。

脊神经

有几本著作已经详细总结了神经根(或脊神经)的解剖和其变异性[7,27,31,32,38,48,59]。Wilbourn 详尽展示了臂丛解剖、生理和有关属于非外科情况的臂丛神经病的文献,诸如神经性肌萎缩、累及运动员臂丛的"烧灼样或刺痛征(burners 或 stingers)"、背囊瘫(rucksack paralysis)[58]。我们从这些资源以及我们自己的经验中选择出最有用的外科方面的资料。

每一条脊神经或臂丛神经根起自脊髓后外侧部位背根进入区的多条感觉根丝,以及来源于脊髓腹外侧区的一条腹侧(或运动)根丝。在每一个脊髓节段,背侧

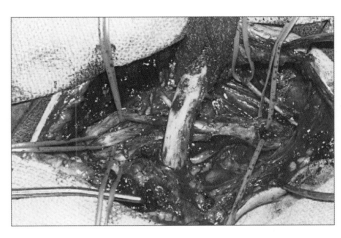

图 12-1　从颈肩侧观察左臂丛，锁骨右侧为锁骨上臂丛，锁骨左侧为锁骨下臂丛。右下方吊索标记 C5 和 C6 神经根，右上方吊索标记膈神经。左侧吊索自上到下依次标记的是外侧束、内侧束和后束，用纱条牵拉住锁骨，分离时可向上方或下方移动锁骨。

神经根丝通常在椎间孔入口处汇合成一条背侧神经根，连同前根（运动根）进入椎间孔。神经根在椎间孔内的行程在 10~16mm 之间（图 12-2）。背根神经节通常在椎间孔的中段内，在神经节稍远处，前后根合在一起形成脊神经。接着向后方发出的一级分支支配椎旁肌，而向前发出较大的分支形成臂丛。

脊神经通常不会被束缚在椎间孔管内，但被附着于颈椎横突的结构所包绕[53]。下臂丛（C8 和 T1）则例外，这些附着结构使得该处的脊神经比更高位者更容易从脊髓中撕脱出来。在椎间孔内，硬脊膜延续为神经

外膜，蛛网膜则在后根神经节或紧邻神经节处终止。

椎动脉来源于锁骨下动脉，向上走行进入 C6 的横突孔，然后依次通过 C5、C4、C3、C2 横突孔。在此水平，该动脉走行在脊神经前方，其小的分支供应脊神经并同脊髓的血管吻合。椎动脉分支也同颈升动脉、颈深动脉和上部的肋间动脉的分支形成吻合[3,28]。

在椎间孔内，C5 神经根发出支配菱形肌的肩胛背神经支。另外，在出椎间孔后在脊神经后方发出一分支参与形成胸长神经。C5 的直径通常较其他脊神经小。暴露时要在颈部较高位分离软组织，必须将颈丛降支和膈神经游离并牵开。在 C5 穿出椎间孔处横跨神经根或伴行的小血管必须给予电凝。要分离到椎间孔内，则必须切除前斜角肌起点和 C5 部分横突（图 12-3）。在椎间孔外 C5 沿着前斜角肌的外侧缘走行，有时部分神经被前斜角肌包裹。C4 也可有少量神经纤维参与构成臂丛。偶尔 C4 有大量神经纤维参与臂丛，称为前置臂丛（图 12-4）。

C6 在椎间孔内的长度比 C5 稍长，但在椎间孔外与 C5 汇合形成上干以前的长度则较 C5 短（图 12-4）[38]。C6 在椎间孔外略斜向走行在前斜角肌的后方。在前斜角肌的外侧缘与 C5 形成上干。大多数情况下，胸长神经起源于 C6 神经远段的背侧面，在 C6 刚融入上干之前发出。胸长神经的主要神经束来源于 C6，其次是 C5 和 C7，再其次是 C8 和 C4。胸长神经在 C6 汇入上干处的后方，向下走行，穿过中斜角肌。

C7 在椎间孔内的长度为 12~15mm，在椎间孔外相对其他构成臂丛的脊神经而言行程最直，C7 渐移行为中干，两部分很难分辨（图 12-5）。C7 在前斜角肌内缘

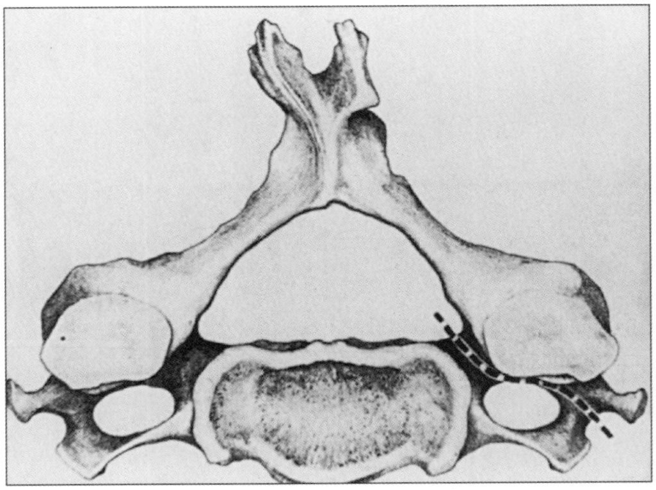

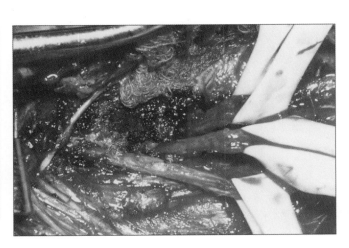

图 12-2　脊神经在椎间孔的行径（虚线所示）。神经位于横突孔的后方，横突孔内有椎动脉。注意脊神经在椎间孔的行程相当重要。（Adapted from Sunderland S: Nerve and Nerve Injuries, 2nd edn. Edinburgh, E. Livingstone, 1984.）

图 12-3　向椎孔内分离脊神经（用 3 条潘氏引流条分别标记），椎孔位于左侧。在分离过程中用双极电凝和氧化纤维素（Oxycel）或纤维蛋白棉止血。向下行的颈丛位于左下角。

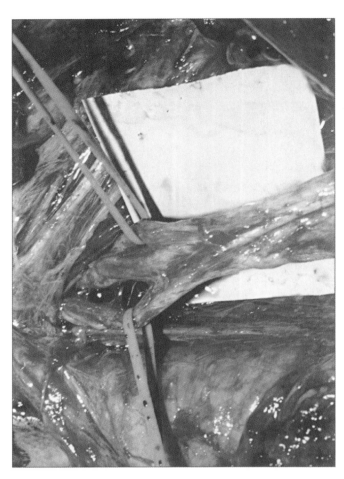

图 12-4　C5 和 C6 脊神经特征性地合并为上干。这是锁骨上和近端臂丛手术中的一个有用的标志。该患者另有一大束来自 C4（下方吊索所示）的纤维加入上干，形成前置臂丛。

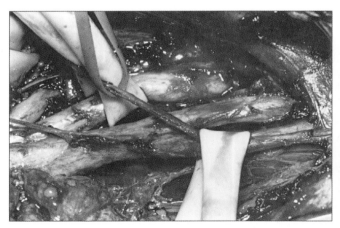

图 12-5　从侧方观察左侧锁骨上臂丛近端的显露。前斜角肌已经被切除。下方的潘氏引流片套住的是 C5 脊神经和膈神经近端部分。C6 在其上方，可见 C5 与 C6 汇合成上干。在左上方膈神经用橡皮圈套住。上方的潘氏引流片所套住的是 C7 和中干的连接点。可见到支配锁骨下肌的神经从上干的上表面发出（左侧），斜向行走进入锁骨下肌。

的后方，可与之贴附在一起。

　　C8 在椎间孔内的长度在 10~15mm，出椎间孔后，C8 和 T1 形成臂丛下干。C8 的行程稍微斜行走向，其直径大于 T1 或 C7。由于它与 T1 汇合形成下干，故在椎间孔外的长度相对短。C8 走行在中后斜角肌的前面，有时被起自 C7（或有时 C6）横突走行到胸膜顶的 Sibson 筋膜所覆盖。C8 神经根常有小动脉和静脉遮盖或与之伴行，而椎动脉走行在其前方。

　　在经过一段相对短的椎间孔内的行径后，T1 出椎间孔横行或呈一定程度的向外侧弧形走向与 C8 合在一起，形成下干（图 12-6）。在此水平，常见到进出脊神经的神经交通支。这些小支及其神经节形成颈交感干，通常在椎动脉的后方，靠近椎动脉自锁骨下动脉发出点出可见此颈交感干中最大的神经节。偶尔，T2 或其分支也参与下干的形成。

臂丛干部

　　上干和中干是锁骨上臂丛中最容易辨认的部分。

　　上干通常贴附于前斜角肌，有时部分神经干被前斜角肌覆盖。有损伤时，需沿着神经干的内侧缘做锐性分离，使其与前斜角肌分开（图 12-7）。从外侧将神经干与中斜角肌分离较为容易。沿神经干外侧分离，可见到从上干远端背外侧处发出的肩胛上神经，而在其前方上干分成前后股。肩胛上神经、后股、前股形成的三叉样结构（从外到内），是辨认上干的极佳标志。在一些病例中，起源于上干中段的支配锁

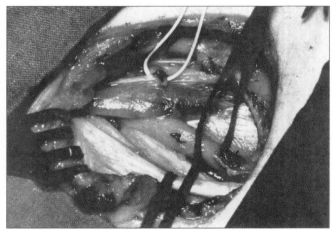

图 12-6　右侧膈神经在前斜角肌前方（白色吊索所示）。黑色吊索（右上方）套在锁骨下动脉上，右下方的黑色吊索套住下干。右侧锁骨下动脉和臂丛较正常更加斜向走行，同时伴有一条大颈肋，使得这些结构向外侧移位。

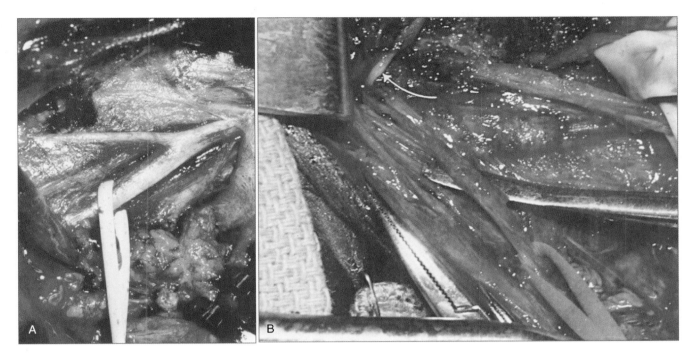

图 12-7 (A)向上追踪左侧膈神经,其位于前斜角肌前方、椎前筋膜的后面,据此手术医生可找到 C5 脊神经和上干(白色吊索套住)。当臂丛严重瘢痕化时,这是一个实用的技巧,因为定位了 C5 脊神经后,可确定前、中斜角肌间隙。在此间隙向深面分离,可确定臂丛的其他脊神经。手术医生通常需要向近端解剖 C5 脊神经直到其发出膈神经分支处,这需要分开前斜角肌纤维,以暴露出 C4 和 C5 椎体横突前结节。(B)颈丛(在金属器械下方)从右侧 C5 神经根区域斜向下方走行,而膈神经(弯箭头)则斜向上方走行。如果手术医生向近端追踪膈神经,则可发现其在 C3 和 C4 脊神经的发出点。

骨下肌的神经支从前方向内或有时斜向走行到锁骨下肌。对于初学者来说,将该神经误认为是膈神经者并不少见。

臂丛股部与锁骨的相对位置会有些变化,这取决于手术台上肩、颈和头摆放的位置。在肩下垫些折叠的中单,头转向对侧并抬起至略微高于胸部有助于术中暴露这些结构[29]。发自锁骨下动静脉的肩胛背动静脉横跨中、下干,并在上干的股部发出分支,并可能与上述结构相粘连(图 12-8)。为了完全游离出此处的神经结构,需要将肩胛背血管结扎或电凝、切断。

中干在前斜角肌的深面,通常被前中斜角肌之间形成的肌纤维覆盖,或由损伤后产生的瘢痕覆盖(图 12-9)。中干的直径通常小于上干或下干。中干远端有时汇入或贴附到上干或下干的远端,偶尔同时合到上下干。中干后股通常较短,与上下干的后股在锁骨的远侧共同形成后束。中干的前股与上干的前股合成外侧束。外侧束在后束形成处的近端形成,但不像内侧束那样最靠近端。

下干通常较短,在一定程度上走行于锁骨下动脉的后方(图 12-10)。要暴露出下干需要将锁骨下动脉下方游离并用静脉拉钩轻轻将其提起,然后用剪刀清理下干的内侧缘和内侧束的近端,使之与锁骨下血管分离。肩胛背血管通常跨过下干,并在上中干股部的外侧穿过。在内侧,椎动脉在下干和 T1 神经的前方向上走行。下干的后股和其他干的后股形成后束[59]。下干的大部分则分为前股形成内侧束。

臂丛股部

虽然每个神经干都如上述那样分为前后股,但在形成束之前可与其他股融合(图 12-11)。有时神经股部的神经前后数次互相交换神经纤维束[55]。另外,在锁骨远侧发出神经束的位置也因人而异。

对于神经牵拉伤、枪击伤或以前曾游离过血管的患者而言,要分离神经股部十分困难。外科医生必须从臂丛干部向远端以及从臂丛束部向近端分离以暴露出股部。在止血钳或弯钳的协助下,在锁骨下方穿两条湿纱条,可将锁骨向上或下牵拉以便分离。就作者的经验而言,采用这种方式,就很少需要切断锁骨。在锁骨下方穿纱条之前,需切开甚至切除一部分锁骨下肌。如果在进行锁骨上解剖时,锁骨后的血管(肩胛上动静脉)未结扎,这时需游离并结扎这些血管,以防止在锁骨深面盲穿器械或纱条时发生严重出血。

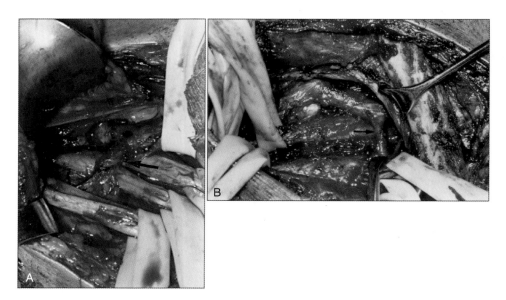

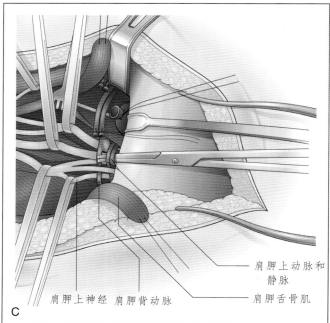

肩胛上神经　肩胛背动脉

肩胛上动脉和静脉

肩胛舌骨肌

图 12-8　(A)锁骨上动脉和静脉,起源于锁骨下血管,穿过下干和中干(下箭头)。多须结扎、切断以防分离时损伤出血。(B)锁骨上血管的深动脉来源(锁骨下观)。已用静脉拉钩向上拉开锁骨。(C)右侧锁骨向下移位以便显露颈外静脉的结扎处。图示一止血钳置于肩胛上血管的下面,肩胛上血管与锁骨平行走行,但在其深面。肩胛背血管来源于锁骨下血管,走行下中干分出前后股部的上方。本图描述血管走行在上干的股部。

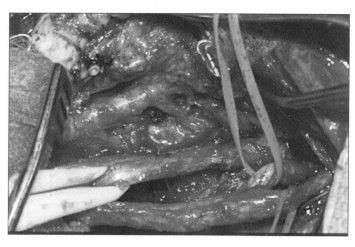

图 12-9　切除前斜角肌后暴露中干,潘氏引流管悬吊中干的后股处。在图的顶段可见锁骨下动脉和椎动脉起始部。C5\C6(吊索牵拉)和上干在图的下方。

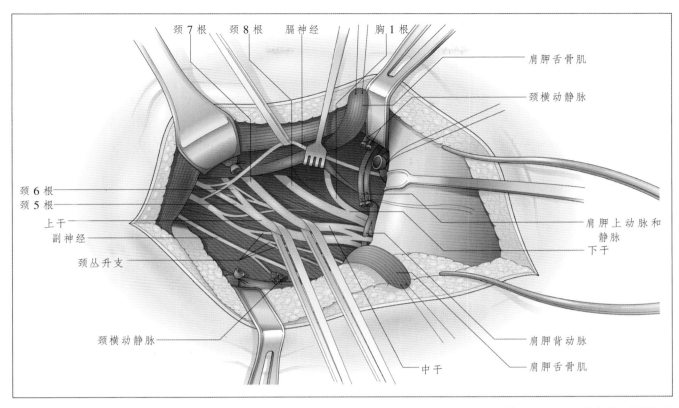

图 12-10　更充分显露出锁骨上的臂丛，包括臂丛根、干和股部。膈神经自 C4、C5 根发出，胸长神经自 C5、C6 根发出（本例发自 C4、C5、C6 根），后穿入中斜角肌。

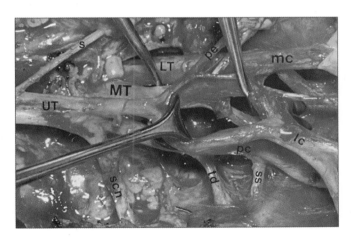

图 12-11　切断锁骨后暴露臂丛股部。LC，外侧束；LT，下干；MT，中干；PC，后束；PE，胸肌支；s，锁骨下肌支；scn，肩胛上神经；ss，肩胛下神经（上）；td，胸背神经；UT，上干。

臂丛束部

　　内外侧束和后束的划分是根据在胸小肌平面神经束相对于腋动脉的位置而定（图 12-12）。外侧束通常在腋动脉的浅层，在行锁骨下解剖时，切断胸小肌后首

先看到的神经束即为外侧束。通常从内向外斜行走行跨过动脉，但有时完全走行于动脉的外侧。其远端直接延伸为正中神经的一部分，另外发出向外斜行的肌皮神经。肌皮神经通常首先发出一条或多条分支到喙肱肌，随即进入到肱二头肌和肱肌之间。在组成肌皮神经、正中神经外侧头以及与正中神经内侧头的相互关系都经常出现变异的情况[31,32,56]。

　　臂丛后束在腋动脉的深面（后面）（图 12-13），最好在腋动脉外侧进入来进行显露。向内侧拉开腋血管十分有助于分离臂丛后束及其分支。几个肩胛下神经分支从后束发出，斜向下方走行。有一较大的分支——胸背神经从后束的后侧面发出后几乎直接走向后方支配背阔肌。胸背神经通常在腋神经起点或至少是在后束发出腋神经处分出。然后，后束分成两个主要的分支：腋神经和桡神经。腋神经向下、稍为向外走行后，进入四边孔最终支配三角肌。

　　臂丛后束的主要终支为桡神经，其向下走行到桡神经沟并绕过肱骨。桡神经通常在肩胛下肌浅层走行，但有时穿过部分的肩胛下肌[47]。腋动脉深支位于桡神经内侧，这种毗邻关系是一个重要的解剖标志，可用来

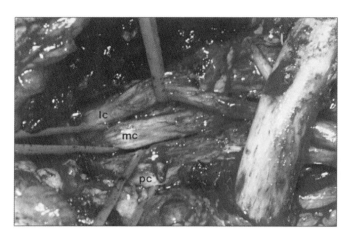

图 12-12　臂丛三束。外侧束(lc)已被向上牵开，内侧束(mc)稍向外牵至腋动脉的浅面，后束(pc)在下方外侧，锁骨在右侧。

定位近端桡神经，并与更外侧的腋神经鉴别开来[35]。在近端的腋动脉或远端的肱动脉栓塞时，保留腋动脉的深支尤其重要。

在此部位进行解剖分离比较困难，需要有耐心。必须小心避免用力牵拉肱二头肌和肱肌，因为肌皮神经与肱二头肌平行走行并藏在该肌的深面。如果在此处使用自动拉钩，最好将肌皮神经与肱二头肌上部先分离出来，然后将神经向前、向外牵开，才可安全放置自动拉钩。有时牺牲一支从肌皮神经发出至喙肱肌的小分支(非主要分支)，十分有助于游离肌皮神经。将腋动脉和上段肱动脉及其深支解剖出来并将这些血管牵开，从而使该区域的臂丛束部和神经分支的相互关系充分显露出来。在腋静脉的外侧和稍下方是臂丛内侧束，一旦损伤，内侧束可与静脉粘连在一起。此处需要细心地分离，因为修补静脉的破口比动脉更困难。

手术医生在腋动脉内侧分离时也需要很小心，因为分别来源于内、外侧束的胸内侧神经和胸外侧神经较细，其起始处可能被瘢痕包裹。由于这些神经走行至胸小肌和胸大肌，因而是重要的分支。胸内外侧神经的分支形成神经丛的现象并不少见，它们融合在一起，其终末支走向胸大肌并最终支配胸大肌[4,8]。充分认识胸内外侧神经的解剖细节，对于安全分离这些神经以及行胸内侧神经分支移位修复肌皮神经术十分关键[5]。

内侧束发出主支参与形成正中神经，该束支在腋动脉的内侧和浅面绕行，偶尔也会在腋动脉的深面走行[44]。内侧束在发出正中神经束支后，再发出尺神经、臂内侧皮神经和前臂内侧皮神经。当这些神经在臂部向下走行时，仍然位于肱动脉的内侧。神经牵拉伤可改变臂丛干、束和神经分支的位置及其与臂部解剖标志

的远、近位置关系。

临床检查

详细的临床评估应从患者后方检查肩、颈和上背部开始，此时患者要挺直身体。由患者站立时开始，检查者可轻易地发现肩胛带不对称、坠肩或肩胛骨外旋畸形[1,25,49]。另外，需检查肩胛旁区域有无菱形肌萎缩、翼状肩胛、冈上肌、冈下肌及三角肌萎缩。肌肉萎缩可以是肌肉失神经支配的真正的神经源性，有时是废用所引起。在患者的后方可观察肩外展、外旋及内旋等动作，也可观察用力咳嗽时背阔肌的反应[51]。若怀疑存在膈肌瘫痪，可在后面进行胸部叩诊，对比呼气相和吸气相时鼓音位置的差异。然后，检查者站在患者的侧方，再次检查肩内、外旋以及胸肌和其他肌肉支配的上臂内收动作。屈肘可检查肱二头肌、肱肌和肱桡肌，伸肘可检查肱三头肌。在肘完全伸直位可检查前臂的旋前和旋后。然后，再检查腕关节的屈伸功能。

行手功能检查最好是患者和检查者面对面坐下来做。让患者的手掌朝上放在其膝盖上，检查手指屈曲功能；让患者的手掌朝下放在其膝盖上或一个平坦的物体表面，检查手指的伸直功能。然后，握住患者的手检查手内在肌功能、出汗功能及手的感觉。

在检查这些肌肉之后，检查者的注意力应转移到患者身体前部。对患者的颈部做视诊及触诊，同时检查是否有其他征象，如 Horner 征(睑下垂、眼球内陷、瞳孔缩小)或较少见的面神经麻痹[62]。在锁骨上及锁骨下及腋窝处的瘢痕可通过视诊及触诊发现。另外，需检查肌腱深反射并同对侧肢体比较。

肩胛背神经麻痹

肩胛背神经支配菱形肌，牵拉肩胛骨内侧缘使其向上及背部中线方向运动(图 12-14)。该神经损伤可导致大小菱形肌的萎缩和无力，可见到肩胛骨内侧缘及其与胸椎之间的隆起消失。当患者做挺胸的立正动作时更明显。另一种检查菱形肌的方法，让患者将手放在其髋部，在其肘关节后方施加阻力并让其做抗阻力后伸动作。功能丧失者可导致轻度翼状肩胛、肩胛骨向外侧及轻度向下移位，肩外展轻度不便。然而，这种肩外展不便不如因前锯肌及斜方肌瘫痪所致的明显。因肩胛背神经来源于 C5，有时来源于 C6 椎间孔内的近段脊神经，故该神经功能丧失提示脊神经或靠脊髓处的神经根损伤(图 12-15)。

胸长神经麻痹

胸长神经来源于 C5-C7 脊神经根的近段部分,支配前锯肌,使肩胛骨向外移离开躯干中线并向前移位贴向胸后壁(图 12-16)。前锯肌瘫痪导致明显的翼状肩胛畸形,在休息位和肩前屈肘伸直位都可观察到[25]。这种翼状肩胛不同于斜方肌瘫痪导致的翼状肩胛改变,后者当肘完全伸直,手和臂部抗阻力向前推时,仅有轻微的翼状肩胛。前锯肌瘫痪可导致肩外展不顺畅,尤其是在超过水平位之后。若损伤累及神经根或脊神经,胸长神经麻痹则提示损伤非常靠近端(图 12-17)[41]。累及 C5、C6 甚至 C7 与 C4 的损伤更是如此,因为有时 C4 也参与形成胸长神经。

副神经(第11对脑神经)麻痹

斜方肌构成肩后方的大部分,其脊柱部(或下部)为肩胛骨的背侧和内侧提供最重要的支持。负责耸肩或向上拉肩胛骨的肌纤维可粗略地分为内侧、中间和外侧三部分。有些在胸锁乳突肌肌支以远的副神经损伤,内侧部、有时甚至是中间部分的神经或纤维可不受累,但外侧部总会发生瘫痪。因此,出现肩下垂或肩部

较对侧正常肩的位置低。在瘫痪侧肩部顶端到身体中线的距离显得短一些。副神经损伤可导致翼状肩胛,当肩试图外展时肩胛骨通常会向外侧移动,这并不是患者所能掌控的。没有斜方肌脊柱部的协助,在水平面以上作肩外展运动比较困难,且十分痛苦。

与前锯肌瘫痪引起的翼状肩胛不同,显示斜方肌脊柱部瘫痪引起的翼状肩胛的最佳办法是让患者半屈肘关节向前或跨过胸部用力推,而不是让肘关节完全伸直向前推[49]。副神经麻痹可严重影响肩外展的力学功能。有的患者学会在肩外展到水平位时,将前臂旋转到旋前位,来代偿肩外展功能障碍。

肩胛提肌从颈椎横突向下走行至肩胛骨内上角(图 12-15)。该肌肉的神经支配来源于 C3、C4、C5 神经根,大部分的臂丛损伤和副神经损伤都不会影响该肌肉。因此,即使是严重的臂丛或副神经损伤,仍可有一定的耸肩功能。

副神经麻痹罕有出现胸锁乳突肌瘫痪。这是因为支配这块颈部大肌肉的神经分支在副神经的近侧发出,并走行在该肌肉的深面。这些分支较深并靠近内侧,免于遭受大多数医源性穿通伤或自发损伤。另外,胸锁乳突肌也同时由 C2、C3、C4 脊神经发出的分支支

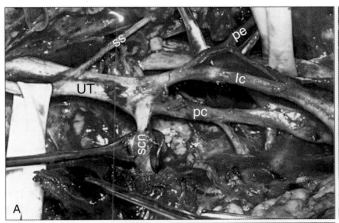

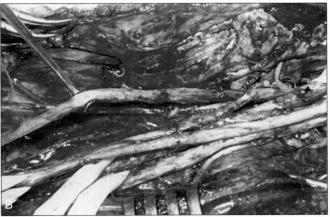

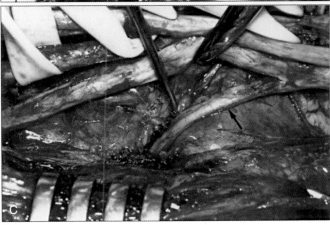

图 12-13 (A)侧方观察右侧的锁骨上、下臂丛图。上方的潘氏引流管环绕内侧束,该病例的肌皮神经有远端正中神经复合体的来源。(lc,外侧束;pc,后束;pe,胸内侧神经;scn,肩胛上神经;ss,锁骨下肌支;UT,上干)。 (B)锁骨下臂丛。左侧远端的潘氏引流管环绕的是正中神经。中央左侧潘氏引流管环绕的是腋动脉,该管下方是桡神经。静脉拉钩处是尺神经。(C)腋神经(箭头)进入四边孔处。桡神经已被剪刀前部轻轻向上方牵拉。(待续)

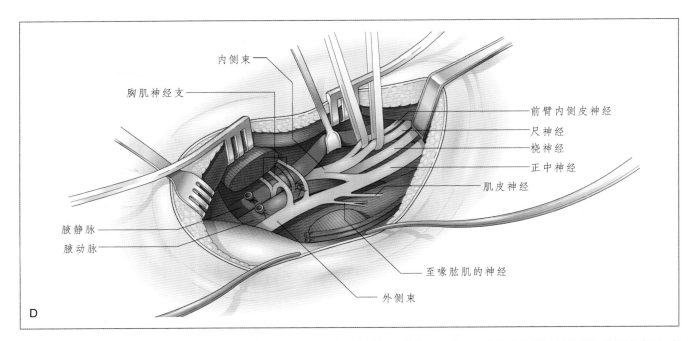

内侧束

胸肌神经支

前臂内侧皮神经

尺神经

桡神经

正中神经

肌皮神经

腋静脉

腋动脉

至喙肱肌的神经

外侧束

D

图 12-13(续) (D) 辅助自动拉钩牵开器，切断胸小肌，进一步显露锁骨下臂丛和血管。一静脉拉钩置于锁骨下静脉下方牵开，有助于解剖内侧束远段分支，如正中神经内侧根、前臂内侧皮神经和尺神经。

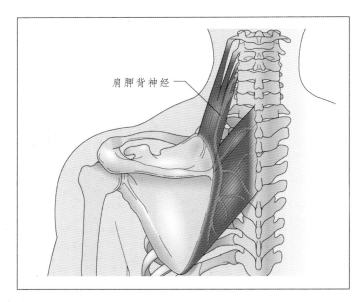

肩胛背神经

图 12-14 图示菱形肌的位置和肩胛背神经的行程。肩胛背神经发自 C5、C6 脊神经，神经近端与肩胛提肌平行，然后沿颈椎下行到肩胛骨的上内侧。

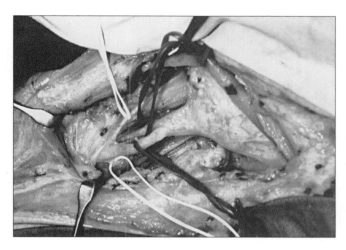

图 12-15　右侧膈神经(黑色弹性圈悬吊)已被分离。术者可顺着该神经，探及 C5、C6 脊神经。C5 近段发出分支到菱形肌(下方白色弹性圈)。临床上，该患者有正常菱形肌功能。但三角肌、肱二头肌、冈上下肌肌功能丧失。术中膈神经刺激有膈肌收缩，刺激 C5 引起菱形肌和肩胛提肌收缩，证明 C5 近端的完整性存在。在 C6 上未能记录 SEP。刺激上干近段时无 NAP。在外侧束和后束可记录到 NAP。上干神经瘤被切除，在 C5 和肌皮神经、腋神经之间做神经移植。副神经的远段分支通过一段神经移植与肩胛上神经吻合。2 年后，患者恢复 50% 的肩外展和肘屈曲功能。

配。有关这一重要神经的更多信息将在专门的章节中讲述(第 19 章)。

肩胛上神经麻痹

　　肩胛上神经来源于臂丛上干，支配冈上肌及冈下肌(图 12-18)。沿着肩胛冈上界可看到冈上肌。该肌肉提供起始 20°~30° 的肩外展，与三角肌和其他肩胛旁肌群一起完成肩外展动作。如果三角肌瘫痪，可让患者仰卧以消除重力的作用，然后嘱患者外展伸直的上肢来检查冈上肌功能。冈下肌是位于肩胛冈下方的一大块肌肉，它是肩及上臂外旋运动的主要肌肉。肩外旋功能检查方法是，让患者屈肘，检查者握住患者肘部顶端将其固定于患者躯干旁，嘱患者外旋前臂使肱骨及肩关节向外旋转(即做打网球时反手击球的动作)。

腋神经麻痹

　　腋神经发自臂丛后束，此后后束移行为桡神经(图 12-13 和图 12-19)。腋神经主要支配三角肌。视诊时，很容易发现这块肩部大肌肉的萎缩，以及肱骨头下坠。腋神经功能丧失影响肩外展功能，特别是水平面方

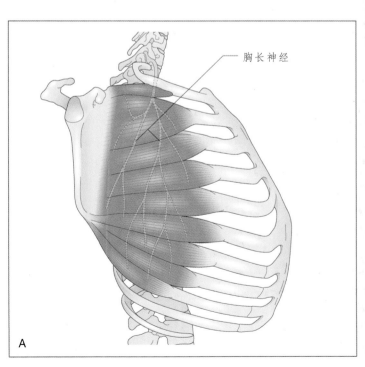

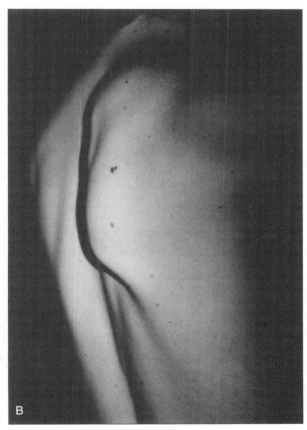

图 12-16　(A)胸长神经在锁骨下行程的侧面观，跨越肋骨外侧，在多个平面发支支配前锯肌。(B)右侧胸长神经麻痹患者肩胛骨突出(翼状肩胛)。(图 A 见彩图)

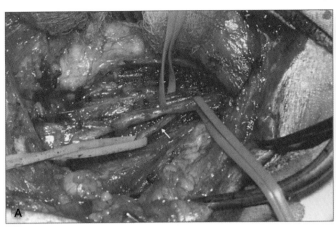 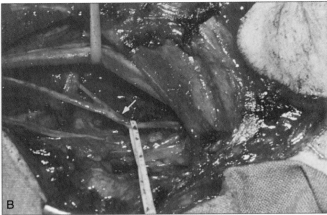

图 12-17　(A)来源于 C6 后侧的左胸长神经(箭头)，在上干深面斜向后方经过，然后穿入中斜角肌。(B)右侧胸长神经来源处呈分叉状(箭头与白色弹性圈悬吊)，上干被黑色弹性圈向上牵开。

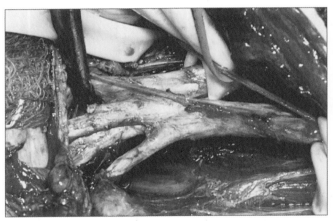

图 12-18　锁骨上臂丛的更远段，显示肩胛上神经起始处、上干后前股(分别在外侧、内侧)，刚好在锁骨的右侧。一解剖剪置于中干远侧下方。顶部细神经为膈神经，发自上干前面、分前后股之前的一神经支，为至锁骨下肌支。

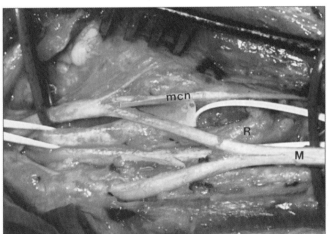

图 12-19　左侧正中神经(M)的内侧头(运动性)、外侧头(感觉性)包绕腋动脉。由外侧头向近侧追踪可寻及肌皮神经(mcn)和至喙肱肌一小肌支。该患者是后束损伤，腋神经和桡神经功能丧失。弹性圈分别穿过累及后束连续性存在的神经瘤近侧、远端。桡神经近端部分(R)被瘢痕包裹。

向上超过 30° 以后的肩外展。运动功能丧失可伴有或不伴有肩部外侧感觉改变。感觉改变通常出现在相对急性损伤的患者，几周或数月后下行的颈丛可发出轴芽或分支支配该区域的感觉。因此，随时间推移，如果有感觉丧失也是相对的而不是绝对的。对于腋神经不完全损伤或已有部分神经再生到达肌肉者，通过视诊和触诊可发现三角肌的收缩。即使是一点点的功能恢复也需要有较大程度的神经再支配，但在三角肌恢复到能抗重力以前，在试图做肩外展超过 30° 的动作时可以在上臂施加一定阻力[42]。有时三角肌的前部纤维出现收缩，但中间和后部肌肉收缩微弱。有的患者可通过发达的冈上肌启动肩外展，然后通过肩部旋转肌群和肱二头肌长头的作用来代偿三角肌所丧失的功能，从而获得很好的上臂前曲外展功能[55]。在这种状态下，可触及绷紧的肱二头肌肌腱，而三角肌本身是松弛的或仅有一点点收缩。

随着神经功能的部分恢复，分别检查三角肌的前中后三个部分是非常重要的。例如，三角肌后部肌肉很难达到有协调的恢复，这就必须让患者在躯干稍偏后的平面做上臂外展动作来检查三角肌后部的功能。当患者试图收缩三角肌时，不但要通过视诊，还要通过触诊来检查肌肉，检查时最好让患者站着或在椅子上坐直。

胸背神经麻痹

背阔肌是肩内收的主要肌肉之一。背阔肌也有肩后伸和上臂内旋作用。这块由胸背神经支配的大肌肉可从后方触及(图 12-20)。用力咳嗽可令该肌肉收缩,一种有效的检查方法是检查者将双手放在患者两侧的背阔肌上来比较肌肉的收缩程度。检查该肌肉的另一种方法是,将患者后伸、外展的上臂搭在检查者的肩部,嘱患者用力向下压。在腋后皱襞处可看到肌肉收缩,特别是在下方的皱襞。大圆肌在高位的腋皱襞处,也是一块肩内收肌,由后束发出的肩胛下神经近端束支支配。除了背阔肌和大圆肌,胸肌也是有力的臂内收肌。

胸大肌瘫痪

前面已讨论过胸肌神经的解剖,在图 12-21 有进一步的说明。这块大肌肉有几个节段或称之为头。胸大肌的功能是将上臂内收到胸壁侧方,当肘用力向下对抗从身体侧方施加的阻力时,可看到和触诊到胸大肌的收缩。检查胸大肌锁骨头最好是让患者屈肘,上臂从水平和靠前的位置向下压。

C5脊神经或神经根

在 C5 非常靠近端的损伤可导致菱形肌瘫痪和前锯肌力弱。因此,要如前述检查这些肌肉。C5 脊神经发出大部分肩胛上神经的纤维支配冈上肌和冈下肌。冈下肌也可接受 C6 很少一部分神经纤维,故 C5 神经根损伤,冈下肌不会全瘫。而三角肌完全由来源于 C5 的神经纤维支配,则是瘫痪的。在肩外侧可出现感觉丧失,后因颈丛的分支或轴突芽生代偿通常可减轻。肱二头肌和肱肌肌力减弱,因有 C6 的神经支配,肌肉功能只是部分丧失。

C6脊神经或神经根

C6 脊神经主要支配肱二头肌和肱肌,C5 也参与神经支配。检查该肌肉时,最好将手完全旋后以减弱肱桡肌的屈肘作用。在肘关节的屈侧可看到绷紧的肱二头肌肌腱,收缩的肌腹在肱骨中段看得最明显。C6 神经根也支配肱桡肌,肱桡肌也是一块强壮的屈肘肌,特别是手处于旋前旋后的中间位置时屈肘功能更明显。

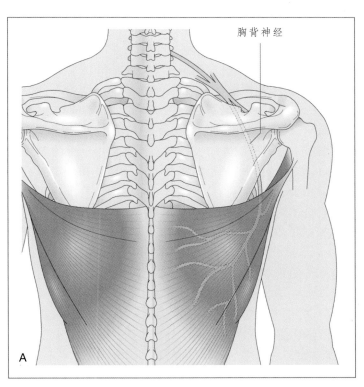

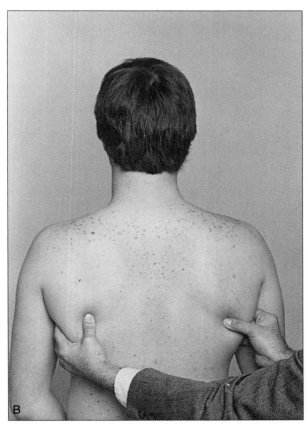

图 12-20 (A)胸背神经走行示意图。胸背神经发自臂丛后束,向下走行支配背阔肌。(B)背阔肌瘫痪的检查方法。因为胸背神经为后束一分支,患者垂腕畸形但背阔肌功能完整,提示为单纯桡神经损伤,而不是后束损伤。(图 A 见彩图)

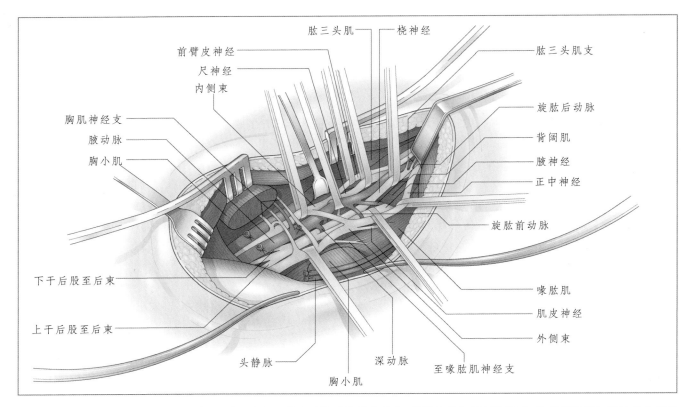

图 12-21　右侧锁骨下臂丛显露示意图。臂丛束部环绕腋动脉及其分支分布，使得外科解剖颇为困难。注意桡神经与腋神经之间的深动脉支的位置，尤其要注意发自内侧束的胸前内侧神经在形成或总支进入胸肌前与胸外侧神经支相互交错。(见彩图)

在前臂近段和肘部外侧可看到和触到肱桡肌。C6 支配旋后肌，该肌在前臂近 1/3 的深面。因为肱二头肌也有旋后功能，故检查真正的旋后肌功能时首先应使肘关节完全伸直，患者的手置于旋前位并由检查者握住，然后让患者试图做旋后或手掌朝上的动作。C6 也参与支配部分肱三头肌，虽然该肌的神经主要来自 C7 神经。正如大多数神经根一样，C6 发出的纤维也参与胸大肌的支配，它是臂内收的主要肌。另一个臂内收肌——背阔肌也可因 C6 损伤肌力减弱或完全瘫痪。

上干

上干由 C5 和 C6 神经根组成，上干完全损伤后功能障碍包括冈上肌、冈下肌、三角肌、背阔肌、肱二头肌/肱肌、肱桡肌和旋后肌瘫痪。上肢和手的姿势表现为 Erb 瘫痪。上干部分损伤常常导致三角肌瘫痪，而肱二头肌和肱肌则表现为肌力减弱但不是完全瘫痪。在此水平出现影响诸如肱二头肌、三角肌等肌肉功能的解剖变异要比锁骨下水平的少见得多。

C7脊神经和中干

C7 神经根形成中干，大部分神经纤维通过后股走

向后束的桡侧部分。这些神经纤维主要支配肱三头肌，这块大肌肉的作用是伸肘。检查者可在患者上臂后方轻轻捏住该肌肌腹，用另一只手对抗患者伸直前臂的动作。为了消除重力作用对检查该肌和肱二头肌的影响，可让患者仰卧，轻轻对抗前臂屈伸活动。来自中干后股的神经纤维也支配桡侧腕伸肌，有时还支配尺侧腕伸肌。这些肌肉的作用是使腕关节背伸。桡侧腕伸肌作用于腕的桡侧方向，尺侧腕伸肌作用于腕的尺侧方向。C7 还有一些神经纤维支配指总伸肌和(或)拇长伸肌。因此，C7 损伤后，可出现一个或多个手指背伸力量减弱，但无瘫痪表现，因为支配这些肌肉的神经纤维主要来自 C8。

走向中干前股的神经纤维进入外侧束，通过正中神经支配旋前圆肌、屈腕肌和屈指肌。旋前圆肌的检查方式是，患者肘关节伸直，检查者将患者的手控制在旋后位，让患者对抗阻力做掌心朝下的动作。屈腕肌和屈指肌功能容易检查，应该分别检查指浅屈肌和指深屈肌功能。

C7 或中干损伤导致的功能障碍因人而异。C7 所支配的主要肌肉同时也接受一条或多条其他神经根的支配，因此单独 C7 损伤通常仅引起轻度瘫痪，而不是

麻痹(肌肉完全瘫痪),除了部分肱三头肌肌力减弱,常察觉不到有功能丧失[22]。

C8脊神经

手指和拇指的伸肌以及腕和手指的屈肌主要受该神经的支配,C8 也有数量不等的纤维与 T1 神经根一起共同参与支配手内在肌功能。因此,C8 损伤的功能丧失包括拇指、示指和中指伸肌肌力减弱或瘫痪。示指和中指指深屈肌也出现肌力减弱或瘫痪。手内在肌肌力减弱或瘫痪,特别是拇短展肌和拇对掌肌等鱼际肌。这些肌肉的检查方法在"尺神经"和"正中神经"章节中叙述(第 9 章和第 8 章)。尺神经分布区感觉丧失或减退,可累及环指甚至小指。

T1脊神经

T1 神经根支配手内在肌,特别是小鱼际肌,包括小指展肌和小指对掌肌。骨间肌、蚓状肌和拇收肌力减弱或功能丧失。环指和小指指深屈肌的肌力也减弱,除非支配这些肌肉的神经主要来自 C8。然而,C8 通常主要支配示指和中指的指深屈肌。感觉支配区在小指,有时包括环指,但也可包括小鱼际表面和前臂尺侧的皮肤。

下干

下干的前股走向内侧束,内侧束的神经纤维进入尺神经和部分正中神经,特别是支配手内在肌(鱼际肌)和示、中指的蚓状肌。下干完全损伤最为恒定的功能障碍是包括尺神经和正中神经的支配区的手内在肌功能完全丧失。随着时间推移,可出现明显的骨间肌、

鱼际肌、小鱼际肌萎缩。也可出现一定程度的手指和腕屈肌功能丧失,特别是指深屈肌。另外,可出现一些伸肌功能丧失,因为下干的后股参与后束的组成,而后束有神经纤维进入桡神经。最可能出现肌力减弱的是指总伸肌和拇长伸肌[29]。在一些患者中,还可出现尺侧腕伸肌功能丧失[35]。部分或全部的指深屈肌可受影响,但不如指伸肌受累那么常见。

臂丛损伤的术前电生理检查

虽然对受伤的肢体进行详尽的物理检查以及将患者作为一个整体进行临床检查是最为重要的,但经仔细选择的电生理和影像检查在评估臂丛损伤方面也有重要作用。

特殊的肌电图检查

对于锁骨上的臂丛麻痹,需要回答的主要问题是,损伤到底波及到脊神经和神经根有多靠近近端(或内侧)的位置(图 12-22)。特殊的肌电图(EMG)检查对此有一定帮助[60]。然而,以下这些电生理检查必须是临床上的发现所能解释的,绝不能用它们取代详尽的临床检查,即使是部分取代也不可以。

椎旁肌检测

这些后方大肌群由起自椎孔水平的脊神经后支支配,因此,肌肉的失神经支配提示脊神经近端或神经根处的损伤[9]。因为支配这些肌肉的神经存在交叉支配,即使是严重的肌肉失神经支配也不能否定一条或多条神经根在更外侧、可修复的平面有损伤[61]。C5,有时是

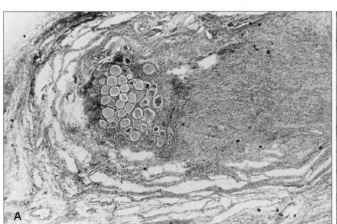
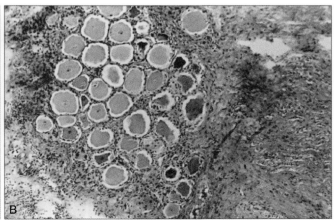

图 12-22 脊神经近端损伤的组织学发现。(A)低倍放大镜下,轴索结构非常少见,右侧瘢痕组织多,左侧可见节细胞(Masson 染色)。(B)高倍放大镜下神经节细胞存在提示脊神经从椎间孔拉出,属节前损伤,也可合并节后损伤。

C6 在椎间孔外损伤，而 C7、C8、T1 在更靠近端损伤，可出现广泛的椎旁肌失神经改变，这种情况并不少见。当然，广泛的椎旁肌失神经改变仍是一个相对重要的发现，提示脊神经或神经根更近端的损伤。另一方面，C3、C4，有时 C2 也参与上部椎旁肌的支配，所以肌肉失神经支配不是我们想象的那么不广泛，甚至在少见情况下可出现于 C5 或（和）C6 较近端的损伤时。因此，必须由有经验的肌电图检查技师在多个平面选择肌肉进行检查。

前锯肌和菱形肌

虽然临床检查可发现这些肌肉明显的功能丧失，但测定其肌电活动仍然是必要的。测定前锯肌不是太容易，因为该肌肉位于肩胛骨的深面，需要非常有经验的肌电图技师来检查。最容易出现的问题是 EMG 针尖插到了前锯肌深面的肋间肌上。相反，因为斜方肌的脊柱部（或下部）覆盖在部分菱形肌上，操作者在开始检测菱形肌之前，必须确认 EMG 针插在斜方肌的深面。

感觉神经动作电位纪录

神经主干如尺神经、正中神经或桡神经行程的体表皮肤记录到感觉神经动作电位（SNAP），而所刺激的神经的支配区功能完全丧失，提示一条或多条脊神经背根节前损伤[6,20,39]。如果尺神经或正中神经支配区感觉完全丧失，但仍可记录到 SNAP，则提示进入该神经的一条或多条脊神经后根在背侧根神经节与脊髓之间的这段行程中有损伤。在这一部位的损伤不会导致神经节远端的传入纤维发生变性，因此，这条神经仍然可传导电冲动，即使该神经与中枢已没有联系。术中刺激脊神经远端，但在脊柱或头皮记录不到体感诱发电位或皮层诱发电位，这也可推断与中枢的联系已丧失（图 12-23）[13,30,37,52]。

一些临床医生还提出，如果在锁骨上窝叩诊和深触诊可诱发 Tinel 征，即使该平面以远的神经功能完全丧失，也提示至少有部分脊神经纤维与中枢有连接[36,44]。这些与中枢仍有连接的神经纤维的估计数量不一，但可少至只有 100 条左右的神经纤维。这个轴突数量相对小，要达到有效和有功能的神经再生需要比这多得多的神经纤维。不幸的是，神经牵拉伤患者术中刺激脊神经往往能诱发出体感和皮层反应。即使只有几百根神经纤维与中枢有连接，都可出现这些反应。因为用于这种检测的每条神经都涉及三个或更多的神经根支配，所以 SNAP 存在并不一定意味着所有神经根都是节前损伤[35,54]。

为了使 SNAP 检查更具特异性，可刺激更为精确代表各神经根的远端手指感觉区。用环状电极刺激小指和环指的指神经代表 T1 和 C8 神经根，中指代表 C7 神经根，示指和拇指代表 C6 神经根。但问题是周围神经的感觉支配有重叠，特别是支配中指、示指和拇指的神经。在中指刺激，在正中神经记录到 SNAP，可能是 C8 甚至是 C6 脊神经背根损伤，而不只是 C7 神经背根损伤。刺激示指，在正中神经记录到 SNAP，可能是 C7 神经根合并 C6 神经根损伤而不单单是 C6 神经根损伤。刺激小指和环指，在尺神经记录 SNAP 以评估 C8 和 T1 神经根较为肯定。虽然仍存在争议，但就作者的经验而言，并没有一个足够精确和唯一的部位来刺激或记录 C6 神经支配区的 SNAP。此外，腋神经和肩胛上神经都不能被精确地刺激和记录，以致不能确切地评估 C5 神经根[35]。

总而言之，临床上神经功能完全丧失而在其神经支配区记录到 SNAP，则强烈提示是节前损伤。然而，臂丛神经根对应的神经支配区记录不到 SNAP 并不能排除节前损伤。常见的是，只要损伤范围足够广泛，可同时发生神经根节前和节后损伤。这些病例其感觉纤维发生变性，即使神经根损伤的水平非常贴近脊髓也记录不到 SNAP[10]。此外，虽然后根节前损伤的电生理证据强烈提示腹侧神经根的损伤情况，但不能保证腹侧神经根的损伤同样严重以及同样的靠近脊髓[58]。

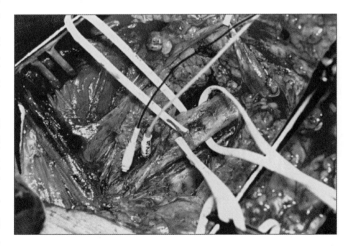

图 12-23　脊神经的完整性检测，通过直接置于神经近端的脑电图针的刺激，在上颈部的后方皮肤电极或对侧头颅处电极记录体感诱发电位（SEP）。阳性提示至少脊神经后根丝连接于脊髓，提示在临床上可利用近侧神经根残端，先将近残端横切，再将神经移植体一端与近侧神经根缝接。

其他肌电图检查

选择其他肌肉进行肌电图检查有助于临床医生明确臂丛损伤的部位和范围,在有些患者行肌电图检查,即使临床上无神经功能恢复的迹象也能提示神经恢复的可能性。例如,三角肌和肱二头肌/肱肌功能丧失提示上干损伤,但如果冈上肌和冈下肌也发生了失神经支配,则更确定是上干损伤。要发现上干损伤后早期恢复的征象,检测肱二头肌和肱肌的同时,也要检测这些同类的肌肉。即使是在理想的情况下,三角肌也只能缓慢地重获神经支配。而肌腹较大的肱二头肌则在更早期就有肌电和临床恢复的表现。上干完全损伤时,肱桡肌和旋后肌也失去神经支配,因此行肌电图检查时也需测定这些肌肉。

C7 和中干损伤的电生理表现变化较大。肱三头肌常常有失神经支配表现,虽然该肌也接受 C6 甚至 C8 神经根的支配。当检查桡侧腕伸肌、尺侧腕伸肌、指总伸肌、拇长伸肌等伸肌群时同样存在类似的检测特异性问题。虽然这些肌肉通常接受 C7 神经根的支配,但也有相对一部分支配神经来自 C8 神经根[57],特别是指总伸肌和拇长伸肌。指深屈肌的检查也是如此,因为 C7 和 C8 神经根都不同程度地支配指深屈肌,所以这些肌肉的失神经改变提示 C7 或 C8 神经根损伤,或两者均有损伤。相比而言,下干损伤导致包括鱼际肌群在内的所有手内在肌功能丧失。指总伸肌和一些指深屈肌可在临床上表现为功能丧失和肌电改变[35,55]。不幸的是,内侧束损伤时也有上述相同的表现。因此,不管是临床医生还是肌电图技师都很难区分这两种很靠近但却是不同平面的损伤。

臂丛严重损伤后,需数月才出现确切的神经恢复的电生理迹象。为等待失神经改变出现逆转而无限期推迟手术将错失手术修复的时机。当然,有些损伤在伤后早期的数个月内就出现一条或多条神经支配区功能的恢复,因此有必要反复进行电生理和临床检查。

臂丛损伤的影像检查

X线片

在该领域的初学者很快就能认识到这些检查的价值。应特别关注锁骨、肩胛骨和肩关节以及肱骨、肋骨和颈椎。在臂丛被牵拉的钝性损伤中,骨折和脱位的发生率高[17,43]。但严重的臂丛损伤也可以不伴有肩关节脱位史或放射学检查显示有骨折[11]。医生不能

通过骨折部位来定位臂丛损伤的水平[16]。通常导致骨折的暴力反而是在远离臂丛的部位作用力最大;而且臂丛损伤往往发生在骨折处的近端。例外的情况是复杂的有凹陷的锁骨骨折,有时候在该平面臂丛受损最严重。

颈椎骨折-脱位通常伴有脊髓损伤,但也可能伴有同侧或对侧严重的臂丛牵拉伤。在钝性或贯穿伤中,颈椎横突骨折是个不好的征兆,预示着该水平的神经根或脊神经受累。损伤通常向近端波及该处或邻近神经根靠近脊髓的部位,而且可能是无法修复的。伴有横突骨折的穿透伤者,还可出现椎动脉损伤。在这种情况下,不行血管造影(或磁共振血管成像)检查可能无法发现合并的血管损伤;而且即使上述检查阴性也不能完全排除血管损伤。脊柱椎板骨折比棘突骨折更容易合并脊髓损伤,如果神经根牵拉或挫伤导致支配区功能丧失,那么该水平的椎体骨折预示着神经根难以修复。

作用于胸壁和臂丛的严重钝挫打击导致肋骨骨折,可伴有气胸或血胸,也常伴有严重的长段臂丛损伤。

偶尔骨折后可出现瘫痪的假象,因为骨折限制了受伤肢体某一部分的运动。有一病例,一个中年妇女因肩部撞伤后出现持续约 7 个月的"腋神经麻痹"而被转诊。在伤后诊断为肱骨颈骨折,用颈腕托悬吊患肢 7周。当时推断骨折已经愈合,而且肌电图师认为三角肌有失神经改变。当她到我院接受检查时,她的右肩关节外展不能超过 10°,三角肌的确像是有点萎缩,但非完全萎缩。肌电图检查未发现三角肌有失神经改变。因而,行右肩和臂部 X 线片检查,首先臂部放在身体旁边拍照,然后技术员将其患肢放在外展 90°的位置拍照。如图 12-24 所示,肱骨近端骨折不愈合,因而臂部不能够有效外展。骨科医生通过手术固定骨折,经一段时间制动后,肩外展功能几乎完全恢复。

动脉造影和静脉造影

做这些检查可能比为了处理臂丛麻痹实际所需的要多得多[58]。即便如此,我们也不能过于责备其应用,特别是当存在上臂、肩或颈部穿透伤时。如果桡动脉或颈总动脉搏动消失、伤口部位有扩展性包块或出现动脉杂音或震颤时,当然有指征行动脉造影。通过动脉造影通常可定位血管栓塞或撕脱的平面,因为在损伤部位远端无动脉灌注。在这种情况下,更远端的侧支血管灌注出现得出奇的早,特别是当损伤在腋动脉平面时。另外,腋动脉远端和肱动脉也可通过肱深血管逆向灌注。

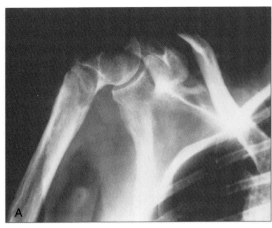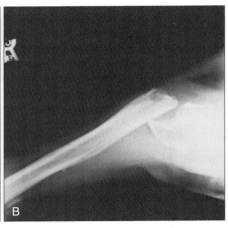

图 12-24　肱骨骨折后疑"腋神经麻痹"，三角肌瘫痪的肩关节 X 线片，此前被认为肱骨骨折已愈合。上臂不能外展实际上是由于肱骨颈骨折不愈合所致，非常少见(A)。被动外展肩关节并在此姿势下摄片(B)。

假性动脉瘤通常由血管壁的破孔或裂伤引起，血液进入了包裹动脉的组织。这种损伤常见于累及锁骨下臂丛的枪击伤，偶然见于该部位的刺伤和玻璃割伤。动脉造影不能总依赖于发现有动脉瘤，因为动脉瘤是假性的，而且动脉漏口可自行封闭。更常见的情况是，血管壁原发损伤的部位其血管内膜表面不规则[35]，故该平面的造影剂柱部分中断或呈现不规则表现。然而，作者所见的假性动脉瘤有一半其术前血管造影是正常的。有的患者是因为在腋部或肩部发现伴有或不伴有血管杂音的搏动性包块而怀疑有血管损伤。另外有些患者是行对神经修复时在探查过程中发现血管损伤。

因牵拉或顿挫性损伤而需行动脉造影来检查血管损伤的情况较为少见[35,41]。伴有血管损伤，特别是锁骨下动脉损伤，表示对臂丛有特别严重的牵拉[43]。这是因为累及血管和臂丛的钝性或牵拉伤通常会严重地牵拉肩部和臂部，造成近端神经长段损伤。这使得对臂丛损伤的重要部分进行直接修复的可能性比无血管损伤者低得多，但并不完全排除修复的可能性。有时，修复血管的医生会记录臂丛的情况，包括神经连续还是不连续、明显挫伤或出血等。更常见的是，在转诊资料中报告一条或多条神经撕断，可见到神经一个断端，但看不见另一断端；或是神经走行没有特定的解剖指向，有淤斑或出血。这些报告应该仔细衡量，但不应因此而不探查，也不应在神经连续性存在而对于评估神经再生能力又太早的情况下因这些报告而急于探查。

对于怀疑有胸廓出口综合征的患者，虽然动脉和静脉造影经常出现阴性结果，但仍然广泛应用[46]。行静脉注射(有时是动脉注射)后，手臂先置于体侧，然后外展到 90°，血流堵塞或狭窄提示血管性胸廓出口综合征，但很少能完全证实。如果存在血管和神经症状、血管杂音或震颤(特别是臂外展时)，有时候是 Adson 试验阳性，则更有可能存在这样的血管异常改变(第 18 章)。

一种罕有的病变是腋神经在邻近四边孔的地方被卡压，可能与臂过度外展及腋动脉插管时旋肱后动脉或腋动脉分支阻塞有关[42]。这被称为 Cahill 四边孔综合征。患者肩痛、感觉异常，有时出现轻微的肩外展乏力，如同严重的腋神经损伤时。从后方三角肌后面按压四边孔，可引起明显疼痛和压痛。上述症状是由于肩外展时腋神经受压引起，而不是血管受压。当然，如果旋肱血管阻塞或狭窄，则是诊断该病的有用佐证。

脊髓造影

脊髓造影是主要用于牵拉或顿挫性损伤疑有神经根撕脱时的一种诊断性检查[11]。早年几篇文献报道了该技术在这类损伤中的开拓性应用[45,48]。尽管最近出现的计算机断层成像(CT)和磁共振成像(MRI)也可用于诊断性检查，但即使在蛛网膜下隙注入造影剂，这些检查也容易遗漏小的脊膜膨出，除非采用非常薄的层厚进行横切。在神经根袖出现脊膜膨出提示但不能证实该神经根从脊髓撕脱，或非常靠近脊髓处的神经根连续性是否受损[26,50]。在某一神经根发现这一征象也只能提示而不能证实其他神经根，特别是紧邻脊膜膨出节段的其他神经根也在如此靠近近端处有损伤[14]。偶尔，在脊膜膨出的节段，其神经根既可以是完整的，也可以是少见的神经根在椎间孔外侧处损伤[33]。相反，即使没有脊膜膨出，神经根也可在靠近脊髓处发生损伤或从脊髓撕脱出来[62]。

总的来说，脊髓造影诊断臂丛牵拉伤有一定的假阴性和假阳性[12]。尽管如此，脊髓造影确能提供某些关于神经根损伤靠近近端的提示。如果出现脊膜膨出，特别是见于下臂丛神经根时，往往提示神经不可修复。然而，在下臂丛神经根水平出现脊膜膨出，并不意味更高位的脊神经不可修复，特别是 C5 和 C6。因此，作者认为脊髓造影显示有脊膜膨出只提示可能存在脊神经近端损伤，但并不将其作为神经探查的禁忌证。

其他与神经根撕脱或非常靠近近端的牵拉伤有关的脊髓造影征象，包括挫伤或水肿所致的脊髓增宽。因此，在损伤后 1~2 周内行脊髓造影，可发现一侧或双侧颈椎椎管沟内的造影剂柱变窄，伴有或不伴有脊膜膨出。数周后，由于脊髓皱缩，在颈椎椎管沟内的造影剂柱变厚。在其他一些病例中，造影剂足够多的话可从破损的神经根袖流出，在硬膜外或硬膜下隙形成线状的造影剂积聚带。因而，即使无脊髓损伤表现，出现上述一个或多个征象也预兆着修复神经根的希望渺茫，至少对于这些异常所相对应节段的神经根而言是这样的。

CT和MRI扫描

这些检查最多用来检查起源于臂丛的肿瘤或对臂丛形成压迫的肿瘤[19]。用钆来做 MRI 增强扫描特别有用[18,34]。不幸的是，不熟悉臂丛牵拉伤这一领域的人，通常用 CT 和 MRI 扫描来代替脊髓造影。扫描质量差，切的层厚太厚，使用了不能敏感显示神经根与脊髓连接处以及椎孔内脊神经的技术等现象实在是太常见了。提高 CT 和 MRI 检查质量有望逆转这个趋势。

在蛛网膜下隙注射造影剂然后再进行 CT 扫描，如在神经根水平有阳性改变则提示很有可能存在牵拉伤[40]。较早期研究显示，脊髓造影后行薄层 CT 扫描，其对神经根的分辨率以及发现撕脱伤的能力优于MRI[12]。新近的 MRI 技术，包括颈肩部冠状位和斜位扫描、相控阵表面线圈的应用等，提高了显示臂丛的能力[2,15,23,24,34]。从实施细致的臂丛成像方案的中心最近的研究来看，MRI 评估神经根撕脱的敏感性有了很大提高[15,21]。随着时间推移，这些技术得到广泛应用和接受，MRI 将可能替代脊髓造影和造影后 CT 检查来显示臂丛撕脱。

当怀疑有胸廓出口综合征时，脊髓造影、CT 扫描（造影后）或 MRI 扫描对于排除更近端病变，如颈椎间盘、肿瘤、脊柱疾病等可能有用。随着 MRI 的敏感性不断提高，希望对于胸廓出口综合征 MRI 可更精确地显示臂丛和侵扰臂丛的软组织以及骨性压迫成分[2,24]。

（李智勇　译　朱庆棠　顾立强　校）

参考文献

1. Aids to the examination of the peripheral nervous system. London, Baillière Tindall, 1986.
2. Aagaard BD, Maravilla KR, and Kliot M: Magnetic resonance neurography: magnetic resonance imaging of peripheral nerves. Neuroimaging Clin N Am 11:viii, 131-viii, 146, 2001.
3. Abdullah S and Bowden RE: The blood supply of the brachial plexus. Proc R Soc Med 53:203–205, 1960.
4. Aszmann OC, Rab M, Kamolz L, et al.: The anatomy of the pectoral nerves and their significance in brachial plexus reconstruction. J Hand Surg [Am] 25:942–947, 2000.
5. Blaauw G and Slooff AC: Transfer of pectoral nerves to the musculocutaneous nerve in obstetric upper brachial plexus palsy. Neurosurgery 53:338–341, 2003.
6. Bonney G and Gilliatt RW: Sensory nerve conduction after traction lesion of the brachial plexus. Proc R Soc Med 51:365–367, 1958.
7. Bowden REM, Abdullah S, and Gooding MR: Anatomy of the cervical spine, membranes, spinal cord, nerve roots, and brachial plexus. In: Wilkinson MF, Ed: Cervical Spondylosis and other Disorders of the Cervical Spine. Philadelphia, WB Saunders, 1967.
8. Brandt KE and Mackinnon SE: A technique for maximizing biceps recovery in brachial plexus reconstruction. J Hand Surg [Am] 18:726–733, 1993.
9. Bufalini C and Pescatori G: Posterior cervical electromyography in the diagnosis and prognosis of brachial plexus injuries. J Bone Joint Surg [Br] 51:627–631, 1969.
10. Burkholder LM, Houlden DA, Midha R, et al.: Neurogenic motor evoked potentials: role in brachial plexus surgery. Case report. J Neurosurg 98:607–610, 2003.
11. Campbell JB: Peripheral nerve repair. Clin Neurosurg 17:77–98, 1970.
12. Carvalho GA, Nikkhah G, Matthies C, et al.: Diagnosis of root avulsions in traumatic brachial plexus injuries: value of computerized tomography, myelography, and magnetic resonance imaging. J Neurosurg 86:69–76, 1997.
13. Celli L and Rovesta C: Electrophysiologic intraoperative evaluations of the damaged root in tractions of the brachial plexus. In: Terzis J, Ed: Microreconstruction of Nerve Injuries. Philadelphia, WB Saunders, 1987.
14. Davies ER, Sutton D, and Bligh AS: Myelography in brachial plexus injury. Br J Radiol 39:362, 1966.
15. Doi K, Otsuka K, Okamoto Y, et al.: Cervical nerve root avulsion in brachial plexus injuries: magnetic resonance imaging classification and comparison with myelography and computerized tomography myelography. J Neurosurg 96:277–284, 2002.
16. Dolene W: Intercostal neutralization of the peripheral nerves in avulsion plexus injuries. Clin Plast Surg 11:143–147, 1984.
17. Drake CG: Diagnosis and treatment of lesions of the brachial plexus and adjacent structures. Clin Neurosurg 11:110–127, 1964.
18. Ganju A, Roosen N, Kline DG, et al.: Outcomes in a consecutive series of 111 surgically treated plexal tumors: a review of the experience at the Louisiana State University Health Sciences Center. J Neurosurg 95:51–60, 2001.
19. Gebarski KS, Glazer GM, and Gebarski SS: Brachial plexus: anatomic, radiologic, and pathologic correlation using computed tomography. J Comput Assist Tomogr 6:1058–1063, 1982.
20. Gilliatt R: Physical injury to peripheral nerves, physiological and electrodiagnostic aspects. Mayo Clin Proc 56:361–370, 1981.
21. Grant GA, Britz GW, Goodkin R, et al.: The utility of magnetic resonance imaging in evaluating peripheral nerve disorders. Muscle

Nerve 25:314–331, 2002.

22. Gu Y, Xu J, Chen L, et al.: Long term outcome of contralateral C7 transfer: a report of 32 cases. Chin Med J (Engl) 115:866–868, 2002.

23. Gupta RK, Mehta VS, Banerji AK, et al.: MR evaluation of brachial plexus injuries. Neuroradiology 31:377–381, 1989.

24. Hayes CE, Tsuruda JS, Mathis CM, et al.: Brachial plexus: MR imaging with a dedicated phased array of surface coils. Radiology 203:286–289, 1997.

25. Haymaker W and Woodhall B: Peripheral nerve injuries, 2nd edn. Philadelphia, WB Saunders, 1956.

26. Heon M: Myelogram: A questionable aid in diagnosis and prognosis of brachial plexus components in traction injuries. Conn Med 29:260–262, 1965.

27. Hollingshead WH: Anatomy for surgeons, vol. 3: The Back and Limbs, 2nd edn. New York, Harper & Row, 1969.

28. Hovelacque A: Anatomic des nerfs craniens et rach, diens et du systeme grand sympathique. Paris, Doin, 1927.

29. Hudson AR and Tranmer BI: Brachial plexus injuries. In: Wilkins RH and Rengachary SS, Eds: Neurosurgery. New York, McGraw Hill, 1985.

30. Jones SJ: Diagnostic value of peripheral and spinal somatosensory evoked potentials in traction lesions of the brachial plexus. Clin Plast Surg 11:167–172, 1984.

31. Kaplan EB and Spinner M: Normal and anomalous innervation patterns in the upper extremity. In: Omer GE and Spinner M, Eds: Management of Peripheral Nerve Problems. Philadelphia, WB Saunders, 1980.

32. Kerr AT: The brachial plexus nerves of man, the variation in its formation and its branches. Am J Anat 23:285, 1918.

33. Kewalramani LS and Taylor RG: Brachial plexus root avulsion: role of myelography – review of diagnostic procedures. J Trauma 15:603–608, 1975.

34. Kichari JR, Hussain SM, Den Hollander JC, et al.: MR imaging of the brachial plexus: current imaging sequences, normal findings, and findings in a spectrum of focal lesions with MR-pathologic correlation. Curr Probl Diagn Radiol 32:88–101, 2003.

35. Kline DG, Hackett ER, and Happel LH: Surgery for lesions of the brachial plexus. Arch Neurol 43:170–181, 1986.

36. Landi A and Copeland S: Value of the Tinel sign in brachial plexus lesions. Ann R Coll Surg Engl 61:470–471, 1979.

37. Landi A, Copeland SA, Parry CB, et al.: The role of somatosensory evoked potentials and nerve conduction studies in the surgical management of brachial plexus injuries. J Bone Joint Surg [Br] 62:492–496, 1980.

38. Leffert RD: Brachial plexus injuries. London, Churchill Livingstone, 1985.

39. Licht S: Electrodiagnosis and electromyography. New Haven, CN, E Licht, 1971.

40. Marshall RW and De Silva RD: Computerised axial tomography in traction injuries of the brachial plexus. J Bone Joint Surg [Br] 68:734–738, 1986.

41. McGillicuddy JE: Clinical decision making in brachial plexus injuries. Neurosurg Clin N Am 2:137–150, 1991.

42. McKowen HC and Voorhies RM: Axillary nerve entrapment in the quadrilateral space. Case report. J Neurosurg 66:932–934, 1987.

43. Midha R. Epidemiology of brachial plexus injuries in a multitrauma population. Neurosurgery 40:1182–1189, 1997.

44. Millesi H: Surgical management of brachial plexus injuries. J Hand Surg [Am] 2:367–378, 1977.

45. Murphey F, Hartung W, and Kirklin J: Myelographic demonstration of avulsing injuries of the brachial plexus. Am J Epidemiol 58:102–105, 1947.

46. Pang D and Wessel HB: Thoracic outlet syndrome. Neurosurgery 22:105–121, 1988.

47. Pernkopf E: Atlas of topographical and applied human anatomy, vol. 1, head and neck. Philadelphia, WB Saunders, 1980.

48. Robles J: Brachial plexus avulsion. A review of diagnostic procedures and report of six cases. J Neurosurg 28:434–438, 1968.

49. Seddon HJ: Surgical Disorders of the Peripheral Nerves. Baltimore, Williams & Wilkins, 1972.

50. Simond J and Sypert G: Closed traction avulsion injuries of the brachial plexus. Contemp Neurosurg 50:1–6, 1983.

51. Stevens J: Brachial plexus paralysis. In: Codman EA, Ed: The Shoulder. Boston, T. Todd, 1934:332–381.

52. Sugioka H, Tsuyama N, Hara T, et al.: Investigation of brachial plexus injuries by intraoperative cortical somatosensory evoked potentials. Arch Orthop Trauma Surg 99:143–151, 1982.

53. Sunderland S: Meningeal-neural relations in the intervertebral foramen. J Neurosurg 40:756–763, 1974.

54. Synek VM and Cowan JC: Somatosensory evoked potentials in patients with supraclavicular brachial plexus injuries. Neurology 32:1347–1352, 1982.

55. Terzis J, Liberson WT, and Maragh H: Motorcycle brachial plexopathy. In: Terzis J, Ed: Microreconstruction of Nerve Injuries. Philadelphia, WB Saunders, 1987.

56. Uysal II, Seker M, Karabulut AK, et al.: Brachial plexus variations in human fetuses. Neurosurgery 53:676–684, 2003.

57. Warren J, Gutmann L, Figueroa AF Jr, et al.: Electromyographic changes of brachial plexus root avulsions. J Neurosurg 31:137–140, 1969.

58. Wilbourn AJ: Brachial plexus disorders. In: Dyck PJ and Thomas PK, Eds: Peripheral Neuropathy, 3rd edn. Philadelphia, WB Saunders, 1993.

59. Wolock B and Millesi H: Brachial plexus – applied anatomy and operative exposure. In: Gelberman RH, Ed: Operative Nerve Repair and Reconstruction. Philadelphia, JB Lippincott, 1991.

60. Yiannikas C, Shahani BT, and Young RR: The investigation of traumatic lesions of the brachial plexus by electromyography and short latency somatosensory potentials evoked by stimulation of multiple peripheral nerves. J Neurol Neurosurg Psychiatry 46:1014–1022, 1983.

61. Zalis AW, Oester YT, and Rodriquez AA: Electrophysiologic diagnosis of cervical nerve root avulsion. Arch Phys Med Rehabil 51:708–710, 1970.

62. Zorub DS, Nashold BS Jr, and Cook WA Jr: Avulsion of the brachial plexus. I. A review with implications on the therapy of intractable pain. Surg Neurol 2:347–353, 1974.

第 13 章

肩胛上神经损伤与卡压

David G. Kline ,*Daniel H. Kim*

概述

■ 肩胛上神经在肩胛上韧带的深面进入肩胛区,需在肩胛冈外侧深面显露以切断该韧带。

■ 肩胛上神经很少在肩胛冈关节盂切迹处卡压。

■ 在 1970—2002 年间,有 42 例在肩胛上切迹处发生肩胛上神经损伤或卡压的患者接受了手术治疗。

■ 19 例与职业性劳损有关,16 例是运动损伤,4 例是直接损伤。有 3 例因肩胛上切迹处腱鞘囊肿压迫神经而行手术切除囊肿。

■ 手术治疗后,冈上肌的功能恢复效果一般优于冈下肌的功能,但冈下肌的肌力通常可恢复到 3 级。

引言

肩胛上神经是臂丛上干的分支,含有来自 C5 和 C6 的纤维[12,19]。肩胛上神经在斜方肌和肩胛舌骨肌深面向肩外侧走行,穿过由肩胛上切迹及其顶部的肩胛上韧带(也称上肩胛横韧带)所围成的狭窄孔道(图 13-1 和图 13-2)。在肩胛上切迹区域,肩胛上动脉从上肩胛横韧带的浅面跨过。肩胛上神经发出分支支配位于冈上窝的冈上肌,还有到肩关节和肩锁关节的分支[43]。然而,正如 Spinner 等所描述的那样,肩胛上神经支配冈上肌的分支有时可走行于肩胛上横韧带的浅面[38]。

肩胛上神经继而穿过第二个切迹——肩盂切迹,肩盂切迹的顶部是下肩胛横韧带(也称冈盂韧带)。然后,神经绕着肩胛冈外侧缘进入冈下窝,发出 2 条终末支支配冈下肌,还有一些细小分支分布于肩关节和肩胛骨[28,43]。

20 多年前已有解剖学文献报道肩胛上神经在上肩胛横韧带深面或其稍远端,又或在支配冈上肌的浅支上发出一皮支,沿冈上肌外上方走行,向前穿过喙肩韧带走向肩峰顶端,再穿过三角肌到达皮下[18,21,29]。肩胛上神经的皮支分布于上臂近 1/3,有人认为肩胛上神经的皮支在皮下与腋神经皮支交织在一起[2,21,29]。

损伤机制

肩胛上神经在肩胛上切迹拐角处,可受到上肩胛横韧带锐利下缘的卡压。当肩胛骨移动时,可造成肩胛上神经磨损,Rengachary 等将其称为"吊索效应"[33]。当上肢做各种跨躯干的收展活动时,肩胛骨的移动使得肩胛上神经在此处的拐角进一步加大[3]。肩胛上神经在肩胛上切迹的自由活动空间本已受到上肩胛横韧带的限制,当出现炎症时,此处的活动空间进一步减少[31]。

肩胛上神经卡压的患者常以肩胛骨和肩胛骨周围严重疼痛为主诉。棒球投手[15,35]、橄榄球[37]、手球[36]、排球[7,13,20,25,44]、举重运动员[1,47]和舞蹈演员[26],因反复的肩部挤压、外展而造成肩胛上神经损伤。需要搬重物的工人,如肉类包装工人[41]或新闻摄影人员[24]也容易发生肩胛上神经损伤。

其他损伤机制包括牵拉伤,肩胛骨、肱骨或锁骨中段骨折[46]以及肩关节前脱位[42]造成的直接损伤,肩胛上切迹或冈盂切迹紧绷的韧带[5]、骨赘或骨桥[11]可造成卡压,腱鞘囊肿也可造成肩胛上神经卡压[4,16,17,23,27,28,30,32,39,40,45]。

文献报道过的肩胛上神经在肩胛上切迹处卡压的罕见原因包括骨折形成的血肿、滑膜肉瘤、尤文肉瘤、

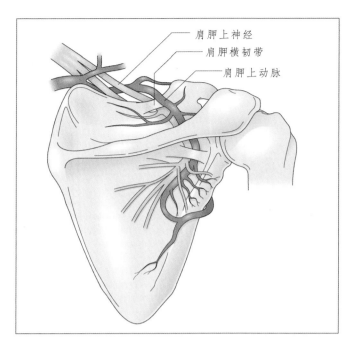

图 13-1 肩胛上神经和动脉的走行示意图(后面观)。肩胛上神经通常在肩胛横韧带(也称肩胛上韧带)深面发生卡压。偶尔,也会在肩胛切迹(也称肩盂切迹)或以远发生卡压,此时仅冈下肌功能丧失,而冈上肌功能得以保留。(见彩图)

软骨肉瘤、肾细胞癌转移[14]和肩胛上切迹部位的脂肪瘤[19]。

肩胛上神经远端支配冈下肌的分支在绕过肩胛冈外侧和穿过肩盂切迹与下肩胛横韧带构成的骨-纤维孔时也可发生卡压[43]。尽管近年来有关此处卡压是某些肩胛上神经卡压的病因的文献有所增加[22],但其发病率尚存争议。此处卡压仅导致冈下肌萎缩,通常无疼痛,这是由于肩胛上神经远端为纯运动神经,而更近端的肩胛上神经含有运动和感觉纤维[21]。

Ide 等[22]解剖了 115 例尸体肩关节标本,测量了下肩胛横韧带的宽度以及韧带到骨和神经的最大距离。韧带的宽度为 1.8~9.0mm (平均 5.4mm),其中韧带呈膜状的 69 例(60%),真正为韧带的 25 例(21.7%),缺如的 21 例(18.3%)。韧带到骨切迹的最大距离为 3.0~11.1mm (平均 5.7mm),韧带到神经的最大距离为 0.1~7.0mm (平均 3.1mm)。由此可见,韧带到骨切迹以及韧带到神经的距离有较大的变异。有些标本韧带到骨切迹和神经的距离很小,这个现象说明有些人先天就容易发生肩胛上神经损伤或卡压。反之亦然,有 18.3% 的标本其下肩胛横韧带缺如,因此这类人群没有发生肩胛上神经远端卡压的风险。

另外,Demirhan[9,10]解剖了 23 例肩关节标本发现,

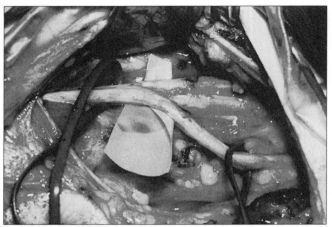

图 13-2 右侧肩胛上神经(图中被血管吊索牵向右侧)术中所见。肩胛上神经在臂丛上干(图中血管吊索牵向左侧)分为前后股处发出。肩胛上神经从肩胛舌骨肌下腹、斜方肌深面向外走行,然后在肩胛横韧带(也称肩胛上韧带)深面穿过肩胛上切迹。从前路分离到这个平面很困难,因为前方的锁骨和后方肩胛骨上缘的挤压使得手术空间很狭小。虽然从前路可切断肩胛横韧带,但从后方显露病损部位则容易得多。

其中 14 例(61%)冈盂韧带并非呈膜状,当上肢跨躯干内收和盂肱关节内旋时,肩胛上神经在该韧带下方受到牵拉。肩胛冈关节盂韧带的纤维与关节囊后壁相互交织。

Bektas 等[6]于 2003 年在一篇题为 *Spinoglenoid septum:a new anatomic finding* 的论文中报道了他们对 32 例肩关节标本的解剖研究,发现仅有 5 例出现纤细的松弛的肩胛冈关节盂韧带;在其余的标本中发现由覆盖冈上肌和冈下肌远端 1/3 的筋膜增厚形成隔膜,他们称之为肩胛冈关节盂隔膜。隔膜起自肩盂切迹,延伸至关节囊后壁。肩胛上神经在肩盂切迹骨性缘与冈盂隔膜内侧凹状缘之间穿过。因此,肩胛冈关节盂隔膜可能是引起肩胛上神经动力性压迫的另一原因。

临床表现与检查

肩胛上神经受压卡压会出现肩部后外侧和上臂深部弥漫性疼痛,尤其是发病早期数周,疼痛可以很剧烈。疼痛可因肩胛上神经发往盂肱关节和肩锁关节的纤维受压所致,又或是因冈上肌、冈下肌萎缩所致。正如疼痛出现得又快又剧烈那样,一旦发生失神经支配疼痛立即消失。此时患者冈上肌瘫痪而难以作起始 30°的上臂外展动作,也可因冈下肌瘫痪而难以完成肩关节外旋动作。体格检查时会发现冈上、下肌萎缩,这

是特异性病理表现。

文献报道肩胛上神经在肩胛冈关节盂隧道处卡压者仅导致冈下肌功能障碍，通常程度较轻且没有疼痛，这是因为肩胛上神经远侧段为纯运动神经[21]。Spinner等[38]描述了肩胛上神经的变异，有时支配冈上肌的分支在肩胛上切迹的肩胛上韧带的浅面通过，此类患者发生肩胛上神经卡压，仅表现为冈下肌肌力减弱，但仍伴有疼痛，因为肩胛上神经近侧段是由运动和感觉纤维组成的混合神经。因此，鉴别这两处不同部位卡压的特征在于是否伴有疼痛。肩胛上神经在肩胛上切迹和肩盂切迹同时发生卡压者不常见。

神经影像检查

对疑有肩胛上神经损伤或卡压的患者，应该行颈椎正侧位 X 线片检查来排除其他非肩胛上神经原因所致的症状和体征，如脊髓或神经根病变。X 线片检查时，可将 X 线管球向尾端倾斜 15°~30° 以对准肩胛上切迹投照，以判断其大小。这个角度可避开锁骨、肩胛冈和肋骨的重影[34]。有肩部外伤者，应拍肩部平片以排除肩胛骨骨折所致的肩胛上神经损伤或卡压。

颈椎 MRI 检查可排除 C4/C5 椎间盘凸出引起的症状和体征。肩部 MRI 检查可明确有无引起肩胛上神经卡压的局部占位性病变，如腱鞘囊肿或肿瘤。

电生理检查

肌电图检查可诊断与肩胛上切迹卡压有关的肩胛上神经损伤，并能显示冈上、下肌均存在失神经动作电位。冈下肌的变化比冈上肌更加明显和广泛。当在埃尔布点（Erb's point）刺激，在冈上或冈下肌记录时，可发现传导延迟，尽管作为一种电生理诊断这种方法尚存争议。从埃尔布点到冈上肌的正常潜伏期的范围相对较大，1.7~3.7ms，因此，最好进行患侧与健侧的对比。

如果是臂丛神经炎累及肩胛上神经，通常伴有臂丛其他支配区或胸长神经、副神经支配区功能障碍。手术无助于这类肩胛上神经损伤的治疗。

手术显露

对于只有疼痛症状的患者可采用避免肌肉活动等保守治疗，而对于顽固性疼痛、肌力减弱、肌肉萎缩的患者则须采取手术治疗。由于肩胛上神经卡压部位深

在，手术操作相对比较困难，此时借助于头灯照明和放大镜很有帮助。术前在骨架模型上认清肩胛上切迹和肩盂切迹的位置很有帮助。当然也要注意骨性结构可能存在变异。

肩胛上神经损伤患者的手术体位可采用仰卧位或俯卧位。我们习惯采用仰卧位，用垫圈承托头部，抬高手术床头端使头和胸部抬高 30°~45°（图 13-3A）。在患者肩胛区之间垫些布单可使肩部再略微抬高些。这一体位可令术者站在手术床头侧来显露肩胛冈和冈上、下肌。

在肩胛冈稍前方做平行于肩胛冈的横切口，一直到肩部顶点。切开皮下组织，分离斜方肌，然后沿着冈上肌肌纤维方向劈开冈上肌或将冈上肌从肩胛冈上剥离并拉向前方。有时游离出冈上肌，用潘氏引流管吊起肌肉有好处，可向前或向后牵拉肌肉。

用弯钳在冈上肌深面分离、显露从前内侧向后外侧横斜行走行的肩胛上韧带（图 13-3B，C）。有时候，要找到肩胛上切迹，可在其近端先找到肩胛上神经，然后沿着神经血管束向前追踪到肩胛上切迹区。分离 8~10cm 后，可见肩胛上神经位于肩胛上韧带深面，常见到肩胛上动脉分支在其浅面伴行，有时可见冈上肌肌支。肩胛上神经在肩胛骨背侧上方顶部，从前内向后外方斜行。肩胛上神经通常在肩胛上韧带深面被卡压，可在神经上面用细头的 Moynihan 止血钳挑起肩胛上韧带，用带 15 号刀片的长柄整形手术刀将韧带切断。可用血管吊索提起肩胛上神经，必要时可由近及远将肩胛上神经从肩胛切迹内解剖出来。神经松解后，用 2-0 和 3-0 可吸收线缝合肌层和筋膜，很少需要放置引流。

如果肩胛上神经损伤或卡压发生在肩胛冈下方，则需沿着肩胛冈外侧缘探查直至肩胛冈关节盂切迹处。此时，需切断部分与肩胛冈平行走行并附着于肩胛冈的冈下肌纤维，但需保留部分附着点肌袖以便于缝合回去。为了从下方显露肩胛冈的外侧部，需将冈下肌上方和外侧的部分纤维从肩胛冈下表面剥离出来。3例腱鞘囊肿患者均采用冈上肌和冈下肌劈开入路。这些病例中，腱鞘囊肿从肩胛上切迹上方延伸到下方，在肩胛上切迹处产生神经卡压。

如果术中发现肩胛上切迹过小，可通过截骨术扩大切迹的口径[8]。

结果

42 例手术治疗肩胛上神经损伤的患者平均随访18 个月（12~48 个月）。其中，39 例为肩胛上神经损伤

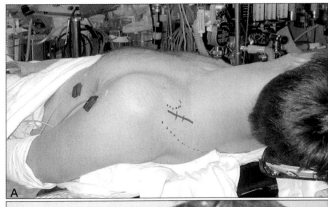

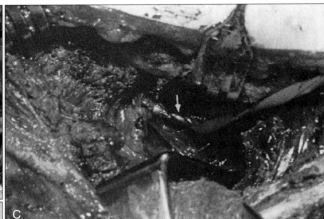

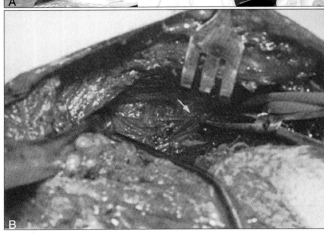

图 13-3　（A）术中照片显示患者体位和从后侧入路显露左肩胛上神经的切口设计。切口在肩胛冈的稍上方与肩胛冈平行，向外延伸到肩峰和肩胛骨交汇处。在切口上方用虚线标出喙突，切口下方虚线标出的是肩胛冈。（B）右侧的弯钳置于韧带（白箭头）与肩胛上神经之间。要获得如此的显露，需沿着肌纤维方向劈开冈上肌。（C）切断韧带后，右侧的血管吊索提拉着肩胛上神经。（图 A 见彩图）

或卡压，另外 3 例为腱鞘囊肿压迫所致（表 13-1）。42 例神经损伤或卡压，包括腱鞘囊肿压迫者，均发生在肩胛上切迹处。

39 例肩胛上神经损伤或卡压患者中（不包括腱鞘囊肿），有 31 例（78%）出现冈上肌和冈下肌肌力减退，伴有轻至中度疼痛（表 13-2）；8 例（21%）冈上肌、冈下肌肌力达 3 级者，术前伴有严重的持续性疼痛。

31 例肌力减退患者，术前肌力检查冈上肌肌力由 0 级到不足 2 级，冈下肌肌力为 0~2 级。

这 31 例患者当中，术后有 28 例（90%）冈上肌肌力达 4 级或 4 级以上，3 例（10%）恢复至 2~3 级。有 10 例（32%）冈下肌肌力恢复到 3 级及以上，14 例（45%）

恢复到 2~3 级，7 例（23%）仅恢复至 1 级肌力[21]。

8 例术前伴有严重持续疼痛的患者中，7 例（99%）术后疼痛有改善，肌力与术前相仿或恢复到 4 级。

3 例肩胛上切迹处腱鞘囊肿的患者，切除腱鞘囊肿术后获得良好肌力（图 13-4）。

42 例患者手术治疗结果相当满意，几乎全部减轻了疼痛和改善了肩关节活动能力。通常冈上肌肌力恢复优于冈下肌。但 3 例肩胛骨骨折伴肩胛上神经瘫痪者则例外，虽然手术切断肩胛上切迹韧带和松解肩胛

表13-1　肩胛上神经损伤/卡压的病因（n=42）	
病因	病例数（%）
职业性损伤	19（45%）
运动性损伤	16（38%）
直接损伤	4（10%）
腱鞘囊肿	3（7%）
总计	42（100%）

表13-2　LSUHSC肩胛上神经损伤的分级标准		
分级	评价	描述
0	无功能	冈上肌、冈下肌均无收缩
1	差	冈上肌有一定收缩*，但通常冈下肌无收缩
2	可	冈上肌可对抗重力，冈下肌有收缩，但不能对抗重力**
3	中	冈上肌可对抗重力和一定阻力，冈下肌可对抗重力
4	良	冈上、下肌均可对抗中等阻力
5	优	冈上、下肌功能恢复良好

LSUHSC，路易斯安娜州立大学健康科学中心。

*，冈上肌收缩可触及、有时可看到。

**，可看到及触及冈下肌收缩。

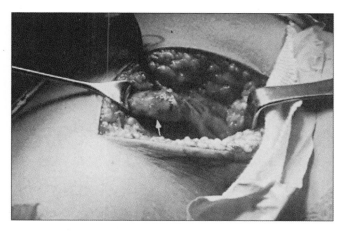

图 13-4　图示术中切除累及右肩胛上神经的腱鞘囊肿(白色箭头)。

上神经后,有 2 例患者的疼痛似乎有所好转,但这 3 例运动功能恢复不那么好。

(王洪刚　译　朱庆棠　顾立强　校)

参考文献

1. Agre JC, Ash N, Cameron MC, et al.: Suprascapular neuropathy after intensive progressive resistive exercise: case report. Arch Phys Med Rehabil 68:236–238, 1987.
2. Ajmani ML: The cutaneous branch of the human suprascapular nerve. J Anat 185 (Pt 2):439–442, 1994.
3. Antoniadis G, Richter HP, Rath S, et al.: Suprascapular nerve entrapment: experience with 28 cases. J Neurosurg 85:1020–1025, 1996.
4. Antoniou J, Tae SK, Williams GR, et al.: Suprascapular neuropathy. Variability in the diagnosis, treatment, and outcome. Clin Orthop 386:131–138, 2001.
5. Asami A, Sonohata M, and Morisawa K: Bilateral suprascapular nerve entrapment syndrome associated with rotator cuff tear. J Shoulder Elbow Surg 9:70–72, 2000.
6. Bektas U, Ay S, Yilmaz C, et al.: Spinoglenoid septum: a new anatomic finding. J Shoulder Elbow Surg 12:491–492, 2003.
7. Carlson CT and Frankovich R: Arm weakness – volleyball. Med Sci Sports Exerc 30:132, 1998.
8. Cummins CA, Messer TM, and Nuber GW: Suprascapular nerve entrapment. J Bone Joint Surg [Am] 82:415–424, 2000.
9. Demirhan M: Spinoglenoid ligament (letter). J Bone Joint Surg [Am] 82:599–600, 2000.
10. Demirhan M, Imhoff AB, Debski RE, et al.: The spinoglenoid ligament and its relationship to the suprascapular nerve. J Shoulder Elbow Surg 7:238–243, 1998.
11. Edelson JG: Bony bridges and other variations of the suprascapular notch. J Bone Joint Surg [Br] 77:505–506, 1995.
12. Ferranti F: Medical Management of Chronic Shoulder Pain. Philadelphia, Lippincott Williams & Wilkins, 1999.
13. Ferretti A, Cerullo G, and Russo G: Suprascapular neuropathy in volleyball players. J Bone Joint Surg [Am] 69:260–263, 1987.
14. Fritz RC, Helms CA, Steinbach LS, et al.: Suprascapular nerve entrapment: evaluation with MR imaging. Radiology 182:437–444, 1992.
15. Gambrell R: Shoulder pain – baseball. Med Sci Sports Exerc 30:95, 1998.
16. Ganzhorn RW, Hocker JT, Horowitz M, et al.: Suprascapular-nerve entrapment. J Bone Joint Surg [Am] 63:492–494, 1981.
17. Green JR, Freehill MQ, and Buss DD: Diagnosis and treatment of ganglion cysts about the shoulder. Techniques Shoulder Elbow Surg 2:100–105, 2001.
18. Harbaugh KS, Swenson R, and Saunders RL: Shoulder numbness in a patient with suprascapular nerve entrapment syndrome: cutaneous branch of the suprascapular nerve: case report. Neurosurgery 47:1452–1455; discussion 1455–1456, 2000.
19. Hazrati Y, Miller S, Moore S, et al.: Suprascapular nerve entrapment secondary to a lipoma. Clin Orthop 411:124–128, 2003.
20. Holzgraefe M, Kukowski B, and Eggert S: Prevalence of latent and manifest suprascapular neuropathy in high-performance volleyball players. Br J Sports Med 28:177–179, 1994.
21. Horiguchi M: The cutaneous branch of some human suprascapular nerves. J Anat 130:191–195, 1980.
22. Ide J, Maeda S, and Takagi K: Does the inferior transverse scapular ligament cause distal suprascapular nerve entrapment? An anatomic and morphologic study. J Shoulder Elbow Surg 12:253–255, 2003.
23. Inokuchi W, Ogawa K, and Horiuchi Y: Magnetic resonance imaging of suprascapular nerve palsy. J Shoulder Elbow Surg 7:223–227, 1998.
24. Karatas GK and Gogus F: Suprascapular nerve entrapment in newsreel cameramen. Am J Phys Med Rehabil 82:192–196, 2003.
25. Khan AM, Guillet MA, and Fanton GS: Volleyball: rehabilitation and training tips. Sports Med Arthroscop Rev 9:137–146, 2001.
26. Kukowski B: Suprascapular nerve lesion as an occupational neuropathy in a semiprofessional dancer. Arch Phys Med Rehabil 74:768–769, 1993.
27. Levy P, Roger B, Tardieu M, et al.: Cystic compression of the suprascapular nerve. Value of imaging. Apropos of 6 cases and review of the literature. J Radiol 78:123–130, 1997.
28. Moore TP, Fritts HM, Quick DC, et al.: Suprascapular nerve entrapment caused by supraglenoid cyst compression. J Shoulder Elbow Surg 6:455–462, 1997.
29. Murakami T, Ohtani O, and Outi H: Suprascapular nerve with cutaneous branch to the upper arm. Acta Anat Nippon 52:96, 1977.
30. Piatt BE, Hawkins RJ, Fritz RC, et al.: Clinical evaluation and treatment of spinoglenoid notch ganglion cysts. J Shoulder Elbow Surg 11:600–604, 2002.
31. Post M: Diagnosis and treatment of suprascapular nerve entrapment. Clin Orthop 368:92–100, 1999.
32. Rachbauer F, Sterzinger W, and Frischhut B: Suprascapular nerve entrapment at the spinoglenoid notch caused by a ganglion cyst. J Shoulder Elbow Surg 5:150–152, 1996.
33. Rengachary SS, Burr D, Lucas S, et al.: Suprascapular entrapment neuropathy: a clinical, anatomical, and comparative study. Part 3: comparative study. Neurosurgery 5:452–455, 1979.
34. Rengachary SS, Neff JP, Singer PA, et al.: Suprascapular entrapment neuropathy: a clinical, anatomical, and comparative study. Part 1: clinical study. Neurosurgery 5:441–446, 1979.
35. Ringel SP, Treihaft M, Carry M, et al.: Suprascapular neuropathy in pitchers. Am J Sports Med 18:80–86, 1990.
36. Rochwerger A, Franceschi J, and Groulier P: Cyst of the coracoid notch causing compression of the suprascapular nerve in a sportsman. J Bone Joint Surg [Br] 79(Suppl I):44, 1997.
37. Rollenhagen BL and Reeder MT: Musculoskeletal-football 617. Med Sci Sports Exerc 29:108, 1997.
38. Spinner RJ, Tiel RL, and Kline DG: Predominant infraspinatus muscle weakness in suprascapular nerve compression. J Neurosurg 93:516, 2000.
39. Takagishi K, Maeda K, Ikeda T, et al.: Ganglion causing paralysis of the suprascapular nerve. Diagnosis by MRI and ultrasonography. Acta

Orthop Scand 62:391–393, 1991.

40. Van Zandijcke M and Casselman J: Suprascapular nerve entrapment at the spinoglenoid notch due to a ganglion cyst. J Neurol Neurosurg Psychiatry 66:245, 1999.

41. Victor M and Ropper AH: Adams and Victor's Diseases of the Peripheral Nerves. New York, McGraw Hill, 1997:1432.

42. Visser CP, Coene LN, Brand R, et al.: The incidence of nerve injury in anterior dislocation of the shoulder and its influence on functional recovery. A prospective clinical and EMG study. J Bone Joint Surg [Br] 81:679–685, 1999.

43. Weinfeld AB, Cheng J, Nath RK, et al.: Topographic mapping of the superior transverse scapular ligament: a cadaver study to facilitate suprascapular nerve decompression. Plast Reconstr Surg 110:774–779, 2002.

44. Witvrouw E, Cools A, Lysens R, et al.: Suprascapular neuropathy in volleyball players. Br J Sports Med 34:174–180, 2000.

45. Wong P, Bertouch JV, Murrell GA, et al.: An unusual cause of shoulder pain. Ann Rheum Dis 58:264–265, 1999.

46. Yu JS and Fischer RA: Denervation atrophy caused by suprascapular nerve injury: MR findings. J Comput Assist Tomogr 21:302–303, 1997.

47. Zeiss J, Woldenberg LS, Saddemi SR, et al.: MRI of suprascapular neuropathy in a weight lifter. J Comput Assist Tomogr 17:303–308, 1993.

第 14 章

臂丛撕裂伤

Daniel H. Kim，*Judith A. Murovic*

概述

■ 如果是穿透伤或切割伤所致的臂丛一束或多束损伤，尽管表现为远端功能完全丧失，但神经连续性仍可能存在。一些病例可能是神经部分断裂，而另一些可能是神经挫伤，无神经断裂。如果可能的话，对于这些损伤最好能做延期处理，以便能通过术中神经动作电位测定来了解神经再生或恢复的情况。

■ 锐性损伤要求伤后 72 小时内修复。在软组织或血管修复的同时排查出臂丛损伤，比延迟至瘢痕形成后再探查更为容易。新鲜神经损伤，神经断端没有回缩，稍微修剪断端后几乎都能行端－端直接缝合。在路易斯安那州立大学医学中心（LSUHSC），此类臂丛损伤的修复效果是所有臂丛损伤修复疗效最佳的一种，包括那些一般认为修复效果不好的臂丛损伤。这类患者延误转诊则需二期缝合神经或神经移植修复，其效果不如一期端－端缝合。

■ 钝性损伤所致的臂丛一束或多束断裂，最好受伤几周后再行手术治疗，这样利于判断神经远近端的损伤范围，确保远近端可修剪到正常组织。神经断端会发生回缩，因此如果急诊行血管探查或软组织修复，可利用此机会固定神经断端来维持神经长度，这样二期修复时，才可能行端－端直接缝合。不管钝性还是锐性损伤，如早期没有修复，二期手术时常常需神经移植，疗效不如端－端直接缝合好。

■ 如果怀疑血管损伤需早期手术，很重要一点是必须分离出神经结构并保护好，因为不仅神经本身可受损，它们也常常与受累的血管发生粘连。

引言

臂丛周围组织裂伤有可能造成臂丛部分断裂，有时也造成全臂丛断裂，前者更常见。臂丛断裂伤可能是锐性损伤，需急诊修复，也可能是钝性损伤，可延迟修复[1,5,10,23,25]。

在路易斯安那州立大学医学中心的臂丛撕裂伤病例中，有 83 条为臂丛锐性损伤，包括刀伤和玻璃割伤。其中大部分刀伤（图 14-1）是由犯罪行为导致的菜刀或狩猎砍刀砍伤的。玻璃割伤（图 14-2）通常是被窗子掉落的玻璃、工厂或车祸爆炸的玻璃碎片割伤所致。

有 61 例为汽车金属碎片、风扇或马达叶片和链锯造成的钝性损伤（图 14-3）。颈肩局限性贯穿伤如动物咬伤所致臂丛损伤，也属于钝性损伤。

文献报道臂丛贯穿伤可伴有各种类型的血管损伤[7,20,21,25]。本章所罗列的路易斯安那州立大学医学中心的病例中，有 1/3 的患者由于临床怀疑或血管造影证实有血管损伤进行了急诊探查。这些血管损伤包括主要血管的部分或完全断裂并形成血肿。急性期没发现假性动脉瘤或动静脉瘘，但有几例患者延迟探查时发现了这种损伤表现。

处理原则

处理臂丛撕裂伤的根本目的在于尽快明确诊断并尽力改善预后。要紧急恢复血循环稳定、固定伴发的骨折、充分显露损伤部位，以利于术中生理监护和尽早神经修复。同时要警惕裂伤伴发的血管损伤，因为在开放性损伤中其发生率更高。

对于伴有臂丛撕裂伤者，需详细、反复的体格检查以排除头、胸、腹部进行性损伤。当临床上怀疑有主动

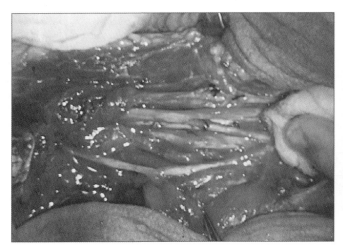

图 14-1　锁骨上臂丛被刀全部切断。早期行神经端–端缝合。残端略做修整，缝合时没有张力。

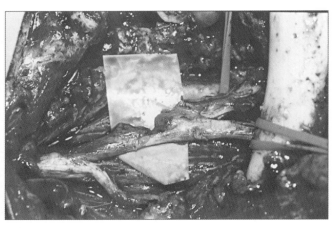

图 14-2　部分臂丛上干玻璃割伤。由于转诊延误，受伤数周才手术，用腓肠神经移植修复受损部分的神经。

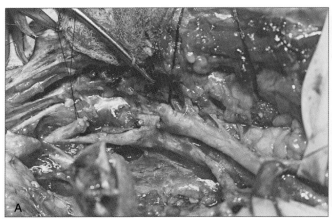

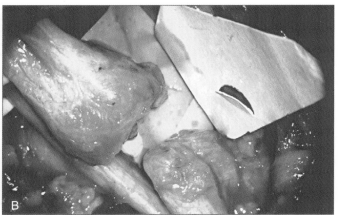

图 14-3　(A)臂丛在靠近锁骨的地方被钝性横断伤，切断锁骨以显露神经。(B)另一例臂丛锐性横断伤。

脉弓损伤时，需做动脉造影，因为刀伤并非限定在哪个组织平面。然而，不是所有紧急手术前都需血管造影。臂丛撕裂伤患者如伤口出血不止提示可能有动脉损伤；进行性肿胀伴有或不伴有杂音可能有动静脉瘘形成。锁骨下闭合性高能量撕裂伤致腋动脉损伤在临床诊断上往往很直观，其颈后三角无肿胀，但锁骨下方肿胀进行性扩大，且可感知到锁骨下动脉搏动，尽管此时肱动脉没有搏动。对于此类病例，在手术探查和修复血管前行血管造影会造成不必要的延误。

　　叩击锁骨上窝引发 Tinel 征对于鉴别脊神经断裂还是根性撕脱十分有用[15]。Tinel 征阳性，即患者的臂或手部有麻刺感，通常提示是神经断裂而不是撕脱伤。

　　污染轻的伤口可以一期修复所有结构，在软组织稳定、清洁的条件下，神经锐性横断可采用端–端直接缝合修复，少数情况下需要神经移植。采用神经外膜缝合或束膜缝合等标准方法修复神经。应用显微缝合材料可减少神经缝合口形成瘢痕的机会。神经缝合的基本原则是避免纤维或其他软组织嵌入断端，且神经缝合部位应无张力。C5–C7 神经刺伤，若伤口清洁，早期有效的修复则有信心恢复到接近正常的功能（图 14–4）。然而，如果损伤的是 C8、T1 神经，即使进行精确的神经修复，手功能也只能部分恢复，离正常功能水平相差很远。

　　另一方面，对于伤口污染严重者需要采取完全不同的处理方式。这些原则由 Robert Jones 制订，在第一次世界大战中实施并逐步发展完善，包括伤口清洗、扩创术和伤口延迟缝合。这类伤口禁止一期闭合。

　　受伤初期处理包括固定骨折、重建血循环和彻底

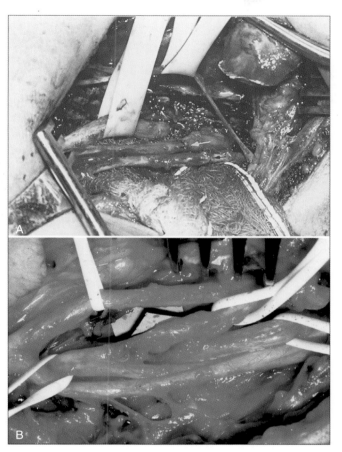

图 14-4 （A）C5 神经根（黑箭头）和 C6 神经根（白箭头）在合成上干处被刀切断。伤后 4 小时，应用 6/0 聚丙烯缝线（普理灵）行端-端缝合修复。（B）臂丛中干（箭头）刺伤 1 个月后手术探查所见。损伤段神经切除后行端-端缝合修复。有可能的话，该损伤应急诊修复。（图 B 见彩图）

清创，如肱骨骨折可用外固定支架固定，重建血循环要远离伤口通过翻转静脉移植桥接重建。48 小时后，再次检查伤口并进一步清创。清除死骨后准备闭合伤口，必要时行肌皮瓣移植修复创面。对于这类患者，要在清除所有坏死组织，没有败血症风险时才考虑神经修复。

神经损伤的修复方式包括神经松解、一期或二期神经端-端缝合、神经移植和神经转位。如果损伤神经无法恢复功能，可考虑行肌腱转位和关节固定术；对某些损伤严重者，可能需截肢并安装假肢。

如果术中探查所见以及神经动作电位测定提示有或可能有功能恢复，则行神经松解术。将神经从瘢痕组织中松解出来，改善神经周围软组织条件利于神经轴突的再生。

成功修复神经断裂伤的前提条件之一是神经断端要彻底清创至健康的神经组织。清创后向远、近端游离

神经断端可克服 2~3cm 的神经间隙，实现无张力缝合。神经束的对合也很重要。最好通过大体观察并利用神经外膜纵行血管标志来对合神经远近端。特殊染色技术可分辨出神经内运动束和感觉束，使得神经束对合更精确[26]。

神经缺损使得神经损伤无法直接缝合。创伤本身、切除较大的连续性存在的神经瘤，或神经断端清创可出现这种情况，且均可造成神经断端间 3cm 以上的间隙[17]。在这种情况下试图直接缝合神经，会在缝合处产生不能克服的张力，造成效果不佳。神经移植则可解决该问题，因为恰当地进行神经移植的效果要比不恰当的神经直接缝合的效果好得多。影响神经移植成功率的因素包括移植神经的长度、软组织床血供情况、移植神经段的存活情况以及损伤到移植修复的时间[18]。

Dunkerton 和 Boome 总结了他们治疗 64 例臂丛刀刺伤的经验，即使对于早期的病例，他们也推荐行神经移植[5]。他们认为即使是新鲜损伤，一期行神经移植的效果优于神经端-端直接缝合。他们认为 C5、C6 神经根损伤的修复效果好于下方神经根损伤。而在路易斯安那州立大学医学中心，当在轻微张力能直接缝合，则首选神经端-端缝合。

用于移植的神经包括腓肠神经、前臂外侧皮神经和前臂内侧皮神经前股。其他供区神经还包括桡神经感觉支和臂后皮神经。

当移植段神经较长，特别是受区血管床条件差，有较多瘢痕的情况下，可行带血管神经移植以减少长段神经缺血导致的移植失败。带血管的神经移植可维持神经膜细胞数量、减少成纤维细胞浸润，从而减轻神经内膜瘢痕形成，两者均促进神经轴突再生[4]。文献报道有多处可作为带血管神经移植的供区。Doi 等以腓动脉皮支或胫后动脉肌肉穿支供血的带血管腓肠神经，修复 6cm 以上的神经缺损[4]。Gailliot 和 Core[6]应用带血管的肋间前神经移植，Koshima 等报道应用带胫前血管的腓深神经移植[14]。由于带血管神经移植操作耗时，且所报道的病例数有限，所以带血管神经移植仅作为一种补救手段。

神经功能的分级

路易斯安那州立大学医学中心术前对臂丛撕裂伤患者的臂丛各部分功能进行分级，然后将受累部分的评分进行整合并算出平均得分（表 14-1）[13]。路易斯安那州立大学医学中心分级系统比英国医学研究会的系统给出了更为广泛的神经功能恢复情况的分类，也是

表 14-1　LSUHSC臂丛神经成分的分级系统

		总的分级
级别	评估	描述
0	无功能	没有肌肉收缩
1	差	近端肌肉有收缩，但不能对抗重力
2	可	近端肌肉有收缩并能对抗重力，但远端肌肉无收缩，如果有感觉分级，通常<2 级
3	中	近端肌肉可对抗重力和一定阻力，部分远端肌肉可对抗重力，如果有感觉分级，通常为 3 级
4	良	所有肌肉均可对抗重力和一定阻力，如果有感觉分级，为 3 或 4 级
5	优	所有肌肉均可对抗中等阻力，如果有感觉分级，为 4 级
		感觉分级
级别	评估	描述
0	无功能	对触压、针刺无反应
1	差	感觉过敏、感觉异常；自主感觉区深部痛觉恢复
2	可	具有足以进行捏持和迟钝保护动作的感觉反应，对感觉刺激定位不准确，伴一定程度的过度反应
3	中	自主感觉区有触觉、针刺觉，感觉定位不准确，伴感觉过度反应
4	良	自主感觉区有触觉、针刺觉，感觉能定位，但不正常；没有感觉过度反应
5	优	整个臂丛支配区恢复了接近正常的触觉和针刺觉，对刺激的定位准确

一种评估远近端运动功能恢复情况的精确方法。

臂丛损伤术后的恢复情况分为 0~5 级，既可以计算每种成分的恢复分级，又可以统计总的分级情况。3 级或以上即为手术成功，4 级为良好，5 级为优秀。

电生理检测

神经断裂后 72 小时内，远断端仍能传导刺激至肌肉并引起肌肉收缩。轴突连续性中断不仅发生可预见的病理改变，而且还会发生与失神经病理生理改变相应的、与时间有关的电生理变化。伤后至少 3 周内，肌肉由于神经发生沃勒变性而出现自发性放电或纤颤电位。因此，针刺肌电图检查应该推迟几周进行。除了纤颤电位，还可见巨大电位，即失神经电位。随着时间推移，轴突成功再生，纤颤电位和失神经电位的数目减少，可出现新生电位。

椎旁肌副棘肌由脊神经根背侧缘支背支支配，如果这些肌肉失神经支配，则强烈提示相应的神经根可能为根性撕脱伤，因此应常规对这些肌肉进行肌电图检查。

一些外科医生发现术中应用体感诱发电位对于确诊怀疑根性撕脱伤者，或决定是否应切除神经瘤并进行神经移植很有用[8,12,19]。这一术中电生理技术的倡导者们认为只有在术中直接刺激显露的神经根能引发重复出现的皮层体感诱发电位的情况下，才可以明确排除根性撕脱伤[16]。

另外一些医生认为术中经颅电刺激运动诱发电位对判断脊髓与神经根的连续性是有效的[27]。术中刺激连续性存在的病损的近端，可引起远端肌肉收缩，提示仍有部分纤维连续性存在。若远端肌肉无反应，提示神经纤维连续性中断或者是再生的轴突尚未到达靶器官。因此，术中在神经干上应用刺激和记录双电极来检测动作电位沿神经行程传导的情况非常有用。两电极相距 3~6cm，远端电极记录的动作电位消失之处正是病损的最近端，需切除神经瘤并行神经移植以恢复神经连续性，这样才有恢复的可能（图 14-5）。

根据路易斯安那州立大学医学中心对体感诱发电位和神经动作电位的研究实践经验来看，目前在术中几乎毫无例外地运用的神经动作电位检测是唯一适用神经连续性存在的神经裂伤（图 14-6）、枪伤以及锁骨上（图 14-7）、下神经牵拉伤的检查方法。

结果

有 71 例涉及臂丛撕裂伤的患者在路易斯安那州立大学医学中心接受检查，其中有 201 条臂丛神经属于严重损伤。臂丛撕裂伤包括刀或玻璃引起的锐性损伤，或汽车金属部件、电扇和马达叶片、链锯或动物咬伤造成的钝性损伤。1/3 臂丛撕裂伤患者由于怀疑或血管造影证实有血管损伤而进行急诊探查术。有 83 条臂

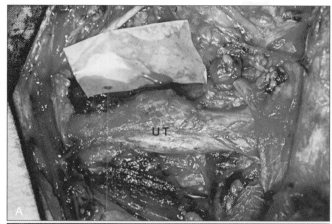

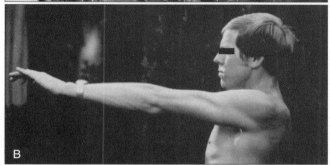

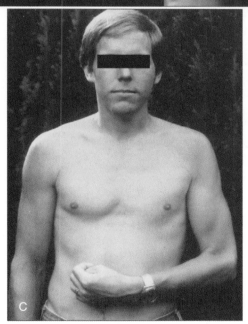

图 14-5 (A)电锯伤导致左臂丛上干不全性裂伤,形成一个大神经瘤。伤后 1 个月,行神经探查,应用腓肠神经移植修复。术后患者上臂功能恢复到 4 级(B,C)。

丛神经是锐性横断伤,61 条为钝性横断伤(表 14-2)。其中有 20 例患者 57 条臂丛神经尽管是撕裂伤或刺伤所致,但神经仍存在一定程度的连续性。

26 条臂丛神经跨损伤区的神经动作电位检查阳性,给予神经松解,其中 24 条(92%)功能恢复到 3 级

或以上。9 条神经术中神经动作电位检查显示没有电位通过神经受损部位,给予延迟神经缝合修复,其中 7 条(78%)功能恢复到 3 级或以上。另外 22 条神经行移植修复,17 条(77%)功能恢复到上述的相似水平。57 条受损神经中,有 48 条(84%)的功能也能恢复到该水平。

当治疗及时,在 72 小时内进行手术的,其结局较好,结果有利于神经功能恢复。在 31 条一期缝合修复的神经中,有 25 条(81%)神经功能恢复到 3 级或以上。由于转诊治疗计划或转运的延误,有 40 条锐性横断的损伤神经行延迟修复(图 14-8)。该组病例中,由于神经断端回缩,往往需要神经移植而不能直接缝合修复,总的恢复率为 53%。有 12 条神经延迟行端-端缝合,有 8 条(67%)恢复良好。总的来说,83 条受损神经中,有 54 条(65%)神经功能恢复到 3 级或以上。

由于早期很难准确判断钝性横断伤的神经损伤范围而需要进行延迟修复,因此 61 条钝性横断的神经中,56 条需神经移植修复,其中 25 条(45%)神经功能恢复到 3 级或以上。仅 5 条神经二期仍能直接缝合修复,其中 3 条(60%)神经功能恢复到上述水平。该组病例的 61 条神经中,有 28 条(46%)总体神经功能恢复到 3 级或以上。

推荐建议

对于臂丛锐性横断伤建议一期,即在急性期修复,而钝性横断伤或怀疑神经连续性存在的应该二期(延迟)修复(图 14-9)[13]。多数学者同意对于臂丛锐性撕裂伤,特别是一条或多条神经功能完全丧失者,应紧急修复[2,22,24,26]。一期或急诊修复锐性神经横断伤有许多优势[3,11],更有可能采用外膜缝合而不需神经移植修复。在该组锐性损伤病例中,行端-端缝合修复的效果优于因延迟手术而需要神经移植修复者。对于臂丛枪弹伤患者,如神经功能障碍加重则需早期干预。这类患者可伴有进行性疼痛综合征,这可能是由血肿、动静脉瘘或假性动脉瘤引起。就像 Sunderland 指出的那样[9,26],通过对这组患者 5 年以上的随访,枪弹伤患者偶尔会出现晚期神经再生的现象。

如因钝性损伤而打算延迟修复神经,则急诊处理时应将神经断端"锚定"在附近的筋膜或肌肉上,防止神经断端回缩,这样二期修复时可通过外膜缝合直接修复而不需神经移植[9,11]。延迟修复神经钝性损伤,此时神经断端损伤范围已局限,能清楚显示需切除多少

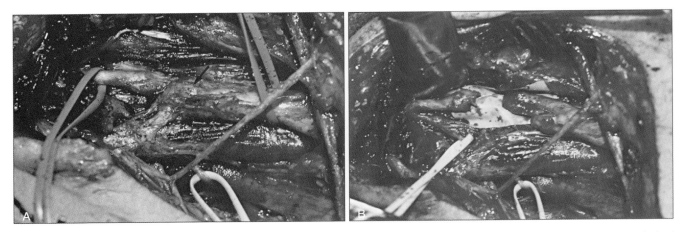

图 14-6 (A)玻璃刺伤导致左臂丛上干损伤(箭头),但臂丛神经连续性存在。左侧深色吊索标示的是 C5 神经,右侧白色吊索将更浅部的感觉神经牵向外侧。(B)尽管神经肉眼所见是连续的,但不能传导神经动作电位,是完全性损伤,因而切除神经断端。图示为神经移植前断端的术中所见。

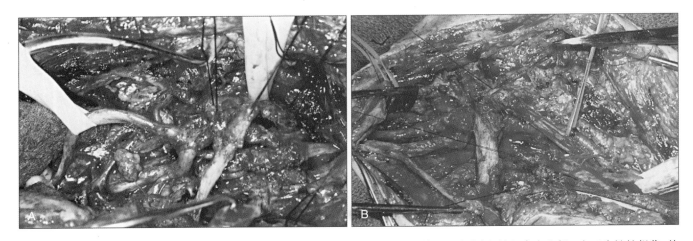

图 14-7 (A)电锯导致锁骨上臂丛断裂。截断锁骨,用 Gelpi 拉钩将断端撑开。神经干在右侧,神经束在左侧。由于为钝性损伤,故伤后 1 个月手术探查。修整神经断端,游离神经束、神经束-神经支及神经干以克服长度不足,故能直接端-端缝合修复。然后用钢针固定截断的锁骨。(B)另一例电锯导致臂丛完全断裂,修复时可不截断锁骨,但需行神经移植。

表 14-2 71例臂丛撕裂伤患者的手术效果

	连续性存在	锐性横断伤	钝性横断伤	总计
臂丛手术例数	20	28	23	71
损伤的臂丛神经条数	57	83	61	201
神经松解/结果	26/24	0/0	0/0	26/24
一期缝合/结果	0/0	31/25	0/0	31/25
二期缝合/结果	9/7	12/8	5/3	26/18
二期神经移植/结果	22/17	40/21	56/25	118/63
总计	57/48	83/54	61/28	201/130

一期,损伤 72 小时内修复;二期,损伤几周后才修复。

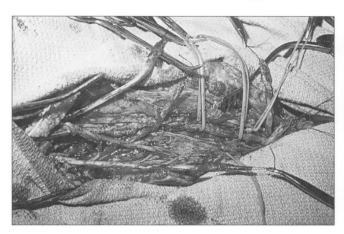

图 14-8　臂丛神经束水平的锐性横断伤二期修复时的术中所见,如果在早期修复动脉损伤时,同时修复神经损伤则更好。通过松解、游离神经近远端可行端-端缝合修复。

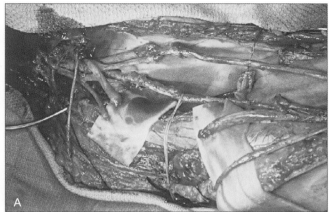

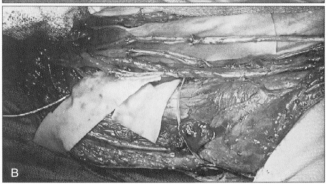

图 14-9　(A)螺旋桨所致臂丛神经束支部钝性损伤的术中照片。锁骨在左侧,手在右侧。吊索标示的是腋动脉-肱动脉,已急诊手术修复过。(B)伤后 3.5 个月手术修复神经时,由于断端回缩,以及需修剪断端神经瘤,故需神经移植修复。

组织才到达健康神经以进行缝合。延迟修复的缺点是如果早期没有"锚定"神经断端,则神经断端会回缩,神经弹性降低,这样就需要神经移植修复。

　　路易斯安那州立大学医学中心的病例表明,对于经仔细挑选的锐性损伤行一期(或急诊)修复的价值是显而易见的。这也可能部分归因于这些神经损伤没有钝性横断伤那么严重。然而,延迟修复者如可以行端-端缝合,确实几乎都能取得较好效果。神经移植修复的效果较差,但这也可能与这些神经本身损伤更严重有关。

病例分析——臂丛撕裂伤

　　患者,18 岁,女性,右利手,被一把长刀从后方刺入左颈旁区,立即出现肩关节活动及屈肘功能丧失,在当地医院进行了伤口缝合。颈椎 X 线片和 CT 显示左侧 C5、C6 横突和部分小关节骨折,CT 脊髓造影显示左侧 C6 神经根袖造影剂充盈不良。

　　伤后 3 个月检查发现患者左侧冈上肌、冈下肌、三角肌、肱二头肌、肱桡肌和旋后肌完全瘫痪。左上肢其余肌肉仍有功能,仅轻度减弱,Horner 征阴性。由于 C5、C6 神经根近端完全损伤,决定采用后方肩胛下入路探查臂丛,从后侧显露脊神经和神经干。臂丛有瘢痕形成,尽管上干神经纤维变成瘢痕条索样,但仍有连续性。将神经根孔周围及内部广泛的瘢痕切除。行 C4-C5、C5-C6 椎间孔开大术时,发现椎动脉撕裂,被机化的凝血块和瘢痕堵塞住。电凝血管断端。C5 和 C6 神经根在穿出硬脊膜囊处损伤。C6 神经根在其硬脊膜出口的内侧已瘢痕化,而 C5 神经根仍保留一些纤维束。

应用 4 股长 3.8cm 的腓肠神经移植桥接 C5 神经根和远端的上干。

　　患者术后过程顺利。修复术后 14 个月检查发现冈上肌肌力为 3 级,冈下肌和三角肌肌力为 1 级,肱二头肌肌力为 2 级,但肱桡肌没有功能。继续随访至 3 年,肩关节外展功能进一步改善,三角肌肌力达 3~4 级,前臂屈肌(肱二头肌和肱桡肌)肌力达 3 级。现在患者可用伤肢携带课本。

(王洪刚　译　朱庆棠　顾立强　校)

参考文献

1. Amine AR and Sugar O: Repair of severed brachial plexus: A plea to ER physicians. JAMA 239:1039, 1976.
2. Birch R, Bonney G, and Wynn Parry CB: Surgical Disorders of the Peripheral Nerves. Edinburgh, Churchill Livingstone, 1998:157–207.
3. Brooks DM: Peripheral Nerve Injury. London, HM Stationery Office, 1954.

4. Doi K, Tamaru K, Sakai K, et al.: A comparison of vascularized and conventional sural nerve grafts. J Hand Surg Am 17:670–676, 1992.

5. Dunkerton MC and Boome RS: Stab wounds involving the brachial plexus. A review of operated cases. J Bone Joint Surg [Br] 70:566–570, 1988.

6. Gailliot RV Jr and Core GB: Serratus anterior intercostal nerve graft: A new vascularized nerve graft. Ann Plast Surg 35:26–31, 1995.

7. Galen J, Wiss D, Cantelmo N, et al.: Traumatic pseudoaneurysm of the axillary artery: Report of 3 cases and literature review. J Trauma 24:350–354, 1984.

8. Holland NR and Belzberg AJ: Intraoperative electrodiagnostic testing during cross-chest C7 nerve root transfer. Muscle Nerve 20:903–905, 1997.

9. Kline DG: Perspectives concerning brachial plexus injury and repair. Neurosurg Clin N Am 2:151–164, 1991.

10. Kline DG, Hackett ER: Reappraisal of timing for exploration of civilian peripheral nerve injuries. Surgery 78:54–65, 1975.

11. Kline DG and Hudson AR: Nerve Injuries: Operative Results for Major Nerve Injuries, Entrapments, and Tumors. Philadelphia, WB Saunders, 1995.

12. Kline DG and Hudson AR: Diagnosis of root avulsions. J Neurosurg 87:483–484, 1997.

13. Kline DG and Judice DJ: Operative management of selected brachial plexus lesions. J Neurosurg 58:631–649, 1983.

14. Koshima I, Okumoto K, Umada N, et al.: Free vascularized deep peroneal nerve grafts. J Reconstr Microsurg 12:131–141, 1996.

15. Landi A and Copeland S: Value of the Tinel sign in brachial plexus lesions. Ann R Coll Surg Engl 61:470–471, 1979.

16. Landi A, Copeland SA, Parry CB, et al.: The role of somatosensory evoked potentials and nerve conduction studies in the surgical management of brachial plexus injuries. J Bone Joint Surg [Br] 62:492–496, 1980.

17. Millesi H: Brachial plexus injuries. Management and results. Clin Plast Surg 11:115–120, 1984.

18. Millesi H: Brachial plexus injuries. Nerve grafting. Clin Orthop 237:36–42, 1988.

19. Murase T, Kawai H, Masatomi T, et al.: Evoked spinal cord potentials for diagnosis during brachial plexus surgery. J Bone Joint Surg [Br] 75:775–781, 1993.

20. Nichols IS and Lillehei KO: Nerve injury associated with acute vascular trauma. Surg Clin N Am 68:837–852, 1988.

21. Robbs J and Naidoo K: Vascular compression of brachial plexus following stab injuries to neck (letter). S Afr Med J 60:345–346, 1981.

22. Seddon HJ: Peripheral Nerve Injuries. London, HM Stationery Office, 1954.

23. Seddon H: Surgical Disorders of Peripheral Nerves. Baltimore, Williams & Wilkins, 1972.

24. Spinner RJ and Kline DG: Surgery for peripheral nerve and brachial plexus injuries or other nerve lesions. Muscle Nerve 23:680–695, 2000.

25. Sunderland S: Nerves and Nerve Injuries. New York, Churchill Livingstone, 1978.

26. Sunderland S: Nerve Injuries and Their Repair: A Critical Reappraisal. Edinburgh, Churchill Livingstone, 1991.

27. Turkof E, Millesi H, Turkof R, et al.: Intraoperative electroneurodiagnostics (transcranial electrical motor evoked potentials) to evaluate the functional status of anterior spinal roots and spinal nerves during brachial plexus surgery. Plast Reconstr Surg 99:1632–1641, 1997.

第15章

臂丛枪弹伤

Daniel H. Kim

概述

- 枪弹伤(gunshot wounds,GSW)所致臂丛损伤,多数神经连续性存在,但约有 10%为神经离断伤。
- 枪弹伤所致损伤暴力与子弹直径、加速度和火器的射击范围有关。
- 在这组病例中,选择神经手术治疗的标准是:①一束或多束神经功能持续完全性损伤,伤后早期几个月临床或肌电图检查无改善;②功能丧失的分布区属于那些手术治疗通常有帮助的神经,如 C5、C6、C7、上干、中干、外侧束、后束或其分支;③受伤时没有手术治疗且功能丧失仅局限于下臂丛。其他的手术适应证包括不完全性损伤伴有药物无法缓解的疼痛;涉及臂丛的假性动脉瘤、凝血块或瘘管;真性烧灼痛需行交感神经切除术。
- 每一例臂丛损伤都必须对各受累的神经成分逐一评估而不是笼统地把臂丛归为一个整体。某一神经支配区功能为不完全丧失,不能保证其他神经的功能可恢复;某一神经支配区功能的恢复也不能保证其他神经就有恢复。
- 术中神经动作电位(NAP)的检查和测定对辨别出那些需要切除的神经非常重要。虽然在路易斯安那州立大学医学中心(LSUHSC)的病例中,大部分连续性存在但术前功能完全丧失的神经损伤,因术中记录不到 NAP 而将其切除,但也有一定数量的神经由于 NAP 记录表明存在神经再生而被保留下来。
- 本章所述的 LSUHSC 病例中, 近 70%病例通过端-端缝合修复,通过神经移植修复的病例超过 50%获得成功。
- 上干、外侧束和后束损伤的修复效果最佳,但一些 C7 至中干和内侧束至正中神经的损伤修复后也有恢复。下干和多数内侧束损伤者效果差,除非术中 NAP 证明存在早期神经再生,对于这些病例可行神经松解术或进行神经劈裂修复。
- 通常,伴有血管损伤一定要急诊修复。臂丛枪弹伤除可导致大血管断裂外,还可引起假性动脉瘤或动静脉瘘,二者均可

压迫臂丛而引起进行性神经功能丧失和严重的神经痛。需将受损的神经分离出来,轻轻牵开远离血管修复部位。患者可能需行二期手术,术中进行 NAP 测定并给予恰当的手术修复。
- 在 LSUHSC 病例中,严重并发症发生率较低,但在做出手术治疗的决定时必须考虑到可能发生的并发症以及效果不佳。外科治疗的同时必须辅助严格的物理治疗、长期随访和修复重建或康复的手段,这也是非常必要的。
- 对于某些臂丛枪弹伤,手术是必要的。

引言

臂丛枪弹伤是除了牵拉/钝挫伤以外的第二大损伤类型。虽然战争时期对于报道这些复杂损伤的处理较多[4,8,24-26,31],但在相对和平的时期,尽管仍有一定数量骚乱致伤的病例,臂丛枪弹伤的报道却少得多[1,2,14,21,23]。自第二次世界大战以来, 平民臂丛枪弹伤的处理方法已经发生了变化[6,11,19,27,28,33]。正如以往所认知的那样,许多受伤时连续性存在的神经损伤不会随着时间推移而有所改善。由于术中神经电生理技术可评估连续性存在的神经损伤的情况,结合神经移植修复技术的应用,成功修复那些需要修复的神经损伤成为可能。目前,神经修复的必要性和神经松解的效果是确定的[16]。

1968—1998 年间大量臂丛枪弹伤病例在路易斯安那州立大学医学中心进行了评估, 这些病例可以用来阐明臂丛枪弹伤目前的处理情况。有 118 例枪弹伤致 293 条臂丛神经伤的病例,其中 51 例臂丛枪弹伤不需要外科治疗。患者年龄为 18~62 岁, 平均 34 岁。患者

性别、神经状态、损伤类型、临床表现和前期治疗情况在术前均已记录。这些患者在术前均行神经电生理检查，对手术操作细节、术中电生理和病理发现、术后功能状态均做记录。最短随访 18 个月，平均随访 42 个月。293 条需手术处理的臂丛神经中，大多数在探查时发现大体连续性存在。在 118 例行外科治疗的臂丛损伤患者中，有 12 例（10%）存在下臂丛神经根和干损伤。

　　路易斯安那州立大学医学中心的非战时枪弹伤患者，全部是由手枪、猎枪和步枪造成的，多数是子弹致伤，但也有一些是弹片伤。分别为 0.22、0.38、0.45 口径，甚至是 0.47 口径枪械致伤。低速枪弹伤在几个月内可有明显的功能恢复[35]。路易斯安那州立大学医学中心的病例多数为子弹贯通伤，尽管子弹直径小，但速度较快。该中心许多高速子弹致伤者，神经功能不能自行恢复，尽管过去有文献报道很多这种损伤可自行恢复[5,30]。由于软组织损伤程度不仅与子弹或弹片的尺寸有关，而且与其速度的平方有关，因此对神经和其他结构的损伤范围就如同战时损伤一样广泛[3,7,12]。这些损伤大约有一半是由犯罪活动造成，其余的与狩猎意外或枪支使用不当有关。约有 1/6 由自杀未遂造成。

　　一般来说，枪弹伤致臂丛瘫痪的最初处理包括 3 个主要部分：处理局部伤口、注射破伤风抗毒素和使用抗生素，对于路易斯安那州立大学医学中心的患者也是如此。

　　许多患者即使没有血管损伤的任何临床表现，也经常行血管造影以排除血管损伤（图 15-1A）。有些医院规定任何颈部或肩部贯穿伤的患者必须行血管造影；然而，不是每个怀疑血管损伤而行急诊血管探查的患者术前均行血管造影检查。有些病例伤口持续出血（通常是动脉性的）、软组织血肿不断扩大、桡动脉搏动消失伴有或不伴有其他血管损伤的表现都需急诊探查。

伴发损伤

　　在路易斯安那州立大学医学中心臂丛枪弹伤患者中，伴发损伤的发生率很高，这些伴发损伤需急诊探查修复（图 15-1B）。血管损伤是最常见的伴发损伤，可分为两类，需急诊手术探查修复。

　　第一类血管损伤是大血管损伤，包括怀疑主要血管断裂而急诊探查者。血管探查的指征包括：①颈部、肩部或上臂的贯穿伤；②肱动脉或桡动脉搏动减弱或消失；③手部冰冷；④扩张性包块或大血肿；⑤伤口持续性出血；⑥肢体远端由于缺血或静脉回流障碍所致的进行性肿胀。在路易斯安那州立大学医学中心的这批患者当中，大部分在术前已行血管造影显示出血管受损或闭塞。然而，对于一些怀疑有血管神经损伤者，常常因为伤口持续出血或血肿不断扩大，术前未行血管造影即紧急手术探查。大动脉的修复方法包括简单的缝合修复，以及应用静脉或人造血管移植修复。在紧急情况下进行伤口探查时，并非总能注意到臂丛的情况。对个别离断神经也试图进行急诊修复，但在后期随访或手术发现，这种做法很难取得好的效果。有的病例，将神经断端固定在附近的筋膜上。这样可以有效地维持神经的长度，但有时二期手术修复臂丛时发现神经被缝到了血管修复的部位。

　　第二类血管损伤是假性动脉瘤，虽不常发生，但诊断困难，并且不易治疗。出现以下情况应怀疑这种损伤：①疼痛的程度和持续时间不断增加；②进行性神经

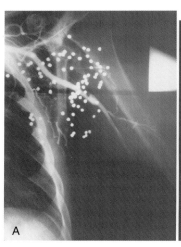
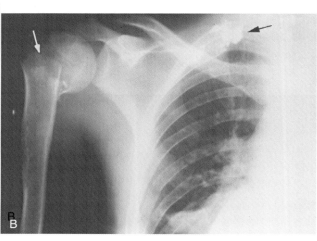

图 15-1　（A）猎枪致左臂丛损伤患者的血管造影片。（B）严重臂丛麻痹患者的胸部和肩关节平片。黑箭头所示为弹片，白箭头所示为肱骨骨折。

麻痹;③出现震颤或杂音;④可触及包块。假性动脉瘤的阳性血管造影照片显示动脉有一段出现不规则或不平滑,通常腋动脉最常见,动脉瘤内没有造影剂灌注。探查时,发现有一大块机化程度不同及有包膜的血凝块包绕腋动脉,将臂丛束部和束支移行处的神经推离原位(图15-2)。为了分离并控制腋动脉远近端及其深支如肱深血管,就必须解剖出血管的上、下及其远端。从包囊解剖、游离出神经以后,即可打开机化血凝块的被膜。血管修复往往直截了当,大多数情况下直接缝合血管破口即可,但偶尔也需用静脉补片修补破口。仅在罕有的情况下需要静脉移植修复。

由路易斯安那州立大学医学中心完成并于1989年报告的一项研究中,有141例臂丛枪弹伤患者接受了评估[16]。90例由于严重的神经功能丧失或疼痛最终

需外科治疗的患者中,有30例进行了血管修复术。血管手术的概率在锁骨上区损伤比锁骨下区损伤要低得多,而在需手术治疗神经损伤的患者中,血管手术的概率则远高于不需外科治疗神经损伤的51例患者。24例患者进行了静脉或人造血管移植。本组病例中,另外一些伴发损伤在伤后数天需骨科手术治疗,包括6例肱骨近端骨折或盂肱关节骨折(图15-3),以及几例需急诊手术的锁骨粉碎骨折。还有几例在修复神经时需应用克氏针或钢丝固定锁骨。本组臂丛损伤病例中,8例需早期开胸手术,另外6例则需放置胸腔引流管,这足以说明了这组患者损伤的严重程度。

Stewart 和 Birch[32]在一组臂丛枪弹伤病例中也发现主要血管损伤(24%)和胸部损伤(38%)多见。3例患者进行了急诊神经血管修复。1例患者需修复食管裂

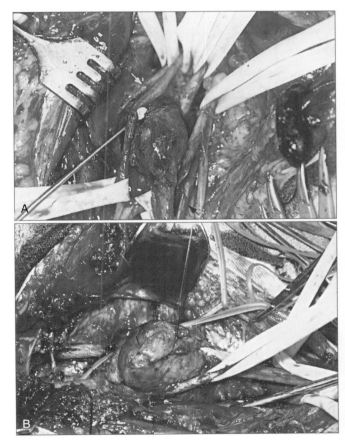

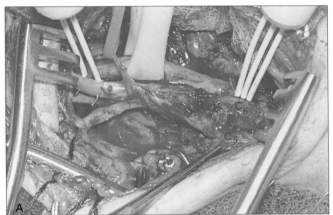

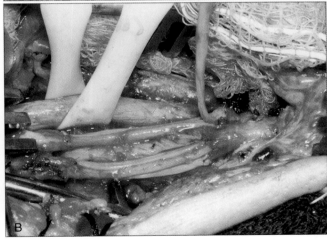

图 15-2 (A)手枪致伤后形成腋动脉假性动脉瘤。剥离器在外侧束正中神经部分的下方。该例患者其内侧束在腋动脉下方走行较远的部分。黑箭头指示尺神经,白箭头指示肌皮神经。正中神经内外侧头及臂丛后束有严重牵拉伤。切除假性动脉瘤和神经松解后大部分神经功能得以恢复。(B)另一例手枪伤导致的巨大机化凝血块及假性动脉瘤。本例患者,切除假性动脉瘤后,部分神经束和束支部神经需行手术修复。

图 15-3 (A)子弹致 C5、C6 神经根及上干损伤。伤后 5 个月临床和电生理检查均显示无功能改善。术中电刺激时,仅在一部分 C6 至上干的神经记录到微弱的神经动作电位,分离并保留这部分神经,将 C6 神经的其余部分和 C5 至上干的神经切除,行神经移植修复。(B)一段移植的神经与远端相连。(图 B 见彩图)

伤，另 1 例需修复咽部伤口。5 例患者需固定肱骨或锁骨骨折。3 例患者出现脊髓损伤，另 2 例全臂丛损伤者伴有硬膜内损伤，有 1 例由于脊髓损伤而出现 Brown-Séquard 综合征。

疼痛的治疗

臂丛枪弹伤引起的疼痛很难处理，这也是路易斯安那州立大学医学中心这组病例所面临的难题。一些患者有真性烧灼痛，可以通过反复或临时交感神经阻滞缓解疼痛，如若永久消除疼痛则需颈交感神经切除术。这些患者通常在手部有严重的烧灼痛和自主神经功能紊乱。更重要的是，即使在分散注意力的情况下，仍不能用手握持或操作。这些患者多数对酚苄明或类似的抗交感神经药物无效。其他学者也有通过药物治疗缓解臂丛枪弹伤疼痛的成功报道[12,15]。

本组病例中，比烧灼痛更难处理的是严重的感觉迟钝和一定程度的痛觉过敏。这些患者有严重的神经炎性疼痛而不是由交感神经系统引起的。然而，在其他医院已针对交感神经系统进行了治疗，通常无效。一些患者通过长期联合应用抗交感神经药物起到一定疗效。一些患者于受伤几个月后，进行神经松解和臂丛探查术，希望缓解非烧灼性疼痛综合征。然而，一半患者有效，另一半无效。

所有臂丛枪弹伤患者应尽可能早地指导功能锻炼，保留活动范围，这是一项重要的治疗措施。如为不全瘫，就应制订更为系统的、规律的系统物理治疗方案。

有学者将严重疼痛分为 3 种类型：神经干疼痛、创伤后神经痛和中枢性疼痛。神经干疼痛是由神经的持续受压、扭转、折弯或缺血引起的疼痛[32]。神经干从瘢痕组织或骨痂中松解出来或移除弹片后，疼痛立即缓解，这是神经干疼痛的典型特征。创伤后神经痛是神经损伤后，通常是神经部分损伤后出现。创伤后神经痛不是交感神经引起，并且交感神经阻滞或抗交感药物治疗无效。神经干损伤近端局部神经阻滞有效。中枢性疼痛是臂丛神经根至背根神经节处损伤或脊髓本身损伤引起的。有趣的是，目前一篇关于疼痛的文献报道称 35 例各种类型疼痛的患者中，通过神经血管修复术严重疼痛消失或明显缓解的有 33 例，占 94%[32]。

另一种治疗疼痛的方法是脊髓背根区（dorsal root entry zone，DREZ）操作，经过长期研究表明疗效满意[29]。很少由于疼痛而行截肢术，并且即使截肢，也不能成功缓解疼痛。

神经功能的分级

在路易斯安那州立大学医学中心的研究中，术前对臂丛每束神经进行功能分级，分为 0~5 级，并把所有受累神经的分级整合平均得到臂丛的分级（表 15-1）[19]。

表 15-1　LSUHSC臂丛神经成分的分级系统

级别	评估	描述
总的分级		
0	缺失	没有肌肉收缩
1	较差	近端肌肉有收缩，但不能对抗重力
2	中等	近端肌肉可收缩并能对抗重力，但远端肌肉无收缩，如果有感觉分级，通常<2 级
3	较好	近端肌肉可对抗重力和一定阻力，部分远端肌肉可对抗重力，如果有感觉分级，通常为 3 级
4	良好	所有肌肉均可对抗重力和一定阻力，如果有感觉分级，为 3 或 4 级
5	优秀	所有肌肉均可对抗中等阻力，如果有感觉分级，为 4 级
感觉分级*		
级别	评估	描述
0	缺失	对触压、针刺或压力无反应
1	较差	感觉过敏、感觉异常、深部痛觉恢复
2	中等	恢复握持觉和迟钝的保护性感觉，感觉刺激定位不清伴部分过度反应
3	较好	触觉、针刺觉恢复，感觉定位不清，伴感觉过度反应
4	良好	触觉、针刺觉恢复，反应定位不清楚，但不正常，没有感觉过度反应
5	优秀	臂丛支配区恢复了接近正常的触觉和针刺觉，刺激定位非常准确

*，适用的部位包括 C8、T1、下干、外侧束和内侧束。

LSUHSC 的神经功能分级系统对神经功能恢复给出了更为广泛的分类，该系统对远近端运动神经功能恢复的评估，要比英国医学研究院（MRC）系统更为精确。臂丛损伤要对每个受累神经束进行功能评估，而不是仅仅对整个臂丛进行功能评估。神经功能不完全丧失或部分神经功能恢复都不能保证其他神经功能的恢复[16]。

同样，不同类型的臂丛损伤或肿瘤术后神经功能恢复的分级也用同样的分级系统，对每束神经功能进行计算，然后再整合平均得到总的分级。神经功能恢复到 3 级或以上即治疗成功，恢复到 4 级疗效良好，恢复到 5 级疗效优秀。如果一束神经被认为不可修复或其近端不作为神经来源或神经移植的成分，不把它作为分级的成分。不可修复的部位通常在 C8-T1 神经根或下干。然而，一些分级仅适用于锁骨上连枷臂的患者，来反映 C5、C6、C7 神经所支配肌肉的平均分级。尽管如此，分级的数据仍然很难反映连枷臂患者的神经功能恢复情况。

任何临床评估方法都需放射检查和电生理检查辅助。颈部和肩部 X 线片是发现合并伤的重要方法，胸部透视可观察膈肌有无抬高。怀疑血管损伤的病例进行血管造影检查。95% 的患者术前需行神经传导功能（NCV）和肌电图（EMG）检查。损伤神经如存在不同程度连续性，则术中在损伤远近端进行神经动作电位检查[17]。切除神经组织的病理结果与术前临床症状和术中电生理检查结果相结合。术后随访包括门诊复诊肌力检查和肌电图检查。所有患者术后至少复查一次。然后通过电话或 Email 随访。一些患者随访很难超过 18 个月，患者术后状态在最后一次临床复诊中记录。

手术患者的选择

由于臂丛枪弹伤多数为挫伤、撞伤或牵拉伤而不是离断伤，所以多数臂丛枪弹伤患者需经过 2~5 个月保守治疗（表 15-2）。肌电图检查推迟到伤后 3~4 周进行。患者在随后几个月内需重复检查，通过临床症状或电生理检查判断有无神经功能恢复。因此，伤后至手术的间隔一般为 17 周。由于大多数患者来自于其他州而不是路易斯安那，所以这些患者很难按计划在伤后 2~4 个月的最佳时间安排手术。大多数需进行神经手术的患者是由于伤后早期数月内臂丛神经功能无改善（图 15-4）。另外一些患者是由于假性动脉瘤、凝血块或动静脉瘘压迫臂丛需手术治疗。其余需要手术的包括非灼性疼痛且对药物治疗无效的和烧灼痛需行交感神经切除术的患者。

术中电生理检查

锁骨上臂丛损伤术中进行神经动作电位检查，将三极刺激电极直接放置在硬膜外的脊神经处，双极记录电极放置在臂丛远端的部分如神经干或股部[13]。刺激电极和记录电极一般相距 3~6cm[34]。

神经损伤 3~4 个月后，如果神经再生充分，神经动作电位检查中会记录到波幅较低、传导较慢的动作电位[17]。如果神经没有再生，就记录到扁平的轨迹。如脊髓背根为节前损伤，术中神经动作电位是可记录到的，且较再生电位波幅大和传导速度快[13,34]。这是由于感觉纤维与背根神经节连续性存在，所以可记录到神经动作电位，然而近端与脊髓失去联系，故临床表现为损伤以远功能完全丧失。另外，如果严重的节后损伤到神经根或硬膜外脊神经或节前节后均损伤，则记录不到任何神经动作电位。

如果记录到再生的神经动作电位，只需行神经松解术。如果记录不到神经动作电位，对受损的臂丛成分行神经切除术。当神经动作电位的轨迹扁平或节前损伤，向近端追踪神经根至硬膜囊处[18]。为扩大显露脊神经近端，去除神经根周围的一些骨结构。如果不能从周围结构中显露近端神经根，就无法进行神经移植修复。一些根性撕脱伤或硬膜内神经严重损伤的，神经根近端断面瘢痕形成，通常不能分辨出神经束。如果可显露出神经根，应尽力将残端拉出。当无法确定近端残端结构为神经组织，可对其行冰冻切片检查[22]。

在椎间孔出口处刺激脊神经，将记录电极放置在颈部后上方或对侧运动皮质对应的头皮区，如果相应

表 15-2 臂丛枪弹伤选择手术的标准

1. 至少一束神经功能完全丧失
   a. 伤后早期几个月临床或 EMG 检查无功能改善
   b. 至少有一束受损神经可通过手术修复，如 C5、C6、C7、上干、中干、外侧束、后束或其他分支
   c. 如果单纯是下臂丛损伤不需手术，然而，如果有其他可能通过手术修复的成分损伤，应该尽可能手术修复
2. 不完全性损伤伴有药物无法控制的神经痛。此外，当对完全性损伤的神经成分手术修复时，应对不完全损伤的成分手术探查，并行 NAP 检查
3. 假性动脉瘤、血肿或累及臂丛的瘘管形成
4. 真性烧灼性神经痛需行交感神经切除术

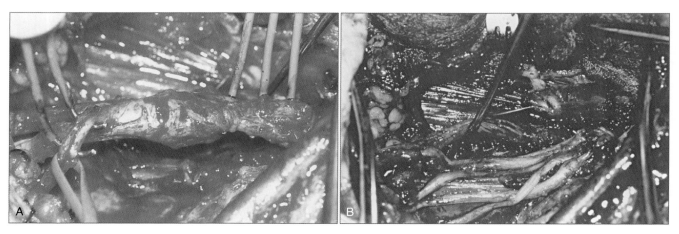

图 15-4　(A)枪弹伤所致严重的上干损伤。图中所示，刺激 C5 神经(左)，在肩胛上神经处记录(右)。(B)没有电传导经过受损部位，所以需行神经移植修复。中干被牵拉到上方，由于可以记录到神经动作电位，只行了神经松解术。

节段的脊神经背根完整，就可以记录到体感诱发电位。因此，体感诱发电位或皮层诱发电位的存在提示脊神经背根完整，尽管在动物实验中表明只要有 100 条纤维连续就可诱导产生皮层诱发电位[36]。如果脊神经背根的皮层诱发电位存在，通常提示运动神经根与皮质也存在连续性，但这不是绝对的。

　　近来有学者提出经皮皮质运动区磁刺激，来检测脊神经腹侧根的完整性。LSUHSC 和其他机构的研究认为，磁刺激诱发电位在所有检测方法中还处于初始阶段。LSUHSC 在皮层体感诱发电位和神经动作电位检测方面有丰富的应用经验，特别是后者，目前既应用于神经连续性存在的裂伤和枪弹伤，又应用于锁骨上下牵拉伤(在 LSUHSC，几乎是唯一应用的检测方法)。在 LSUHSC，神经动作电位检测也应用于锁骨下臂丛枪弹伤。在确保刺激和记录电极正常的情况下，神经动作电位检测经常应用于神经不全损伤或较少受损的神经成分。

手术入路

　　在 LSUHSC，神经手术入路通常采用前侧入路[9,19]。只有 12 例(10%)臂丛下干枪弹伤的患者采用了肩胛下后侧入路，该入路要切除第一肋骨[10]。

　　受损神经成分的显露通常应用 15 号长柄解剖刀或组织剪锐性分离。通常在 3.5 倍放大镜下进行分离。尽可能显露损伤区远近端的神经和血管结构。手术入路不仅要良好显露损伤部位，也要为术中神经动作电位的检查提供足够的空间。手枪伤、高速步枪伤或损伤范围广泛的患者，为了修复神经或血管，有需要向损伤

处上下广泛显露。

锁骨上臂丛损伤

　　锁骨上臂丛损伤通常采用前侧入路，从胸锁乳突肌外缘至锁骨的斜行切口。分离结扎切断颈横血管(锁骨上血管)，分离锁骨上脂肪垫向外侧牵开，分离及清楚显露前斜角肌区。如果膈神经完好，游离膈神经向内侧牵拉固定，这样上干才能与前斜肌解剖分离开(图 15-5)。通常需切除前斜角肌来显露 C7 至中干及其以下的神经成分。解剖臂丛股部需在锁骨下显露，结扎切断肩胛上动静脉和锁骨下肌。应用止血纱布环绕

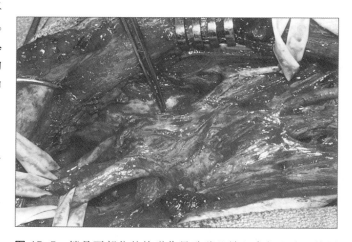

图 15-5　锁骨下部位的枪弹伤导致臂丛神经束部和腋血管周围严重的瘢痕形成。术中首先分离出腋动脉、腋静脉和臂丛主要的神经束，然后将神经血管从瘢痕中分离出来。如果神经没有断裂，就通过电刺激判断神经损伤情况。尽管术前外侧束和后束表现为完全性损伤，内侧束为不完全性损伤，然而术中这些神经成分均可记录到动作电位，这可能是神经再生或神经为部分损伤的结果。

锁骨,将其向下牵拉,这样就可显露解剖臂丛股部。

通常锁骨上探查要比锁骨下探查容易完成,这是由于锁骨下动静脉位于重要探查部位的下方,必要时,应用静脉牵开器将锁骨下动静脉牵开。在锁骨下,腋动脉位于损伤臂丛的中心,且由于腋动脉常常已经损伤或修复术后,所以腋动脉必须显露清楚加以保护。

锁骨下臂丛损伤

锁骨下损伤通过胸大肌三角肌间沟显露。结扎头静脉,切断胸小肌,或应用腹钩向下牵拉。将覆盖臂丛的血管电凝或结扎后分离。锁骨下肌切断,更多时行节段性切除。经锁骨下应用纱条向上牵拉固定锁骨。如果锁骨上入路联合锁骨下入路显露,需结扎切断锁骨上血管。

应用自动拉钩放置在胸肌三角肌间沟内显露锁骨下间隙。首先显露的是位于腋动脉上外侧的外侧束。由于在该水平枪弹伤易导致血管损伤,外侧束和后束,有时也包括内侧束和血管容易粘连在一起,偶尔一束或几束神经与血管混合在一起。

枪弹伤所致的锁骨下损伤探查时需解剖分离腋动静脉而增加手术难度(图 15-6)。将臂丛从腋血管中分离的过程中,必须修复这些血管的损伤。最为困难的部分是后束向远端分为腋神经和桡神经处断裂。如果锁骨下窝后壁瘢痕严重,至肱三头肌、背阔肌和肩胛下肌的肌支断裂修复也很困难。

锁骨下损伤显露困难有时是由于外侧束,特别是与内侧束至正中神经移行处包绕腋动脉并与其粘连在一起有关。如果外侧束的肌皮神经至肱二头肌/肱肌的肌支损伤,探查时必须非常仔细,尤其是外侧。细小的喙肱肌肌支在外侧束至肌皮神经移行处或肌皮神经近端外侧走行,要尽可能保留。

有 12 例枪弹伤患者伤及神经根或近脊髓的脊神经。这些患者通过后侧肩胛下入路同时切除第一肋,显露受累神经根或近硬脊膜外的脊神经[10,20]。

端-端缝合修复

经神经探查一旦神经束被明确诊断无传导功能和小范围神经缺损,就可行端-端外膜缝合修复术。当神经断裂且断端能在张力很小的情况下对合也采用端-端缝合修复术。当神经缺损较大,不能行端-端缝合修复,就采用自体神经移植术,通常切取腓肠神经,采用多股电缆式神经移植修复(图 15-7)。当连续的神经长段损伤并记录不到神经动作电位或神经断裂断端回

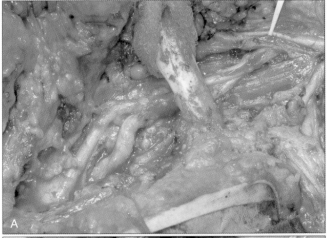

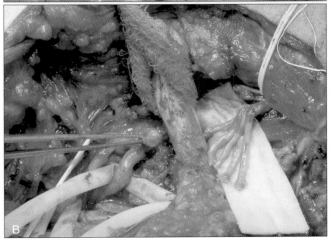

图 15-6　臂丛枪弹伤。**(A)** 上干至外侧束段有广泛的牵拉损伤。**(B)** 经损伤部位记录不到 NAP,需行神经移植修复。(见彩图)

缩,不能无张力拉拢缝合时,则需要神经移植。

当神经束横断面上受损的部分超过剩余的部分时,需行劈裂修复术。如果将受损部分神经与其他部分纵行劈裂开后记录不到神经动作电位,需将损伤段神经切除并行神经移植修复。在剩余有神经动作的神经中切除过多的瘢痕组织,同时要尽可能保留神经纤维束结构。

结果

在 LSUHSC 研究系列中,有 118 例臂丛枪弹伤的患者。外科处理的 293 束神经束大多数手术中探查发现大体上神经是连续的。只有 8% 的神经束探查发现是完全断裂的。

连续性存在的神经一些功能可自行恢复,而另外一些伤后数月也无功能恢复的表现。对这些病例需行

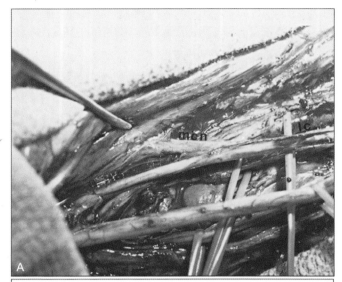

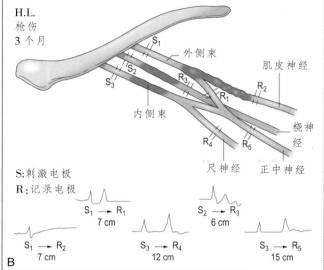

表 15-3　118例臂丛枪弹伤术后效果(n=293 束神经成分)

损伤类型	神经松解*	神经缝合**	神经移植**
完全性损伤(202 束)	46/42 (91%)	21/14 (67%)	135/73 (54%)
不完全性损伤(91 束)	82/78 (95%)	6/5 (83%)	3/2 (67%)
总计	128/120(94%)	27/19 (70%)	138/75 (54%)

结果以神经束总数/恢复至 3 级或以上的神经束数目表示。

*,对路连续性存在的病损神经测得 NAP,则行神经松解。

**,对路连续性存在的病损神经未能检测到 NAP 者,行神经缝合或移植,有些移植在可测得 NAP 而行劈开修复时实施。

通过术中电生理检查后,156 束(77%)神经需行神经段切除修复术(图 15-9)。对切除的标本进行病理检查确定为神经断裂伤或 Sunderland 分类Ⅳ度损伤。

对于预测可恢复的神经成分如上干、C5 和 C6 神经根,以及外侧束和后束及其分支,神经修复是比较有效的。135 束功能完全丧失的神经通过神经移植修复,73 束(54%)达到可接受的效果;21 束通过端-端缝合修复,14 束(67%)效果可以接受。本研究中,神经移植与端-端缝合修复的效果相似,这可能与神经移植段较短有关,移植神经长度为 2.54~6.35cm(1~2.5 英寸)。在严重的 C8、T1 神经根、下干和内侧束损伤的患者,当神经连续性存在并可记录到神经动作电位, 神经功能可出现恢复。但无论是神经移植还是端-端缝合修复对上述神经损伤均达不到有效恢复,而小儿病例除外。

Stewart 和 Birch 也认为 C5、C6、C7 神经根和外侧束、后束损伤修复后可获得较好的效果,而伴有颈髓损

图 15-7　(A)臂丛神经束部的枪弹伤。最严重的损伤发生在外侧束与肌皮神经连接处(剥离器所指的是受损的肌皮神经进入肱二头肌的位置)。刺激外侧束,在肌皮神经记录不到 NAP,但在正中神经可以记录到, 所以将损伤段神经切除, 行神经移植修复。(B)术中情况示意图及 NAP 的记录结果。术前临床和电生理检查认为内侧束为严重损伤,但在术中却能记录到 NAP (S₃ to R₄, S₃ to R₅)。后束损伤较轻,术中记录到 NAP (S₂ to R₃)。由于外侧束至正中神经可记录到 NAP (S₁ to R₁),而至肌皮神经记录不到 NAP (S₁ to R₂),所以保留外侧束中正中神经的部分,而将肌皮神经的部分通过神经移植修复。

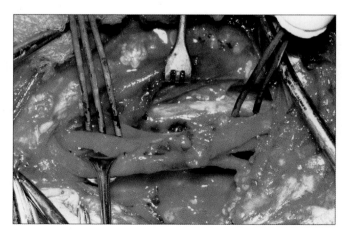

图 15-8　臂丛上干枪弹伤。刺激电极置于 C5 神经根(左侧),记录电极置于上干前股(右侧)。这是神经干平面的损伤,伤后 3.5 个月行损伤段切除,神经修复。术后结果满意:术后 3.5 年,肱二头肌肌力达 4~5 级,旋前圆肌和屈腕屈指肌肌力达 3~4 级,并且正中神经支配区感觉恢复到 4 级。(见彩图)

神经探查和术中神经动作电位检查。对 293 束神经进行了探查和功能评估, 其中 120 例可记录到神经动作电位,并且神经松解有效,94%病例的神经功能恢复到 3 级或以上(表 15-3)。早期没有神经再生表现的通常需手术修复(图 15-8)。202 束怀疑完全性损伤的神经

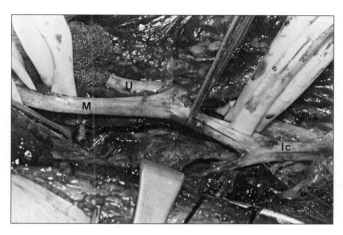

图 15-9 Shown is a severe lesion in continuity to the posterior cord, which did not transmit a nerve action potential (NAP). The nerve required resection and graft repair. The functional loss of the musculocutaneous-innervated muscle was complete preoperatively, but the element transmitted an NAP across the injury. A neurolysis was performed. The musculocutaneous nerve is displaced by the retractor in this figure (lc, lateral cord; M, median; U, ulnar). (From Kline DG: Civilian gunshot wounds to the brachial plexus. J Neurosurg 70:166-174, 1989.)*

伤的全臂丛损伤预后特别差[32]。在 LSUHSC，91 束术前评估为不完全性损伤的神经，术中电刺激和神经动作电位检查发现有 9 束没有足够的神经再生。这些差异可能是由于在锁骨下解剖的变异。这些损伤需端-端缝合或神经移植修复。

上干、外侧束和后束损伤的修复效果最好，并且 C7 至中干（图 15-10）和中干至正中神经的损伤修复后效果也很好。下干和多数内侧束损伤通常恢复效果较差，除非术中神经动作电位检查证明有神经再生，对这些病例可行神经松解或神经劈裂修复术。

因此，对于枪弹伤造成的臂丛损伤，外科手术干预是必需的。

病例分析——臂丛枪弹伤

病例 1

患者，55 岁，右利手，仓库管理员，左肩部被 0.35 口径手枪近距离击中。子弹从锁骨上间隙进入，锁骨及第 1、2 肋骨骨折，弹壳留在后侧的肩胛下区。开始即有连枷臂。血管造影示腋动脉和锁骨下动脉血流正常。当地

医院已对伤口进行清创，并取出弹壳和锁骨骨折碎片。

6 周后复查，冈上下肌、三角肌、肱二头肌/肱肌、肱三头肌、肱桡肌、旋前圆肌、旋后肌和伸腕伸指肌均完全瘫痪。屈腕屈指肌，也包括屈拇长肌，肌力为 2~3 级，骨间肌肌力为 3 级。蚓状肌或鱼际肌瘫痪，并且 C5、C6、C7 神经分布区感觉减退，仅保留 C8、T1 神经感觉区。

肌电图显示所有受累肌肉都有失神经改变，C5、C6、C7 神经分布区改变最为严重。损伤 3 个月后，通过前侧锁骨上下联合入路进行神经探查术。切除锁骨粉碎骨折形成骨痂的部分和广泛的瘢痕组织，显露臂丛神经的干部和束支部。所有神经成分都是连续的，但有广泛的瘢痕。刺激 C5、C6、C7 神经，通过上、中干前后股都记录不到神经动作电位，并且刺激这些神经远端肌肉无收缩。另外，刺激 C8、T1 神经能引起轻微的屈腕，并且内侧束可记录到中等大小的神经动作电位。只对 C8、T1 神经行神经外松解，并切除 C5、C6、C7 神经和上中干到远端分支的部分。分别采用 11 段长度为 5~6.4cm 的神经移植修复 C5 到肩胛上神经，C5 到外侧束和后束，C6 到外侧束和后束，C7 到后束和内侧束的一部分。钢丝固定锁骨，放置烟卷引流，闭合伤口。术后 3 天拔出引流，术后 7 天出院并指导物理治疗。

患者随访期间复查数次。术后 5 年，肌力检查得到如下结果：冈上下肌肌力为 3~4 级，三角肌肌力 3 级，肱二头肌/肱肌肌力 4 级，肱三头肌肌力 3 级，旋前/旋后肌肌力 3，伸腕肌肌力 4 级。而伸指伸拇肌肌力为 0。屈腕屈指肌肌力为 4 级，骨间肌和蚓状肌肌力为 4 级，鱼际肌肌力 3 级。尽管患者的拇、示、中指触摸和针刺感觉下降，但患者能对刺激进行定位。建议患者行肌腱转位改善工作指和拇指的伸指功能；但患者已很好应用患肢和患手进行工作，不愿再行肌腱转位术。患者 C5、C6 和上干修复后功能恢复到 4 级，C7 和中干修复后功能恢复到 3 级。

点评

对于严重的臂丛枪弹伤患者，这是一个很好的治疗结果。如果功能丧失，特别是 C5、C6、C7 神经或其分支的分布区的功能在伤后早期几个月没有改善，就要按部就班地行神经探查和术中电生理检查。

病例 2

患者，22 岁，右利手，机械师，同样右肩部被猎枪

---

*，应版权方要求，此图图注须为英文原文。译文如下：这是臂丛后束的严重损伤，尽管神经有连续性，但经过损伤部位记录不到 NAP。需行损伤段神经切除神经移植修复。术前肌皮神经支配区功能完全丧失，但术中经过损伤部位可记录到 NAP，所以对肌皮神经行神经松解术。图中肌皮神经被牵开(lc, 外侧束; M, 正中神经; U, 尺神经)。

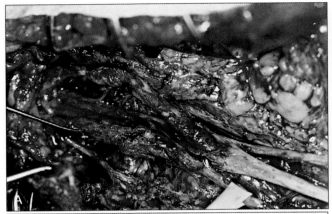

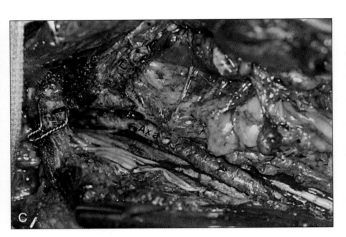

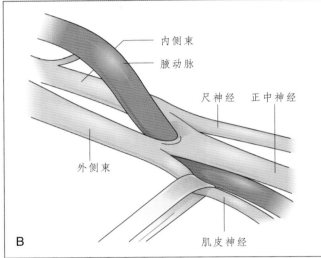

图 15-10　(A)This gunshot wound involved the lateral and posterior cords. An arterial repair had been acutely performed, and unfortunately, the posterior wall of the artery had been sewn to the lateral and some of the posterior cords.(B)The accompanying drawing depicts the major relationships between some of the plexus elements and the artery.(C)The lateral cord segment required repair. Grafts are in place in the lateral cord distribution. The clavicle had been divided because the proximal suture site for the grafts was immediately below the clavicle (Ax a, axillary artery). (Reprinted in part from Kline DG, Judice DJ: Operative management of selected brachial plexus lesions. J Neurosurgery 58:631－649, 1983.)*

近距离击中。他迅速接受大隐静脉旁路移植修复锁骨下动脉至肱动脉,并固定肱骨骨折。最初发现手部肌肉有一定的自主收缩。随后的肌电图检查发现三角肌、肱二头肌和桡神经和正中神经支配的肌肉均完全性失神经支配。根据 LSUHSC 的评估系统的结果与前面所述其他机构的结果相似。冈上、冈下肌肌力为 3~4 级,三角肌、肱二头肌/肱肌、肱桡肌肌力为 0。肱三头肌肌力减弱,为 3 级。没有伸腕、伸指、伸拇和旋前旋后功能。屈腕由尺侧腕屈肌完成,其肌力为 3 级。屈指力很弱,但环、小指指深屈肌和尺侧手内肌肌力为 2~3 级。所有正中神经支配的肌肉瘫痪。正中神经和桡神经支配感觉减退,尺神经支配区感觉减退明显减轻。这些结果在随后 6 周均无改变。

该患者在伤后 5.5 个月后,经前侧入路进行了锁骨下探查。从肩部到前臂发现有多处、散在的子弹,所

有神经成分都被严重的瘢痕包绕。

切断胸大小肌来扩大手术显露,外侧束至肌皮神经断裂缺失,应用 2 股 5cm 长的腓肠神经移植修复。外侧束至正中神经纵行的一部分存在很小的 NAP,其余部分则没有;因此劈开外侧束并切除无传导的部分,应用 5cm 神经移植修复,剩余的部分则给予神经松解。

后束至桡神经连续性存在,但有个巨大神经瘤,跨神经瘤远近端记录不到神经动作电位,因此切除神经瘤,并应用 3 股 6.4cm 的腓肠神经移植修复。后束至腋神经可记录到神经动作电位只行了神经松解。

尽管内侧束被严重瘢痕包绕并有些变硬,但内侧束除了至正中神经部分外,其他分支均可记录到神经动作电位。彻底的神经外松解后,应用 2 股 3.8cm 的前臂皮神经移植修复内侧束至正中神经部分。内侧束至尺神经部分只行神经外松解术。只缝合修复胸大

*,应版权方要求,此图图注须为英文原文。译文如下:(A)这是累及臂丛外侧束和后束的枪弹伤。急诊对动脉损伤进行修复,不幸的是,动脉后壁与外侧束和部分后束缝在一起。(B)示意图显示动脉和臂丛成分的关系。(C)外侧束损伤部分需切除,行神经移植修复。由于移植段神经近端缝合口处于锁骨的下方缝合困难,所以需截断锁骨以利于神经缝合修复。(Ax a,腋动脉)。

肌,不缝合胸小肌,逐层闭合伤口不放置引流。术后抗生素治疗,无发热。术后9天出院去相关机构行康复治疗。

术后第一年中复诊数次,并发现三角肌功能早期恢复。患者返回工作岗位作为服务站经理,主要用左上肢,右上肢辅助。

截至到术后2年,肱二头肌/肱肌肌力为3~4级,旋前肌肌力4级。正中神经和尺神经功能都有明显的改善。随访6.5年,尽管由于腋部软组织缺失限制着外展进一步,但肩外展仍可达110°。肱二头肌/肱肌、肱桡肌和肱三头肌功能都很好。有很好的旋前和部分旋后功能,伸腕肌肌力达3~4级。伸指伸拇功能缺失。有轻微的爪形手倾向,但腋神经、外侧束至肌皮神经、外侧束至正中神经、内侧束至正中神经缩支配肌肉的总的肌力为4级,后束至桡神经所支配的肌肉肌力为3~4级。

患者现在每天用右上肢工作,包括用右手写字,尽管右上肢很容易疲劳。

点评

如果以前做过血管移植改变了解剖结构,神经探查时一定要避免损伤移植的血管。修复胸小肌也许会伤及神经结构,所以通常不修复胸小肌。而胸大肌必须仔细修复。为了避免影响到神经移植物,放置引流必须谨慎,同样拔出引流时也必须小心。

(王洪刚 译 向剑平 顾立强 校)

参考文献

1. Bateman JE: The Shoulder and Neck, 2nd edn. Philadelphia, WB Saunders, 1978.
2. Binns JH and Wynn Parry CB: Successful repair of a complete brachial plexus lesion. Injury 2:19, 1970.
3. Black AN, Burns BD, and Zuckerman S: An experimental study of the wounding mechanism of high velocity missiles. Br Med J 2:872–874, 1941.
4. Brooks DM: Open wounds of the brachial plexus. J Bone Joint Surg [Br] 31:17–33, 1949.
5. Brooks DM: Peripheral nerve injuries. Medical Research Council Special Report Series, HMSO, 1954:418–429.
6. Brown AK: Gunshot wounds then and now. J R Coll Surg Edinb 34:302–309, 1989.
7. Callender GR: Wound ballistics – mechanism of production of wounds by small arms, bullets and shell fragments. War Med 3:337–342, 1943.
8. Davis L, Martin J, and Perret G: The treatment of injuries of the brachial plexus. Ann Surg 125:647–657, 1947.
9. Davis DH, Onofrio BM, and MacCarty CS: Brachial plexus injuries. Mayo Clin Proc 53:799–807, 1978.
10. Dubuisson AS, Kline DG, and Weinshel SS: Posterior subscapular approach to the brachial plexus. Report of 102 patients. J Neurosurgery 79:319–330, 1993.
11. French LA: Clinical experience with peripheral nerve surgery with special reference to the results in early nerve repair. MS Thesis, University of Minnesota, 1946.
12. Ghostine SY, Comair YG, Turner DM, et al.: Phenoxybenzamine in the treatment of causalgia. J Neurosurg 60:1263–1268, 1984.
13. Happel LT and Kline DG: Nerve lesions in continuity. In: Gelberman R, Ed: Operative Nerve Repair and Reconstruction, vol 1. Philadelphia, JB Lippincott, 1991.
14. Hudson AR and Dommissee I: Brachial plexus injury: Case report of gunshot wounds. Can Med Assoc J 117:1162–1164, 1977.
15. Jebara VA and Saade B: Causalgia: A wartime experience – report of twenty treated cases. J Trauma 27:519–524, 1987.
16. Kline DG: Civilian gunshot wounds to the brachial plexus. J Neurosurg 70:166–174, 1989.
17. Kline DG and Happel LH: Penfield Lecture: A quarter century's experience with intraoperative nerve action potential recording. Can J Neurol Sci 20:3–10, 1993.
18. Kline DG and Hudson AR: Diagnosis of root avulsions. J Neurosurg 87:483–484, 1997.
19. Kline DG and Judice DJ: Operative management of selected brachial plexus lesions. J Neurosurg 58:631–649, 1983.
20. Kline DG, Kott J, Barnes G, et al.: Exploration of selected brachial plexus lesions by the posterior subscapular approach. J Neurosurg 49:872–880, 1987.
21. Leffert RD: Brachial Plexus Injuries. New York, Churchill Livingstone, 1985.
22. Malessy MJ, van Duinen SG, and Feirabend HK: Correlation between histopathological findings in C-5 and C-6 nerve stumps and motor recovery following nerve grafting for repair of brachial plexus injury. J Neurosurg 91:636–644, 1999.
23. Nakaras A: The surgical management of brachial plexus injuries. In: Daniels RK and Terzis JK, Eds: Reconstructive Microsurgery. Boston, Little, Brown, 1977.
24. Nelson KG, Jolly PC, and Thomas PA: Brachial plexus injuries associated with missile wounds of the chest. A report of 9 cases from Viet Nam. J Trauma 8:268–275, 1968.
25. Nulsen FE and Slade WW: Recovery following injury to the brachial plexus. In: Woodhall B and Beebe GW, Eds: Peripheral Nerve Regeneration: A Follow-up Study of 3,656 World War II Injuries. Washington, DC, US Government Printing Office, 1956.
26. Omer GE: Injuries to nerves of the upper extremity. J Bone Joint Surg [Am] 56:1615–1627, 1974.
27. Omer GE: The prognosis for untreated traumatic injuries. In: Omer GE, Spinner M, and Van Beek A, Eds: Management of Peripheral Nerve Problems, 2nd edn. Philadelphia, WB Saunders, 1998.
28. Ordog GJ, Balasubramanium S, Wasserberger J, et al.: Extremity gunshot wounds: Part one – Identification and treatment of patients at high risk of vascular injury. J Trauma 36:358–368, 1994.
29. Samii M and Moringlane JR: Thermocoagulation of the dorsal root entry zone for the treatment of intractable pain. Neurosurgery 15:953, 1984.
30. Seddon HJ: Peripheral Nerve Injuries. London, HM Stationery Office, 1954.
31. Seddon HJ: Surgical Disorders of the Peripheral Nerves. Baltimore, Williams & Wilkins, 1972.
32. Stewart MP and Birch R: Penetrating missile injuries of the brachial plexus. J Bone Joint Surg [Br] 83:517–524, 2001.
33. Sunderland S: Nerves and Nerve Injuries, 2nd edn. Edinburgh, Churchill Livingstone, 1978.
34. Tiel RL, Happel LH, and Kline DG: Nerve action potential recording method and equipment. Neurosurgery 39:103–109, 1996.
35. Vrettos BC, Rochkind S, and Boome RS: Low velocity gunshot wounds of the brachial plexus. J Hand Surg [Br] 20:212–214, 1995.
36. Zhao S, Kim DH, and Kline DG: Somatosensory evoked potentials induced by stimulating a variable number of nerve fibers in rat. Muscle Nerve 16:1220–1227, 1993.

第**16**章

臂丛牵拉伤

Rajiv Midha

概述

■ 对于这些常见损伤的处理是内外科最有争议的领域之一。

■ 与其他臂丛损伤相似,判断臂丛每个成分及整个臂丛是完全性损伤还是不完全性损伤非常重要。

■ 在不完全性损伤中,有部分功能保留或早期有功能恢复的神经成分,其功能可能自行恢复。而其他严重牵拉伤或根性撕脱的神经功能则不能自行恢复。

■ 臂丛近端存在严重损伤的体征,表明为根性撕脱伤,特别是 C5、C6 和 C7 神经根,将无法直接修复。

■ 由于有些检查如椎旁肌失神经,阳性感觉电位,甚至异常的脊髓造影其精确性有限,因此,术中探查评估和电生理检查始终都很重要。

■ 整个研究中,我们遵循一个原则,评估臂丛牵拉伤直接修复术的价值。

■ 应用下行颈丛、副神经、胸内外侧神经和肋间神经等转位修复,明显增加了臂丛直接修复的可能性。

■ 对多组神经受累的臂丛损伤进行功能恢复分级是很困难的。应用路易斯安那州立大学医学中心的评价系统可评估臂丛直接修复的价值。

■ C5、C6 神经牵拉损伤时,发生根性撕脱的概率较低,有时可自行恢复,也有合并 CT 神经严重损伤者。这类损伤采用直接修复是最佳选择,并辅助神经移位术可获得很好的疗效。

■ 由于 C5、C6、C7 神经牵拉伤发生根性撕脱的概率比 C5、C6 神经要高,因此,其功能自行恢复的机会明显降低,腕部和手运动功能均有不同程度的丧失。尽管如此,这类损伤也可选择直接修复,其结果也是可以接受的。

■ C5–T1 神经牵拉伤很难直接修复,尽管大约有 50% 的病例通过手术可获得肩和臂部有效的功能恢复。对这类病例,采用单一神经根来源的神经移植(通常是 C5),并经常辅以神经移位术。

■ C5–T1 神经牵拉伤,所修复的神经成分和组成决定了修复的

效果。

■ 许多锁骨下臂丛牵拉伤不能自行恢复,需要手术。

■ 外侧束和后束及其分支(如肌皮神经和腋神经)损伤修复效果最佳,而内侧束损伤修复效果很差。但内侧束至正中神经分支处的损伤,在多数病例中修复是有效的。

■ 单独肩胛上神经直接损伤不常见,常因 C5、C6 神经和上干损伤而导致其功能丧失。

■ 腋神经与肩胛上神经同时发生牵拉伤是一种独立的损伤形式[不是 C5、C6 神经或(和)上干损伤所引起]。肩胛上神经功能会随着时间推移逐渐改善,很少需要修复,而腋神经却常需要手术修复。

■ 撕裂伤和医源性损伤,特别是累及近端脊神经至神经干水平,最好采用后侧肩胛下入路来探查修复。

引言

近几十年,文献中对臂丛损伤,特别是臂丛牵拉伤有着浓厚的兴趣,但对于臂丛损伤这一难题的处理尚未统一认识。一些学者认为臂丛损伤的外科手术适应证很少,而另外一些学者则认为所有臂丛损伤的病例均需手术治疗[103]。一些外科医生提倡对于连枷臂或全上肢瘫痪的病例应该行早期截肢治疗[62]。另一些医生也包括我们,认为应尽可能通过外科手术的方式来修复臂丛损伤[44,45]。对于臂丛损伤的手术方式及其如何联合应用也存在争议。臂丛损伤直接修复常需联合神经移位术。神经修复时,可采用不同手术入路来显露要修复的神经根或脊神经[1,4,48,55]。臂丛直接修复时可联合神经移位术,作为近端神经来源的移位神经可选择高位颈神经根、下行的颈丛、副神经、膈神经或肋间

神经等[2,37,51,76,109]。因为很多情况下臂丛损伤无法直接修复或是修复可能失败，所以一些医生常选择神经移位术作为初次修复的方式[14,23,108]。而另外一些医生则选择早期功能重建术，如盂肱关节融合术(肩关节仍有一定活动度)，条件允许的话，可行屈肌成形术、胸大肌或背阔肌转位屈肘功能重建[6,16,53]。

在臂丛治疗观点和显露方式等方面仍存争议，所以在展示我们的研究结果之前，首先要复习一下臂丛牵拉伤的文献。下一节的内容就是描述我们所遇见的不同类型的臂丛牵拉伤以及我们是如何处理的。

臂丛牵拉伤/挫伤的研究背景

机制问题

臂丛损伤最多为牵拉伤、挫伤造成，通常是车祸，特别是摩托车车祸引起[21,26]。尽管车祸引起的严重臂丛损伤所占的比率很高[66]，其他损伤也可导致臂丛损伤[19]。在 39 例运动伤导致臂丛损伤的文献中，踢足球造成臂丛损伤9 例，骑自行车损伤者 7 例[43]，滑雪和雪橇运动意外伤4 例，骑马跌落伤4 例，相关水上运动损伤 7 例，其他运动(摔跤、体操和高尔夫)损伤8 例。不

管损伤的具体原因为何，其损伤机制通常是头和颈部被推向一侧，而肩和上肢被拉向另一侧[27,71]。这导致严重的软组织牵拉伤，包括神经损伤，血管损伤较少见(图 16-1 至图 16-3)[33,119]。

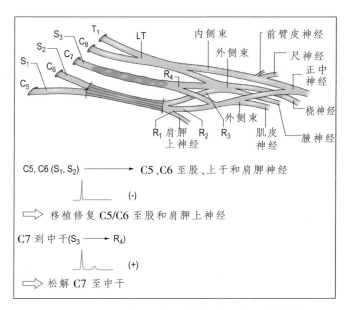

图 16-2　1 例 C5、C6 神经损伤的病例，需要神经移植修复。C5、C6 神经根至上干前后股记录不到 NAP，但 C7 至中干可记录到 NAP。

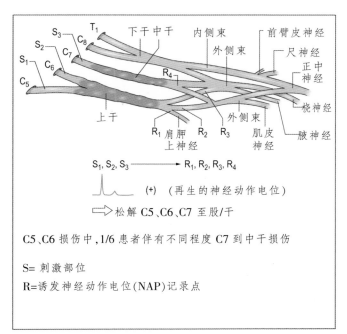

图 16-1　患者术前冈上肌、冈下肌、三角肌、肱二头肌、肱桡肌和旋后肌功能完全丧失，神经缝合术后 5 个月，在 C5、C6、C7 均记录到了再生 NAP。C5、C6 神经损伤患者中有 1/6 的患者也有 C7 损伤，C7 神经根至中干也有 NAP 存在。

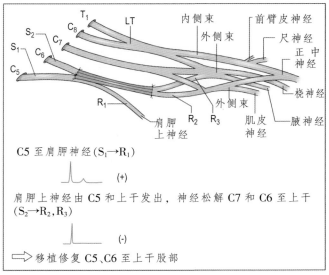

图 16-3　1 例不完全性神经损伤，C5 神经根至肩胛上神经存在神经动作电位，而 C5、C6 神经根至上干前后股记录不到电位，给予神经移植修复。本病例 C7 神经根未受损。

保守治疗及自然病程

不管是什么损伤机制造成的臂丛损伤,过去保守治疗和非手术治疗占多数。Leffert 已经很好地总结了 20 世纪早期的文献[52]。这些学者包括 Thoburn、Kennedy、Clark、Taylor、Prout、A.S.Taylor、Forester、Sever、Sharp、Jepson 和 Stevens。许多病例报道了产瘫,另一些报道了成人牵拉伤。尽管有一些通过手术获得成功的病例报道,但总的来说,臂丛损伤的治疗效果较差,令人失望[96]。另一方面,臂丛损伤的严重程度限制神经功能的自行恢复,且修复重建的机会很小,这一点很明确。偶尔为了应用假肢也行截肢术[84],但截肢者很少应用假肢,尤其是截肢平面很高的患者。因此,这种术式已很少应用(图 16-4)。

对前半个世纪以来关于未经手术而功能自行恢复的文献进行一些回顾非常必要。1949 年,Barnes 报道了 63 例臂丛牵拉伤,仅 14 例损伤 C5、C6,其中 11 例自行恢复了部分屈肘功能和少数肩关节的功能[5]。另外,19 例有 C5、C6、C7 损伤的患者中,11 例有部分伸腕伸指、屈肘和肩外展功能的恢复。但全臂丛损伤患者的预后很差。1959 年,Bonney 在其研究中也证明了这一观点:19 例全臂丛损伤的患者,随访 2 年后几乎没有功能恢复[10]。即使有功能恢复,也要 12~24 个月后才出现,并且只有近端的肌肉功能恢复;选择了 15 例患者进行了探查来判断预后,结果损伤的神经成分都有连续性,因此没做任何神经修复。所以 Bonney 在那时得出结论:如果发现神经撕裂才需神经缝合或神经移植修复;否则,无需修复。1962 年,Taylor 报道了 90 例臂丛牵拉伤,其中 50 例纳入其研究,包括 17 例不完全性损伤和 33 例完全性损伤[104]。在完全性损伤组,60% 的患者根本没有功能恢复。

Leffert 和 Seddon 回顾性研究了 31 例闭合性臂丛损伤,不伴有锁骨骨折、锁骨上窝肿胀或硬结;没有肩胛背神经、肩胛上神经、胸长神经支配肌瘫痪及 Homer 征[54]。与其他研究相比,这些患者主要属于锁骨下轻度臂丛损伤,他们认为这些患者首选保守治疗。而 Alnot 则认为一些锁骨下臂丛损伤需手术治疗[3]。在其研究中,多数病例损伤累及后束至桡神经或腋神经,很少累及外侧束、外侧束至肌皮神经或正中神经外侧头。

Wynn Parry 报道了一组未经手术治疗但随访超过 5 年的病例[114]。其中 36 例 C5、C6 完全性损伤的患者,经保守治疗后,2/3 的病例恢复部分屈肘功能,1/3 的病例恢复部分肩外展功能(图 16-5 和图 16-6)。50 例 C5、C6、C7 完全性损伤的患者中,1/3 的病例恢复了部分屈肘和肩外展功能。而 84 例 C5-T1 完全性损伤的患者中,仅有 20% 的患者恢复屈肘功能,16% 的患者恢复伸肘功能,7% 的患者恢复屈指功能。然而通过我们

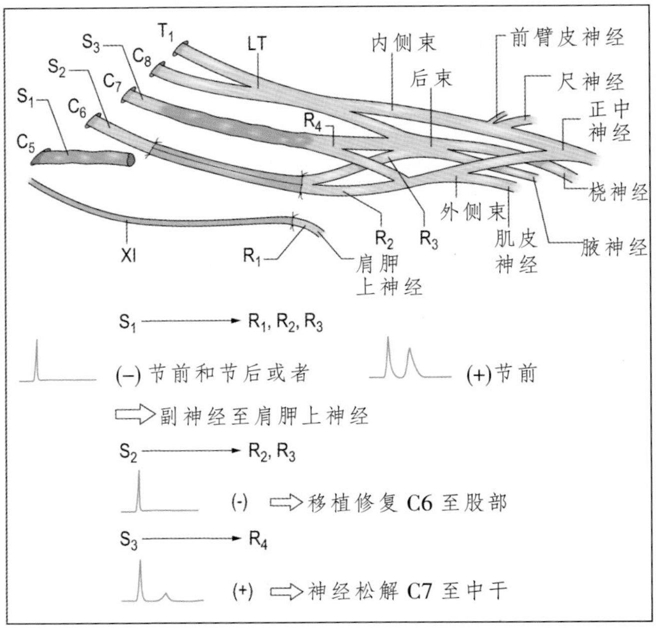

图 16-4　C5 为不可修复性损伤,所以应用副神经移位修复肩胛上神经,神经移植修复 C6。

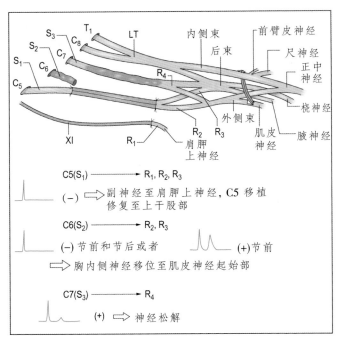

图 16-5　该病例 C6 无法修复。C5 神经根与上干缝合,副神经移位修复肩胛上神经,同时胸内侧神经移位修复部分肌皮神经。

的研究发现,自行恢复比例并没有这么高,这也许是因为我们选择病例的损伤程度更为严重而产生的偏移,那些能早期恢复的患者可能已经进行了保守治疗。1979年,Nagano 等也报道一组不同程度节后损伤的病例,其中自行功能恢复到优秀或良好的比例超过40%[72]。但根据我们的经验,如果最初就表现为两个或两个以上的神经根损伤,患者通常不会有上述的恢复效果。

肌肉与骨骼的重建方法

Yeoman 和 Seddon 报道了多神经根严重损伤患者重建手术的疗效[118]。虽然 Hendry 在早期报道中对重建手术抱有更为乐观的态度,但 Yeoman 和 Seddon 鉴于重建手术效果差而推荐截肢术,术后使用假肢[31]。Ransford 和 Hughes 对 20 例全臂丛损伤的患者随访10 年发现截肢并不能减轻疼痛,并且有假肢的患者也很少应用[85]。尽管如此,仍有少数学者提倡对严重的臂丛牵拉伤的患者早期行截肢术[62]。

1973 年,Zancolli 和 Mitre 总结了应用背阔肌转位重建屈肘功能的效果[120]。背阔肌及其他肌肉转位功能重建对臂丛不完全性损伤的患者是有一定效果的[53,100,101]。二战期间,Seddon 等报道了通过神经移植来修复臂丛损伤给臂丛损伤修复带来希望[81]。

只要患者选择合理,功能重建术是有效的,这一点毫无疑问[34,36]。但困难在于臂丛损伤后,经常没有能用于功能重建的肌肉。对于 C5、C6 神经根完全性损伤,而 C7、C8、T1 神经根尚保留完好的患者,可以通过前臂屈肌止点上移可较好地重建屈肘功能[15,40,63]。很少情况下,可以应用功能正常的胸大肌或背阔肌重建屈肘功能[16,20]。当 C5-C6 神经根损伤,前臂屈肌功能正常,肩关节功能丧失,可行肩关节融合术,将上臂置于部分外展、前屈和内旋位[87,113]。通过肌肉转位,特别是用斜方肌重建肩外展,通常都没有肩关节融合效果好[30]。

对于前臂和手功能保留的臂丛牵拉伤的患者,可以通过肌腱转位改善功能,特别是改善伸腕及伸指功能（图 16-7 至图 16-9)[85,115]。

臂丛损伤直接修复

Lusskin 和 Campbell 对臂丛钝性损伤的治疗较前人更为积极[58]。他们认为单纯神经松解术就可以改善预后,如 Davis 等在 1947 年报道对贯穿伤的患者进行了神经松解术。他们也推荐应用自体神经移植修复[22]。

Narakas 采用较为积极而有选择性的治疗方式,从615 例臂丛牵拉伤的患者中选择 237 例进行手术治疗[74,76]。通过 4 种手术方式改善预后,其中 4 例行急诊手术,20 例行神经外松解术,13 例行神经束膜松解术、127 例行自体神经移植(通常取腓肠神经),26 例行肋间神经转位术和 33 例同时行肋间神经转位术和直接神经移植术。另外,40 例患者行肌腱转位,7 例接受了两次手术,18 例接受了血管修复术,8 例接受了截肢术。Narakas 认为41%的患者术后效果良好。143 例锁骨上臂丛损伤患者通过神经移植修复,随访 3 年以上,结果只有 15 例术后效果良好,30 例术后效果一般。Narakas

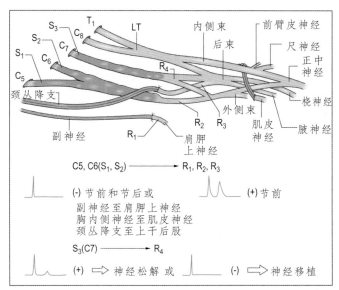

图 16-6 一例 C5、C6 神经根节前损伤或节前后损伤。应用副神经移位修复肩胛上,胸内侧神经转位修复肌皮神经。然后应用颈丛分支修复上干后股。

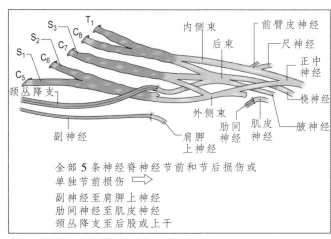

图 16-7 一例连枷臂的患者修复非常困难。臂丛的 5 个神经根节前或节后完全性损伤。应用副神经修复肩胛上神经,肋间神经(通常 3 条)修复肌皮神经,同时应用下行的颈丛神经修复上干后股。

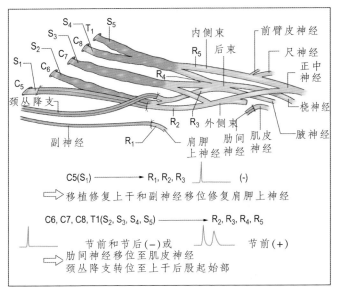

图 16-8　一例臂丛 5 个神经根中有 4 个无法修复。只有 C5 神经根可用来通过神经移植修复部分上干。副神经移位修复肩胛上神经，下行颈丛神经支修复上干后股，肋间神经移位修复肌皮神经。

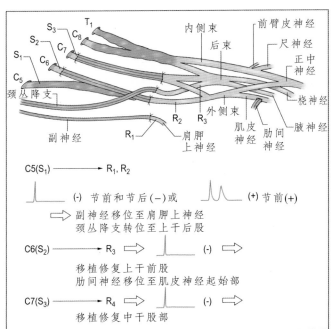

图 16-9　该病例中，C5 无法修复，C6/C7 可修复，通过神经移植与远端神经缝合，副神经移位修复肩胛上神经，肋间神经移位修复肌皮神经。

认为在没有术中电生理检查情况下，即使在高倍放大镜下也不可能分辨出神经损伤处是束膜瘢痕愈合或是有神经再生障碍。作者赞同通过神经移植修复 C5-C7 神经根损伤，但通过这种方法，正中神经功能恢复效果仅为一般或更差。通过神经移植修复低位神经根(C8、T1)，尽管可恢复尺侧腕屈肌功能，但不能恢复手内在肌功能。大约有半数经过肋间神经转位的患者(同时有或无腓肠神经移植)，术后功能有所改善，但功能恢复往往是单一的，通常是屈肘功能。Hentz 和 Narakas (1998)进一步报道了关于臂丛牵拉伤所致连枷臂的治疗效果(图 16-10 和图 16-11)[32]。

　　Millesi 报道了 1964 至 1972 年间 54 例臂丛牵拉伤的手术治疗效果[69,70]。他没有应用脊髓造影检查，也不做术中电生理检查，而是在手术显微镜下直接探查。有 18 例全臂丛根性损伤，部分神经根撕脱，其余的为神经节以下或外侧损伤(可通过神经移植修复)。其中 12 例所有神经根连续性均中断，另外 6 例神经根有部分连续，特别是低位神经根。在 18 例患者中，5 例恢复肩关节功能，9 例恢复了屈肘，4 例只恢复肱三头肌功能，2 例恢复腕关节和手指的活动。13 例非根性全臂丛损伤患者中，6 例恢复肩关节功能，7 例恢复了肘关节功能和 5 例恢复了腕和手指的功能。10 例根性不完全性臂丛损伤患者中，3 例肩关节功能恢复，7 例肘关节功能恢复和 3 例腕和手指功能恢复。其余非根性不完

全性臂丛损伤患者中，10 例肩关节功能障碍者中有 7 例恢复，9 例肘关节功能障碍者中有 8 例恢复，6 例腕关节功能障碍者中有 3 例恢复，8 例屈指功能障碍者中有 3 例恢复。Millesi 分别在 1984 年和 1988 年进一步报道了其研究结果，考虑到臂丛损伤的严重性，他认为其治疗效果还是比较满意的。他仍依赖早期的显微镜下神经探查来确定神经连续与否。Millesi 也相信神经内松解术能够改善臂丛牵拉伤的功能。这些经验不是所有人都能接受的，当然这也不是我们的经验。

　　1982 年，Sedel 报道 1972 至 1980 年间治疗的 139 例臂丛损伤[95]。其中 63 例经过足够的随访符合本研究，包括 32 例全臂丛损伤和 31 例不完全性臂丛损伤，48 例进行了修复手术，15 例只行了神经松解术。通过对比手术治疗与保守治疗的效果，发现经过手术治疗的患者功能恢复得更好些。由于没采用术中电生理检查，对神经连续性存在的损伤仅行了神经松解术。他认为通过神经移位术来修复臂丛远端的神经效果较差。几年后 Sedel 又进一步报道了其研究结果[94]。

　　1983 年，Stevens 等报道了 32 年间治疗的 25 例臂丛损伤，其中 5 例属于神经牵拉伤/挫伤，4 例完全性损伤和 1 例不完全性臂丛损伤[102]。一些病例应用完整的近端神经转位修复非对应的远端神经成分(无神经移植)，患者有部分功能恢复。

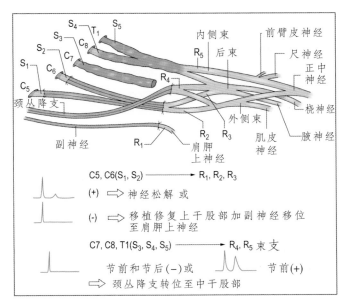

图 16-10　1 例较轻连枷臂病例，C5、C6 有再生电位或可神经移植修复。应用副神经移位修复肩胛上神经，下行颈丛神经移位修复中干，C8、T1 神经为节前损伤无法修复。

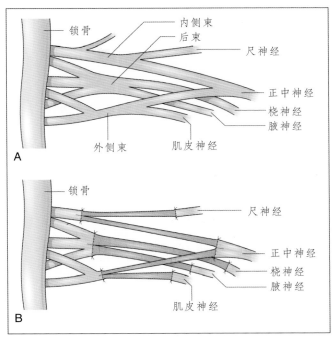

图 16-11　（A）锁骨下臂丛股部和束支部。（B）通过神经移植修复锁骨下臂丛所有的束支。臂和前臂的皮神经和腓肠神经作为神经供体。

1983 年，Kline 和 Judice 报道了 1968—1980 年间手术治疗的 171 例臂丛损伤患者，其中 60 例属于神经牵拉伤/挫伤[48]。作者认为这些患者术前进行 4~5 个月的随访是非常重要的，通过临床体征和肌电图检查判断神经恢复的情况，为神经修复提供依据。因此早期就有明显功能恢复的患者不需手术。基于临床检查、脊髓造影和电生理检查来选择需要手术的患者，同时排除那些可能发生多神经根撕脱的病例。这些标准被后来大量的相关研究不断地完善[41,44,45]。从那时起，对于严重损伤病例的手术，开始应用术中刺激和电生理技术来判断损伤神经成分是否应该切断或是具有再生功能。

1983 年，文献报道了 148 例牵拉伤的治疗研究结果（图 16-12 和图 16-13），其中大部分（114 例）通过术前临床和肌电图检查认为是完全性损伤，通过经典的前侧入路手术，如显露脊神经，特别是低位的神经接近硬膜处时需采用后侧入路[50]。术中神经动作电位检查表明 31 例脊神经有再生，2 例为部分损伤。这些病例仅进行了神经松解术，26 例功能恢复到 3 级或以上。58 例进行了神经修复，其中只有 4 例能直接缝合修复，2 例有明显功能恢复。3 例不完全损伤的患者，一部分行神经松解，另外一部分行神经移植修复，均有恢复。神经移植修复的成功率不到 50%，然而，这仍好于神经移植对枪伤所致臂丛损伤患者的治疗效果。这可能是因为牵拉伤患者神经修复的比例要高于枪伤患者。

即使排除由牵拉伤导致的神经未能修复外，仍有

12 例患者有 25 条神经由于内侧或近端神经根损伤或损伤范围过大而未能修复。其中 5 例是所有臂丛神经成分都不能修复，其余 7 例是可以进行部分修复。然而，一些患者的近端神经残根的组织切片内可以观察到大量的瘢痕并混有少量的轴突及许多神经节细胞。另外几例术前被认为可通过神经移植来修复根-束水平损伤的患者也有上述表现。如果切片内能够看到大量的瘢痕和神经节细胞，无论神经移植修复如何满意，都不会有功能恢复。

在 5 例神经根完全离断的患者中，3 例没能修复是因为近端神经根损伤过重或是远近端缺损范围过大。另外 2 例患者的上臂丛神经根可作为神经来源进行修复。C5-C6 和（或）C7 神经根损伤的患者，如其脊髓造影正常或仅下臂丛处表现一两处脑脊液漏出，其治疗效果最佳。通过神经移植恢复肱二头肌、肱肌和肱桡肌的功能，有时也可恢复部分三角肌、冈上/冈下肌和肱三头肌功能。有近 40%术前臂丛完全性损伤的患者修复术后恢复部分上臂丛的功能。

Bonney 等报道应用带血管神经移植物修复上臂丛损伤[11]。由于尺神经是 C8、T1 神经根节前损伤的远端，所以尺神经通常被作为移植物。作者非常热衷这种治疗方式，但治疗效果并不优于不带血管的腓肠神经移植。因此，腓肠神经移植继续应用，特别是近年

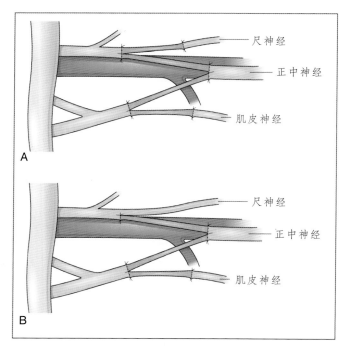

图 16-12　牵拉伤常导致锁骨下臂丛不完全性损伤，内、外束功能受损而后束功能正常。(A)通过神经移植修复了外侧束至肌皮神经，内、外侧束至正中神经，以及内侧束至尺神经的损伤。(B)内外侧束至正中神经需要神经移植修复，尺神经功能正常。

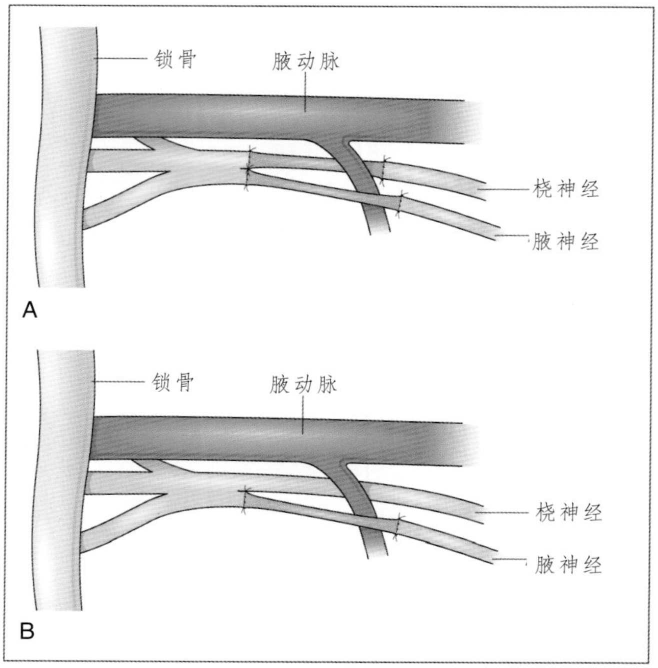

图 16-13　后束及一两个分支损伤，内、外侧束相对完好。(A)通过神经移植修复了桡神经和腋神经。(B) 神经移植修复了腋神经，尽管桡神经也有损伤，但损伤轻微。

来欧洲许多国家也包括澳大利亚和新西兰不断有相关报道[8,13,37-39,87,92,98,99]。

　　有研究者对臂丛的不同神经束进行显微解剖研究，以便进行神经移植时更具有特异性[9,97,103]，但这种显微层面的修复价值尚待进一步验证。

神经移位术

　　神经移位术是以近端异源性神经作为供区来修复远端的失神经成分，进而恢复靶器官的神经支配。该方法作为臂丛损伤的修复方式近年来被大量的研究[64]。其概念就是牺牲供区神经所支配肌肉(不重要的)的功能，以修复受区的神经和肌肉，此过程必定要经过神经再生和再支配[67,75]。神经移位术的解剖学和生理学原则相对比较简单。既然运动神经作为修复的主要目标，那么供区神经就必须含有所需等量的运动纤维[77]。同时供区不能出现严重的功能丧失[57]，并且受区所需修复的功能一定比供区所牺牲的功能要重要得多。

　　1913 年，Tuttle 最先报道了应用神经移位术修复臂丛损伤[111]。大约 30 年前，Narakas 对臂丛外科治疗的历史进行了综述，同时对神经移位术的解剖基础和原理进行了系统阐述[75]。从此，神经移位术逐渐成为臂丛损伤修复的主要方式，尤其适合那些神经根从脊髓内撕脱造成近端运动神经来源缺乏的病例[89,90,99]。这种治疗方式也适合那些近端运动神经来源是好的，但由于再生距离过大而导致手术效果很差的病例[28,29]；通过接近靶器官神经移位来恢复靶器官的功能，否则靶器官的功能是不可能恢复[79]。

　　为了最大限度地恢复神经移位术后功能，必须遵守几个重要的原则：第一，受区神经应尽可能接近靶器官。一个很好的例子就是用尺神经的一束来修复肱二头肌肌支时，应使神经缝合处尽可能贴近肌门处(神经入肌点)[82]。第二，要采用直接缝合修复，不要用神经移植，这样可以提高疗效。肋间神经移位修复肌皮神经就是有力的例证[39,60,73,88,112]。第三，要选择与受区功能尽可能相似的神经肌肉单位作为供区。如果选择的供受区功能相佐，受区功能的恢复需要皮质功能重塑过程[59,61]。这也是丛间神经移位 (正中神经胸肌肌支-肌皮神经)的疗效优于丛外神经移位(肋间神经-肌皮神经)的生理基础[12,90]。第四，要尽早行神经移位来提高疗效。如果神经损伤严重，功能不可能自行恢复，靶器官失神经支配时间越长，其修复效果就越差[28,29]，因此要尽早行神经移位修复[67,68,80,90,93]。

　　多数关于臂丛外科治疗的文献都是回顾性研究，很少有前瞻性研究，并且没有随机对比不同手术方式疗效的研究。此外,臂丛损伤的治疗已取得相当大的进步[41,46],广泛应用的神经移位术逐渐替代了传统的神经直接修复[7,35,64,99,110]。近年来不断有报道称通过不同形式精细的神经移位术明显改善了臂丛牵拉伤的治疗效果[7,12,35,47,62,64,99,116]。

通过对神经移位术的文献进行荟萃分析得出结论,应用副神经移位修复肩胛上神经是恢复肩外展功能最好的方式,而应用肋间神经移位(不用神经移植)恢复屈肘功能也是可行的[64]。全臂丛撕脱治疗非常困难,可在腋窝部应用健侧 C7 转位联合带血管尺神经移植直接修复正中神经或外侧头[106]。另一方法是应用几条低位肋间神经或颈丛神经直接修复正中神经的感觉成分。这一方式非常适合 5 个神经根全部撕脱连枷臂的患者。但采用该修复方式前,必须明确连枷臂患者的病因是 C5 或其他上臂丛神经根性撕脱引起的,而不是髓外神经断裂所致[41,46]。为避免应用 C5、C6 或 C7 神经根及其分支的丛内神经移位所产生的不良效果,可以适当选择丛外神经移位术,如一些病例可采用副神经和肋间神经移位来修复 C5 或 C6 神经分支[41]。

尽管上述治疗方式适合全臂丛损伤,但对单纯的Erb 麻痹治疗策略却完全不同。例如 C5、C6 神经根撕脱,而 C7 神经根节后损伤,应用来自 C7 神经的丛内神经移植修复肩外展和屈肘功能,然后再附加副神经移位至肩胛上神经和胸内侧神经移位至肌皮神经的一束来增强屈肘功能。也可联合应用副神经移位至肩胛上神经,尺神经一束转位至肱二头肌肌支(也可通过神经移植将胸内侧神经移位修复肱肌肌支)[110],肱三头长头肌支转位至腋神经前方[110]。尽管这种神经移位治疗方案似乎很有应用前景,但尚缺乏长期随访效果和大样本的病例报道。研究者应根据患者神经损伤情况,将神经移位术和神经直接缝合修复结合起来。这种联合修复的效果似乎优于单独神经移位术[41]。总之,臂丛牵拉伤的现代修复重建技术通常是联合应用神经直接修复(或神经移植)和神经移位术[41,47,116]。

臂丛牵拉伤疼痛的治疗

脑或脊髓的中枢破坏术有时可缓解臂丛牵拉伤所致的疼痛[56,91]。根据 Nashold 等研究发现,脊神经背根区破坏对臂丛牵拉伤所致的严重而持续的疼痛比较有效[78]。多数臂丛牵拉伤所致的严重疼痛在伤后前几个月会减轻或消失。这种疼痛有时通过早期物理治疗,特别是活动度训练,以及服用阿米替林或(和)加巴喷丁(抗焦虑药)等药物可缓解[42,65]。另一些严重疼痛的患者通过臂丛手术可有所缓解,特别是一些运动功能恢复的患者[8,69,105]。对

而一些患者有神经炎性疼痛和幻肢痛,且持续数年,这时可以考虑行脊髓背根区毁损术缓解疼痛。这种手术可能存在一些并发症,如呼吸麻痹或呼吸功能不全,这些并发症的发生率与采用的技术和经验有关[25,107]。因此,所有通过对中枢神经系统进行操作来缓解疼痛的手术都要严格掌握手术适应证。

锁骨上臂丛牵拉伤手术探查和修复的标准

不是所有的严重臂丛牵拉伤的患者都能通过手术改善功能,尤其是全臂丛根性撕脱伤的患者,不能直接缝合修复,而能用于神经移位的神经又非常有限。

因此,对于严重臂丛损伤的患者,我们要尽早对其损伤程度进行评估,包括残存运动、感觉功能的分级以及伤后 3~4 周的电生理检查,尤其要评价近端失神经的肌肉功能,例如竖脊肌、菱形肌、前锯肌及冈上肌。此外,确定整个臂丛损伤的程度及各神经成分的损伤情况也非常重要。臂丛不完全性损伤时,其功能会随时间推移而有所改善,而臂丛完全性损伤则不会改善。另外要对脊柱、肩胛骨、锁骨、肋骨及肩关节(包括肱骨)行X 线检查。胸部正位片也非常重要,能够通过观察膈的位置判断有无膈神经损伤。这些患者通常要随访 3~4个月,并通过临床和电生理检查来了解病情变化。如果重要神经功能没有开始恢复的表现,则要考虑行脊髓造影检查和颈部脊髓造影后 CT 检查的患者(如果之前没有做这些检查)[17,117]。

如果患者没有禁忌证,并且部分臂丛成分可能可以直接缝合修复,特别是上臂丛成分(C5—C7),就应采取手术治疗(表 16.1)。延迟几个月再行神经探查是因为有部分臂丛神经连续性存在,没有从脊髓中撕脱,且这部分神经功能恢复需要一定的时间。即使术中电生理检查也不能完全判断这些神经的再生情况,因此伤后观察 3~4 个月是合理的,但这样同时也失去了早期手术所能带来的好处。早期手术的难点在于术中很难判断受损神经是否必须加以切断修复。如果手术过早,则有可能对本来能够自行恢复的神经成分进行切断,行神经移位修复。任何病例在等待手术期间,维持或恢复受累关节的活动度非常重要。

有些指标能提示神经功能自行发恢复的可能。由于严重的脊髓损伤也可引起类似表现,因此只有一个指标时仍有手术探查的必要。如果多个指标同时存在,则神经功能自行恢复的可能很高(表 16-1)。如果不确定神经功能能否自行恢复,也有神经探查的必要。对于

大多数病例，功能重建术或神经移位术效果都不太理想，只能恢复肢体部分功能。但自行恢复的肌力有时又很难达到神经移位修复的效果，这些肌力都比较低，尤其是连枷臂患者。

翼状肩胛是胸长神经损伤所导致，前锯肌瘫痪提示 C5-C7 神经损伤。胸长神经起自 C6 远端椎间孔内，同时也接收 C5 和 C7 的神经纤维，甚至 C8 和 C4 的纤维。同样，菱形肌瘫痪提示 C5、C6 神经损伤，这是因为肩胛背神经起自 C5、C6 神经。但肩胛背神经损伤并不常见，只发生在严重的牵拉伤所致的肩胛骨与胸壁分离的损伤。

路易斯安那州立大学医学中心（LSUHSC）报道了 20 例闭合性 C5 神经损伤的患者，临床检查和肌电图检查表明菱形肌、前锯肌、竖脊肌功能正常或接近正常，但其余远侧的肌肉功能损伤严重。手术发现 7 例 C5 神经根撕脱，13 例近端神经牵拉损伤形成严重的瘢痕，但连续性存在。由于胸长神经、肩胛背神经与神经根走行方向存在一定的角度，这一解剖特点使得其功能得以保留。但不能因为这些神经功能保留就排除 C5 神经损伤。

膈神经通常起自 C3、C4 神经，但经常有 C5 神经纤维加入，并且膈神经与 C5 神经根紧密相邻，共同存在一个腔隙中。如果患者颈部和锁骨上水平钝性损伤出现膈神经麻痹，则提示存在 C5 神经根损伤。此外，如果 C5 神经根损伤，通常 C6、C7 神经根也损伤。如果有可能直接缝合，在这一平面直接缝合的效果则是最好的。

另一个提示神经根损伤的临床表现是 Horner 征。它能提示 T1、C8 神经根损伤，但不能确证。如同脊髓造影中出现脑脊液漏出，提示神经根是不可修复性损伤一样，Horner 征也有假阴性和假阳性。尽管如此，

Horner 征的出现并不排除 C5-C7 神经根是髓外的损伤，仍有修复的可能。在这一方面，脊髓造影的价值也存在争议，这在其他章节会进行总结。感觉神经动作电位检查能有效地用于判断 C8、T1 神经是否为节前性损伤，有时也能用来判断 C7 神经，但用来判断 C5、C6 神经却不够可靠。我们的目的是想了解臂丛所有神经的损伤情况，单靠一种检查来判断很难达到。

臂丛牵拉伤结果

分类和总的结果

多数臂丛牵拉伤患者是通过经典的前路进行手术。多数臂丛近端牵拉伤需要锁骨上、下联合入路手术。多数臂丛束支部损伤也采用前路手术。只有少数采用后路手术，这将在本章结尾部分详细阐述。

在过去的 30 年间（1968—1998），有近 2500 例臂丛损伤患者在路易斯安那州立大学医学中心（LSUHSC）就诊，有超过 1000 例患者接受手术治疗（表 16-2）[41]。509 例（约 50%）为臂丛牵拉伤。由于患者流动性大，经常变换住址，且很少与亲戚、朋友及咨询医生联系，所以该组病例随访非常困难[18]。并且，随访要求至少为 18 个月，因此有些手术病例由于随访时间不够而未纳入本组病例。

应用路易斯安那州立大学医学中心的标准分级系统对手术的效果进行评价（表 16-3）。与英国医学研究院的分级系统（MRC）不同，该系统将可对抗轻微阻力的定为 3 级，而只能对抗重力的定为 2 级（而 MRC 定位 3 级）。我们将恢复到 LSUHSC 3 级或以上的定为手术效果良好。

不同类型锁骨上臂丛牵拉伤的术后恢复情况的分

表 16-1　臂丛牵拉伤手术探查、直接修复的相对适应证

臂丛神经近端多平面损伤表现，特别是高位损伤，包括广泛的椎旁肌瘫痪、菱形肌、前斜角肌或膈肌瘫痪
电刺激记录各神经（正中神经、桡神经和尺神经）的感觉神经动作电位存在，但神经支配区感觉缺失
存在多平面假性脑脊膜膨出，特别是高位膨出
颈椎多发骨折或严重的颈段脊髓损伤
C8、T1 神经及其分支损伤
损伤后治疗 1 年或以上的患者
严重的肩胛骨或胸廓牵拉分离，特别是有锁骨下动脉撕裂伤的患者

表 16-2　1968—1998年在LSUHSC手术治疗臂丛病例损伤的分类（Kim等修订）[41]

损伤类型	损伤例数（%）
牵拉伤/挫伤	509(50)
锁骨上损伤	366
锁骨下损伤	143
枪弹伤	118(12)
撕裂伤	71(7)
胸廓出口综合征	160(16)
神经鞘瘤	161(16)
总计	1019(100)

级是分别对臂丛每个神经根进行评价，然后将所有的分级情况（从 0~5 级）相加后求平均数，得到臂丛功能恢复的总的分级。例如 C5、C6 神经牵拉伤的患者，C5 神经恢复到为 3.5 级，C6 神经恢复到 4 级，那么平均为 3.75 级，臂丛功能恢复总的分级为 3~4 级。如果 C5、C6、C7 神经损伤的话，术后恢复情况分别为 C5=2，C6=4，C7=3，平均 3 级。如果有的神经成分本身不能再修复，并且没有从其他神经行神经移位修复的话，这些神经成分就不计算在分级当中。这样的情形通常发生在 C8-T1 神经根至下干，所以，一些连枷臂患者的分级通常是反应 C5、C6、C7 神经的平均分级情况。尽管如此，我们相信这些数据能够准确反应连枷臂患者神经功能恢复所遇到的困难，因为对于 C5-T1 全臂丛损伤患者，要修复或替代 C6、C7 神经，甚至 C5 神经要比单纯上臂丛损伤（C5-C7 或 C5-C6 损伤）患者困难得多。

锁骨上臂丛牵拉伤分为 C5-C6（15%）、C5-C7（20%）、C5-T1（57%）和其他类型（8%，如 C8-T1、C7-T1）。表 16-4 列出了 366 例锁骨上臂丛牵拉伤患者术前和术后随访 18 个月以上的恢复情况。对于连枷臂患者通过神经移植修复获得满意的疗效非常困难，这类患者只有

35% 术后恢复到 3 级或以上。单纯上臂丛损伤患者（C5-C6 或 C5-C7）的术后恢复更好一些。如果为多处牵拉伤，则不适合采用直接缝合修复，这种情况需要应用神经移植替代直接缝合修复，这将下面进一步讨论。

C5和C6牵拉损伤的治疗效果

属这类损伤的有 55 例（表 16-5）。这些患者 C5-C6 支配区的功能完全丧失（冈上肌、冈下肌、三角肌、肱二头肌、肱桡肌和旋前圆肌均麻痹），外伤到手术间隔 4 个月或更久。其中一部分 C5、C6 损伤的患者，上肢残存有部分功能，术中却发现 C7 损伤也比较严重（图 16-14 和图 16-15）。在这些病例中，有些例外的病例显示，C7 撕脱伤但没有相应的临床表现；还有些病

表 16-3	臂丛神经的分级系统
级别	定义
	总的分级
0	没有肌肉收缩
1（差）	近端肌肉有收缩，但不能对抗重力
2（中等）	近端肌肉可收缩并能对抗重力，但远端肌肉无收缩；如果有感觉评估，通常 ≤2 级
3（较好）	近端肌肉可对抗重力和一定阻力，部分远端肌肉可对抗重力；如果有感觉评估，通常为 3 级
4（良好）	所有肌肉均可对抗重力和一定阻力；如果有感觉评估，为 3 或 4 级
5（优秀）	所有肌肉均可对抗中等阻力；如果有感觉评估，为 4 级
	感觉分级*
0	对触压、针刺无反应
1（差）	感觉过敏、感觉异常、深部痛觉恢复
2（中等）	恢复握持觉和迟钝的保护性感觉，感觉刺激定位不清伴部分过度反应
3（较好）	触觉、针刺觉恢复，感觉定位不清，伴感觉过度反应
4（良好）	触觉、针刺觉恢复，反应定位不清楚，但不正常，没有感觉过度反应
	臂丛支配区恢复了接近正常的触觉和针刺觉，刺激定位非常准确

*，适合的部位，如 C8、T1、下干、外侧束和内侧束。

表16-4　366例锁骨上牵拉伤患者术后功能恢复情况

功能	术后评估								
丧失	0	1	1~2	2	2~3	3	3~4	4	4~5	总计
C5-C6[a]	1	0	0	0	6	14	18	9	7	55
C5-C7[a]	1	0	0	2	14	23	20	9	6	75
C5-T1[a]	21	8	15	29	62	40	20	13	0	208
C5-C8[a]	0	0	0	0	0	1	1	0	0	2
C6-T1[a]	0	0	0	1	0	2	1	0	0	4
C7-T1[a]	0	0	0	0	0	1	1	0	0	2
C8-T1[a]	2	3	2	2	0	1	1	0	0	11
C8-T1[b]	0	0	0	0	1	1	1	2	2	7
C7-T1[b]	0	0	0	0	0	1	0	0	1	2
总计	25	11	17	34	83	84	63	33	16	366

[a]，完全或接近完全丧失。

[b]，不完全丧失。

表16-5　55例C5、C6牵拉伤（功能完全丧失）手术效果

手术	病例数	平均评分（病例数）
C5、C6 移植	34	3 级（19）
		3~4 级（7）
		4 级（8）
C5 移植，C6 撕脱，用颈丛降支*	5	2~3 级
C5 撕脱，C6 神经移植，用颈丛降支†	2	3~4 级
C5、C6 神经松解（NAP 存在）	12	3~4 级
C5 神经松解，C6 神经移植	2	3~4 级

*，加用胸内侧神经移位修复肌皮神经的患者也统计在内。1998 年后共 4 例患者采用此方法，平均恢复到 4 级。

†，加用副神经移位修复肩胛上神经的患者也统计在内。1998 年后共 2 例患者采用此方法，平均恢复到 3.8 级。

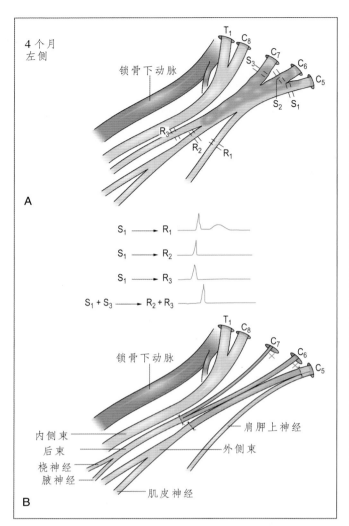

图 16-14　(A)该患者为典型的左臂 C5、C6 损伤。三角肌、腕和手指伸肌正常。术中发现 C7 严重损伤。C5 锁骨上神经在术中电刺激有活动提示有神经再生，应给予切断。(B)C5 其余部分用作移植神经，但仅 C6、C7 可用。术后没有增加损伤。6 例患者中有 1 例临床表现为 C5、C6 损伤，术中发现 C7 也有严重的损伤。现在通常用胸内侧神经或带筋膜蒂的尺神经移位修复肌皮神经。

例显示神经的连续性存在但 NAP 记录不到动作电位。对于这些病例，采取切断 C7，将移植的神经接到 C7 神经的近端，术后临床也没有发现有异常表现。一种可能的解释是 C8 神经不仅支配腕伸肌，还支配肱三头肌。这些关于 C7 的发现非常重要，由于它是非主要功能性的，如果 C5、C6 在接近脊髓位置损伤，那么它就可以作为移植神经来修复 C5、C6 神经。

　　C5、C6 损伤修复中多数(43 例)需要神经移植(表 16-5)。那些不是根部撕脱伤和没有在 C5、C6 至前后股之间行神经移植的病例(34 例)在亚组中占最多数。这 34 例患者的功能恢复较好，大多数都恢复了有效的

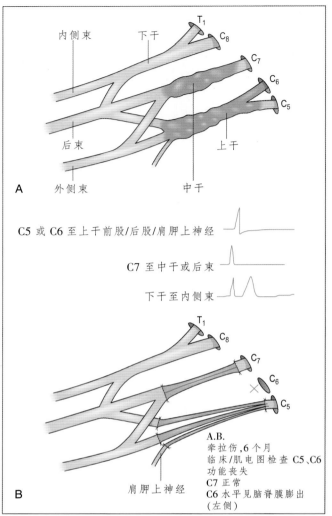

图 16-15　(A、B)另 1 例临床和 EMG 检查提示 C5、C6 完全性损伤的病例，术中发现 C7 完全性损伤。如果 C7 到中干没有检查，C7 不能被用于移植修复。胸内侧神经移位可修复肌皮神经。

功能，9 例恢复到 3 级，8 例达到 4 级，7 例介于 3~4 级。5 例为单纯的 C6 根性撕脱伤，将颈丛的降支作为移植神经用 C5 来修复，结果显示这组平均只恢复至 2~3 级。1999—2002 年，对该组患者进行了胸内侧神经移位至肌皮神经的手术，肱二头肌的功能有所改善。2 例 C5 撕脱伤的患者通过颈丛降支神经移植，用 C6 神经修复，功能恢复至 3~4 级，但以肱二头肌功能为主。最近对一些患者实施了副神经远端移位修复肩胛上神经，改善了冈上肌和肩外展的功能。

　　C5、C6 损伤中的 12 例记录到了 NAP，这些患者在受伤后的 4~8 个月临床与 EMG 检查均为 C5、C6 完全性损伤(图 16-16)。这些患者只接受了神经松解术，功能恢复至 3~4 级，结果非常满意。

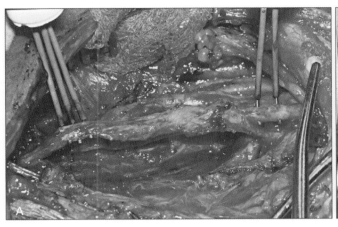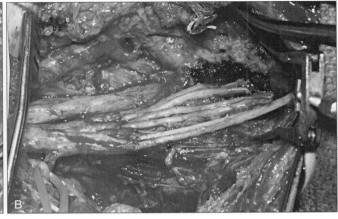

图 16-16 （A）右侧 C5 和 C6 牵拉损伤延伸到上干。右侧是锁骨，显露脊神经和远端部分，可记录到神经动作电位。刺激 C5（左侧），记录电极置于上干中的前股或后股（右侧）。（B）另一例右侧 C5-C6 牵拉伤移植修复。腓肠神经移植于 C5、C6 椎间孔至上干远端。C7 损伤较轻。从侧方可以看到臂丛。

尽管 C5、C6 牵拉伤修复效果大部分比较好，但恢复程度并不相同：前臂屈曲功能均较肩外展功能恢复好。后者的功能很少有肩关节外展超过其水平面的。因此，确定患者早期自发恢复并简化手术很重要。另外，移植的神经要足够长（图 16-17）。肱二头肌的恢复似乎比三角肌好。

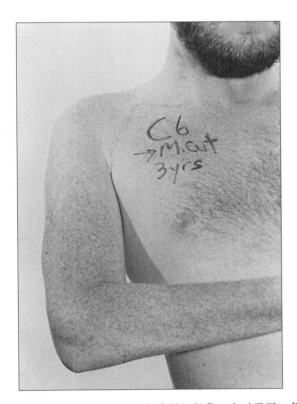

图 16-17 严重的长段臂丛上部脊神经损伤，有时需用一条腓肠神经移植于 C6 和切断的肌皮神经近端之间。移植神经可以从锁骨浅或深部通过。长段神经移植 3 年后恢复屈肘功能。

C5、C6 损伤小结

1. 支配区功能丧失是可以预知的：冈上肌、冈下肌、三角肌、肱二头肌/肱肌、肱桡肌和旋前圆肌。

2. 30%的患者可以自行恢复，自行恢复征象通常在受伤后 3~4 个月出现。

3. 尽管术前的临床和电生理检查往往无异常，但术中发现 C7 严重损伤者占 15%。切断 C7 并不增加术后的功能缺失，C7 神经可以辅助用于修复神经。

4. 本组病例显示严重的牵拉伤直接用神经移植修复效果比较理想。

5. 直接修复一条或两条神经都是可行的。与其他损伤方式相比，需用神经移植的并不多。

6. 用颈丛的降支移植修复 C5、C6 只能起到有限的作用。其他神经移植（胸内侧或带筋膜的尺神经移位到肌皮神经，副神经移位到肩胛上神经）可能更受欢迎[41]。

C5、C6和C7牵拉损伤的治疗效果

本组共 75 例，不仅有 C5-C6 支配区功能的丧失，而且肱三头肌没有功能，伸腕、伸指肌力差。伸腕、伸指功能丧失和指伸屈肌肌力减弱之所以出现不同，主要是由于 C8 发出到这些肌肉的神经在不同的患者有差异。由于 C5、C6 支配区的功能完全丧失，这组患者均选择了手术探查和修复（表 16-6）。

大多数 C5、C5、C7 牵拉伤需要神经移植修复（表 16-6 和图 16-18）。但也有例外，主要是根据术中 NAP 显示神经是否有再生或根性撕脱伤。如果累及的三个神经根中的两个 NAP 阳性，并做了神经松解术，结果

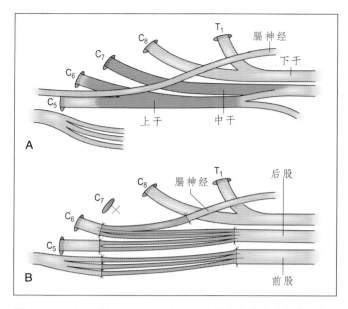

图 16-18　(A)1 例 C5、C6、C7 支配区功能丧失的患者损伤图解。C7 不可修复，但 C5、C6 可以修复。(B)颈丛降支结合腓肠神经移植，桥接修复上中干的前后股。本例中，膈神经包绕于瘢痕中，在分离时可能损伤，最好用神经移植修复。

仍然比较乐观（图 16-19）。只做一个神经根的松解，其支配区功能恢复平均可达 3~4 级。本组有 25% 的病例

表16-6　75例C5-C7牵拉伤(功能完全丧失)手术效果		
手术	病例数	平均评分
C5、C6、C7 应移植	31	3~4 级
C5 移植，C6、C7 撕脱，用颈丛降支*	10	2~3 级
C5、C6 移植，C7 撕脱，用颈丛降支	10	3 级
C5 撕脱，C6、C7 神经移植，用颈丛降支†	6	3~4 级
C5、C6，神经松解(NAP 存在)	18	4 级

*，加用胸内侧神经移位修复肌皮神经的患者也统计在内。1998 年共 3 例患者采用此方法，平均恢复到 3.7 级。

†，加用副神经移位修复肩胛上神经的患者也统计在内。1998 年共 2 例患者采用此方法，平均恢复到 3.5。

由于神经的连续性存在且 NAP 阳性，只做了神经松解术。尽管术前临床和电生理检查提示为完全性损伤，但这些患者术后恢复良好，达到 4 级（表 16-6）。

影响效果的另一重要因素是撕脱至硬脊膜的根性撕脱伤（图 16-20）。最常见的是一个神经根（16 例）的撕脱，有 10 例是两个根的撕脱。结果这 26 例中只有 1~2 根能够采用桥接近端脊神经的神经移植来修复，1988 年以前通常采用颈丛的降支转位来修复，但疗效评价只有 2~3 级。

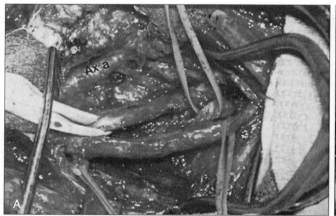

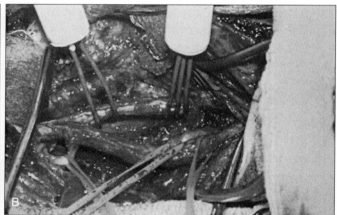

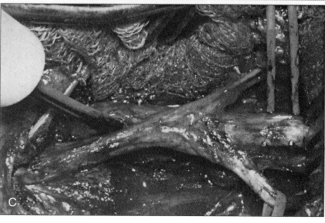

图 16-19　(A)左侧 C5、C6、C7 的牵拉伤合并周围组织损伤(腋动脉、锁骨下动脉)。(B)术中电极置于 C7 到中干。(C)右侧 C5-C7 牵拉伤患者，显露 C5、C6、上干及股部。刺激电极置于 C6 下方，记录电极(右侧)置于上干前股。图的右下角用线环向下牵拉的为肩胛上神经。

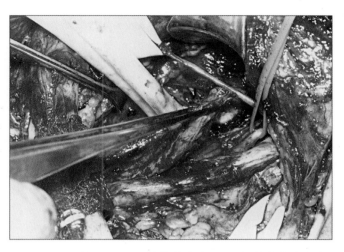

图 16-20　1 例 C5、C6、C7 牵拉伤患者 C7 根部的硬脊膜膨出。钳起的为 C7 神经根。

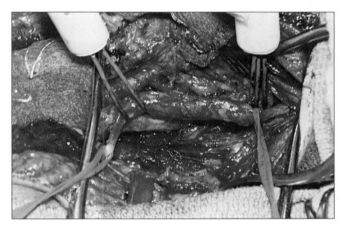

图 16-21　C5、C6、C7 严重牵拉伤的术中神经动作电位检查。刺激电极置于 C6，记录电极置于由上干发出的锁骨上神经的起始部。

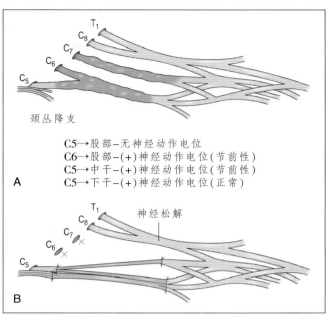

图 16-22　(A)C6、C7 近端牵拉伤，C5、C8、T1 远端未累及。(B)尽管 C6、C7 撕脱，但由于 C5 及颈丛降支还可以利用，所以仍可修复。近来的修复方法还包括多采用胸内侧神经或尺神经的一束移位来修复肌皮神经。

C5、C6 和 C7 损伤小结

1. 肱三头肌及肩部肌肉、肱二头肌/肱肌、肱桡肌和旋前圆肌功能丧失。指伸肌、指深屈肌、腕伸肌功能因人而异，因为 C8 发出的神经达到这些肌肉的比例不一样。

2. 一部分 C5、C6、C7 损伤的患者(16%)在损伤的早期可以自行恢复部分功能。

3. 尽管有 C8-T1 支配的肌肉可以代偿部分功能，但这种代偿有限。例如，肩关节及上臂的功能无法代偿。因此，必须用神经移位或其他方法直接修复。

4. 本组中根性撕脱伤的发生率大于 C5-C6 组牵拉伤。

5. 在有些情况下，单纯的神经松解或直接修复 2~3 条脊神经效果也非常满意。

6. 单个部位的直接修复需要神经移位来加强。

7. 肱二头肌或肱肌功能恢复最好，但如果肱三头肌只恢复部分功能，还是会影响到肱二头肌或肱肌功能恢复效果。冈上肌的恢复通常好于三角肌。

C5-T1 牵拉损伤的治疗效果

C5-T1 牵拉伤最常见，共有 208 例(占 57%)。症状主要是上肢功能完全丧失或连枷臂。这组患者自行恢复率最低(4%)。选择手术处理的标准是斜方肌、前锯

如果 C5、C6、C7 当中只有 1 个神经根撕脱，一般不必采用神经移位术。可切取 1 条或多条受损的神经作为移植神经(图 16-21 和图 16-22)。10 例单独 C7 撕脱的患者，神经移植修复了 C5、C6 到上、中干的前、后股，平均恢复到 3 级。6 例 C5 撕脱的患者，神经移植修复 C6、C7 神经，平均恢复到 3.5 级。神经移植不仅可以引导近端未撕脱的神经根生长至原本支配的远端神经，还可以分流至附近近端被撕脱神经根所支配的远端神经。从其他的神经根移位神经至撕脱神经根支配区，最终功能恢复至 1~4 级，平均 2~3 级。因此，根性撕脱伤修复效果要低于 C5、C6、C7 损伤修复效果。

1999—2002 年，如果肩胛上神经损伤，则用副神经移位修复肩胛上神经。如果近端没有可用的神经源来修复肱二头肌肌支损伤，可用胸内侧神经修复部分或全部肌皮神经(表 16-6)。

肌和膈肌的功能正常。如果患者脊髓造影显示 C4-C5 有硬脊膜膨出、有其他不能手术的内科情况或者外伤后超过 1 年才由我们接诊，则不会选择手术处理。

正如所料，尽管做了很多努力，包括选择合适的患者和术中尽可能分离到靠近脊髓水平以看清神经根（图 16-23 和图 16-24），仍然发现有接近一半的脊神经或神经根近端无法修复或从硬脊膜撕脱。另一方面，虽然有大量的不可修复的撕脱的脊神经，但几乎有同样数量的脊神经是可修复的，在一些病例中甚至有的神经根还有 NAP。正如表 16-7 所显示的一样，在 112 例连枷臂的患者中，31 例的 C7、C8、T1 不能修复，34

例 C8、T1 不能修复，有 10 例仅有 C5 能直接修复，这三种类型占不可修复神经根的 80%。表 16-8 显示了可修复和不可修复神经的异常分布情况。其中 4 例 C5、C6、C8 和 T1 可以修复，做了神经松解术，C7 不能修复。另外 3 例 C6、C7 不能修复，但 C5、C8 和 T1 可以修复并做了神经松解。在表 16-8 中也可以看到其他的变异，这个表显示了连枷臂患者不可修复和可修复损伤的分布。

对 30 年内 208 例患者的 1040 条脊神经在术中进行了评估[41]。尽管对于手术病例经过了精心筛选，仍有 470 个神经根由于根性损伤而不能修复：C7-C8 损伤占 35%，C7-T1 占 35%，C5 只占 10%。剩下的 570 条脊神经采用神经移植的方法修复，其中 54 例修复了两条脊神经，76 例修复了 3 条以上的脊神经。由于 35 例在损伤部位的远端测到了 NAP，因此只做了神经松解。9 例用神经移植劈开修复 C5、C6。

C5-T1 损伤或连枷臂病例特别难处理。即使精心选择手术病例，功能的恢复还是非常有限。尽管部分肩外展和屈肘功能的恢复接近 40%，部分肱三头肌功能

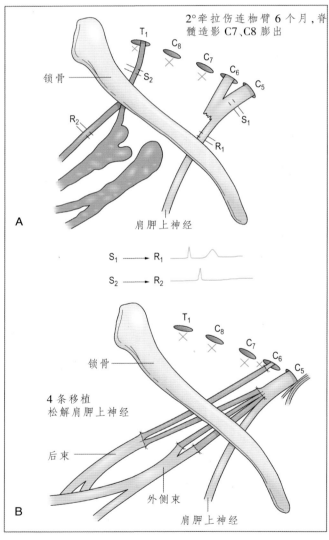

图 16-23 （A）1 例连枷臂的术中所见示意图。C5 至锁骨上神经的部分有再生，但臂丛的其余结构在锁骨上部断裂并损伤至脊髓。（B）以 C5 和部分 C6 近端作为神经源做了 8cm 长的神经移植。这例患者还可以用肋间神经移位到肌皮神经来增加功能恢复。

表16-7	基于112例术中发现的C5-T1牵拉损伤模式（正常分布）	
	病例数	描述
A	34	C5、C6、C7 可修复并做了神经松解；C8、T1 不能修复
B	31	C5、C6 可修复并做了神经松解；C7、C8、T1 不能修复
C	10	C5 可修复并做了神经松解；C6、C7、C8、T1 不能修复
D	8	所有神经根均能修复（4 例），松解 2 例，松解并修复 2 例
E	6	C5、C6、C7、C8 可修复并做了神经松解；T1 不能修复
F	2	C6 可修复；C5、C7、C8、T1 不能修复
G	2	均不能修复，松解后也没有反应

表16-8	基于112例术中发现的C5-T1牵拉损伤模式（异常分布）	
	病例数	描述
A	4	C5、C6、C8、T1 可修复并做了神经松解；C7 不能修复
B	3	C5、C8、T1 可修复并做了神经松解；C6、C7 不能修复
C	2	C5、C6、T1 可修复并做了神经松解；C7、C8 不能修复
D	2	C5、C6、C8 可修复并做了神经松解；C7、T1 不能修复
E	1	C5、C7、C8、T1 可修复并做了神经松解；C6 不能修复
F	1	C5、C7、C8 可修复并做了神经松解；C6、T1 不能修复
G	1	C5、C8 可修复并做了神经松解；C6、C7、T1 不能修复
H	1	C5、C7 可修复并做了神经松解；C6、C8、T1 不能修复

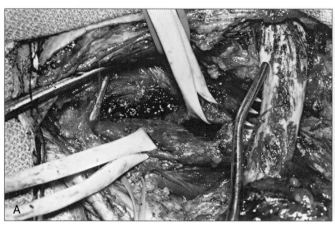
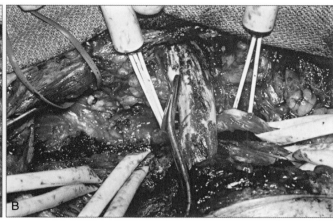

图 16-24　(A)严重的牵拉伤导致连枷臂。C5、C6 到上干股部没有检测到神经动作电位(NAP)，C7 到中干也没有。损伤一直延伸到束部。(B)刺激 C8 或 T1，在内侧束记录到一个传导快、波幅相对高的 NAP，提示为节前损伤。

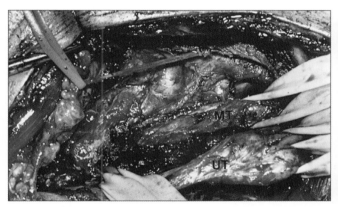

图 16-25　牵拉伤累及臂丛所有部分，锁骨上区为严重的瘢痕。塑料圈提起的为回缩的膈神经；右上方的彭罗斯(Penrose)管环绕增厚形成瘢痕的中干，下方两根彭罗斯管指示神经瘤样变的上干股部。

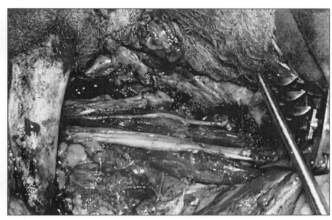

图 16-26　1 例 15 岁的连枷臂患者，由于摩托车事故导致臂丛钝性牵拉和横断伤。自 C5(3)、C7(1)、C8(3)、T1(1)到束部做了神经移植。移植的神经为腓肠神经，长度 12.7cm，延伸到束部。静脉移植修复了锁骨下血管，但桡动脉搏动一直未触及。随访 3.5 年显示肱二头肌、肱桡肌、部分冈上肌和三角肌恢复。

接近 30%，这些手术看起来也只是对自然病程的恢复起到补救性的作用(图 16-25)。腕或手指恢复有用功能的可能性不大。许多总体功能恢复较好的病例也只是肩关节和上臂的恢复，而非远端功能的恢复。在一些例外的病例中，由于低位神经根损伤的连续性存在，NAP 显示有神经再生因而做了神经松解术，手功能恢复主要是由于有神经自行恢复。

要尽可能地对 C5 或 C6 神经进行直接修复。菱形肌和前锯肌功能存在的病例手术当中没有发现 C4-C5 水平的硬脊膜膨出(涉及 C5 根部或脊神经)。大多数病例 C5 神经有再生，即使没有再生，在穿出硬脊膜水平或穿出后可用于进行神经移植的神经源 (图 16-26)。如果 C5 是唯一可以直接修复的神经根，平均恢复程度只有 2 级。少数病例是包括 C5 在内的所有神经根撕脱，任何这些病例都不可能恢复有效功能。有些病例中 C5、C7、C8 及 T1 均撕脱，但 C6 没有撕脱。通过颈丛降支和膈神经移位可以恢复部分功能。

有许多病例尽管 C7、C8、T1 近端撕脱，但 C5、C6 可修复或有再生(图 16-27 和图 16-28)。在我们早期研究(本书第 1 版)的 31 例患者中，在 C5-T1 损伤类型中排第二。如果不考虑随访时间，这 31 例患者概括起来如下：C5 支配区平均恢复程度为 2.2 级，C6 为 2.3 级，C7 为 1.4 级。如果连枷臂患者合并有 C5、C6 损伤(可修复或有再生)，经过 30 多个月随访，C5 平均恢复至 2.7 级，C6 为 2.9 级，C7 为 1.6 级。从另一个角度分析，19 例中有 11 例经过至少 30 个月随访，C5、C6 支

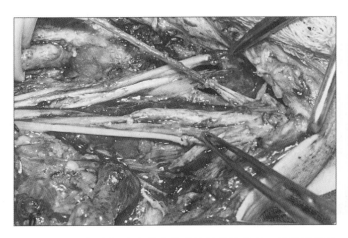

图 16-27　左侧连枷臂患者臂丛的神经移植修复。长段腓肠神经移植桥接颈丛降支、C5 和 C6 至外侧束和后束。C7、C8 损伤到背侧的硬脊膜处。钳子所指为移植神经近端的缝合处。

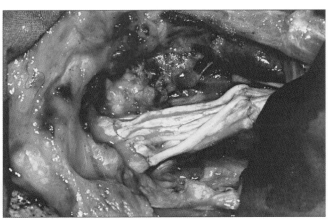

图 16-29　1 例摩托车祸后连枷臂患者的神经移植修复。腓肠神经移植桥接 C5、C6、颈丛降支到上、中干的股部。C7 无法修复，C8 和 T1 为节前损伤。

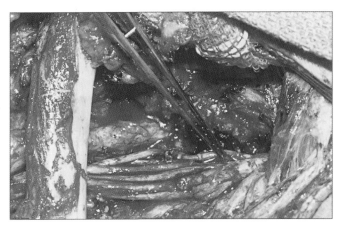

图 16-28　移植桥接左侧 C5、颈丛降支和部分 C6 段至束部远端，显露的为锁骨和移植的神经位置。患者为连枷臂。C7 损伤达脊髓处，C6 一条、C5 一条神经移植于中干。下干在移植神经的上方，位于图的中间。由于检测到型的节前神经动作电位，因此无法直接修复。

配肌肉恢复至 3 级或更高（图 16-29）。1 例患者的 C5 至上干包括肩胛上神经做了神经松解，结果这例患者的 C5 分布区恢复到 4 级。

　　在实施手术的 C5-T1 牵拉伤病例中，在手术台上发现最多的损伤类型是 C5、C6 和 C7 有再生或可以修复。在我们早期研究（本书第 1 版）的 34 例患者中，C8、T1 是不可修复的。对这组病例概括起来如下：C5 平均恢复 2.4 级，C6 为 2.7 级，C7 为 1.9 级。只有 1 例患者的 C8 分布区恢复至 2 级。其中经过至少 24 个月随访的病例中，C5 平均恢复至 2.6 级，C6 为 2.9 级，C7 为 1.9 级。这些数据从另一方面分析，经过至少 24 个月的随访，26

例中的 14 例 C5 和 C6 分布区恢复至 3 级或以上。同组的 7 例患者 C7 恢复至 3 级或以上（图 16-30）。

　　正如表 16-4 所示，C5-T1 牵拉伤的患者中只有 1/3 恢复至 3 级或更高。因此，我们在最近几年对许多 C5-T1 牵拉伤或连枷臂的患者进行了神经移位术，包括副神经移位到肩胛上神经或上干后股，肋间神经移位到肌皮神经，结果肩关节和肱二头肌恢复平均提高了 0.85。

　　正如 C5-C6 和 C5-C7 损伤，如果术中发现有神经再生（NAP 阳性，但非节前损伤），往往预示着好的结果（图 16-31 和图 16-32）。

C5、C6、C7、C8、T1 损伤小结

　　1. 此系列的牵拉伤是最常见的损伤类型，不可避免地造成全上臂瘫痪或连枷臂。

　　2. 这种严重牵拉伤的病例，神经功能自行恢复率很低（只有 4%）。

　　3. 对于严重的椎体旁撕脱合并多条感觉动作电位阳性或三个或更多脑脊膜膨出（特别是上干）的病例，直接修复神经的希望不大。

　　4. 对于这些病例采用直接修复和（或）神经移植术非常困难，这些病例的手术在本质上只是补救措施。

　　5. 约 1/3 的病例通过直接修复可以获得有用的恢复。对于另外一些病例，选择性的神经移位术可提高肩肘的功能恢复效果。

其他的牵拉损伤类型

　　还有另外小部分手术病例，有些从一开始就只有

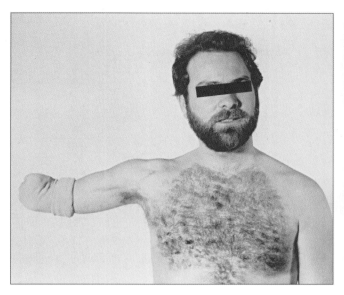

图 16-30 由于摩托车祸导致下臂丛根性撕脱和上臂丛损伤的病例。修复了上臂丛,前臂近段做了截肢术。屈肘、部分肱三头肌功能和肩外展功能恢复,可以非常有效地运用假肢。

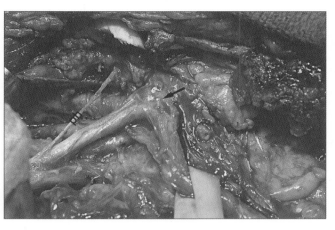

图 16-31 1 例连枷臂病例,术中见到因牵拉而变形的臂丛(箭头)。骨折愈合欠佳的锁骨在术中被截断。由于臂丛各个部分在术中均能测到神经动作电位,因此只做了神经松解(ph,膈神经)。

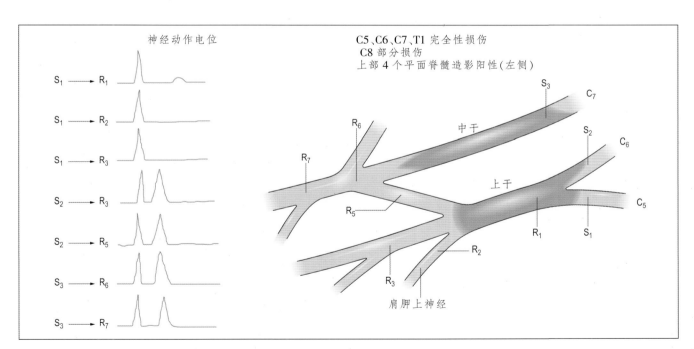

图 16-32 连枷臂患者 C8 支配区有部分功能。正如肌电图所预测的,臂丛大部分为大而快的神经动作电位,提示节前损伤。尽管如此,从 C5 到上干近段仍有部分神经再生。患者后来做了肩关节融合,但拒绝做肋间神经移位修复肱二头肌。

部分的功能丧失,有些只有下位臂丛成分损伤,比如 C8、T1 损伤(图 16-33)。这些病例没有包括在此系列研究中。4 例修复 C8-T1 的病例恢复程度不一,总的是预后差,有 2 例 C8-T1 部分损伤的病例有所恢复,但可能不做手术也能恢复。另外还有 2 例 C7、C8、T1 支

配区功能不完全丧失的病例进行了神经松解术,最后获得了有效的功能恢复,但即使不做手术也有可能恢复。C6、C8 和 T1 的神经移植修复、C8 和 T1 的神经移植修复加上 C7 松解或 C6、C7 松解,可以获得 C6 和近端 C8 神经支配区有效的功能恢复,但不会获得手部精

细肌肉的功能恢复（4 例）。

臂丛牵拉伤的神经移位术

多伦多经验

自 1972 年到 1986 年，多伦多大学对 47 例臂丛根性撕脱伤的患者进行了各种神经移位术，其中男性 42 人，女性 5 人。年龄自 14 岁到 34 岁不等（平均 22 岁），绝大多数患者是交通事故伤，其中摩托车（28 人）、汽车（6 人）、自行车（3 人），步行（2 人）；其他的还有滑雪（2 人）、滑水（2 人）和雪地汽车（2 人）受伤；1 例因摔倒受伤，1 例被倒下的树砸伤。对患者进行臂丛神经探查的同时进行术中电生理学检查，并进行感觉诱发电位检查来证实是否为根性撕脱伤。22 例有 5 条神经根性撕脱，2 例有 4 条神经根性撕脱，3 条的有 6 例，2 条的有 15 例，1 条的有 2 例。

选择那些年轻的、手术意愿比较强的、损伤在 9 个月之内患肢条件好的根性撕脱伤患者行进行神经移位术。大多数病例通过肋间神经移位加神经移植修复肌皮神经（图 16-34 和图 16-35）。还有一些病例采用了其他的神经移位方式，如副神经和颈丛。

神经移位后没有出现术后死亡的病例，也没有明显的并发症。5 例在肋间神经移位术后有少量气胸，但

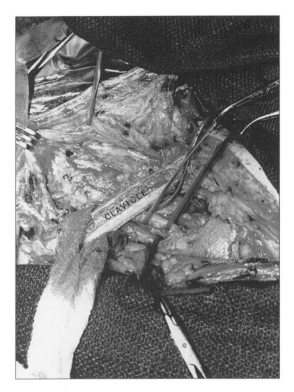

图 16-33　下干损伤可以一开始用锁骨下入路显露。将肩部外展，动脉和内侧束位于锁骨下。随后，肩部内收，将锁骨向下和向前牵拉，此时可以很安全解剖位于锁骨上方的血管和臂丛，并且向内侧追踪。

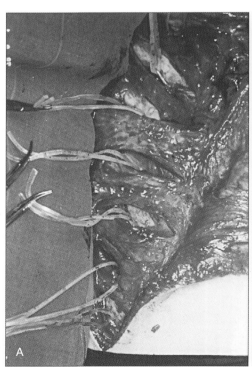
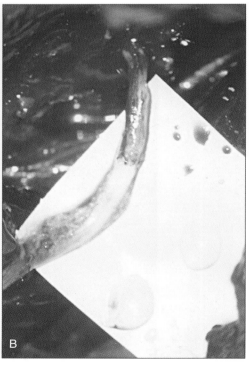

图 16-34　肋间神经移位修复肌皮神经和腋神经。（A）肋间神经被分离出来并与移植的腓肠神经相接，移植的腓肠神经跨过臂丛，与外周神经的远端相接（B）。

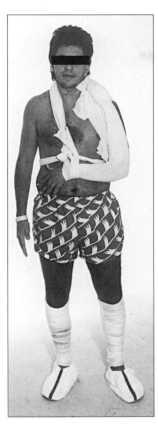

图 16-35　肋间神经移位修复术当天, 患者即可下床。敷料覆盖臂丛探查切口、胸外侧解剖肋间神经切口以及双腿腓肠神经切取切口。3 周后开始理疗。

都自行吸收恢复。所有病例术后没有伤口感染, 术后功能没有比术前更差, 并且没有明显的长期疼痛综合征。

37 例肌皮神经移位修复术后的患者中结果为优的有 21 人 (57%), 他们获得了有用的肘关节屈曲活动 (图 16-36)。术后效果和采用的肋间神经数目有一定关系, 采用 3~4 个肋间神经移位修复肌皮神经, 所获得有用的肘关节屈曲功能的可能性比 2 个肋间神经移位要大。用 3 个或 4 个肋间神经移位, 其结果没有明显的差异。患者的年龄、受伤到手术的间隔时间, 以及采用的神经长度与术后效果没有明显的关系。有一些患者恢复肘关节屈曲最多要 2 年的时间。有一些患者因肌皮神经撕脱出肱二头肌外, 因而不能用肋间神经移位术治疗 (图 16-37)。

肘关节恢复了屈曲运动大大提高了患者的生活能力。即使患者的手不能活动且没有感觉, 肘关节的屈曲活动仍然可以使患肢前臂发挥镇纸作用, 可以作为搭放东西和维持平衡的平台, 也可以作为悬吊物品的勾和做一些简单的翻书动作。

用肋间神经移位修复桡神经、正中神经及尺神经

不能获得有用的功能恢复, 而修复腋神经相对较好。用副神经作为动力神经修复效果一般, 因为神经纤维数目太少不能引起较强的肌肉收缩力。有 11 例 (占 55%) 颈丛移植修复术后获得了部分或全部的手部保护性感觉, 有 4 例获得了一定的感觉, 但是达不到保护性感觉的效果。神经移位修复术后患者感觉的恢复没有特定的模式。

这些患者都没有要求截肢, 一个连枷的、麻痹的肢体不管怎么说都是自己的, 似乎比没有生命的假体要好。37 例患者都重返工作岗位, 但是只有 6 人能继续从事原来的工作。大多数人可以继续运动, 甚至有一个人还可以继续从事一开始造成他损伤的摩托车比赛。

LSUHSC的经验

由于臂丛牵拉伤直接修复的临床效果欠佳, 近年来越来越多地应用神经移位术结合直接修复术来治疗臂丛牵拉伤。需要强调的是应该尽可能在同一名患者上应用直接修复结合神经移位修复来修复臂丛牵拉伤。这种"衣服束进裤子里"的修复法的主要目的是让最大量的轴突长到失神经支配的靶器官里。目前对于这些损伤的治疗准则 (图 16-38)、手术方法以及术后初步效果在下文内做了阐明并用图表总结, 见表 16-9 和表 16-10。

在对锁骨上撕脱伤患者进行手术时, 把臂丛全方位 360° 解剖出来, 通过刺激近端的脊神经, 记录远端的神经干以及神经干分支的电位。如果波幅是平坦的 (无电位), 说明损伤是节后的或是节后、节前混合损伤, 然后我们解剖近端的脊神经以寻找能用的神经束作为移植物。如果神经动作电位 (NAP) 有波幅, 只是波幅小、传导慢, 说明有神经纤维再生而不切断。如果电位波幅高而且传导快, 说明它很可能是节前损伤 (由于神经节的存在, 感觉纤维还有传导功能), 除非术前临床检查和 (或) 肌电图证实神经完好或部分损伤。当 NAP 阳性时, 则没有必要去分离显露近端神经束 (通常是脊神经), 除非肉眼看到有劈裂修复的可能性, 然而这种可能性在臂丛撕脱伤的患者中很少出现。通常采用束膜缝合法进行修复, 供区神经为单侧或双侧腓肠神经, 有时采用前臂皮神经。

在早期, 13% 直接修复 C5-C6 的病例以及 27% 直接修复 C5、C6 及 C7 的病例需加用颈丛降支移位修复。表 16-5 和表 16-6 总结了 C5-C6 和 C5、C6、C7 臂丛牵拉伤的术后效果, 可以看出臂丛撕脱的类型以及是否牵涉到 C5 或 C6 或两者如何影响治疗效果。1998—2000 年, 我们用副神经移位恢复肩功能和用胸

表16-9 C5-C6和C5-C7神经牵拉伤的修复参考

神经动作电位提示有再生时做神经松解术

神经动作电位平坦或阴性,且脊神经近端可以解剖出束状结构时,做直接修复,加上用胸内侧神经移位修复肌皮神经的一半(若C6撕脱)或副神经移位修复肩胛上神经(若C5撕脱)

若C5-C6神经动作电位显示节前损伤或术中发现是节前合并节后损伤,用副神经和胸内侧神经以及较少应用的颈丛降支移位修复

内侧神经或其他神经移位恢复肱二头肌功能的效果也可从这两个表中体现。虽然如此,通过神经移植桥接的直接修复也有很好的疗效。

自 2000 年来,对于那些严重的臂丛牵拉伤患者,我们在直接修复的同时加用神经移位术。我们用副神经移位修复肩胛上神经,除非有证据表明有神经再生到肩胛上神经或 C5 近端能够作为神经移植的神经动力源。如果 C5 近端能作为动力源,C5 的大多数纤维通常会被移植桥接到上干的后股。如有可能,对于 C5、C6、C7 臂丛牵拉伤,我们倾向于在进行直接修复术的同时加用胸内侧神经修复肌皮神经(表 16-9)。最近几年,路易斯安那州立大学医学中心的外科医生 Robert Tiel 采用 Oberlin 式即尺神经的一束来修复肌皮神经[82]。这些经验尽管令人鼓舞,但是还处于起步时期不足以报道,但其他学者已经发现这是一个比较好的神经移位方式。当臂丛近端已经做了直接修复,神经有可能再生至肌皮神经,将肌皮神经远端纵向劈裂成两部分。将远端的一半切断,用胸内侧神经或尺神经一束来移位修复,而另一半保留等着近端直接修复的神经纤维长入。由于神经移植会降低手术效果,因此神经移位时不做神经移植。

在 C5-C6 牵拉伤的病例中,加用胸内侧神经修复肌皮神经使修复效果提高到平均 4 级水平;加用副神经移位修复肩胛上神经提高到 3.8 级。在 C5、C6 及 C7 牵拉伤的患者中,加用胸内侧神经移位修复肌皮神经术后可以到平均 3.7 级,而加用副神经移位修复肩胛上神经术后到平均 3.5 级。

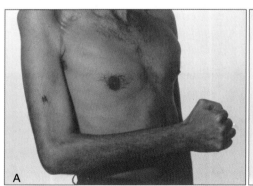
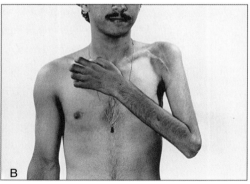
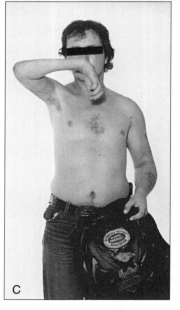

图 16-36 (A)用肋间神经移位术治疗不可修复的 C5-C6 神经损伤,2 年后随访,恢复了中等强度肘关节屈曲功能,增强了手的作用。(B)另一例患者只有下干的一个神经根没有撕脱,尽管手部功能严重受限,患者在肋间神经移位术后感到肘关节屈曲功能非常有用。(C)右侧 5 条神经根全部撕脱患者,肋间神经移位术后右肘可以充分屈曲并能搭一个皮夹克(在正常的左手上抓着)。

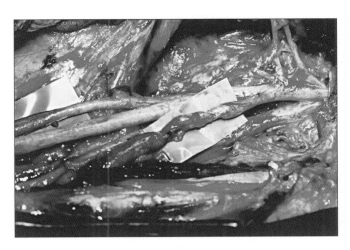

图 16-37　对 C5-C6 撕脱伤进行手术时，在决定切取肋间神经以及腓肠神经之前，必须要先探查肌皮神经。此病例，造成臂丛撕脱伤的力量一直延续到肌皮神经远端进入肱二头肌的部分，使肌皮神经在这一部分也有损伤，因此放弃了这一术式。在橡皮条下可见肌皮神经。

表 16-10　　C5-T1损伤以及连枷臂的修复参考
神经动作电位提示有再生时做神经松解术(很少见但确实存在)
神经动作电位平坦或阴性，但从脊神经近端可以解剖出束状 　结构时，做直接修复。用神经移植桥接脊神经近端到股或 　束。并且加用：
副神经移位修复肩胛上神经
颈丛降支移位修复上干的后股或中干和其前后股
用3~4条肋间神经移位修复纵向劈开的肌皮神经的一部分
若5条神经根全部撕脱：
副神经移位修复肩胛上神经
肋间神经移位修复肌皮神经
颈丛降支或支配胸锁乳突肌的副神经分支移位修复上干的 　　后股

在连枷臂的患者中，由于胸内侧神经或其他神经不再适合移位，我们采用肋间神经移位修复肌皮神经。在肌皮神经近端解剖游离后切断，将其屈曲向下返折在腋窝处与肋间神经相接(表 16-10)。副神经充分游离后，尽可能移位到正常神经组织的肩胛上神经断端[65]。如果 C5、C6 或 C7 近端可以利用（通常是 C5,C6 的概率少些,C7 很少），将其桥接至上干的后股、后束或组成正中神经的外侧束的一部分。若直接修复 C6 是可行的话，那么我们可以加用肋间神经移位接入纵向劈裂的肌皮神经的一半。

臂丛牵拉/挫伤手术并发症

膈神经麻痹是手术的并发症，大多数患者都能早期恢复，但有 3 例持续 1 年以上。部分病例术后需放置胸腔引流管或行胸腔穿刺术。未见此类损伤患者术后出现严重的伤口感染。所有患者术前、术后都应用抗生素，出院后继续使用抗生素 7 天。部分病例术后早期出现血清肿及时吸出并无复发。2 例引流出淋巴液，伤口加压包扎后愈合。2 例出现患侧脑脊液漏，反复抽吸及加压包扎后伤口愈合。

早期在手术治疗该类损伤时，有时切断锁骨，尽管进行了固定，仍有部分患者出现畸形愈合。而在近 20 年，不再切断锁骨，而是将锁骨周围的软组织剥离，通过布带包绕后上下牵拉来充分显露其下的臂丛。对于椎间孔水平的椎动脉出血，有 5 例采取结扎止血，其余

采用双极电凝和止血海绵止血。如有必要，椎动脉可以结扎，患者通常能耐受。有 1 例出现迟发性小脑和脑干卒中，该患者曾行颈动脉海绵窦瘘球囊治疗术，同侧颈内动脉已闭塞。

锁骨下牵拉伤/挫伤手术效果

束、束支部以下神经损伤比锁骨上牵拉伤更容易出现复合性损伤。腋动脉损伤、肩关节脱位或骨折及肱骨骨折最常见。单纯的腋神经麻痹或合并其他束、束支部损伤很常见。表 16-11 列出了锁骨下牵拉伤常见的损伤及复合损伤类型。

枪伤所致的锁骨下臂丛损伤范围常不局限，常出现同时累及不同束支水平的臂丛损伤症状。也就是说，损伤很少局限于束部，而可累及从股到束再到支的不同部位的周围神经损伤。可以推测，此类损伤有时可累及从臂丛股到支各个水平。此类损伤因神经损伤长段和严重程度，故修复的效果多不理想。

束部损伤

若损伤部位主要位于股到束或仅在束水平，为方便分析，则将其归类为"束部损伤"(图 16-39 至图 16-41)。若损伤累及束或束以远，则归类为"束支部损伤"。臂丛牵拉伤时束支部损伤比束部损伤更常见。在 143 例锁骨下臂丛牵拉伤中，35 例患者股部或束部损伤共 78 处。

枪伤所致的病例中，属于外侧束的部分，如支配肱二头肌的肌皮神经、支配前臂肌肉的外侧束至正中神经部分、正中神经感觉纤维束等均取得良好效果（表 16-12）。有几例需要神经移植的长距离神经缺损，效果

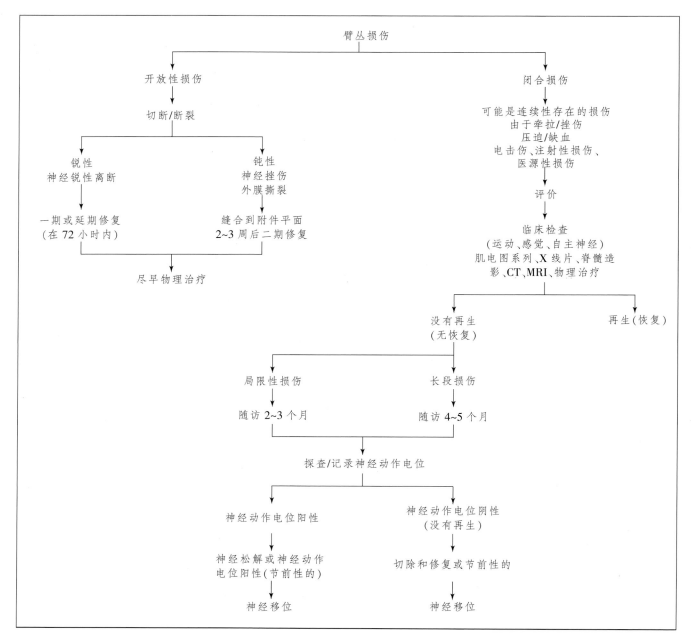

图 16-38　臂丛损伤外科治疗的原则。(Reproduced from Dubuisson A, and Kline DG; Indications for peripheral nerve and brachial plexus surgery. Neurol Clin 10:935-951,1992.)

等级属于移植分类中的 3.8。基于 NAP 的神经松解术取得了预期优秀的恢复结果,平均等级为 4。通过缝合修复外侧束的牵拉伤达到平均等级 4.3 的效果。

比较发现,29 例内侧束牵拉伤效果较差(表 16-12)。移植修复的平均结果为 1.2,而直接缝合平均为 2.2。4 例患者行小间隙修复,效果略佳,平均为 3.6。若术中 NAP 提示神经功能恢复或部分保留,行神经松解术的平均结果为 3.9。因此在探查时,如果内侧束连续性存在,正确判断是否行神经切断十分重要。

尽管分离后束常有出血以及修复血管后组织粘连等因素对手术的影响,后束损伤术后恢复还是比内侧束效果好,但不如外侧束。局部瘢痕粘连时,常需要在小心保留肱三头肌肌支的同时单独分离腋神经和桡神经加以修复。尽管由于已行血管修复而使手术难度增加,25 例后束损伤后恢复也比内侧束效果佳。神经移植修复的效果平均 3.0;直接缝合修复的效果为 3.6,与小间隙缝合效果相当;神经松解术的效果为 4.1。

表16-11　锁骨下牵拉伤常见类型及合并神经损伤	
病例数	类型
33	后束至腋神经
14	包括腋神经的所有束支
11	除腋神经外所有束支
11	后束及腋神经
7	腋神经及肩胛上神经
4	除后束外所有束支
3	外侧束至肌皮神经
3	外侧束和内侧束的束支部
2	外侧束至肌皮神经及后束损伤

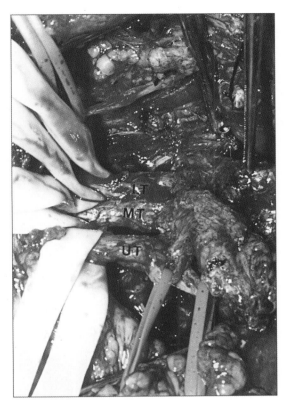

图 16-40　从股部至束部的牵拉伤/挫伤,行神经移植修复(LT,下干;MT,中干;UT,上干)。

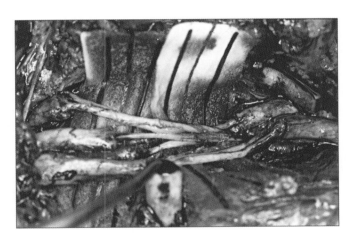

图 16-39　从马上摔下致臂丛牵拉伤合并锁骨骨折。损伤从干部一直延续到束部,予以神经移植修复(左侧为干部,右侧为束部)。

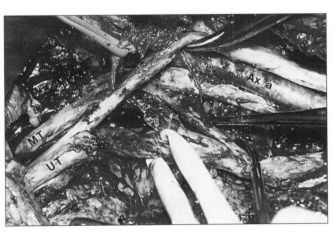

图 16-41　少见的仅仅累及上、中、下干后股的牵拉伤,电刺激无动作电位通过,切除后行神经移植术。临床表现为三角肌及桡神经支配肌群功能丧失(Ax a,腋动脉;MT,中干;UT,上干)。

束支部损伤

　　108 例患者 337 处此类损伤行手术治疗。显露范围包括从锁骨至上臂,术中注意保护重要血管束,如腋动静脉、动脉深支及腋静脉。尽管要求显露范围广泛,但研究表明这完全是有必要的(表 16-12)。再次强调,术中 NAP 记录对判断神经连续性存在与否十分重要。

外侧束至肌皮神经损伤

　　这类损伤的术后总体结果平均为 4.0。神经松解术效果较佳,平均为 4.4,但其中有几例患者术前就存在肱二头肌收缩。术前肱二头肌无收缩但 NAP 存在者,术后结果平均为 4.0。35 例神经移植术后结果为 3.8。少数切除后需长距离神经移植缺损的患者,预后不良(图 16-42)。

外侧束至正中神经损伤

　　另一类预后较好的是从外侧束到正中神经处的损伤。49 例患者中有 29 例行松解术。此类病例在术中发现约 60% 有神经再生的电生理学依据,其中近一半患

表16-12　锁骨下臂丛牵拉伤手术方式(n=143)*

	神经松解**	直接缝合	神经移植	切断修复
束				
外侧束	12/4.5	3/4.3	6/3.8	3/4
内侧束	16/3.9	2/2.2	7/1.2	4/3.6
后束	14/4.1	2/3.6	6/3.0	3/3.5
束支部				
外侧束至肌皮神经	20/4.4	0/NA	35/3.8	0/NA
外侧束至正中神经	29/4.1	1/4	19/3	0/NA
内侧束至正中神经	24/4.3	1/4	17/3	0/NA
内侧束至尺神经	33/3.6	1/0	13/1.4	1/2.3
后束至桡神经	29/4.1	1/0	32/2.7	3/3.5
后束至腋神经	28/4.7	1/3	48/3.5	1/4
合计				
总数/结果	205/4.2	12/2.3	183/2.8	15/3.6

*,损伤神经数目/恢复平均水平(NA 代表未评估)。

**,NAP 存在时行神经松解术。

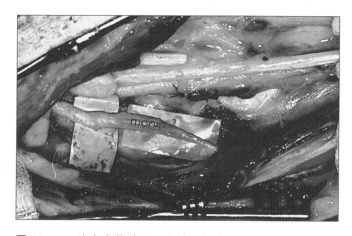

图16-42　绝大多数单纯肌皮神经损伤出现在靠近外侧束部位。少数情况下损伤可以累及至肱二头肌的肌门部，而仅在神经终末处见少量神经束相连。神经移植修复效果差。

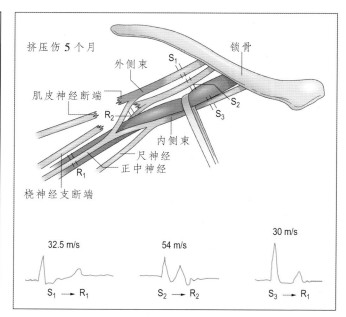

图16-43　牵拉所致左侧臂丛的束部及束支部伤。肌皮神经、桡神经在肱三头肌肌支发出点以远断裂。行神经移植术修复外侧束至肌皮神经、后束至桡神经。外侧束至正中神经(S1 至 R1)、后束至肱三头肌肌支(S2 至 R2)、内侧束至正中神经(S3 至 R1)均存在 NAP,未予切断。

者术前存在部分神经功能,如旋前圆肌、屈腕及屈指功能。其余术前虽无神经功能(图16-43),但术中 NAP存在。神经松解术后功能恢复平均为 3.5,以上神经功能均包括感觉及运动功能。术前保留部分神经功能的患者较完全无功能者,术后恢复效果更佳,术后恢复平均为 4.5。19 例外侧束到正中神经损伤患者行神经移植术,术后平均结果为 3.0(图16-44)。少数几例长距离缺损(>15cm)及从外侧束到正中神经大范围牵拉伤患者,未行修复术且无任何功能恢复。

内侧束到正中神经损伤

此类损伤即使术前仅保留部分功能,或功能完全丧失而 NAP 存在, 不论是自行恢复还是神经移植,术后效果都非常理想。不少患者在术前神经存在部分功能,且电生理提示 NAP 存在,行神经松解术后功能恢复达 4.5。术前神经无功能,但 NAP 存在,行神经松解术后功能恢复平均达 4.1。17 例患者术前神经功能完全丧失,行神经移植术,术后恢复平均达 3.0。有几例患者从内侧束到肘部水平的正中神经广泛损伤,未予任何修复。

内侧束至尺神经损伤

众所周知,此类损伤预后不良,神经移植效果也不佳。对于术前神经保留部分功能,或虽无功能但 NAP存在的患者,行神经松解术后预后尚可。神经松解术患者中,约一半以上神经功能部分保留,松解术后恢复平均可达 4.2。神经完全无功能但 NAP 存在者恢复平均可达 3.1。13 例神经移植与直接缝合患者,术后恢复平均仅为 1.4。部分神经广泛损伤者,未予修复。

后束至桡神经损伤

65 例此类牵拉伤、挫伤行手术治疗。1/3 术前神经功能部分保留,且 NAP 存在,行神经松解术后功能恢复平均达 4.8。部分病例神经功能丧失但 NAP 存在,术后恢复平均达 3.3。这部分病例尽管术中有神经再生依

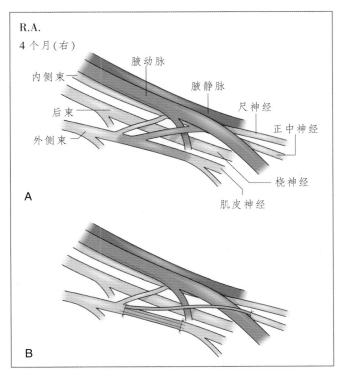

图 16-44 （A）外侧束损伤累及肌皮神经与正中神经。此损伤神经的连续性存在，但无神经动作电位通过，行神经移植术。（B）此类神经损伤易于修复，术后恢复佳。

据，但相对较低的评级反映了伸指与伸拇功能恢复很困难。32 例后束至桡神经损伤者 NAP 丧失，行神经移植术后功能恢复平均为 2.7。小间隙缝合效果略佳，少

数几例长段神经缺损行神经移植术后，预后差。

后束至腋神经损伤

99 例手术治疗，其中 56 例未合并臂丛其他部位严重损伤（表 16-13 第一列数据）[49]。这些包含了牵拉所致的单纯腋神经麻痹（图 16-45 至图 16-47）。4 例神经功能部分保留，行神经松解术，术后恢复达 4.3。若神经功能丧失且术中电生理 NAP 提示部分恢复，术后恢复平均达 3.8。然而，大部分患者因 NAP 消失而行神经移植术。46 例行直接缝合术、神经移植或小间隙缝合，术后平均恢复达 3.8。

11 例后束至桡神经麻痹患者合并肩胛上神经麻痹（表 16-13）。闭合性牵拉伤致冈上肌、冈下肌及三角肌功能丧失，少数是由于 C5 神经根损伤引起的，而大多数是由单纯腋神经和肩胛上神经损伤所致。以上患者术前神经均保留部分功能，或电生理提示 NAP 存在。所有病例冈上肌或冈下肌术后都恢复满意。其中 7 例患者合并腋神经损伤而需行神经移植，术后恢复达 3.2。另外 4 例行神经松解术，术后恢复良好。极少病例由于 C5 神经根损伤而出现与腋神经和肩胛上神经同时损伤损相似的症状（图 16-48）。

14 例腋神经麻痹合并后束或后束至桡神经麻痹，这类损伤并不少见（表 16-13）。9 例行腋神经移植修复术，术后恢复平均达 3.0。5 例行神经松解术，术后恢复达 4.3~4.5。

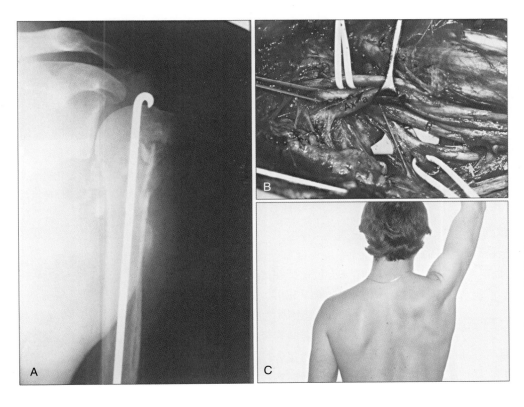

图 16-45 （A）严重的肱骨骨折合并腋神经损伤（术前即存在）。（B）从前路于桡神经下方分离腋神经（白色箭头）及肩胛下神经（白色吊索）。桡神经（R）发自后束，静脉拉钩位于腋动脉（Ax a）上。（C）神经移植术后三角肌功能得到恢复。

表16-13　99例腋神经损伤术后情况[49]

| 结果 | 神经损伤数/术后平均LSUHSC等级 | | | |
	部分丧失且NAP(+)*	完全丧失且NAP(-)†	切断行端-端缝合†	切断行神经移植‡
单纯腋神经损伤(56例)	4/4.3	6/3.8	3/3.8	43/3.8§
腋神经损伤并肩胛上神经损伤(11例)	1/4.5	3/4.3	0/0	7/3.2
腋神经损伤合并桡神经损伤(14例)	3/4.3	2/4.5	0/0	9/3.0
腋神经损伤合并其他神经损伤(18例)‖	7/4.0	4/4.2	0/0	7/3.1
总计**	15/4.1+0.4	15/4.1+1.0	3/3.8+0.6	66/3.7+1.1

*，术前平均等级为2.2(范围为1~4)。

†，术前等级均为0。

‡，术前大多数为0，其中3例为1(只有迹线)。

§，包括2例切断修复，平均等级为4。

‖，2例腋神经探查，但由于缺损过长且远端撕脱未予修复。

**，均值用均数±标准差来表示。

　　15例腋神经损伤合并广泛的锁骨下神经牵拉伤(表16-13)。其中7例腋神经保留部分功能且NAP存在，术后恢复平均达4.0级。4例神经功能丧失但术中NAP存在，术后功能恢复达4.2级。7例合并其他锁骨下神经损伤的腋神经损伤者行神经移植术，术后恢复平均达3.1级。

　　表16-13第一列显示了单纯腋神经牵拉伤术后恢复情况(同时参看图16-49)。

锁骨下牵拉伤小结

　　1. 这类损伤较锁骨上损伤少见，但临床上的疏忽亦会导致严重不良后果。

　　2. 常合并骨折与严重血管损伤。

　　3. 部分患者可以自行恢复，但大多数需要手术治疗。

　　4. 因常需要修整大血管，且需优先处理，故手术较锁骨上损伤难度大。

　　5. 外侧束、后束及其分支行缝合术或神经移植术效果相对较好，内侧束至正中神经修复效果尚可接受。

　　6. 内侧束和内侧束至尺神经修复效果差。若NAP存在而免行切断修复术，其自行恢复可取得理想效果。

　　7. 单纯腋神经损伤发生率约为55%。常见的合并损伤包括肩胛上神经或后束至桡神经损伤。

　　8. 腋神经损伤常需神经移植(约占2/3)，大部分患者预后良好。

锁骨下臂丛牵拉伤手术方式选择

　　大多数此类损伤都需要手术，非手术疗法效果都不确切。一般术前对患者随访3~5个月，合并的血管损

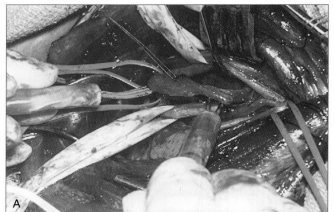

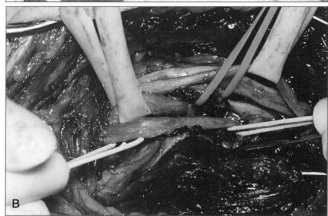

图16-46　(A)腋神经牵拉撕脱伤术中行NAP检测，显示无NAP存在，需行神经移植术。(B)另1例患者腋神经损伤后5月三角肌功能无恢复，术中电生理检测显示NAP存在，行神经松解术。

伤和骨折在这段时间内得到良好愈合，若存在原发的软组织缺损，通过此段时间也可获得良好软组织覆盖。所有患者术后早期都不能获得明显的体征上和(或)电生理上的神经功能恢复。对存在一组或多组神经支配区功能丧失持续存在，通常要选择手术治疗，尤其是需要行修复术者，手术治疗是必要的。在实际临床中，锁

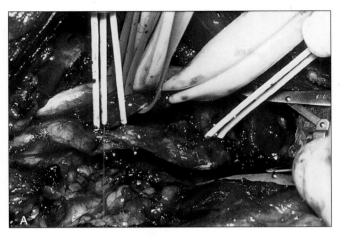

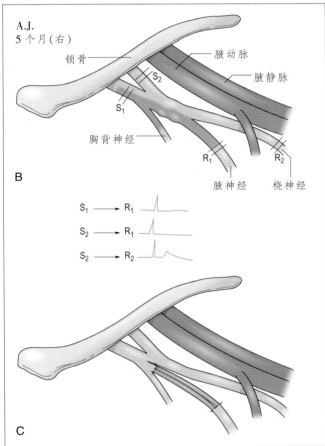

图 16-47　(A)机动车事故致腋神经牵拉损伤后 5 个月行神经探查术，术中电生理检测显示 NAP 消失，需行神经移植修复。(B)图示损伤从后束延续至腋神经，需移植相应长度的神经。(C)取前臂内侧皮神经移植修复。

骨下大部分神经损伤(内侧束、内侧束至尺神经损伤)都需要手术，而其他束支无损伤或轻微损伤者例外。

锁骨下臂丛牵拉伤手术并发症

　　尽管有些患者既往已行锁骨下动脉、腋动脉及其

分支血管修复术，甚至从锁骨下动脉或腋动脉至肱动脉的血管移植，但神经探查手术仍需进行。因此，术中需小心显露、保护甚至再次修复血管。这类手术难度大、时间长。通常血管修复术与神经手术同时进行，也有部分病例术后 72 小时内需由血管外科医生再次手术修复。

　　部分患者出现伤口感染，通常较表浅，这与伤口处理、抗生素的使用有密切关系。术中常规放置彭罗斯(Penrose)引流管，其中 1 例患者因出现持续血清肿而需放置引流。部分患者术后可出现渐进性的功能障碍，多见于外侧束，随着时间推移又逐渐自行恢复。1 例患者术后出现桡神经功能障碍，但随着时间推移，肱三头肌、肱桡肌、腕伸肌逐渐恢复，但伸拇、伸指肌力差。

臂丛后方入路

　　大部分此类臂丛损伤选择前方入路，但部分病例臂丛损伤靠近脊髓或椎间孔，需选择后方入路。术中通常需用咬骨钳或高速电钻去除受累脊神经的关节突关节。相对于前方入路，后方入路更容易追踪显露神经根至硬脊膜出口，也比较容易对神经根进行修复[29,48,50]。有几例切割伤及枪伤患者，采用后方肩胛下入路进行了修复，如果选择前方入路就会非常困难。其中 2 例枪伤致臂丛单神经根完全性损伤，既往于前方入路修复过血管损伤，所以采用后方入路；3 例切割伤因术前怀疑一条或多条脊神经靠近硬脊膜出口而行后方入路。

创伤性臂丛损伤的后方入路

　　23 例创伤性臂丛神经损伤行后方入路，男性 16 例，女性 7 例，年龄为 19 个月至 65 岁(平均年龄 30 岁)。15 例继发于牵拉/挫伤：车祸(汽车/摩托车)9 例、腋部手术医源性损伤 3 例、足球损伤 1 例、雪橇伤 1 例、产伤 1 例。4 例刀伤：刺伤 1 例、颈部钝性刀伤行 C6 神经根缝合术后 1 例、腋路行第一肋切除术导致横断伤 1 例、颈部肿瘤切除时剪刀致伤 1 例。3 例因枪伤致近脊髓部臂丛损伤，均因怀疑血管损伤行前路探查术，其中 2 例行血管修复术。

　　术前 19 例表现为一组或多组神经损伤症状，其中 6 例连枷臂；13 例不完全性损伤表现为严重、持续性神经损伤症状。所有患者均因疼痛、一组/多组完全性失神经症状或二者均具备而行手术治疗。

　　手术发现 15 例患者神经断裂或虽连续性存在但 NAP 消失。切断神经损伤部位，行腓肠神经移植修复。7 例一组或多组神经损伤但 NAP 存在患者行神经松解术，并切除周围瘢痕组织。产伤患儿在产后 19 个月因

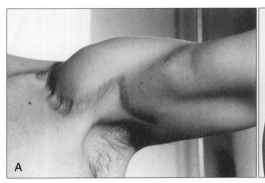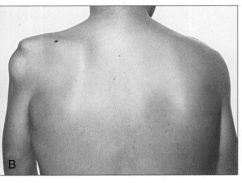

图 16-48 （A）移植修复约 5cm 腋神经损伤术后 2 年半，三角肌功能恢复。（B）另一患者左侧的菱形肌、岗上肌、岗下肌萎缩导致肩关节的半脱位，提示损伤部位在 C5 脊髓水平或根部，而并非腋神经损伤。

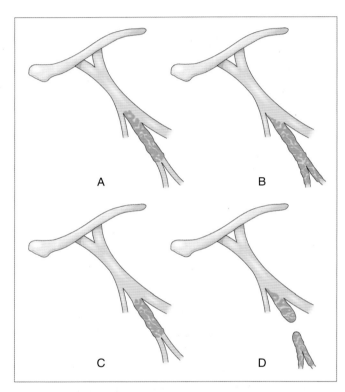

图 16-49 This drawing shows the various levels and extent of injury seen in over a 100 operative cases of axillary palsy, some of which were associated with other infraclavicular palsies and some of which were not. (A) Lesion usually found beginning in posterior cord and extending to but not into nerve branches. (B) Lesion involves axillary nerve and its branches. (C) Lesion restricted to axillary nerve. (D) Distracture stretch injury with distal branch injury requiring posterior as well as anterior approach. (From Reference 49 with permission J Neurosurgery.)*

完全性 C5、C6 瘫痪行后路探查术。刺激 C5、C6 神经根，上干均记录到 NAP，行神经松解术。1 年后开始功能恢复，11 岁时随访发现肩、臂功能恢复可接受。1 例枪伤致臂丛近段损伤无法直接修复患者，予以颈丛降支移位修复，但术后仅获得有限的功能恢复。另外 1 例医源性 C8 神经根刀切伤患者在受伤后 2 周行端-端缝合，术后仅获得部分手内在肌及环、小指感觉功能恢复。

15 例行神经移植术患者，有 10 例随访在 5 年以上：1 例因连枷臂疼痛而行截肢术，2 例恢复肌力至 1 级，1 例到 2 级，6 例到 3 级或 3 级以上。7 例神经松解术患者，6 例随访时间达 4 年以上：1 例恢复差，3 例良，1 例优。C6 神经根钝性横断伤一期修复后再次行修复术患者，术后 3 年肱二头肌肌力恢复到 3~4 级肌力。1 例 C5、C6 硬脊膜出口处锐性切割伤患者，经后方肩胛下入路行部分神经移植修复术后获得良好功能恢复。

手术技巧

患者体位

患者由侧卧位至俯卧位，使手术一侧靠近手术台的边缘。将衬垫放置于侧前胸，横行平齐于肩部和胸骨柄。患侧肩关节部分外展并向前屈曲，肘关节屈曲位，其下衬一 Mayo 手术托盘（图 16-50）。肘、腕及手包绕保护性的护垫。手术台倾斜 20° 左右或呈反向 Trendelenburg 卧位，以利充分外展肩关节和肩胛骨。头偏向术侧，并妥善放置垫圈或数块卷折的巾单，避免压迫眼球及保持气道通畅。对侧手垫在肘下并放在一侧。

手术显露

于胸椎棘突和肩胛骨内侧缘之间的中点处做一弧形切口（图 16-50）。此切口有利于保护紧邻肩胛骨内

---

*，应版权方要求，此图图注须为英文原文。译文如下：腋神经损伤的水平和范围示意图。这是总结 100 余例手术治疗的腋神经损伤患者的结果，其中，部分病例合并其他锁骨下臂丛损伤，部分是单纯的腋神经损伤。(A)损伤范围从腋神经在后束起始部至神经分支以前。(B)腋神经及其分支损伤。(C) 损伤局限于腋神经。(D)神经牵拉断裂伤，并远端神经分支损伤，这类型损伤需前、后联合入路修复。

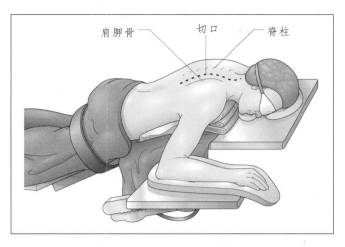

图 16-50　臂丛肩胛下入路手术的患者体位。胸部衬垫放置于胸下并平行于肩关节。上肢向肩部外展,屈肘位衬垫于 Mayo 手术托盘上。头偏向术侧,下置垫圈。手术台与水平轴倾斜 15°~20°,呈头高位。

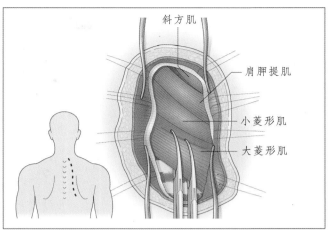

图 16-51　图左侧线条显示肩胛旁切口。右侧显示斜方肌已被切断,位于两把长弯血管钳之间的菱形肌即将被切断。切断的肌肉边缘用缝线标记以利对合。注意肩胛提肌的位置,有时也需切断。(见彩图)

侧缘走行的副神经脊髓支和颈横动脉的升支。沿切口全长分离斜方肌的下部,间断用缝线标记其边缘以利寻找。肩胛提肌紧邻斜方肌上缘,小菱形肌居中,大菱形肌最下(图 16-51)。所有三条肌肉均止于肩胛骨内侧缘。可使用弯血管钳沿肩胛骨与脊柱之间协助分离显露,沿肩胛骨边缘剥离肌肉时,注意保护深层的肩胛背神经和颈横动脉的升支。通常使用止血钳钳夹住肌肉,在两把钳子之间切断肌肉。如果菱形肌太厚,可纵向将其分开并分别钳夹切断此两层。每边均用粗缝线标记。粗 Vicryl 线结扎后放于钳后打结。结扎牢固后缝针带线保留于附近的手术单,以利于离断的肌肉缝合时尽可能对合准确。分离解剖靠近颈部时,斜方肌的较厚部分也可沿内侧分离,如有必要,肩胛提肌也可钳夹切断后缝线标记。偶尔也可将部分后锯肌切断。

　　肌肉分离完毕后,后胸壁即已暴露。术者此时可见一相对缺少血管分布的区域紧邻于肩胛骨,可用手指于肩胛骨和胸壁之间钝性分离。使用中型胸腔自动牵开器,一侧贴于肩胛骨,另一侧插入脊柱旁肌肉内。可适当分开该肌肉以便自动牵开器固定确切。牵开器打开的同时,可降低患肢或将手术台升高,以使肩胛骨进一步外展外旋。

　　扪及肋骨,手指向上移动至第二肋并在其上缘扪及第一肋。锐性切断尾侧的肋间肌和头侧的斜角肌,可使用 Alexander 骨膜剥离器和 Doyen 肋骨剥离器以清除肋骨的软组织(图 16-52)。在肋横突关节与肋锁韧带之间移除第一肋。

　　用 Leksell 咬骨钳或肋骨剪切除肋骨和骨膜。有时切除第二肋的后部有利于暴露体型庞大患者的第一肋

或深入纵隔的巨大肿瘤。骨断端应仔细修剪并用骨蜡封闭以减少刺伤肺脏或周围组织的概率。将后斜角肌和中斜角肌沿其止点松解并靠近横突起点部切断。去除以上肌肉后,臂丛神经根和神经干即可暴露(图 16-53)。先

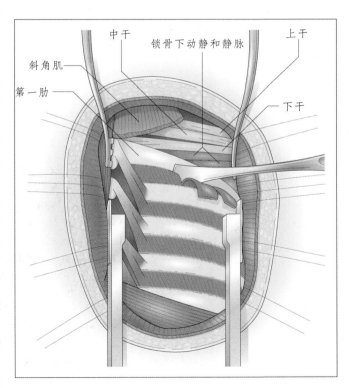

图 16-52　将胸腔自动牵开器放置在肩胛骨外侧缘和脊柱旁肌内侧缘,通过降低 Mayo 手术托盘或升高手术台使上肢进一步外展,同时逐渐打开牵开器。斜角肌从第一肋的上缘被分开,用骨膜剥离器从肋骨下缘剥离开肋间肌。可以看见初步显露的锁骨下血管和臂丛干。(见彩图)

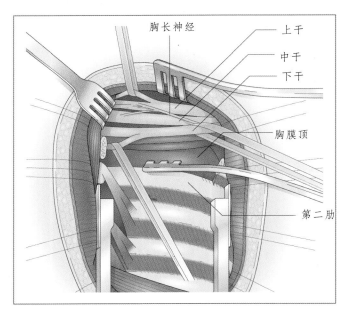

图 16-53　切断第一肋和斜角肌后，将 Weitlander 一类的牵开器的一侧放置于第二肋的上缘，另一侧放置于颈上部的软组织中。脊柱旁肌可通过拉钩牵开一边显露脊神经或神经根。如有必要，可使用高速电钻或 Kerrison 咬骨钳去除遮盖神经根的关节面以显露紧邻出口部的神经根。(见彩图)

沿神经干向内侧显露脊神经及分支，然后转为外侧。脊髓外走行的神经根可反向解剖到脊柱。使用一些脊柱旁肌肉的牵开器有助于暴露后外侧脊柱沿椎间孔走行的脊神经根。

可将一 Weitlander 牵开器放置于第二肋和颈上部软组织，以撑开显露臂丛后的锁骨上窝空间。可将一有顺应性的胸腔牵开器放置于胸膜顶加以保护，以免在 T1 和 C8 神经根之间移除第一肋时损伤胸膜。显露下干，将其与锁骨下动脉分离并环形游离。继续在内侧沿脊柱方向解剖臂丛，外侧沿躯干方向进行。显露中干，必要时显露上干。此时可见到发自 C6 后面的胸长神经，有时也同时发自 C5 和 C7，应予以保护。

此时，膈神经位于臂丛上干和前斜角肌的前面，此类手术通常不需分离。神经根或脊神经要环形与周围组织确切分离。使用彭罗斯引流管环绕各神经成分用作牵引，包括脊神经在内，可轻柔地牵拉这些组织以便于解剖显露。如有适应证，可进行术中神经动作电位检查。外侧的解剖可延至臂丛股部，但这种后入路的方式很难获得臂丛束的充分暴露。

必要的时候，也可以用高速电钻或 Kerrison 咬骨钳去除关节突关节，以暴露脊神经的椎间孔段。大多数情况下，使用 Kerrison 咬骨钳仔细地咬除骨质可追踪到神经的硬脊膜处，此时要注意保持咬骨钳钳尖处于

较浅位置，不要压迫到神经。椎动脉位于前方，故神经根可以清楚显露而不必担心大量出血。在外侧，锁骨下动脉位于臂丛下干的前下方，锁骨下静脉位于两者的前方。这两条血管都应该在分离解剖的早期辨认清楚并与下干及其分支分离开来，加以保护。如果术中去除掉了两个以上的关节面，则该区域的骨缺损应该用甲基丙烯酸甲酯填充。

对臂丛的手术完毕后，注意仔细对合之前切断但加以标记过的肌肉。解剖对合不同平面的大、小菱形肌，必要时斜方肌的下部和肩胛提肌也应对合。充分止血。有时可放置一条彭罗斯引流管，其一端要位于闭合的肌肉与胸膜顶之间，另一端穿孔牵出。胸膜的裂缝要加以修复。验证胸膜修复效果的方法是在切口内注入盐水并要求麻醉医师行 Valsalva 试验。极少使用胸腔引流管。如需更进一步的信息，读者可参考 Dubuisson、Kline 和 Weinshel 的相关报道[24]。

医源性臂丛损伤

手术或者其他医疗操作导致臂丛损伤也很常见（图 16-54）。损伤后果可能会相当严重，尤其是损伤被忽略或者没有及时得到治疗。对颈部和肩关节及其周围进行的手术或者医疗操作是损伤的主要原因。我们评估并且试图治疗各种由医源性机制导致的臂丛损伤，包括由手术刀、手术剪或者咬骨钳造成的臂丛各成分或者臂丛分支的损伤；由止血钳或者牵引器造成的挤压伤；由牵引器或者其他手术器械或者肩关节过度外展造成的牵拉伤；由外科医生或者助手术中倚靠患者造成的压迫伤；对臂丛或其周围缝合或者安放骨科

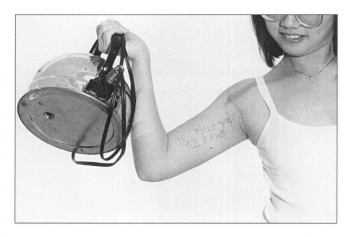

图 16-54　该体操运动员在行前肩关节修复时，造成了肌皮神经的医源性损伤。神经移植修复肌皮神经 18 个月后，她恢复了有效的肘关节屈曲功能。

内固定时造成的损伤；因血管造影造成的血凝块或者假性动脉瘤造成的损伤；甚至由注射或者激光造成的损伤。除了直接对颈部和肩关节的手术操作引起的损伤，臂丛损伤也见于胸腔镜行交感神经切除术以及经腋第一肋骨切除术。

只要有可能，我们便应用与其他类型的臂丛损伤相同的标准来选择手术患者，决定手术时机，这些损伤包括非医源性切断伤、牵拉伤、挫伤或者压迫伤。由于医源性损伤的特点以及涉及的会诊程序，神经切断后一期修复几乎不可能（图 16–55）。但也有例外，为一些本地病例，及时发现一处或者多处臂丛分支被切断，经过术中及时会诊，在患者仍处于麻醉状态下进行了修复。这些病例的治疗结果良好，但是必须清醒地认识到，这些臂丛的锐性切割伤是早期端–端缝合修复的理想病例。如果在手术中发现一处或者多处臂丛钝性横断或者撕裂损伤，则需要把挫伤的残干缝合在附近筋膜处；数周后，当残干能够修整至正常组织时行二期延迟修复。其中的一些损伤需要移植修复，另外一些锐性和钝性的损伤也需要延期修复（图 16–56）。

大多数医源性臂丛损伤是钝性损伤，连续性仍然存在。如果术后几个月还没有临床或者电生理改善的征象，就需要进行探查，并进行术中神经动作电位检查以决定是否需要切除修复（图 16–57）。有些医源性损伤涉及臂丛的 C8、T1，以及低位的束支及其分支，例如内侧束、尺神经近端，更少见的是正中神经近端。几乎可以预见，这些病例要恢复有用的功能是困难的。一旦医源性神经损伤与胸廓出口手术有关，即使仔细探查修复，最终功能也不理想。例如腋下第一肋骨切除术，如发生医源性损伤，多累及下干或者内侧束。尽管这些

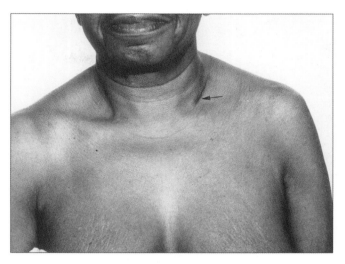

图 16–56　腕管综合征患者行左侧"斜角肌切开术"。术后，患者不能外展左肩关节及屈曲左肘关节。上干被切断，需要腓肠神经移植修复。

病例功能效果差，如果患者伴有严重的神经性疼痛且术中探查和电生理检查提示需要修复，对神经损伤进行修复仍是值得的。游离清除神经周围的瘢痕组织，切除医源性损伤段通常可以减轻疼痛。

如果术中发现缝线环绕臂丛成分或者穿过其中，不做切除修复而只是去除缝线有时会有帮助，但多数情况下不会有效果，除非术中发现神经动作电位能通过神经损伤区（图 16–58）。如果是因为骨科内固定或者手术操作直接损伤了某神经，因为持续性的严重功能丧失而选择手术探查，通常需要进行神经修复而不仅仅是行神经松解，但也有例外（图 16–59）。

13 例患者被诊断为胸廓出口综合征，在其他医院

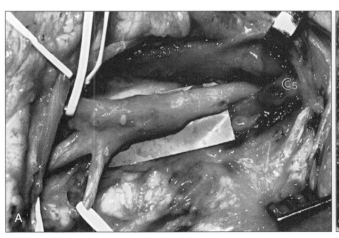

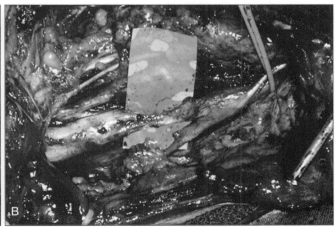

图 16–55　为治疗胸廓出口综合征行斜角肌切开术时，手术刀致伤 C5 神经根，断面相对整齐。图为延期修复手术中所见，于图的右方可见 C5 近端，左侧可见锁骨上神经和臂丛各股。(B)在颈部解剖时，不慎损伤臂丛锁骨上部，探查中发现的条状钝性损伤部分。

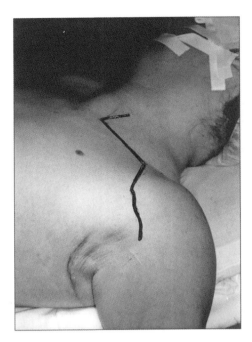

图 16-57　在铺巾前，标记出锁骨上和锁骨下臂丛探查的皮肤切口。在该病例中，患者因为经腋第一肋骨切除而损伤臂丛。在患者腋窝部可看到原手术瘢痕。

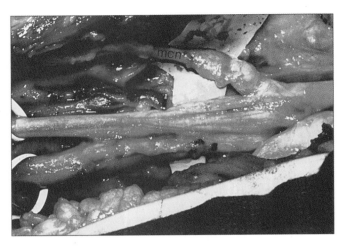

图 16-59　此病例行肩胛下肌关节囊重叠缝合术时，大量右侧肌皮神经(mcn)从肱二头肌撕脱，导致有效的神经修复很困难。肌皮神经下面可见其他未损伤的臂丛结构。

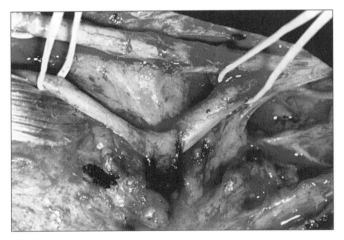

图 16-58　缝线导致左侧腋神经纽结变形。桡神经位于腋神经上方(近端位于右侧，远端在左侧)。纽结处的近端神经肿胀。缝线涉及的神经段无神经动作电位传导，需要切除。神经得到修复。

行 15 次手术治疗，包括 12 次经腋部和 3 次锁骨上臂丛松解分离。术后患者出现了轻到中度的功能丧失，这些内容将在第 18 章中进行更详细的论述。本章中将概述这些病例的相关特征。

所有患者都出现了疼痛复发的症状。10 例有相关的轻微到中度的神经损害，8 例肌电图扫描显示正常，2 例 C8 和 T1 支配肌肉显示部分失神经。有 1 例患者的 X 线片发现一颈肋。这些患者均行后期手术进一步解除臂丛压迫。脊神经和臂丛各干行神经松解。保留了第一肋骨，1 例患者切除了颈肋。瘢痕组织常累及下臂丛部分很常见。有 3 例中斜角肌或者小斜角肌形成的束带状结构或筋膜边缘压迫低位臂丛成分。大多数病例低位臂丛的神经动作电位不正常，而高位臂丛的神经动作电位传导和波幅正常。10 例患者得到了随访评估(平均随访 3.3 年)，9 例疼痛改善，1 例无改善。疼痛无改善患者再次接受前路神经松解术，疼痛得到部分缓解。大多数术前轻度功能障碍的患者，随访评估发现功能改善；中度功能障碍的患者术后功能也有改善。其他患者在随访中功能障碍未有改善。

另有 4 例因胸廓出口综合征接受第一肋移除术的患者，术后出现严重的臂丛损伤，需要修复。这些病例在本章前面创伤性臂丛损伤部分已经提及，更多是采用后肩胛下入路手术。

血凝块、假性动脉瘤以及动静脉瘘造成臂丛以外的神经损伤已经在其他章节中讨论。这些并发症通常累及锁骨下臂丛成分。如果能够早期诊断并解除压迫，则不需要进行切除修复，愈合会很好(图 16-60 和图 16-61)。参考医源性损伤(见第 24 章)。

关于放射性神经丛炎以及那些选择进行神经丛手术病例的信息见第 23 章。

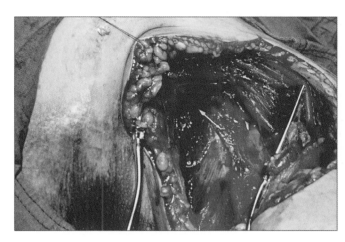

图 16-60　血管造影检查造成腋窝水平的血凝块（白箭头）。早期清除了血凝块后，压迫性臂丛神经损伤好转。

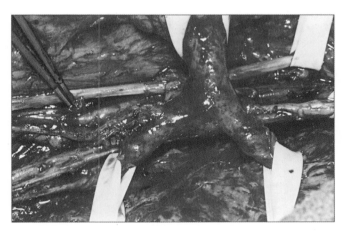

图 16-61　臂丛束支的压迫性损伤，继发于为透析而进行的腋动静脉瘘。动静脉瘘下方累及外侧和内侧束的瘢痕非常严重。但这些成分可传导神经动作电位，行神经松解后好转。由于肢体其他透析部位已经耗尽，动静脉瘘予以保留。

（王洪刚　译　向剑平　顾立强　校）

参考文献

1. Allieu Y, Privat JM, and Bonnel F: L'exploration chirurgicale et le traitement des paralysies du plexus brachial. Paris, Reunion Annuelle de la Societe Francaise de Neurochirurgie, 1980.
2. Allieu Y, Privat JM, and Bonnel F: [Neurotization with the spinal nerve (nervus accessorius) in avulsions of roots of the brachial plexus]. Neurochirurgie 28:115–120, 1982.
3. Alnot JY: Infraclavicular lesions. Clin Plast Surg 11:127–131, 1984.
4. Alnot JY, Jolly A, and Frot B: Traitement direct des lesions nerveuses dans les paralysies traumatiques du plexus brachial chez l'adult. Int Orthop 63:82–90, 1981.
5. Barnes R: Traction injuries of the brachial plexus in adults. J Bone Joint Surg 31:10–16, 1949.
6. Barr JS, Freiberg JA, Colonna PC, et al.: A survey of end results on stabilization of the paralytic shoulder. J Bone Joint Surg 24:699–710, 1942.
7. Bertelli JA and Ghizoni MF: Reconstruction of C5 and C6 brachial plexus avulsion injury by multiple nerve transfers: spinal accessory to suprascapular, ulnar fascicles to biceps branch, and triceps long or lateral head branch to axillary nerve (1). J Hand Surg [Am] 29:131–139, 2004.
8. Birch R: Traction lesions of the brachial plexus. Br J Hosp Med 32:140–143, 1984 (See also Birch R, Bonney G, Wynn Parry C. Surgical Disorders of Peripheral Nerves. New York, Churchill Livingstone, 1998).
9. Bonnel F: Microscopic anatomy of the adult human brachial plexus: an anatomical and histological basis for microsurgery. Microsurgery 5:107–118, 1984.
10. Bonney G: Prognosis in traction lesions of the brachial plexus. J Bone Joint Surg [Br] 41:4–35, 1959.
11. Bonney G, Birch R, Jamieson AM, et al.: Experience with vascularized nerve grafts. Clin Plast Surg 11:137–142, 1984.
12. Brandt KE and Mackinnon SE: A technique for maximizing biceps recovery in brachial plexus reconstruction. J Hand Surg [Am] 18:726–733, 1993.
13. Brophy BP: Supraclavicular traction injuries of the brachial plexus. Aust NZ J Surg 48:528–532, 1978.
14. Brunelli G and Monini L: Neurotization of avulsed roots of brachial plexus by means of anterior nerves of cervical plexus. Clin Plast Surg 11:149–152, 1984.
15. Carroll RE and Hill NA: Triceps transfer to restore elbow flexion. A study of fifteen patients with paralytic lesions and arthrogryposis. J Bone Joint Surg [Am] 52:239–244, 1970.
16. Carroll RE and Kleinman WB: Pectoralis major transplantation to restore elbow flexion to the paralytic limb. J Hand Surg [Am] 4:501–507, 1979.
17. Carvalho GA, Nikkah G, Matthies C, et al.: Diagnosis of root avulsions in traumatic brachial plexus injuries. Value of computerized tomography, myelography and magnectic resonance imaging. J Neurosurg 86:69–76, 1997.
18. Choi PD, Nova KCB, Mackinnon SE, et al.: Quality of life and functional outcome following brachial plexus injury. J Hand Surg [Am] 22:605–612, 1997.
19. Clancy WG, Brand RL, and Bergfield JA: Upper trunk brachial plexus injuries in contact sports. Am J Sports Med 5:209–216, 1977.
20. Clark JP: Reconstruction of biceps brachialis by pectoralis muscle transplantation. Br J Surg 34:180, 1946.
21. Davis DH, Onofrio BM, and MacCarty CS: Brachial plexus injuries. Mayo Clin Proc 53:799–807, 1978.
22. Davis L, Martin J, and Perret G: The treatment of injuries of the brachial plexus. Ann Surg 125:647–657, 1946.
23. Dolenc VV: Intercostal neurotization of the peripheral nerves in avulsion plexus injuries. Clin Plast Surg 11:143–147, 1984.
24. Dubuisson AS, Kline DG, and Weinshel SS: Posterior subscapular approach to the brachial plexus. J Neurosurg 79:319–330, 1993.
25. Fazl M, Houlden DA, and Kiss Z: Spinal cord mapping with evoked responses for accurate localization of the dorsal root entry zone. J Neurosurg 82:587–591, 1995.
26. Fletcher I: Traction lesions of the brachial plexus. Hand 1:129–136, 1969.
27. Frykholm R: The mechanism of cervical radicular lesions resulting from friction or forceful traction. Acta Chir Scand 102:93–98, 1957.
28. Fu SY, Gordon T: Contributing factors to poor functional recovery after delayed nerve repair: prolonged denervation. J Neurosci 15:3886–3895, 1995.
29. Fu SY, Gordon T: Contributing factors to poor functional recovery after delayed nerve repair: prolonged axotomy. J Neurosci 15:3876–3885, 1995.
30. Harmon PH: Surgical reconstruction of shoulder by multiple muscle transplantations. J Bone Joint Surg [Am] 32:583–586, 1950.

31. Hendry AM: The treatment of residual paralysis after brachial plexus injury. J Bone Joint Surg 318:42–49, 1949.

32. Hentz VR and Narakas A: The results of microneurosurgical reconstruction in complete brachial plexus palsy. Assessing outcome and predicting results. Orthop Clin N Am 19:107–114, 1988.

33. Highet J: Effects of stretch on peripheral nerve. Br J Surg 30:355–369, 1942.

34. Hoffer MM, Braun R, Hsu J, et al.: Functional recovery and orthopedic management of brachial plexus palsies. JAMA 246:2467–2470, 1981.

35. Hou Z and Xu Z: Nerve transfer for treatment of brachial plexus injury: comparison study between the transfer of partial median and ulnar nerves and that of phrenic and spinal accessory nerves. Chin J Traumatol 5:263–266, 2002.

36. Hovnanian AP: The treatment of residual paralysis after brachial plexus injury. J Bone Joint Surg [Br] 31:42–49, 1949.

37. Hudson AR and Tranmer BI: Brachial plexus injuries. In: Wilkins RH and Rengachary SS, Eds: Neurosurgery. New York, McGraw Hill, 1985.

38. Jamieson A and Hughes S: The role of surgery in the management of closed injuries to the brachial plexus. Clin Orthop 147:210–215, 1980.

39. Kawai H, Kawabata H, Masada K, et al.: Nerve repairs for traumatic brachial plexus palsy with root avulsion. Clin Orthop 237:75–86, 1988.

40. Kettlecamp DB, larson CB: Evaluation of the Steindler flexorplasty. Am J Orthop 45-A:513–518, 1963.

41. Kim DH, Cho YJ, Tiel RL, et al.: Outcomes of surgery in 1019 brachial plexus lesions treated at Louisiana State University Health Sciences Center. J Neurosurg 98:1005–1016, 2003.

42. Kingery WS: A critical review of controlled clinical trials for peripheral neuropathic pain and complex regional pain syndromes. Pain 73:123–139, 1997.

43. Kline DG and Lusk M: Management of athletic brachial plexus injuries. In: Schneider R, Kennedy J, and Plant M, Eds: Sports Injuries – Mechanisms, Prevention and Treatment. Philadelphia, Williams & Wilkins, 1985 (See also Spinner R and Kline D: Peripheral nerve injuries in athletes. In: Bailes J and Dana, Eds: Neurological Sports Medicine. Rolling Meadows, IL, AANS Publications, 2001).

44. Kline DG: Selection of brachial plexus cases for operation – based on results. In: Samii M, Ed: Peripheral Nerve Lesions. Berlin Heidelberg, Springer-Verlag, 1990:396–410.

45. Kline DG: Perspective concerning brachial plexus injury and repair. Neurosurg Clin N Am 2:151–164, 1991.

46. Kline DG and Hudson AR: Nerve Injuries: Operative Results from Major Nerve Injuries, Entrapments, and Tumors. Philadelphia, WB Saunders, 1995.

47. Kline DG and Hudson AR: Coaptation of anterior rami of C-3 and C-4. J Neurosurg 75:667–668, 1991.

48. Kline DG and Judice DJ: Operative management of selected brachial plexus lesions. J Neurosurg 58:631–649, 1983.

49. Kline DG and Kim DH: Axillary nerve repair in 99 patients with 101 stretch injuries. J Neurosurg 99:630–636, 2003.

50. Kline DG, Kott J, Barnes G, et al.: Exploration of selected brachial plexus lesions by the posterior subscapular approach. J Neurosurg 49:872–880, 1978.

51. Kotani T, Toshima Y, Matsuda H, et al.: [Postoperative results of nerve transposition in brachial plexus injury]. Seikei Geka 22:963–966, 1971.

52. Leffert RD: Brachial plexus injuries. London, Churchill Livingstone, 1985.

53. Leffert RD: Reconstruction of the shoulder and elbow following brachial plexus injury. In: Omer GE and Spinner M, Eds: Management of Peripheral Nerve Problems. Philadelphia, WB Saunders, 1980.

54. Leffert RD and Seddon H: Infraclavicular brachial plexus injuries.

J Bone Joint Surg [Br] 47:9–22, 1965.

55. LeJune G, Leclercq D, Carlier A, et al.: [Direct microsurgical treatment of brachial plexus lesions (author's transl)]. Acta Chir Belg 82:251–260, 1982.

56. Levy WJ, Nutkiewicz A, Ditmore QM, et al.: Laser-induced dorsal root entry zone lesions for pain control. Report of three cases. J Neurosurg 59:884–886, 1983.

57. Luedemann W, Hamm M, Blomer U, et al.: Brachial plexus neurotization with donor phrenic nerves and its effect on pulmonary function. J Neurosurg 96:523–526, 2002.

58. Lusskin R, Campbell JB, and Thompson WAL: Post-traumatic lesions of the brachial plexus. J Bone Joint Surg [Am] 55:1159–1176, 1973.

59. Malessy MJ, Bakker D, Dekker AJ, et al.: Functional magnetic resonance imaging and control over the biceps muscle after intercostal-musculocutaneous nerve transfer. J Neurosurg 98:261–268, 2003.

60. Malessy MJ and Thomeer RT: Evaluation of intercostal to musculocutaneous nerve transfer in reconstructive brachial plexus surgery. J Neurosurg 88:266–271, 1998.

61. Malessy MJ, Thomeer RT, and van Dijk JG: Changing central nervous system control following intercostal nerve transfer. J Neurosurg 89:568–574, 1998.

62. Malone JM, Leal JM, Underwood J, et al.: Brachial plexus injury management through upper extremity amputation with immediate postoperative prostheses. Arch Phys Med Rehabil 63:89–91, 1982.

63. Mayer VL and Green W: Experiences with the Steindler flexorplasty at the elbow. J Bone Joint Surg [Am] 36:775, 1954.

64. Merrell GA, Barrie KA, Katz DL, et al.: Results of nerve transfer techniques for restoration of shoulder and elbow function in the context of a meta-analysis of the English literature. J Hand Surg [Am] 26:303–314, 2001 (See also Gabriel, E, Villavicencio A, and Friedman A: Evaluation and Surgical repair of brachial plexus injuries. Sem Neurosurg 12:29–48, 2001).

65. Merren MD: Gabapentin for treatment of pain and tremor: a large case series. South Med J 91:739–744, 1998.

66. Midha R: Epidemiology of brachial plexus injuries in a multitrauma population. Neurosurgery 40:1182–1189, 1997.

67. Midha R: Nerve transfers for severe brachial plexus injuries: a review. Neurosurg Focus 6:E5, 2004.

68. Midha R and Kline DG: Evaluation of the neuroma in continuity. In: Omer GE, Spinner M, and Van Beek AL, Eds: Management of Peripheral Nerve Problems. Philadelphia, PA, WB Saunders, 1998:319–327.

69. Millesi H: Brachial plexus injuries. Management and results. Clin Plast Surg 11:115–120, 1984.

70. Millesi H: Brachial plexus injuries: nerve grafting. Clin Orthop Rel Res 237:36–42, 1988.

71. Milton GW: The mechanism of circumflex and other nerve injuries in dislocation of the shoulder, and the possible mechanism of nerve injury during reduction of dislocation. Aust NZ J Surg 23:25–30, 1953.

72. Nagano A, Tsuyama N, Hara T, et al.: Brachial plexus injuries. Prognosis of postganglionic lesions. Arch Orthop Trauma Surg 102:172–178, 1984.

73. Nagano A, Yamamoto S, and Mikami Y: Intercostal nerve transfer to restore upper extremity functions after brachial plexus injury. Ann Acad Med Singapore 24:42–45, 1995.

74. Narakas A: Brachial plexus surgery. Orthop Clin N Am 12:303–323, 1981.

75. Narakas AO: Thoughts on neurotization or nerve transfers in irreparable nerve lesions. Clin Plast Surg 11:153–159, 1984.

76. Narakas AO: The surgical treatment of traumatic brachial plexus lesions. Internat Surg 65:521–527, 1980.

77. Narakas AO and Hentz VR: Neurotization in brachial plexus injuries. Indication and results. Clin Orthop 237:43–56, 1988.

78. Nashold BS Jr and Ostdahl RH: Dorsal root entry zone lesions for pain relief. J Neurosurg 51:59–69, 1979.

79. Nath RK, Mackinnon SE, and Shenaq SM: New nerve transfers following peripheral nerve injuries. Oper Techn Plastic Reconstr Surg 4:2–11, 1997.

80. Nikkhah G, Carvalho GA, El Azm M, et al.: Functional outcome after peripheral nerve grafting or neurotization in brachial plexus injuries (abstract). Zentralbl Neurochir (suppl):55, 1995.

81. Nulsen F and Slade WW: Recovery following injury to the brachial plexus, peripheral nerve regeneration: a follow-up study of 3,656 WW II injuries. Washington DC: US Government Printing Office, 1956.

82. Oberlin C, Beal D, Leechavengvongs S, et al.: Nerve transfer to biceps muscle using a part of ulnar nerve for C5-C6 avulsion of the brachial plexus: anatomical study and report of four cases. J Hand Surg [Am] 19:232–237, 1994.

83. Omer GE: Tendon transfer for reconstruction of the forearm and hand following peripheral nerve injuries. In: Omer GE and Spinner M, Eds: Management of Peripheral Nerve Problems. Philadelphia, WB Saunders, 1980.

84. Perry J, Hsu J, Barber L, et al.: Orthoses in patients with brachial plexus injuries. Arch Phys Med Rehabil 55:134–137, 1974.

85. Ransford AO and Hughes PF: Complete brachial plexus lesions. J Bone Joint Surg [Br] 59:417–420, 1977.

86. Richards RR: Operative treatment for irreparable lesions of the brachial plexus. In: Gelberman RH, Ed: Operative Nerve Repair and Reconstruction. Philadelphia, JB Lippincott, 1991.

87. Rorabeck CH and Harris WR: Factors affecting the prognosis of brachial plexus injuries. J Bone Joint Surg [Br] 63:404–407, 1981.

88. Ruch DS, Friedman A, and Nunley JA: The restoration of elbow flexion with intercostal nerve transfers. Clin Orthop 314:95–103, 1995.

89. Samardzic M, Rasulic L, Grujicic D, et al.: Results of nerve transfers to the musculocutaneous and axillary nerves. Neurosurgery 46:93–101, 2000.

90. Samii A, Carvalho GA, and Samii M: Brachial plexus injury: factors affecting functional outcome in spinal accessory nerve transfer for the restoration of elbow flexion. J Neurosurg 98:307–312, 2003.

91. Samii M: Dorsal root entry zone coagulation for control of intractable pain due to brachial plexus injury. In: Samii M, Ed: Peripheral Nerve Lesions. Berlin, Springer-Verlag, 1990.

92. Samii M: Use of microtechniques in peripheral nerve surgery: Experience with over 300 cases. In: Handa H, Ed: Microneurosurgery. Tokyo, Igaku-Shoin, 1975.

93. Samii M, Carvalho GA, Nikkhah G, et al.: Surgical reconstruction of the musculocutaneous nerve in traumatic brachial plexus injuries. J Neurosurg 87:881–886, 1997.

94. Sedel L: The management of supraclavicular lesions: Clinical examination, surgical procedures, results. In: Terzis J, Ed: Microreconstruction of Nerve Injuries. Philadelphia, WB Saunders, 1987.

95. Sedel L: The results of surgical repair of brachial plexus injuries. J Bone Joint Surg [Br] 64:54–66, 1982.

96. Sharpe W: The operative treatment of brachial plexus paralysis. JAMA 66:876–884, 1916.

97. Slingluff CL, Terzis J, and Edgerton M: The quantitative microanatomy of the brachial plexus in man. In: Terzis J, Ed: Microreconstruction of Nerve Injuries. Philadelphia, WB Saunders, 1987.

98. Solonen KA, Vastamaki M, and Strom B: Surgery of the brachial plexus. Acta Orthop Scand 55:436–440, 1984.

99. Songcharoen P: Brachial plexus injury in Thailand: a report of 520 cases. Microsurgery 16:35–39, 1995.

100. Steindler DA: Kinesiology of the human body. Springfield, IL, Charles C Thomas, 1955.

101. Steubdaker A: Muscle and tendon transplantation of the elbow. In: Thomson JE, Ed: Instruction Course Lecture on Reconstructive Surgery. Chicago, American Academy of Orthopedic Surgeons, 1944.

102. Stevens C, Davis D, and MacCarty CS: A 32-year experience with the surgical treatment of selected brachial plexus lesions with emphasis on reconstruction. Surg Neurol 19:334–345, 1983.

103. Sunderland S: Nerve and Nerve Injuries. Edinburgh, Churchill Livingstone, 1978.

104. Taylor PE: Traumatic intradural avulsion of the nerve roots of the brachial plexus. Brain 85:579–602, 1962.

105. Terzis J: Microreconstruction of Nerve Injuries. Philadelphia, WB Saunders, 1987.

106. Terzis JK, Vekris MD, and Soucacos PN: Outcomes of brachial plexus reconstruction in 204 patients with devastating paralysis. Plast Reconstr Surg 104:1221–1240, 1999.

107. Thomas DG and Jones SJ: Dorsal root entry zone lesions (Nashold's procedure) in brachial plexus avulsion. Neurosurgery 15:966–968, 1984.

108. Tsuyama J, Kara T, and Nagano A: Intercostal nerve crossing as a treatment of irreparable brachial plexus. In: Noble J and Galusko C, Eds: Recent development in orthopedic surgery. Manchester, England, Manchester University Press, 1987.

109. Tung TH and Mackinnon SE: Brachial plexus injuries. Clin Plast Surg 30:269–287, 2003.

110. Tung TH, Novak CB, and Mackinnon SE: Nerve transfers to the biceps and brachialis branches to improve elbow flexion strength after brachial plexus injuries. J Neurosurg 98:313–318, 2003.

111. Tuttle HK: Exposure of the brachial plexus with nerve transplantation. JAMA 61:15–17, 1913.

112. Waikakul S, Wongtragul S, and Vanadurongwan V: Restoration of elbow flexion in brachial plexus avulsion injury: comparing spinal accessory nerve transfer with intercostal nerve transfer. J Hand Surg [Am] 24:571–577, 1999.

113. Wilde AH, Brems JJ, and Boumphrey FR: Arthrodesis of the shoulder. Current indications and operative technique. Orthop Clin N Am 18:463–472, 1987.

114. Wynn Parry C: The management of traction lesions of the brachial plexus and peripheral nerve injuries to the upper limb: A study in teamwork. Injury 11:265–285, 1980.

115. Wynn Parry C: Rehabilitation of the hand. London, Butterworths, 1981.

116. Yamada S, Peterson GW, Soloniuk DS, et al.: Coaptation of the anterior rami of C3 and C4 to the upper trunk of the brachial plexus for cervical nerve root avulsion. J Neurosurg 74:171–177, 1991.

117. Yeoman PM: Cervical myelography in traction injuries of the brachial plexus. J Bone Joint Surg [Br] 50:253–260, 1968.

118. Yeoman PM and Seddon HJ: Brachial plexus injuries: treatment of the flail arm. J Bone Joint Surg [Br] 43:493–500, 1961.

119. Yoshimura M, Amaya S, and Tyujo M: Experimental studies on the traction injury of peripheral nerves. Neuro Orthop 7:1–7, 1989.

120. Zancolli E and Mitre H: Latissimus dorsi transfer to restore elbow flexion. An appraisal of eight cases. J Bone Joint Surg [Am] 55:1265–1275, 1973.

第**17**章

分娩性臂丛神经损伤

David G. Kline

概述

■ 本章内容是基于 1975—2003 年间在路易斯安那州立大学医学中心（LSUHSC）171 例新生儿分娩性臂丛神经损伤的 169 例患者的资料。虽然患者转诊目的是因为臂丛手术，但大多数患者恢复良好，又或其后遗的功能障碍不至于严重到要行臂丛手术。在本书的第 1 版中已对其中的 76 例患者做了较为详细的描述。另有 95 例分娩性臂丛神经损伤患儿是 1991 年以后就诊、复查或手术的病例。在这两组病例中，产程长、使用产钳或吸引器、骨盆不相称及肩难产是常见的病因。

■ 在 LSUHSC 最近的一组病例中，93 名婴儿的出生体重平均为 9.1 磅（1 磅 =0.45kg），其母亲怀孕期间平均增重 46.8 磅。有 16 例（9.4%）实施了手术，通常是因为到 8 个月或更大时肩部和（或）肱二头肌功能仍未恢复。92 例未手术者功能恢复程度尚可接受，这些患者到 3 个月大时肱二头肌才开始有恢复。另外，在最近的一组病例中，对出现肩外展的情况进行了分析，最终可恢复有用的肩关节功能者，到后期才出现肩外展的并非少见。110 例经过 1 年及以上的随访，67 例经过 3 年及以上随访。

■ 作者始终倾向于要有选择地进行手术，包括手术前对分娩性臂丛神经损伤患儿随访观察 6~9 个月。总的来说，只有肱二头肌和（或）肩关节功能恢复不满意才进行手术。

引言

　　分娩性臂丛神经损伤的处理在儿科及小儿神经外科中仍是最有争议的问题之一[11,20,24,28,77]。对该病的自然病程、手术远期效果，尤其是手术适应证选择的较好临床标准仍需进一步研究[5,7,16,40]。

方法和结果

　　表 17-1 为最近一组分娩性臂丛神经损伤患儿的一些基本资料。需要注意的是，LSUHSC 的病例是基于转诊患者而不是来本医院。因此，在 1991—2003 年间的 93 例患儿中，仅有 11 例在 3 个月大以前就诊，而 6 个月大以前就诊的只有 23 例。另外，16 例在 2 岁或以后才来就诊。因此，1991—2003 年间，首次到我院门诊就诊要求手术的患者其平均年龄为 8.5 个月，行手术治疗者手术时的平均年龄为 14 个月。平均随访时间为 23.5 个月。就如最初那组病例一样，我院所见的大部分（54%）分娩性臂丛神经损伤类型为 Erb-Klumpke 麻痹（C5-T1）或在出生时即有连枷臂，有时可持续到生后数周。另外一些分娩性臂丛神经损伤为 Erb 麻

表17-1　LSUHSC的分娩性臂丛神经损伤病例（1991—2003年）

93例95侧分娩性臂丛神经损伤

32例来自外州

3例来自其他国家

出生体重,9.1磅（平均）

母亲体重增加,46.7磅（平均）

54%出生时有连枷臂

长产程,产钳,吸引器

骨盆不对称,妊娠糖尿病

肩难产,偶有例外

痪(C5-C6)或 Erb+麻痹(C5-7),转诊医生认为恢复不满意,因此转诊来考虑手术治疗。有 2/3 的患者来自外州,还有 3 例来自其他国家。

　　在复查 1975—2001 年间所见的 151 例分娩性臂丛神经损伤时,我们采用了 Eng 等(表 17-2)提出的残障评分(INR)标准来进行评估[27]。这组患者在随访过程中,改善率不断提高。表 17-3 还说明了分娩性臂丛神经损伤患儿中的一个主要问题,即自然恢复或甚至通

过一定的手术也很难达到正常或接近正常的功能。在随访中,非手术组中有 30% 的患者其 INR 为 4 分或 5 分,而手术组中则为 22%。换言之,非手术组中 47% 达到较好的 INR(2 分),而手术组中只有 17%。部分原因可能是由于病情更严重者才选择进行手术,这些病例中有 67% 其初始时的 INR 是 4 分或 5 分,而在非手术组中这一比例只有 52%。这一点可能说明了早做手术比晚做手术好。后期手术时外科医生面对的都是损伤较为严重的病例,臂丛修复不那么成功。然而,本项分析也显示了患儿早期手术的不足,即更早期(至少相对当前现有标准而言)选择行手术可能使那些原本可以自然恢复功能的患儿接受了手术治疗。

　　Mallet、Gilbert、Tassin、Morelli、Birch 以及最近 Clarke 和 Waters 提出了手术病例的选择标准,尤其是生后几个月就实施手术的选择标准,他们所做出的努力将会受到赞许,他们的评分系统也应仔细研究[7,10,16,34,49,51,67]。

肱二头肌及肩关节功能的恢复

　　表 17-4 显示非手术治疗组中有大量患者在 3 个月大时肱二头肌功能才开始恢复,而且可继续恢复到可接受的功能程度。甚至有 24 例患者在 6~12 个月时才开始有恢复,最终肱二头肌肌力也恢复到可接受的水平。肩外展功能恢复的情况也类似。非手术治疗组中直到 3~12 个月才开始恢复,而最终结果可以接受,这种情况十分常见。表 17-5 显示初诊日期、手术日期、随访时间和最终肱二头肌和肩外展肌力恢复以及肩外展度数恢复的情况。当研究我院这组病例复查时肱二头肌和肩外展肌力恢复的平均级数时,需注意有 17 例患者的随访时间少于 1 年(表 17-5)。最近这些患者又来复查,有些是 2001—2004 年间进行的手术。这种随访

表17-2　功能障碍评分[27]

分娩性臂丛神经损伤首次体格检查时功能障碍评分表	中度
1 = 基本无异常发现 + 深部腱反射	明显翼状肩
2 = 肩抗阻力活动轻微减弱	肩外展小于90°,上举时由斜
肘屈曲-可抗重力	方肌及前锯肌代偿
手功能好	用肱二头肌短头和三角
轻微深部腱反射	肌上举臂部
3 = 肩外展<90°	肘关节屈曲挛缩
肘屈曲-不能抗重力	肱二头肌可抗重力
"小费手"姿势	腕和手指屈伸功能良好
手功能好	手功能良好
0 深部腱反射	中到重度
4 = 肩-无活动	显著的翼状肩
肘屈曲-不能抗重力	肩外展<45°
手部分功能障碍	肘关节挛缩,前臂不能旋
0 深部腱反射	后
感觉和出汗功能部分丧失	无肱二头肌运动
5 = 臂无力	手功能丧失
手无力	出汗和感觉功能严重丧
出汗和感觉	失
0 深部腱反射	臂萎缩或臂失用
±Horner征等	重度
分娩性臂丛神经损伤随访时的功能障碍评分	显著的翼状肩
完全恢复	肩外展<45°
轻度	肘关节挛缩,前臂不能旋
轻微翼状肩	后
肩外展90°或以上	无肱二头肌运动
肩有一定外旋功能	手功能丧失
肱二头肌功能良好(抗重力 +)	感觉和出汗严重障碍
前臂旋后功能略有丢失	臂萎缩或臂失用
出汗、感觉正常	
手功能良好	

表17-3　151 例分娩性臂丛神经损伤功能障碍评分 (IR) (1975—2001)

IR* 数	非手术组		手术组	
	初诊时(%)	随访时(%)	初诊时(%)	随访时(%)
1	0	5	0	0
2	3	47	0	17
3	45	18	33	61
4	35	28	22	22
5	17	2	45	0

*,Impairment rating based on Eng G, Binder H, Geston P, O, Donnel R.: Obsterical brachial plexus palsy (OBPP): outcome with conservative management. Muscle Nerve, 19:884-891,1996.

表17-4　在1991—2003年的一组病例中(84例)*，患者开始出现肱二头肌收缩和肩外展的时间与肌力及肩外展度数相符（非手术治疗）

开始出现收缩的时间	肱二头肌		肩外展		
	瘫痪例数	随访时平均肌力[†]	瘫痪例数	随访时平均肌力[†]	随访时平均肩外展度数
<3 个月	23	3.7	27	3	85°
3~6 个月	34	3.7	33	3	75°
6~9 个月	21	3.7	17	3	70°
9~12 个月	3	4.5	5	3	86°
>12 个月	3*	3.7	2*	2	60°

*，另一患儿在 19 个月大时就诊，肱二头肌肌力为 0，肩外展仅 15°，拒绝手术。

†，评分参照 LSUHSC 系统，而不是 MRC 系统。

表17-5　新生儿分娩性臂丛神经损伤手术(n=16)

1975—1991年(4例Erb-Klumpk麻痹，3例Erb麻痹)						
病例数	初诊(月)	手术时间(月)	随访(月)	肱二头肌平均肌力(分级)	平均肩外展(分级)	平均肩外展(度数)
1	3	9	123	3.5	3	70
2	9	18	42	3.0	4	90
3	10	12	48	3.0	3	65
4	28	36	24	2.5	2	60
5	22	24	24	3.0	4	100
6	9	14	22	2.5	2	40
7	9	12	20	4.0	3	70
1991—2003年(6例Erb-Klumpk麻痹，3例Erb麻痹)						
1	11	12	31	2.0	2	40
2	10	1	24	2.5	2	40
3	8	8	60	4.0	3	65
4	10	12	39	3.0	3	65
5	4	12	16	2.0	2	30
6	6	22	16	4.0	3	65
7	9	15	2	1.0	0	10
8	11	14	12	3.5	3	90
9	7	20	12	2.0	0	10

注：肱二头肌肌力分级按照 LSUHSC 系统。

肩外展

0 = 15°或更小

1 = 15°~30°

2 = 30°~60°

3 = 60°~90°

4 = 90°~120°

5 = 120°~180°

复查的不足对最近才手术的 3 例患者的影响最为不利，他们平均随访时间只有 9 个月，而 6 例在 1991—2001 年间手术的患者，其平均随访时间达 34 个月。重要的是，9 例手术患者中有 8 例到 6 个月大时肱二头肌才开始有收缩。非手术组中，不管何时开始出现肱二头肌收缩，其恢复最终都可以接受，但不算很好。有 1 例患儿在 19 个月大时首次就诊，肱二头肌没有收缩，但家人拒绝手术，最终结果不得而知。

至于肩关节功能，在 LSUHSC 的病例中肩外展最终恢复到可接受的度数，平均 70%~86% 的患者在 1 岁前出现肩外展。在 1991—2003 年间手术治疗的 9 例患者中，有 6 例在 9 个月以前没有出现肩外展，另 3 例在 12 个月后才开始出现。

尽管最近这组病例中 54% 的患者有连枷臂，按照 LSUHSC 评分系统，84 例患者中有 46 例手内肌最终可恢复至 5 级（5/5）（表 17-6）。12 例恢复至 4 级（4/5），11 例恢复至 3 级（3/5），只有 15 例患者是 2 级或以下。随访结果提示，即使在 Erb-Klumpke 麻痹患者中，大多数患者下臂丛、C8、T1 较其他部分损伤轻。在 1991—2003 年间手术组患者平均随访时间为 23.5 个月，有些新近手术的患者也归入到该病例组中。

这些数据可与 1975—1991 年间 LSUHSC 较早期的病例进行对比，那时的平均手术年龄为 19 个月，而平均随访时间达 66 个月。其中随访较长的 16 例 Erb-Klumpke 麻痹患者的肌力恢复情况见表 17-7，Erb+ 麻痹患者的情况见表 17-8。

讨论

分娩性臂丛神经损伤的历史很吸引人，曾有许多学者做过这方面的综述。特别详尽的是 Birch、Bonny 和 Wynn-Parry 在《Seddon 周围神经损伤外科学》第 2 版中所写的章节[10]，但其他人也同样做了很多工作[1,2,28,62,64,72,74,75]。Smellie（1765）[63]、Danyou（1851）、Duchenne（1872）[25]、Erb（1874）[29] 和 Klumpke（1885）率先记载了分娩性臂丛神经损伤，此后发表了大量有关分娩性臂丛神经损伤的文献[1,10,25,29,63]。Kennedy、Clark 和 Tayler 发表的关于分娩性臂丛神经损伤手术的文献比更常见的成人臂丛损伤手术的文献还要早很多年[15,55,68]。这些早期的手术尝试并不十分满意。Gilbert 和 Tassin 采用神经移植进行修复，并推崇如果到 3 个月大时肱二头肌仍无恢复则

应进行手术，他们重燃了对手术修复的兴趣，其工作得到广泛肯定[33,34,67]。许多外科医生如 Narakus、Morelli、Raimondi、Terzis 和其他人在 20 世纪 70 年代和 80 年代早期开始研究这些不幸的患儿，并对部分病例进行手术治疗。Zancolli[80,81]、Wicksstrom[78,79] 以及其他更早期的一些人已对这些患儿残留的功能障碍进行功能重建方面的工作。

对于分娩性臂丛神经损伤的发病机制、原因及自然病程的研究也很多[31,32,53,58,61,65-67,72,77]。分娩性臂丛神经损伤可能与胎位、产钳的运用或者剖宫产有关[6,26,52,57]。最近发表的关于 MRI、CT、脊髓造影和肌电图在分娩性臂丛神经损伤中的诊断价值值得关注[22,30,41,71,76]。Gjorup 于 1965 年发表的一组长期随访病例显示，103 例患者中的 21% 一直都有严重的功能障碍[37]。这个比

表17-6　1991—2003年间随访的手内在肌评分（n=93）

得分	非手术	手术
5	46	1
4	12	1
3	11	0
2	6	3
1	5	2
0	4	2
总计	84	9

表17-7　1975—1991年间的年纪较大的患者

Erb-Klumpk麻痹（随访时的肌肉评分*）							
最后复查时的年龄（岁）	例数	S	D	Bic	Tri	Wr	Ha
11~15	5	3.3	2.5	3.9	3.3	3.4	3.0
5~6	2	3.5	3.5	4.5	3.5	2.5	1.5
*5~6	2	3.0	3.0	3.5	3.0	2.0	1.5
4	3	2.6	1.6	2.8	2.0	1.0	0.0
3	4	3.0	2.4	3.5	3.0	2.5	1.5

*，手术病例 + 参考 LSUHSC 评分系统得分。

S，冈上肌；D，三角肌；Bic，肱二头肌；Tri，肱三头肌；Wr，伸腕屈腕肌；Ha，手内肌。

From: Kline D and Hudson A：Nerve Injuries. Philadelphia, WB Saunders, 1995.

表17-8　1975—1991年间的年纪较大的患者

Erb麻痹（随访时的肌肉评分†）							
最后复查时的年龄（岁）	例数	S	D	Bic	Tri	Wr	Ha
*11	1	3.0	3.5	3.5	4.0	4.0	4.0
5	3	3.0	2.8	3.5	3.2	4.0	4.5
*5	1	2.5	2.0	3.0	5.0	5.0	5.0
4	2	3.0	2.8	3.0	3.7	4.5	5.0
3	2	3.0	3.5	4.0	4.5	4.5	5.0
*3	2	3.0	3.0	3.0	3.0	4.5	4.5

*，手术病例。

†，参考 LSUHSC 评分系统得分。

S，冈上肌；D，三角肌；Bic，肱二头肌；Tri，肱三头肌；Wr，伸腕屈腕肌；Ha，手内肌。

From: Kline D and Hudson A：Nerve Injuries. Philadelphia, WB Saunders, 1995.

例略高于 Rossi、Wickstrom 以及早些时候 Eng 所发表的数据[28,56,79]。长期随访显示，70% 的患儿遗留有轻度的功能障碍，22% 有中度功能障碍，8% 有重度功能障碍。最近 Eng 研究组发表的数据显示，几乎所有（88%）患者表现为上臂丛麻痹，而出生时为全臂丛麻痹的只有12%[27]。用功能分类法（表 17-2）对 149 例患者随访分析，72% 的患者评分前后一致，而评分差异较大的患者随访前后大部分都有恢复。Michelow 等对一组病例进行了分析，其中 Erb-Klumpke 麻痹的发生率（60%）比 Eng 的病例更高，但是 80% 以上的患者可自发恢复到比较理想的功能[50]。

毫无疑问，部分患者自行恢复不满意，手术可能会有所帮助。Birch 在这方面很有兴趣，他对就诊的 680 例患者中的 147 例（22%）实施了手术[9]。Waters、Laurent Sloof、Sedel、Thomeer、Al-Quatton、Hentz 和 Meyer、Piatt 和 Hudson 及其他学者用不同的方法筛选患者并在出生后的几个月施行臂丛手术[2-4,18,23,42,43,46-48,54,55,60,62,64,69,77]。正如治疗成人臂丛牵拉伤一样，各种神经移植术（nerve transfer）取得不同程度的成功[3,44]。主要问题在于如何选择合适的患者和手术时机。Gilbert、Birch 和 Clarke 都曾提出过筛选标准，但没有一个是完全令人满意的，Clarke 和其他人仍在继续这方面的研究[7,10,16,77]。

也有人尝试简化病例筛选过程。例如，Waters 认为患儿在 1~2 个月时肱二头肌能抗重力，则可在 1~2 年内完全恢复。另一方面，如果患儿在 5~6 个月时肱二头肌仍不能抗重力，则会留下永久的、明显的功能受限[7,77]。

Clarke 团队在早期研究中，通过 5 个关节的活动评分来筛选手术患者：肘关节的屈、伸以及腕、手指和拇指的活动（表 17-9）[16]。评分采用 0~10 评分系统进行计分。如果生后 3 个月时评分小于 3.5，则需手术；如果大于 3.5，则可以继续随访至 9 个月。如用 0~7 分的评分系统对肱二头肌评分，小于 6 分需要手术。在接受评

表17-9　Clarke主动活动分级评分系统

得分	运动	重力
0	无	
1	有肌肉收缩无运动	
2	运动范围 <1/2	消除重力状态下
3	运动范围 >1/2	
4	可完全活动	
5	运动范围 <1/2	抗重力状态下
6	运动范围 >1/2	
7	可完全活动	

估的 110 例患者中，26 例（23%）采用手术治疗，其中 16 例仅行神经松解术[17]。这当中 9 例患者为 Erb 麻痹，7 例为全臂丛麻痹（Erb-Klumpke）。如果探查术中电刺激臂丛某一部分未能诱发相应肌肉收缩功能，则切断该部分行神经移植修复（9 例）。9 例 Erb 麻痹患者行神经松解术后有一定效果，而 7 例全臂丛麻痹的患者手术疗效欠佳。对这些病例均未记录神经动作电位。最近，对于即使有传导功能的连续性神经瘤但预期不好者，将神经瘤切除后重新修复取得了较好效果[13]。

Gilbert、Tassin 以及最近的 Birch 采用相对简单明了的方法对分娩性臂丛神经损伤进行分类[10,34,35]。正如 Birch 等所说，这种分类对分娩性臂丛神经损伤非常实用。

● 1 组：C5、C6 神经损伤，三角肌和肱二头肌瘫痪。这些患者通常在出后 2 个月时就开始有临床恢复的征象，大约 90% 的患者可以完全自愈。

● 2 组：C5、C6、C7 神经损伤。手部的长屈肌出生时即有功能，但肘、腕和手指伸肌瘫痪。这些患者中大约 65% 可自行完全恢复；其余患者会遗留严重的肩关节功能障碍。恢复较慢，在 3~6 个月时出现三角肌和肱二头肌主动活动的临床征象。

● 3 组：尽管在出生时或出生后不久有部分手指屈曲功能，实际上属完全瘫痪。这些患者当中可自行完全恢复的不足一半，大部分遗留肩、肘关节功能障碍以及前臂旋转障碍。大约 1/4 的患者腕和手指背伸功能不能恢复。

● 4 组：全臂丛受累，完全麻痹。肢体无力，有 Bernard-Horner 征。这些患者不能完全恢复，脊神经根或者断裂或从脊髓撕脱，肢体有永久性的严重功能障碍。

无论 Mallet 分级系统[34]（图 17-1）还是 Gilbert 评分系统[34,35]均可用于测定肩关节的功能，而 Morelli 创立了一个较好的手部分级系统[51]。

Gilbert 于 1995 年报道了 178 例手术患者[33]。65 例 Erb 麻痹患者中 80% 肩关节功能恢复良好，而且除 1 例以外，其余均恢复了屈肘功能。C5、C6、C7 损伤的患者中 65% 恢复了肩关节功能，70% 患者伸腕恢复。然而，不得不提的是，不清楚这类患者有多少例出生时就完全不能伸腕。在 54 例完全瘫痪（C5-T1）患者中，75% 恢复了有用的屈指功能，手内肌功能恢复者竟达 50%，这样的效果非常显著。但同样不清楚有多少例出生时手部瘫痪的患儿在手术前手部肌肉是否已早期自行恢复。

功能重建

延迟或后期矫正肌肉失衡的手术很有意义。得克萨斯儿童医院的外科医生积累了超过 350 例 Erb 麻痹儿童的治疗经验。由于手术分 4 步,因此称为"4 步曲"。

1. 若背阔肌功能好者,行背阔肌转位改善肩外展和外旋功能。

2. 大圆肌转位以稳定肩胛骨。

3. 肩胛下肌松解。

4. 腋神经松解。

得克萨斯医学中心的 Shenaq 等建立了一套重建方案,他们根据患儿瘫痪和残留功能障碍的程度将其分为 I～VI(共 6 类)[59]。也包括后期一些锁骨下神经松解术,如桡神经、肌皮神经和腋神经松解术。这些后期手术尚有争议,至少是对于后期手术的时间上并未被广泛接受。但另一方面,他们推荐的肌肉松解和转位则已被其他人接受并以各种方式组合应用[8,14,19,36,39,64]。这些手术的目的旨在改善肩外展、外旋功能,手术效果还比较乐观。

梅奥诊所的工作者使用大量物理治疗方法,如果有需要的话,还会在出生后的第一年用管型石膏来矫正畸形。到 2 岁时,如果肩外旋不足 45°,则行肩胛下肌延长术。如果胸大肌有功能,也可行"Z"字延长。对于肩外展小于 90°者,若背阔肌和大圆肌均有功能,则将其肌腱移位于肩袖的冈上肌腱部位。背阔肌转位到肩关节囊是为了改善肩外旋,这取决于三角肌和肩胛下肌尚有部分功能,胸大肌也能达到一定的内旋功能[8,70]。

2 岁以后,如采取上述措施仍无效,可行肱骨近端截骨术[38]。如果腕关节有背伸功能,Zyaoussis 和 Birch 等也采用桡骨截骨术,以使手部可置于较为旋后的位置[10,82]。对于屈肘差的患者,可采用多种不同的重建方法,包括 Steindler 屈肌群短缩术[73]。Comtet 及其同事用胸小肌移位代替肱二头肌并改善外旋功能[18]。当无法修复神经时,Doi 和其他医生开创性地从下肢移植整块肌肉来重建屈肘和屈腕功能[21]。

尽管屈腕肌力强时,可以用其中尺侧腕屈肌转位来改善部分腕和手的活动,尤其是背伸功能[10],但要进行手功能丧失的重建则困难重重,手内肌功能的重建仍然是个大问题。

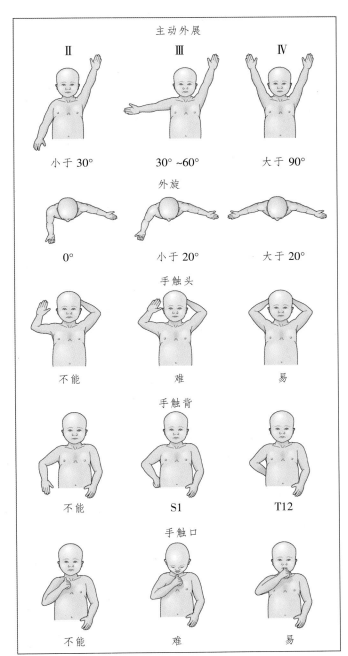

图 17-1 Mallet 分级系统。该系统根据肩外展、外旋、内旋以及用手触口的程度来分级。图示患儿右上肢为患肢。(Gilbert A and Tassin JL: Obstetrical palsy: A clinical, pathologic and surgical review. In: Terzis J, Ed: Microreconstruction of Nerve Injuries. Philadelphia, WB Saunders, 1987.)

表17-10 结论——LSUHSC研究小组
大部分分娩性臂丛神经损伤可自然恢复到可接受的水平
部分分娩性臂丛神经损伤患儿需要外科手术
本组手术率为9%
出生后6~12个月肱二头肌或肩关节才自行恢复

小结

Waters 准确指出了目前有关分娩性臂丛神经损伤文献的不一致性[77]。例如，需要手术的婴儿比例在 10%~35%，臂丛手术时机也大相径庭，第二次甚至第三次重建术的时间不同医生有不同的选择，施行了重建手术使得对臂丛手术的效果分析更为困难。对术后患者的随访时间应更长，至少是对于已发表的病例。目前需要的是"前瞻性多中心研究"，作者完全同意此观点[77]。根据目前我院经验所得出的其他结论见表 17-10。

（秦本刚　译　朱庆棠　顾立强　校）

参考文献

1. Adler B and Patterson RL: Erb's palsy: Long-term results of treatment in eight-eighty cases. J Bone Joint Surg [AM] 49:1052–1056, 1967.
2. Alanen M, Ryoppy S, and Varho T: Twenty-six early operations in brachial palsy. Z Kinderchir 45(3):136–139, 1990.
3. Allieu Y, Privat JM, and Bonnel F: Paralysis in root avulsion of the brachial plexus. Neurotization by the spinal accessory nerve. Clin Plast Surg 11:33–36, 1984.
4. Al-Qattan MM: The outcome of Erb's palsy when the decision to operate is made at 4 months of age. Plast Reconstr Surg 106(7):1461–1465, 2000.
5. Al-Qattan MM, Clarke HM, and Curtis CG: The prognostic value of concurrent phrenic nerve palsy in newborn children with Erb's palsy. J Hand Surg [Br] 23(2):255, 1998.
6. Al-Qattan MM, El-Sayed AA, Al-Kharfy TM, et al.: Obstetrical brachial plexus injury in newborn babies delivered by caesarean section. J Hand Surg [Br] 21:263–265, 1996.
7. Bae D, Waters PM, and Zurakowski D: Reliability of three classification systems measuring active motion in brachial plexus birth palsy. J Bone Joint Surg 85:1733–1738, 2003.
8. Bennett JB and Allan H: Tendon transfers about the shoulder and elbow in obstetrical brachial plexus palsy. J Bone Joint Surg 81:1612–1627, 1999.
9. Birch R: Surgery for brachial plexus injuries. J Bone Joint Surg [Br] 75(3):346–348, 1993.
10. Birch R, Bonney G, and Wynn-Parry CB: Birth lesions of the brachial plexus In: Surgery of Peripheral Nerve. London, Churchill Livingstone, 1998.
11. Bodensteiner JB, Rich KM, and Landau WM: Early infantile surgery for birth-related brachial plexus injuries: justification requires a prospective controlled study. J Child Neurol 9(2):109–110, 1994.
12. Boome RS and Kaye JC: Obstetric traction injuries of the brachial plexus. Natural history, indications for surgical repair and results. J Bone Joint Surg [Br] 70:571–576, 1988.
13. Capek L, Clarke HM, and Curtis CG: Neuroma-in-continuity resection: early outcome in obstetrical brachial plexus palsy. Plast Reconstr Surg 102:1555–1562, 1998.
14. Chuang DC, Ma HS, and Wei FC: A new strategy of muscle transposition for treatment of shoulder deformity caused by obstetric brachial plexus palsy. Plast Reconstr Surg 101:686–694, 1998.
15. Clark LP, Taylor AS, and Prout TP: A study on brachial birth palsy. Am J Med Sci 130:670–707, 1905.
16. Clarke HM and Curtis CG: An approach to obstetrical brachial plexus injuries. Hand Clin 11(4):563–580; discussion 580–581, 1995.
17. Clarke HM, Al-Qattan MM, Curtis CG, et al.: Obstetrical brachial plexus palsy: results following neurolysis of conducting neuromas-in-continuity. Plast Reconstr Surg 97(5):974–982; discussion 983–984, 1996.
18. Comtet JJ, Sedel L, Fredenucci JF, et al.: Duchenne-Erb palsy: experience with direct surgery. Clin Orthopaed 237:17–23, 1988.
19. Covey DC, Riodan DC, Milstead ME, et al.: Modification of the L 'Episcopo Procedure for brachial plexus birth palsies. J Bone Joint Surg [Br] 74:897–901, 1992.
20. Dodds SD and Wolfe SW: Perinatal brachial plexus palsy. Curr Opin Pediatrics 12(1):40–47, 2000.
21. Doi K: Obstetric and traumatic paediatric palsy. In: Peimer CA, Ed: Surgery of Hand and Upper Extremity, 2nd edn. New York, McGraw Hill, 1996:1443–1463.
22. Doi K, Otsuka K, Okamoto Y, et al.: Cervical nerve root avulsion in brachial plexus injuries: magnetic resonance imaging classification and comparison with myelography and computerized tomography myelography. J Neurosurg 96(3 Suppl):277–284, 2002.
23. Dol'nitzkii OV: Microsurgical operation on the brachial plexus in children. Klin Khir 6:22, 1988.
24. Donnelly V, Foran A, Murphy J, et al.: Neonatal brachial plexus palsy: An unpredictable injury. Am J Obstetr Gynecol 187(5):1209–1212, 2002.
25. Duchenne GB: Del'Electrisation Localisee et de son Application a la Pathologie et a la Therapeutique. 3rd edn. Paris, Ballière, 1872.
26. Dunn DW and Engle WA: Brachial plexus palsy: intrauterine onset. Pediatr Neurol 1:367–369, 1985.
27. Eng G, Binder H, Geston P, et al.: Obstetrical brachial plexus palsy (OBPP). Outcome with conservative management. Muscle Nerve 19:884–891, 1996.
28. Eng GD, Kock B, and Smokvina MD: Brachial plexus palsy in neonates and children. Arch Phys Med Rehabil 59:458, 1978.
29. Erb WH: Ueber eine eigenthumlishe localization von lahmungen im plexus brachialis. Verh Naturhist Med Vereins Heidelberg 1:130–139, 1874.
30. Francel PC, Koby M, Park TS, et al.: Fast spin-echo magnetic resonance imaging for radiological assessment of neonatal brachial plexus injury. J Neurosurg 83(3):461–466, 1995.
31. Geutjens G, Gilbert A, and Helsen K: Obstetric brachial plexus palsy associated with breech delivery. A different pattern of injury. J Bone Joint Surg [Br] 78(2):303–306, 1996.
32. Gherman RB, Ouzounian JG, Miller DA, et al.: Spontaneous vaginal delivery: a risk factor for Erb's palsy? (comment). Am J Obstet Gynecol 178(3):423–427, 1998.
33. Gilbert A: Long-term evaluation of brachial plexus surgery in obstetrical palsy. Hand Clin 11(4)583–594; discussion 594–595, 1995.
34. Gilbert A and Tassin JL: Obstetrical palsy: a clinical, pathologic and surgical review. In: Terzis JK, Ed: Microreconstruction of Nerve Injuries. Philadelphia, WB Saunders, 1987:529–553.
35. Gilbert A, Razaboni R, and Amar-khodja S: Indications and results of brachial plexus surgery in obstetrical palsy. Orthop Clin N Am 190:91–105, 1988.
36. Gilbert A: Tendon transfers for shoulder paralysis in children. Hand Clin. 4:633–638, 1988.
37. Gjorup L: Obstetrical lesion of the brachial plexus. Acta Neurol Scand 42(Suppl 18):1, 1966.
38. Goddard NJ and Fixsen JA: Rotation osteotomy of the humerus for birth injuries of the brachial plexus. J Bone Joint Surg [Br] 66:257–259, 1984.
39. Green WT and Tachdijian MD: Correction of the residual

deformities of the shoulder in obstetrical palsy. J Bone Joint Surg [Am] 45:1544, 1963.

40. Gu YD and Chen L: Classification of impairment of shoulder abduction in obstetric brachial plexus palsy and its clinical significance. J Bone Joint Surg [Br] 25:46–48, 2000.

41. Hasimoto T, Mitomo M, and Hirabuki N: Nerve root avulsion of birth palsy: comparison of myelography with CT myelography and somatosensory evoked potential. Radiology 178:841–845, 1991.

42. Hentz VR: Operative repair of the brachial plexus in infants and children. In: Gelberman RH, Ed: Operative Nerve Repair and Reconstruction. Philadelphia, Lippincott, 1991.

43. Hentz VR and Meyer RD: Brachial plexus microsurgery in children. Microsurgery 12(3):175–185, 1991.

44. Kawabata H, Shibata T, Matsui Y, et al.: Use of intercostal nerves for neurotization of the musculocutaneous nerve in infants with birth-related brachial plexus palsy. J Neurosurg 94(3)386–391, 2001.

45. Kennedy R: Suture of the brachial plexus in birth paralysis of the upper extremity. Br Med J 11:298–301, 1903.

46. Kline D and Hudson A: Brachial plexus birth palsies In: Nerve Injuries: Operative Results for Major Nerve Injuries, Entrapments, and Tumors. Philadelphia, WB Saunders, 1995.

47. Laurent JP, Lee R, Shenaq S, et al: Neurosurgical correction of upper brachial plexus birth injures. J Neurosurg 79(2):197–203, 1993.

48. Malessy MJ and Thomeer RT: Evaluation of intercostals to musculocutaneous nerve transfer in reconstructive brachial plexus surgery. J Neurosurg 88:266–271, 1998.

49. Mallet J: Paralysie obstetricale du plexus brachial. Traitement des sequelles. Primaute du traitemente de l'epaule – Methode d'expression des resultants. Rev Chir Orthop Reparatrice Appar Mot 58(suppl 1):166–168, 1972.

50. Michelow B, Clarke H, Curtis C, et al.: The natural history of obstetrical brachial palsy. Plast Reconstr Surg 93(4):675–680, 1994.

51. Morelli E, Raimondi P, Saporiti E: Loro truttamento precoce In: Pipino F, Ed: Le Paralisi Ostetriche. Bologna, Auto Gaggi, 1984.

52. Narakus A: Obstetrical brachial plexus injuries. In: The Paralyzed Hand. Lamb D, Ed: Edinburgh, Churchill Livingstone, 1987.

53. Paradiso G, Granana N, and Maza E: Prenatal brachial plexus paralysis. Neurology 49(1):261–262, 1997.

54. Parks DG and Ziel HK: A proposed indication for primary caesarean section. Obstetr Gynecol 52:407–409, 1978.

55. Piatt JH, Hudson AR, and Hoffman HJ: Preliminary experiences with brachial plexus exploration in children: Birth injury and vehicular trauma. Neurosurgery 22:714–719, 1988.

56. Rossi LN, Vassella R, and Mumenthuler M: Obstetrical lesions of the brachial plexus. Eur Neurol 21:1, 1982.

57. Rouse DJ, Owen J, Goldenberg RL, et al.: The effectiveness and costs of elective cesarean delivery for fetal marosomia diagnosed by ultrasound. JAMA 276(18):1480–1486, 1996.

58. Sever JW: Obstetric paralysis: report of eleven hundred cases. JAMA 85:1862–1865, 1925.

59. Shenaq SM, Berzin E, Lee R, et al.: Brachial plexus birth injuries and current management. Clin Plast Surg 25(4):527–536, 1998.

60. Sherburn EW, Kaplan SS, Kaufman BA, et al.: Outcome of surgically treated birth-related brachial plexus injuries in twenty cases. Pediatr Neurosurg 27(1):19–27, 1997.

61. Sjoberg I, Etrichs K, and Bjerre I: Cause and effect of obstetric (neonatal) brachial plexus palsy. Acta Paediat Scand 77:357–364, 1988.

62. Slooff AC: Obstetric brachial plexus lesions and their

neurosurgical treatment. Clin Neurol Neurosurg 95(Suppl):S73–77, 1993.

63. Smellie W: Collection of preternatural cases and observations in midwifery. London, Wilson and Durham, 1764.

64. Solomen KA, Telaranta T, and Ryoppy S: Early reconstruction of birth injuries of the brachial plexus. J Pediatr Orthop 1:367, 1981.

65. Spong CY, Beall M, Rodrigues D, et al.: An objective definition of shoulder dystocia: prolonged head-to delivery intervals and/or the use of ancillary obstetric maneuvers. Obstet Gynecol 179:934–937, 1995.

66. Stallings SP, Edwards RK, and Johnson JW: Correlation of head-to-body delivery intervals in shoulder dystocia and umbilical artery acidosis. Am J Obstet Gynecol 185:268–271, 2001.

67. Tassin JL: Paralysies obstetricales du plexus brachial: Evolution spontanee resultants des interventions reparatrices precoces. Thesis, Université Parish VII, 1983.

68. Taylor AS: Brachial birth palsy and injuries of similar type in adults. Surg Gynecol Obstet 30:494–502, 1920.

69. Terzis JK: Management of obstetric brachial plexus palsy. Hand Clin 15:717–736, 1999.

70. Vallejo GI, Toh S, Arai H, et al.: Results of the latissimus dorsi and teres major tendon transfer on to the rotator cuff for brachial plexus palsy at birth. Scand J Plast Reconstr Surg Hand Surg 36(4)207–211, 2002.

71. Van Dijk JG, Malessy MJ, and Stegeman DF: Why is the electromyogram in obstetric brachial plexus lesions overly optimistic? Muscle Nerve 21(2):260–261, 1998.

72. Van Dijk JG, Pondaag W, and Malessy MJ: Obstetric lesions of the brachial plexus muscle. Muscle Nerve 24(11):1451–1461, 2001.

73. Van Egmond C, Tonino AJ, and Kortleve JW: Steindler flexorplasty of the elbow in obstetric brachial plexus injuries. J Pediatr Orthoped 21(2):169–173, 2001.

74. Van Ouwerkerk WJ, Van der Sluijs JA, Nollet F, et al: Management of obstetric brachial plexus lesions: state of the art and future developments. Childs Nervous Syst 16(10–11):638–644, 2000.

75. Vredeveld JW, Blaauw G, Slooff BA, et al.: The findings in paediatric obstetric brachial palsy differ from those in older patients: a suggested explanation. Dev Med Child Neurol 42(3):158–161, 2000.

76. Walker AT, Chaloupka JC, de Lotbiniere AC, et al.: Detection of nerve rootlet avulsion on CT myelography in patients with birth palsy and brachial plexus injury after trauma. AJR Am J Roentgenol 167(5):1283–1287, 1996.

77. Waters PM: Comparison of the natural history, the outcome of microsurgical repair, and the outcome of operative reconstruction in brachial plexus birth palsy. J Bone Joint Surg 81(5):649–659, 1999.

78. Wickstrom J, Haslam ET, and Hutchinson RH: The surgical management of residual deformities of the shoulder following birth injuries of the brachial plexus. J Bone Joint Surg [Am] 37:27, 1955.

79. Wickstrom J: Birth injuries of the brachial plexus. Treatment of defects in the shoulder. Clin Orthopaed Rel Res 23:187–196, 1962.

80. Zancolli E: Classification and management of the shoulder in birth palsy. Orthop Clin N Am 12:433–457, 1981.

81. Zancolli EA and Zancolli ER: Reconstructive surgery in brachial plexus sequelae. In: Scheker L, Ed: The Growing Hand. London, Mosby, 2000:805–823.

82. Zyaoussis AL: Osteotomy of the proximal end of the radius for paralytic supination deformity in children. J Bone Joint Surg [Br] 45:523, 1963.

第18章

胸廓出口综合征

David G. Kline

引言

胸廓出口综合征(thoracic outlet syndrome, TOS)是一种在诊断和治疗上仍存在争议的神经卡压性疾病[2,5,16,36,51,73]。当锁骨下动脉和(或)锁骨下静脉受压时,TOS 表现为血管型;而当 C8、T1 和(或)臂丛下干受累时,也可以表现为神经型[64]。血管型 TOS 相对少见,症状主要以肢体缺血(动脉型)或静脉血栓、淤血(静脉型)为主[21]。神经型胸廓出口综合征(nerogenic TOS, NTOS)可以分为两类:"真性"和"不确定性"[12]。真性 NTOS 已得到广泛认可,定义为明显的慢性 C8、T1 和臂丛下干病变,通常由骨与软组织的先天性异常引起。Gilliatt 在 1970 年描述了真性 NTOS 的特点:患肢的鱼际肌、小鱼际肌及骨间肌肌力减退和(或)萎缩,加上受累手的尺侧和前臂内侧的皮肤感觉减退(图 18-1)[17]。具有这一类临床特点以及相应电生理表现者,称之为 Gilliatt 手,或 Gilliatt-Sumner 手(GSH)。不确定性 NTOS 定义比较模糊,许多文献对它的发病率、诊断性特征以及手术指征有争议。

TOS 的主要症状是上肢疼痛,这种疼痛通常(但并非总是)局限于上肢和手的内侧。这种不适有时与臂上举或上肢运动有关,但也并不总是这样,偶尔也与肢体血管张力改变有关。TOS 需要做排除性诊断,处理时也比较棘手、困难。症状较轻时争议较多,颇受关注,要从正反两方面肯定或排除胸廓出口综合征的存在、确定是否需要手术干预。介绍有关该病的历史知识和变革过程有助于加深对该综合征的理解。

历史

在 Galen 时代就已知道颈肋的存在,但直到很久之后才由 Hunald 发现了颈肋与临床症状的关系。1818 年,Sir Astley Cooper 报道了 1 例女性患者因"下颈椎凸向锁骨的突起压迫锁骨下动脉"引起上肢缺血[8]。1869 年,Coote 首次报道了手术治疗方法,他通过切除 C7 横突增生的骨赘来治疗患肢无力、缺血;随后 Paget 于 1875 年描述了腋静脉血栓形成[9,50]。起初的重点主要集中于颈肋,认为症状主要是由于上肢的血管受压引起。1910 年,Murphy 报道了用新的手术方法切除第一肋并随访 3 个月[47]。第一肋的结构与 TOS 的症状有关。Halstead 认为该结构的异常是继发性狭窄性动脉瘤的病因,并对 716 例颈肋做了详细描述[22]。1927 年,Adson 和 Coffey 提出了"颈肋综合征"[1]。有 31 例患者行肋骨切除术,5 例则实施了新术式——斜角肌切断术。这些作者意识到"肋骨切除术所继发的常见并发症"。在接下来的几十年里,其他学者又重新强调了第一肋和颈肋在上肢神经血管受压中起着重要作用(图 18-2)[12,55,74]。

Ochsner 在回顾了前斜角肌异常的相关报道后首次提出"前斜角肌综合征"这一名词。Aynesworth 于 1940 年提出一个类似的词——"颈臂综合征"来涵盖各种原因所致的 TOS[3]。Peel 等在 1956 年表述上肢的疼痛、麻木和其他症状时用了现在的胸廓出口综合征这个词[52]。有趣的是,55 例患者中有 71% 仅仅保守治疗即可恢复。Bonney 于 1965 年指出斜角肌内侧束带的潜在作用,认为胸膜肥大或 Sibson 筋膜可能束缚了

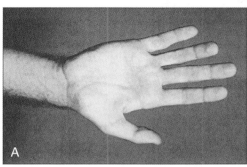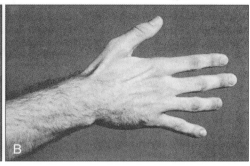

图 18-1　Gilliatt-Sumner 手。
(A)掌侧；**(B)**背侧。鱼际肌、小鱼际肌及手内肌萎缩。

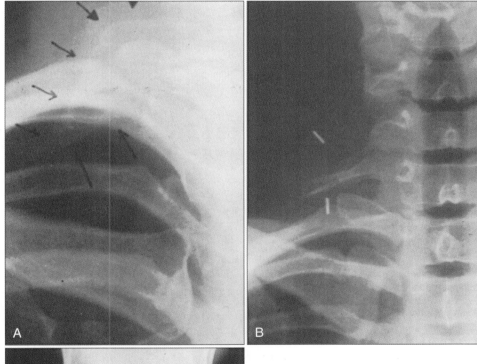

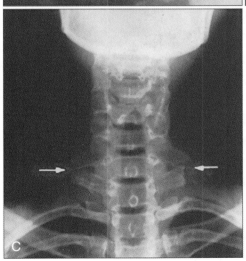

图 18-2　**(A)**胸廓出口综合征患者的粗大颈肋。箭头所示为颈肋。**(B)**另一例胸廓出口综合征患者，部分切除颈肋后，症状无好转。第二次手术时，发现内侧斜角肌仍附着于颈肋上方。注意有金属夹子。**(C)**C7 横突过长（箭头）患者的 X 线片，做了双侧第一肋切除，症状仍然复发。

下方的结构[4]。这个发现促进了前入路和斜角肌切断术的开展。

　　但 Clagett 极力推崇第一肋切除，他认为相对斜角肌切断术而言，第一肋骨切除术是更佳的治疗方法[7]，此后潮流又转回到肋骨切除术。他所描述的后路肋骨切除术是从古老的外科治疗结核的文献中发展改良而来，之所以如此推崇第一肋切除术，主要在于他注意到单纯斜角肌切断术后复发率高。随后，Roos 等描述了经腋路行第一肋切除，这种手术现已成为非常流行的治疗 TOS 手术方式[55]。近年来，对于这些难以处理的患者是采用锁骨上入路还是经腋入路主要根据手术医生的个人喜好[5,10,36,51,61]。

胸廓出口的定义

胸廓出口的解剖范围为：下界为肺尖，后界是脊柱，外侧缘为第一肋，内侧缘为纵隔，上方平 C5 脊神经平面，形状类似于锥形。

许多解剖学家把胸腔与腹腔交通的部位（胸廓下口）当作是胸廓"出口"[54]，而将斜角肌与第一肋以及锁骨围成的区域称为胸廓"入口"。如果入口与出口的定义根据血流方向来确定，那么对于锁骨下静脉而言的入口，对于锁骨下动脉来说则为出口。有意思的是，对于受压的神经而言，此处不能单独地称作入口或出口，因为穿过该区域到上肢的神经既有传入通路也有传出通路。

由于人们已经习惯于胸廓出口综合征这个词，因此即使它的病因是由神经或血管引起的，其名称不是绝对准确，人们仍然认为用这个词最合适。

外科解剖

臂丛从神经根孔起始处到臂部共穿过三个狭窄的解剖间隙。这三个间隙由近到远分别是：斜角肌三角、肋锁三角和喙突下间隙[51]。

C5-T1 脊神经分别发自相应的椎间孔，再重新组合形成臂丛的上、中、下干。脊神经根及其干部位于前、中斜角肌之间。这两块斜角肌起自相应颈椎横突的前、后结节，均止于第一肋表面。它们和第一肋共同构成斜角肌三角，大多数 TOS 病例就在此处发生卡压[33]。在斜角肌三角内，锁骨下动脉与臂丛下干伴行，近端紧贴第一肋，锁骨下静脉走行于前斜角肌前方。先天性解剖变异可使本来就狭窄的通道变得更加狭小[6,36,57]。肌肉在第一肋的止点部分可能是腱性的，从而使下臂丛受压[68]。第一肋从横突发出后呈锐角或斜向走行，可能会挤压位于肋骨与斜角肌之间的动脉或臂丛下干，在体形瘦长或脖子较长的女性偶可见到这种现象[74]。其他骨性异常与 TOS 有关，包括 C7 横突肥大和颈肋（图 18-3）[60]。这些异常的骨性结构成了引起神经压迫的真正罪魁祸首——移位的软组织（增厚的斜角肌腱性内侧缘或 Sibson 筋膜）的支撑点（图 18-4）[36,37]。Roosz 在 1976 年

描述了可能引起神经血管受压的 9 种不同的束带[56]。Poiterin 描述了 3 条分隔束带，它从前向后跨过 Sibson 筋膜所在区域，可能对神经血管有潜在的压迫[53]。1991 年，Luoma 和 Nelems 对这些异常结构以及它们在 TOS 中的可能作用做了详尽的评估[41]。

尽管在肋锁间隙的卡压症并不常见，但神经血管束仍可能因为结构性病变持续时间不长以及不过强的体力劳动而受累[12,15]。这个区域呈三角形，前界为锁骨内侧部分、其下方的锁骨下肌及其肌腱和肋喙韧带；后内侧界为第一肋和前、中斜角肌止点；后外界为肩胛骨上部。先天性异常如直的第一肋骨和（或）锁骨可压迫该间隙。紧贴的锁骨下肌，尤其是筋膜缘较宽大者，可能挤占了此处的有效空间，从而直接压迫臂丛股部。同样，锁骨骨折后骨痂过度生长也可在这个平面导致 TOS[77]。习惯性或外部因素继发的垂肩也可能会累及该间隙[51,65]。

在肩外展过程中，喙突和肩胛骨下沉，可导致神经血管束与锁骨下肌和（或）韧带发生碰撞。尽管这种动作引发神经束受压或受刺激较少见，但它确实可使神经在胸小肌下间隙内被挤向胸小肌下缘。不过喙突下间隙是神经卡压的罕见部位。

一些动力因素可加重 TOS 的症状。外展和外旋可使肋锁三角变窄，牵拉跨过喙突的神经。不良的姿势、颈胸椎侧弯以及营养不良可致肩锁关节下沉，可进一步累及臂丛。

病理生理学

Mackinnon 和 Hudson 等对神经受压后组织学变化进程做过很好的综述。神经受压会破坏血神经屏障，进而导致脱髓鞘改变甚至轴突消失，这取决于神经受压的严重程度和时间长短以及患者的敏感性[42,43]。患有 TOS 的患者，"出口"受压可以是一种孤立的现象，也可以合并其他周围神经卡压综合征[27,44]。Upton 和 McComas 提出了"双重卡压理论"，该理论认为神经近端受压使轴浆流动受干扰，会增加神经远端对卡压的敏感性。在起初受压的部位可以不产生症状，但当合并远端病变时，两个部位都可出现卡压症状。这个理论非常重要，因为有"双重卡压""逆行双重卡压"或"多重卡压"现象的患者需要做额外的检查和治疗[75]。虽然确切的病因并不清楚，但导致两个平面受累的因素可以是生物性的（糖尿病或周围神经系统的其他代谢性疾病）、结构性的（如压迫）或血管性的[24,31,62]。从细胞水平分析，除了轴浆流动减慢外，上述因素还可导致近端的神经内膜水肿、靠近神经受压区域的淋巴和（或）静脉回

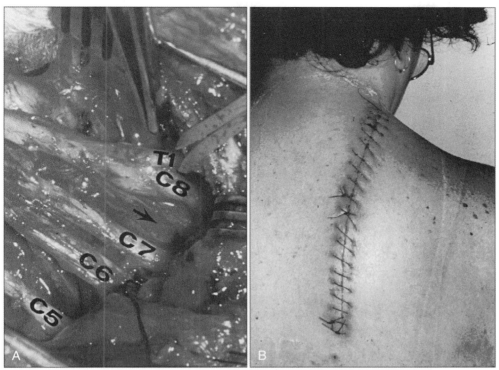

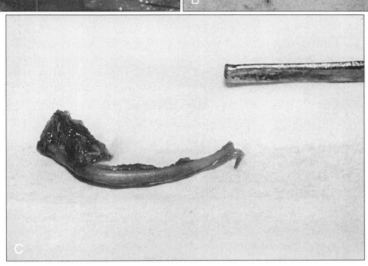

图 18-3 （A）从后方肩胛下入路暴露臂丛。颈肋（箭头）位于 C8、T1 和 C7 之间，使 C8、T1 结合部发生变形。(B)后方肩胛下入路暴露臂丛的切口（已缝合）。(C)另一例患者已切除的颈肋标本。

流受阻,从而引起远端神经微循环障碍,使神经微丝数量减少[20,64]。

TOS 伴有肘管远端或腕管综合征的患者，松解远端的肘管或腕管或许可改善轴浆流动，从而减少了在胸廓出口处行臂丛松解减压的需求[13,26,35,46]。结果症状得到明显改善，又降低了诸如第一肋切除、斜角肌切断或神经松解等操作带来的潜在并发症。

斜角肌纤维化有时和颈部损伤有关。这些肌肉痉挛、短缩使其产生不利影响[39]。可导致颈部肌肉功能障碍、疼痛,最终导致其他肌群如斜方肌所受应力过大及失衡[45]。

患者和方法

本文数据来自既往 25 年为 125 例神经型 TOS 施行 133 次手术的资料。这些患者既有真性神经型胸廓出口综合征(TNTOS),也有不确定性神经型胸廓出口综合征(DNTOS)。患者的年龄、受伤机制(如果有的话)、症状、体格检查、术中发现及结果均有记录。术前摄 X 线片并行电生理检查。术中记录了可能发生压迫的部位的观察所见,刺激脊神经根,在更远侧的臂丛干部和股部记录神经动作电位。所有患者术后至少随访 1 年。

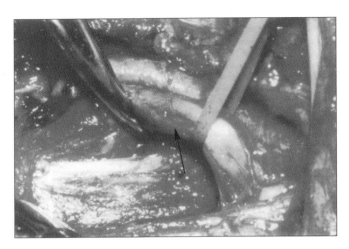

图 18-4　中斜角肌的纤维性边缘激惹臂丛下干 C8 和 T1 的结合部,后者被吊索和 Metzenbaum 剪刀向上提起,箭头所示为神经受累部位,其下表面的神经外膜增厚。

真性神经型胸廓出口综合征

　　真性神经型 TOS 的典型患者是体形瘦长的年轻女性,手部肌肉进行性肌力减退和萎缩。通常的主诉包括患手精细活动困难,后期不能持物。仅偶有疼痛,表现为颈外侧和肩部持续性钝痛和坠胀不适,向臂部放射,但没有明显的皮肤定位分布规律[18,39]。感觉异常通常比运动改变早出现,定位于环、小指及手和前臂的内侧。

　　最常受累的肌肉为拇短展肌和骨间肌,其次为拇对掌肌和其余鱼际肌。同时,肌力减退通常表现在正中神经及尺神经所支配的肌肉,有时候正中神经支配肌肉比尺神经支配肌肉更严重[17,73]。手及前臂尺侧出现感

觉异常和感觉减退,而正中神经感觉支配区不受影响。肌肉萎缩最常见于手内肌(图 18-5)。

　　肌电图(EMG)表现为跨肘段尺神经传导正常,正中神经及尺神经复合肌肉动作电位(CMAP)均降低,尺神经感觉神经动作电位 (SNAP) 降低,而正中神经SNAP 正常,这有助于鉴别诊断[11,19,28,38,73]。

不确定性神经型胸廓出口综合征

　　不确定性神经型 TOS 的典型患者是中年男性或女性,伴有颈、肩、上臂慢性疼痛[73]。相对于真性神经型 TOS 而言,这类患者更多见[48]。疼痛通常为中到重度肩外展或上举时加重。有时症状的初次发作有明确的车祸或工伤史[30]。体格检查未发现肌萎缩或感觉减退,通常无真正的运动性肌力减退 (尽管疼痛可能使得肌力测定比较困难)。检查仔细有时会发现小指蚓状肌、小指展肌及骨间肌肌力轻微减退,但无肌萎缩,有时也会发现尺神经支配区轻微的感觉改变。但如此轻微的变化有时很难记录。通常 EMG 及传导速度检查是正常的,臂丛 MRI 检查也是正常的[11,18,72]。有学者认为体感诱发电位检查能够显示跨臂丛段的神经传导速度减慢[19,66,76]。然而,无论在颈椎还是在头皮平面记录到的包括通过颈神经根的传导,均有可能是脊椎关节强硬和椎间盘疾病所致。在“Erb”点记录,其位置不精准,而且如果该区域有病变存在,记录正好位于病变部位。正如疑似有真性神经型 TOS 的患者一样,这些病例也需要进行 X 线检查以便确定是否存在颈肋、C7 横突过长、锁骨或肋骨异常,这点非常重要。

　　对于以上两类神经型 TOS,均需排除其他有类似表现的疾病,如更靠外周的正中神经或尺神经卡压,或

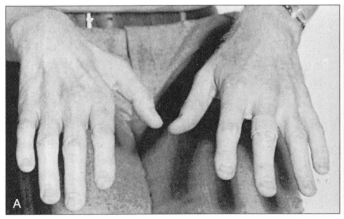
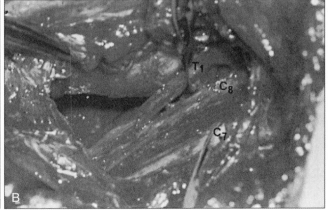

图 18-5　(A)双侧 Gilliatt-Sumner 手畸形,右手比左手严重。(B)通过后方肩胛下入路暴露 Gilliatt-Sumner 手畸形患者的臂丛脊神经和干部。该图为从头侧向后胸壁观。通过刺激 T1、C8 神经来记录神经动作电位(NAP),下干的 NAP 显示波幅非常小,传导速度小于 30m/s。刺激外观正常的 C7 神经和中干所记录的 NAP 显示高波幅,传导速度为 60m/s。

更靠中央的颈椎间盘或脊椎炎、臂丛和(或)脊柱肿瘤。

手术技术

根据我们的经验,神经型 TOS 患者有两种入路适合行下臂丛减压:前方锁骨上入路和后方肩胛下入路。以往对这两种入路都有过描述。

前方锁骨上入路

对大多数神经外科医生而言,前方锁骨上入路最为熟悉[23,26,32,35]。皮肤切口依患者的个头、体形和颈部以前是否做过手术而稍有不同。最常用的是锁骨上一横指并与之平行的颈部横切口。如果由于患者的个头、体形原因需要暴露锁骨下区的话,可以采用传统的臂丛切口,即沿着胸锁乳突肌外侧缘转向下方达三角肌胸大肌间沟的皮纹。另外可以在锁骨上横切口的基础上在三角肌胸大肌间沟加一切口成为"T"形切口(图 18-6)。

切开颈阔肌,辨认并游离出肩胛舌骨肌,它是唯一斜行穿过颈部的肌肉,解剖学上是颈前三角的上缘,并将颈前三角和颈后三角分隔开。切断后用粗的 Vicryl 缝线或丝线结扎两断端以防回缩,内侧半向上方牵拉至胸锁乳突肌,下半部牵向外侧达锁骨远端附近。如此显露后,把脂肪垫从斜角肌和臂丛分离出来。游离颈外静脉,在锁骨处结扎切断。用止血钳和 Metzenbaum 剪分离脂肪垫,通常从胸锁乳突肌外侧缘下方向外侧分离。

在肩胛舌骨肌及脂肪垫深面辨认出前斜角肌,其表面有膈神经通过。分离出膈神经,用彭罗斯引流管作牵拉可在显露过程中更好地保护膈神经,然后切断斜角肌和松解下臂丛。虽然臂丛上干远端和股部需适当游离并用彭罗斯引流管轻轻向外侧牵开,但一般不必过多地分离 C5 或 C6 神经根。

切除前斜角肌,在斜角肌间三角暴露臂丛干部。可用粗的丝线或 Vicryl 缝线缝扎肌肉的上部和下部,将其提起以便于切除一部分肌肉。出血点行电凝止血,然后切除包绕 C7 根的肌肉,有时也切除包绕 C6 或 C5 神经根的肌肉。斜角肌切除后可显露在 C7 及 C7 神经根到中干上的软组织。需用静脉拉钩轻轻提起锁骨下动脉以便探查并分离出下干以及 C8 和 T1 神经根。如果下干被瘢痕包裹或难以发现,在锁骨下显露臂丛内侧束就很有帮助。可将内侧束及其近端起源神经与腋动脉及锁骨下动脉分开,在锁骨深面向近端追踪、分离达颈部水平,即可显露下干和 C8 以及 T1 神经根。

用静脉拉钩或彭罗斯引流管轻轻提起下干可找到

位于 C8 下方的 T1 神经根。胸膜顶就在 T1 近端附近。如果损伤胸膜的话,可用 4-0 丝线和小的硬脑膜针缝合修复,缝针要足够细小以便能在这个狭小的区域操作,通常无须放置胸腔引流管。

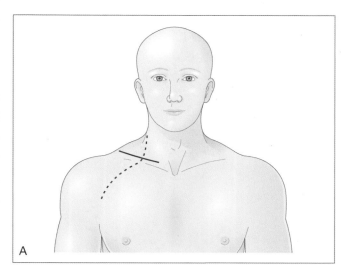

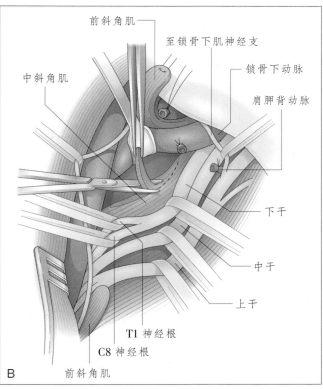

图 18-6　前方锁骨上入路示意图。(A)皮肤切口。最常用的为水平方向,与锁骨平行(实线)。复杂的患者可能需要锁骨上下切口(虚线)。(B)束带切除。切除中斜角肌的内侧部分。该切口也可用于切除过长的 C7 横突或颈肋。(From Kline DG, Hudson AR, and Kim DH: Thoracic outlet syndrome dissection. In: Kline DG, Hudson AR, and Kim DH. Eds; Atlas of Peripheral Nerve Surgery, 1st edn. Philadelphia,WB Saunders,2001:51-55.)(见彩图)

　　然后,切除颈肋或过长的 C7 横突、筋膜束以及其他压迫 C8 和 T1 神经根或下干的任何异常软组织(图 18-7)。然后再检测从 C8、T1 到下干以及从 C7 到中干的神经动作电位(NAP)。

后方肩胛下入路

　　后方肩胛下入路用于较复杂的 TOS 患者,包括病理性肥胖、较大的骨性异常(大的颈肋或非常大的 C7 横突),或者既往有颈前手术史的患者[14,37]。起初患者可

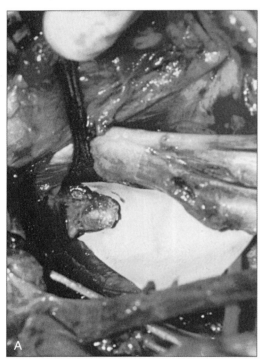

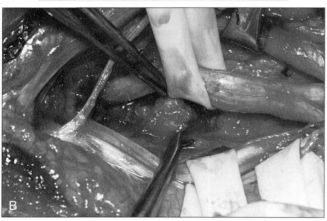

图 18-7　(A)将臂丛从颈肋顶端用胶带牵开。使用前方入路。中斜角肌和筋膜带从异常骨的上方切除。用咬骨钳咬除异常的骨性突起。(B)1 例 TOS 患者过长的 C7 横突正位于 C7 脊神经到中干的区域。图的上方可见下干用静脉拉钩轻轻牵开,有时可见在神经干的下表面由于刺激或压迫而出现色泽改变。

取侧卧位,之后可转成俯卧位,术侧靠近手术台边缘。身体两侧垫软枕,经两侧肩部和胸骨柄横向垫一软垫。术侧上肢外展、屈肘,固定于手术床边的 Mayo 托手架。注意必须用软垫垫好肘、腕及手部。在垂头俯卧位(反Trendelenburg 位)倾斜手术床可使肩部和肩胛骨进一步外展。头部转向术侧并垫好,同时垫好对侧肘部并将上肢置于体侧。

　　为避免损伤副神经和颈横动脉升支,需在胸椎棘突和肩胛骨内侧缘的中间做略呈弧形的皮肤切口。经此入路第一层为斜方肌,可用大的 Kelly 钳或 Serat 钳从远端(尾侧)向近端(头侧)分开斜方肌。切断的肌肉用粗丝线(0 号)依次缝扎标记以便于修复时对合,两端线尾一一对应固定于布单上,以利于最后进行准确对合。然后分离肩胛提肌、小菱形肌和大菱形肌,所有这些肌肉均止于肩胛骨内侧缘。为保护位于深部的肩胛背神经和颈横动脉升支,切开肌肉时应离开肩胛骨边缘(图 18-8)。

　　用一个小号胸部牵开器将肩胛骨牵开至外展、外旋位。暴露第一肋,用咬骨钳将由肋横关节到肋锁韧带的一段肋骨咬除。切除后斜角肌和中斜角肌,显露下臂丛神经根和下干,行 360° 环形神经外松解使神经完全游离出来。此时需注意保护胸长神经,它发自 C6 神经根后方,C5、C7 神经根有分支加入胸长神经,有时 C4 神经根也发支参与。可能引起压迫的软组织如中斜角肌筋膜缘、Sibson 筋膜、小斜角肌、颈肋或过长的 C7 横突均予以切除。必要时切除部分钩椎关节向椎间孔内分离以彻底松解脊神经[34,37]。最后必须按照肌肉的解剖层次逐层关闭,以减少术后翼状肩的出现。

　　腋窝入路很难完全减压靠近脊柱的脊神经。因此,作者不采用经腋路切除第一肋来治疗神经型 TOS 患者,但仍有许多人采用腋窝入路术式[5,29,41,57,63]。Sanders和 Pearce[59]在 1989 年报道了经腋路第一肋切除(111例),前、中斜角肌切除(279 例),以及经锁骨上第一肋与斜角肌切除(278 例)的比较研究[58]。术后 15 年,所有这些手术方式都取得较确切的效果。

结果

　　125 例患者行 133 例手术,前入路 66 例(50%),后入路 67 例。男女比例为 1:1.6,最常见的主诉为疼痛和感觉异常(83%)。只有 36 例患者(28%)有颈部或肩部外伤史。患者一般情况见表 18-1。56 例患者(45%)来我院手术前曾行涉及臂丛的 TOS 手术(表 18-2)。

　　所有 33 例行手术治疗的真性神经型 TOS 患者和

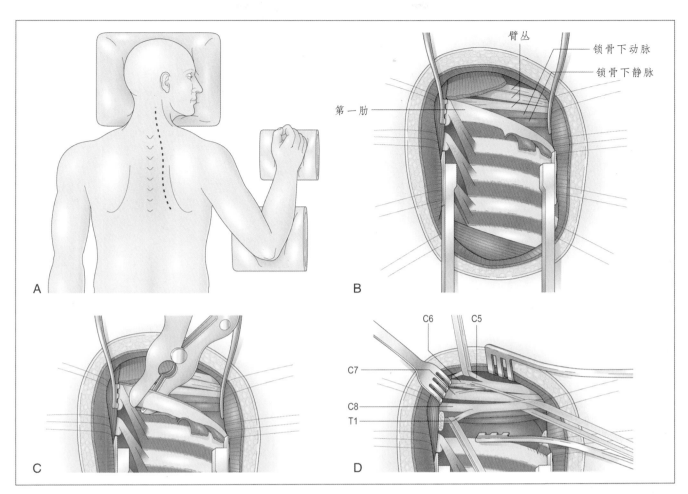

图 18-8　后方肩胛下入路示意图。**(A)** 皮肤切口。上肢屈曲置于与手术台相连的 Mayo 托手架上。这样可通过升高或降低托手架来调整肩胛骨的位置。皮肤切口位于胸椎棘突和肩胛骨内侧缘之间正中。**(B)** 牵开肩胛骨。撑开牵开器,将肩胛骨牵向外侧,即可显露上部肋骨的后方。将后斜角肌从第一肋上缘分离下来。**(C)** 下臂丛的显露。将第一肋从肋横关节到肋锁韧带的一段切除。**(D)** 神经松解后的臂丛。C8 和 T1 神经根变细、瘢痕化。胸长神经在该平面发自 C6 和 C7 神经根后方。锁骨下血管位于臂丛前方。(From Kline DG, Hudson AR, and Kim DH: Posterior subscapular approach to plexus. In: Kline DG, Hudson AR, and Kim DH, Eds: Atlas of Peripheral Nerve Surgery, 1st edn. Philadelphia, WB Saunders, 2001: 41–50.)(见彩图)

几乎所有不确定性神经型 TOS 患者在术中均记录了神经动作电位(NAP)。最常见的表现为自 T1、C8 脊神经到下干的 NAP 波幅和传导速度降低。有 10 例在 T1 神经根记录不到 NAP。上臂丛,如 C5、C6 脊神经到上干及其分支部不受影响。有 9 例患者 C7 神经根到中干的传导速度减慢。上臂丛的记录结果可作为下臂丛的对照。大多数患者传导速度减慢表现在靠近脊柱自神经根到干的水平,而更远侧则不出现减慢。42 例臂丛的 NAP 正常,其中 41 例为不确定性神经型 TOS 患者。

从前路手术者,最常见的表现为 C7 横突过长,伴或不伴有移位及呈纤维腱性边缘的中斜角肌(n=23);其次是中斜角肌增厚,通常有纤维性边缘(n=19);再次

就是既往手术引起的瘢痕(n=16)(图 18-9)。后者在此前曾行前路手术后又再行后路手术的患者中最常见(n=29)(表 18-3)。

前路手术后(表 18-4),37 例患者的疼痛和感觉异常完全缓解,另外有 21 例患者症状减轻。9 例患者遗留有严重的疼痛,1 例出现新的神经功能障碍。总的并发症发生率为 15%。67 例后路手术患者中,34 例疼痛缓解,另有 27 例减轻。16 例出现并发症(24%)(表 18-4)。

91 例患者术中 NAP 异常,其结果见表 18-5。

真性神经型胸廓出口综合征的结局

1977—2001 年间,共有 33 例真性神经型 TOS 的患者在 LSUHSC 接受了神经减压术[67]。本回顾性分析

表18-1 患者一般资料

单侧 TOS		117
双侧 TOS		8
总手术患者例数		125
总手术次数		133
前入路		66
后入路		67
患者性别	男	48
	女	77
手术时年龄段(岁)	11~20	13
	21~30	26
	31~40	55
	41~50	22
	51~60	14
	61~70	3
疼痛和感觉异常		111
既往有颈部手术史		56
外伤史		36
Gilliat-Sumner 手		33

表18-2 既往手术史

手术	经前路再次手术	经后路再次手术
经腋路第一肋切除一次手术	18	23
经腋路第一肋切除二次手术	2	2
颈肋切除术	2	6
斜角肌切除术	6	5
前路神经松解术	5	3
血栓摘除术	1	1
交感神经切除术	2	2
颈椎椎板切除术	0	2
前路颈椎融合术	3	2
肺叶切除术	0	2
锁骨接骨板固定术	1	2
尺神经转位术	7	3
腕管松解术	6	3
臂丛针刺活检术	4	3
锁骨切除术	1	0

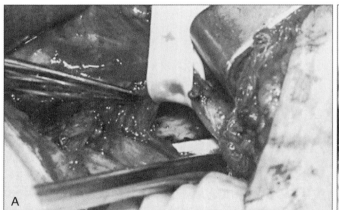

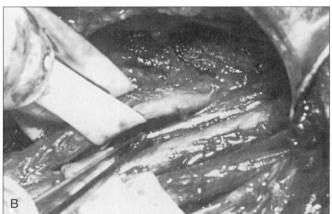

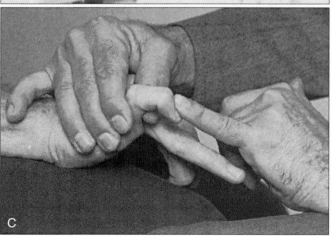

图 18-9 (A)1 例左侧胸廓出口综合征(TOS)患者可见中斜角肌边缘纤维化。这条斜行的束带位于 C8、T1 神经根到下干结合部的后方,必定是激惹神经的原因之一。(B)位于臂丛下干下方的中斜角肌纤维性边缘。图示为用细的有齿镊夹起来的组织。(C)真性 TOS 患者的肌肉大部分无力。图中所示为患者小指(或第五指)的蚓状肌。

表18-3　术中大体发现

发现	前入路	后入路
颈肋	2	2
残留的颈肋	3	6
残留的第一肋	2	8
C7 横突过长,伴或不伴束带	23	6
中斜角肌束带	19	7
其他束带	8	8
Sibson 筋膜带	3	3
臂丛紧绷、张力大	5	23
瘢痕累及臂丛	16	29
既往手术严重损伤臂丛	4	5

表18-4　结果和并发症

结果	前入路	后入路
无痛或无感觉异常	37	34
疼痛部分缓解	21	27
残留严重疼痛	8	6
由于疼痛而再次手术	1	2
轻度运动障碍有改善	9	10
轻度运动障碍无变化	7	2
严重运动障碍有改善	7	7
严重运动障碍有部分改善	7	10
严重运动障碍无变化	3	7
产生新的功能障碍	1	1
穿破胸膜(术中修复)	3	4
留置胸腔引流管	0	2
术后需胸腔穿刺	2	3
膈神经部分瘫痪	4	3
伤口感染	0	1
翼状肩胛	0	4
乳糜胸	1	0
瘘管形成	0	1

表18-5　术中NAP记录

有解剖变异的患者数	91
T1 根到下干的波幅降低	39
T1 根到下干的传导速度减慢	45
T1 根的 NAP 波形扁平	10
C8 根到下干的波幅降低	31
C8 根到下干的传导速度减慢	30
C7 根到中干异常	9
臂丛所有组分的 NAP 均异常	1
既往有严重臂丛损伤者的 NAP	7
NAP(−)→神经移植	4
NAP(+)→神经松解	1
NAP 部分(+),部分(−)→	2
神经劈开或部分移植修	

(−) 阴性 ;(+)阳性。

表18-6　近期关于真性神经型胸廓出口综合征的研究结果

研究	手术例数	诊断方法	疼痛缓解率(%)	疼痛减轻率(%)	并发症发生率(%)	入路
Nannapaneni 2003	59	影像学	60	20	0	SCI
Sanders 2002	65	影像学	59	13	N/A	SCI,TA
Kline,Hudson 2005	133	影像学 肌电图	53	36	18	SCI, PSc

SCI,锁骨上神经松解和斜角肌切除 ;TA,经腋路 ;PSC,后方肩胛下入路神经松解。

不包括医源性或外伤后神经型 TOS 的患者[30]。表18-6 总结了本组与另外两组已发表病例结果的比较。患者的概况见表18-7。患者年龄从 14~68 岁(平均 39 岁)。最短随访 12 个月,平均随访 60 个月。所有患者均进行了神经系统检查并进行了记录。所有患者均出现肌力减退,部分患者有蚓状肌、骨间肌和鱼际肌、小鱼际肌萎缩。3 例患者还出现伸指肌肌力减退,4 例患者指深屈肌肌力减退。虽然感觉也按照 LSUHSC 分级系统(表18-8)与运动功能检查同步进行,但感觉功能作为疗效指标不那么可靠,因此本研究并未使用。1 例患者有双

侧神经型 TOS,右侧比左侧严重。大部分患者年龄为 30~40 岁,仅有 9 例患者小于 30 岁,7 例患者大于 50 岁。大约 1/3 的患者无疼痛,有疼痛症状者,表现为放射到上臂的钝痛和持续酸胀感,但定位不清楚。

需注意的是,在本组病例中有 14 例患者有既往手术史(表 18-9),但无 1 例术后 TOS 症状有改善。本组真性神经型 TOS 病例中不包括曾在其他医院行第一肋切除治疗 TOS 的患者,因为有些患者发生了医源性臂丛损伤。

表 18-10 概括了本组 33 例真性神经型 TOS 患者的术中发现。其中 8 例患者术中未发现特殊的骨或软组织异常,但手术医生感到下臂丛"绷紧"或"张力较大"。有 3 例患者尽管无外伤和手术史,但术中发现臂丛近端下方周围瘢痕增生明显。最常见的是中斜角肌束带。有时它与下臂丛神经根汇合成下干部位的后方增厚和瘢痕化相关联。

本组患者中有 14 例发现有颈肋和 C7 横突过长,证实合并 Gilliatt-Sumner 手(GSH)的患者骨性异常的发生率比较高。然而,骨性异常似乎只是造成卡压的元凶——异常软组织的支架和附着点,我院病例中大多数存在软组织异常(表 18-10)。C7 横突过长或颈肋往往伴随着外移的中斜角肌起点,该肌肉向内侧走行,止于第一肋上缘,有时也会止于第二肋。这种变形构型使得下臂丛有可能从斜角肌间穿过并受刺激或卡压,尤其在斜角肌出现纤维性内侧边缘时更为明显。

所有真性神经型 TOS 患者术中均测定 NAP,其结果详见表 18-11。典型病例表现为 T1 根到下干的 NAP 明显降低或变平,C8 根到下干的 NAP 中度降低,而 C7 根到中干则正常(图 18-10)。对传导速度的影响相似,T1 根到下干最明显,其次依次为 C8 根到下干以及 C7 根到中干(表 18-11)。通过预放大后记录的波幅在不同患者之间差异较大,但对同一个特定的患者,结果还是比较一致。因此,行全臂丛检测的患者(主要是通过前入路),下臂丛的波幅与 C5 和 C6 根到上干的波幅

表 18-7 Gilliatt-Sumner 手患者——真性神经型 TOS 术中 NAP 记录

A	单侧 Gilliatt-Sumner 手	32
	双侧 Gilliatt-Sumner 手	1
	手术患者例数	33
	臂丛手术例数	34
B	前入路	19
	后入路	15
C	性别	
	男	19
	女	14
D	年龄(岁)	
	11~20	6
	21~30	3
	31~40	11
	41~50	6
	51~60	4
	61~70	3
E	疼痛	
	有	22
	无	11

表 18-9 真性神经型 TOS 患者手术

腕管松解术	5
尺神经转位术	3
前路颈椎间盘切除术	4
颈椎椎板切除术	2

表 18-10 真性神经型 TOS 患者的术中所见

	前入路	后入路
骨性异常		
颈肋	5	1
C7 横突过长	7	1
软组织异常		
中斜角肌束带	11	3
Sibson 筋膜带	1	3
瘢痕累及 T1 和(或)C8	1	2
其他束带 *	3	2
臂丛"紧绷"	3	5

*,小斜角肌或前斜角肌束带。

表 18-8 路易斯安那州立大学医学中心(LSUHSC)对于 C8-T1 损伤的评分系统

分级	功能评估	描述
0	无	C8-T1 支配区无功能
1	差	手部尺神经支配区有点感觉但通常较差(2 级或以下);手指屈伸由原来的无功能恢复到 2 级
2	可	手指屈伸由原来的无功能恢复到 3 级;尺神经感觉达 3 级或以上;小鱼际肌有收缩且达到 2 级或以上;其他手内肌功能微弱或缺失
3	中	尺神经感觉达 3 级或以上;手指屈伸由原来的无功能恢复到 3 级或以上;小鱼际肌达 3 级或以上;大部分其他手内肌有收缩但只能抗重力
4	良	尺神经感觉达 3 级或以上,手指屈伸由原来的无功能恢复到 3 级或以上;小鱼际肌达 3 级或以上;大部分其他手内肌肌力可抗重力和少许阻力
5	优	尺神经感觉达 4~5 级;手指屈伸恢复;所有手内肌收缩至少能抗中度压力或阻力

表18–11　真性神经型TOS患者的术中神经动作电位记录

总体	前入路	后入路
T1 根到下干的传导速度/波幅降低	12	13
C8 根到下干的传导速度/波幅降低	16	13
T1 根到下干波形扁平	5	2
C8 根到下干波形扁平	2	1
C7 根到中干异常	4	2
正常	1	0
速度	范围(m/s)	平均
C7 根到中干	25~88	47
C8 根到下干	0~68	30
T1 根到下干	0~50	17
波幅	范围(%)[*]	平均
C7 根到中干	30~100	70
C8 根到下干	0~70	40
T1 根到下干	0~60	30

[*]，与 C5 到上干神经动作电位波幅相比。

(认为是正常的)作比较,结果用百分率来表示(表 18–11)。凡是 C8 根到下干的波幅扁平的患者,其 T1 根到下干的波幅也同样是扁平的。有 6 例患者测定了 C7 根到中干的 NAP,其波形呈非扁平波。只有 1 例真性神经型 TOS 患者所有脊神经根到臂丛干部水平的 NAP 波幅和传导速度均正常。

32 例患者 T1 和 (或)C8 根到下干 NAP 的传导速度和(或)波幅均降低。6 例患者 C7 根到中干的 NAP 也有异常。为了避免出现假扁平波,刺激电极和记录电极之间至少要有 3cm 的距离。NAP 检测证实了 C8 和 T1 脊神经根汇合到下干的部位受累,该处邻近脊柱,位于斜角肌间三角。提示 Gilliatt-Sumner 手的神经损伤或卡压部位靠近脊柱,在脊神经到干部的水平;而不是在较外侧的第一肋和锁骨之间,即臂丛的干部到股部水平。

疗效评估是基于患肢的疼痛和四组肌肉(鱼际肌、小鱼际肌、蚓状肌和骨间肌)的运动功能。术前有疼痛的患者让其在术后按以下标准对疼痛进行分类:完全缓解、好转、无变化、更差。运动改善定义为按 LSUHSC 评分系统来判断(表 18–8),四组肌肉中至少两组肌肉功能提升一级。

表 18–12 概括了术后 1 年的效果。21 例术前疼痛的患者中,6 例完全缓解,14 例术后疼痛好转。只有 1 例在术后 1 年复查时疼痛无变化,但肌力改善了一级。

对术前术后运动障碍进行分析显示:14 例术前有轻度运动障碍的患者中,12 例术后恢复;而 20 例术前有严重运动障碍者,14 例有部分恢复(图 18–11)。充分手术减压通常可改善疾病的进展。在 1 年的随访中,无 1 例患者出现新的功能障碍或原有的功能障碍加重。尽管很少能完全恢复至正常,但轻度障碍的患者较重

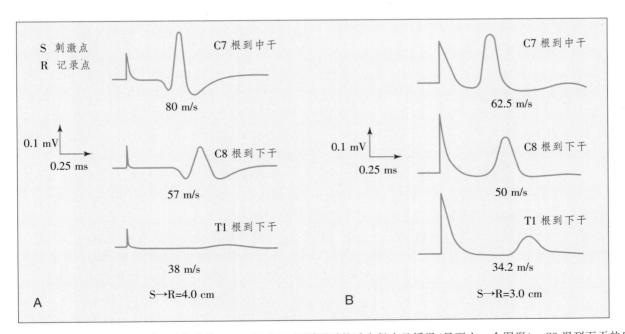

图 18–10　(A)1 例 TOS 患者的神经动作电位(NAP)显示 T1 根到下干的反应很小且缓慢(最下方一个图形)。C8 根到下干的反应可能也是异常的,尤其是与 C7 根到中干所记录到的 NAP 相比较时更明显。(B)另 1 例自发性 TOS 患者的 NAP。T1 根到下干的波形异常,C8 根到下干也有轻度异常,而 C7 根到中干的 NAP 则正常。

表18-12　真性神经型TOS患者的术后效果	前入路	后入路
疼痛		
无痛或无感觉异常	4	2
疼痛部分缓解	10	5
疼痛无变化	4	6
遗留严重的疼痛	1	0
因疼痛需再次手术	0	0
运动障碍		
轻度运动障碍有好转	9	3
轻度运动障碍无变化	1	1
轻度运动障碍变得更差	0	0
严重运动障碍有好转	7	7
严重运动障碍无变化	2	4
严重运动障碍变得更差	0	0

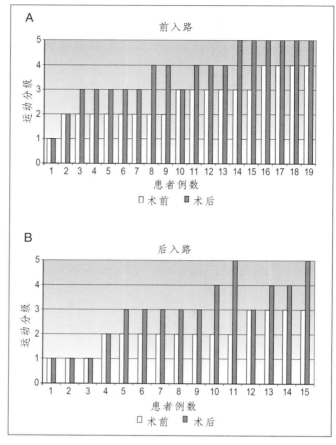

图 18-11　前方锁骨上入路(A)或后方肩胛下入路(B)手术前后的运动分级。大部分患者运动障碍得到改善。

度障碍的患者更容易恢复功能。虽然骨性异常的存在使真性神经型 TOS 的诊断更为快捷、迅速，但本组病例发现其对功能恢复无明显影响。

有 1 例患者经前入路行臂丛手术，术后出现膈神经麻痹，术后 6 个月复查发现有恢复。术后 1 年，手部运动肌力由 3 级恢复到 4 级。1 例后入路臂丛手术者术中胸膜破裂，发现一期修复。另 1 例后入路手术者术后出现中度翼状肩胛，在术后 1 年复查时仍存在。该患者术后 1 年运动功能维持在 2 级。

不确定性神经型胸廓出口综合征的结局

主诉臂内侧模糊不清的疼痛以及诸多其他不适的患者常诊断为神经型 TOS。进一步的体格检查和辅助检查往往缺乏能提示臂丛受损的确定性发现。很多治疗这类患者的医生对该诊断有争议，因此称为"不确定性"神经型 TOS(DNTOS)。

大多数行手术治疗的 TOS 患者属于这种不确定性神经型 TOS。相信有这种疾病的外科医生认为该病是由于臂丛的压迫或牵拉引起臂丛的慢性刺激因而出现不适。因此，减压松解可以解决这一问题。然而，尽管有人认为许多临床检查和电生理检测有预测价值，但从科学考证的角度而言，大多数都不能给出有价值的依据。与不确定性神经型 TOS 伴发的临床症状可分为四类。

1. 伴有颈丛病变：颈后方、外侧和前方痛；斜方肌边缘痛；耳痛；颞颌部痛；枕部痛(偏头痛)；斜方肌痉挛。

2. 交感神经或中枢神经系统功能障碍：面颈部肿胀；眼痛；视物模糊；眼睑下垂；晕厥；反射亢进；反射性交感营养不良伴有神经表面的网状青斑；肢体肿胀；关节挛缩；运动失调(不能主动运动、震颤、痉挛、肌张力异常性步态)；疼痛向同侧下肢和对侧上肢扩散。

3. 臂丛各组成部分不能顺利滑动，常继发于结构异常或臂丛及其周围瘢痕：颈神经根病；肘部和手部的尺神经病变；肘部骨间后神经病变；肘部和腕部正中神经病变。

4. 姿势异常(肩胛骨过低，肩部前移)：撞击综合征(肩袖撕裂)；斜方肌痉挛；肱二头肌肌腱炎；扳机点；肱骨外上髁炎[65]。

上述一些或很多症状会加重 TOS，但缺乏证据支持。在一项华盛顿州工伤赔偿患者中的研究显示，确信有 TOS 而手术治疗者，50%患者的医疗费高于非手术治疗者，且发生残障的可能性高 3~4 倍[73]。自从该研究结果出来以后，在华盛顿州的大多数地方，TOS 的诊断不被认可。

考虑到诊断这种疾病的证据不足，作者认为手术治疗仅适用于一部分而不是全部患者。对于出现疼痛且排除了所有其他诊断，以及经过长时间理疗和作业治疗但症状持续存在者，或者少数有明确的临床、影像学或电生理诊断结果的患者也许可考虑外科手术[40]。

除了在外展位出现典型的上肢疼痛以外，不确定性神经型 TOS 手术减压的主要指征之一就是一系列检查中均持续出现可重发的症状。在决定是否手术前通常要随访观察 6 个月到 1 年，同时还需考虑复杂的社会经济因素，如患者的性格类型以及通过诉讼获得的收益。

在本组选择手术的患者中，大约 60% 其 NAP 检查存在异常，但和真性神经型 TOS 患者的异常不同。这些异常包括从 T1 根到下干、C8 根到下干以及少见的 C7 根到中干的传导速度异常；出现下臂丛 NAP 波幅改变者也有相同的规律。对于不确定性神经型 TOS 者，传导异常并不一定预示着术后会有改善。这类患者有时候能恢复，有时候则不然。

动脉型胸廓出口综合征

在胸廓出口对血管长期的间歇性压迫可致此处动脉出现病损[2]。绝大多数病例有颈肋存在。颈肋和第一肋融合或者有纤维束带或斜角肌肥大均可导致锁骨上动脉受压移位。起初这种压迫无症状，但随之出现微小血栓栓塞症状（手指或拇指小的点状病损）。更严重的或诊断延迟的病例，会出现大动脉闭塞，发生潜在危及肢体存活的缺血问题。动脉病损越靠近近端，耐受性越好，因为有侧支循环供应肢体远端。在患病过程中出现的其他症状包括雷诺现象、阵发性苍白、发绀、慢性疼痛、肢体冰凉和感觉异常[39]。通过体格检查可做初步诊断，可触及由于锁骨下动脉移位和（或）狭窄段以近膨大而出现的锁骨上搏动性包块。听诊和仔细触诊很有用，通常可听到血管杂音或有震颤感。过度外展试验（如 Adson 试验）可以发现动脉压下降。Roos 试验最初是为了检查血管压迫，可用于运动诱发肢体缺血者。个别患者可见到手和手指皮肤苍白、发凉、萎缩、毛发脱落，后期可见手内肌萎缩。

行辅助检查时，胸片和颈椎 X 线片对于诊断颈肋、C7 横突过长和其他异常（如锁骨陈旧性骨折形成的骨痂等）非常重要。一旦发现这些检查结果有异常，可进一步行患肢外展位的动脉造影检查，可以提供最可靠的锁骨上动脉受累的信息。

治疗主要在于去除压迫的因素，如束带、颈肋、锁骨骨痂等。偶尔也会出现节段性血管损伤，需要行血管移植以重建血管。常采用前方锁骨上入路完成，必要时请血管外科医生协助。

静脉型胸廓出口综合征

该病也称作 Paget-Shroetter 综合征，锁骨下静脉在进入锁骨上间隙并汇入无名静脉处受压。锁骨下静脉位于前斜角肌内侧，其血栓形成可以是自发的（原发性），也可以是解剖因素引起的束缚或多次医源性操作如锁骨下静脉穿刺所致。和动脉型 TOS 相反，静脉型 TOS 表现为肢体的肿胀和发绀。

多普勒超声有助于诊断，但在上臂中立位和外展位行动态静脉造影是诊断的金标准。治疗方法多种多样，这取决于血栓形成的时间、血管结构性异常的情况以及去除一切可能的束缚结构。

并发症

如其他任何手术一样，并发症确实会发生。较为严重的并发症包括肢体功能丧失和严重的血管损伤（图 18-12）。部分患者通过锻炼和改变姿势等保守治疗获得一定效果，因此手术治疗前应先试行保守治疗。

良好的手术技术可减少并发症的发生。充分认识臂丛解剖非常重要，这一点怎样强调都不为过。充分暴露每一部分，主要包括 C7、C8、T1 脊神经和中、下干，用彭罗斯引流管轻轻牵开，避免不小心损伤神经结构和医源性功能缺失。需特别注意膈神经，将其从前斜角肌表面游离一段并用彭罗斯引流管轻轻拉开。这样就可以切除一段前斜角肌，以便完全暴露下臂丛。

锁骨下血管也应充分暴露和保护。当必须牵开动脉时，需用静脉拉钩。有时一些血管分支，如肩胛背动脉或肩胛上动脉需要结扎、切断；结扎时必须小心操作，结扎血管分支近端时不要太靠近其起源的主干血管，以免造成管腔狭窄。

术中用盐水注满术野，并让麻醉师为患者行正压呼气，即可检查胸膜顶有无损伤。胸膜破裂通常可以一期修复，但偶然也需留置胸腔引流管来治疗气胸。

翼状肩胛是后方肩胛下入路常见的并发症。在切断菱形肌、肩胛提肌和斜方肌时用缝线成对标记，关闭切口时可在相应的解剖平面牢固缝合，这样通常可预防翼状肩的发生。此外，用胸骨牵开器将肩胛骨牵向外侧时不应过度撑开，以防拉伤胸长神经。

在我院门诊见到 9 例患者先前手术所致的严重臂丛损伤。这些手术包括经腋第一肋切除和斜角肌切除，有 1 例则是尝试用激光行神经松解，另 1 例则是用胸腔镜进行神经松解。这些患者大部分需要神经移植修

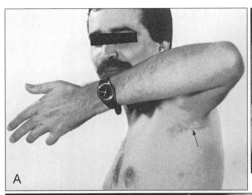
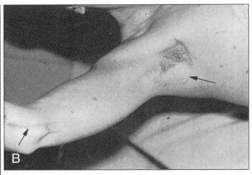
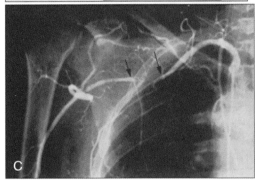

图 18-12   (A)胸廓出口综合征患者经腋路切除第一肋(箭头)后尺神经麻痹。(B)另1例患者先行腕管松解、尺神经转位术,后行经腋路第一肋切除术。最后一次手术造成气胸和臂丛下干损伤。(C)经腋路第一肋切除术合并腋动脉损伤(箭头)。

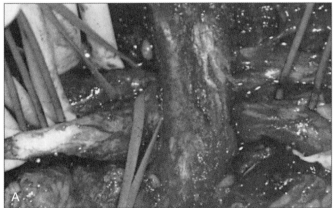
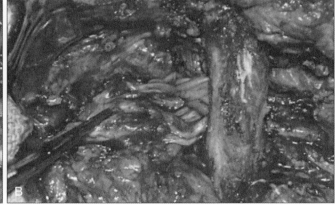

图 18-13   (A)用激光行斜角肌切除时造成全臂丛损伤。术中大部分神经不能传导神经动作电位。(B)从干部到束部的大部分神经不得不行腓肠神经移植修复。

复(图 18-13 和表 18-5)。有 2 例患者切断臂丛或切除一段后直接缝合或移植。

结论

作者认为 TOS 为排除性诊断。我们确信存在 TOS,有时采用合适的保守治疗,或对经过仔细选择的病例行手术减压均有帮助。由于有些患者手术无效且会发生并发症,其他人推崇有选择的保守治疗路径,我们也赞同此路径[25,69-71]。

对 33 例真性神经型 TOS 和 60 例不确定性神经型 TOS 中的部分患者行术中电刺激检测显示,在靠近脊柱和脊神经根到臂丛干部水平的传导及波幅异常。如果出现异常,则提示臂丛压迫或激惹通常发生于锁骨与第一肋之间的内侧而不是外侧,尤其是 C8、T1 根和下干。因此,手术治疗 TOS,无论是采用第一肋切除、斜角肌切断以及是否行神经松解,都应解剖分离出这些神经,特别是靠近椎间孔出口处的脊神经根。鉴于此,作者习惯对下臂丛行 360°的分离暴露,尤其是 C8、T1 根和下干。

（秦本刚　译　朱庆棠　顾立强　校）

参考文献

1. Adson AW and Coffey JR: Cervical rib: a method of anterior approach for the relief of symptoms by division of the scalenus anticus. Ann Surg 85:839–857, 1927.
2. Axelrod DA, Proctor MC, et al.: Outcomes after surgery for thoracic outlet syndrome. J Vasc Surg 33:1220–1225, 2001.
3. Aynesworth KH: The cerviocobrachial syndrome: a discussion of the etiology with report of twenty cases. Ann Surg 111:724–742, 1940.
4. Bonney G: The scalenus medius band: A contribution in the study of thoracic outlet syndrome. J Bone Joint Surg [Br] 47:268–272, 1965.
5. Campbell JN, Naff NJ: Thoracic outlet syndrome: neurosurgical perspective. Neurosurg Clin N Am 2:227–233, 1991.
6. Cherington M and Wilbourn AJ: Neurovascular compression in the thoracic outlet syndrome. Ann Surg 230:829–830, 1999.
7. Clagett OT: Research and proresearch: Presidential Address. J Thor Cardiovasc Surg 44:153–166, 1962.
8. Cooper A: On exostosis. In: Cooper A and Travers B, Eds: Surgical Essays, part 1. London, Cox and Son, 1818:159.
9. Coote H: Exostosis of the left transverse process of the seventh cervical vertebra, surrounded by blood vessels and nerves: successful removal. Lancet 1:360–361, 1861.
10. Dale WA: Thoracic outlet compression syndrome. Critique in 1982. Arch Surg 117:1437–1445, 1982.
11. Daube JR: Nerve conduction studies in thoracic outlet syndrome (abstract). Neurology 25:347, 1975.
12. Dawson D and Hallett M: Entrapment Neuropathies, 2nd edn. Boston, Little, Brown, 1990.
13. Dellon AL and Mackinnon SE: Human ulnar neuropathy at the elbow: clinical electrical and morphometric correlations. J Reconstr Microsurg 4:179–184, 1988.
14. Dubuisson AS, Kline DG, et al.: Posterior subscapular approach to the brachial plexus. Report of 102 patients. J Neurosurgery 70:319–330, 1993.
15. Falconer M and Weddell G: Costoclavicular compression of the subclavian artery and vein: Relation to the scalenus anticus syndrome. Lancet 2:539–543, 1943.
16. Fulford PE, Bagueneid MS, et al.: Outcome of transaxillary rib resection for thoracic outlet syndrome – a 10 year experience. Cardiovasc Surg 9:620–624, 2001.
17. Gilliatt RW, LeQuesne PM: Wasting of the hand associated with a cervical rib or band. J Neurol Neurosurg Psychiatry 33:615–624, 1970.
18. Gilliatt RW: Thoracic outlet compression syndrome. Br Med J 1:1274–1275, 1976.
19. Glover JL, Worth RM, et al.: Evoked responses in the diagnosis of thoracic outlet syndrome. Surgery 89:86–93, 1981.
20. Golovchinsky V: Double crush syndrome in the lower extremities. Electromyogr Clin Neurophys 38:115–120, 1998.
21. Green RM: Vascular manifestations of the thoracic outlet syndrome. Semin Vasc Surg 11:67–76, 1998.
22. Halsted WS: An experimental study of circumscribed dilation of an artery immediately distal to a partially occluding band and its bearing on the dilation of the subclavian artery observed in certain cases of cervical rib. J Exp Med 24:271–286, 1916.
23. Hardy R and Wilbourn A: Thoracic outlet syndrome. In: Wilkins R and Rengachary S, Eds: Neurosurgery. Baltimore, McGraw Hill, 1985.
24. Hebl JR, Horlocker T, and Pritchard DJ: Diffuse brachial plexopathy after interscalene blockade in a patient receiving Cisplatin chemotherapy: the pharmacologic double crush syndrome. Anesth Analg 92:249–251, 2001.
25. Horowitz SH: Brachial plexus injuries with causalgia resulting from transaxillary rib resection. Arch Surg 120:1189–1191, 1985.
26. Hudson A, Berry H, and Mayfield F: Chronic injuries of nerve by entrapment. In: Youmans J, Ed: Neurological Surgery, 2nd Ed. Philadelphia, WB Saunders, 1983.
27. Hudson A, Kline D, and Mackinnon S: Entrapment neuropathies. In: Horowitz N and Rizzoli H, Eds: Postoperative Complications of Extracranial Neurological Surgery. Philadelphia Williams & Wilkins, 1987.
28. Jerrett, SA, Cuzzone LJ, and Pasternak BM: Thoracic outlet syndrome. Electrophysiological reappraisal. Arch Neurol 41:960–963, 1984.
29. Johnson CR: Treatment of thoracic outlet syndrome by removal of first rib and related entrapments through posterolateral approach: A 25-year experience. J Thorac Cardiovasc Surg 68:536–545, 1974.
30. Kai Y, Oyama M, et al.: Neurogenic thoracic outlet syndrome in whiplash injury. J Spinal Disord 14:487–493, 2001.
31. Katz JN, Simmons BP: Carpal tunnel syndrome. N Engl J Med 346(2):1807–1812, 2002.
32. Kempe LG: Operative Neurosurgery, vol. 2. New York, Springer-Verlag, 1970.
33. Kirgis H and Reed A: Significant anatomic relations in the syndrome of the scalene muscles. Ann Surg 127:1182–1201, 1948.
34. Kline DG, Donner, TR et al.: Intraforaminal repair of plexus spinal nerves by a posterior approach: an experimental study. J Neurosurg 76:459–470, 1992.
35. Kline DG, Hackett E, et al.: Surgery for the lesions of the brachial plexus. Arch Neurol 43:170–181, 1986.
36. Kline DG and Hudson AR: Thoracic outlet syndrome In: Nerve Injuries. Philadelphia, WB Saunders, 1995:473–493.
37. Kline DG, Hudson AR, and Kim D: Thoracic outlet syndrome dissection. In: Atlas of Peripheral Nerve Surgery. Philadelphia, WB Saunders, 2001:51–55.
38. LeForestier N, Moulonguet A, et al.: True neurogenic thoracic outlet syndrome: electrophysiological diagnosis in six cases. Muscle Nerve 21:1129–1134, 1998.
39. Leffert RD and Perlmutter GS: Thoracic outlet syndrome. Results of 282 transaxillary first rib resections. Clin Orthop 368:66–79, 1999.
40. Lindgren KA: Conservative treatment of thoracic outlet syndrome: a 2 year follow-up. Arch Phy Med Rehabil 78:373–378, 1997.
41. Luoma A and Nelems B: Thoracic outlet syndrome: Thoracic surgery perspective. Neursurg Clin N Am 2(1):187–226, 1991.
42. Mackinnon SE, Dellon AL, Hudson AR, et al.: Chronic nerve compression: an experimental model in the rat. Ann Plast Surg 13:112–120, 1984.
43. Mackinnon SE, Dellon AL, Hudson AR, et al.: Chronic human nerve compression: a histological assessment. Neuropathol Appl Neurobiol 12:547–565, 1986.
44. Mackinnon SE: Double and multiple crush syndromes. Hand Clin 8:369–380, 1992.
45. Mackinnon S: Thoracic outlet syndrome. Curr Probl Surg 39:1070–1145, 2002.
46. Mayfield F and True C: Chronic injuries of peripheral nerves by entrapment. In: Youmans JR, Ed: Neurological Surgery. Philadelphia, WB Saunders, 1973:1141–1161.
47. Murphy T: Brachial neuritis caused by pressure of first rib. Aust Med J 15:582–585, 1910.
48. Novak CB, Mackinnon SE, and Patterson GA: Evaluation of patients with thoracic outlet syndrome. J Hand Surg 18A:292–299, 1993.
49. Ochsner A, Gage M, and DeBakey M: Scalenus anticus (Naffziger) syndrome. Am J Surg 28:669–695, 1935.
50. Paget J: Clinical lectures and essays. London, Longman, Greens, 1875.

51. Pang D and Wessel HB: Thoracic outlet syndrome. Neurosurgery 22:105–121, 1998.

52. Peet RM, Henderickson JD, Anderson TP, et al.: Thoracic outlet syndrome: evaluation of a therapeutic exercise program. Mayo Clin Proc 31:281–287, 1956.

53. Poitevin L: Proximal compression of the upper limb neurovascular bundle: An anatomic research study. Hand Clin 4:575–581, 1988.

54. Ranney D. Thoracic outlet: an anatomical redefinition that makes clinical sense. Clin Anat 9(1):50–52, 1996.

55. Roos DB: Transaxillary approach for first rib resection to relieve thoracic outlet syndrome. Ann Surg 163:354–358, 1966.

56. Roos DB: Congenital anomalies associated with thoracic outlet syndrome. Am J Surg 132:771–778, 1976.

57. Roos D: The thoracic outlet syndrome is underrated. Arch Neurol 47:327, 1990.

58. Sanders RJ, Monsour JW, Gerber WF, et al.: Scalenectomy versus first rib resection for treatment of the thoracic outlet syndrome. Surgery 85:109–121, 1979.

59. Sanders RJ and Pearce WH: The treatment of thoracic outlet syndrome: a comparison of different operations. J Vasc Surg 10:626–634, 1989.

60. Sanders RJ and Hammond SL: Management of cervical ribs and anomalous first ribs causing neurogenic thoracic outlet syndrome. J Vasc Surg 36:51–56, 2002.

61. Sheth RN and Belzberg AJ: Diagnosis and treatment of thoracic outlet syndrome. Neurosurg Clin N Am 12:295–309, 2001.

62. Simpson RL and Fern SA: Multiple compression neuropathies and double crush syndrome. Orthop Clin N Am 27(2):381–388, 1996.

63. Stallworth JM Quinn GJ, and Aiken AF: Is rib resection necessary for relief of thoracic outlet syndrome? Ann Surg 185:581–592, 1977.

64. Sunderland S: Nerves and Nerve Injuries, 2nd Ed. Edinburgh, Churchill Livingstone, 1978.

65. Swift TR and Nichols FT: The droopy shoulder syndrome. Neurology 34:212–215, 1984.

66. Synek VM: Diagnostic importance of somatosensory evoked potentials in the diagnosis of thoracic outlet syndrome. Clin Electroencephalogr 17:112–116, 1984.

67. Tender GC, Thomas AJ, Thomas N, et al.: Gilliat-Sumner hand revisited: a 25 year experience. Neurosurgery 55:883–890, 2004.

68. Thomas GI, Jones TW, Stavney LS, et al.: The middle scalene muscle and its contribution to the thoracic outlet syndrome. Am J Surg 145:589–592, 1983.

69. Urschel HC and Razzuk MA: The failed operation for thoracic outlet syndrome. The difficulty of diagnosis and management. Ann Thorac Surg 42:523–525, 1986.

70. Wilbourn AJ: Thoracic outlet syndrome: a plea for conservatism. Neurosurg Clin N Am 2:235–245, 1991.

71. Wilbourn A and Lederman R: Thoracic outlet syndrome surgery causing severe brachial plexopathy. Muscle Nerve 11:66–74, 1988.

72. Wilbourn A and Lederman R: Evidence for conduction delay in thoracic outlet syndrome is challenged (letter). N Engl J Med 310:1052–1053, 1984.

73. Wilbourn AJ: Thoracic outlet syndromes. Neurol Clin 17:477–497, 1999.

74. Williams AF: The role of the first rib in the scalenus anterior syndrome. J Bone Joint Surg [Br] 34:200–203, 1952.

75. Wood V, Biondi J: Double crush nerve compression in thoracic outlet syndrome. J Bone Joint Surg [Am] 72:85–87, 1990.

76. Yiannikas C and Walsh JC: Somatosensory evoked responses in the diagnosis of thoracic outlet syndrome. J Neurol Neurosurg Psychiatry 46:234–240, 1983.

77. Young MC, Richards RR, and Hudson AR: Thoracic outlet syndrome with congenital pseudoarthrosis of the clavicle: Treatment by brachial plexus decompression, plate fixation, and bone grafting. Can J Surg 31:131–133, 1988.

第 19 章

副神经

Rajiv Midha

概述

■ 绝大多数累及颅外副神经的损伤都是医源性损伤。

■ 最常见引起副神经损伤的手术是淋巴结活检术,其他的主要医源性因素包括肿瘤切除术、颈动脉内膜切除术、面部除皱术和放疗。

■ 非医源性损伤病因包括牵拉伤/挫伤、刀或玻璃刺伤、枪弹伤。

■ 无论是为避免在手术中损伤该神经,还是对伤后无恢复副神经进行探查,必须注意仔细辨别相邻组织的解剖关系。

■ 应注意鉴别副神经麻痹所引起的翼状肩和胸长神经或肩胛背神经麻痹所引起的翼状肩的区别。临床上,根据病史、受伤机制、对肩胛带的详细体格检查以及前次手术瘢痕位置等方面不难做出判断。

■ 据 LSUMC 一个超过 22 年的系列评估,在近 200 例副神经损伤的患者中,122 例行手术治疗,111 例术后获得随访。

■ 在本系列 111 例术后随访的患者中,19 例有神经连续性存在且可记录到神经动作电位(NAP)的患者行神经松解术,总体效果极佳(表 19-1)。

■ 在 26 例端-端缝合修复神经病例和 58 例神经移植修复的患者中,有超过 75% 的患者获得 3 级或以上的肌力恢复。

■ 通常利用周围的感觉神经可以达到神经移植的目的,但因为颈部广泛的瘢痕存在,半数以下的患者不得不利用腓肠神经进行移植。

■ 利用 C2、C3 近端转位修复副神经和将近端副神经直接移植包埋于斜方肌是一种不甚成功的手术方案。

■ 如果在预期的时间内神经功能未能恢复,应积极进行手术探查修复副神经损伤,大多数患者常可获得理想的恢复效果。

损伤机制

第 11 对脑神经(副神经)的颅外损伤不常见,但确实有一定的发病率[5,12]。其首要的致伤因素仍是医源性损伤和手术(图 19-1)[13,14]。多数病例与淋巴结活检术有关,但其他的手术方式如颈部肿瘤的切除、颈动脉内膜切除术、整形外科手术及放疗也可导致副神经损伤(表 19-1)[5,12,13,15,21]。医源性损伤的神经当中以副神经最为常见[2,14,24]。

虽然累及颈或肩部的牵拉伤通常不致于损伤副神经,但有时副神经也可伴随颈丛牵拉受损或单独牵拉

表19-1　111例行手术治疗的副神经麻痹患者的病因[12]

病因	病例数量
医源性	
淋巴结活检术	82
肿瘤切除术	19
颈动脉内膜切除术	1
面部除皱术	1
创伤	
牵拉伤	5
切割伤	3
总计	111

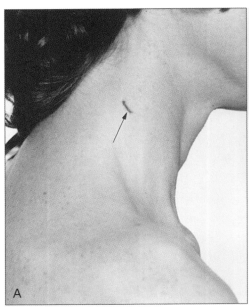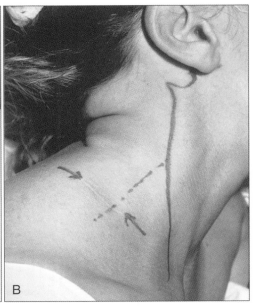

图 19-1　(A)一个小的淋巴结活检术切口导致严重的副神经损伤。(B)另一例行淋巴结活检术的患者的稍低切口(箭头指向瘢痕)，损伤了神经的远端，切口靠近斜方肌。实线显示胸锁乳突肌的后缘，虚线显示副神经走行方向。

损伤。刀、玻璃、枪击等所致的穿通伤有时也可累及该神经。由于卡压[6]、强体力活动和 Parsonage-Turner 综合征变异类型[7]所引起的副神经损伤更是少见。副神经麻痹也常伴发于结核或颈部的腺体病以及颈部的血管扩张性疾病压迫副神经[8,9]。以往颈部肿瘤的根治性手术常被迫牺牲副神经，但近年来不少术者在此类手术中已经重视对该神经的保护[1,22]。

应用解剖

　　副神经根丝起源于低位延髓和颈部脊髓上 4 个节段。脊髓根在脊髓腹侧管上升与下行的延髓根汇合形成副神经，经颈静脉孔出颅。在颅底平面下方，副神经毗邻颈内静脉，可位于其前方或后方。其后走行于茎突舌骨肌与二腹肌的后方，寰椎侧块前方。副神经继续穿经胸锁乳突肌近端并发出肌支支配该肌。在此区域，来自 C2、C3 甚至有时包括 C4 的神经纤维支配胸锁乳突肌，故有时很近端的副神经损伤也不会使该肌肉瘫痪。

　　副神经沿胸锁乳突肌后方或外侧缘下行，易于辨别。近来尸体解剖研究显示其距离锁骨 8.2±1.01cm[71]，大概位于从乳突至锁骨的胸锁乳突肌后缘 1/4 ~1/3 长度处。副神经紧邻包绕胸锁乳突肌上行的耳大神经。尸检证实副神经绝大多数情况下均位于耳大神经的头侧大约 2cm 范围内。这两条神经的解剖关系构成一重要的标志[19]。副神经的体表投影通常是：胸锁乳突肌边缘

扪及 C2 椎体横突向肩峰的连线。

　　副神经斜向越过颈后三角，位于肩胛提肌表面，到达斜方肌上部后发出肌支支配该肌。其短支在颈部沿斜方肌后上缘向后走行，长支下行进入胸腔(也有学者称为斜方肌的脊柱部)。偶见副神经分叉，有一近端分支或上部斜方肌肌支。

　　部分病例中，C2 甚至 C3 的脊神经分支可直接发出肌支支配斜方肌，尤其是该肌的下部或脊柱部[19,20]。大部分证据表明斜方肌的主要运动功能由第 11 对脑神经支配。根据我们的经验，该神经位于颈后三角时，应为支配斜方肌的唯一运动神经。无论该神经是否在进入颈后三角前有颈丛神经的分支汇合，只要在该区域受伤，患者均可表现出斜方肌主要运动功能丧失。

　　副神经临床上一个解剖要点是其位于颈后三角，仅由颈部的皮肤和筋膜覆盖，故极易在手术当中损伤。颈部淋巴结可位于该副神经深部，故能托起该神经，因此副神经在颈后三角内穿过淋巴结周围脂肪组织团块。此解剖学关系能解释为何颈部淋巴结活检术是医源性副神经损伤的主要原因(图 19-2)。

　　在诊断颈后三角部医源性损伤所致的翼状肩病因时，应注意从解剖学关系上鉴别胸长神经与副神经损伤。胸长神经由 C5、C6 和 C7 脊神经发出，在 C6 神经根后方汇合，此三条神经支汇合于中斜角肌表面，而胸长神经走行于颈后三角下部。所以在颈后三角副神经走行区很难选择性地损伤支配前锯肌的胸长神经，除

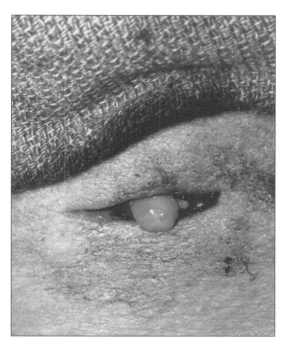

图 19-2　1 例淋巴结活检术，采用颈后三角小的切口很幸运地避开了副神经。神经位于伤口深面，正好位于淋巴结下方，并与其轻度粘连。

非颈丛本身严重受损。相反，在副神经的走行线路上做切口很容易损伤副神经。

临床表现与体格检查

副神经麻痹最初常合并疼痛，可能是由于相对较大的肩背部肌肉（斜方肌）萎缩所致。肩下垂对颈部软组织形成牵拉，也可能是导致或部分导致疼痛出现的原因。患者多描述有颈部的牵拉感，且可合并上肢疼痛以及枕后区、颈后部的不适感。

患者可能会把手术后最开始出现的异常症状认为是手术本身所致，如淋巴结活检术。临床上患者常常是（甚至是典型的）在受损后几天或几周才发现异常。开始几周，如果患者还没开始尝试使用肩关节完成一些日常家务，疼痛可能会被掩盖。患者逐渐会发现其患肢的力量减弱，一些日常动作如梳头、穿衣、上肢抬高到 90°等出现困难。

伴随着严重甚至是完全瘫痪，翼状肩开始出现，患者还可出现肩下垂，上肢不能自如外展，尤其是不能外展超过 90°（图 19-3）。做肘关节屈曲位前推动作或是抗阻力胸前交叉动作，可使翼状肩及斜方肌瘫痪加重。相反，在肩关节屈曲且肘关节充分伸展时做抗阻力的前推动作，则不会出现明显的翼状肩，如果胸长神经麻

痹则此时会出现翼状肩。部分患者发现侧向肩外展时，如果将掌心从向下方向旋转至向上方向，可使肩外展超过 90°。另一部分患者发现尽管合并有翼状肩及肩胛骨侧向分离，在外展方向甩出上肢同时使用肩外展初始的力量也能使外展超过 90°。

尽管肩胛提肌能代偿部分功能，尤其是部分肩内侧的功能，但患者的耸肩功能依然不佳。偏内侧的斜方肌可能还有收缩功能，因为支配该部位肌肉的神经分支可能发自胸锁乳突肌后发的副神经近端，故副神经在常见的偏外侧处损伤时，此部分肌肉可幸免瘫痪。视诊可见斜方肌上部失营养及部分（通常不是完全性的）翼状肩（图 19-3B），其翼状肩程度与前锯肌瘫痪相比要轻。肩关节疾病（包括斜方肌瘫痪）的一个常见并发症是轻度的冈上、冈下肌萎缩（可能是失用的原因）。检查者应注意避免将这种非特异性的肩部肌肉萎缩误诊为臂丛神经损伤、肌萎缩病或肩胛上神经损伤。

斜方肌的功能减退会导致斜方肌/前锯肌协同功能障碍，而这种协同功能在肩关节外展超过 90°时肩胛骨的旋转中发挥作用。患者的主诉可能会反映这种功能损伤。冈上肌和三角肌可外展肱骨到 90°位置，但进一步外展则需要旋转肩胛骨。这种旋转主要来源于斜方肌和前锯肌的协同运动。虽然三角肌和冈上肌的功能得到保留，但这些肌肉工作于一个不稳定的平台，致使这些肌肉功能的发挥受到限制。一个稳定的肩胛骨是支撑肩关节周围短肌功能发挥的重要平台。斜方肌瘫痪引起的肩胛骨不稳定可导致肩关节周围的短肌协同运动功能障碍，并可能出现肩关节不稳定。患者描述在尝试旋转肩关节时，可突然出现特征性的肩胛骨"咔"的沉闷响声。从后面看患者的肩胛骨上缘常突显出来，且与健侧相比会出现特征性的患侧锁骨后软组织变平。这种斜方肌的瘫痪应与单纯肩胛背神经受损引起的菱形肌瘫痪相鉴别。人在立正姿势时，正常菱形肌会牵拉靠近双侧肩胛骨，菱形肌的瘫痪可导致肩胛骨内侧缘更加突出，从而呈现一种特征性的扇形外观。菱形肌瘫痪所致的翼状肩仅影响肩胛骨内侧缘。

电生理检查

伤后几周，肌电图的检查可显示出斜方肌失神经改变。内侧纤维可能有部分相对正常，但在病变严重情况下，中间或偏外侧的肌肉神经支配几乎没有不受累

及的。相反,胸锁乳突肌的肌电图检查很少能显示出失神经改变[5,17]。斜方肌脊柱部的针刺肌电图检查较难操作,因为大小菱形肌位于斜方肌脊柱部偏下方的深面,而肩胛提肌位于斜方肌脊柱部的偏上方深面。

　　如果神经损伤能自行恢复,则在3~9个月后肌电图检查出现神经再支配征象。如同其他失神经肌肉再支配一样,早期的电生理表现包括新生运动单位的出现以及纤颤和失神经电位的同步性下降。斜方肌内的神经再生方向通常是从上往下的,只有在出现非常明确的神经再生证据时才考虑推迟手术探查,这是因为电生理诊断并非总是能准确预测出副神经损伤患者的功能恢复结果[7]。

手术

　　再次手术遵循其他神经探查手术的原则,通常比较恰当的方式是在前次手术沿皮纹方向的水平切口处加做垂直切口,使二次手术的切口呈"Z"字形。翻转这两块略呈三角形的皮瓣,以便显露胸锁乳突肌的后缘或偏外侧缘以及斜方肌前缘。颈横神经和耳大神经可作为标志物,这些颈丛神经的耳部分支因为都包绕在胸锁乳突肌的后外侧缘,故在切开皮肤后初始阶段即可被找到。通常副神经近侧残端位于这些神经上方约1~2cm范围内。通常术中见到的情况是带分支的单一神经主干走行一短段距离后进入斜方肌前缘,如神经损伤位于分支远端,应尽量保护未损伤的分支。偶见主干分叉情况,也应同样保护未损伤的神经支。

　　同其他神经损伤的治疗一样,副神经损伤的手术探查一个总的原则就是清楚解剖受损部位的神经远、近端,再循序探查主要病变部位。颈后三角的副神经探查较困难,常可见瘢痕和脂肪组织混杂占据了位于胸锁乳突肌后外侧缘与斜方肌之间的颈后三角上部。通常在手术显微镜或放大镜下进行解剖分离,虽然费时,但要有耐心。术者应注意辨别颈丛和其他沿斜方肌内侧缘走行的分布到颈部和耳廓部皮肤的感觉支以及受损的副神经(图19-4)。如果位于前水平手术切口内侧的垂直切口不够长,则可能影响到手术的显露。通过变压的神经电刺激引起胸锁乳突肌收缩,有助于寻找近端神经。电极探针有可能无意中刺激到肩胛提肌或支配它的颈丛分支,应注意勿将其误认为斜方肌的收缩。

　　术者应尽力保护近端副神经根发出的最细分支,因为这分支连接到远端副神经,而手术的难度在于寻找确认远端残根。术者可能必须经斜方肌前缘的瘢痕组织寻找神经束或分支来确定运动神经入肌点。近端神经走行于锁骨乳突肌与胸骨乳突肌之间,神经瘤可能会位于脂肪或纤维组织中,少数情况下可能会形成一个边缘光滑的神经瘤球。

　　经过对病变部位适当的电生理和显微外科评估后,按标准方法处理神经远、近端。如经规范的电生理和显微镜检查明确病变部位神经连续性存在,可行神经外松解术[16]。如直接刺激神经引起明显的斜方肌收缩(有时术前临床检查不能看到),则可以结束手术,因该特征常提示良好的预后。应检查NAP是否通过病变部位,因为远、近端电极可安放的位置可能距离很短,有时也很难进行记录。如果病变部位传导NAP,应行神

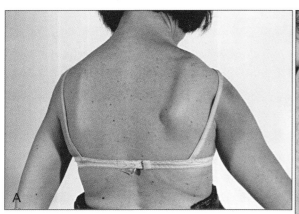

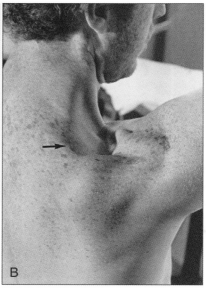

图 19-3　副神经麻痹的临床表现。(A)医源性副神经损伤患者出现右侧翼状肩,合并上肢带下垂使患者反复出现内衣吊带下滑。(B)另一例患者因右侧斜方肌严重失用性萎缩(箭头)导致肩胛骨上缘突显。

经松解术后结束手术,通常结果都很理想(下述)。如果有不能传导 NAP 的神经瘤,应切除病变部位后行神经修复(图 19-5)。

如需行神经移植时,局部可以利用的耳大神经是理想的供体神经,但更常选用颈丛感觉神经降支的一条偏外侧分支。由于能获取更多的长度,我们常用的是腓肠神经。神经移植段应保持松弛状态,以利患者术后活动和允许移植物有一定的收缩(图 19-6)。

结果

持续 2 个月或更长时间的完全性或接近完全性的斜方肌瘫痪,经肌电图检查显示失神经表现时可选择行手术治疗。早期的经验表明有一部分病例是连续性存在的神经损伤,即便损伤是手术所致。因此在大多数医源性损伤以及非手术所致的牵拉伤患者出现麻痹后探查手术都被延迟了几个月,大约一半的这种类型损伤探查时可发现连续性存在。有一部分病例神经再生,并可传导 NAP,仅行神经松解术。但大多数均需要切除修复。有 1 例医源性损伤的病例属于例外,手术医生已经发现副神经断裂,但当时没有修复,而推荐到我们

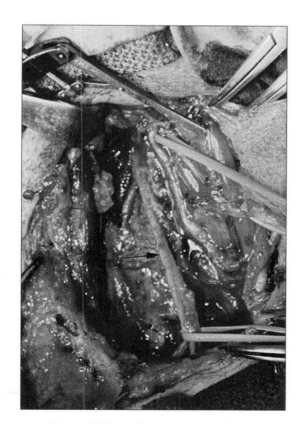

图 19-4　分离显露损伤的副神经(箭头),血管吊索将毗邻的颈丛感觉神经牵向右方。

医院给予了二期修复。另外 1 例是病理科医生发现在检查的淋巴结旁有一段直径相当于副神经的神经,因此这例病例也较早给予修复,但仍属二期手术。副神经的玻璃或刀刺伤也较早予以修复或一经发现即予以修复。

分级

为了评估结果,对于每个病例都应根据一个详细的分级标准表来评估患者术前、术后副神经的运动与感觉功能情况(表 19-2)[12]。功能性评估包括测量肩关节外展活动范围及检查斜方肌功能。斜方肌需评估轮廓、功能、肌力等,同时评估斜方肌的收缩及完成整个外展弧度时肩胛骨稳定情况,并且与健侧相比较。根据表 19-2 中所示的分级用表,理想的功能恢复应为 3 级或以上。

非手术病例

对于那些选择非手术治疗的患者,通常随着时间推移病情能有明显改善,包括有些很晚才来我院会诊治疗的患者。有些患者仅表现为部分功能恢复但尚可接受。一少部分患者经保守治疗 1~2 年或更长时间随访后,功能没有任何进展。另有一些放疗所致损伤的患者,斜方肌和胸锁乳突肌功能进行性丧失,并逐渐发展成为完全瘫痪。

表 19-3 显示了一组 34 例患者最初与随访后最终的功能分级,只有那些获得系统性随访患者的结果方予以显示。本组随访时间为 11~96 个月,平均 16.1 个月。

手术病例

表 19-4 显示 111 例随访 12 个月甚至更长时间患者的手术方式。表 19-5 显示 103 例患者行神经松解术或修复术后患者病情改善情况的级别。19 例患者因神经连续性存在,且术中电生理检查有神经再生的表现(损伤部位以下存在 NAP,或刺激副神经时斜方肌收缩)行神经松解术。离断的神经或不能传导 NAP 的神经节段则需要行端-端缝合修复或神经移植。供体神经可在附近选择直径和质量合适的颈丛感觉神经或耳大神经,腓肠神经也可考虑。

对于有一些副神经损伤病例,尽管在手术中经过仔细地解剖及寻找,神经的近、远端可能依然无法找到。这些患者需要行神经转位或直接行神经-肌肉植入术。共有 7 例患者行此类手术,其中 5 例副神经近端无法确认的患者将 C2 和(或)C3 支配胸锁乳突肌的分支

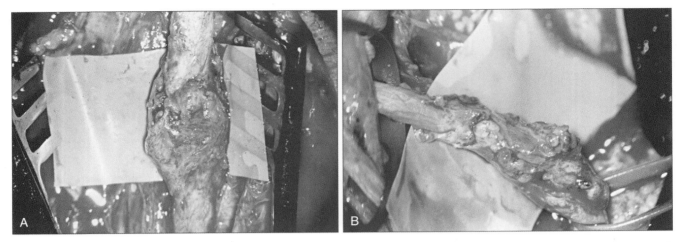

图 19-5 (A)手术显微镜下显示有连续性存在的副神经瘤。损伤在伤后 4 个月仍无法传导 NAP,故需要切除修复。(B)另一例连续性存在的严重副神经损伤,需切除后移植修复。

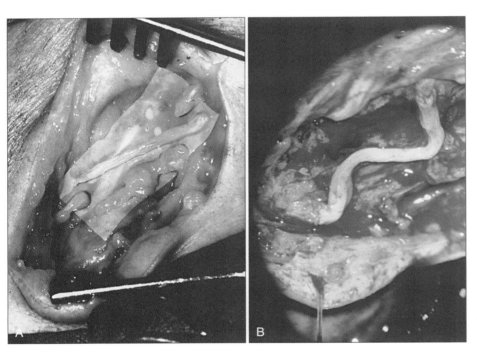

图 19-6 副神经损伤的手术重建。(A)神经瘤切除(显示位于移植神经的右侧)后,远、近端副神经之间有明显的缺损。(B)腓肠神经移植用于桥接修复该缺损,预留部分富余空间以便让其收缩及颈部活动。数年后该患者恢复了斜方肌的大部分功能。

转位至副神经远端[3],2 例副神经远端无法确认者行神经近端植入到胸锁乳突肌。

19 例(100%)仅行神经松解术患者平均随访 23.5 个月(范围 12~39 个月),均获得 3 级或以上的功能恢复,效果满意,其中有 8 例达到 5 级。这些患者无论是上肢外展功能还是肩关节外观均获得了明显的改善(表 19-5)。其中 13 例伴有神经性疼痛者病情也得以解决。1 例行神经松解术后切除束带状压迫物的患者,斜方肌的功能与外观完全恢复正常。

84 例病变部位不连续或神经连续性存在但远端未能记录到 NAP 的患者行端-端缝合(26 例)或神经桥接移植修复(58 例)。术后随访 12~44 个月,平均 26.9 个月(表 19-6)。65 例(77%)功能恢复达 3 级或以上,其中大多数(50 例,60%)达 4 级或 5 级。这些患者均报告肩关节外观恢复正常,伴随的神经性疼痛消失。26 例行端-端缝合修复的患者中,23 例(88%)恢复达 3 级或以上,略好于神经移植者(72%)。颈丛感觉神经或耳大神经移植组(73%)和腓肠神经移植组(72%)之间无明显差异,两组平均移植神经长度为 4cm。

表19-2 副神经功能分级系统

级别	临床表现
0(无)	临床上斜方肌完全无收缩
1(微弱)	可见斜方肌收缩但仅有很小的活动
2(较差)	斜方肌收缩,无重力下肩关节外展活动可见部分弧度
3(中)	斜方肌收缩,对抗重力下肩外展可见完整的弧度
4(好)	肩外展可克服重力并可有轻度对抗外力
5(正常)	力量同健侧

表19-4 111例副神经损伤患者的手术[12]

手术方式	病例数
移植	58
局部神经	33
腓肠神经	25
端-端缝合	26
神经松解术	19
神经转位术(C2-3)	5
近端埋入肌肉	2
线结去除	1
总计	111

表19-3 非手术的副神经治疗结果(n=34*)

分级	最初级别	最终级别
5	0	10
4	6	11
3	14	8
2	8	2
1	4	0
0	2	3

*,表格显示34例非手术的病例最初和最终的副神经功能级别。

表19-5 103例行神经松解术或修复术后患者结果[12]

分级	神经松解术		分级	修复	
	术前(n=19)	术后(n=19)		术前(n=84)	术后(n=84)
5	0	8	5	0	11
4	0	10	4	0	39
3	0	1	3	0	15
2	0	0	2	0	9
1	2	0	1	11	7
0	17	0	0	73	3

表19-6 84例行端-端吻合或神经桥接修复术后患者结果[12]

分级	端-端缝合		移植(局部)		移植(腓肠神经)	
	术前(n=26)	术后(n=26)	术前(n=33)	术后(n=33)	术前(n=25)	术后(n=25)
5	0	4	0	5	0	2
4	0	16	0	12	0	11
3	0	3	0	7	0	5
2	0	2	0	4	0	3
1	5	1	4	3	2	3
0	21	0	29	2	23	1

5 例将 C3 和 C4 支配胸锁乳突肌的分支转位至副神经远断端患者,神经移植术术后获一定程度恢复:所有患者术前 0 级功能,术后平均随访 15 个月,3 例恢复至 2 级,2 例恢复至 3 级。2 例神经植入肌肉者无恢复,术前术后均为 0 级。

小结

如果处理得当,副神经麻痹的恢复结果常令人满意。这已成为其他小系列神经损伤治疗的样板[4,10,18,23,25-27]。但另一方面,恢复常常达不到完美,尽管耸肩功能可恢复,但常存在翼状肩及肩关节不能达到完全外展。即便恢复理想,患侧肩部常显得低于正常侧。大多数患者能重新返回原来的工作岗位,但对于那些从事重体力劳动、抬举重物或攀爬梯子工种的患者,可能需用更换工作。

(傅国 杨建涛 译 朱庆棠 顾立强 校)

参考文献

1. Becker GD and Parell GJ: Technique of preserving the spinal accessory nerve during radical neck dissection. Laryngoscope 89:827–831, 1979.

2. Birch R, Bonney G, Dowell J, et al.: Iatrogenic injuries of peripheral nerves. J Bone Joint Surg [Br] 73:280–282, 1991.

3. Braun V, Mayer M, Antoniadis G, et al.: Reconstruction of the spinal accessory nerve with an anastomosis to the dorsal C3 branch: technical note. Neurosurgery 38:208–210, 1996.

4. Chandawarkar RY, Cervino AL, and Pennington GA: Management of iatrogenic injury to the spinal accessory nerve. Plast Reconstr Surg 111:611–617, 2003.

5. Donner T and Kline D: Extracranial spinal accessory nerve injury. Neurosurgery 32:907–911, 1993.

6. Eisen A and Bertrand G: Isolated accessory nerve palsy of spontaneous origin. A clinical and electromyographic study. Arch Neurol 27:496–502, 1972.

7. Friedenberg SM, Zimprich T, and Harper CM: The natural history of long thoracic and spinal accessory neuropathies. Muscle Nerve 25:535–539, 2002.

8. Hanford JM: Surgical excision of tuberculosis lymph nodes of neck. Report of 131 patients with followup results. Surg Clin N Am 13:301–303, 1933.

9. Havelius U, Hindfelt B, Brismar J, et a.l: Carotid fibromuscular dysplasia and paresis of lower cranial nerves (Collect-Sicard syndrome). Case report. J Neurosurg 56:850–853, 1982.

10. Hudson AR: Comments on accessory nerve injury. Neurosurgery 32:911, 1993.

11. Kierner AC, Zelenka I, Heller S, et al.: Surgical anatomy of the spinal accessory nerve and the trapezius branches of the cervical plexus. Arch Surg 135:1428–1431, 2000.

12. Kim DH, Cho Y-J, Tiel RL, et al.: Surgical outcomes of 111 spinal accessory nerve injuries. Neurosurgery 53:1106–1112, 2003.

13. King RJ and Motta G: Iatrogenic spinal accessory nerve palsy. Ann R Coll Surg Engl 65:35–37, 1983.

14. Kretschmer T, Antoniadis G, Braun V, et al.: Evaluation of iatrogenic lesions in 722 surgically treated cases of peripheral nerve trauma. J Neurosurg 94:905–912, 2001.

15. Marini SG, Rook JL, Green RF, et al.: Spinal accessory nerve palsy: an unusual complication of coronary artery bypass. Arch Phys Med Rehabil 72:247–249, 1991.

16. Midha R and Kline DG: Evaluation of the neuroma in continuity. In: Omer GE, Spinner M, and Van Beek AL, Eds: Management of Peripheral Nerve Problems, 2nd edn. Philadelphia, WB Saunders, 1998:319–327.

17. Olarte M and Adams D: Accessory nerve palsy. J Neurol Neurosurg Psychiatry 40:1113–1116, 1977.

18. Osgaard O, Eskesen V, and Rosenorn J: Microsurgical repair of iatrogenic accessory nerve lesions in the posterior triangle of the neck. Acta Chir Scand 153:171–173, 1987.

19. Soo KC, Guiloff RJ, Oh A, et al.: Innervation of the trapezius muscle: a study in patients undergoing neck dissections. Head Neck 12:488–495, 1990.

20. Straus WL and Howell AB: The spinal accessory nerve and its musculature. Q Rev Biol 11:387–405, 1936.

21. Swann KW and Heros RC: Accessory nerve palsy following carotid endarterectomy. Report of two cases. J Neurosurg 63:630–632, 1985.

22. Weitz JW, Weitz SL, and McElhinney AJ: A technique for preservation of spinal accessory nerve function in radical neck dissection. Head Neck Surg 5:75–78, 1982.

23. Wiater JM and Bigliani LU: Spinal accessory nerve injury. Clin Orthop 368:5–6, 1999.

24. Wilbourn AJ: Iatrogenic nerve injuries. Neurol Clin 16:55–82, 1998.

25. Williams WW, Twyman RS, Donell ST, et al.: The posterior triangle and the painful shoulder: spinal accessory nerve injury. Ann R Coll Surg Engl 78:521–525, 1996.

26. Woodhall B: Trapezius paralysis following minor surgical procedures in the posterior cervical triangle. Ann Surg 156:375–380, 1952.

27. Wright TA: Accessory spinal nerve injury. Clin Orthop 108:15–18, 1975.

第20章

重建手术

Robert J. Spinner

概述

功能重建手术的内容广博,已超出本章的范围,在本章我们重点探讨在周围神经和臂丛损伤患者的治疗过程中,软组织与骨性结构手术的适应证、优点、局限性。我们可以看到,患者经过有良好指征的重建手术和精心设计的物理治疗后病情得以改善。功能替代手术已发展到重建上、下肢功能,尤其是手的功能,这是对人类创造力的一种体现。神经损伤必须尽可能做神经修复,我们也要清醒地意识到在某些病例中恢复强有力的肩、肘关节功能非常困难,而在大部分病例中要想恢复手的功能更加困难。与神经重建不同的是,这类二期手术的优点在于无时间依赖性,术者可以选择恰当的时间实施。

对于单一神经缺损的患者,行肌腱转位术(伴或不伴肌腱固定术或关节融合术)能恢复达到有效的功能预期结果。例如,对于完全桡神经损伤患者,通过三根肌腱的转位能有效地重建伸腕、伸指和伸拇功能。医生可以从许多对掌重建术中选择一种来重建正中神经麻痹所致的对掌功能丧失。爪形手功能重建合并内收肌重建术可有助于改善尺神经损伤所致的功能障碍。肌腱固定术可改善高位正中神经或尺神经麻痹患者的手指姿势和屈曲功能。拇指远指间关节屈曲障碍可通过肌腱转位平衡肌力或拇指轴线融合来代偿。有经验的专科医生完全可以通过胫后肌腱转位来矫正垂足畸形。

对臂丛神经麻痹患者进行有效的功能重建非常困难,尤其是出现连枷臂时。如果通过神经修复或转位不能重建肩关节的功能,肩关节的稳定和运动还可以通过肌腱转位或关节融合来实现。重建过程中肘关节的屈曲功能应予以优先考虑。依据损伤程度的不同,有时候通过标准化的肌腱转位方式不能重建屈肘功能,这些标准术式包括胸大肌转位、背阔肌转位、肱三头肌转位或 Steindler 屈肌重建术(屈肌–旋前肌群止点上移)。在这种状况下,行吻合血管神经的功能性肌肉游离移植,虽然涉及复杂的显微血管技术,但可重建有效的屈肘功能。

应重视骨科、整形外科和手外科医生对患者进行恰当治疗的重要性。这些医生是对复杂的周围神经和臂丛神经损伤患者进行多学科处理的重要成员。

引言

毫无疑问,诸如肌腱转位、肌腱固定和关节融合之类的功能重建手术是处理许多严重损伤或不可恢复的周围神经损伤的方法。实际上,有学者认为在有些情况下这些功能重建手术的实际功能恢复效果要比单纯神经修复更好[22,29,36,43]。肌腱转位术有可能使功能不足或功能障碍的患者增强功能,甚至恢复完整的功能。对于单根神经支配部位功能缺失者,肌腱转位可恢复可靠的功能,例如对掌成形术、内收肌重建术、爪形手手术、屈肌转位至伸肌和屈肘功能重建术等。对这种局限性周围神经损伤的患者和多发伤累及周围神经或臂丛神经的患者,也可采用其他软组织或骨的手术。应个体化评估每位患者的功能损失情况。周围神经外科医生就算自己不做这些手术,也应该了解其应用范围及潜在的适应证,并与熟练的骨科、手外科或整形外科医生团结协作开展此类手术。

接下来简要概述该领域的内容。本书中臂丛神经和各种神经损伤的各论内容里有关应用此类重建手术的更进一步的讨论。肌腱转位原则的细微差异、手术技巧以及修复的步骤,这里不予讨论。更多详细的内容请参考详细的资料[6,13,21,23,49,54]。

肌腱转位术的基本原则

肌腱转位术的历史较久，因其能获取良好的疗效而被应用了一个多世纪。除应用于因多发性肌炎、小儿麻痹症、四肢瘫痪等疾病所引起的功能缺损外，肌腱转位术亦广泛应用于创伤后神经系统疾病所致的稳定性障碍和肌肉功能失衡（而少用于某些疾病所致的进行性功能障碍，如 Charcot-Marie-Tooth 综合征）。

肌腱转位术需要使用一条功能次要的肌肉或肌腱来替代恢复受损的功能比较重要的肌肉或肌腱，其手术的目的是重建患肢的肌力平衡及替代丢失的功能。就这一点而言，肌腱转位术类似于神经转位。神经损伤修复后没有达到预期的效果或既往神经重建术后没有恢复到有效的功能，可考虑行肌腱转位术。局部创伤性肌肉或软组织床损伤所致功能障碍也是肌腱转位的指征。与神经转位不同的是（神经转位要求在最佳时机进行），只要受累关节的被动活动良好，肌腱转位可以在任何时候进行（即便是数年之后）。

拟行肌腱转位术时，应考虑以下几点问题：

1. 最需要重建哪种功能？

2. 哪些肌腱有功能？

3. 哪些肌腱可供选择？

4. 可能选用的肌肉/肌腱与无功能的肌肉/肌腱相比情况如何？

5. 平衡性如何（拮抗功能）？

6. 软组织床情况如何？

7. 何时手术？

要解决这些问题，必须采纳一些常规性原则。最关键及最可行的功能重建顺序如下：首先是腕关节的活动，然后依次是握持、对指和伸指功能。

通过详细的体格检查可评估哪些肌肉有功能而哪些没有。拮抗肌的平衡功能是非常重要的，只有可牺牲的肌腱方可考虑作为供体。显然，选用肌腱转位术的关键在于被选用的有神经支配的肌肉系要有足够的动力，以便牺牲或转位其一部分来作为转位。作为供体的肌肉或肌腱转位手术后都会丧失大约 1 级的肌力。既往损伤神经支配的肌肉不是行转位手术的最佳选择，即使肌肉已经恢复了良好的功能，也可能缺乏耐力[36]。要考虑有没有合适的肌肉及相应的肌腱可用，例如，1例臂丛神经损伤患者，如果前臂与腕关节肌肉无功能，就没有合适的肌肉用来转位替代手的功能障碍。同样，严重臂丛牵拉伤的患者通常也没有合适的肌肉可用来转位修复肱二头肌的功能。因为供体肌腱是有限的，故

行肌腱转位时应特别注意。如果转位会越过多个关节（拇指），则可考虑行关节融合术，使转位肌肉的动力集中在重建手术所要求恢复的功能。

一旦列出了备选的供体肌肉，则每条肌肉都应在以下方面进行比较：肌肉长度（横断面的肌肉区域）、肌力（肌肉体积）及肌肉活动度或幅度（肌纤维长度）。理论上，供体肌肉的功能应与预期重建的运动相协同。例如在手握持和张开过程中，腕关节背伸与手指屈曲以及腕屈曲与指背伸是协同的。对于有桡神经麻痹的患者，屈腕肌转位重建屈指功能是协同的。重建手术应考虑尽可能用一条肌肉去重建一个功能（一肌腱一功能），而不要试图去用一条肌肉重建多个功能。肌肉转位后牵拉的路线（运动的方向）也应尽量保持在一条直线上，这样才能获得最大的力量。有时候这样的目标很难达到，则需要使用滑车来调整牵拉的路线。然而，使用滑车的缺点是可能形成粘连性瘢痕组织，从而可能减少肌腱的滑动性。转位肌腱的附着处需要形成一插入点，使肌腱牢固附着。术中肌肉转位后的最佳张力应接近于正常情况下休息位的张力，过松或过紧的肌肉张力可能导致功能欠佳。尽可能选用技术上比较简单的式样。

肌腱转位应该在软组织良好的情况下进行，不要在感染创面、水肿、炎症、未愈合的骨损伤或情况较差的软组织床上进行手术。手部肌腱转位功能重建前需要积极的物理治疗（或关节松解）来改善软组织情况以利于手术。有神经损伤的肢体长期静置对功能恢复不利，需要专业的物理治疗师早期介入并指导患者及家属在家中进行辅助性功能锻炼。对于完全性麻痹的肢体，应注意保持被动活动度直到主动活动开始恢复。很多学者倡议在等待周围神经功能恢复期间进行直接肌肉电刺激。我们认为，并未有直接及良好对照的证据显示这样每天电刺激治疗的效果比定期肢体被动活动的效果更好[31]。然而，很多时候，这种每日肌肉刺激却能给患者及家属以鼓励，因为他们能看到无法主动收缩的肌肉出现刺激后的收缩情况。同样，它也可以让不太愿意配合的患者进行物理治疗。但是如果治疗耗时过长且带来痛苦，有可能会妨碍患者使用肢体进行日常活动的功能，他或她甚至可能不会学习使用剩余的功能来完成一些代偿性的运动。

关于功能重建的时机问题目前尚有争论。一些学者认为肌腱转位在神经损伤早期的数周或数月内就可进行，另一些人则认为只要肢体的活动范围得以保证且肢体进行了良好的护理，就应等到神经再生完成后再考虑肌腱转位。实际工作中我们应根据患者损伤的级别、程度、机制及患者年龄来决定手术时机。复杂的

功能重建有时需分步进行，如果屈伸肌腱都需要转位重建，则应考虑分阶段进行。

　　一些学者倾向于对高位损伤(例如桡神经转位)行早期肌腱转位术，这是因为从损伤的近端向远端靶器官生长的神经再生过程效果有限，而神经重建的结果也不佳。早期肌腱转位可减少患者的"消沉时间"并减少经济损失。然而，如果神经重建后神经功能有恢复，这些肌腱转位也就有可能证明是不必要的。一些学者可能会倾向于采用"内夹板"的方式进行转位，其手术的设计在于早期恢复功能，防止畸形，避免等待功能恢复时采用的外固定。另一些学者则倾向于等恢复到最大程度后再进行手术重建。

　　患者需充分配合治疗且知情理解。此外，他们也需要清楚了解手术可能的结果及其局限性。要让患者知晓肌腱转位不能改善关节挛缩、水肿、感觉过敏和神经痛。

常见的神经功能障碍模式

正中神经功能障碍

低位正中神经麻痹

　　低位正中神经麻痹患者会出现感觉与对掌功能障碍。不幸的是，要使受损伤正中神经支配区域感觉完全恢复是很困难的，但无论损伤的水平和损失方式如何，应尽量尝试直接修复。更多的感觉神经移植术内容将在本章后面部分讨论。

　　如果正中神经的再生未能使拇指的对掌功能恢复到理想状态，可考虑以下几种有效的重建方式[16,36,40]。因拇指的对掌是一种相对比较复杂的功能，多年以来，学者们尝试使用过各种不同技术和选用各种不同肌腱[如掌长肌(Camitz)、指浅屈肌(Brand)、小指展肌(Huber)(图 20-1)；示指固有伸肌(Burkhalter[10])、尺侧腕伸肌(Phalen)，以及桡侧腕屈肌(Riordan)]，以及各种各样接入拇指的方式。其中一些方法可能会需要在靠近豌豆骨造一滑车，协助重建牵引力线来恢复对掌功能。如重建的牵引力线有误(图 20-2)或虎口挛缩，则这类手术将会失败。

高位正中神经麻痹

　　患者主要功能丧失包括拇长屈肌、支配示指和(或)中指的指深屈肌、指浅屈肌和正中神经支配的手内肌(尤其是拇对掌肌)等功能障碍。次要功能丧失包

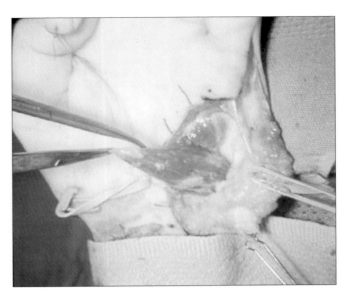

图 20-1　Huber 法重建对掌功能。(见彩图)

括旋前圆肌、掌长肌、桡侧腕屈肌和旋前方肌。为了恢复患者的抓握和捏持功能，最主要的是重建屈指和对掌功能。这些功能可通过肱桡肌转位到掌长肌、桡侧腕长伸肌转位到支配示指和(或)中指的指深屈肌以及示指固有伸肌转位到拇对掌肌来得以重建。相应的，也可

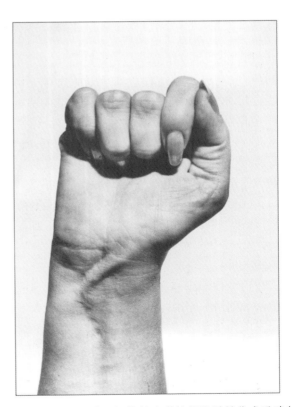

图 20-2　严重正中神经损伤的患者施行肌腱转位术重建外展和对掌功能。可见到指浅屈肌腱在皮下斜行穿过腕部。但力线并不完美。

采用将支配示指和中指的指深屈肌与支配环指和小指的指深屈肌平行缝合来重建。近侧指间关节的屈曲功能并非获取最佳功能的最重要部分，拇指指间关节融合也可作为肌腱转位的一种替代。

尺神经功能障碍

功能障碍的模式多种多样。根据手部其他神经肌肉功能状况，一部分患者或许不需要手术治疗，而有一部分通过一些重建手术获得有用的功能。低位尺神经损伤患者可表现出不同程度的爪形手、捏持功能丧失和抓握功能减弱。捏持功能丢失源自于尺神经深支支配的拇收肌和第一骨间背侧肌功能障碍。

低位尺神经功能障碍

爪形手治疗

尺神经损伤的一个主要功能障碍就是环、小指(尤其是小指)远近指间关节背伸不能。导致爪形手的原因是手内肌功能丢失引起手指屈伸肌力不平衡，低位尺神经损伤所致的爪形手较高位损伤所引起的更为严重。因为低位损伤时，尺神经支配环、小指指深屈肌依然有效而缺乏有效的伸肌机制来拮抗。

爪形手可通过夹板来加以改善，但患者在很好地利用夹板方面有一定难度。通过施行 4 尾的(4-tailed)肌腱移植来延长桡侧腕长伸肌到手指外侧束(掌横韧带的掌侧)(Bunnell-Stiles 技术)，可矫正爪形手[40]。根据我们的经验，大多数施行这种手术的患者无论最后有无明显尺神经再生均感到满意[7,8]。这类手术适用于许多严重尺神经损伤的患者且应尽早手术，以免形成固定的爪形手畸形。相应的，Zancolli 描述了一种利用指浅屈肌腱的套索式方法来重建掌指关节的主动屈曲功能[54]。指浅屈肌腱的一部分通过蚓状肌管转位到指伸肌扩张部用来替换蚓状肌功能。可以通过移植小腿的跖或趾屈肌腱或者掌长肌腱来使指浅屈肌腱获得延长。

内收肌成形术

通过内收肌成形术来改善捏持功能的要求存在不同。指浅屈肌腱(多用中指)能通过手掌转位延长并植入到正常的拇收肌止点。也可以使用桡侧腕短伸肌或示指固有伸肌。有学者描述另一种方式是将指浅屈肌腱转位用来改善拇内收、对掌功能和防止爪形手[36]。

其他类术式

有报道其他的肌腱转位方式改善拇、示指捏持功能，修复第一骨间背侧肌功能或矫正 Wartenberg 征。拇指的掌指关节融合也可改善捏持功能。

高位尺神经功能麻痹

高位尺神经麻痹的患者亦可考虑采用之前提到的用以处理低位尺神经麻痹的手术方式。另外，更近侧的神经损伤患者会出现环、小指的远指间关节屈曲障碍。这种功能障碍可通过将环、小指的指深屈肌腱与示、中指的指深屈肌腱平行缝合来改善。尺侧腕屈肌的功能障碍临床意义不大。

正中神经、尺神经损伤所致的感觉障碍

神经移植可能会成功恢复感觉功能，但运动功能恢复欠佳。有人建议行感觉神经转位，这种方法目前文献报道不多。由于神经损伤几年后感觉功能仍然有可能恢复，因此必要时可以考虑这种术式。肌皮瓣、岛状皮瓣、游离岛状肌皮瓣也是改善感觉功能的方式。

联合性的麻痹

联合性的神经麻痹在治疗上无论是采取功能重建还是行神经手术都特别困难，例如，正中神经和尺神经同时损伤[37,40]。有时关节囊固定、肌腱固定、肌腱转位加关节融合术的联合手术有助于恢复抓捏、捏持及松开功能[30]。单一的损伤可利用与其相似的肌腱转位来处理，但这类复合性的损伤要考虑到可供转位的肌腱要少得多，平衡也更难达到，预期的目标也更有限。

桡神经功能障碍

低位(骨间背侧神经)-垂指

对严重的桡神经损伤，首先考虑直接修复且常常效果显著。但矛盾的是，对于这种单纯桡神经损伤来说，肌腱转位术效果也很好；而对于那些同时合并了正中神经和尺神经损伤的桡神经损伤患者，神经修复的效果则不佳。伸指功能障碍可以很容易地获得解决，只要将一条腕屈肌(如桡侧腕长屈肌腱)转到指伸肌，掌长肌转位到拇长伸肌即可。

高位桡神经功能障碍

高位桡神经麻痹常导致严重的功能障碍。肌腱转位可于受伤后立即施行或在稍后一段时间进行。缺乏腕背伸功能，腕屈曲位时导致握持功能减弱 (图 20-3)。掌指关节无背伸功能。相反，腕背伸功能的恢复重建可立即增加握持力量。使用动力性支具维持腕及掌指关节于背伸位将有所裨益，但患者常常不愿佩戴。

将正中神经或尺神经支配的屈肌腱转位到腕背侧

或拇、指背伸区域能迅速使桡神经损伤的肢体恢复背伸功能。有学者认为应该等到神经修复结果明确之后再考虑此术式，主要是因为桡神经再生后功能恢复良好。另一些人则坚定地认为这种术式能有效代偿桡神经麻痹所致的功能障碍，故应尽早施行[27,32,35]。同期应用夹板或类似装置可预防挛缩并辅助屈指。这种条件下动力性的腕背伸夹板、橡皮圈、指垫等组成一套行之有效的装置（图20-4）。我们常常是倾向于观察等待桡神经恢复未完成或无恢复后，才考虑利用肌腱转位重建伸肌功能障碍。很少有早期肌腱转位的患者对其最终结局感到满意。

单独的肌腱转位可重建腕、指、拇背伸功能。只要正中神经、尺神经支配的肌肉可用来转位，就有了足够可供选择转位的肌肉。标准的肌腱转位包括旋前圆肌转位到桡侧腕短伸肌；尺侧或桡侧腕屈肌转位到指总伸肌、示指固有伸肌和小指伸肌；掌长肌转位到掌长伸肌。指浅屈肌也可以用来转位至指伸肌或当掌长肌缺失时转位到拇长伸肌。

如损伤不可修复或肌腱不可用来转位，将腕关节融合并固定于轻度背伸位亦可。关节融合可将手放于一个更有功能的位置，允许蚓状肌充当部分伸指功能，同时正中神经支配的拇短展肌能牵拉拇指部分外展。如不将腕关节固定于轻度背伸位，垂腕时正中神经、尺神经支配的指浅屈肌及指深屈肌能屈指，握拳功

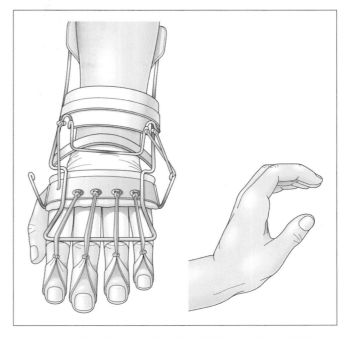

图20-4 桡神经损伤时应用支具，特别是正中神经和尺神经支配的屈指功能正常时。这种动力性支具有橡皮条和手指衬垫。这种支具将腕关节和手指置于功能最佳的姿势（小图），并且允许手指可抗阻力屈曲。（见彩图）

能则会减弱。

肱桡肌和旋后肌的功能丧失不会对功能造成严重影响，肱骨中段水平的桡神经损伤不会影响肱三头肌的功能。

翼状肩

翼状肩可由于前锯肌、斜方肌及菱形肌肌力减弱引起。这些肌肉功能障碍的临床表现各不相同，检查时各有异常，已在本书的其他章节中进行讨论。单独的前锯肌和斜方肌功能障碍可能致残，使患侧肩胛骨不稳定并出现疼痛。单独的菱形肌功能障碍极为少见。

前锯肌功能障碍

单独的前锯肌瘫痪时肌腱转位可增加肩胛骨稳定性，改善功能及疼痛[47]。胸大肌胸骨部可转位到肩胛骨下极，此方式可减轻翼状肩（图20-5）并且不改变胸壁的外观轮廓。

斜方肌功能障碍

斜方肌的功能障碍可通过肩胛提肌及菱形肌转位来代偿（Eden-Lange）[17]。但其对恢复功能的效果和翼状肩的改变没有前锯肌瘫痪后的修复效果好。

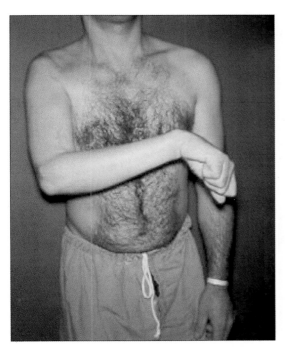

图20-3 桡神经损伤所致垂腕。当腕部处于屈曲位时抓握力量减弱。（见彩图）

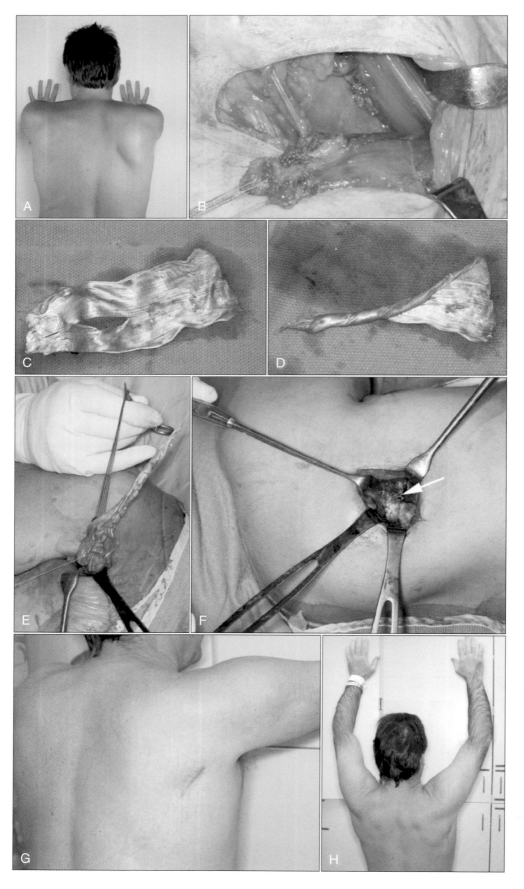

图 20-5　翼状肩胛。(A)长期单独前锯肌瘫痪导致的翼状肩。(B)通过腋部切口游离一半胸大肌。(C)切取阔筋膜并制成管状(D)。(E)将阔筋膜与胸大肌肌腱编织缝合。(F)通过第二个切口将移植肌腱缝合于肩胛下角。(G)后部伤口已愈合。翼状肩胛消失。(H)术后功能几乎完全恢复正常。(见彩图)

臂丛神经功能障碍

臂丛损伤所致的功能障碍很难通过功能重建获得有效的代偿。很多时候，患肢的绝大部分肌肉都严重麻痹，因此可以用来转位的肌肉非常有限（图 20-6）[34,44]。Sterling Bunnell，这位手外科的先驱曾说过："对那些一无所有的患者，即使恢复一点点功能也意味着很多。"应优先考虑重建的是保持肩关节稳定及恢复屈肘功能。

肩关节的肌腱转位

将斜方肌转位到肱骨头外侧部可改善肩关节外展功能，这种手术可一定程度上增强肩关节的稳定性，并改善肩关节外展及前屈运动[41,42]。

肩关节融合（关节融合术）

肩关节融合依然是一种常用的重建术式，特别是在严重臂丛损伤的患者，损伤累及肩关节周围肌肉（三角肌和肩袖肌群瘫痪）而其他的肩胛骨稳定结构得以保存时，有些医生倾向于不做肩部的神经肌肉功能重建而采取晚期行肩关节融合术。这种方式使神经移植或转位能用于恢复其他重要功能。还有许多其他医生

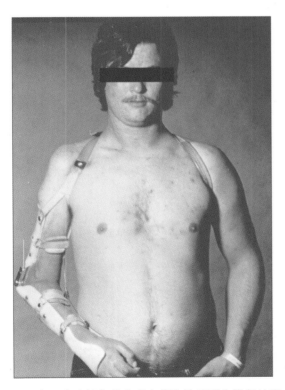

图 20-6　有些臂丛损伤的患者在等待神经再生恢复过程中认为佩戴支具有帮助；但有些患者拒绝佩戴任何支具或假体。

在神经重建不成功或有痛性的肩关节半脱位时，才对患者施行肩关节融合。正确施行的肩关节融合术并不会完全固定肩关节使之不能活动，而是允许肩胛骨周围的肌肉能支配肩关节，使其有一定的有外展及旋转活动[38]。成功的肩关节融合术能保持肢体于内收位和改善抓握功能。肩关节融合术的效果主要依靠肩胛骨胸廓关节活动功能以及残留的胸大肌功能[12]。如适应证选择得恰当，肩关节融合术可获得良好的预后，许多肩关节融合患者可获得上肢稳定、功能改善（外展及前屈）和疼痛减轻。

在屈肘功能恢复而肩关节功能未能恢复者，通过肩关节融合术将肢体固定在一较好的位置，能显著改善上肢功能，特别是改善手的功能[28,29,39,52]。在肱二头肌/肱肌功能存在或能重建时，肩关节融合术最有价值。一个稳定的肩关节能使屈肘功能更有意义。有学者认为应对有连枷肢体的患者肩关节融合术有帮助[20]，有些认为对于那些经肱骨水平截肢术后使用义肢的患者也有帮助。

肩关节融合的最佳位置仍有争议。许多人选择外展 30°、屈曲 30° 和内旋 30°。融合固定的技术可采用外固定、内固定（图 20-7）或两种方法联合采用，主要由术者根据自己的经验决定。

屈肘功能重建

对于臂丛损伤患者，最优先考虑重建的应该是屈肘功能。对不完全性损伤患者，可考虑以下几种肌肉或肌腱转位：胸大肌转位[11,15]（图 20-8）（同时伴或不伴胸小肌转位）、背阔肌转位（图 20-9）、肱三头肌转位（图 20-10）以及 Steindler 屈肌重建术[4]（图 20-11）。游离的功能性肌肉移植在完全性或不完全性臂丛损伤时也可考虑（图 20-12 至图 20-16）。以上重建手术都有各自的优缺点。

如果有可用的胸大肌或背阔肌且能转位到肘部，就有可能替代缺失的或不可恢复的肱二头肌/肱肌功能[55]。但大多数损伤程度严重到令肱二头肌完全障碍的臂丛损伤患者，往往支配胸大肌和背阔肌的神经都出现损伤而不能进行转位。这些肌腱转位对技术上有一定要求且大多数都是双极转位。使用胸大肌可能减弱躯干的稳定，而使用背阔肌导致的功能丢失要相对小些。对女性而言，使用胸大肌转位会破坏美观。这两种转位方式都可以获得良好的肌力，但没有肱三头肌转位后的效果确切且有点不协调。如果考虑肩关节外旋功能重建作为软组织重建的一部分，则不考虑将背阔肌作为重建屈肌的供区。此外，背阔肌转位功能重建

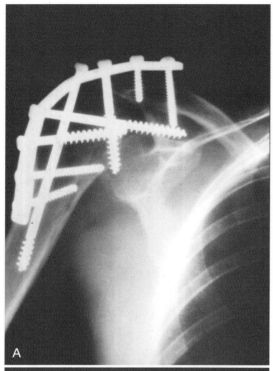

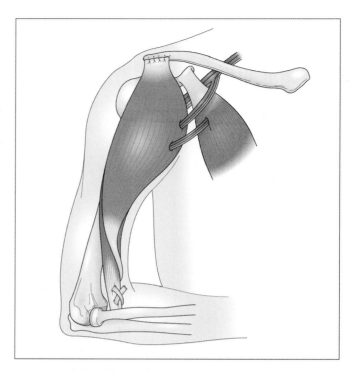

图 20-8 胸大肌转位重建屈肘功能。(Copyright and used with the permission of Mayo Foundation for Medical Education Research.)（见彩图）

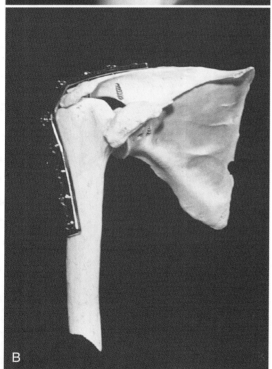

图 20-7 (A,B)腋神经损伤后不能修复或修复后无恢复的肩关节外展功能障碍患者施行肩关节融合术。患者通过斜方肌、前锯肌和没有瘫痪的背阔肌或胸大肌来控制上肢近端。特别是在肱二头肌或肱肌恢复功能而肩关节没有恢复时，以及手部功能没有损伤或已经恢复但肢体近端肌肉瘫痪时。

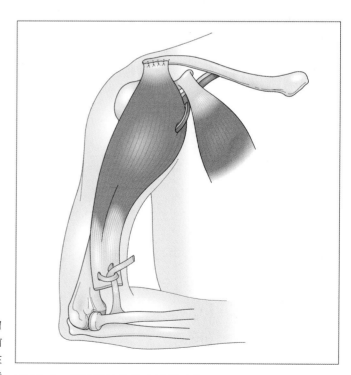

图 20-9 背阔肌转位重建屈肘功能。(Copyright and used with the permission of Mayo Foundation for Medical Education Research.)（见彩图）

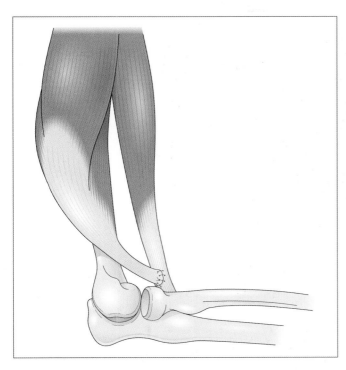

图 20-10 肱三头肌转位重建屈肘功能。(Copyright and used with the permission of Mayo Foundation for Medical Education Research.)(见彩图)

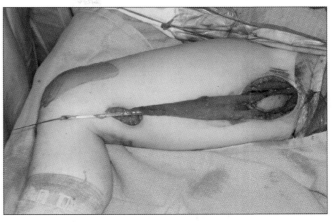

图 20-12 切取股薄肌皮瓣。长的腱性结构有利于远端连接。神经血管蒂位于近端。皮岛有利于术后观察皮瓣血运。(见彩图)

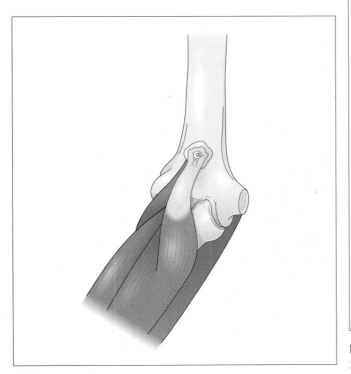

图 20-11 前臂屈肌起点上移(Steindler 法)屈肘功能重建。(Copyright and used with the permission of Mayo Foundation for Medical Education Research.)(见彩图)

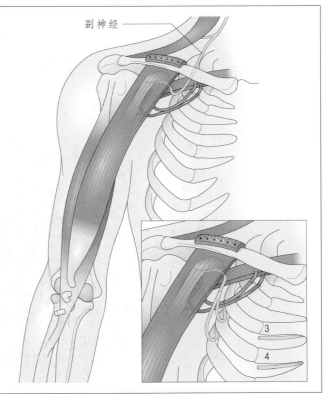

图 20-13 游离的股薄肌移植重建屈肘功能,即使在晚期也不影响功能。受区神经通常使用副神经或肋间神经,受区血管为胸肩峰血管。(Copyright and used with the permission of Mayo Foundation for Medical Education Research.)(见彩图)

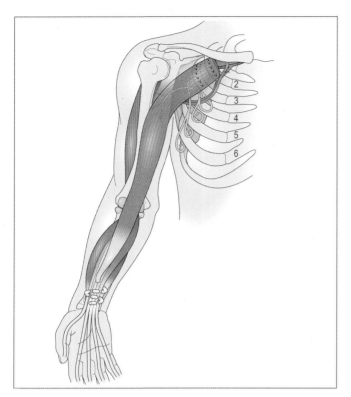

图 20-14　游离股薄肌移植可同时重建屈指功能。此例受区神经是肋间神经，受区血管为胸肩峰血管。(Copyright and used with the permission of Mayo Foundation for Medical Education Research.)（见彩图）

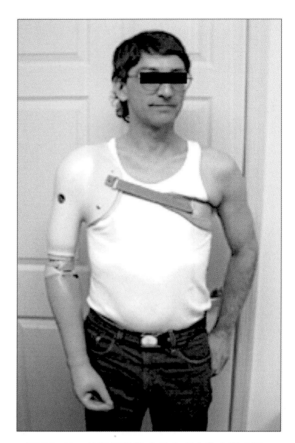

图 20-16　经肱骨截肢术后患者安装上肢义肢。

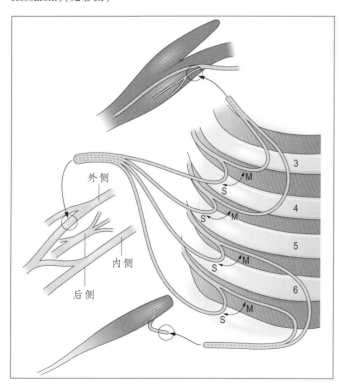

图 20-15　二期游离的功能性肌肉移植，肋间神经运动支被用来支配肱三头肌和游离移植肌肉，肋间神经感觉支连接于外侧束的正中神经。(Copyright and used with the permission of Mayo Foundation for Medical Education Research.)（见彩图）

的同时还可覆盖修复软组织缺损。

当肱三头肌很强壮时，肱三头肌前转位能产生强有力的屈肘功能且可靠，这种术式也相对直接。其优点在于肱二头肌和肱三头肌是协同肌。伸肘功能的丢失可通过利用重力来代偿。那些合并下肢功能障碍或使用辅助步行装置的患者需要肱三头肌的功能，所以这些患者不考虑用肱三头肌转位来重建屈肘功能。

如前臂旋前圆肌屈肌群神经支配正常，则将其近端转位至肘部的 Steindler 屈肘功能重建术能解决问题。但在严重损伤的患者，由于神经损伤累及支配前臂屈肌的神经，此时不能施行此种手术。C5-6 牵拉性损伤神经再生不良或神经重建后不能恢复有效的屈肘功能，此时可考虑此种术式。实际上，这种屈肘功能重建易于施行且对供体损伤最小。当损伤未累及前臂屈肌或损伤极小时，重建的屈肘功能非常良好。其结局视术前前臂屈肌握持力量强弱而定[3]。功能有可能不仅是恢复而且有可能增强。此术式可能会导致前臂内旋及屈曲收缩（Steindler 效应）。其手术并发症是可能出现尺神经、正中神经受压，术中应予以保护。

还有一些术式可见报道，如胸锁乳突肌的转位，但极少有施行。

当其他常规的肌肉/肌腱转位不能施行时,则考虑游离的功能性肌肉移植来重建功能[14,33]。可稍晚些进行,也可作为重建的部分早期施行。治疗结果并无时间相关性。成人、儿童均可施行[24]。尽管技术上有一定要求,但带神经血管蒂的肌肉可移位到新的部位以提供新的功能。支配该肌肉的运动神经和充足的动静脉血供是必不可少的,相比其他的肌肉而言,股薄肌是一理想的选择。选择游离的功能性肌肉是基于其近端的神经、血管蒂及远端的肌肉来设计的。这些解剖学上的特点能使游离肌肉获得快速的神经支配及更远期的功能恢复(图 20-13)。带有皮肤的肌肉移植使术后易于通过皮瓣观察肌肉血供情况。

在上肢,游离的功能性肌肉移植越来越多地用于重建屈肘功能(图 20-12)。将股薄肌近端固定于锁骨,在皮下穿过上臂连接于肘前窝的肱二头肌肌腱。此外,股薄肌肌腱能达到更远端,同时重建伸腕和屈肘功能[1];但当肌肉被用来同时重建两种不同功能时其最大效力可能降低[2]。游离的功能性肌肉转位时,供区神经可选择副神经、肋间神经或尺神经的分支[25]。供区血管可选择胸肩峰血管。屈肘功能恢复的结果较为理想。肌肉移植后神经再支配常于术后 3~6 个月开始出现,达到最大的恢复多为术后 18 个月。

游离的功能性肌肉移植亦可用于重建屈指功能(图 20-14)。肌肉可固定于第二肋并沿皮下穿过上臂连接于前臂的指深屈肌和拇长屈肌。供区神经可选择肋间神经,供区血管可选择胸肩峰血管。

可考虑分期施行联合的双肌肉移植。Doi 介绍了这种联合的双肌肉移植重建手握持功能,即便是对于有 4~5 条神经根性撕脱的患者也可适用。手术需在伤后 6 个月施行[18]。当近端存在有功能的颈神经根时,可使用神经移植及游离的功能性肌肉转位重建稳定的肩关节、屈伸肘、手的运动和感觉[19]。神经转位可包括副神经、肋间神经、膈神经和健侧 C7 神经。一期手术首先探查臂丛并重建肩关节功能的神经转位,游离的功能性肌肉转位重建屈肘伸指功能,供区神经使用副神经。二期常用 4 条肋间神经转位,2 条肋间神经运动支配游离的功能性肌肉重建屈指功能,2 条肋间神经运动支转位至肱三头肌。肋间神经感觉支神经用来支配手的感觉(图 20-15)。

伸肘功能重建

臂丛损伤患者相对较少利用肌肉转位来重建伸肘功能。有报道利用背阔肌或三角肌后部转位(但合并肩关节麻痹或减弱将限制其应用)重建伸肘,也有少数学者偶尔用游离的功能性肌肉移植重建伸肘功能。

C5、C6、C7 型 (C8、T1 正常)

除了之前讨论过的肩、肘关节功能重建之外,那些 C8、T1 未受损伤的患者也有机会施行肌腱转位,例如,旋前圆肌(或指浅屈肌)转位到桡侧腕短伸肌,尺侧腕屈肌转位到指总伸肌,掌长肌转位到拇长伸肌。

C8、T1 功能障碍型

有 C8、T1 功能障碍的患者经过细致的重建手术也能重新获得捏持和抓握功能。使用支具可维持位置或矫正畸形。通过肌腱转位(肱桡肌、肱肌、桡侧腕长伸肌都可选用)、肌腱固定和拇指融合术可恢复一些有效的手功能。组合合式包括肱桡肌转位到拇长屈肌,桡侧腕长伸肌转位到指深屈肌(示指至小指);拇指的指间关节融合或可联合 Zancolli 的被动肌腱固定术。游离的功能性肌肉移植也可考虑。

截肢术

截肢术极少采用,其问题在于患者常出现严重的神经痛。尽管截肢术能解除患者某些因肩关节不稳定所带来的相应症状,但要告知患者即使截肢也不能解除神经性疼痛。对于其他有严重的不可恢复的臂丛损伤患者,如保留有部分近端肩关节及上肢功能者可在截肢后使用义肢(图 20-16),但不能将截肢后使用义肢作为常规术式。截肢平面越靠近远端,义肢功能越强,患者也越愿意使用它(图 20-17)。总体而言,即便治疗后功能恢复的结果很不理想,我们也通常在等待几年后才让患者慎重地选择截肢。在此之前,应尝试每一种可能恢复肩关节和上肢功能的方式,以便截肢平面尽可能靠近远端[52]。截肢之前,我们会鼓励患者与一位修复重建外科医生会谈,并让其知晓所有的二期手术利弊。同时还应当再与专门负责截肢术后的义肢专家沟通交流。至此,包括患者本人在内的所有人都明确了患肢已没有再恢复的希望。也有部分连枷肢体的患者认为患肢只是无用的累赘,倾向于相对早期截肢。严重的神经损伤和合并明显血管、软组织及骨损伤或感染也是早期截肢的适应证[51]。

分娩性臂丛神经损伤后遗症

分娩性臂丛神经损伤的后遗症包括肩关节内旋性挛缩、肩外旋外展功能减弱。这些功能丢失可导致明显的患肢功能障碍。有报道很多术式用来改善肩关节的

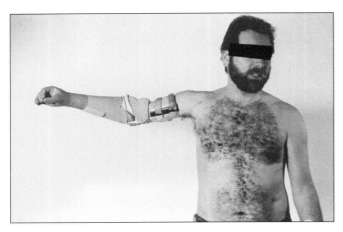

图 20-17　连枷臂患者，通过神经移植修复臂丛上干后，肱二头肌和肩关节功能成功恢复。下干系撕脱伤，未能修复。最终患者于前臂水平截肢后安装义肢。

主动活动。肩胛下肌松解或延长可改善内旋挛缩。背阔肌及大圆肌的联合转位到肩袖可改善外展及外旋功能（图 20-18）。当没有其他方式可选时，可考虑行肱骨旋转截骨使患肢处于外旋位置。肩关节的畸形与盂肱关节的不一致有时也需要使用骨性手术来矫正。肘关节功能障碍可通过多种方式改善，其中许多本章已有提及。前臂的畸形也很常见。如果前臂的被动旋转功能正常，旋后位挛缩可通过肱二头肌转位加以治疗。同样，旋前位挛缩可通过旋前肌的转位来治疗。固定畸形可通过前臂的截骨术矫正。握持功能的恢复可通过肌腱转位、肌腱固定和游离的功能性肌肉移植来实现。

下肢的神经功能障碍

　　垂足畸形可导致步态异常和残疾，一些患者使用高帮鞋也可以有很好的功能。患者使用足踝支具或使用向上弯曲的足部弹力固定装置也可改善步态。许多患者经过以上处理后功能恢复良好，因此不想做进一步手术治疗[50]；但有些患者认为其太过笨重而不愿采用，希望行肌腱转位术。

　　如果垂足畸形是由腓神经麻痹所致，可考虑以下几种方式来重建足背伸功能。约束带式的手术包括：将胫后肌腱前移固定于第二楔骨，将腓骨长肌腱移位至外踝前。但胫后肌腱前移很难达到肌力平衡且在身高、体重均偏高的患者中难以维持（图 20-19）[5]。尽管如此，一些在下肢外科具有丰富经验的医生，如 Birch 和 Millesi 非常成功地施行了这一术式，并且他们倾向于在考虑到神经功能恢复可能极为有限的情况下，在修复腓神经的同时进行肌腱转位术[53]。如果患者坐骨神

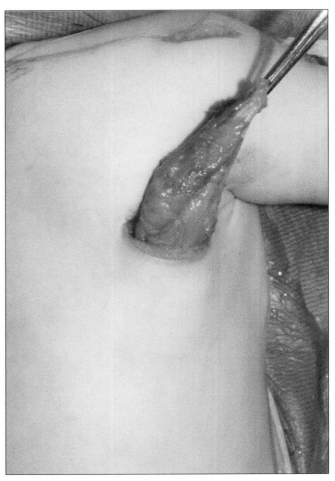

图 20-18　患儿为分娩性臂丛神经损伤后遗症，二期手术行背阔肌/大圆肌转位。该术式改善了肩外展和外旋功能。（见彩图）

经或 L5 受损后，垂足畸形与胫后肌功能障碍同时出现，则不考虑该术式。

　　对于体重较轻、体形较小的患者，踝关节融合效果要好于体重较重、体形较大者。如胫腓神经支配的肌肉都有功能障碍，为保证足的稳定以利行走，必要时需行踝部的三关节融合术。

　　胫神经损伤的替换效果常不满意，因为维持正常行走的跖屈力量非常强大，转位的伸肌腱难以提供如此强大的肌力。胫神经损伤后足底失去感觉，应注意保护患足，需要穿戴特制的鞋[9]。应着重向患者直接介绍怎样保护患足、怎样防止受伤以及观察其受伤的情况和皮肤的变化。通过胫神经移植或神经转位等技术，即使手术时间很晚），也可能恢复其保护性感觉。

　　完全性股神经麻痹患者可采用的重建方式很有限，伸直位的膝关节融合并非替代功能性股四头肌的理想选择。同样，大腿及膝关节的稳定支具因过于臃肿、昂贵和不舒适，患者常不愿意佩戴。应尽可能修复

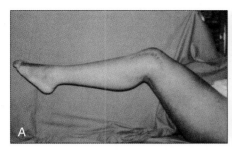
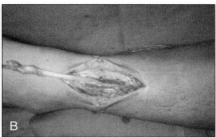
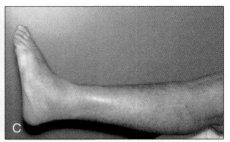

图 20-19　(A)腓神经麻痹所致的垂足。(B)胫后肌腱转位至胫前。(C)术后,该患者足背伸恢复至正常且无须行踝关节融合。(见彩图)

股神经。可考虑行腘绳肌肌腱前转位来重建伸膝功能。

并发症

　　术后可能出现的并发症有感染、粘连及断裂。肌腱张力调整不佳(过紧或过松),转位后功能受影响甚至无功能。肌腱转位可出现导致严重后果的不良体位。术中分离、术后瘢痕组织形成或肌腱断裂可导致神经受压[45,46,48]。有报道截骨术后出现神经损伤。融合术后可出现骨不连、畸形愈合或骨折。游离的功能性肌肉移植术后肌皮瓣坏死的发生率约 10%。

结论

　　二期重建手术的范围很广并且给予患者许多改善功能的机会,手术成功的关键在于医生对解剖和生物力学原则的熟悉及全程的康复治疗。有经验的外科医生、专业的康复师和患者的主动合作相结合才能得到满意的结果。

（傅国　路庆森　译　朱庆棠　顾立强　校）

参考文献

1. Akasaka Y, Hara T, and Takahashi M: Free muscle transplantation combined with intercostals nerve crossing for reconstruction of elbow flexion and wrist extension in brachial plexus injuries. Microsurgery 12:346–351, 1991.
2. Barrie KA, Steinmann SP, Shin AY, et al.: Gracilis free muscle transfer for restoration of function after complete brachial plexus avulsion. Neurosurgery Focus 16(5);E8, 2004.
3. Beaton DE, Dumont A, Mackay MB, et al.: Steindler and pectoralis major flexorplasty: a comparative analysis. J Hand Surg 20A:747–756, 1995.
4. Botte M and Wood MB: Flexorplasty of the elbow. Clin Orthop 245:110–116, 1989.
5. Bourrel P: Transfer of the tibialis posterior to the tibialis anterior, and of flexor hallucis longus to the extensor digitorum longus in peroneal palsy. Ann Chir 21:1451–1456, 1967.
6. Boyes JH: Bunnell's Surgery of the Hand, 5th edn. Philadelphia, JB Lippincott, 1970.
7. Brand P: Tendon transfers in the forearm. In: Flynn J, Ed: Hand Surgery. Baltimore, Williams & Wilkins, 1966:331–342.
8. Brand PW: Tendon transfers for median and ulnar nerve paralysis. Ortho Clin N Am 1:447–454, 1970.
9. Brand P and Ebner JD: Pressure sensitive devices for denervated hands and feet. J Bone Joint Surg 51A:109–116, 1969.
10. Burkhalter W, Christensen RC, and Brown P: Extensor indicis proprius opponensplasty. J Bone Joint Surg 55A:725–732, 1973.
11. Carroll RE and Kleinman WB: Pectoralis major transplantation to restore elbow flexion to the paralytic limb. J Hand Surg 4A:501–507, 1979.
12. Chammas M, Goubier JN, Coulet B, et al.: Glenohumeral arthrodesis in upper and total brachial plexus palsy. A comparison of functional results. J Bone Joint Surg 86B:692–695, 2004.
13. Chase RA: Atlas of Hand Surgery. Philadelphia, WB Saunders, 1984.
14. Chung DC, Carver N, and Wei FC: Results of functioning free muscle transplantation for elbow flexion. J Hand Surg 21A:1071–1077, 1996.
15. Clark JMP: Reconstruction of the biceps brachii by pectoral muscle transplantation. Br J Surg 34:180–181, 1946.
16. Cooney WP: Tendon transfer for median nerve palsy. Hand Clin 4:155–165, 1988.
17. Coessens BC and Wood MB: Levator scapulae transfer and fascia lata fasciodesis for chronic spinal accessory nerve palsy. J Reconstr Microsurg 11:277–280, 1995.
18. Doi K, Muramatsu K, Hattori Y, et al.: Restoration of prehension with the double free muscle technique following complete avulsion of the brachial plexus. Indications and long-term results. J Bone Joint Surg 82A:652–666, 2000.
19. Doi K, Hattori Y, Ikeda K, et al.: Significance of shoulder function in the reconstruction of prehension with double free-muscle transfer after complete paralysis of the brachial plexus. Plast Reconstr Surg 112:1596–1603, 2003.
20. Emmelot CH, Nielsen HK, and Eisma WH: Shoulder fusion for paralyzed upper limb. Clin Orthop 340:95–101, 1997.
21. Gelberman R, Ed: Operative Nerve Repair and Reconstruction. Philadelphia, JB Lippincott, 1991.
22. Goldner JL: Function of the hand following peripheral nerve injuries. American Academy of Orthopedic Surgeons Instruction Course Lectures 10. Ann Arbor, Michigan, JW Edmonds, 1953:268.
23. Green DP: Operative Hand Surgery. New York, Churchill Livingstone, 1988.
24. Hattori Y, Doi K, Ikeda K, et al.: Restoration of prehension using double free muscle technique after complete avulsion of brachial plexus in children: a report of three cases. J Hand Surg 30A:812–819, 2005.
25. Hattori Y, Doi K, and Baliarsing AS: A part of the ulnar nerve as an alternative donor nerve for functioning free muscle transfer: a case report. J Hand Surg 27A:150–153, 2002.
26. Jupiter J, Ed: Flynn's Hand Surgery. Baltimore, Williams & Wilkins,

1991.

27. Kettlekamp DB and Alexander H: Clinical review of radial nerve injury. J Trauma 7:424–432, 1967.

28. Leffert R: Brachial Plexus Injuries. London, Churchill Livingstone, 1985.

29. Leffert R: Reconstruction of the shoulder and elbow following brachial plexus injury. In: Omer GE and Spinner M, Eds: Management of Peripheral Nerve Problems. Philadelphia, WB Saunders, 1980.

30. Littler JW: Tendon transfer and arthrodesis in combined median and ulnar nerve paralysis. J Bone Joint Surg 31A:225–234, 1949.

31. Liu CT and Lewey FH: The effect of surging currents of low frequency in man on atrophy of denervated muscles. J Nerve Ment Dis 105:571–581, 1947.

32. Mackinnon SE and Dellon AL: Surgery of the Peripheral Nerve. New York, Thieme Medical Publishers, 1988.

33. Manktelow RT, Zuker RM, and McKee NH: Functioning free muscle transplantation. J Hand Surg 9A:32–39, 1984.

34. Narakas A: Thoughts on neurotization or nerve transfers in irreparable nerve lesions. Clin Plast Surg 11:153–159, 1984.

35. Omer GE: Evaluation and reconstruction of forearm and hand after acute traumatic peripheral nerve injuries. J Bone Joint Surg 50A:1454–1460, 1968.

36. Omer GE: Tendon transfers for the reconstruction of the forearm and hand following peripheral nerve injuries. In: Omer GE and Spinner M, Eds: Management of Peripheral Nerve Problems. Philadelphia, WB Saunders, 1980.

37. Omer GE: Tendon transfers for combined traumatic nerve palsies of the forearm and hand. J Hand Surg 17B:603–610, 1992.

38. Richards RR: Operative treatment for irreparable lesions of the brachial plexus. In: Gelberman R, Ed: Operative Nerve Repair and Reconstruction. Philadelphia, JB Lippincott, 1991.

39. Richards RR, Sherman RM, Hudson AR, et al.: Shoulder arthrodesis using a pelvic reconstruction plate: A report of 11 cases. J Bone Joint Surg 70A:416–421, 1988.

40. Riordan DC: Tendon transplantations in median nerve and ulnar nerve paralysis. J Bone Joint Surg 35A: 312–320, 1953.

41. Ruhmann O, Wirth CJ, and Gosse F: [Secondary operations for improving shoulder function after brachial plexus lesion]. Zeitschrift fur Orthopadie und Ihre Grenzgebiete 137:301–309, 1999.

42. Ruhmann O, Schmolke S, Bohnsack M, et al.: Trapezius transfer in brachial plexus palsy. Correlation of the outcome with muscle power and operative technique. J Bone Joint Surg 87B:184–190, 2005.

43. Seddon HJ: Surgical Disorders of the Peripheral Nerves. Baltimore, Williams & Wilkins, 1972.

44. Simard J and Sypert G: Closed traction avulsion injuries of the brachial plexus. Contemp Neurosurg 50:1–6, 1983.

45. Spinner RJ, Nunley JA, Lins RE, et al.: Median nerve palsy presenting as absent elbow flexion: a result of a ruptured pectoralis major to biceps tendon transfer. J South Ortho Assn 8:105–107, 1999.

46. Spinner, RJ and Spinner M: Superficial radial nerve compression following flexor digitorum superficialis opposition transfer. J Hand Surg 21A:1091–1093, 1996.

47. Steinmann SP and Wood MB: Pectoralis major transfer for serratus anterior paralysis. J Should Elbow Surg 12:555–560, 2003.

48. Tomaino NM and Wasko MC: Ulnar nerve compression following flexor digitorum superficialis tendon transfers around the ulnar border of the forearm to restore digital extension: case report. J Hand Surg 23A:296–299, 1998.

49. Tubiana R: The Hand, vol. 2. Philadelphia, WB Saunders, 1985.

50. White JC: The results of traction injuries to the common peroneal nerve. J Bone Joint Surg 40B:346–351, 1968.

51. Wilkinson MC, Birch R, and Bonney G: Brachial plexus injury: when to amputate? Injury 24:603–605, 1993.

52. Wynn-Parry CB: The management of traction lesions of the brachial plexus and peripheral nerve injuries to the upper limb: A study in teamwork. Injury 11:265–285, 1980.

53. Yeap JS, Birch R, and Singh D: Long-term results of tibialis posterior tendon transfer for drop-foot. Int Orthop 25:114–118, 2001.

54. Zancolli E: Structural and Dynamic Basis of Hand Surgery. Philadelphia, JB Lippincott, 1979.

55. Zancolli E and Mitre H: Latissimus dorsi transfer to restore elbow flexion. J Bone Joint Surg 55A:1265–1272, 1973.

第21章

神经源性疼痛

David G. Kline, Ron ald R. Tasker

一般原则

通过切断或修复神经的方法治疗与周围神经疾病或神经损伤有关的疼痛并不总是能取得满意的效果，即使知道疼痛来源于一根确定的神经[11,41]。对于一个具体的病例，有时候很难决定是采取神经切断还是采取神经修复的方法，并且不论是哪一种治疗方法，效果都不是非常确切[37,38,49,55,71]。那些通过局部治疗能获得效果的神经性疼痛，术中总能在局部发现一些可能导致疼痛的相关的神经改变。在决定采取治疗之前，以下几个重要的问题需要先了解清楚。

1. 疼痛区域是否与某一周围神经的支配区相符？

2. 疼痛神经区域是否伴随有运动和(或)自主神经功能的丧失？是否有感觉异常或其他感觉功能改变的症状[39,40]？

3. 当叩击神经时是否能引出 Tinel 征，而且 Tinel 征是否伴有感觉异常？

4. 局部神经阻滞是否能减轻疼痛？

如果神经性疼痛符合上述这些特点，并且与疼痛相关的神经是比较小的一些感觉神经，如腓肠神经、隐神经、股外侧皮神经或前臂外侧皮神经等，可以采用直接切断法来治疗神经性疼痛。如果是比较大的感觉神经或是运动感觉混合神经，则不能进行神经切断术，需要进行神经松解及术中行神经传导动作电位检查，对于那些没有动作电位的神经束进行神经修复。

其他治疗周围神经性疼痛的普遍性方法也可采用。

确定疼痛的来源或可能的来源非常重要，但不是说起来那么容易，甚至手术探查当时也不能完全确定，除非去除可能的病灶后能获得长久的疼痛缓解。也就是说，在手术探查的时候，没有哪个神经结构会对术者发出这样的信号："我就是疼痛的来源"。所以,重要的是尽量去确定哪根或哪些神经与目前疼痛有关。

轻微的疼痛有时单独应用止痛药可获得满意的效果。但如果伴随有烧灼、电击或其他异常性疼痛感觉的症状，则需要应用其他药物治疗，包括加巴喷丁(gabopentin, Nerontin)、美西律（Mexitil）、阿米替林(amitryptiline, Elavil)、左乙拉西坦(Keppra)以及最近用来治疗糖尿病性神经痛的药物津巴拉特(Zymbala-ta)。应用加巴喷丁这类药物必须逐渐增大剂量，并且必须是每天按时服药，而不是必要时服药。成年人通常所要求的剂量为 1200~1800mg/d。我们通常从每天 2次，每次 300mg 开始给药，2 天后改为每天 3 次。保持这个剂量，看神经疼痛症状有没有减轻。如果没有，剂量再慢慢增加到 1800~2400mg/d。这种逐渐加大剂量的给药方式能减少诸如镇静、头晕和恶心等副作用的发生。这些药物对于术后的感觉异常，特别是神经肿瘤切除或者是在术中对神经做了部分或分裂修复的病例特别有帮助。

应用上述抗神经炎药物时并不排除同时应用其他止痛药。在与其他类型的止痛药合用时，有时可以减少各自的用药剂量而达到同样效果。

要注意的是，真正能评估镇痛效果的只有患者本人。目前设计出的所有测量评估疼痛的方法仍然主要依赖于患者的主观描述[32,51,55,59]。

治疗的主要目的是为了减轻患者的疼痛，但不能忽视药物成瘾性和它的负面影响。治疗周围神经源性疼痛时，医生必须在达到有效的疼痛控制和药物成瘾性这两者之间找到一个平衡点。在治疗中通常出现的状况是医生更偏向于以减轻患者的疼痛为首要目的，而将药物成瘾性及其产生的后果放在次要的位置。但我们也得承认疼痛的治疗不会总是成功，药物和剂量的选择把握不但受疾病局部状况的影响，很大一部分还与患者的个体心理反应有关。如果对于疼痛的心理方面不了解，可能误导粗心或经验不足的医生，导致药物的滥用。这一点在肢体瘫痪的患者身上看得更清楚，虽然没有解剖和生理上的病因，但患者可在患有转换性歇斯底里的同时伴有肢体疼痛的主诉，但实际上疼痛是不存在的[56,67]。

严重的神经源性疼痛通常需要外科手术的干预。Birch 指出，当疼痛伴随严重的功能丧失，特别是运动功能丧失时，哪怕是一小部分运动功能的重建也有助于疼痛的减轻[4,5,73,74]。这种现象多见于臂丛牵拉伤所致上肢严重功能丧失伴肢体的牵涉性疼痛的患者。有时候，重建肩、肘或腕关节的小部分功能就能明显减轻疼痛，目前推测是由于输入性冲动的增加对中枢性疼痛的抑制作用所致[10,64,65]。

神经瘤性疼痛

如果疼痛来源于损伤的感觉性周围神经，神经切除术能减轻疼痛，甚至完全治愈疼痛。另外，可以采取神经修复的方法，希望神经再生后疼痛能够得到缓解。但神经再生通常是混乱无序的，虽然在神经切断修复后的开始一段时间疼痛减轻，但轴突的发芽、分枝和神经纤维的错乱生长，可导致疼痛性神经瘤连续产生，疼痛可能再度加重(图 21-1)。

解决的办法是对于支配非重要区域感觉神经采取直接切除神经病变的办法，而不修复神经。采用神经切除术时需注意以下几个方面。

1. 不但切除病变神经段，近端和远端也要切除约几厘米的正常神经。切除一段神经可以减少远端神经化学信号对近端神经的影响，减少轴突的再生，从而最大限度地减少神经瘤产生的可能性。

2. 在切断神经前，近端应用神经阻滞药物可减少中枢对切断时的创伤反应(继发性损伤)，从而减少中枢痛性神经环路的产生。

3. 神经切断后，近端用尖细的双极电凝烧灼，封闭神经纤维断端，可以阻止神经瘤的产生，即使不能完全阻止，至少也可以延长产生神经瘤的时间。

4. 记住将近端神经残端置于皮下组织深层，最好是置于肌肉或深筋膜下[15,27]。

这些方法对于治疗腓肠神经、隐神经、前臂外侧皮神经、尺神经背侧皮支、腓浅神经的远端分支、桡神经感觉支和指神经损伤后的感觉神经瘤效果较好。

不管连续性存在与否，都应记住并不是所有神经瘤都会产生疼痛。哪些情况下会造成疼痛，而哪些情况下又不会疼痛，是目前我们正在研究的课题[16,21,22]。关于其他神经化学物质对于疼痛的影响，许多研究者这

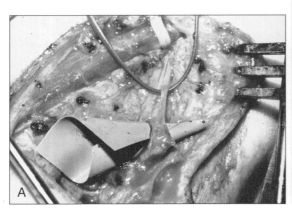

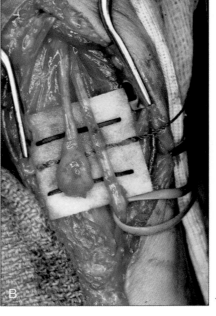

图 21-1　(A)颈丛切割伤后的感觉神经瘤。每次颈部损伤局部受到碰撞时，患者都会产生疼痛和感觉异常。(B)前臂后侧皮神经切割伤后神经瘤形成。右侧未损伤的尺神经通过 Guyon 管。切除神经瘤后，近端使用双极电凝封闭残端，然后置于尺侧腕屈肌深层。(图 B 见彩图)

些年来一直在进行深入广泛的研究[1,2,66]，Birch、Bonney 和 Wynn 在他们的文章中就这一方面做了很好的综述[1]。

周围神经的输入性冲动传到中枢神经系统，能反馈性地增加疼痛产生的阈值。神经损伤后，传入性冲动减少，抑制作用降低甚至消失，不但会产生疼痛感觉，甚至在中枢神经系统自发形成一种疼痛产生的回路。目前去输入性疼痛受到广泛关注，无论在疼痛产生的机制还是在疼痛的治疗方面，都有大量文献报道[12,13,18,31,47,58,65,69,70]。相同的机制在中枢源性神经性疼痛的研究中已经被提出，Tasker 在本章末尾的专题中会再次强调[10,43,45]。目前正在对这种疼痛的通路进行更深一步的研究[5,30]。

根据我们和其他学者的经验，虽然文献上介绍有很多方法治疗痛性神经瘤[19,28,37,57,62]，但往往效果不佳[41,63]。其中包括将损伤神经段或神经瘤切除后将神经近端置于附近的骨洞中，结果神经瘤不但在残端顶部和顶部近端生长，甚至在骨洞外的一近端神经也形成了神经瘤。由于轴浆不能通过神经残端流出，就倒回更近端神经。此外，再生神经纤维也有"倒回"的趋势，在更近端形成一个"新神经瘤"。其他更具破坏性的方法包括用可吸收或不可吸收线结扎神经近端、在近端神经中注射甲醛或苯酚，虽然短期内有效果，但长期来看会不可避免地导致多个神经瘤的产生。甚至认为是将神经束倒转与自身其他神经束缝合的最理想的方法，与用硅橡胶或其他材料帽盖神经残端一样也频繁失效。取一段自身的静脉并关闭一端，然后用来帽盖神经残端，也同样可能无效。在这些方法中，使用非自身材料时可能导致再生神经对异物起反应，最终形成一个瘢痕和错生轴突的混合体。

神经连续性存在的神经瘤

如果损伤的是运动感觉混合神经而神经的连续性存在，要想切除神经瘤而又不损伤神经功能就会非常困难。在这种情况下，完全显露神经并且进行神经动作电位检查，根据神经动作电位的结果决定行神经外松解、神经内松解或神经切除修复术。如果有神经动作电位通过损伤处而疼痛又非常严重，则可考虑行神经内松解，对治疗疼痛有帮助。但不管怎么小心和细致，在切除瘢痕组织行神经松解时，或多或少都会切断部分神经纤维，因而损伤部分功能。另一方面，不管有没有动作电位，如果神经某一部位的瘢痕组织看起来比其他部位严重或是损伤明显，则有必要行神经内松解术。方法是将神经分成几个束组，测定不同束组的动作电位，切断并修复那些没有动作电位的束组，而对于那些损伤不是很严重的有动作电位的束组，可以行神经内松解。这样不但保留了大部分功能，又实施了疼痛治疗措施。记住这种分束组修复的方法非常有用。对于一处有疼痛的周围神经损伤，只要有动作电位通过损伤处，就应该尽量保留神经的连续性，只行神经内松解而不要切断，因为随着更多的神经纤维再生，不但能恢复更多的功能，还能减轻疼痛或者会逐渐变得对药物治疗更敏感（图 21-2）。

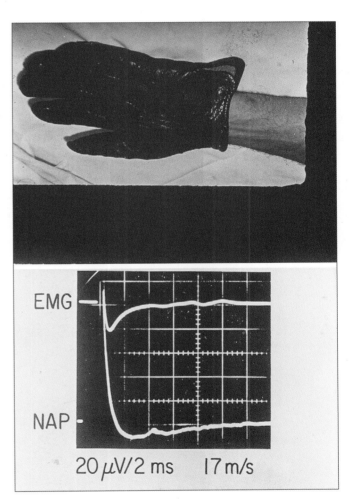

图 21-2　前臂枪伤伴正中神经损伤一年。损伤不完全，保留了大鱼际肌功能，已在外院行神经松解术。患者有严重的灼性神经性疼痛者甚至在非常热的天也要戴手套（上图）。交感神经阻滞不能缓解疼痛。探查发现神经连续性存在的神经瘤，非常小的神经动作电位存在。刺激神经损伤远、近端没有任何肌肉收缩（下图）。切除损伤段后行端-端缝合。疼痛明显缓解，几年后感觉功能恢复到 3~4 级。鱼际肌功能没有丧失。回顾发现该患者有 Martin-Gruber 变异交通支，拇短展肌和拇对掌肌受尺神经分支支配。多数疼痛为神经炎性，由于完全性损伤连续性存在神经增生质量差引起。

电刺激疗法的使用

目前神经电刺激疗法治疗疼痛变得越来越普遍，特别是当疼痛位于肢体时[23-25]。如果电刺激有效，可转换成可长期行电刺激的体内植入装置系统。这些系统安装时需要先对神经进行一些处理，虽然大多数情况下患者都能很好耐受，但也可能位置移动或产生瘢痕，导致治疗作用降低，甚至形成一个新的疼痛位点，最严重的情况是导致残疾。当装置失效，需要移除或更换，操作起来并不是那么容易，有时候可能损伤神经。这倒不是说这些装置不好，在其他外科方法或药物无效的情况下，这些装置确实能帮助患者减轻疼痛。需要指出的是，对于疼痛的治疗，采取从简单到复杂的逐级方式，只有简单的方法失效后才考虑更加复杂的方法。同样，安放吗啡泵、脊髓后柱刺激器（DCS）、脊髓丘脑外侧束切断术或脊髓切断术等治疗方法，只限于那些经过早期系统简单的治疗方法失效后的患者[11,52]。尽管可能有并发症，DCS确实能缓解患者的疼痛，特别是那些肢体疼痛，且因疼痛而无法生活下去的患者[11,33]。当然，还有另外一个问题，神经损伤或神经疾病性疼痛不同于癌性疼痛，如果诊断和纠正不及时，神经性疼痛可能产生第二通路，能持续很长一段时间。如果不能通过其他方法改进，疼痛将会持续许多年甚至终生。

臂丛牵拉/撕脱伤后疼痛

大部分臂丛牵拉伤后疼痛大约在伤后一年缓解或停止（图 21-3）。但有时候这种疼痛持续存在并且治疗上极为困难。相对于节后损伤，一些节前损伤的病例更容易出现难治性疼痛[7,72]。这种疼痛呈持续性，患者描述为烧灼感或搏动性疼痛，伴间断性突然发作放电感或电击感。如果肢体完全瘫痪，疼痛类似于幻肢痛特点。这种截肢患者的不适感就是患者感觉到肢体在移动或有感觉，虽然肢体并没有移动，也确实不可能有任何感觉[55]。还可能是重压感，就像"一只大象坐在手上"或"被一老虎钳夹住"。

臂丛的直接缝合或神经转位有时对缓解臂丛损伤后疼痛有些帮助，特别是有一些功能恢复时，但这种方法不总是能有效地改善症状[8]。止痛药包括精神安定药只能起到很少的作用。此外，绝大部分周围性或中枢性治疗疼痛的措施，包括电刺激，基本无效。

对于这些难治性疼痛病例，使用射频热损伤的方法或是用显微外科技术在多平面节段破坏神经后根入区，能产生疼痛治疗效果[34,35,46,75]。

神经后根入区破坏术不是一个简单的手术，相对比较复杂且风险较大，必须要由丰富经验的外科医生来完成[17]。如果患者选择恰当（经过系统简单方法治疗

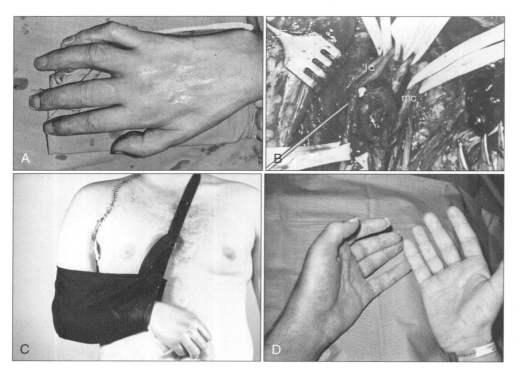

图 21-3 （A）臂丛枪伤后一年手烧灼痛。不完全性臂丛损伤，重度疼痛并严重影响上肢功能。（B）探查见腋动脉上中等大小假性动脉瘤，造成臂丛束支部牵扯并移位。动脉瘤切除，臂丛松解。术后严重疼痛缓解约48小时，疼痛恢复术前的程度。行颈部交感神经阻滞，疼痛暂时缓解。（C）锁骨上切口行交感神经切除术，术后疼痛完全缓解。患者最终基本上完全恢复。（D）另外一例患者左侧交感神经切除术后，左手与正常右手对比。

无效的患者)并且手术成功,那么至少有 2/3 的患者术后一年可获得良好的疼痛缓解效果[53]。但持续性的疼痛感觉不能完全缓解。手术还可能会引起一些特殊并发症:损伤皮质脊髓束引起同侧下肢无力和(或)共济失调[53,61]。对侧肢体丧失痛温觉,有时候造成呼吸功能不全。由于脊髓和神经根的牵拉撕脱性损伤以及局部瘢痕或神经胶质增生,脊髓后外侧沟有时候不明显,手术时可能造成定位不精确。

目前,对于那些经过其他疼痛治疗措施无效以及因为疼痛不能维持基本生活(痛不欲生)的患者,我们建议采取这种治疗方法,并且建议患者到有一定治疗经验的治疗中心接受治疗。

重要的是,一旦发现患者开始伴有这种神经性疼痛,就应立即选择有效的治疗方法来缓解疼痛,否则疼痛本身可能触发中枢机制形成异常环路,导致疼痛持续或加重[5,51,55]。因此,一旦疼痛发作,就立即选择合适级别的镇痛药物,特别是手术后的疼痛。可咨询疼痛专家(一般是麻醉医生),选择用药的种类、剂量和跟踪调整。

交感神经源性或持续性疼痛

有些特殊的疼痛综合征需要更加特殊或特定的治疗手段。虽然不是很常见,但正如 Tasker 在本章中其他地方提到的,确实有一定的发生率并需要特殊关注。这些综合征部分或主要是由交感神经功能亢进引起的[6,9,36]。

真正的灼性神经痛

每一位处理严重神经损伤的外科医生必定见过灼性神经痛,或者我们称之为"真正的灼性神经痛"[3,42,44]。

这种多发生于主干运动感觉混合神经近端的严重损伤,通常累及部分神经部分,而不是全部神经。锐性损伤(不论是玻璃、刀或螺旋桨,还是枪伤)比钝性损伤更容易导致灼性神经痛。这种疼痛的特点是发病比较早,疼痛比较剧烈,通常是烧灼感,感觉迟钝性疼痛位于肢体远端部分并伴有交感神经亢进的症状。交感神经亢进表现为手或足的皮肤颜色改变和出汗,但可能在相对短的时间内又变凉和变白。在我们看来,最重要的特点是即使分散患者的注意力,也不能完成对患肢进行操作检查。患者明确拒绝对于患肢进行操作或触摸。

相关的交感神经阻滞可减轻疼痛或明显改善症状,包括自律性的改变,至少能短暂缓解[59]。反复多次的局部交感神经阻滞(在每次症状复发的时候阻滞)能导致缓解的时间延长,甚至几乎完全逆转疼痛的发生[42]。如果通过反复多次注射没有完全逆转,则可采取手术切除相应的交感神经[29,59]。不管是在胸段还是在腰段,切除交感神经时一定要移除一定长度的交感神经链,这样才有可能得到最佳效果。由于神经节和相连的纤维被切除,因此交感神经切除术是神经节前切除,所以切除的水平段达到了长期缓解所要求的水平。

有时,交感神经相关性疼痛与神经炎性或其他神经病理性疼痛混合出现,在这种情况下,损伤神经和治疗方法需要仔细评估。如果耽误治疗,情况会变得更为复杂。下面就是一个这样的病例。

病例分析——灼性神经痛

患者,20 岁,大学生,小口径步枪打伤右肩部,当时周围环境不清楚。当送到当地大学医院时,发现子弹入口位于锁骨下方 1 英寸(约 2.54cm)左右,出口位于肩部后外侧。有部分臂丛支配区的感觉和运动功能丧失,主要位于手部,而前臂和上臂基本正常。功能丧失较轻,即使是手部的肌肉,有部分功能存在。从一开始手部就伴有非常严重的疼痛和感觉异常,手部发红、多汗和轻微肿胀。他拒绝对手部进行操作检查,惧怕任何接触。桡动脉搏动正常,几个小时后的血管造影检查正常。子弹出入口少量出血。肩部的 X 线检查正常。由于疼痛剧烈,当天麻醉师给他做了交感神经阻滞,肿胀和发红有所减轻,但疼痛只有部分缓解。在接下来的几周,做了 20 多次交感神经阻滞,但疼痛仍然只是部分缓解。回顾性调查,患者自诉在这段时期,疼痛和手部功能丧失逐步加重。他接下来在几个中心就诊,由于病史结合症状比较典型,又接受了 30 多次交感神经阻滞,但收效甚微。

在 LSUMC 以典型的灼性神经痛治疗了一年以后,我们发现他腋部比较饱满并且有压痛,这在以往的检查中没有注意到。他平时用凡士林涂满整只手,戴上橡胶手套,然后用一只更大的布手套套在橡胶手套上,并且喜欢用冰块置于两层手套之间。锁骨下探查发现一假性动脉瘤,周围是瘢痕组织,内侧束和外侧束牵张并移位。切除假性动脉瘤后行臂丛神经松解术。虽然速度偏慢且波幅降低,但臂丛所有束支都有神经动作电位。麻醉醒后,他没有感觉手部疼痛,并且可以不用使用凡士林、手套和冰块。但是 48 小时后疼痛恢复,他又戴回了他的装备。术后第一次交感神经阻滞给予了他非常有效的镇痛效果,虽然有效期短暂。紧接着第二天给他做了背侧交感神经切除术,疼痛缓解。经过几个月的物理治疗和康复治疗,他带着恢复功能的上肢返回了大学,虽然还有正中神经和尺神经支配区的手内肌肌力轻度无力和轻度感觉改变。在接下来的几年,他重新拥有了一只有用的上肢,虽然不是完全正常,有一些神经炎的症状,但他再也没有伤后一年的那种严重疼痛症状。

反射性交感神经萎缩

不论在诊断和治疗上,反射性交感神经萎缩(reflex sympathetic dystrophy, RSD)都是难题。以反射性交感神经萎缩送到我们诊所的患者大部分都不是反射性交感神经萎缩。真正的反射性交感神经萎缩是发生在肢体远端的损伤,并且不是直接涉及神经损伤,至少不涉及主干神经[26,50]。通常发生于手、脚、手指或脚趾的挤压伤或挫伤,伴有或不伴骨折。发病和首先出现症状的时间相对于灼性神经痛较晚。症状与真正的灼性神经痛相似,烧灼感、感觉减退性疼痛和自律性改变等症状提示交感神经亢进(通常见于急性期)或交感神经功能低下(通常见于亚急性期和慢性期)。同真正的灼性神经痛一样,患者拒绝肢体的接触,不使用一些强制手段很难接触患肢。如同灼性神经痛一样,需要仔细有序的临床检查和一些恰当的指标才能够诊断 RSD[54]。如果患者有类似于 RSD 的症状,或者被称为"灼性神经痛样综合征",但如果能被动活动肢体,则不大可能是 RSD,并且也不大可能对交感神经切除术或交感神经阻滞起反应。

有些 RSD 患者有不能解释的症状和功能丧失扩布:向肢体更远端、对侧上肢或下肢、甚至从上肢蔓延到下肢。这些患者治疗起来非常困难,即使采用多种治疗模式并由多名专家治疗,症状也很难逆转,其中包括心理方面的干预。

影响一个肢体的慢性 RSD 患者,其功能丧失的严重程度与急性 RSD 一样。手或脚皮肤变薄、发亮并且发紧,通常是苍白,触摸感觉发凉,症状相当于治疗不成功或不完全的真正灼性神经痛患者[14]。指甲变长和变形,通常因为疼痛而不能修剪指甲,也不允许其他人修剪其指甲。

尽管交感神经阻滞和(或)交感神经切除术对慢性 RSD 的治疗效果没有真正的灼性神经痛或急性 RSD 的效果好,但目前对于慢性 RSD 通常采取交感神经阻滞加上精神安定类药物和止痛药物联合应用才可能取得疗效。

治疗急慢性 RSD 和其他神经性疼痛,让患者康复的关键在于活动患肢和让患者积极主动地使用患肢。

在下肢意味着承重行走,而在上肢意味着用上肢做一些日常活动,包括用手去感觉周围事物、日常的做饭、穿衣和翻书等基本生活动作。

这些日常生活所必需的活动是最好的治疗方法,没有其他治疗可以代替。在说服患者遵循这些原则的同时,需要有经验的物理治疗师指导。总之,日常生活活动训练以及患者积极主动去实施是最重要的治疗方法。

病例分析——反射性交感神经萎缩

患者,女性,32 岁,工作中右手手指挤压伤。一个手指骨折采用克氏针固定。术后手指和手部正常反应性肿胀痛,虽然没有手或手指神经损伤的表现,几天后患者诉感觉异常和烧灼样疼痛,并且几周后出现手和手指变冷和苍白。虽然及时调整石膏管型和绷带,也没有能够缓解症状。伤后 1 个月开始给予颈部多次交感神经阻滞,每次只是暂时缓解症状。止痛药物也只能达到部分疼痛的缓解。伤后几个月,骨折愈合,手和手指仍然发冷,轻度肿胀,并且拒绝使用患肢,甚至轻微的牵拉、触碰和被动活动都引起非常剧烈的疼痛。感觉检查表现为感觉存在,但感觉过敏。虽然很难让患者做完整的手部运动,但没有手内肌肌肉萎缩或运动丧失的表现。

由于多次交感神经阻滞可以产生短暂但完全缓解的效果,因此对患者进行了锁骨上交感神经切断术,术后患者疼痛缓解,出现轻度的 Horner 征表现和膈神经麻痹的症状,一段时间后两者恢复正常。经过系统的物理治疗和康复训练,手部功能最终恢复正常。

其他引起神经性疼痛的病因

还有其他很多可导致神经性疼痛的病因[68],有些可用外科手术的方法治疗,有些没有效果。其中神经卡压和肿瘤性神经性疼痛对外科治疗有很好的效果。糖尿病性周围神经性疼痛和其他代谢障碍性神经性疼痛(如酒精性神经病变)对外科治疗的效果则不显著,倾向于采取保守治疗。神经卡压引起的神经病变性疼痛可通过电生理检查确诊,然后对机械性卡压进行神经松解,疼痛和感觉异常可以获得缓解。

医源性损伤比自发来源的损伤更容易导致疼痛,并且症状也更严重[20]。因此对于这类损伤要采取更为积极主动的治疗方法,尽早解决问题。

由肿瘤相关的压迫因素引起的疼痛,如血凝块、假性动脉瘤和动静脉瘘等通常需要立即采取外科手术的方法干预。这些因素导致的疼痛不但较为剧烈和呈进行性发展,而且导致功能障碍,如不采取积极的措施,可能导致功能的永久性丧失。受累的神经需要彻底松解,导致神经性病变的压迫因素要完全移除。

由血管球瘤引起的疼痛通常非常剧烈,其疼痛程度相当于真正的灼性神经痛。并且所涉及的肢体局部触痛明显,如同灼性神经痛的肢体,患者对于医生的检查非常敏感,通常拒绝对其患肢的局部检查。

血管球瘤最常发生于拇指或其他手指的指甲下,也可发生在腿部或上肢的近端。血管球瘤即使完全切除,也有复发的可能。组织学表现有其自身的特点。很少有其他疾病的临床表现和病理改变与血管球瘤相似。

病例分析——血管球瘤

患者,青年女性,因滑冰时在斜坡摔倒导致小腿远端的胫部被滑雪靴损伤,只是软组织损伤,不伴骨折。几周后愈合,局部留下凹陷的瘢痕或皱褶。几个月后损伤平面出现严重的疼痛并且患肢不能负重。临床检查、肌电图和神经传导检查显示运动和感觉功能正常。X线和骨扫描没有发现异常。几年后检查,局部软组织皱褶处触痛非常明显,任何试图去触摸患处的动作都会被患者强烈推拒,而对损伤远处和足部的检查可以顺利进行,并且没有任何疼痛。其家属带患者咨询过心理医生并且给予了心理方面的治疗,但症状没有缓解,患者因为疼痛从大学休学。止痛类药物有些帮助但不能完全缓解疼痛,晚上需要安眠药才能入睡。

经家属同意后患者住院治疗,在患者入睡后,对局部进行触摸检查,患者马上惊醒,并且诉胫前部剧烈疼痛。入院后第二天,在全麻下对局部进行探查,发现局部约几厘米大小稍平坦但较坚实的病变。触摸有橡皮样感觉,病变与胫骨骨膜相连,病变组织得到完全切除。术后患者疼痛完全缓解。病理学检查为血管球瘤(图 23-46 和图 23-47)。患者术后疼痛具有戏剧性的改变,已完全消失。4 年半后疼痛复发,接受了第二次切除手术。又过了 3~4 年,考虑局部可能有小的复发,但患者拒绝这次手术。

制动引起的疼痛

最让神经外科医生觉得不应该发生的状况是当神经损伤后,由于忽视了运动、物理治疗和康复治疗,肢体发生僵硬而导致疼痛。对于只是由于制动而不是因为骨折或关节囊损伤所导致的肩关节僵硬,让患者持续活动肩关节有可能解决问题。如果经过积极的活动肩关节不能够解决关节僵硬和疼痛,则要考虑采取其他有效的步骤,包括超声治疗、水疗、物理治疗和康复

治疗。在采取这些治疗步骤之前一定要给予有效的止痛药物。如果还不能解决问题,就要考虑在麻醉下手法松解肩关节或行关节囊松解术。这种状况同样适用于腕关节、肘关节、踝关节和膝关节。考虑到制动容易引起僵硬和疼痛,我们很少使用管型或夹板固定肢体,特别是不会固定太长时间,除非是在有张力下端-端缝合修复神经(如果有张力,我们更倾向于神经移植),或者是在修复神经的同时伴有血管损伤或骨折需要固定。很少情况下肢体固定的时间有必要超过 3~4 周[60]。最好是在神经修复后马上活动患肢,只要情况允许,最大范围活动肢体。即使是下肢的股神经或坐骨神经进行了修复手术,我们要求患者术后第一天就开始活动肢体,如果缝合部位情况允许,我们甚至要求患者在不使用手杖或拐杖的情况下下床开始部分负重练习。但有一个例外,就是踝关节部位手术或特别是足部手术后,考虑到负重状态可引起伤口张力增大,完全负重需要延迟 1~2 周。

臂丛神经修复后通常使用非 Valpeau 型吊带固定 1~2 周。肘关节、腕关节和手指术后应立即在一定范围内开始活动,以避免产生痛性挛缩。术后第一天或第二天,指导患者开始肩关节的环周运动,不管是主动运动抑或是被动运动,这样就可以避免肩关节僵硬或者将其降低到最低程度。神经修复后抗张力强度在手术 3 周后达到最大,这时候就可以开始最大范围的运动和物理治疗或康复治疗。

有一个不容忽视的情况,多数保险公司可能只允许在术后的一定时期内才开始物理治疗和康复治疗。那么在保险公司许可时期之前,就要训练患者或家属实施一定范围的运动训练,而不能只是消极地将肢体关节固定在防止挛缩的位置,等待保险公司对物理治疗和康复治疗的授权。

交感神经切断术治疗交感神经相关性疼痛

颈部交感神经切断术入路与治疗胸廓综合征手术入路相似。一些进出 T1 神经根的神经细根可引导手术医生找到星状神经节和胸交感神经链的头端部分。另外一个标志是椎动脉,起源于近端锁骨下,向内向上走向 C6 的横突。游离椎动脉的近端部分,在其后方就可找到星状神经节。胸交感神经链的其他部分在星状神经节的下方,位于锁骨下静脉下和上纵隔。在确认星状神经节后,将胸膜向前推开,使用一个长的神经拉钩将胸交感神经链向上挑起,利于显露。当追踪交感神经链至第三肋水平,使用手术放大设备非常有帮助。

通常治疗上肢神经性疼痛的颈交感神经切断术只

涉及切断星状神经节的上半部分，将星状神经节下半连同胸交感神经链和 T1、T2、T3 神经节牵向上方，用一血管夹夹住神经链的近端，靠近血管夹切断神经链。附近有许多重要的结构要引起注意（图 21-4 和图 21-5），包括淋巴管和大的静脉。如果在切口内出现乳糜，术者必须暂停分离并查找来源，然后用双极电凝或缝合的方法关闭瘘口。目前，此种交感神经切断术大都使用内镜在高胸段水平完成。

腰交感神经切断术

　　患者取仰卧位，气管插管全麻。手术侧腰肋部垫高，同侧膝后垫枕使膝关节和髋关节部分屈曲，利于放松髂腰肌。腰肋部斜切口长 10~12cm，自下肋部至腹股沟区，沿肌纤维方向分离腹外斜肌并用自动拉钩牵开。然后沿肌纤维方向分离腹内斜肌并用拉钩牵开。术者用手指下外方向钝性分离腹横肌，可见到腹膜外脂肪

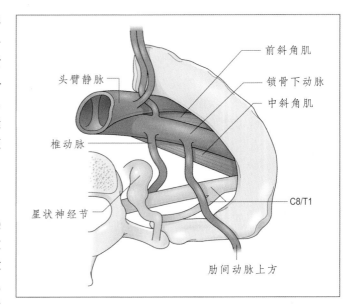

图 21-5　这是从尾端向头端方向看左侧第一肋的示意图。注意当向内侧追踪下干时，分为 C8 和 T1 神经根，环绕第一肋颈部。T1 向外上方走行加入到 C8 神经根。T1 与星状神经节靠得很近，如不注意，有可能在行交感神经切断术时被误伤。注意当椎动脉上行进入横突孔时与上述结构关系密切。(From Atlas of Peripheral Nerve Surgery. Philadelphia, WB Saunders 2001, with permission.)（见彩图）

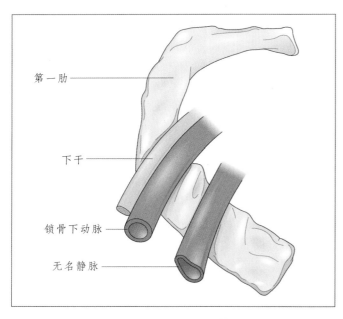

图 21-4　这是从头端往尾端方向看右侧第一肋的示意图。如同颈椎的前结节和肩胛骨的喙突，内侧缘是第一肋的特征性标志，容易触摸。注意斜角肌结节，是前斜角肌的止点，将其前方的锁骨下静脉与后方的锁骨下动脉分开。锁骨下动脉挂靠在第一肋上进入腋部，紧靠其后方的是由 C8 和 T1 神经根组成的下干。用一手指顺第一肋滑向后方下压胸外膜和胸膜，指腹可触及一个橡皮擦样质地的结构，这是位于第一肋颈部前方的星状神经节。然后术者显露甲状颈干和椎动脉，椎动脉从锁骨下动脉的上缘走向上方。通常先将走行于前斜角肌表面的膈神经游离拉开，然后将前斜角肌止点切断，这样有利于术者追踪下干至 C8 和 T1 自椎间处。在分离显露过程中，全程以第一肋锐利的内侧缘作为指引。(From Atlas of Peripheral Nerve Surgery. Philadelphia, WB Saunders 2001, with permission.)（见彩图）

组织。用示指和中指将腹横肌压向外侧，用手指在腹膜外脂肪、后腹膜和后腹壁之间间隙钝性分离，术者用手滑过腰方肌内表面达髂肌外侧缘和上方。此时，腹膜外脂肪位于术者手掌侧，腹膜位于术者手的上方或手背侧。将腹膜和腹内脏器用拉钩牵向内上方，显露腰椎的外侧部分。用另外一个腹钩置于头侧，大约位于膈肌脚的位置。腰交感神经链位于圆柱形腰大肌形成的沟内。用长的神经拉钩将交感神经链提起，然后切断小的神经支，靠近膈肌脚和腰骶岬切断。左侧交感神经链可能位于腰动脉后方，右侧交感神经链可位于腰静脉后方，在切断交感神经链前要分离牵开或电凝。此外，右侧交感神经链可能部分位于腹腔静脉后方，此时需要小心轻柔向前牵开腹腔静脉，完全显露交感神经链。

　　切除这一段交感神经链后，逐层关闭腹肌。皮下组织和皮肤与腹外斜肌层缝合在一起，不要留无效腔，避免腰肋部积液。

结论

　　1. 疼痛的感觉只有患者自己才能体会，目前仍然没有客观的方法证实疼痛的存在及其严重程度。

　　2. 在某种程度上可以说是最终的总结，1991 年

Sunderland[56]在一篇短论中写到：虽然大部分疼痛机制可以归咎于周围神经和皮肤的损伤和病变，但已证实确实有些疼痛是存在中枢性机制，中枢神经系统某些部位的异常放电引发的神经冲动而产生的疼痛与周围性机制引起的疼痛完全不同。

3. 由于疼痛的产生可来源于局部、周围神经系统和中枢神经系统的任一部位，有些疼痛甚至是多部位来源，因此对于疼痛的治疗必须针对疼痛产生的机制进行个体化治疗，仅仅是对症治疗不可能得到好的效果。

4. 下一节是 Ronald Tasker 关于神经性疼痛方面的缜密论述。

参考文献

1. Anand P: Nerve growth factor and nociception. Br J Anesthesia 75:201–208, 1995.
2. Barbut D, Blah JM, and Wall PD: Substance P in spinal cord dorsal horn decreases following peripheral nerve injury. Brain Res 205:289–298, 1981.
3. Barnes R: Causalgia: a review of 48 cases. In: Seddon HJ, Ed: Peripheral Nerve Injuries. London, HMSO, 1954:156–185.
4. Berman J, Anand P, Chen L, et al.: Pain relief from preganglionic injury to the brachial plexus by later intercostal transfer. J Bone Joint Surg [Br] 78:759–760, 1996.
5. Birch R, Bonney G, and Wynn Parry CB: Surgical Disorders of the Peripheral Nerves. London Churchill Livinstone, 1988.
6. Bonica JJ: Causalgia and other reflex sympathetic dystrophies. In: Bonica JJ, Ed: The Management of Pain, vol. 2. Philadelphia, Lea & Febiger, 1990:220–243.
7. Bonnard C and Narakas A: Syndromes douloureux er lesions ost-traumatiques du plexus brachial. Helvetica Chirurgica Acta 52:621–632, 1985.
8. Bonney G: Prognosis in traction lesions of the brachial plexus. J Bone Joint Surg [Br] 41:4–35, 1959.
9. Bonney G: Causalgia. Br J Hosp Med 9:593–596, 1973.
10. Bowsher D: Central pain: clinical and physiological characteristics. J Neurol Neurosurg Psychiatry 61:62–69, 1996.
11. Burchiel KJ and Ochoa JL: Surgical management of posttraumatic neuropathic pain. Neurosurg Clin N Am 2(1):117–126, 1991.
12. Campbell JN and LaMotte RH: Latency to detection of first pain. Brain Res 266:203–208, 1983.
13. Campbell JN, Raja SN, and Meyer RA: Myelinated afferents signal the hyperalgesia associated with nerve injury. Pain 32:89–94, 1988.
14. Cooke ED, Steinberg MD, Pearson RM, et al.: Reflex sympathetic dystrophy and repetitive strain injury: temperature and microcirculatory changes following mild cold stress. J Roy Soc Med 86:690–693, 1993.
15. Dellon AL and Mackinnon S: Treatment of the painful neuroma by neuroma resection and muscle implantation. Plast Reconstr Surg 77:427–436, 1986.
16. England J, Happel J, and Kline D: Abnormal distribution of potassium channel activity in human neuromas. Neurosci Newsletters 255:37–40, 1998.
17. Friedman AH and Nashold BS Jr.: DREZ lesions for relief of pain related to spinal cord injury. J Neurosurg 65:465–475, 1986.
18. Gracely R, Lynch SA, and Bennett GJ: Painful neuropathy: altered central processing maintained dynamically by peripheral input. Pain 52:251–253, 1993.
19. Herndon JH, Eaton RG, and Littler JW: Management of painful neuromas in the hand. J Bone Joint Surg [Am] 58:364–373, 1976.
20. Horowitz SH: Brachial plexus injuries with causalgia resulting from trans-axillary rib resection. Arch Surg 120:1189–1191, 1985.
21. Kretchner T, Nguyen D, Beuerman R, et al.: Painful neuromas: A potential rule for structural transmembrane protein, Ankyrin G. J Neurosurg 97:1424–1431, 2002.
22. Kretschmer T, Happel L, England J, et al.: Accumulation of PN I and PN III sodium channels in painful human neuroma: evidence from immunochemistry. Acta Neurochiur 144(8):803–810, 2002.
23. Laryea J, Schon L, and Belzberg A: Peripheral nerve stimulators for pain control. Semin Neurosurg 12(1):125–131, 2001.
24. Loeser J, Black R, and Christman A: Relief of pain by transcutaneous stimulation. J Neurosurg 43:308–314, 1978.
25. Long D: Neuromodulation for the control of chronic pain. Surg Rounds 5:25–34, 1982.
26. Low PA, Wilson PR, Sandroni P, et al.: Clinical characteristics of patients with reflex sympathetic dystrophy in the USA. Progress Pain Res Management 6:49–77, 1996.
27. Mackinnon S and Dellon A: Surgery of the Peripheral Nerve. New York, Thieme Medical Publishers, 1988.
28. Martini A and Fromm B: A new operation for the prevention and treatment of amputation neuromas. J Bone Joint Surg [Br] 71:379–382, 1989.
29. Mayfield F: Reflex dystrophies of the hand. In: Flynn JE, Ed: Hand Surgery. Baltimore, Williams & Wilkins, 1966:1095(see also 738–750).
30. Maynard CW, Leonard RB, Coulter JD, et al.: Central connections of ventral root afferents as demonstrated by the HRP method. J Comparative Neurol 172:601–608, 1977.
31. Melzack R and Wall PD: Pain mechanisms: A new theory. Science 150:971–979, 1965.
32. Melzack R: The McGill pain questionnaire. Pain 1:277–299, 1975.
33. Nashold BS and Friedman H: Dorsal column stimulation for control of pain. Preliminary report on 30 patients. J Neurosurg 36:590–597, 1972.
34. Nashold BS and Ostahl RH: Dorsal root entry zone lesions for pain relief. J Neurosurg 51:59–69, 1979.
35. Nashold BS: Current status of the DREZ operations. Neurosurgery 15:942–944, 1984.
36. Nathan PW: Pain and the sympathetic system. J Automic Nervous Sys 7:363–370, 1983.
37. Noordenbos W: Pain. Amsterdam, Elsevier, 1959.
38. Ochoa J: Pain in local nerve lesions. In: Culp WJ, Ochoa J, Eds: Abnormal Nerves and Muscles as Impulse Generators. New York and Oxford, Oxford University Press, 1982.
39. Ochoa J, Torebjörk H: Paresthesias from ectopic impulse generation in human sensory nerves. Brain 10(3):835–839, 1980.
40. Ochs G: Painful dysesthesias following peripheral nerve injury: A clinical and electrophysiological study. Brain Res 4:228–240, 1989.
41. Omer GE: The management of pain. In: Lamb DW, Ed: The Paralyzed Hand. Edinburgh, Churchill Livingstone, 1987:216–231.
42. Omer G and Thomas S: Treatment of causalgia: review of cases at Brook General Hospital. Texas Med J 67:93–96, 1972.
43. Pagni CA: Central pain due to spinal cord and brain stem damage. In: Wall PD, Melzack R, Eds: Textbook of Pain. Edinburgh,Churchill Livingstone, 1989:634–655.
44. Richards RL: Causalgia. A centennial review. Arch Neurol 16:339–350, 1967.
45. Richardson DE and Akill H: Pain reduction by electrical brain stimulation in man. J Neurosurg 47:178–187, 1977.
46. Richter HP and Sertz K: Dorsal root entry zone lesions for the control of deafferentation pain: experiences in ten patients.

Neurosurgery 15:956–959, 1984.

47. Roberts WJ: A hypothesis on the physiological basis for causalgia and related pains. Pain 24:297–311, 1986.

48. Robertson DP, Simpson RK, Rose JE, et al.: Video-assisted endoscopic thoracic sympathectomy. J Neurosurg 79:238–240, 1993.

49. Scadding JW: Ectopic impulse generation in damaged peripheral axons in abnormal nerves and muscles as impulse generators. In: Ochoa J, Culp W, Eds: Abnormal Nerves and Muscles as Impulse Generators. Oxford, Oxford University Press, 1984.

50. Schwartzman RJ: Reflex sympathetic dystrophy and causalgia. In: Evans R, Ed: Neurology and Trauma. Philadelphia, JB Lippincott, 1996:496–510.

51. Seddon HJ, Ed: Surgical Disorders of the Peripheral Nerves. Baltimore, Williams & Wilkins, 1972.

52. Shealy CN, Mortimer JT, and Reswick JB: Electrical inhibition of pain by stimulation of the dorsal columns. Prelim Clin Report Anesth (Cleve) 46:489–491, 1967.

53. Sindou M, Blondet E, Emery E, et al.: Microsurgical lesioning in the dorsal root entry zone for pain due to brachial plexus avulsion: a prospective series of 55 patients. J Neurosurg 102:1018–1028, 2005.

54. Stanton-Hicks M, Jänig W, Hassenbusch S, et al.: Reflex sympathetic dystrophy: changing concepts and taxonomy. Pain 63:127–133, 1995.

55. Sunderland S: What can nerve trauma tell us about pain mechanisms? In: Nerve Injuries and their Repair: A Critical Appraisal. London, Churchill Livingstone, 1991:333–350.

56. Sunderland S: Conversion hysteria. In: Nerve Injuries and Repair. A Critical Appraisal. Edinburgh, Churchill Livingstone, 1991:327.

57. Swanson AB, Boeve NR, and Lumsden RM: The prevention and treatment of amputation neuromata by silicone capping. J Hand Surg 2:70–78, 1977.

58. Sweet WH: Deafferentation pain after posterior rhizotomy, trauma to a limb, and herpes zoster. Neurosurgery 15:928–932, 1984.

59. Sweet WH and Polette CE: Causalgia and sympathetic dystrophy. In: Aronoff GM, Ed: Evaluation and Treatment of Chronic Pain. Baltimore, Urban & Schwarzenberg, 1985:19–165.

60. Tarlov IM: How long should an extremity be immobilized after nerve suture? Ann Surg 126:336–376, 1947.

61. Thomas D and Kitchen ND: Long term follow-up of dorsal root entry zone lesions in brachial plexus avulsion. J Neurol Neurosurg Psychiatry 57:737–738, 1994.

62. Thomas M, Stirratt A, Birch R, et al.: Freeze thawed muscle grafting for painful cutaneous neuromas. J Bone Joint Surg [Br] 76:474–476, 1994.

63. Tindall S: Painful neuromas. In: Williams R and Regachary S, Eds: Neurosurgery. New York, McGraw Hill, 1985:1884–1886.

64. Torebjörk HE, Ochoa JL: Selective stimulation of sensory units in man. In: Bonica JJ, Lundblom H, and Iggo A, Eds: Advances in Pain Research and Therapy, vol 2. New York, Raven Press, 1983:99–104.

65. Torebjörk HE, Lundberg LER, and Lamotte RH: Central changes in processing of mechanoreceptor input in capsaicin induced sensory hyperalgesia in humans. J Physiol (London) 448:765–780, 1992.

66. Torebjörk E, Wahren LK, Wallin G, et al.: Noradrenaline evoked pain in neuralgia. Pain 63:11–20, 1995.

67. Tyrer P: Conversion hysteria. In: Classification of Neuroses. New York, Wiley, 1989:106, 107, 111–112.

68. Upton ARM and McComas AJ: The double crush in nerve entrapment syndrome. Lancet ii:359–361, 1973.

69. Wall PD: The gate control theory of pain mechanisms. A re-examination and re-statement. Brain 101:1–18, 1978.

70. Wall PD and Devor M: The effect of peripheral nerve injury on dorsal root potentials and on transmission of afferent signals into the spinal cord. Brain Res 209:95–111, 1981.

71. Wall PD and Gutnick M: The properties of afferent nerve impulses originating from a neuroma. Nature 248:740–742, 1974.

72. Wynn Parry CB: Pain in avulsion lesions of the brachial plexus. Pain 9:41–53, 1980.

73. Wynn Parry CB: Pain in avulsion of the brachial plexus. Neurosurgery 15:960–965, 1989.

74. Wynn Parry CB and Withrington RH: Painful disorders of peripheral nerves. Postgrad Med J 60:869–875, 1984.

75. Zorub D, Nashold BS, and Cook WA: Avulsion of the brachial plexus: I. A review with implications on the therapy of intractable pain. Surg Neurol 2:347–353, 1974.

神经性疼痛的论述

Ronald R. Tasker

简介

神经性疼痛是一种使人恐惧的损伤后并发症，发生在躯体感觉神经系统（包括周围感觉神经和神经根）。其发生机制目前还不是很清楚，并且具有一定的个体相关特异性，只有 1/5 的神经损伤患者会导致严重的疼痛并发症。Gybels 和 Sweet [7]报道战争时期的周围神经损伤后疼痛的发生率为 2%~5%。神经性疼痛的发生与神经损伤的严重程度和是否完全损伤没有相关性，没有明显的感觉功能丧失的患者也可发生神经性疼痛。

临床特点

神经损伤后，多数患者很快表现出疼痛，也有缓慢发生的，一旦表现出神经性疼痛，则可能长期存在[1]。不论疼痛是来源于周围神经损伤和脊髓损伤，还是卒中后的大脑，疼痛的性质在临床上没有太大区别，只是有些情况下可能表现出交感神经系统的症状[15,17]。疼痛通常位于感觉丧失区域或至少在损伤神经的感觉支配区域，但偶尔会有例外。

疼痛通常表现出 3 个主要的特征[16]。持续固定的烧灼感是神经性疼痛共同的特征[3]。可能伴有异常性疼痛或痛觉过敏，或两者都有（诱发性疼痛）。有些患者伴有阵发性撕裂或刀刺般的锐性疼痛。

交感神经系统相关

如果神经性疼痛只是与体感神经相关，那么对于神经性疼痛的理解就不会有那么复杂。实际情况是，周围神经性损伤后疼痛通常比单纯的体感神经复杂得多。至少在一部分患者，交感神经系统[9]和相关术语被用来描述疼痛的特征：重型灼性神经痛、轻型灼性神经痛[12]、反射性交感神经营养不良、Sudeck 萎缩、交感神经持续性疼痛（sympathetically maintained pain，SMP）

以及慢性区域性疼痛综合征Ⅰ型和Ⅱ型(CRPSⅠ型和Ⅱ型)[5]。与交感神经有关的神经性疼痛症状包括：皮肤温度的改变、与血管舒缩相关的皮肤颜色改变、水肿、皮肤质地改变、运动功能影响、骨骼肌肉系统的改变(包括关节僵硬、萎缩和骨质疏松)和疼痛本身。异常性疼痛有时候让患者极为痛苦，患者对于脚落在地板上、电视的声音或其他声响等可能产生剧痛。这些类型的疼痛患者，其疼痛范围明显超过了损伤神经的支配范围。

重型灼性神经痛(现在定为CPRSⅡ型)用来定义这一类患者的疼痛：通常是低能量枪弹对主干神经造成部分损伤的结果，特别是正中神经、坐骨神经和臂丛损伤。而轻型灼性神经痛(现在定为CPRSⅠ型)用来定义由于其他软组织损伤后导致的疼痛。由于认为交感神经系统是这类疼痛的基本因素，是交感神经系统的活动过度、通过在突触逆向释放P物质、对去甲肾上腺素异常敏感或功能失常所致，导致了交感神经阻滞药物、交感神经破坏和抗交感神经药物的广泛应用，但有时候疼痛并不是这个原因[5]。因此，在施行永久性的交感神经破坏术之前，必须先进行多次短期的阻滞试验，用来确定有一小部分患者是否患有SMP。在SMP患者，通过超声研究、显微神经描记和病理化学研究已经证实不是交感神经反应过度导致了疼痛症状，而是脊髓或大脑等中枢的改变导致了疼痛。

RSD的发展分为几个阶段：首先是自发性的和诱发性的疼痛，然后伴随皮肤和运动功能的改变，最后是关节僵硬和骨肌肉萎缩，但这几个阶段并不是每个医生都能够完整连续地观察到。

病理生理学

只有正确了解神经性疼痛的产生机制，才能进行有效的治疗。只是到了20世纪80年代，人们才认识到神经性疼痛与肿瘤或炎症性疾病、骨折或组织损伤的疼痛机制完全不同[1]。一些神经性疼痛模型有助于了解异常性疼痛的基本要素[2]，但目前缺乏顽固性灼性神经痛或触物痛动物模型。作者的观点是这种自发性的顽固性灼性神经痛并不依靠疼痛传导通路的传递。毕竟，完全切断脊髓或神经可导致顽固性灼性神经痛，而且去神经方法从来没有成功地缓解这种神经性疼痛。周围神经损伤后的灼性神经痛是由于去输入性冲动导致体感中枢异常放电的结果，即使是轻微或短暂的去输

入性，也可导致顽固性灼性神经痛。

了解得比较清楚的是异常性疼痛和痛觉过敏产生的机制。Woolf[19]指出，神经损伤可造成脊髓后角对感觉信号的曲解，正常情况下只向非伤害性感觉通路传递信息的超敏神经元，现在传递信号至脊髓丘脑束。这样，正常情况下的非伤害性刺激通过了疼痛传导通路，并且产生疼痛的感觉。

臂丛神经损伤和马尾神经损伤后的神经性疼痛也具有基本相同的机制，神经损伤后导致异位自发性放电或损伤部位突触的错误传递，从而让非伤害性刺激通过脊髓丘脑束上传而产生了疼痛的感觉[6,14]。这种疼痛可通过切断疼痛传导通路的方法来治疗(脊髓神经后根入区破坏、脊髓丘脑外侧束切断术和脊髓前侧柱切断术)。

交感神经系统的作用

交感神经系统在神经性疼痛中的作用比较复杂。异常愈合、增强的炎症反应、保护性免疫和交感神经系统功能失常被认为是引起相关症状的因素[5]。涉及交感神经的疼痛也是一种神经性疼痛。

虽然交感神经系统在疼痛综合征中有复杂而广泛的作用，但只是对于交感神经持续性疼痛，交感神经的调整才有可能产生止痛效果。目前关于SMP有几种推论：化合物的逆向释放(P物质)、痛觉感受器的致敏、周围交感神经受体对去甲肾上腺素的异常反应导致痛觉过敏和感觉过敏和去甲肾上腺素介导的对不明输入信息所产生异常疼痛信号。但是治疗时往往认为可能交感神经活动过度对交感神经调节无效，并且没有明显的交感神经临床表现对交感神经调节有效，导致SMP难以捉摸。

治疗

由于对这些疼痛综合征的机制了解得还不是很清楚，所以治疗效果是不尽如人意的。

药物治疗

当我们将神经性疼痛的病理生理机制研究得更清楚，就能知道在疼痛的过程中是哪些神经递质和哪些神经刺激物质在起作用，我们将有希望更有效地治疗神经性疼痛。目前，真正证明在神经性疼痛中治疗有价值的药物包括阿米替林、去甲替林以及一些抗癫痫药物(如加巴喷丁)等。至于其他药物尚需进一步

科学确证[18]。

神经阻滞

虽然 Livingston 认为反复行局部神经阻滞能有效治疗神经性疼痛，但这种治疗方法没有被广泛接受，因为担心为了短暂缓解疼痛，频繁施行局部神经阻滞可能影响神经结构，从长期结果来看，不但不能缓解疼痛，还可能因为减少了输入性冲动的传导而加剧了疼痛[10]。

神经阻断方法

通过神经切断、脊髓神经后根入区破坏、脊髓丘脑外侧束切断术和脊髓前侧柱切断术等方法来阻断疼痛信号的传递，除了异常性疼痛、痛觉过敏和间歇性灼性神经痛有效外，其余类型通常无效。有效的这些类型是因为疼痛形成依赖于脊髓丘脑束传导通路。例如，臂丛神经根性撕脱伤和马尾神经损伤后的疼痛，对 DREZ 损伤手术反应良好。主要为烧灼性或触物痛性质的神经性疼痛对神经阻断方法没有反应，但慢性电刺激对这些疼痛有效果[11]。

交感神经系统调节

对于那些被证实为 SMP 的神经性疼痛，很多调节交感神经通路的方法能产生效果。如不同平面的交感神经局部麻醉药物阻断，因为技术简单，已经被广泛使用。其他药物如酚苄明用来阻断突触后 α_1 交感终端，如果足量使用 6 周，然后逐渐减量，可以产生不可逆性的阻滞效果。静脉内使用胍乙啶可以替代去甲肾上腺素，产生交感神经阻滞的效果。或采用永久性外科手术破坏的方法在不同平面中断交感神经，但必须有证据证实是 SMP[8]。

（向剑平 译　朱庆棠 顾立强 校）

参考文献

1. Backonja M-M: Painful neuropathics. In: Loeser JD, Ed: Bonica's Management of Pain. Philadelphia, Lippincott Williams and Wilkins, 2001:371–387.
2. Bennett GJ and Xie YK: A peripheral mononeuropathy in rat that produces disorders of pain sensation like those seen in man. Pain 33:87–107, 1988.
3. Boureau F, Doubriere JF, and Luu M: Study of verbal description in neuropathic pain. Pain 42:145–152, 1990.
4. Campbell JN, Raja SN, and Meyer RA: Painful sequelae of nerve injury. In: Dubner R, Geghart GF, and Bond M. Pain Research and Clinical Management, vol. 3. Amsterdam, Elsevier, 1996:135–143.
5. Galer BS, Schwartz L, and Allen RJ: Complex regional pain syndrome – Type I: reflex sympathetic dystrophy, and Type II: causalgia. In: Loeser JD, Ed: Bonica's Management of Pain. Philadelphia, Lippincott Williams and Wilkins, 2001:388–411.
6. Granit R, Leksell L, and Skoglund CR: Fibre interaction in injured or compressed region of nerve. Brain 67:125–140, 1944.
7. Gybels JM and Sweet WH: Neurosurgical Treatment of Persistent Pain. Basel, Karger, 1989:237–281.
8. Hannington-Kiff JG: Intravenous regional sympathetic block with guanethidine Lancet 1(7865):1019–1020, 1974.
9. Leriche R: The Surgery of Pain. London, Baillière, Tindall and Cox, 1939.
10. Livingston WK: Pain Mechanisms. A Physiological Interpretation of Causalgia and Its Related States. New York, MacMillan, 1943.
11. Meyerson BA: Electrical stimulation of the spinal cord and brain. In: Bonica JJ, Ed: The Management of Pain, 2nd edn. Philadelphia, Lea and Febiger, 1990:1862–1877.
12. Mitchell SW: Injuries of Nerves and Their Consequences. Philadelphia, JB Lippincott,1872.
13. Nordin M, Nystrom B, Wallin U, et al.: Ectopic sensory discharges and paresthesiae in patients with disorders of peripheral nerves, dorsal roots and dorsal columns. Pain 20:231–245, 1984.
14. Raymond SA and Rocco AG: Ephaptic coupling of large fibres as a clue to mechanism in chronic neuropathic allodynia following damage to dorsal roots. Pain (Supple 5):S276, 1990.
15. Tasker RR: Central pain states. In: Loeser JD, Ed: Bonica's Management of Pain, 3rd edn. Philadelphia, Lippincott Williams and Wilkins, 2001:433–457.
16. Tasker RR, de Carvalho GTC, and Dolan EJ: Intractable pain of spinal cord origin: Clinical features and implications of surgery. J Neurosurg 77:373–378, 1992.
17. Tasker RR, Organ LW, Hawrylyshyn P: Deafferentation and causalgia. In: Bonica JJ, Ed: Pain. New York, Raven, 1980:305–329.
18. Watson CPN: Non-surgical considerations in neuropathic pain. In: Gildenberg PL and Tasker RR, Eds: Textbook of Stereotactic and Functional Neurosurgery. New York, McGraw Hill, 1998:1637–1643.
19. Woolf CJ: Evidence for a central component of post-injury pain hypersensitivity. Nature 306:686–688, 1983.

第22章

麻醉性麻痹和体位性麻痹

David G. Kline

概述

■ 在任何手术前必须考虑引起麻醉性麻痹或体位性麻痹的可能,并尽量采取可能的预防措施。

■ 虽然体位性麻痹最常发生于臂丛和尺神经,但几乎所有神经都有可能发生。

■ 最常发生体位性麻痹的姿势是仰卧位时上臂置于飞机位,即上肢与躯干成直角。此外,俯卧位时上肢置于向前伸的位置,如同雪橇,也易发生体位性麻痹。

■ 其他容易导致体位性麻痹的相关因素包括糖尿病、酒精成瘾者、先前可能存在的神经卡压病变和较长的手术时间。

■ 有些患者,特别是那些手术后尺神经麻痹的患者,术前在肘部可能已经存在无症状的神经传导变慢。当最初几个月麻痹的神经没有功能恢复的迹象,就要采取神经松解,特别是那些容易造成局部卡压的神经。

■ 另外一种麻痹是由注射或置管造成的,常发生于正中神经和尺神经。

■ 即使是一些简单的操作,如不正确的血压袖带的放置,都可能影响正中神经和尺神经。

■ 虽然很多文献报道有大宗关于与截石位相关的腓总神经和股神经麻痹,但其他体位也可发生。

■ 鉴别诊断包括 Parsonage-Turner 综合征、手术本身对神经的直接损伤和术前就已存在的神经病变。

有关体位性麻痹的文献不少,但对于发病机制和手术麻痹的预防内容却相对较少[14,33,34,42,44,50]。这种与手术目的无关的并发症是很难让患者接受的。此外,损伤的机制和病理并不总是那么清楚。通常认为术者是一台手术的"舰长",必须对患者的体位和他或她的肢体负部分责任,麻醉师也负有重要的责任,因为麻醉师不但要负责体位[2,10],通常还要对肢体的静脉或动脉进行置管操作。

很明显,在神经上手术或靠近神经部位的手术有可能损伤神经。损伤机制包括牵拉、挫伤、挤压、压迫、部分或完全切断[19]。了解哪些手术和哪些位置可能造成这种医源性损伤对预防非常重要,但这不是本章介绍的重点。同样重要的是,当考虑到体位性或麻醉性麻痹时,必须与其他神经性病变相鉴别。为了方便,我们从常见的神经损伤解剖位置入手,逐个讨论这些麻痹(表22-1)。

尺神经

尺神经是最常发生麻痹的神经之一,特别是在肘部[1,7,9,57]。与位置相关的病因:第一是肘部处于伸直位,特别是手和前臂旋前位置于坚硬的物体上,这个体位使位于鹰嘴切迹或沟的尺神经处受到压迫[24]。解决的办法是将手和前臂置于旋后位,这样就将压力置于鹰

表22-1 术中体位不当损伤臂丛和周围神经*

损伤神经	患者例数	麻醉后体位
臂丛	28	14侧卧,14仰卧
腓总神经	15	6侧卧,5仰卧,4 Bell骨科床
桡神经	11	8仰卧,2侧卧,1俯卧
尺神经	9	8仰卧,1侧卧
正中神经	3	2仰卧,1侧卧
股外侧皮神经	3	2俯卧,1侧卧

*,Parks B: Postoperative peripheral neuropathies. Surgery 74:348-357,1973.

嘴和它的桡侧面，而不是鹰嘴沟承受压力。第二是肘部长时间在术中处于完全屈曲位，特别是鹰嘴沟还有另外的压迫物时。由于肘关节处于完全屈曲位时，从上臂通过尺神经沟到前臂的距离最长，此时尺神经处于最大牵张状态。因此，术中应尽可能避免肘关节处于过长时间的完全屈曲状态。

手术后尺神经麻痹可能存在几天到几周的时间，有些研究表明，很多术后尺神经麻痹患者，在术前就已经存在尺神经传导速度减慢的现象[29,41]。

不常见的情况是腕部静脉置管时造成尺神经损伤，更少见的是当桡动脉置管或测压不成功，尝试穿刺尺动脉会造成尺神经损伤。例如一位患糖尿病的大学教授在讲课时低血糖发作需要复苏，静滴葡萄糖时尺神经被不经意地穿刺。复苏成功后，发现远端尺神经重度麻痹。尺侧腕屈肌和小指指深屈肌肌力5级(LSUMC分级)，而小鱼际肌、所有骨间肌和小、环指蚓状肌肌力完全丧失。环、小指和小鱼际肌掌侧感觉减退，尺神经腕背支支配的手背尺侧感觉正常。观察4~5个月后，不论是临床检查还是电生理检查均没有任何恢复。手术探查见尺神经在腕横纹远端处有一大小约1.5英寸的神经瘤，神经连续性存在。术中电生理检查没有神经动作电位通过此损伤处到达尺神经浅支和深支。切除神经瘤行神经移植，最终手内肌功能和感觉功能只有部分恢复。

有时在上臂进行穿刺、输液或药物输注时也可损伤尺神经。这种情况见于在前臂或肘部找不到合适的静脉，而在上臂内侧寻找静脉通道输液时。同样，正中神经也可以在上臂水平发生这种损伤，并且发生损伤的概率大于尺神经。

正中神经

正中神经是穿刺最容易损伤的神经。术前和术中的穿刺置管、输液或药物输注引起的正中神经损伤远比麻醉后体位性神经损伤多[8]。虽然有时神经麻痹是轻微的，但疼痛和感觉异常却可使患者和主管医生非常烦恼。注射导致严重的神经功能障碍需要手术切除损伤段神经，但其他神经损伤症状很难保证能通过手术得到缓解。此外，输液过程中的渗出可能压迫位于旋前圆肌和指浅屈肌深部的骨间前神经，导致拇长屈肌和指深屈肌肌力降低，捏持无力。手掌和腕部的渗液可导致正中神经远端麻痹，类似于腕管综合征。

在临床上，我们也发现由于腕和手部被夹板固定于过伸位而引起腕管综合征样症状，有两个因素可促进这种症状的产生：其一是在术中可能存在术者或助手长时间将患者的手或腕部作为支撑；其二是穿刺动脉时太靠近正中神经或直接穿刺损伤正中神经。术中监测血压的袖带或者止血带如果太靠近肘部，或使用时间过长，袖带的下缘也可压迫正中神经而引起损伤[6,18,43,47]。已有文献报道因使用自动血压监测仪器而造成尺神经和桡神经损伤[5,53]。长时间将手和腕部固定于过屈位也可导致远端的感觉和(或)运动功能丧失。

桡神经

手术体位损伤桡神经最常见的部位是上臂中段桡神经沟处，此处桡神经绕肱骨干。典型周末瘫或睡眠瘫的症状是垂腕、伸指和旋后无力、肱桡肌瘫痪，但肱三头肌功能正常。麻醉和手术过程中，可由于俯卧位时患者头部枕在上臂处，或者侧卧位时上臂没有得到很好的保护，桡神经受压引起损伤。在手术过程中，术者不经意长时间倚靠在被布单盖住的上臂上也可导致患者桡神经损伤[58]。少见的情况是术中较硬的衬垫压迫腋部引起桡神经损伤，如同使用拐杖引起的桡神经损伤一样，此种损伤可导致肱三头肌、肱桡肌及更远端同时瘫痪。

第二个桡神经容易损伤的部位是骨间后神经经过旋后肌腱弓的位置。输液时渗液或形成血肿可压迫骨间后神经，导致伸腕肌力下降(尺侧腕伸肌瘫痪)，拇指和其他手指丧失伸指功能(指总伸肌和拇长伸肌瘫痪)[58]。腕部或前臂更近端过紧的约束或桡动静脉置管不当可造成桡神经浅支损伤。

臂丛

臂丛发生麻醉和(或)体位性麻痹相当少见[2,11,40,46]。中心性置管可能直接穿刺造成臂丛损伤，但很少发生这种损伤，其原因是由于臂丛的近端位于如颈静脉和锁骨下静脉的头端。伴或不伴有血凝块的动脉损伤虽然少见，但仍然有一定的发生率。假性动脉瘤或血凝块可压迫臂丛，引起严重的疼痛和进行性功能丧失。

更常见的臂丛损伤发生于上臂压迫或长时间处于臂丛的飞机样姿势，如仰卧位时上臂外展伸直位，俯卧位上臂向前伸，处于类似驾驶或雪橇样位置[13]。其他可能的因素包括 Trendelenburg 位时衬垫放置不当、患者坐位时用扎带向后拖肩部或患者处于反 Trendelenburg 位(图 22-1)。

长时间保持肢体于一个位置不变是引起体位性麻痹的重要因素。因手术时间过长而使上肢长时间处于外

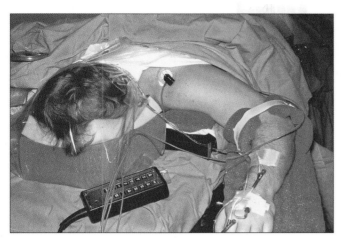

图 22-1　长时间"俯冲"样姿势能导致臂丛麻痹，尽管腋部和肘部给予了衬垫保护。

展伸直位或驾驶样位置是特别危险的。例如，在临床上，我们已见过多个因为冗长而复杂的脊柱手术将患者的上肢长时间置于驾驶样姿势而导致的双侧臂丛麻痹。

虽然少见，但压迫肩部可损伤副神经，导致斜方肌瘫痪。同样，胸长神经也可损伤，特别是当患者处于坐位或反 Trendelenburg 位时，用扎带向下方牵拉而压迫肩部。胸长神经损伤后可造成翼状肩，90°以上的外展功能将受影响，即损伤侧上肢不能做完全的外展动作。但多大程度的肩部压迫可造成术后的胸长神经损伤还没有完全论证清楚（图 22-2）[38]。

肩部或上肢向下牵拉可引起上干麻痹（C5、C6），上肢的过伸和外展位，如仰卧位时的飞机样姿势和俯卧位时的驾驶样姿势，可引起下干麻痹（C8-T1）。在手术时尽可能将患者肢体置于身体躯干侧方，并且用软的衬垫保护肘、腕和手部。当然，如果手术位置是上肢，

需要将上肢外展，但最好不要超过 90°。侧卧位时，当腋部或肢体下方没有合适的软垫保护，也可能发生臂丛麻痹。少见的情况是当上肢置于雪橇样支撑装置而没有很好固定，上肢过度牵拉，也可造成臂丛损伤（图 22-3）。

胸科心脏手术时切开并向外侧牵拉胸骨，可导致第一肋向上旋转甚至骨折，直接压迫 C8-T1 神经根（或）下干，引起臂丛麻痹[23,25,32,49,54]。

下肢

坐骨神经

坐骨神经体位性麻痹远较它的分支腓肠神经少见[39]。侧卧位时，坐骨神经可在臀部水平受压于坐骨结节和手术台之间。截石位时，膝关节和小腿固定，髋关节过度屈曲，也可造成坐骨神经麻痹。此种情况下的损伤在膝关节处于伸直位时更容易发生，因为此时坐骨神经处于最大的牵张位。颅脑或脊柱的坐位手术同样也可引起坐骨神经或腓总神经麻痹[30,51]。良好的衬垫保护、髋关节不要过度屈曲、膝关节一定程度的屈曲而不是完全伸直有助于防止这种并发症的发生[19]。

腓总神经

同样，截石位时髋关节屈曲和小腿马镫形固定，特别是当膝部侧方受压或膝关节处于伸直位时，可引起垂足[12,22]。神经外科医生或骨科医生应注意，侧卧位如果忽视了腓总神经受压的因素，可能会导致此并发症的发生。这是由于腓总神经被压于腓骨颈上而受损伤引

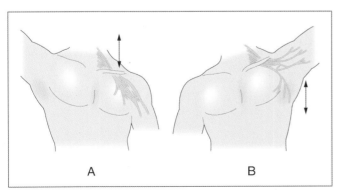

图 22-2　(A)向下牵拉臂丛可导致上干损伤，如果牵拉力量再继续，能损伤全臂丛。(B)上肢的过度外展可导致下干损伤，同样再严重的话，能损伤全臂丛（见第 16 章）。（见彩图）

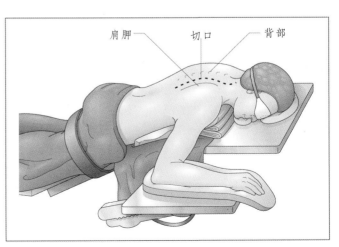

图 22-3　常见的俯卧位手术上肢摆放体位。这是肩胛下入路，暴露背部和肩胛周围（见第 16 章）。（见彩图）

起,特别是小腿处于伸直位时。仰卧位手术时间较长时,应避免膝部太多或硬的衬垫压迫腓骨颈部。高风险因素包括身体偏瘦、吸烟者和手术时间过长(图 22-4)[56,58]。

多数此种腓总神经损伤都会自行恢复,只是时间问题。如果在几个月内没有运动功能恢复的迹象,则可考虑在腓骨颈处行手术松解或神经松解手术,这对神经功能恢复有帮助(图 22-5)[56,58]。

胫神经

胫神经在腘窝处位置深且被脂肪组织包绕,很少

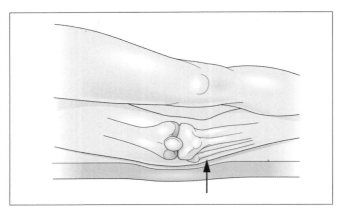

图 22-4   当侧卧位时,有可能压迫腓总神经。(见彩图)

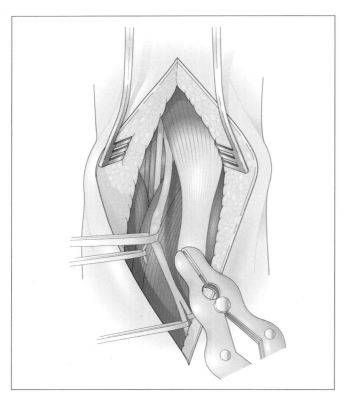

图 22-5   由于术中体位不当引起腓总神经麻痹,术后几个月无恢复迹象,行腓总神经松解并咬除部分腓骨颈。(见彩图)

受压。在小腿部位位置也较深,位于胫后肌与腓肠肌和比目鱼肌之间,此处体位性麻痹的概率也非常小。体位性麻痹可发生于踝关节靠近内踝处,特别容易因术者或助手不经意将此处长时间依靠在其他物体上引发。

股神经

比较少见,通常发生于截石位,特别是大腿过度外展且外旋时[26]。容易造成股神经在腹股沟韧带下通过位置成角牵拉。股外侧皮神经体位性损伤也较少见,发生于截石位时神经被外侧支撑柱压迫或俯卧位时被质量较差的外侧衬垫压迫。虽然我们自己在临床上没有见过,但我们可以设想俯卧位时,过度背伸的髋关节加上腹股沟区的压力肯定会对股神经造成牵扯和压迫。

其他神经

通过正常的神经解剖结构我们可以设想,截石位时隐神经可在膝关节的内侧受压;下颌骨近端的外来压迫或过度牵拉可造成面瘫[21];过长时间或位置不当的气管插管可能压迫造成喉神经、舌神经,甚至舌下神经的麻痹。

预防措施

了解特定神经在一些特定位置和不同的姿势容易损伤是预防的关键。通常来说,神经和神经经过的部位需要用柔软材料制成的衬垫保护,手术时肢体的位置必须尽可能不要造成神经牵拉。

有些患者,如糖尿病患者、酒精成瘾者、多发性神经卡压者和本身有神经病变者容易出现体位性麻痹,手术时需要考虑这些因素[17,29]。术中可考虑神经功能监测,但并不适合应用于所有手术患者[25,36]。可以选择性地监测一或两条神经,通常更倾向于监测感觉神经的功能。通过对一组脊柱侧弯手术患者术中进行脊髓和尺神经电生理监测,发现在 500 例中有 18 例术中出现尺神经传导功能障碍[48]。当调整和改变肢体姿势后,神经传导功能恢复正常。上文已经提到,这里再需要强调的是,已有研究表明,术前在肘部就可能已经存在一定程度的神经卡压的患者术中更容易诱发体位性麻痹。

还有一些作者认为不管在摆体位时怎么小心仔细,体位性麻痹总是不能完全避免[52,55]。尽管如此,但如果做了预防措施,患者若出现体位性麻痹,则不是术者的责任。如果没做,那么就很难跟患者解释清楚了。

1990 年和 1999 年美国麻醉协会的研究都非常明

确支持上述观点[2,15]。通过检查医疗保险公司的档案，发现 1541 例医疗诉讼中有 178 例（12%）涉及 1 条或多条周围神经，其中尺神经（77 例，34%）和臂丛（23%）最常见。63%的神经麻痹病例被认为与麻醉和体位相关。47%的神经麻痹病例被判决是由麻醉或体位操作不标准引起，并给予赔付。18%的尺神经体位性麻痹病例有资料表明术中已给予了恰当的肘部衬垫保护。与 1999 年研究结果相似[10]。回顾性研究表明，有些体位性麻痹不能够找到确切的发病机制，所以要完全预防术中神经麻痹是不可能的。

鉴别诊断

除了与手术操作直接造成的神经损伤进行鉴别外，还注意要与臂丛神经炎或 Parsonage-Turner 综合征鉴别[3,27,45]。臂丛神经炎可能发生在术后几天或几周，症状与臂丛或尺神经体位性麻痹相似[37]。通常涉及上肢神经各相对独立部分，如伴随上干出现副神经或胸长神经的症状。通常会伴有可逆性的剧烈疼痛，但不是每个病例都会发生，疼痛常位于肩部，发病后前几天持续存在，然后疼痛消失，留下不同程度的神经麻痹。病因可能是炎症反应或自体免疫反应，但也可能出现在上肢剧烈运动后或免疫注射后。

幸运的是，绝大多数麻醉性或体位性麻痹经过一段时间适当的物理治疗和康复治疗都能恢复[4,50]。但也有一些例外和严重神经损伤的病例，如果几个月后没有恢复的迹象，则需要手术探查、术中电生理检查、神经松解，甚至损伤段神经切除修复。

（向剑平 译　朱庆棠 顾立强 校）

参考文献

1. Alvine FG and Schurrer ME: Postoperative ulnar-nerve palsy: are there predisposing factors? J Bone Joint Surg [Am] 69:255–259, 1987.
2. American Society of Anesthesiologists. Practice advisory for the prevention of perioperative peripheral neuropathies: a report by the American Society of Anesthesiologists Task Force on Prevention of Perioperative Peripheral Neuropathies. Anesthesiology, 93:1168–1182, 2000.
3. Arnason BG and Asbury AK: Idiopathic polyneuritis after surgery. Arch Neurol 18:500–507, 1968.
4. Ben-David B and Stahl S: Prognosis of intraoperative brachial plexus injury: a review of 22 cases. Br J Anaesth 79:440–445, 1997.
5. Bicker PE, Schapera A, and Bainton CR: Acute radial nerve injury from use of an automatic blood pressure monitor. Anesthesiology 73:186–188, 1990.
6. Bolton CF, McFarlane RM: Human pneumatic tourniquet paralysis. Neurology 28:787–793, 1978.
7. Britt BA and Gordon RA: Peripheral nerve injuries associated with anesthesia. Can Anaesth Soc J 11:514–536, 1964.
8. Butterworth J, Donofrio PD, and Hansen LB: Transient median nerve palsy after general anesthesia: does res ipsa loquitur apply? Anesth Analg 78:163–164, 1994.
9. Cameron MGP and Stewart OJ: Ulnar nerve injury associated with anaesthesia. Can Anaesth Soc J 22:253–264, 1975.
10. Cheney FW, Domino KB, Caplan RA, et al.: Nerve injury associated with anesthesia: a closed claims analysis. Anesthesiology 90:1062–1069, 1999.
11. Clausen EG: Postoperative "anesthetic" paralysis of the brachial plexus. Surgery 12:933–942, 1942.
12. Cooper DE: Nerve injury associated with patient positioning in the operating room. In: Gelberman RH, Ed: Operative Nerve Repair and Reconstruction, vol. 2. Philadelphia, Lippincott, 1991:1231–1242.
13. Cooper DE, Jenkins RS, Bready L, et al.: The prevention of injuries of the brachial plexus secondary to malposition of the patient during surgery. Clin Ortho Rel Res 228:33–41, 1988.
14. Dawson DM and Krarup C: Perioperative nerve lesions. Arch Neurol 46:1355–1360, 1989.
15. Dhuner K-G: Nerve injuries following operations: a survey of cases occurring during a six-year period. Anesthesiology 11:289–293, 1950.
16. Dziewas R and Ludemann P: Hypoglossal nerve palsy as complication of oral intubation, bronchoscopy and use of the laryngeal mask airway. Eur Neurol 47:239–243, 2002.
17. Earl CJ, Fulleton PM, Wakefield GS, et al.: Hereditary neuropathy, with liability to pressure palsies: a clinical and electrophysiological study of four families. Quart J Med 33:481–498, 1964.
18. Eckhoff NL: Tourniquet paralysis: plea for caution in extended use of pneumatic tourniquet. Lancet 2:343–345, 1931.
19. Edwards BN, Tullos HS, and Noble PC: Contributory factors and etiology of sciatic nerve palsy in total hip arthroplasty. Clin Ortho Rel Res 218:136–141, 1987.
20. Fowler TJ, Danta G, and Gilliatt RW: Recovery of nerve conduction after a pneumatic tourniquet: observations on the hind-limb of the baboon. J Neurol Neurosurg Psychiatry 35:638–647, 1972.
21. Fuller JE and Thomas DV: Facial nerve paralysis after general anesthesia. JAMA 162:645, 1956.
22. Garland H and Moorhouse D: Compressive lesions of the external popliteal (common peroneal) nerve. Br Med J 2:1373–1378, 1952.
23. Graham JG, Pye IF, and McQueen IN: Brachial plexus injury after median sternotomy. J Neurol Neurosurg Psychiatry 44:621–625, 1981.
24. Guardjian ES: Traumatic ulnar neuritis due to strapping of the elbow and forearm to the operating table. JAMA 96:944, 1931.
25. Hickey C, Gugino LD, Aglio LS, et al.: Intraoperative somatosensory evoked potential monitoring predicts peripheral nerve injury during cardiac surgery. Anesthesiology 78:29–35, 1993.
26. Hopper CL and Baker JB: Bilateral femoral neuropathy complicating vaginal hysterectomy: analysis of contributing factors in 3 patients. Obstet Gynecol 32:543–547, 1968.
27. James JL and Miles DW: Neuralgic amyotrophy: a clinical and electromyographic study. Br Med J 2:1042–1043, 1966.
28. Jones BC: Lingual nerve injury. A complication of intubation. Br J Anesthesia 43:730, 1971.
29. Jones HD: Ulnar nerve damage following a general anaesthetic: a case possibly related to diabetes mellitus. Anaesthesia 22:471–475, 1967.
30. Keykhah MM and Rosenberg H: Bilateral foot drop after craniotomy in the sitting position. Anaesthesiology 51:163–164, 1979.
31. King C and Street MK: Twelfth cranial nerve paralysis following use of a laryngeal mask airway. Anesthesia 49:786–787, 1994.
32. Kirsh MM, Magee KR, Gago O, et al.: Brachial plexus injuries following median sternotomy incision. Ann Thorac Surg 11:315–319,

1971.

33. Kroll DA, Caplan RA, Posner K, et al.: Nerve injury associated with anesthesia. Anesthesiology 73:202–307, 1990.

34. Lincoln JR and Sawyer HP: Complications related to body positions during surgical procedures. Anesthesiology 22:800–809, 1961.

35. Lloyd Jones FR and Hegab A: Recurrent laryngeal nerve palsy after laryngeal mask airway insertion. Anaesthesia 51:171–172, 1996.

36. Mahla ME, Long DM, Mckennett J, et al.: Detection of brachial plexus dysfunction by somatosensory evoked potential monitoring – a report of two cases. Anesthesiology 60:248–252, 1984.

37. Malamut RI, Marques W, England JD, et al.: Postsurgical idiopathic brachial neuritis. Muscle Nerve 17:320–324, 1994.

38. Martin JT: Postoperative isolated dysfunction of the long thoracic nerve: a rare entity of uncertain etiology. Anesth Analg 69:614–619, 1989.

39. Massey EW and Pleet AB: Compression injury of the sciatic nerve during prolonged surgical procedure in a diabetic patient. J Am Geriatr Soc 28:188–189, 1980.

40. Merchant RN, Brown WF, and Watson BV: Peripheral nerve injuries in cardiac anesthesia. Can J Anaesth 37:S152, 1990.

41. Neary D, Ochoa J, and Gilliatt RW: Sub-clinical entrapment neuropathy in man. J Neurol Sci 24:283–298, 1975.

42. Nicholson MJ and Eversole UH: Nerve injuries incident due to anaesthesia and operations. Anaesthesia Analg 36:19–32, 1957.

43. Ochoa J, Fowler TJ, and Gilliat RW: Anatomical changes in peripheral nerves compressed by a pneumatic tourniquet. J Anat 113:433–455, 1972.

44. Parks BJ: Postoperative peripheral neuropathies. Surgery 74:348–357, 1973.

45. Parsonage MJ and Turner WMJ: Neuralgic amyotrophy: the shoulder girdle syndrome. Lancet 1:973–978, 1948.

46. Posta AG, Allen AA, and Nercessian OA: Neurologic injury in the upper extremity after total hip arthroplasty. Clin Orthop Rel Res 345:181–186, 1997.

47. Rudge P: Tourniquet paralysis with prolonged conduction block. J Bone Joint Surg [Br] 56:716–720, 1974.

48. Schwartz DM, Drummond DS, Hahn M, et al.: Prevention of positional brachial plexopathy during surgical correction of scoliosis. J Spinal Dis 13:178–182, 2000.

49. Seyfer AE, Grammer NY, Bogumill GP, et al.: Upper extremity neuropathies after cardiac surgery. J Hand Surg 10A:16–19, 1985.

50. Slocum HC, O'Neal KC, and Allan CR: Neurovascular complications from malposition on the operating table. Surg Gynecol Obstet 86:729–734, 1948.

51. Standefer M, Bay JW, and Trusso R: The sitting position in neurosurgery: a retrospective analysis of 488 cases. Neurosurgery 14:649–658, 1984.

52. Stoelting RK: Postoperative ulnar nerve palsy – is it a preventable complication? Anaesth Analg 76:7–9, 1993.

53. Sy WP: Ulnar nerve palsy possibly related to use of automatically cycled blood pressure cuff. Anesth Analg 60:687–688, 1981.

54. Vander Salm TJ, Cereda J-M, and Cutler BS: Brachial plexus injury following median sternotomy. J Thorac Cardiovasc Surg 80:447–452, 1980.

55. Wadsworth TG: The cubital tunnel and the external compression syndrome. Anesth Analog 53:303–308, 1974.

56. Warner MA, Martin JT, Schroeder DR, et al.: Lower-extremity motor neuropathy associated with surgery performed on patients in a lithotomy position. Anesthesiology 81:6–12, 1994.

57. Wey JM and Guinn GA: Ulnar nerve injury with open heart surgery. Ann Thoracic Surg 39:358–360, 1985.

58. Winfree CJ and Kline DG: Intraoperative positioning nerve injuries. Surg Neurol 63(1):5–18, 2005.

第23章

神经肿瘤

Daniel H. Kim

概述

■ 对于涉及神经的肿瘤,临床治疗上具有极大的挑战性,由于同时还要处理可能存在的复杂的神经损伤,因此,放大设备、术中电生理监测和丰富的宏观与微观病理知识是成功切除神经肿瘤的关键。

■ 了解肿瘤在神经内的布局、哪些神经束被波及和哪些神经束没有被波及能够提高外科医生切除良性神经鞘瘤的能力。

■ 本章总结了 397 例良性神经鞘瘤的表现、手术技巧和治疗结果,90% 的病例成功切除了肿瘤而没有造成神经损伤。在成功切除的神经纤维瘤病例中,有 80% 是非神经纤维瘤病的单发神经纤维瘤患者,而以前的文献对于大部分神经纤维瘤多建议只实施活检;与神经纤维瘤病相关的神经纤维瘤病例中,60% 的患者得到了成功切除;而对于丛状神经纤维瘤,手术很难获得满意结果。如果良性神经鞘瘤既往没有进行过活检或手术切除,则术后疼痛和功能损失的可能性不大。

■ 本章总结了路易斯安那州立大学医学中心对 36 例恶性神经鞘瘤和神经源性神经肉瘤的手术经验和治疗结果,其中有 13 例实施了整个肢体截肢或前半肢体截肢,其余的则采取了保肢手术。

■ 本章也涉及了侵犯神经的非神经源性肿瘤的手术治疗。包括 33 例腱鞘囊肿、12 例血管瘤、12 例脂肪瘤和 11 例纤维瘤。

■ 对于继发性或转移性恶性肿瘤,通常是采取姑息治疗。但手术切除侵犯神经丛或神经干的转移性恶性肿瘤可缓解疼痛,有时还可能逆转神经损伤功能障碍。本章讨论了 35 例此类病例,大部分是涉及臂丛的病例。

■ 不论是否伴有恶性肿瘤,手术治疗放射性神经丛炎效果不佳。

■ 本章还讨论了路易斯安那州立大学医学中心手术治疗的神经增生性疾病——洋葱纹病,16 例都得到了组织学证实。

引言

周围神经肿瘤分为两类:一是来源于神经鞘的肿瘤,另一类来源于非神经鞘组织。每一类再可分为良性和恶性。

来源于神经鞘组织的良性肿瘤为周围神经鞘瘤(peripheral neural sheath tumors, PNST)[38,154],肿瘤起源生长于神经干并扩张,包括神经膜细胞瘤和神经纤维瘤,电镜和免疫组化可进行鉴别。目前广泛接受的观点是这些肿瘤主要是由神经膜细胞构成。神经鞘起源的恶性肿瘤包括恶性神经膜细胞瘤和恶性神经纤维瘤,组织学上区别不大,统称为恶性周围神经鞘瘤[134]。恶性周围神经鞘瘤可能起源于构成神经鞘的所有细胞,包括神经膜细胞、神经内膜成纤维细胞和神经束膜细胞[133]。

另一类来源于非神经鞘的神经肿瘤分为良性和恶性周围神经非神经鞘肿瘤(peripheral non-neural sheath tumors, PNNST)。

良性周围神经非神经鞘肿瘤表现为一定的生物学侵袭性,包括腱鞘囊肿、脂肪瘤、硬纤维瘤、神经节瘤、血管瘤、成肌细胞瘤、颗粒细胞瘤、淋巴管瘤、成血管细胞瘤、脑(脊)膜瘤。

恶性周围神经非神经鞘肿瘤来源于其他组织通过直接扩张侵犯神经。例如乳腺癌和肺癌通过浸润和直接压迫侵犯神经。骨肉瘤、非神经鞘来源的软组织肉瘤也能侵犯神经。从远处转移来的恶性肿瘤,如淋巴瘤和黑色素瘤同样也可侵犯神经。

神经鞘源性肿瘤

分类史

1857 年 Virchow 描述了周围神经肿瘤由三类组织构成：血管、脂肪和纤维，其后 von Recklinghausen 描述为"无髓鞘纤维神经瘤"[2]。Verocay 被认为是第一个描述神经肿瘤为单独实体的人，他在 1910 年指出神经肿瘤来源于纤维神经鞘，但他没有说明细胞来源[158]。他使用"neurinoma"这个名词来描述周围神经肿瘤，由于这个名词翻译成"nerve tumor"，没有表明细胞来源，所以多数学者提议废除这个名词[22,74,107,134]。Mallory 认为这些肿瘤来源于成纤维细胞，并命名为"神经束膜成纤维细胞瘤"[105]。1930 年 Penfield 非常赞同这个观点[117]。到 1935 年，研究周围神经肿瘤的病理学家 Stout 用"neurilemoma"（神经鞘瘤）这个词来命名，指这类肿瘤来源于神经外胚层[147]。1959 年 Russell 和 Rubinstein 指出"neurilemoma"是代表膜的意思，而没有表明是神经膜细胞的繁殖导致了这些肿瘤的产生。而早在 1943 年，Ehrlich 和 Martin 就提出以"schwannoma"（施万细胞瘤，即神经膜细胞瘤）来命名神经膜细胞来源的周围神经肿瘤[48]。目前，这个名词被用来命名良性周围神经肿瘤的一种类型（图 23-1 和图 23-2）[134]。

1968 年 Fisher 和 Vusevski 通过电镜观察表明神经膜细胞有一明显的基底膜，而成纤维细胞没有[54]。来源于神经外膜的成纤维细胞与身体其他部位的间充质细胞没有什么不同。包裹神经束的神经束膜在光镜下与其他成纤维细胞没有区别，但在电镜下观察有基底膜。此外，这些"神经束膜成纤维细胞"之间联系紧密，在某种程度上形成了周围神经系统的血-神经屏障，也许这些神经束膜成纤维细胞是不产生髓鞘的神经膜细胞[79,134]。

目前可通过组织病理技术将单个的神经纤维瘤与神经膜细胞瘤鉴别[134]。关于神经纤维瘤和神经膜细胞瘤是否都起源于神经膜细胞的争论已不存在。电镜下这两种肿瘤都有明显的基底膜，因此都起源于神经膜细胞。但超微结构研究证实，神经纤维瘤有神经束膜成分。

神经膜细胞瘤和两类神经纤维瘤在所涉及的神经束和布局上有区别（图 23-3）。神经膜细胞瘤源于 1~2 条神经束，向外生长。神经纤维瘤有两种，一是梭状神经纤维瘤，很少神经纤维与肿瘤缠绕在一起；第二种是丛状神经纤维瘤，沿着一段主要神经干上有多个结节生长，并且有可能延伸入神经分支。

免疫组化和电镜下，神经膜细胞、神经束膜细胞和神经内膜成纤维细胞的区别见表 23-1。这些特点可用来鉴别单个细胞类型，但不能用来鉴别肿瘤的特殊类型。它们只是起到基于光学显微镜下的组织学标准后的辅助作用，特别是在做出肿瘤是起源于神经鞘的诊断时[167]。

恶性周围神经鞘瘤（malignant peripheral neural sheath tumors，MPNST）的术语有些混淆。有些神经病理学家将它们归为恶性神经膜细胞瘤或恶性神经纤维瘤。虽然在恶性神经纤维瘤有黏多糖染色特点，这两种类型肿瘤通常在光镜下无法区别。旧的描述恶性周围神经鞘瘤的术语包括神经肉瘤和神经纤维肉瘤。

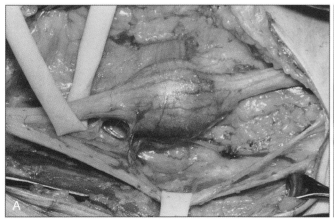
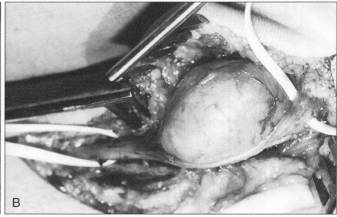

图 23-1　（A）典型神经鞘瘤的术中外观，这是位于腘窝的胫神经神经膜细胞瘤。注意探查时显露病变远、近端正常神经段。（B）周围神经束散开包绕肿瘤，肿物如同在一个篮内，图示已将神经束牵开。术中电生理检查显示进出肿物的纤维束没有神经动作电位，因此连同肿物一并完整切除。

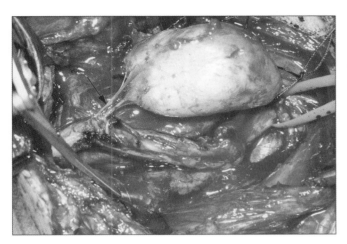

图 23-2　这是一个位于迷走神经的神经膜细胞瘤，患者有声嘶但无声带麻痹。术中牺牲小的进出肿瘤的神经束，但大部分大的神经束可从肿瘤上分离保留。

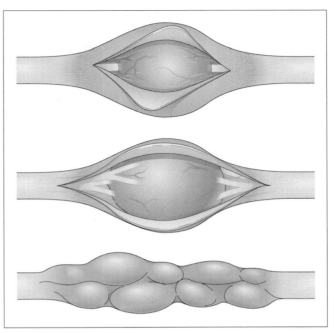

图 23-3　图示神经膜细胞瘤的通常表现形状（上方），一个独立的神经纤维瘤（中间），和丛状神经纤维瘤（下方）神经膜细胞瘤源于一到两条神经纤维束，向外生长。梭状神经纤维瘤有多于两条神经纤维束与肿瘤缠绕在一起。丛状神经纤维瘤沿着一段主要神经干上有多个结节生长，并且有可能延伸入神经分支（Donner T, Voorhies R, and Kline D: Neural sheath tumors of major nerves. J Neurosurg 81:362–373, 1994）。（见彩图）

多数恶性神经膜细胞瘤是原发的[133]。Harkin 和 Reed 认为单个良性神经膜细胞瘤恶性变非常少见，除非是表现有神经纤维瘤病Ⅰ型的患者[74]。另一方面，神经纤维瘤病Ⅰ型患者最常见的恶性变是恶性神经纤维瘤或神经纤维肉瘤。恶性神经纤维瘤或神经纤维肉瘤患者中，50%是神经纤维瘤病Ⅰ型患者。恶性神经纤维瘤或神经纤维肉瘤是复杂肿瘤，间充质细胞成分与神经膜细胞成分混杂[133]。

恶性肿瘤的组织学特点，包括多形性和有丝分裂相，可用来鉴别恶性周围神经鞘瘤和良性周围神经鞘瘤。但良性肿瘤可能存在变异和长期存在的神经膜细胞瘤也可出现有丝分裂相，鉴别诊断就比较困难。这种混淆的情况下，需要有经验的病理学专家做出诊断。

区别恶性周围神经鞘瘤与间充质纤维肉瘤的方法是前者起源在神经内。因此，在临床工作中我们诊断恶性纤维肉瘤侵犯臂丛或其他神经而不是恶性周围神经鞘瘤的方法就是通过它们的大体表现，这些肿瘤外观

不是从臂丛中央或神经中生长出来的。

神经鞘源性良性肿瘤

神经膜细胞瘤

神经膜细胞瘤是周围神经系统最常见的良性肿瘤，占所有软组织肿瘤的8%或更少[129]。过去20年关于周围神经系统神经膜细胞瘤的文献包括了个例报道[4,64,82,84,106]、

表23-1　神经鞘细胞的免疫组化和电镜特征

	s-100蛋白	EMA	紧密连接	胞饮小泡	基底膜	层粘连蛋白	胶原Ⅳ	纤连蛋白
神经膜细胞	+	−	−	−	+	+	+	−
神经束膜细胞	−	+	+	+	+	+	+	+
神经内膜成纤维细胞	−	−	−	−	−	−	−	+

EMA，上皮膜抗原；+，有表现；−，没有表现。

Data collected by Voorhies RM from Theaker et al.: Histopathology 13:171–179, 1988; Ariza et al.: Am J Surg Pathol 12:678–683, 1988; Nakajima et al.: Am J Surg Pathol 6:715–727, 1982; Jaahola et al: J Clin Invest 84:253–261, 1989.

宗小病例[14,45,51,53,87,92,95,104,129,130,149]和大宗病例研究[8,10,94,108,124,143]。

　　良性神经膜细胞瘤发病率存在性别差异，女性发病率高于男性。神经膜细胞瘤可能发生于神经纤维瘤病Ⅰ型患者，但在这些患者中，神经纤维瘤更常见[39]。

临床表现和检查

　　良性神经膜细胞瘤的典型临床表现是在位置较深的神经干或神经丛行程上出现了有一段时间的无痛、偏心型椭圆形包块[25]。触诊时在神经的侧方有一定的活动度，但在神经走行轴线上不能推动。叩击肿块可能引发 Tinel 征，在神经支配区产生异常感觉[31]。

　　由于周围神经鞘瘤通常存在和生长多年，肿瘤增大缓慢牵扯神经和使神经纤维延长[44,45]。因此，这些肿瘤患者通常神经功能正常。小的周围神经鞘瘤引起神经功能丧失非常少见，除非是进行了神经活检或已经在其他地方进行了肿物试行切除。如果这样，残留的肿物可能非常疼痛，神经支配区运动功能丧失严重，感觉功能明显减低或丧失。

显微镜下表现

　　神经膜细胞瘤的细胞来源是神经膜细胞。神经膜细胞有基底膜，与神经束膜成纤维细胞有明显区别。

　　神经膜细胞瘤组织分为 Antoni A 型和 Antoni B 型（图 23-4），不同病例其所占比例不同。神经膜细胞瘤 Antoni A 型组织表现为大量紧密排列的纺锤形细胞，有些细胞呈栅栏样排列形成 Verocay 小体。神经膜细胞瘤 Antoni B 型组织表现为排列较不紧密的细胞和零散编织状基质。

　　即使神经膜细胞瘤组织能被阿辛蓝染色（黏多糖染色，网状细胞染色），也比在神经纤维瘤中少得多。在神经纤维瘤，基质中的结缔组织（胶原）和神经纤维等数量多得多，所以在光镜下比神经膜细胞瘤更加明显。

手术方法

　　移除神经膜细胞瘤是比较容易的，但如果分离或切除时没有保护好神经纤维，可造成严重并发症[45,128,132]。

　　必须要暴露肿瘤远、近端的正常神经，将无关的神经组织和血管等分离拉开。在肿瘤囊壁上选择一相对比较少神经纤维的区域，沿神经走向纵行切口。然后在一侧剥离囊内的肿瘤组织，此时要将保护好的神经纤维牵向侧方[16,66]。转向另外一侧，继续剥离肿瘤（图 23-5）。可用较细的剥离器、一小块纱布进行剥离，也可使用 Metzenaum 剪。在肿瘤近远极细致剥离交叉的神经纤维后，可以发现一条，有时候是两条，小的神经束进

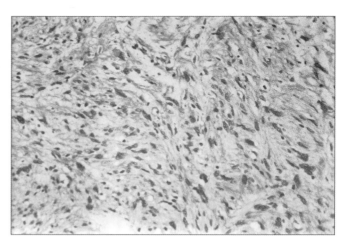

图 23-4　这是纺锤形神经膜细胞瘤细胞显微镜下图片。Antoni A 型区为紧密排列的长细胞。中央可看到 Verocay 小体。肿瘤细胞核平行排列成栅栏状，之间被紧密连接的突起和基底膜分隔。HE 染色，原始放大倍数，×200。

出肿瘤。分离后用血管条索悬吊，然后在近极和远极行电刺激和电生理检查（图 23-6）。刺激进入肿瘤的神经纤维通常不会产生肌肉收缩和传导神经动作电位至远端。然后将这些无功能的神经束在近、远极切断，移除肿瘤（图 23-7）。还可以先切断一极，然后翻起肿瘤，分离与肿瘤粘连的神经纤维组织，然后再切断剩下的一极移除肿瘤。

　　对于比较大的肿瘤，先纵行切开，然后剜出或吸引出囊内的肿瘤内容物[26,114]，然后将神经纤维组织分离，切除囊，减少复发的机会。但有些学者认为会损伤神经而不同意切除囊，建议留下囊壁。

　　有时候肿瘤巨大，长出神经外，这些肿瘤相对比较难切除，因为神经纤维和囊壁长在一起，很难分离，此时必须要留下囊壁。这样可能复发的概率会大些[73]。

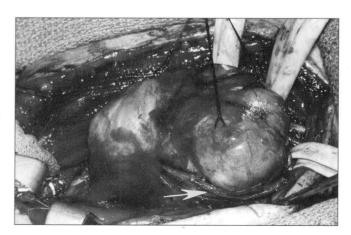

图 23-5　（A）一个比较大的神经膜细胞瘤术中图片，包绕肿瘤的神经纤维分离并牵向侧方（箭头）。

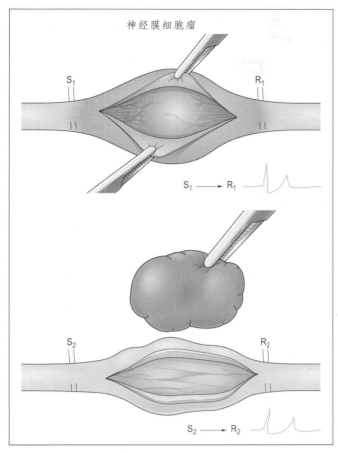

神经膜细胞瘤

图 23-6　移除肿瘤通常所采取的步骤。记录通过肿瘤的神经动作电位(NAP)。在进入端刺激,在离开端记录。通常记录到扁平波,这样就可将神经束切断,然后移除肿瘤。肿瘤切除后神经的动作电位存在 (Lusk M, Kline D, and Garcia C: Tumors of the buachial plexus. Neurosurgery 21:439-453, 1987.)。(见彩图)

图 23-7　一大的神经鞘瘤外观。进入的神经纤维结构,箭头所示,没有功能。

结果

表 23-2 至表 23-4 显示了 1969—1999 年路易斯安那州立大学医学中心治疗的 361 例良性周围神经鞘瘤分布情况,部位从臂丛到身体各个神经,肿瘤类型包括神经膜细胞瘤、单发神经纤维瘤和神经纤维瘤病 I 型相关的神经纤维瘤, 其中神经膜细胞瘤占 124 (34%)。所有肿瘤均得到组织学证实。

在 141 例臂丛周围神经鞘瘤中有 54 例(38%)良性臂丛神经膜细胞瘤(图 23-8 和图 23-9)。110 例周围神经鞘瘤发生在上肢,其中 32 例(29%)是神经膜细胞瘤。1 例正中神经膜细胞瘤组织学上有巨细胞变异,1例神经纤维瘤病 I 型患者尺神经肿瘤,无论在外观还是组织学都是神经膜细胞瘤。2 例患者因为在外院初次手术时损伤神经需要行神经移植。25 例盆丛周围神经鞘瘤中有 6 例(24%)是神经膜细胞瘤(图 23-10 和

表23-2　臂丛的良性神经鞘瘤(*n*=141)

	神经膜细胞瘤	单发神经纤维瘤	神经纤维瘤病 I 型相关的神经纤维瘤	总计
锁骨上臂丛	37	34	19	90
锁骨下臂丛	9	14	8	31
腋神经	3	4	4	11
肌皮神经	3	2	1	6
其他神经	2	1	0	3
总计	54	55	32	141

表23-3　LSUHSC良性神经鞘瘤——上肢(*n*=110)

	神经膜细胞瘤	单发神经纤维瘤	神经纤维瘤病 I 型相关的神经纤维瘤	总计
尺神经				
上臂	5	10	8	23
肘部、前臂	2	8	3	13
腕、手	1	3	4	8
正中神经				
上臂	7	10	5	22
肘部、前臂	4	6	3	13
腕、手	6	3	3	12
桡神经				
上臂	5	2	3	10
肘部	1	2	2	5
骨间后和浅支	1	1	2	4
总计	32	45	33	110

表23-4　LSUHSC良性神经鞘瘤——下肢（n=110）

	神经膜细胞瘤	单发神经纤维瘤	神经纤维瘤病Ⅰ型相关的神经纤维瘤	总计
盆丛	6	10	9	25
股神经	5	7	2	14
坐骨神经				
臀部	2	4	3	9
大腿	8	9	6	23
胫神经	10	5	5	20
腓总神经	4	4	3	11
隐神经	2	1	0	3
腓肠神经	1	0	2	3
闭孔神经	0	1	1	2
总计	38	41	31	110

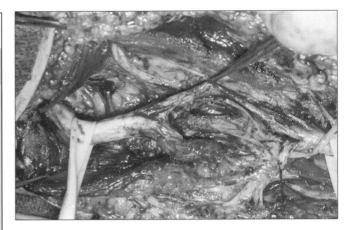

图 23-9　涉及 C7 和中干的大的神经膜细胞瘤切除后术野图。虽然肿瘤全部切除，术后 2 年复发，再次手术没有损伤功能，随访 4 年无再次复发。

图 23-11）。下肢的 85 例中，有 32 例（38%）是神经膜细胞瘤（图 23-12）。

除了 2 例盆丛的神经膜细胞瘤，所有其他部位的肿瘤得到完全切除。有 1 例盆丛的神经膜细胞瘤，第一次完整切除后复发，再次手术后随访 5 年无复发。

神经膜细胞瘤切除患者的术前及术后功能状况记录如下。Donner 等报道了 76 例臂丛神经膜细胞瘤患者手术移除功能状况（表 23-5 和表 23-8），这组前瞻性研究随访时间为 3~96 个月，平均 16.7 个月[45]。根据 LSUHSC 功能评分，68 例（89%）手术切除后 5 级，没有明显功能障碍。15 例（20%）4 级，有轻度功能障碍。8 例（11%）功能 3 级或以下，有明显功能障碍。

在这 76 例患者中，45 例术前没有功能障碍的患者，术后 41 例（91%）功能正常，4 例（9%）降低到 4 级。术前有功能障碍的 31 例（41%）中，功能为 0~4 级，17 例（55%）术后功能有改善，10 例（32%）没有变化，4 例（13%）变差。

在这组病例中，24 例（32%）有疼痛综合征临床表现（表 23-7）。20 例患者诉单纯放射性疼痛，其中 15 例（75%）术后疼痛完全缓解，2 例（10%）部分缓解，1 例（5%）没有变化，2 例（10%）疼痛加重。4 例表现为放射性疼痛和肿瘤局部自发性疼痛的患者，术后两种疼痛都完全消失。51 例术前没有疼痛的患者，有 4 例（8%）术后产生了一定程度的疼痛症状。

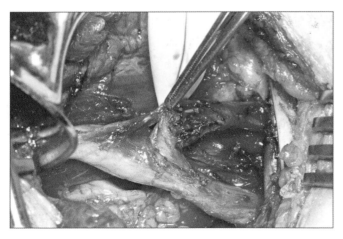

图 23-8　锁骨水平的大的神经膜细胞瘤切除后的臂丛。钳子夹住的是进入肿瘤的神经束近端，术中点刺激没有反应和没有动作电位传递。所以出入肿瘤的神经束被切除。

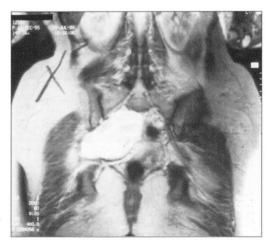

图 23-10　骶丛的神经膜细胞瘤的磁共振图像。经腹手术游离肠管和膀胱、分离输尿管和大血管后，肿瘤从盆丛分离出来切除，没有功能丧失。

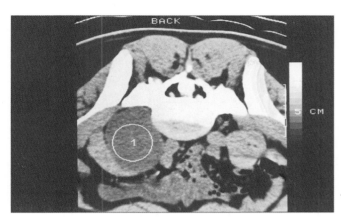

图23-11 源于腰神经根的盆腔大的神经鞘瘤的磁共振图像，腰大肌被推向外侧。

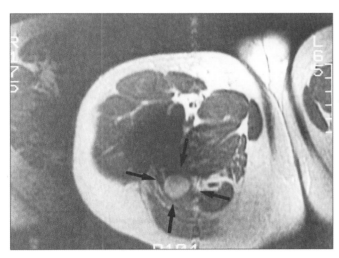

图23-12 大腿的磁共振图像，显示坐骨神经的神经鞘瘤（箭头）。

表23-5 神经膜细胞瘤 ($n=76$)						
术后功能评级	术前功能评级					
	5	4	3	2	1	0
5	41	9	3			
4	4	6	3	1	1	
3		2		2		
2				2	1	
1						1
0						

神经膜细胞瘤切除术前和术后运动功能评级。总体上17例功能改善，8例变差。51例患者功能无变化，其中41例在就诊时功能正常。

病例分析——神经膜细胞瘤

病例1

患者，26岁，女性，滑雪时感觉左侧膝以下放射性疼痛至脚后跟和脚部。然后感觉膝后部有包块，且碰撞后有放电样感觉放射至小腿。影像学检查显示腘窝肿物。临床检查和电生理检查患肢正常。

几个月后手术，术中发现胫神经上有3cm×2.5cm大小肿物。大部分神经束能从肿瘤囊上分开。进出肿瘤的神经束没有能够引出传导动作电位。肿瘤切除后屈趾功能和足内肌功能有一定程度降低，跖屈和内翻无影响。足底感觉功能正常。随访8年，包括胫神经在内的坐骨神经功能完全正常。

由于在上皮样神经膜细胞中见到有丝分裂相，最初的组织病理学提示恶性可能。再次病理学会诊，认为虽然为细胞性有丝分裂活跃，但细胞分化正常。根据具有纺锤形细胞、Antoni A型和Antoni B型组织特点，诊断为良性神经膜细胞瘤。随访8年无复发。

点评

诊断为恶性神经鞘瘤需要根治性切除治疗。所以在组织化学检查时，需要运用光镜和电镜仔细检查非常重要。这个病例，肿瘤的良性特征最终被辨认确诊。

神经纤维瘤

存在两种神经纤维瘤，一种是单发神经纤维瘤或非神经纤维瘤病Ⅰ型相关的神经纤维瘤[33]。这种肿瘤外观呈纺锤状形，两端变细[40]。另一种是丛状神经纤维瘤，几乎完全与神经纤维瘤病Ⅰ型相关。丛状神经纤维瘤沿神经主干结节性生长并长入神经分支（图23-13）。在外观上和横切面上表现为"蠕虫卵"样。与神经纤维瘤病Ⅰ型相关的神经纤维瘤纺锤形多于丛状神经纤维瘤。

有关文献有个例报道[101,126]、小宗病例[14,46,87,95,108,127]和大宗病例[10,94,108,124]研究。

临床表现和检查

单发神经纤维瘤女性发病率高于男性，身体右侧多于左侧。神经纤维瘤病Ⅰ型相关的神经纤维瘤无性别差异，双侧无区别，在年龄上发病早于单发神经纤维瘤（图23-14）。

神经纤维瘤是神经内的肿物，比神经膜细胞瘤更

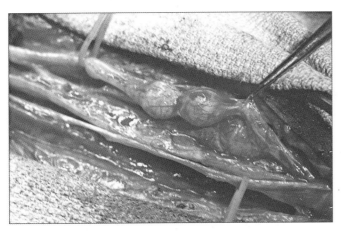

图 23-13　图为发生于胫神经的丛状神经纤维瘤。因剧烈疼痛行部分减压。病变从大腿近端胫神经自坐骨神经分支处向远端一直到踝部胫后神经。

容易引起疼痛。叩诊可引出明显的 Tinel 征[37]。和神经膜细胞瘤一样，这些肿瘤在神经侧方向可推动，但在神经纵轴上无活动，如果已做过活检或尝试性切除手术，疼痛会非常剧烈[43]。

神经纤维瘤病 I 型患者通常具有皮肤特征性改变（图 23-15）[136]。表现为变化多样的咖啡斑、多发的小点状色素减退、皮赘或小的皮下肿物、虹膜小结和中枢神经系统肿瘤（如听神经瘤或源于脊髓神经根的肿瘤）（图 23-16）。

大的神经纤维瘤，特别是那些神经纤维瘤病 I 型患者，有恶性变的可能。但到底是这些细胞逐渐具有有丝分裂倾向，还是从一开始就有这种倾向，目前尚

不清楚。

目前发现一种特殊的神经纤维瘤病 I 型，称为局部或节段性神经纤维瘤病 I 型，多发性肿瘤只发生在一个肢体或一个解剖区域，而身体其他地方没有（图 23-17）。多个肿瘤常发生在一个区域的一条或多条神经，横切面上可见在神经的不同水平肿瘤布局不同。这种患者的皮肤特征性改变也只发生在病变区域。因此咖啡斑、多发的小点状色素减退、皮赘，甚至皮下神经纤维瘤也只发生在病变肢体或解剖区域，而身体其他区域正常。

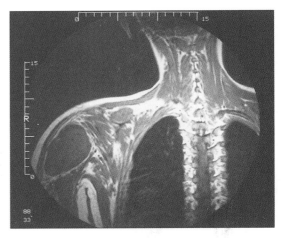

图 23-15　发生在腋神经的神经纤维瘤病 I 型相关的神经纤维瘤的磁共振图像。

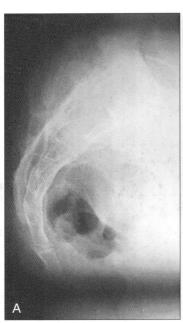

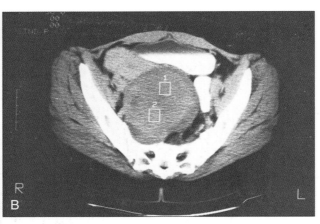

图 23-14　(A)骶骨平片显示骶骨被巨大的神经纤维瘤压迫而向后移位变形。(B)CT 显示巨大的骶前神经纤维瘤。切除此肿瘤需要盆腔入路游离膀胱和降结肠，分离牵开输尿管和大血管。

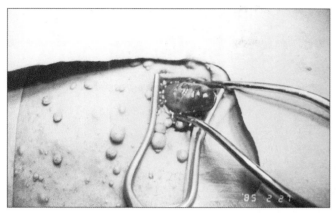

图 23-16 神经纤维瘤病 I 型的皮下改变,手术切除位于患者肩胛周围的部分神经纤维瘤。

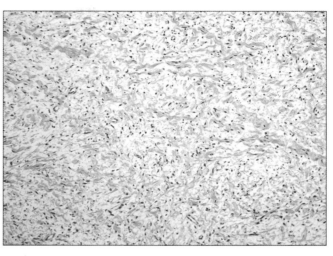

图 23-18 这是神经纤维瘤显微镜下图片。在胶原纤维和黏多糖背景下,肿瘤神经膜细胞、神经束膜样细胞和成纤维细胞随意排列。可见到许多"胡萝卜碎片"样表现,代表胶原形成活跃。(见彩图)

显微镜下表现

神经纤维瘤有黏液瘤样基质和明显的黏多糖染色特点(图 23-18)。由于神经纤维瘤黏液胶原的背景下含较多的胶原纤维,所以结缔组织染色明显,而神经膜细胞瘤缺乏这些胶原纤维,因此染色较淡。正如我们前面提到的,黏多糖染色和结缔组织染色在神经纤维瘤中比神经膜细胞瘤强。但是,染色的强度还因操作技术不同、操作者不同和组织的准备不同而有很大差异。

神经纤维瘤中的神经膜细胞少于神经膜细胞瘤,神经膜细胞与扭曲变形的有髓和无髓的神经纤维混杂。在神经纤维瘤中,血管结构不明显,并且比神经膜细胞瘤更厚、更透明和血栓形成更多见。神经纤维瘤在组织学上的特点给人的印象没有像神经膜细胞瘤的 Antoni B 型组织那么强烈。

手术方法

切除单发的纺锤形神经瘤的手术步骤与切除神经膜细胞瘤相同。神经纤维束需要从肿物表面分离牵开。任何囊都纵行打开进行囊内分离。然后在肿瘤双极处将神经纤维束仔细解剖出来。与神经膜细胞瘤不同,有更多的神经纤维束和神经纤维瘤粘连在一起。通常有两束以上的神经纤维束进出肿物,并且纤维束比在神经膜细胞瘤见到的要大且粘连更紧密(图 23-19)。对于比较大的神经纤维瘤,分离时可采取自近端向远端分离或远端向近端分离神经束的方法,直到只有进出

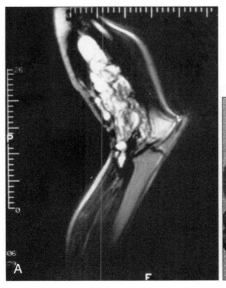

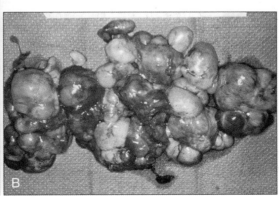

图 23-17 (A)发生于大腿和膝部的丛状神经纤维瘤的磁共振图像。手术只能部分切除病变。(B)多发性肿瘤切除后的部分标本。这个病例术后因为疼痛复发而再次行减压手术。

肿瘤的神经束与神经束联系在一起（图 23-20）。然后对进出肿瘤的神经束进行电刺激和电生理检查。如果在远端只记录到平坦波形，就可以切断神经束移除肿瘤（图 23-21），如果在远端记录到神经动作电位，那么就需要仔细在囊壁上将此神经束仔细解剖出来保护（图 23-22）。但有些情况下，没有办法游离出来，为了切除肿瘤，这些有功能的神经纤维束可能得牺牲，此时神经缺损需要考虑神经移植。但在有些神经纤维瘤病Ⅰ型患者，肿瘤范围较大，病变切除后神经缺损太长，神经移植意义不大。

切除神经纤维瘤病Ⅰ型相关神经纤维瘤的步骤与切除单发神经纤维瘤类似。通常可在肿瘤和神经束之间有一个比较完全的囊壁，同样在囊壁层次将神经束分离出来。也可以切开囊壁，将肿瘤内容物剜出或吸引

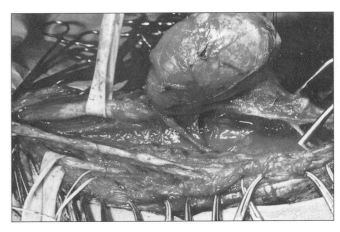

图 23-20　术中所见一大的神经纤维瘤。在这个病例，先切断出远端的神经纤维束，然后逐渐将肿瘤翻起，周围主要的神经纤维束应仔细解剖分离并保留。

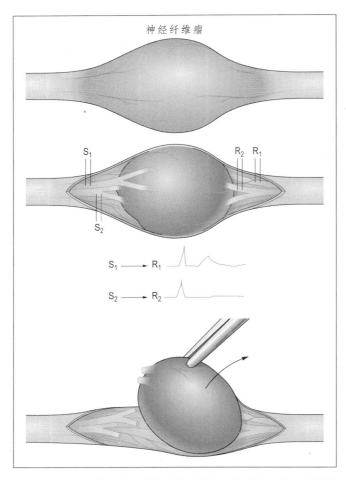

图 23-19　图示单个神经纤维瘤的显露和切除步骤。首先要将肿瘤的远、近端显露（上图）。肿瘤周围和两端的神经纤维束分离保护（中图）。术中对进出肿瘤的神经纤维束电生理检查通常显示平坦波，此时可将神经束切断。肿瘤翻起后自深部的神经纤维束床分离（下图）。(Adapted from Lusk M, Kline D, and Garcia C: Tumors of the brachial plexus. Neurosurgery 21:439, 1987.)（见彩图）

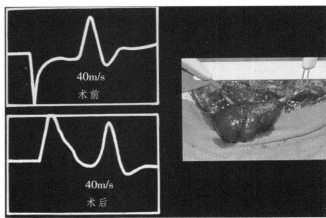

图 23-21　发生于神经纤维瘤病Ⅰ型患者的胫神经上的大的神经纤维瘤（右图）。切断前的神经传导动作电位检查（左上）。肿瘤切除后电传导和临床功能没有受影响（左下）。

出，然后再解剖分离神经束，这种方法的缺点是不能够将肿瘤作为一个整体切除。

神经纤维瘤病Ⅰ型相关区域性或节段性的神经纤维瘤要想达到比较满意的切除而不留下明显的神经功能障碍较困难，特别是当肿瘤呈丛状生长而不是球形时。

结果

表 23-2 至表 23-4 列出了 1969—1999 年路易斯安那州立大学医学中心治疗的 361 例包括神经膜细胞瘤、单发和神经纤维瘤病Ⅰ型相关神经纤维瘤在内的良性周围神经鞘瘤中，有 237 例（66%）神经纤维瘤。

在 141 例臂丛周围神经鞘瘤中有 87 例（62%）是神经纤维瘤，上肢的 110 例中有 78 例（71%），盆丛的 25 例中有 19 例（76%），下肢的 85 例中有 53 例（62%）显

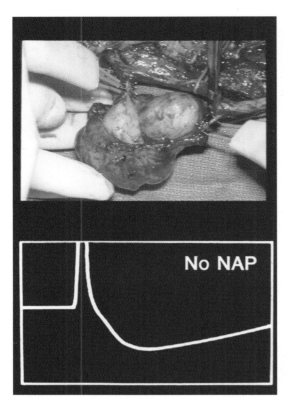

图 23-22 术中所示的神经动作电位(NAP)。刺激进入神经束(左),记录离开神经束。没有 NAP(见下面的记录),所以这些束可以牺牲。

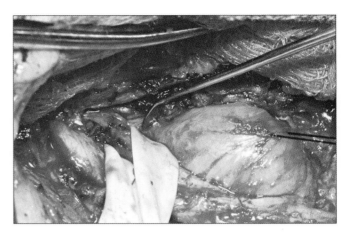

图 23-23 臂丛下干大的神经纤维瘤术中图。上干和中干牵向外侧。大部分神经纤维束位于肿瘤下方。进出肿瘤的神经束无功能,肿瘤切除后,除了手部 C8-T1 分布区的感觉功能降到 4 级,其他功能没有影响。

示神经纤维瘤多于神经膜细胞瘤。

单发或非神经纤维瘤病Ⅰ型相关神经纤维瘤

在手术切除的 237 例神经纤维瘤中,有 141 例(59%)是单发神经纤维瘤。在所有部位,单发神经纤维瘤占多数,臂丛的 87 例神经纤维瘤中有 55 例(63%)是单发神经纤维瘤 (图 23-23)。上肢的 78 例中有 45 例(58%)(图 23-24 和图 23-25),盆丛的 19 例中有 10 例(53%),下肢的 53 例中有 31 例(58%)。

在 Donner 等[45]随访的 99 例神经纤维瘤中,有 58 例(59%)有不同程度的运动功能丧失。其中 33 例(66%)远期功能得到改善,14 例(24%)没有变化,6 例(10%)有某种程度的降低。32 例(78%)术后功能无丧失,9 例(22%)术后功能有一定程度的丧失。

这些病例中有 46 例就诊时有自发性疼痛综合征(表 23-6),疼痛呈放射性,只有 2 例伴有肿瘤局部疼痛。术后 29 例(63%)疼痛完全缓解,11 例(25%)疼痛部分缓解,3 例(6%)没有变化,3 例(6%)加重。53 例术前没有疼痛的患者中有 7 例(13%)术后出现轻度的疼

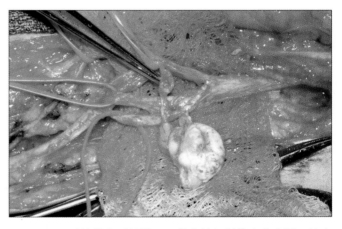

图 23-24 肘关节水平尺神经上的小神经纤维瘤术中图,绝大部分神经纤维束得到保留。(见彩图)

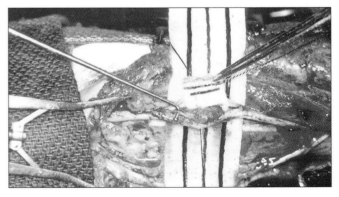

图 23-25 腕关节水平尺神经的复发小神经纤维瘤术中图。图示神经拉钩置于进入肿瘤的神经纤维束下方。

痛症状。

神经纤维瘤病 I 型相关神经纤维瘤

神经纤维瘤病 I 型相关神经纤维瘤在周围神经鞘瘤中次于单发神经纤维瘤。在手术切除的 237 例神经纤维瘤中，有 96 例（46%）是神经纤维瘤病 I 型相关神经纤维瘤。臂丛的 87 例神经纤维瘤中有 32 例（63%）是神经纤维瘤病 I 型相关神经纤维瘤。有 1 个病例肿瘤从臂丛近端长出，有 25cm 大小，只能部分切除。78 例手术切除的上肢神经纤维瘤中有 33 例（42%）是神经纤维瘤病 I 型相关神经纤维瘤，盆丛的 19 例中有 9 例（47%）（图 23-26），其中 1 例达 30cm 大小，只能部分切除。留下的肿瘤通常与有功能的神经束粘连在一起或神经束长入肿瘤。下肢的 53 例中有 22 例（42%）。

有些神经纤维瘤病 I 型相关神经纤维瘤呈纺锤形。大部分患者顺着一根神经有许多分散的肿瘤同时生长，此时小于 1cm 的肿瘤保留不切。

在 Donner 等[45]随访的 48 例神经纤维瘤病 I 型相关神经纤维瘤中（表 23-7 和表 23-8），23 例（48%）就诊时有放射性疼痛（表 23-9）。术后 10 例（43%）疼痛完全缓解，7 例（31%）疼痛部分缓解，4 例（17%）没有变化，2 例（9%）加重。25 例术前没有疼痛的患者中有 4 例（13%）术后出现轻度的疼痛症状。

36 例就诊时肌力减低的患者中，18 例（50%）随访有改善，12 例（33%）没有变化，6 例（17%）变差。12 例术前肌力正常的患者有 2 例（17%）术后肌力降低。

神经鞘源性恶性肿瘤

多数恶性周围神经鞘瘤是与神经纤维瘤病 I 型无关的单发肿瘤。虽然恶性周围神经鞘瘤可发生在非神

经纤维瘤病 I 型患者[35,141]，但神经纤维瘤病 I 型患者恶性周围神经鞘瘤的发病率高于正常人群。神经纤维瘤病 I 型相关恶性周围神经鞘瘤的发病年龄早于非神经纤维瘤病 I 型相关恶性周围神经鞘瘤。发病率没有性别差异和左右侧差异。放射暴露被认为是恶性周围神经鞘瘤诱发因素之一[56]。

恶性周围神经鞘瘤发病率低。Stark 等报道占所有软

表23-6　单发神经纤维瘤（n=99）

术后功能评级	术前功能评级					
	5	4	3	2	1	0
5	32	16	6	2		
4	9	5	9		1	
3		2	5	2		1
2		1	2	1	2	
1				1	2	
0						1

神经纤维瘤切除术术前和术后运动功能评级。38 例改善，15 例变差，46 例无变化。

表23-7　神经纤维瘤病 I 型相关神经纤维瘤（n=48）

术后功能评级	术前功能评级					
	5	4	3	2	1	0
5	32	16	6	2		
4	9	5	9		1	
3		2	5	2		1
2		1	2	1	2	
1				1	2	
0						1

神经纤维瘤切除术术前和术后运动功能评级。18 例改善，18 例变差，22 例无变化。

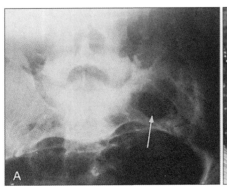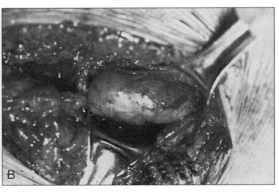

图 23-26　（A）在这张平面上可见一神经纤维瘤病 I 型患者几个骶孔增大（箭头）。（B）后外侧入路，术中见 A 图所示的增大骶孔为骶部神经纤维瘤。

表23-8　良性神经鞘瘤*手术切除没有造成严重功能障碍		
	病例数	结果良好比例
神经膜细胞瘤	76	89%
单发神经纤维瘤	99	80%
神经纤维瘤病Ⅰ型相关神经纤维瘤	48	66%
总计	223	

*, 包括 9 例丛状神经纤维瘤, 其中 6 例与神经纤维瘤病Ⅰ型相关, 3 例不相关。部分切除或完全切除后行神经修复。曾经的活检或尝试性切除增加了手术切除引起功能损伤的机会, 意味着很有可能需要神经修复。

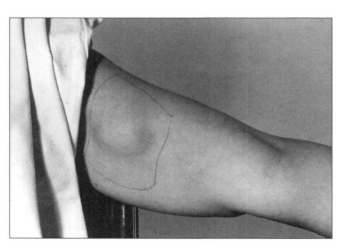

图 23-27　上臂内侧疼痛性包块, 进行性感觉与运动功能丧失。术中所见为源于正中神经的恶性神经鞘瘤。

组织肉瘤的 5%~10%[146]。普通人群的发病率是 0.001%。文献有个案报道[87,137]、小宗病例[9,28,42]和大宗病例的回顾性研究[8]。

临床表现和检查

恶性周围神经鞘瘤最常见的症状是伴或不伴有进行性功能丧失的疼痛。在发病的神经支配区域逐渐加重的疼痛性感觉异常首先需要药物治疗发展到需要手术干预[159]。有些病例, 患者首先注意到局部的肿物伴有触痛或叩击痛(图 23-7)。有些病例, 最开始的轻微功能障碍突然快速加重。很少有病例初诊时已经有肺部、骨或脾脏的转移。其他可能提示为恶性周围神经鞘瘤的症状和体征包括在几周或几个月内快速增大的包块和就诊时就发现的大包块[80]。

体格检查时, 肿瘤摸起来比较硬实, 侧方可有一定的活动度, 神经纵轴方向不能活动[47], 但与良性周围神经鞘瘤相比, 肿块与周围组织比较固定。触摸和叩诊可引发向远端的放射性疼痛, 有时候疼痛可向更近端发出的神经支配区扩展。

显微镜下表现

恶性神经膜细胞瘤和恶性神经纤维瘤通常很难鉴别(图 23-28 和图 23-29)。有时候根据根据肿瘤细胞是否是单纯的恶性神经膜细胞或是源于神经纤维瘤病Ⅰ型患者的复杂神经纤维肉瘤而做出鉴别诊断[134]。恶性神经膜细胞瘤的组织学特点肿瘤细胞多形性、细胞质增多、纺锤形细胞呈鱼骨状排列和有丝分裂活跃。新生血管增多, 有时候导致肿瘤内出血(图 23-30)。

恶性神经纤维瘤或神经纤维肉瘤间充质细胞与神经膜细胞样细胞成分混杂。同样, 细胞基质增多、细胞多形性和大量的有丝分裂相。多向分化可能导致组织形成软骨、类骨质、骨、脂肪组织和成横纹肌细胞组织。

手术方法

尽管在检查时与良性肿瘤有些区别, 大部分恶性周围神经鞘瘤直到活检或试行切除时才被发现。由于神经组织与恶性肿瘤联系更加紧密和恶性肿瘤与周围神经结构和血管、肌肉或骨等粘连, 不熟练的外科医生在行恶性神经鞘瘤手术时比切除良性周围神经鞘瘤时更容易造成神经功能丧失。表现为快速生长、坚实和固定的神经鞘瘤必须先做活检证实诊断。术前应该检查有没有远处转移, 包括 X 线片、胸部和腹部的 CT 或 MRI 以及肝脏、脾脏和骨扫描。

表23-9　良性神经鞘瘤术后疼痛情况					
	完全缓解(%)	改善(%)	无变化(%)	加重(%)	新出现疼痛(%)
神经膜细胞瘤	15/20(75)	2/20(10)	1/20(5)	2/20(10)	4/52(8)
单发神经纤维瘤	29/46(63)	11/46(25)	3/46(6)	3/46(6)	7/53(13)
神经纤维瘤病Ⅰ型相关神经纤维瘤	10/23(43)	7/23(31)	4/23(17)	2/23(9)	4/25(16)

术前有或没有根性疼痛综合征的结果。第 2~5 列是术前有疼痛的病例。第 6 列是术前没有疼痛, 术后发展出疼痛。

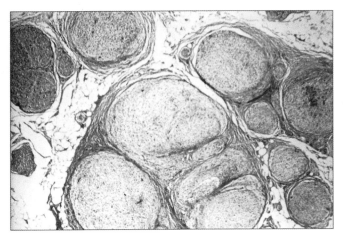

图 23-28　此图显示恶性周围神经鞘瘤已经突破起源神经的神经束结构。

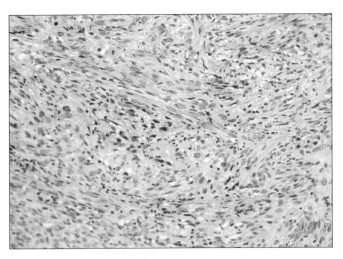

图 23-29　此为恶性神经鞘瘤的显微镜下图片。多数源于神经纤维瘤，很少来源于神经膜细胞瘤。黏多糖染色多见于神经纤维瘤。注意纤维肉瘤样生长图形展示了紧密压缩染色较深的纺锤形细胞与纤维束缠绕，逐渐变细的细胞核和淡嗜酸性细胞基质，中到重度的细胞异型性、非典型有丝分裂和坏死。HE 染色，原始放大倍数，×200。（见彩图）

臂丛的恶性周围神经鞘瘤

　　要想完全切除臂丛的恶性周围神经鞘瘤而不造成血管损伤和功能丧失通常是不可能的。牺牲一部分起源神经束成分会造成一些功能丧失。也不要单纯行活检而不做切除或减压手术（图 23-31）。必须行多处病理检查来确定肿瘤的恶性和肿瘤是否侵犯周围组织，第一次手术一般很少行截肢手术。

肢体的恶性周围神经鞘瘤

肢体近端的恶性周围神经鞘瘤

　　对于发生在肢体近端的恶性周围神经鞘瘤，为了保留肢体和保留神经，可行广泛切除，有时候需要切除相应血管。如果患者和家属同意，没有远处转移的证据（图 23-32），可行肿瘤近端截肢手术，但首先要做冰冻切片证实。如果术前和术中的发现，包括冰冻切片结果，不能肯定恶性肿瘤的诊断，则行局部肿瘤全部切除。然后根据术后的病理结果和患者及家属的意愿决定下一步治疗措施。

肢体远端的恶性周围神经鞘瘤

　　对于肢体远端的恶性周围神经鞘瘤，如果没有远处转移的证据，行局部广泛切除。包括切除起源神经、周围粘连的软组织和进出肿瘤几厘米的正常神经段，所有切除的边缘必须做冰冻切片和病理切片来证实没有肿瘤组织。该方法常导致神经功能丧失。根据肿瘤的形态学，考虑进一步治疗措施，包括术中置放放疗棒和术后外放疗或化疗。

　　如果患者拒绝进一步广泛切除治疗或者有远处转移，则采取肢体放疗伴或不伴化疗。近年来，对于肢体的肉瘤偏向于采取保肢手术，但有时截肢不可避免[19]。

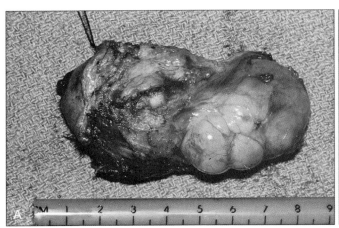
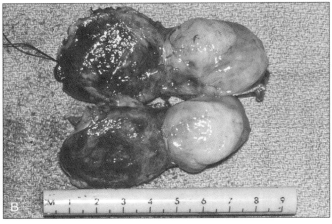

图 23-30　（A）切除的恶性周围神经鞘瘤。（B）切开肿瘤，可见结节状出血改变。

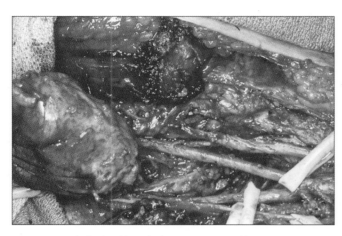

图 23-31　术中臂丛神经束牵开后恶性周围神经鞘瘤。这是一个老年患者,不同意截肢。几年后局部皮肤复发,放疗有效。随访 8 年无复发,死于心脏疾病。(Ganju A, Rosen N, Kline DG, Tiel RL: J Neurosurgery 95:51-60, 2001)。

辅助治疗

放疗和(或)化疗是一个可以考虑但效果不确切的治疗方法。Casanova 等总结了 20 年时间段的 24 例儿童恶性周围神经鞘瘤病例,10 例行首次广泛切除没有辅助治疗,12 例术后辅助放疗,19 例术后化

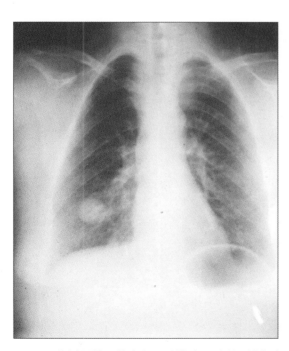

图 23-32　恶性周围神经鞘瘤右下肺转移。原发于臀部水平坐骨神经。

疗。8 例患者无瘤存活。术后放疗组 10 年无瘤生存率是 29%,化疗组是 41%。完全切除的 10 年生存率是 80%,部分切除的是 14%。肿瘤的大小方面,肿瘤小于 5cm 的 10 年生存率是 71%, 大于 5cm 的只有 29%。完全切除恶性周围神经鞘瘤仍然是最有效的治疗方法,与肿瘤的大小是决定预后的主要因素。放疗在控制局部的复发方面起一定作用, 但化疗作用不能确定[28]。

Wanebo 对 28 例恶性周围神经鞘瘤病例研究发现,无瘤存活时间的中位数是 11 个月,总的存活时间中位数是 44 个月。他们的治疗方法是局部广泛切除结合放疗。化疗考虑留给那些治疗失败的患者[161]。

Stark 等报道了 8 例治疗恶性周围神经鞘瘤的结果。患者采取了以治愈为目的的广泛全肿瘤手术切除,但只有 3 例在术后被证实外科切除边缘是无瘤的。经过中位数是 10.6 个月的无瘤存活期后,所有患者局部复发。5 例给予辅助放疗。3 例远处转移,5 例随访中死亡,平均存活时间是诊断后 11.6 个月。作者得出结论认为,尽管采取包括广泛切除、辅助放疗(包括近距离放疗)在内的积极治疗,恶性周围神经鞘瘤的预后还是很差的[146]。

结果

1969—1999 年路易斯安那州立大学医学中心治疗的 36 例发生于臂丛、盆丛和主干周围神经的恶性周围神经鞘瘤病例中,28 例(78%)证实是恶性周围神经鞘瘤,8 例(22%)是其他肉瘤,如纤维肉瘤和纺锤形细胞、滑膜和神经束膜肉瘤。28 例恶性周围神经鞘瘤中,16 例(57%)是非神经纤维瘤病 Ⅰ 型相关的单发肿瘤,12 例(43%)是神经纤维瘤病 Ⅰ 型相关(表 23-10)。

臂丛是多数恶性周围神经鞘瘤的常发区 (图 23-33)。21 例包括其他肉瘤在内的臂丛恶性周围神经鞘瘤中,13 例 (62%) 是非神经纤维瘤病 Ⅰ 型相关,8 例(38%)是神经纤维瘤病 Ⅰ 型相关。

36 例包括其他肉瘤在内的恶性周围神经鞘瘤中,20 例(56%)进行了局部切除,16 例(44%)得到边缘切除。10 例(28%)最后进行了肢体近端离断,3 例(8%)进行了肢体更远端的截肢。

36 例患者中有 20 例 (56%) 进行了放疗,4 例(11%)在术中置放了放疗棒。36 例患者中 22 例(61%)死亡,这些死亡患者平均存活期为 25 个月。

表23-10　路易斯安那州立大学医学中心恶性周围神经鞘瘤系列(n=36)

	恶性单发神经纤维瘤	神经纤维瘤病I型相关	局部切除	边缘切除	外放疗	放疗棒	截肢	关节离断	随访时间	死亡数(平均存活月)
神经肉瘤										
臂丛	10	7	11	6	8	0	1	6	52	14(25)
尺神经	2	0	0	2	1	1	0	0	52	1(37)
坐骨神经	2	2	2	2	1	1	0	3	32	2(16)
股神经	1	1	0	2	1	0	0	0	46	1(16)
腓总神经	1	1	0	2	2	0	0	0	48	0
胫神经	0	1	1	0	1	0	0	1	50	0
其他肉瘤*(不包括Ewing肉瘤)										
臂丛	3	1	4	0	4	0	0	0	47	2(40)
坐骨神经	2	0	2	0	1	0	0	0	27	1(12)
股神经	1	0	0	1	1	0	0	0	18	1(18)
腓总神经	1	0	0	1	0	1	0	0	28	0
总计	23	13	20	16	20	4	3	10	46	22(25)

*，包括成纤维细胞肉瘤、梭形细胞肉瘤、滑膜肉瘤、神经束膜肉瘤。

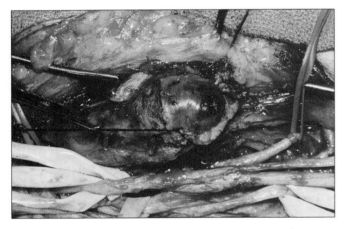

图23-33　臂丛神经束水平的恶性肿瘤。图中大部分神经束已从肿瘤分离。右侧方为橡皮吊索环形悬吊的腋动脉。

病例分析——恶性周围神经鞘瘤

病例1

患者，40岁，医生，发现右手感觉异常几个月，逐渐出现肩、腕和手无力。颈部的 CT 和 MRI 显示锁骨上臂丛一个大的肿物。针吸活检提示恶性肿瘤，倾向于神经性肉瘤。

检查发现 C5 和 C6 支配肌肉部分肌力丧失，C7、C8 和 T1 支配的肌肉严重功能丧失。肩胛下后方入路探查，切除第一肋骨。切除后斜角肌后见肿物后方直径约 8cm 大小。在肿瘤包膜外环形分离，后方、上方和外侧分离平面清晰，但与下方和内侧粘连紧密，只能进入包膜，从上胸膜、内侧胸膜和深纵隔结构上移除肿瘤。肿瘤质地相对均匀较软和中度血管形成。需要从 C5、C6、C7、上干和中干上分离切除部分肿瘤，相对较多的肿瘤要从 C8、T1 和下干上分离切除。肿瘤还与锁骨下静脉、第一肋、胸膜顶和前内侧纵隔粘连。术中切除了直径大约 4cm 的胸膜，用阔筋膜移植修复。术中发现肿瘤还长入了扩大的 C6-7 和 C7-T1 之间的椎间孔，进入椎间孔行肿瘤切除，但位于椎管内的部分肿瘤没有能够切除。

肿瘤切除后神经传导动作电位检查自 C5 和 C6 到上干可记录到大的神经动作电位，C7 到中干可记录到中等大小波形，而 C8 和 T1 到下干只有水平波形。手术结束前第 5 肋间置胸腔引流管。术后病理切片证实为恶性周围神经鞘瘤。

术后第 5 天移除胸腔引流管。患者术后疼痛缓解，术后 8 个月内进行了放疗和化疗，C8 和 T1 神经根功能有一些恢复，手内肌肌力也有改善。术后 4 年死于全身转移。

点评

此患者局部肿瘤进行了广泛切除，但仍然是姑息性手术，而不是治愈性手术。因此术后的放疗或化疗不能阻止肿瘤的扩散和转移。

非神经鞘源性良性肿瘤

非神经鞘源性周围神经良性肿瘤少见。在过去 30 年的文献中除了比较常见的腱鞘囊肿，其他每一种类型只有资料贫乏的个案或小宗病例报道。

非神经鞘源性周围神经良性肿瘤一般是继发侵犯压迫神经而引起症状，而不是原发起源于神经（图 23-34）[24,121,140]。硬纤维瘤、成肌细胞瘤、淋巴管瘤和少见的椎管外脑（脊）膜瘤与神经外膜粘连紧密，很难切除干净，容易复发[167]。腱鞘囊肿一般位于神经外，对神经造成压迫症状，但也有些是位于神经内。因此切除这些肿瘤时，或者是可能切除不完全，或者是追求完全切除而造成神经损伤。血管瘤或血管外皮细胞瘤能包绕神经或臂丛的一部分，但源于神经的血管网状细胞瘤极其少见。

非神经鞘源性周围神经良性肿瘤见表 23-11。表格和正文按肿瘤发病率由高到低排列，但侵犯骨的肿瘤和血管瘤归为一个亚组。

表23-11　路易斯安那州立大学医学中心非神经鞘源性周围神经良性肿瘤系列（*n*=111）

肿瘤	肿瘤部位 臂丛		上肢神经		盆丛		下肢神经	
腱鞘囊肿（33）	肩胛上神经	4	正中神经	4			股神经	2
			桡神经	3			闭孔神经	1
			尺神经管	2			坐骨神经	1
							腓总神经	15
							胫后神经	1
局部肥大性神经病（16）	臂丛	3	正中神经	4			骶丛	6
			桡神经	2				
			尺神经	1				
脂肪瘤（12）	臂丛	2	正中神经	4			坐骨神经	1
	肌皮神经	1	桡神经	1				
	腋神经	1	尺神经	2				
脂肪纤维错构瘤（4）			正中神经	4				
硬纤维瘤（11）	臂丛	6	正中神经	1			骶丛	2
			桡神经	1			腓总神经	1
骨软骨瘤（4）	臂丛	1	桡神经	1			腓总神经	2
骨化性肌炎（4）	臂丛	2	正中神经	1				
			桡神经	1				
神经节瘤（4）	臂丛	3			盆丛	1		
血管瘤（3）			尺神经	2			腓总神经	1
静脉血管瘤（4）			正中神经	1			坐骨神经	1
							股神经	1
							胫神经	1
血管外皮细胞瘤（2）	臂丛	1	正中神经	1				
成血管细胞瘤（1）			正中神经	1				
血管球瘤（2）			指神经	1			腓总神经	1
脑（脊）膜瘤（2）	臂丛	2						
水囊状淋巴管瘤（2）	副神经	2						
成肌细胞瘤或颗粒细胞瘤（2）	臂丛	2						
恶性蝾螈瘤（2）	臂丛	2						
淋巴管瘤（2）	臂丛	1	正中神经/尺神经	1				
表皮样囊肿（1）							坐骨神经	1
总计		33		39		1		38

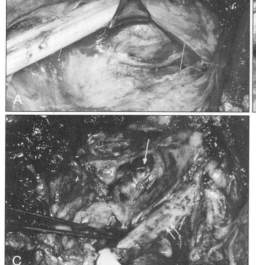

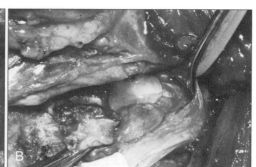

图 23-34　(A)位于骶骨切迹的腱鞘囊肿，拉钩拉开的是被囊肿压迫的坐骨神经。(B)骶骨切迹的表皮样肿瘤将坐骨神经挤压向右外侧。(C)离骶骨切迹不远的坐骨神经(双箭头)分叉处的静脉动脉瘤样扩张(单箭头)。

腱鞘囊肿

　　大多数腱鞘囊肿源于关节附近，一般认为是发生在肌腱或韧带的腱鞘或关节囊小的破裂处。腱鞘囊肿倾向于发生在非神经区域，如手或腕的背部[140]。

　　有的腱鞘囊肿侵犯神经，路易斯安那州立大学医学中心发现在肘和前臂水平腱鞘囊肿压迫骨间后神经，腕关节水平的腱鞘囊肿压迫正中神经或它的鱼际皮支、尺神经或尺管内的浅支和深支、桡神经浅支。腱鞘囊肿也被发现在髋关节水平压迫股神经或坐骨神经，甚至还在踝部压迫神经。目前认为侵犯神经的腱鞘囊肿起源于神经附近的滑膜关节，沿神经的关节支逆行进入神经主干[144]。

　　学术上很难解释的是发生在肩胛上切迹的压迫肩胛上神经的腱鞘囊肿(图 23-35)，路易斯安那州立大学医学中心发现腱鞘囊肿并不是源于肩关节。

　　存在第三种类型的腱鞘囊肿，直接在神经内形成，而不是起源于神经附近的滑膜关节，沿神经的关节支逆行进入神经主干。这类腱鞘囊肿最常见于发生在腓骨颈后的腓总神经(图 23-36 和图 23-37)，也可发生在腕关节或踝关节水平，但髋关节水平少见。(图 23-34A)。在最近的文献中，腓总神经是最常发生的部位，2001 年 Coleman 等在文献综述中报道了 40 例[30]。

临床表现

　　腱鞘囊肿表现为触痛包块，在侵犯神经和其分支

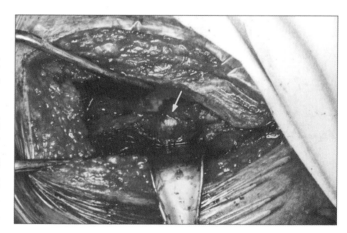

图 23-35　肩胛切迹附近侵犯肩胛上神经的腱鞘囊肿(箭头)。分离并牵开冈上肌可获得显露。有些病例病变可能延伸到肩胛切迹的下方，需要将冈下肌自肩胛骨分离。

的支配区产生疼痛和感觉异常。在肩胛上区，腱鞘囊肿通常表现为类似于自发性的肩胛上神经疾病，偶尔会有举重物或肩部外伤的病史。

显微镜下表现

　　囊内含有黏液样物质(图 23-38)。腱鞘囊肿的囊壁由致密的胶原纤维和少数扁平细胞组成(图 23-39)。围绕细胞周围的纤维组织有黏液样退变。没有炎症反应细胞，有丝分裂不活跃，没有滑膜或上皮层，没有多囊形成。

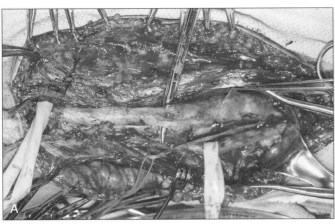
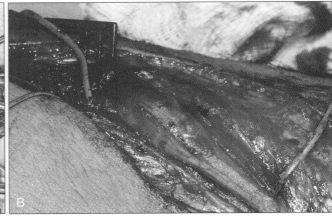

图 23-36　(A)发生在邻近腓骨头的腓总神经的腱鞘囊肿。此例与膝关节没有明显联系,通过暴露囊肿远-近端的神经纤维束,囊肿可完整切除。(B)另一例发生在腓总神经的腱鞘囊肿完全位于神经内。

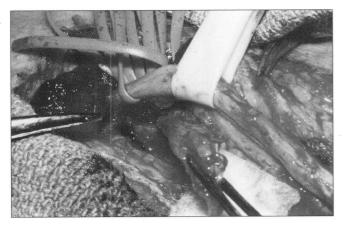

图 23-37　位于腓骨头水平的侵犯腓总神经的神经外腱鞘囊肿,源于膝关节。图示囊肿从神经下方分离出来(右侧是神经近端,左侧是神经远端)。

手术方法

对于一个神经外生长而压迫神经的腱鞘囊肿,首先将神经与腱鞘的囊分离,然后再切除囊。自囊的颈部追踪到关节起源处,然后结扎。例如压迫腓总神经的腱鞘囊肿,通常是通过腓总神经的胫腓关节支逆行长入,在切除囊肿时,要顺着囊肿的颈部靠近关节处结扎,才能减少复发的机会。大多数腱鞘囊肿是源于神经外的,可用此方法切除而不至于影响神经功能。

对于神经内的腱鞘囊肿,例如位于神经纤维束内,就要采取神经内松解的方法,逐渐把腱鞘囊肿小心游离出来。如神经外囊肿一样,进入点分离结扎,减少复发机会。对于比较大的神经内囊肿,先吸出黏液样内容物,然后顺囊壁将受压分散的神经束自囊壁剥离,最后移除囊壁。

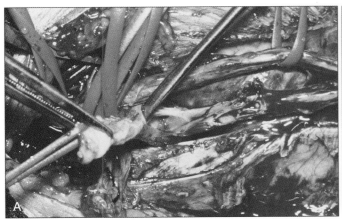
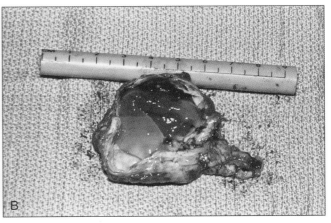

图 23-38　(A)将腱鞘囊肿囊壁自腓总神经束分离。囊肿上方是胫神经。(B)切下来的囊肿切开后显示典型的黏液样内容物。

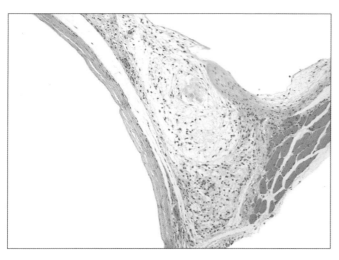

图 23-39 腱鞘囊肿的显微镜下切片图，显示扁平细胞和围绕细胞周围的黏液样退变纤维组织。HE 染色，原始放大倍数，×100。（见彩图）

结果

路易斯安那州立大学医学中心报道的 33 例侵犯神经的腱鞘囊肿，多数位于下肢，占 20 例（61%）。腓总神经是最常被侵犯的神经（15 例，占下肢的 75%）。有 1 例在第一次手术后 2.5 年复发，需要再次手术切除。有 2 例因为腱鞘囊肿较大，完全切除会造成神经功能障碍，只能部分切除。第 4 例是一个 12 岁的女孩，就诊时发现膝关节后囊性包块伴有同侧垂足，术中发现腱鞘囊肿位于神经内，向近端延伸到臀部坐骨神经水平，只能部分切除减压，术后垂足没有恢复正常，但胫神经支配区没有功能障碍。

下肢的其他侵犯神经的腱鞘囊肿位置还包括 2 例

位于股神经（10%），1 例闭孔神经（5%）近坐骨切迹的坐骨神经和踝关节水平的胫后神经。发生在踝关节水平的腱鞘囊肿做了三次手术，第一次在其他医院行部分切除减压。第二次在路易斯安那州立大学医学中心做了包括囊壁在内的完全切除，但 5 个月后因为复发需要第三次手术。第三次手术首先采取吸尽囊内容物，然后分离囊壁，此次切除了一些神经束并做了腓肠神经移植，术后没有复发。

上肢是第二个腱鞘囊肿易发部位（33 例中有 9 例发生在上肢，占 27%）。其中发生在腕部侵犯正中神经或鱼际感觉支的 4 例，占上肢的 44%。骨间后神经 3 例（33%）。腕关节水平侵犯尺神经或尺神经管的尺神经深浅支的腱鞘囊肿有 2 例（22%）。

臂丛有 4 例（12%），全部靠近肩关节，但与肩关节没有联系，侵犯靠近肩胛上切迹的肩胛上神经，症状与自发性肩胛上神经卡压症相似。

脂肪瘤

发现有 4 种影响神经的脂肪瘤：单发脂肪瘤；引起手或手指过度生长的脂瘤性营养异常性巨大发育，可压迫神经；有包膜的脂肪瘤；脂肪纤维错构瘤。后两种脂肪瘤可源自并在神经内生长（图 23-40）[140]。

最近报道侵犯神经的脂肪瘤文献有增多趋势。多数发生在上肢，Babins 和 Lubahn[11]报道了 5 例发生在手掌压迫正中神经的脂肪瘤。Goldstein 等[67]报道了 1 例由于血管移植手术后肢体水肿出现神经压迫症状，探查发现的神经束膜脂肪瘤。Nishida 等[113]报道了 2 例发生在骨间后神经的脂肪瘤，Hashizume 等[76]也报道了 1 例。Zvijac 等[171]报道了 1 例压迫肩胛上神经的脂肪瘤。Resende

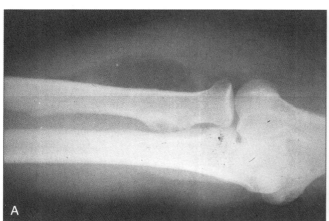
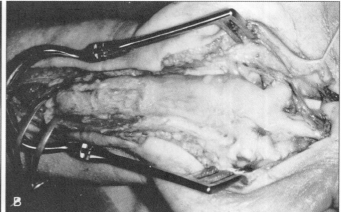

图 23-40 （A）肘关节平片显示脂肪纤维错构瘤桡骨密度减低区，是脂肪瘤的特征。术中发现骨间后神经受压。（B）腕管综合征症状的患者，图片显示术中暴露侵犯腕和手掌部正中神经的脂肪纤维错构瘤，正中神经弥漫性脂肪浸润。

等[125]报道了 2 例,分别压迫腓总神经和胫后神经。

目前有小宗报道在神经内发现明显的脂肪纤维组织包块。最近有 5 篇文献报道了分别发生在桡神经、正中神经和尺神经的脂肪纤维错构瘤[12,72,90,109,166]。

临床表现

通常脂肪性肿物表现为发生在皮下的球形或卵球形良性包块,不侵犯神经。当巨大的皮下脂肪瘤或肢体深部的脂肪瘤包绕或压迫神经,可引起相应的神经症状。

显微镜下表现

脂肪瘤有包膜,包膜内全部是脂肪组织。脂肪纤维错构瘤表现为神经内的脂肪纤维组织包块。

手术方法

当脂肪瘤巨大且位于神经附近或与神经粘连,甚至有时包绕神经时,切除脂肪瘤而不造成神经功能损伤并不是想象得那么容易。当脂肪瘤发生在神经丛时,切除更加困难,特别是已经做过不成功的切除手术局部瘢痕严重时。

对于发生在手掌或腕部侵犯正中神经的脂肪纤维错构瘤,通常是进行腕横韧带切开减压,而不要去切除肿瘤。如果已经发生了严重的正中神经功能障碍,则可采取更积极的手术方法,包括神经松解减压、将肿物自周围神经束分离切除或直接切除病变段行神经修复。

结果

路易斯安那州立大学医学中心报道的系列中,12 例脂肪瘤有 7 例(58%)发生在上肢,其中 4 例(33%)侵犯正中神经,2 例(17%)侵犯尺神经,1 例(8%)侵犯桡神经。4 例(25%)发生在臂丛区域的脂肪瘤中,2 例(50%)自臂丛切除,1 例侵犯肌皮神经,1 例侵犯腋神经。有 1 例侵犯坐骨神经的病例。

4 例脂肪纤维错构瘤都发生在正中神经,3 例只进行了腕横韧带切开减压治疗。有 1 例因为两次腕横韧带切开减压治疗后,进行性的神经性疼痛和严重的感觉异常没有缓解,第三次手术进行了神经束内松解,包括指神经分支,切除瘢痕和脂肪纤维错构瘤也得到了切除,由于术中检查部分神经束没有传导功能,做了部分正中神经和部分指神经切除,腓肠神经移植,最终鱼际的感觉和运动功能恢复不完全。

有 2 例脂肪瘤看起来是源于神经内,能够从神经分离切除,保留了绝大部分神经功能。

有几例在外院行单发神经瘤切除而误伤神经的病例,在路易斯安那州立大学医学中心做了神经修复手术。有几例脂瘤性营养异常性巨大发育的病例没有进行手术治疗。还有 1 例是完全位于神经内的有包膜的脂肪瘤。

硬纤维瘤

侵犯神经干或丛的硬纤维瘤少见。最近有 6 篇文献[61,62,123,135,169]报道了侵犯臂丛的硬纤维瘤,有一篇报道了 7 例,一篇报道了 4 例[68,136]。Fuchs 等[58]报道了一个侵犯坐骨神经的硬纤维瘤病例,Bregeon 等[19]报道了 2 例。Ferraresi 等[52]报道了 1 例侵犯桡神经的病例。

临床表现

虽然是良性肿瘤,硬纤维瘤具有侵入软组织生长的能力,如果靠近神经,肿瘤可以包绕神经,与神经粘连紧密,并侵犯肌肉等组织(图 23-41)[103]。

硬纤维瘤最常见的发生部位是腹壁肌肉,也可发生在颈部、肩部、上肢和下肢,在这些部位可侵入软组织,压迫或与主干神经粘连在一起。

显微镜下表现

硬纤维瘤起源于间充质细胞,由胶原和形态一致

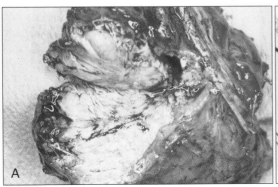
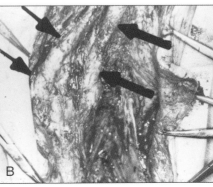

图 23-41　(A)从大腿处切除的侵犯坐骨神经的硬纤维瘤大体标本。(B)近腘窝处硬纤维瘤切除后坐骨神经相对干净,但神经有瘢痕和增厚。

的成纤维细胞组成，很少有丝分裂相。淡嗜酸性的成纤维细胞或肌母细胞呈束状排列，镜下见细胞呈两端变细的梭形和丰满的泡状核。细胞群被胶原分隔（图 23-42）。

手术方法

手术时要充分暴露病变和清楚辨认受侵犯的神经干或神经丛。尽可能采取锐性分离的方法将肿瘤自神经分离。受侵犯的神经外膜必须切除。由于肿瘤与神经、血管和其他组织结构粘连紧密，术者必须耐心和仔细。

硬纤维瘤没有明显的外科边界，尽管有时候看起来切除得很干净，但还是容易复发，特别是因为肿瘤附近有重要神经和血管不能行广泛切除时。路易斯安那州立大学医学中心的神经丛区的硬纤维病例很难完全切除，难免复发。尽管如此，有些病例还能成功地再次切除。有 1 例发生在腋神经水平，进行性神经功能丧失，两次切除术后仍然复发，因为几乎完全僵硬的上肢和严重的疼痛而行肩关节离断。

治疗这些肿瘤的主要方法是通过外科手术切除。病理切片显示边缘无肿瘤细胞的完整切除成功率报道为 5%~50%，病理切片显示边缘有肿瘤细胞的切除复发率是 90%[1,21,50,60,93,120]。

辅助治疗

放疗能控制肿瘤生长，对于病理切片显示边缘有肿

瘤细胞的病例，外放射（55Gy）可减少局部复发[60,71,100,120]。有研究表明，臂丛区域接受 40Gy 的放疗也能造成明显的臂丛损伤[60,111]。

他莫昔芬用作术后的辅助化疗被证明具有减少复发率的作用[15,60,85,155,164]。但各报道差异较大且不能阻止复发[57,60,122]。文献报道细胞毒性药物，包括长春新碱、放射菌素、环磷酰胺和皮质激素具有使肿瘤消退的作用[60]。

结果

路易斯安那州立大学医学中心手术切除的 11 例硬纤维瘤，有 6 例（55%）发生在臂丛。第二个易发部位是下肢，有 3 例（27%），2 例坐骨神经和 1 例腓总神经；上肢 2 例（18%），正中神经和桡神经各 1 例。

病例分析——硬纤维瘤

病例

患者，女性，12 岁，因臀部包块就诊，自臀部肌肉切除了硬纤维瘤。2 年内复发扩展到大腿，游离坐骨神经后，从臀部和腘绳肌广泛切除肿瘤，大部分坐骨神经功能保留。几年后发现腘窝和小腿水平复发，与腘窝血管、腓总神经和胫神经粘连紧密。再次广泛切除，接下来 2 年又多次手术。肿瘤似乎向肢体更远端扩展。最后，因为复发又在踝部和脚背多次手术。最近涉及脚趾和趾蹼。幸运的是，臀部、大腿和小腿没有复发。由于患者的决心和积极的功能康复，在治疗过程中她完成了大学学业并在电视台担任新闻主播，从开始发病到目前已经 30 年。

点评

在切除中很难确定肿瘤的边界，有必要多切除一些正常组织，因为看似正常的组织常被肿瘤浸润。此病例的肿瘤离心性生长方式非常少见。

骨软骨瘤

骨软骨瘤是大部分骨化的肿瘤。在过去 10 年内报道侵犯神经的骨软骨瘤有 8 例，腓总神经 7 例[27,59]，肌皮神经 1 例[89]。

显微镜下表现

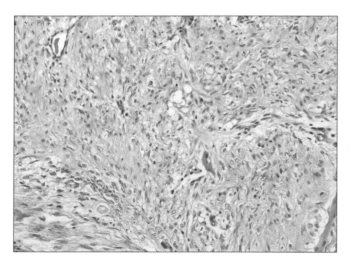

图 23-42　纤维镜下硬纤维瘤切片。淡嗜酸性的成纤维细胞或肌母细胞呈束状排列，细胞呈两端变细的梭形和圆胖样囊丰满的泡状核。单细胞群被胶原分隔。无非典型有丝分裂相。HE 染色，原始放大倍数，×200。（见彩图）

显微镜下表现是带有软骨帽的骨性突起，正常软骨盖在正常的骨组织上。软骨帽类似于正常生长骨骺板样分层，但相对于正常显得紊乱。陷窝内有双核软骨细胞。肿物被一薄层骨膜覆盖。

结果

路易斯安那州立大学医学中心报道了 4 例侵犯神经的骨软骨瘤。1 例是臂丛区域的巨大骨软骨瘤,起于脊柱旁。症状类似于胸廓出口综合征,包括疼痛、上臂和前臂感觉异常和上肢外展无力。肩胛下后入路切除肿瘤和部分第一肋,对臂丛进行了神经松解。

1 例位于上肢肱骨的骨软骨瘤发生在一中年男性,术前桡神经支配区功能障碍。肿瘤切除和神经松解后患者在 2 年内逐渐恢复了功能。

2 例下肢的骨软骨瘤发生在腓总神经,有 1 例源于腓骨近端,涉及腓总神经及其发出的深浅支。另 1 例是一年轻患者,双侧腓骨头部增生,导致双侧腓总神经卡压。

骨化性肌炎

骨化性肌炎是创伤或手术引起的包块,肿物大部分是坚硬的骨化物质,可包绕附近的神经、血管、肌肉、肌腱甚至正常骨组织。偶尔一个脂肪瘤也可能因为创伤或手术钙化。过去 10 年没有关于侵犯神经的骨化性肌炎文献报道,但却有"神经内骨化"的报道,在神经内出现骨化现象[63,162,170]。

临床表现

肿物因为侵犯神经而表现出相应的神经症状。侵犯血管也可引起些症状,但无特异性。

显微镜下表现

骨化性肌炎的组织学表现包括不成熟的骨组织、细胞增生和典型的三区带构型。三区带构型包括:①中央区,细胞多少不一的成纤维细胞增生、异形性、一定数量的有丝分裂相;②中间区,在增生的纺锤形细胞间出现胶原和骨的沉积,有早期骨小梁形成;③周围区,骨小梁中有骨母细胞,外围是疏松的纤维组织和萎缩的脂肪。

手术方法

切除肿物有一定困难,需要相对的外科技术。首先要将神经游离出来是手术的关键,神经进行松解能显著的改善患者的症状。虽然有可能完全移除肿物,但通常没有必要。

结果

路易斯安那州立大学医学中心报道的 4 例骨化性肌炎中,有 2 例侵犯臂丛。其中 1 例发生在一位 32 岁的男性,第一次手术部分切除了腋部的纤维肌炎,第二次手术切除了剩余的肿物,并进行了臂丛探查,并实施了内外侧束到尺神经和正中神经的神经移植。随访 4 年没有复发,正中神经大部分功能恢复,尺侧腕屈肌和小指指深屈肌功能恢复,但尺神经支配的手内肌没有恢复。另 1 例发生在一位 30 岁男性,因为骑摩托车出事引起左侧臂丛严重牵拉性损伤,患者左上肢严重功能障碍伴左侧 Horner 征。曾在外院手术,术中因腋动脉出血而中断手术。在路易斯安那州立大学医学中心再次手术,发现臂丛锁骨上和锁骨下区域有一处大的钙化性包块,术中几次损伤腋动脉而将腋动脉缝扎。锁骨下臂丛进行了长 7.5~15cm 的神经移植。术后第二天桡动脉血栓形成,最终左侧肢体做了上臂段截肢。术中对严重的瘢痕所导致的神经损伤进行了重建神经连续性的神经移植,因为神经移植段太长,即使患者没有截肢也很难恢复功能。

从上肢切除的 2 例骨化性肌炎病例,1 例侵犯正中神经,1 例侵犯桡神经。侵犯桡神经的病例发生在上臂外侧挫伤后,表现为肱三头肌内的大骨化性包块。肿物压迫绕肱骨桡神经沟的桡神经并且与桡神经粘连,但没有侵入神经。患者逐渐出现桡神经部分瘫痪的症状,肱三头肌功能正常,肱桡肌和指总伸肌肌力 2 级,拇长伸肌肌力 3 级,腕伸肌肌力 2~3 级。行纤维钙化性包块切除和神经松解术后,桡神经支配的肌肉肌力显著提高,随访 1.5 年功能优良。

有 1 个罕见的病例发生在一十几岁的女性患者,因为腘窝处脂肪瘤行部分切除术,术后局部钙化且出现血管瘤样改变,因侵犯腓总神经而行广泛切除和神经松解,大部分神经功能保留,术后小腿前肌群肌力平均 4 级。

血管瘤

血管瘤是血管起源性肿瘤,能压迫或包绕神经引起症状,有时直接起源于神经内。1952 年 Losli[102]报道了 2 例侵犯正中神经的血管瘤,1980 年 Peled 等[116]报道了 1 例,1998 年 Ergin 等[49]报道 1 例。1998 年 Busa 等[23]及 Vigna 等[160]报道了侵犯骨间后神经和胫后神经的血管瘤各 1 例。

显微镜下表现

血管瘤由大量大小不一,具有内皮层的血管管道组成,有些管道内充满血液(图 23-43)。显微镜下各种表现存在,包括没有管腔的毛细血管样增生、周围性开

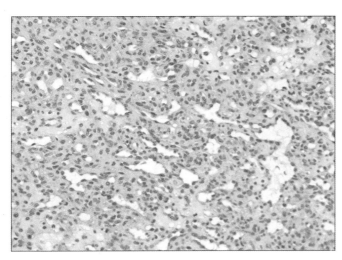

图 23-43　血管瘤的镜下表现。一堆具有内皮层的毛细血管。包括没有管腔的毛细血管样增生、周围性开始管腔形成的毛细血管、间质纤维化和血管内血栓形成等各种表现都同时存在。HE 染色，×200。（见彩图）

始管腔形成的毛细血管、间质纤维化和血管内血栓形成等。

手术方法

手术技术包括血管瘤的分离和周围非主要肢体营养血管结构的结扎。首先要将神经从血管瘤分离保护。有时候血管瘤侵入神经或自神经起源，此时需在神经束间做仔细分离，切除被异常血管组织侵入的神经束或神经束组。

结果

路易斯安那州立大学医学中心切除了 2 例侵犯尺神经的血管瘤，其他治疗中心也有报道切除血管瘤导致神经损伤的病例。有一病例第一次前臂巨大血管瘤手术后发现尺神经功能丧失，第二次手术探查发现尺神经缺损 12.7cm，肘部尺神经前移只能克服 5cm 缺损，其余缺损用腓肠神经移植修复，几年后电生理检查有神经动作电位通过神经移植段，但尺神经只有部分功能恢复。还有 1 例是从腓总神经切除血管瘤。

静脉血管瘤

目前文献只有 1 篇关于侵犯周围神经的静脉血管瘤病例报道，Maniker 等[106]报道的是发生在臀下静脉的创伤性静脉曲张压迫坐骨神经引起神经病变。

显微镜下表现

镜下见血管瘤由具有平滑肌层和弹力层的静脉构

成，但比正常的动脉壁薄。静脉壁厚而透明样变。在这些畸形血管结构中可见到神经纤维组织。

结果

路易斯安那州立大学医学中心治疗的 4 例静脉血管瘤，3 例(75%)发生在下肢，1 例发生在正中神经。

有 2 例病例当肢体置于特定部位时肿物增大。第一个患者是在食品店的储藏架工作，当他在高于腰部水平的储藏架工作时没有症状。而当他在低于腰部水平的储藏架工作时，就会在腕部出现疼痛性肿胀，同时手部正中神经支配区出现感觉异常。大鱼际逐渐出现萎缩。术中发现在前臂远端至腕关节水平一静脉血管瘤（图 23-44）。此静脉血管瘤位于正中神经内，似乎是由近端的小动脉供血而由远端的静脉部分引流。在显微镜下行了神经内松解和将肿瘤从神经束剥离切除。术后正常工作生活，但大鱼际萎缩没有恢复。随访 3 年后大鱼际复发肿物和手部正中神经支配区麻木。初次就诊后 4.5 年行肿物再切除和神经移植，没有再复发，感觉功能部分恢复，运动功能没有恢复。病变呈窦隙状，管壁结构更类似于静脉而不是动脉。在术中将患肢置于手术台上很容易就出现肿物增大，内含的血液呈浅蓝色。

另一类似的病例发生在一位 22 岁女性，位于膝后的胫神经。胫神经的分支在深入腓肠肌和比目鱼肌之前与静脉动脉瘤样结果长在一起。神经分支松解分离后，对胫神经主干部也进行了神经内松解，完全切除了动脉瘤样静脉病变，术后没有功能丧失。随访 15 年没有复发。

另外 2 例是生长在神经外的静脉血管瘤，由于对

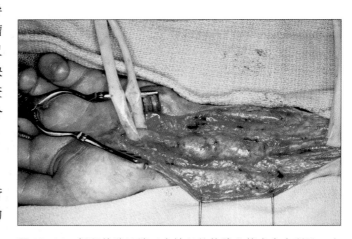

图 23-44　侵犯前臂远端正中神经的静脉血管瘤术中所见。患者于较低的储藏架工作时出现正中神经支配区的疼痛性感觉异常，当工作于较高的储藏架时症状消失。术后 5 年复发手术再次切除并行神经移植修复正中神经。（见彩图）

神经造成压迫引起感觉异常,但没有功能影响。1 例是位于坐骨切迹处的坐骨神经附近。1 例有下肢静脉回流功能障碍的病史,隐静脉血管瘤压迫了股神经感觉分支。

成血管细胞瘤

成血管细胞瘤在中枢神经系统比在周围神经系统多见。最近只有 2 例报道周围神经成血管细胞瘤的文献,1 例发生在大腿中段的坐骨神经[65],另 1 例发生在桡神经[20]。

显微镜下表现

周围神经系统的成血管细胞瘤组织学与中枢性成血管细胞瘤相似。肿瘤主要由细胞组成和多个微囊性变的结节。神经的成血管细胞瘤主要侵犯神经外膜,但肿瘤细胞(间质细胞)侵入神经束也不少见。间质细胞具有圆形的细胞核和空泡状的富含脂肪的细胞质,细胞间隙充满无数的毛细血管。

结果

路易斯安那州立大学医学中心系列中只有 1 例成血管细胞瘤,发生在肘关节水平的正中神经,需要进行神经束间分离松解切除肿物(图 23-45)。几年后复发,再次手术广泛局部切除包括涉及的正中神经肿瘤并行神经移植。

血管外皮细胞瘤

血管外皮细胞瘤可起源于纵隔包裹或与臂丛神经粘连。这种肿瘤有时表现为恶性特征并转移到身体其他部位,甚至大脑。1995 年 Harrison 等[75]报道了 1 例坐骨切迹处坐骨神经的血管外皮细胞瘤。

显微镜下表现

组织学上肿瘤由嗜碱(染色)的纺锤形单核细胞构成,类似于平滑肌细胞。大小不一的血管样管道组成"鹿角"样图案。血管周围透明样变。

手术方法

位于神经丛部位的血管外皮细胞瘤通常很难完全切除,即使神经丛没有被侵犯,也很难完全切除。

结果

路易斯安那州立大学医学中心系列中有 2 例血管外皮细胞瘤,1 例位于臂丛,1 例位于正中神经。

侵犯臂丛的病例手术首先由胸外科分开纵隔,游离牵开胸腔内脊柱旁包括主动脉弓和静脉等结构后切除了纵隔部分的肿瘤,然后由神经骨科医生切除位于下臂丛的剩余肿块。

血管球瘤

1997 年和 2001 年 van der Lei 等[156]和 Wong[166]等各报道了 1 例侵犯指神经的血管球瘤。

显微镜下表现

目前认为这种不常见的肿瘤起源于连接小动脉和附近静脉之间小球样管道系统。这些微小结构可能与

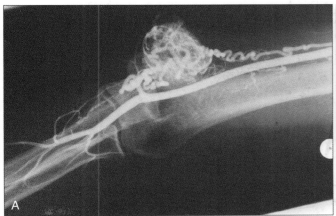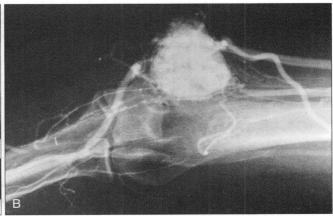

图 23-45　(A)肘关节附近侵犯正中神经的血管瘤肱动脉血管造影的动脉像。患者因试行活检导致大量出血而行血管造影。患者就诊时正中神经部分功能丧失,术后功能丧失轻度加重,几年后功能逐渐恢复。(B)造影显示此患者静脉提前灌注。术后组织学证实为血管细胞瘤。

改变局部的血流、灌注压和调节热量交换有关。组织学上表现为具有内皮层的血管被丛生的所谓血管球细胞包绕呈微管样结构（图 23-46）。血管球细胞为单圆形或多角形，具有圆胖的细胞核和非常淡嗜酸性的细胞质。

手术方法

广泛扩大切除是减少复发机会的关键。

结果

血管球瘤通常发生在甲床或甲下区域。路易斯安那州立大学医学中心系列有 2 例其他部位的血管球瘤，1 例发生在上肢的指神经，1 例发生在下肢的腓总神经。

发生在腓总神经的病例是个 14 岁的女孩，因严重的疼痛和下肢胫前触痛就诊。已经看过多个医生，被认为是癔症发作或情感过度叠加。她拒绝所有试图触摸患处的动作。成功的触诊发现局部轻微而均匀的发胀但无包块，触痛非常明显，叩击没有 Tinel 征。腓浅神经支配区有轻度的感觉异常。虽然行走时患肢不愿意完全负重，但足的运动功能正常。住院后取得患者父母同意，在患者熟睡后触摸患处，患者立即惊醒并因疼痛而尖叫。全麻下手术探查发现一红棕色包块粘连在胫骨前骨膜上，将肿块连同此区域的骨膜切除（图 23-47）。腓总神经感觉支位于肿物表面，但与肿物没有联系，切除肿物时将此感觉支拉向一侧。组织学证实肿物为典型的血管球瘤（图 23-46）。术后 4.5 年没有疼痛，一切正常。19 岁时因原部位复发疼痛性肿物再次手术切除。然后一切正常。22 岁时怀疑可能复发再次就诊，局部没有触及包块，触痛也没有以前那样明显，拒绝第三次手术。

这些细胞形成的肿物复发率高。依据生长的部位可能激惹周围神经分支，正如上述病例所见。

脑（脊）膜瘤

Anderson 等[5]最近报道了 1 例侵犯桡神经的脑（脊）膜瘤。

显微镜下表现

脑（脊）膜瘤分为两类。第一类是典型的脑（脊）膜瘤，由脑（脊）膜上皮型细胞、纤维细胞和过渡型细胞组成，根据世界卫生组织分类，包括沙粒体型、血管型、微囊型、分泌型、透明细胞型、脊索型和富含淋巴浆细胞型脑（脊）膜瘤。第二类包括非典型脑（脊）膜瘤和恶性脑（脊）膜瘤。

结果

路易斯安那州立大学医学中心系列有 2 例侵犯臂丛的脑（脊）膜瘤。1 例侵犯 C7 神经根，第一次手术成功切除椎管外部分，第二次手术通过肩胛下后入路将残余椎间孔处的瘢痕和肿瘤切除。

另 1 例较大的周围神经脑（脊）膜瘤很难切除（图 23-48）。肿瘤侵犯从脊神经到干股交界处的锁骨上臂丛，此前已经历过 4 次尝试性切除。通过扩大前路手术，肿瘤被切除后行 C6 至上干分股处和 C7 至中干的神经移植。术后上干和中干分布区功能丧失，经过一段时间后有些功能恢复，但肩外展功能没有任何恢复。术后 2 年 MRI 显示肿瘤复发，顺着椎旁下干神经根延伸到锁骨臂丛股束部和胸膜尖，建议患者放射治疗。进一步随访丢失。

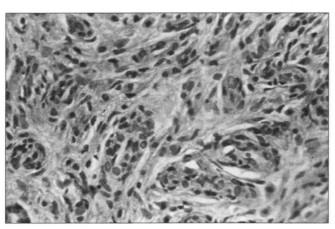

图 23-46　自胫骨骨膜切除的血管球瘤苏木精和伊红染色。切片显示具有内皮层的血管被丛生的血管球细胞包绕呈微管样结构。

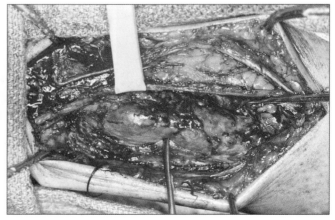

图 23-47　术中图片显示位于胫骨前的血管球瘤的外观。病变处已部分从骨膜剥离。腓总神经分支被牵向一侧。

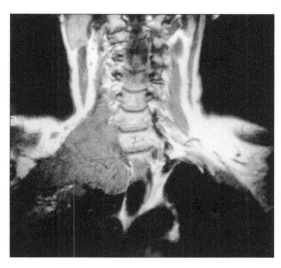

图 23-48　侵犯右臂丛的巨大脑(脊)膜瘤。这种病变不常见,常伴有严重的功能丧失,几次切除手术后都复发。

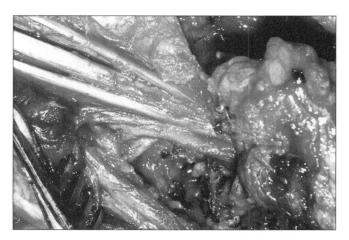

图 23-49　图示从神经束分离淋巴管瘤,肿瘤被牵向右侧。

成肌细胞瘤或颗粒细胞瘤

最近有文献报道 3 例侵犯神经的成肌细胞瘤。2 例侵犯尺神经,1 例侵犯腓肠神经[3,34,36,168]。

临床表现

成肌细胞瘤极少侵犯神经。最常见的不侵犯神经的成肌细胞瘤发生于皮肤、乳腺、舌、喉、支气管和胃肠道的黏膜下层。虽然被归为良性肿瘤,但成肌细胞瘤有时可以远处转移。

显微镜下表现

镜下肿瘤由丰满的角型细胞组成,胞浆内含有大量嗜酸性的溶酶体颗粒。细胞核小而规整,具有丰富的染色质。细胞通常排列比较紧密。有丝分裂相少,因此归为良性,但偶尔具有侵袭性[22]。这种肿瘤倾向片状向外伸展。肿瘤周围通常有淋巴细胞群集。

手术方法

这些肿瘤很少侵犯神经组织,但一旦侵犯神经,则与神经粘连紧密,需要仔细从神经上分离。手术中要广泛显露,辨别病变近端和远端的正常组织,然后才能游离神经并将神经与肿瘤剥离。

结果

路易斯安那州立大学医学中心系列有 2 例侵犯臂丛的成肌细胞瘤。2 例都与臂丛神经椎间孔外根部和干部粘连紧密,有 1 例在显微镜下通过细致的分离能够将肿瘤移除。另外 1 例已经在外院做过手术,臂丛下干有严重的功能丧失,并且疼痛剧烈,手术采取后入路,切除瘢痕、复发的肿瘤和臂丛下干部分。术后病理切片显示有丝分裂相多,2 年后有小复发,采取化疗,再随访 3 年没有复发。尽管手内肌功能丧失,但疼痛完全缓解。

淋巴管瘤

最近的文献报道 2 例侵犯神经的淋巴管瘤,1 例侵犯尺神经[151],1 例侵犯胫后神经[165]。

临床表现

当这种肿瘤侵犯神经,许多症状与成肌细胞瘤类似[32]。肿瘤细胞常形成片状包绕附近的结构,而不是形成块状肿物(图 23-49)。

显微镜下表现

淋巴管瘤由分化良好的淋巴组织增生形成多囊性的结构。分为三种亚型:①毛细淋巴管瘤由薄壁的淋巴管组成,常位于皮下,边界比较清楚;②海绵状淋巴管瘤也是由薄壁的淋巴管组成,但有很多基质位于淋巴管之间;③囊状淋巴管瘤具有许多边界清楚的多房性囊,囊壁内层由内皮细胞构成,并有明显的结缔组织。海绵状淋巴管瘤和囊状淋巴管瘤常同时出现在同一肿瘤组织中。

手术方法

手术方法同切除成肌细胞瘤类似。

结果

路易斯安那州立大学医学中心系列有 2 例淋巴管瘤。1 例邻近臂丛，通过肩胛下后入路，切除第一肋，成功地将肿瘤从 C7、C8、T1 神经根和中下干移除。另 1 例位于上臂内侧，包绕正中神经近端和尺神经，切除后行神经松解。

侵犯神经的非肿瘤性包块

假性动脉瘤

创伤或抗凝治疗产生的血凝块有时可压迫神经，甚至引起严重的神经功能障碍。例如假性动脉瘤，由于血管穿透性损伤，可导致血液进入并分离血管壁层，血管扩张形成一定大小的具有包膜的包块。这些血管性包块常见于腋动脉损伤，这一部位的临床表现和特点在臂丛和枪伤中有详细介绍（第 15 章）。

临床表现

靠近主干血管和神经部位的穿透性损伤，出现迟发性疼痛、感觉异常和膨胀性包块，不论触摸或听诊是否有震颤或血管杂音，都要考虑假性动脉瘤的可能性。神经功能的丧失可进行性发展，如果不及时手术，可引起神经功能的永久性丧失。

结果

路易斯安那州立大学医学中心治疗的假性动脉瘤包括腋动脉的假性动脉瘤、股动脉造影引起的动脉瘤和膝关节后方严重的穿透性损伤引起的腘窝部假性动脉瘤。3 例由于穿刺造影引起的股动脉假性动脉瘤患者神经损伤严重，需要从盆部到大腿的神经移植修复。腘窝部假性动脉瘤患者行动脉瘤切除以及胫神经和腓总神经松解后功能恢复。

假性动脉瘤可能导致神经或丛部分或严重损伤，甚至神经功能完全丧失。这种神经损伤常在原发性损伤后呈进行性发展的特点。

动静脉瘘或畸形

靠近神经附近的动静脉瘘或畸形可能直接侵犯神经，影响神经功能，并呈进行性加重。病因通常是穿透性损伤，神经的直接穿透性损伤不会导致进行性加重，只有出现动静脉瘘才可能出现进行性加重的特点。

手术方法

路易斯安那州立大学医学中心治疗的第 1 例侵犯神经的动静脉瘘发生在肘部，电凝和结扎动静脉瘘后行正中神经和尺神经松解以及尺神经肘前转位，尺神经置于尺侧腕屈肌和旋前圆肌深部。第 2 例将动静脉瘘闭塞后切开肱二头肌腱膜和部分旋前圆肌，松解正中神经。

结果

路易斯安那州立大学医学中心治疗的典型病例是一名 14 岁男孩，肘部枪击损伤后出现搏动性包块和进行性的尺神经麻痹。检查发现近肘部的尺动脉至静脉的动静脉瘘，且在动静脉瘘近端有一尺动脉的假性动脉瘤。另一相似的瘘发生在肘部刀伤后，引起正中神经损伤，动脉脉瘘起源于肱动脉。这 2 例病例在将动静脉瘘阻断后神经功能完全恢复。

非神经鞘源性恶性肿瘤

恶性肿瘤转移到神经

非神经鞘源性恶性肿瘤不常见，在过去 10 年的文献报道中，路易斯安那州立大学医学中心报道 2 例，1 例由 Kanamori 等[91]报道的原发淋巴瘤转移到桡神经[157]，1 例由 Roncaroli 等[131]报道的原发霍奇金淋巴瘤转移到坐骨神经。Gaposchkin 等[60]报道了 15 例原发纤维肉瘤或硬纤维瘤转移到臂丛的病例，Chesser 等[29]报道了 1 例正中神经的转移性神经内滑膜肉瘤。

非神经鞘源性恶性肿瘤通常自原发部位直接侵犯长入臂丛或周围神经，有时可通过血运转移到神经或神经附近的组织，转移到神经附近组织的恶性肿瘤首先可压迫神经，最终侵入神经。由于原发肿瘤表现和侵犯神经程度不同，加上各型肿瘤的生物学特点不同，在治疗非神经鞘源性恶性肿瘤时要采取个体化治疗措施。转移到臂丛或周围神经的恶性肿瘤可来源于皮肤、乳腺、甲状腺、胰腺、肺、膀胱、前列腺和非器官来源肿瘤。

锁骨上臂丛是常见的恶性肿瘤转移的部位，通常由远处的恶性肿瘤转移到附近的淋巴结，再由淋巴结侵入臂丛，路易斯安那州立大学医学中心治疗的非神经源性恶性肿瘤中，最多见来源于乳腺癌。另一方面，锁骨下腋窝部位的臂丛恶性肿瘤通常是由原发肿瘤直接侵入形成。

手术方法

有原发恶性肿瘤病史的患者触摸到或扫描发现神经部位的包块,对受侵犯神经采取减压治疗。对于侵犯臂丛或周围神经的非神经源性转移性恶性肿瘤通常不适合做局部切除治疗。

转移侵犯到神经的乳腺癌(图 23-50),黑色素瘤或其他转移性癌通常可采取神经外松解和仔细将肿瘤自神经分离的方法治疗,包块及周围组织尽量切除。放疗造成的瘢痕可能使切除手术非常困难,但也不是不可能。通常这类恶性肿瘤不会突破神经外膜,但也有例外,特别是乳腺癌。

侵入神经内的恶性肿瘤需要将受侵犯神经切除。有些病例疼痛比较严重,姑息性切除受侵犯神经,特别是对肺癌神经转移进行减压手术时,有时需要切除椎管内神经根、臂丛神经干和主干神经。

侵犯臂丛的黑色素瘤通常可自神经外膜将肿瘤切除,术后局部放疗。淋巴瘤也可以采取同样的治疗措施,哪怕只是姑息性治疗。

另一侵犯神经特别是臂丛的是肺癌。肺癌可通过直接侵犯长入臂丛,产生 Pancoast 综合征,位于肺尖的肿瘤直接侵犯 C8、T1 和 T2 神经根,通常伴有放射到前臂尺神经支配区的肩痛,X 线片可见第一和第二肋破坏。如果疼痛较剧,自肩胛下后入路切除第一肋和肺尖肿瘤次全切的姑息手术,并同时行下臂丛的减压。有时结合应用颈椎椎板切开术进行椎管内转移性肿瘤切除。有时候可采用对侧高位椎板切开术进行脊髓前侧柱切断术来治疗 Pancoast 综合征的疼痛。这些姑息性手术的目的是对脊髓和受压的臂丛进行减压,以求疼痛的缓解。

结果

自 1969—1999 年,35 例侵犯神经的恶性癌肿在路易斯安那州立大学医学中心得到手术治疗 (表 23-12)。其中有 15 例(43%)是乳腺癌转移,15 例中有 14 例(93%)侵犯臂丛或臂丛的主要分支。

1 位医生患者,被发现得了中枢神经系统的淋巴瘤,行开颅手术和放疗,3 年后出现肱骨中段水平桡神经完全瘫痪,手术探查发现桡神经的淋巴瘤转移(图 23-51)。手术后 5 年内无论在大脑还是其他地方都没有出现淋巴瘤复发的症状,但 5 年后死于肺部的广泛淋巴瘤转移。

有 9 例侵犯臂丛的肺部转移性肿瘤,术中发现是肿瘤直接侵犯长入臂丛,而不是通过转移侵入臂丛(图 23-52 和图 23-53)。有时生长于下臂丛的良性神经鞘瘤症状可类似于肺尖部的 Pancoast 瘤,要注意鉴别(图 23-54)。

有 1 例是侵犯臂丛的尤文肉瘤,手术成功切除。有

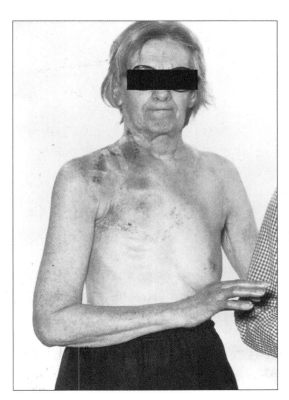

图 23-50 这是一个乳腺癌切除并放疗后的患者。出现疼痛、感觉异常和臂丛支配区的进行性功能丧失,行臂丛放射性神经炎神经松解术。这是术后几天的照片。

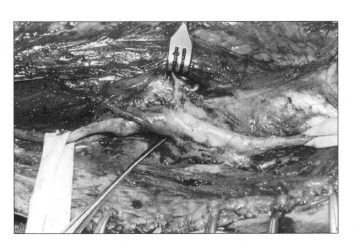

图 23-51 转移到桡神经内的淋巴瘤。肱三头肌分支以后的桡神经功能全部丧失。肿瘤切除后行神经移植。术后的放疗可能是造成神经功能没有恢复的原因。(Van Bolden A, K line D, Garcia C, et al.:Isolated radial nerve palsy from primary malignant lymphoma of brain, Neurosurgery 21:905-909,1988.)

表23-12　手术切除侵犯神经的癌肿（n=35）

	病例数	局部切除	边缘切除	神经移植/放疗	疼痛缓解	功能保留	平均随访时间(月)	死亡
乳腺								
臂丛	14	14	0	0/0	11	10	17	5(16个月)
桡神经	0	0	1	0/0	1	1	18	0
肺								
臂丛	9	7	0	1/0	7	7	18	5(8个月)
黑色素瘤								
臂丛	2	2	0	0/2	2	2	27	1(18个月)
膀胱								
臂丛	1	1	0	0/0	1	1	14	0
直肠								
盆丛	1	1	0	0/0	1	1	12	0
皮肤(鳞状细胞癌)								
尺神经	1	1	0	1/1	1	0	14	1(18个月)
尤文肉瘤								
臂丛	1	1	0	0/1	1	1	72	0
骨肉瘤								
臂丛	1	1	0	0/0	1	1	13	0
淋巴瘤								
桡神经	1	0	1	1/1	1	0	60	1(60个月)
头颈部								
臂丛	1	1	0	0/1	1	0	4	1(4个月)
甲状腺								
臂丛	1	1	0	0/1	1	0	42	0
脊索瘤								
臂丛	1	1	0	0/0	1	1	30	0
总计	35	31	2	3/7	30	24	20	14(15个月)

时来源于血管的恶性肿瘤，如血管肉瘤，能够侵犯长入神经，目前我们尚没有这方面的治疗经验。

有 2 例侵犯臂丛的转移性黑色素瘤，肿物较巨大，1 例侵犯臂丛自 C8 神经根到下干水平，另 1 例侵犯臂丛外侧束至肌皮神经水平（图 23-55）。肉眼下肿瘤得到完全切除。虽然肿瘤原发灶和转移部位行了放疗，2 年后出现肺部转移，3.5 年后出现骨转移。

并发症

不论是良性或恶性的神经鞘瘤，还是非神经鞘来源的肿瘤，术后可能的并发症包括神经功能的丧失和产生新的疼痛（图 23-56）。几例前路手术行臂丛肿瘤切除的患者出现膈神经瘫痪，2 例后路手术的患者出现翼状肩胛，但都是暂时的。2 例臂丛肿瘤切除术后需要胸腔穿刺，其中 1 例胸腔置管引流 3 天。2 例出现术后伤口感染，但都比较表浅，局部换药处理和应用抗生素治疗后伤口愈合。

放疗导致的臂丛损伤（放射性臂丛神经炎）

手术和放疗后臂丛神经支配区的肌肉出现新的功能丧失可使治疗陷入困境。例如，一个乳腺癌患者行乳腺切除和放疗后出现臂丛功能的丧失，其原因可能是肿瘤复发侵入臂丛，可能是放射性纤维化所导致，也可能两者都有[96]。到底是什么原因导致臂丛功能损伤只有通过手术探查和多处活检才能证实。

有几个特点可能提示是肿瘤压迫或侵犯：①在臂丛特定支配区出现快速进行性的运动或感觉功能丧失，特别是下干、内侧束或它们的分支，并伴随有支配

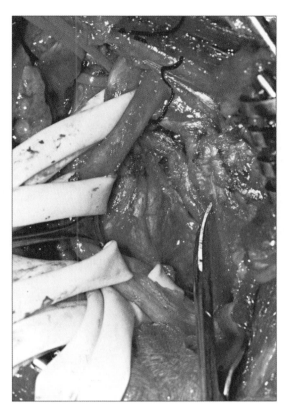

图 23-52 位于肱骨近端附近的肺转移癌(箭头)压迫束段水平臂丛。臂丛和主要血管已经从肿物分离并用引流条牵向内侧(图左侧)。

区的剧烈疼痛;②诊断为乳腺癌的患者在几个月或最初 1~2 年内出现神经损伤症状,但有个别例外;③CT 或磁共振发现局部肿块;④身体其他部位有转移灶;⑤针刺活检发现肿瘤组织;⑥肌电图检查没有肌束震颤。例外的是,在临床工作中,有几例乳腺癌治疗许多年以后认为已经治愈的患者,在臂丛上出现神经内的转移癌。

还有不是很确定但能提示癌肿神经转移的特征是严重的疼痛,特别是在臂丛特定部位的神经支配区出

现疼痛,但没有淋巴水肿表现[153]。

提示是放射性神经臂丛神经炎的特点包括:①缓慢进展的运动或感觉功能障碍并伴有疼痛和感觉异常,通常是主要的症状;②通常是诊断为乳腺癌多年以后才开始出现神经症状,但有例外;③影像学检查见臂丛增粗,但没有明显的包块;④没有身体其他部位转移的证据;⑤针刺活检没有发现肿瘤组织,只有瘢痕组织;⑥肌电图可见肌束震颤[99]。不过,在临床工作中,也有几例病例在放疗后几个月内出现放射性臂丛神经炎。

当肿瘤转移侵犯神经和放射性臂丛神经炎同时存在时,上述用来辨别的方法就模糊不清,不能用来鉴别了。

其他可能是肿瘤转移而不是放射性臂丛神经炎的特点还有:①既往接受放疗的量少于 60Gy;②有 Horner 综合征表现[99]。但在路易斯安那州立大学医学中心和其他机构临床发现有非常少数放射性臂丛神经炎而没有肿瘤转移的患者,却具有上述两个特征[103]。

在临床工作中,还发现有些非常罕见的病例。如有 1 例患者,在乳腺癌治疗 15 年后,臂丛内出现乳腺癌转移。放疗后出现臂丛神经炎的时间变异很大,最早的在放疗后 6 个月就出现,而有的病例在放疗后 18~20 年才出现神经损伤症状。

病例分析——放射性臂丛损伤

病例

患者,女性,39 岁,右利手,因乳腺癌在 1982 年行乳腺切除术,术后接受了 23 次放疗和 6 个月化疗。然后接受了乳房假体植入的重建手术。但出现了皮肤溃疡,然后进行了皮肤移植。然后出现前臂和手进行性无力以及严重的疼痛。几年后,经腋路做了第一肋切除,术后疼痛和无力加重。检查发现手和前臂肿胀并有一

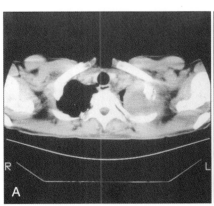

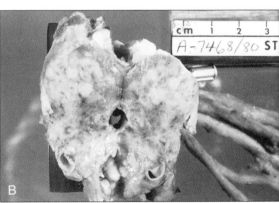

图 23-53 (A)上段肺部的 CT 横切面示侵犯臂丛的 Pancoast 瘤。(B)侵犯臂丛的巨大 Pancoast 瘤标本切面,右侧是臂丛。

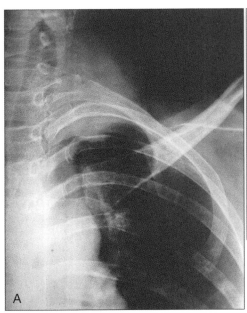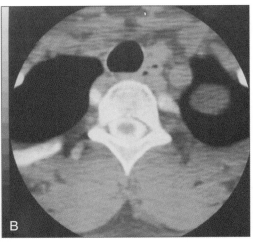

图 23-54　(A)肺尖部肿瘤的 X 线片。(B)另外一肺尖部肿瘤患者的 CT 扫描。这 2 例患者都是神经膜细胞瘤,通过臂丛入路手术切除肿瘤,而不是开胸手术。注意与图 23-53A 的恶性肿瘤对比。

定程度的僵硬。锁骨上区域轻度饱满感,皮肤增厚且毛细血管扩张,叩诊此区域可引出 Tinel 征,触电感放射至手指。冈上肌和冈下肌肌力 5 级,三角肌、肱二头肌和肱桡肌肌力 4 级,肱三头肌肌力 1 级,伸腕、屈腕、伸指、屈指和手内肌功能全部丧失。体查与 C7、C8 和 T1 神经根(臂丛中下干)完全损伤一致。

　　手术通过肩胛下后入路,切除残余第一肋和 C7 横突,见臂丛存在变异,有 T2 神经根加入。手术切除了位于下臂丛的大块软组织,病理检查不但有致密的纤维瘢痕组织,同时还有乳腺癌的转移。神经松解后,术中电生理检查示 C8、T1 和 T2 至下干以及 C7 至中干没有神经动作电位传导。手术后臂丛神经功能与术前相同,但疼痛缓解。

点评

　　在有些认真评估选择手术的患者进行臂丛手术,可得到疼痛缓解。但功能很难恢复,特别是手部的功能。该患者 2 年后死于癌症转移。

臂丛肿瘤手术的肩胛下后入路

　　后入路常用来对臂丛进行手术[47],特别是当肿瘤:①侵犯椎间孔水平的臂丛神经根(图 23-57 和图 23-58);②侵犯 C7、C8 和 T1 神经根;③侵犯臂丛下干;④患者既往曾行过臂丛手术或放疗,臂丛前部较多瘢痕组织形成。在手术治疗同时有椎间孔内和椎间孔外的哑铃

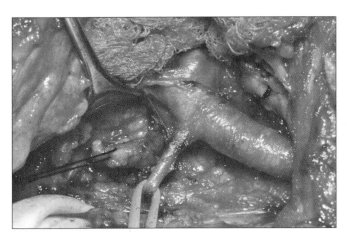

图 23-55　位于邻近锁骨下动脉和椎动脉发起处近端的转移性黑色素瘤结节(缝线牵引处)。肿瘤与 C8 和下干汇合处粘连,但没有侵入臂丛神经。

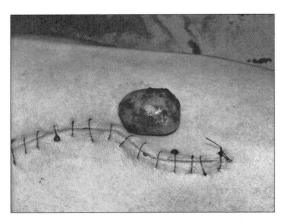

图 23-56　图示长弧形切口手术切除神经鞘瘤。即使是小的肿瘤,也必须向远、近端分离暴露,否则容易造成神经损伤。

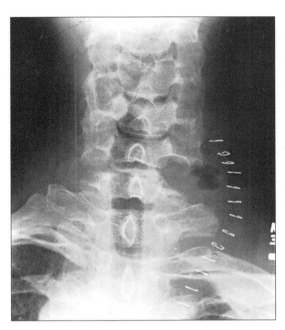

图 23-57　肩胛下后入路手术切除 C7 神经根中等大小椎间孔内神经纤维瘤后颈椎前后位 X 线片。观察移除骨部分和皮肤钉。

状神经鞘瘤时,肩胛下后入路非常有优势。

局部肥大性神经病变(洋葱纹病)

这种疾病导致周围神经增厚,临床不常见。周围神经局部肥大性神经病变是由于神经膜细胞和(或)神经束膜细胞"洋葱球"样过度增生致神经束变大引起。临床上可见在肢体一条主干神经或两条神经上中等长度的圆柱形或纺锤形肿大(图 23-59)。这种病变不会转移到其他神经或身体其他部位。

周围神经局部肥大性神经病变在文献中曾被用来命名两种完全不相关的疾病:①少见的非遗传性的局部神经膜细胞"洋葱球"样增生,现在只用来命名此疾

病;②比较常见的由神经束膜细胞"假洋葱球"样增生形成的神经内肿瘤,现在叫神经束膜瘤。

Johnson 和 Kline[88]认为神经束膜的局部肥大性神经病变,正如现在所定义的,是由于原发性神经损伤导致神经束膜的灌注屏障破坏而产生缺陷性的纤维状透明薄弱区。Gruen 等[70]通过相对大宗病例研究发现,大部分病例没有神经损伤的病史,这与以前文献所报道的不同,他们推测局部肥大性神经病变是对现在所不知道的化学毒性物质或机械性压迫的病理生理性反应性增生所致。

最近 10 年的英文文献,Simmons 等[138]报道了发生于臂丛、桡神经、股神经和坐骨神经的局部肥大性神经病变各 1 例,Stumpo 等[148]报道了 1 例发生在双侧臂丛的局部肥大性神经病变,Isaac 等[83]报道桡神经 1 例,Takao 等[152]报道股神经 1 例,Srarez 等[150]报道坐骨神经分支处胫神经 1 例,Heibrun 等[78]报道腓总神经 1 例。早期的文献提供了一些病例的报告或介绍[17,69,77,86,115,142]。局部肥大性神经病变的实际发病率可能高于这些报道。

局部肥大性神经病变可发生在儿童。我们的一些病例发生在年轻人,有些是中年人。

显微镜下表现

纤维镜下组织学见围绕轴突的神经束膜细胞明显螺旋状增生,明显的神经内膜纤维化和神经束膜被纤维组织替代。髓鞘明显变薄甚至消失。这种病变的典型组织学改变是"洋葱纹病"名词的由来。轴突被纤维组织和它的神经束膜包绕形成了肥大神经束。

用 S-100 蛋白和其他免疫组化标志研究提示包绕神经束的螺旋状纤维组织来源于神经束膜[88,110,118,145]。

局部肥大性神经病变要与神经内肿瘤、其他非肿瘤性病变和非创伤性神经增生鉴别[41,98,115],包括淀粉样变性病、麻风病、进行性神经性肌萎缩病和德雅兰-索

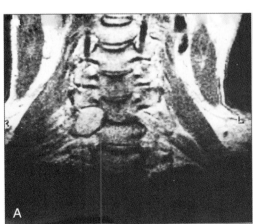
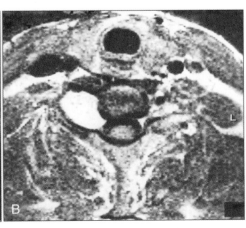

图 23-58　椎间孔内神经肿瘤的磁共振图像。(A)冠状面;(B)轴平面。

塔斯病（图 23-60）[6,112]。

手术方法

过去常单独采用神经外松解或结合神经内松解手术。虽然神经松解比神经切断温和很多，但如果处理病灶，特别是采用神经内松解时可能造成额外神经功能丧失甚至完全损伤。因此后来医生在碰到这种罕见的疾病时，直接采取病变神经段切除，然后进行神经移

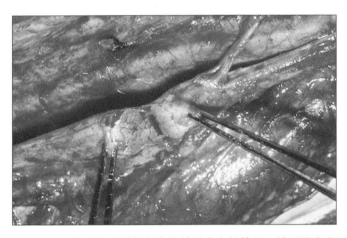

图 23-59　术中切开局部肥大性神经病变的神经。神经肿大变硬，神经束增粗。组织学检查证实了"洋葱螺旋"改变，包绕神经束的结缔组织增生。

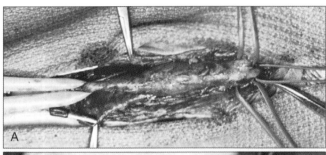

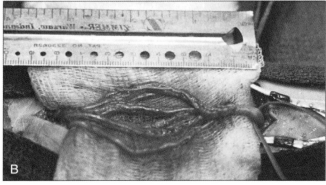

图 23-60　(A)一个患有德雅兰-索塔斯病的 4 岁小孩，术中显露手掌部的正中神经。术前症状包括疼痛、局部压痛、感觉异常和手掌部增大包块。(B)行腕管切开松解和神经内松解术。

植。路易斯安那州立大学医学中心采用此方法治疗 9 例，取腓肠神经或前臂的皮神经进行神经移植。由于病变神经段通常较长，因此长段神经移植的效果不确定，目前报道有限[16,41,81,88,119,139]。

路易斯安那州立大学医学中心手术治疗的病例术中常规进行神经动作电位检查，首先在病变神经近端记录，然后记录通过病变段到远端的动作电位。如果病变段没有动作电位或非常微弱，则切除病变段神经。在切除任何一段神经前，先做冰冻切片证实具有局部肥大性神经病变的"洋葱螺旋"。术中要确实完全切除病变神经段，获得正常的神经近端和远端。高位的尺神经和腓总神经长段缺损行神经移植后效果较差，其他神经切除后神经移植能获得或多或少的功能恢复。

结果

路易斯安那州立大学医学中心手术治疗 16 例局部肥大性神经病变，其中 6 例（38%）位于坐骨神经，占 38 例下肢神经肿瘤的 16%。7 例（44%）位于上肢，占 39 例上肢神经肿瘤的 18%，正中神经 4 例，桡神经 2 例，尺神经 1 例。3 例（19%）位于臂丛，占 33 例臂丛非神经鞘肿瘤的 9%。

病例分析——局部肥大性神经病变

病例 1

患者，男性，12 岁，3 年前开始出现缓慢进展的无痛性垂足。临床检查显示腓总神经支配的外翻肌、胫前肌和跛长肌重度肌无力和去神经支配表现，胫神经支配的肌肉中度肌力减低和肌电图改变。手术探查发现在坐骨神经分叉近端有 8cm 长的梨形肿大，延伸至腓总神经和胫神经（图 23-61）。术中可记录自坐骨神经到胫神经的动作电位，但到腓总神经的动作电位非常微弱。坐骨神经的两分支神经都行了神经松解术，术后腓总神经支配的肌肉功能几乎完全丧失，胫神经支配的肌肉功能较术前差。随访 7 年，胫神经功能完全恢复，但腓总神经功能无明显恢复。病理切片具有典型的局部肥大性神经病变特征。

点评

不幸的是，局部肥大性神经病变引起神经支配区功能的丧失通常是进行性发展的，单用神经松解术既不能保留神经功能，也不能减缓疾病的进展。

病例 2

患者，男性，9 岁，1 年半垂足病史，没有创伤史。喜

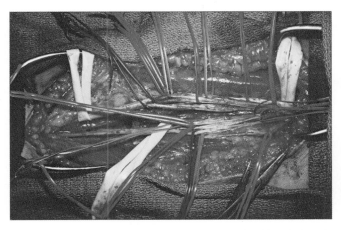

图 23-61　坐骨神经神经内松解，胫神经和腓总神经都有局部肥大性神经病变。

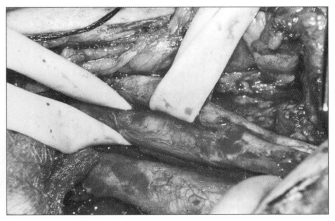

图 23-62　C5、C6 到上干和 C7 神经根到中干的局部肥大性神经病变，病变段肿大变硬。神经动作电位检查后，大部分病变神经切除并行神经移植修复。

欢参与足球和橄榄球等运动。由于股二头肌短头也有肌无力和去神经改变，因此在臀部水平探查坐骨神经，见 5cm 长坐骨神经肿大。将腓总神经自胫神经分离后，切除腓总神经病变行腓肠神经移植。随访 5 年，胫神经支配肌肉功能保存，腓总神经支配肌肉功能只有部分恢复，仍然需要足部支具保持正常姿势。切除段的病变腓总神经具有典型的局部肥大性神经病变特征。

点评

坐骨神经分离出胫神经保护，切除腓总神经病变并行神经移植，但由于是高位，很难获得理想的神经功能恢复。

病例 3

患者，女性，16 岁，进行性左足和踝部肌力降低和行走困难。有家族糖尿病史，患者多次检查排除糖尿病。体格检查见左腿胫前肌群萎缩，腓骨肌肌力 4 级，胫前肌肌力 1 级，踇长伸肌肌力 0 级。肌电图示腓总神经深支支配区重度去神经改变，浅支轻度改变。

术中见腓骨头部腓总神经局部肥大性神经病变延伸到腓总神经深支。将深支和浅支神经纤维分离后分别检查神经动作电位，浅支记录到神经传导动作电位，但深支没有，检查附近的腓肠神经支有非常好的神经传导动作电位。因此，手术切除腓总神经深支病变区后行腓肠神经移植，移植段长度 4cm 多一点。

术后随访 4 年，包括踇长伸肌在内的伸趾肌力 3~4 级，外翻肌肌力 5 级，但胫前肌肌力只有 1~2 级。患者能够不用支具正常行走，并且能够做大部分各类运动。切除的组织组织学检查显示明显的肥大性神经病变，或"洋葱球"样神经病变。

点评

虽然移植神经段和受区神经缝合不是非常好，但这个病例的治疗效果还算满意。尽管恢复不完全，患者的日常生活能力没有影响。

病例 4

患者，女性，16 岁，有 4 年左侧臂丛 C5、C6 和 C7 神经根支配区进行无痛性功能丧失。上肢和肩部肌肉明显萎缩。手术探查见 C5、C6 和 C7 神经根和上中干纺锤形增大（图 23-62）。电刺激 C5 神经根在上干的前后股处能记录到动作电位，但电刺激 C6 神经根不能在上干的前后股处记录到动作电位，C7 到中干也没有神经传导动作电位。术中切除 C6 和 C7 神经根，神经缺损用 5 股各 8cm 长的腓肠神经移植修复。同样，切除的组织组织学检查显示明显的肥大性神经病变。随访 3.5 年，三角肌肌力恢复到 3~4 级，肱二头肌 2~3 级，肱三头肌 3 级。肱桡肌和旋后肌没有恢复，肩部和上臂肌肉萎缩只有部分改变。

点评

C6 神经根至肱二头肌和 C7 神经根至肱三头肌神经功能虽然只有部分恢复，但功能良好。更远端的肱桡肌和旋后肌没有恢复功能。

（向剑平　译　朱庆棠　顾立强　校）

参考文献

1. Acker JC, Bossen EH, and Halperin EC: The management of desmoid tumors. Int J Radiat Oncol Biol Phys 26:851–858, 1993.
2. Ahn MS, Jackler RK, and Lustig LR: The early history of the neurofibromatosis. Evolution of the concept of neurofibromatosis type 2. Arch Otolaryngol Head Neck Surg 122:1240–1249, 1996.
3. Al-Qattan MM, Thomson HG, and Becker LE: A granular cell tumor of the digital nerve. An unusual occurrence. Can J Plast Surg 27:177–178, 1994.
4. Amano H, Shinada J, Miyanaga S, et al.: Case report of surgically treated dumbbell-type schwannoma arising in the right brachial plexus with von Recklinghausen disease. Nihon Kokyuki Gakkai Zasshi 39:71–74, 2001.
5. Anderson SE, Johnston JO, Zalaudek CJ, et al.: Peripheral nerve ectopic meningioma at the elbow joint. Skeletal Radiol 30:639–642, 2001.
6. Appenzeller O and Kornfeld M: Macrodactyly and localized hypertrophic neuropathy. Neurology 24:767–771, 1974.
7. Ariel I: Current concepts in the management of peripheral nerve tumors. In: Omer G and Spinner M, Eds: Management of Peripheral Nerve Lesions. Philadelphia, WB Saunders, 1986.
8. Ariel I: Tumors of the peripheral nervous system. Semin Surg Oncol 4:7–12, 1988.
9. Arpornchayanon O, Hirota T, Itabashi M, et al.: Malignant peripheral nerve tumors: a clinicopathological and electron microscopic study. Jpn J Clin Oncol 14:57–74, 1984.
10. Artico M, Cervoni L, Wierzbicki V, et al.: Benign neural sheath tumours of major nerves: characteristics in 119 surgical cases. Acta Neurochir (Wien) 139:1108–1116, 1997.
11. Babins DM and Lubahn JD: Palmar lipomas associated with compression of the median nerve. J Bone Joint Surg [Am] 76:1360–1362, 1994.
12. Ban M, Kamiya H, Sato M, et al.: Lipofibromatous hamartoma of the median nerve associated with macrodactyly and port-wine stains. Pediatr Dermatol 15:378–380, 1998.
13. Bataskis JG: Tumors of the Head and Neck: Clinical and Pathological Considerations. Baltimore, Williams & Wilkins, 1974:231–240.
14. Benzel EC, Morris DM, and Fowler MR: Nerve sheath tumors of the sciatic nerve and sacral plexus. J Surg Oncol 39:8–16, 1988.
15. Berk T, Cohen Z, McLeod RS, et al.: Management of mesenteric desmoid tumours in familial adenomatous polyposis. Can J Surg 35:393–395, 1992.
16. Bilbao JM, Khoury NJ, Hudson AR, et al.: Perineurioma (localized hypertrophic neuropathy). Arch Pathol Lab Med 108:557–560, 1984.
17. Baker DK, Schonberg F, and Gullotta F: Localized hypertrophic neuropathy – a rare, clinically almost unknown syndrome. Clin Neuropathol 3:228–230, 1984.
18. Bolton JS, Vauthey JN, Farr GH Jr, et al.: Is limb-sparing applicable to neurogenic sarcomas of the extremities? Arch Surg 124:118–121, 1989.
19. Bregeon C, Renier JC, Pidhorz L, et al.: An unusual cause of sciatica: soft tissue desmoid tumor. Apropos of 2 cases. Rev Rhum Mal Osteoartic 50:427–434, 1983.
20. Brodkey JA, Buchignani JA, and O'Brien TF: Hemangioblastoma of the radial nerve: case report. Neurosurgery 36:198–200; discussion 200–201, 1995.
21. Brodsky JT, Gordon MS, Hajdu SI, et al.: Desmoid tumors of the chest wall. A locally recurrent problem. J Thorac Cardiovasc Surg 104:900–903, 1992.
22. Burger PC and Vogel FS: Surgical Pathology of the Nervous System and Its Coverings. New York, John Wiley & Sons, 1982.
23. Busa R, Adani R, Marcuzzi A, et al.: Acute posterior interosseous nerve palsy caused by a synovial haemangioma of the elbow joint. J Hand Surg [Br] 2:652–654, 1995.
24. Byrne JJ: Nerve tumors. In: Gelberman R, Ed: Operative Nerve Repair and Reconstruction. Philadelphia, Lippincott, 1991.
25. Byrne JJ and Cahill JM: Tumors of major peripheral nerves. Am J Surg 102:724–727, 1961.
26. Campbell R: Tumors of peripheral and sympathetic nerves. In: Youmans J, Ed: Neurologic Surgery, 3rd edn. Philadelphia, WB Saunders, 1990.
27. Cardelia JM, Dormans JP, Drummond DS, et al.: Proximal fibular osteochondroma with associated peroneal nerve palsy: a review of six cases. J Pediatr Orthop 15:574–577, 1995.
28. Casanova M, Ferrari A, Spreafico F, et al.: Malignant peripheral nerve sheath tumors in children: a single-institution twenty-year experience. J Pediatr Hematol Oncol 21:509–513, 1999.
29. Chesser TJ, Geraghty JM, and Clarke AM: Intraneural synovial sarcoma of the median nerve. J Hand Surg [Br] 24:373–375, 1999.
30. Coleman SH, Beredjeklian PK, and Weiland AJ: Intraneural ganglion cyst of the peroneal nerve accompanied by complete foot drop. A case report. Am J Sports Med 29:238–241, 2001.
31. Cravioto H: Neoplasms of peripheral nerves. In: Wilkins R and Rengachary E, Eds: Neurosurgery. Baltimore, Williams & Wilkins, 1988.
32. Curtis RM and Clark G: Tumors of the blood and lymphatic vessels. Philadelphia, JB Lippincott, 1991.
33. Cutler EC and Gross R: Neurofibroma and neurofibrosarcoma of peripheral nerves. Arch Surg 33:733–779, 1936.
34. Daentzer D, Schmidinger A, and Boker DK: Atypical granular cell tumour of the sural nerve mimicking a Schwannoma. Acta Neurochir (Wien) 145:1019–1020; discussion 1020, 2003.
35. D'Agostino AN, Soule EH, and Miller RH: Primary malignant neoplasms of nerves (malignant neurilemomas) in patients without manifestations of multiple neurofibromatosis (von Recklinghausen's disease). Cancer 16:1003–1014, 1963.
36. Dahlin LB, Lorentzen M, Besjakov J, et al.: Granular cell tumour of the ulnar nerve in a young adult. Scand J Plast Reconstr Surg Hand Surg 36:46–49, 2002.
37. Dart LH Jr, MacCarty CS, Love JG, et al.: Neoplasms of the brachial plexus. Minn Med 53:959–964, 1970.
38. Das Gupta TK: Tumors of the peripheral nerves. Clin Neurosurg 25:574–590, 1978.
39. Das Gupta TK, Brasfield RD, Strong EW, et al.: Benign solitary Schwannomas (neurilemomas). Cancer 24:355–366, 1969.
40. DaSilva AL and deSouza RP: Neurofibroma solitario do plexobraquial. Hospital (Rio) 65:853–859, 1964.
41. de los Reyes RA, Chason JL, Rogers JS, et al.: Hypertrophic neurofibrosis with onion bulb formation in an isolated element of the brachial plexus. Neurosurgery 8:397–399, 1981.
42. deCou JM, Rao BN, Parham DM, et al.: Malignant peripheral nerve sheath tumors: the St. Jude Children's Research Hospital experience. Ann Surg Oncol 2:524–529, 1995.
43. deSouza FM, Smith PE, and Molony TJ: Management of brachial plexus tumors. J Otolaryngol 8:537–540, 1979.
44. Dodge HW Jr and Craig WM: Benign tumors of peripheral nerves and their masquerade. Minn Med 40:294–301, 1957.
45. Donner TR, Voorhies RM, and Kline DG: Neural sheath tumors of major nerves. J Neurosurg 81:362–373, 1994.
46. Duba M, Smrcka M, and Lzicarova E: Effect of histologic classification on surgical treatment of peripheral nerve tumors. Rozhl Chir 82:138–141, 2003.
47. Dubuisson AS, Kline DG, and Weinshel SS: Posterior subscapular approach to the brachial plexus. Report of 102 patients. J Neurosurg 79:319–330, 1993.

48. Ehrlich H and Martin H: Schwannomas (neurilemomas) in the head and neck. Surg Gynecol Obstet 76:577–583, 1943.

49. Ergin MT, Druckmiller WH, and Cohen P: Intrinsic hemangiomas of the peripheral nerves: report of a case and review of the literature. Conn Med 62:209–213, 1998.

50. Faulkner LB, Hajdu SI, Kher U, et al.: Pediatric desmoid tumor: retrospective analysis of 63 cases. J Clin Oncol 13:2813–2818, 1995.

51. Feliciotti F and Boi A: Peripheral schwannomas: a case report. Chir Ital 34:393–403, 1982.

52. Ferraresi S, Garozzo D, and Bianchini E: Aggressive fibromatosis (desmoid tumor) of the radial nerve: favorable resolution. Case report. J Neurosurg 95:332–333, 2001.

53. Fierro N, Gallinaro LS, D'Ermo G, et al.: Neurinoma of the brachial plexus: 2 case reports. G Chir 23:209–211, 2002.

54. Fisher ER and Vuzevski VD: Cytogenesis of schwannoma (neurilemoma), neurofibroma, dermatofibroma, and dermatofibrosarcoma as revealed by electron microscopy. Am J Clin Pathol 49:141–154, 1968.

55. Fisher RG and Tate HB: Isolated neurilemomas of the brachial plexus. J Neurosurg 32:463–467, 1970.

56. Foley KM, Woodruff JM, Ellis FT, et al.: Radiation-induced malignant and atypical peripheral nerve sheath tumors. Ann Neurol 7:311–318, 1980.

57. Fong Y, Rosen PP, and Brennan MF: Multifocal desmoids. Surgery 114:902–906, 1993.

58. Fuchs B, Davis AM, Wunder JS, et al.: Sciatic nerve resection in the thigh: a functional evaluation. Clin Orthop 382:34–41, 2001.

59. Gallagher-Oxner K, Bagley L, Dalinka MK, et al.: Case report 822: Osteochondroma causing peroneal palsy – imaging evaluation. Skeletal Radiol 23:71–72, 1994.

60. Gaposchkin CG, Bilsky MH, Ginsberg R, et al.: Function-sparing surgery for desmoid tumors and other low-grade fibrosarcomas involving the brachial plexus. Neurosurgery 42:1297–1301; discussion 1301–1303, 1998.

61. Garant M, Remy H, and Just N: Aggressive fibromatosis of the neck: MR findings. AJNR Am J Neuroradiol 18:1429–1431, 1997.

62. Gehman KE, Currie I, Ahmad D, et al.: Desmoid tumour of the thoracic outlet: an unusual cause of thoracic outlet syndrome. Can J Surg 41:404–406, 1998.

63. George DH, Scheithauer BW, Spinner RJ, et al.: Heterotopic ossification of peripheral nerve ("neuritis ossificans"): report of two cases. Neurosurgery 51:244–246; discussion 246, 2002.

64. Ghaly RF: A posterior tibial nerve neurilemoma unrecognized for 10 years: case report. Neurosurgery 48:668–672, 2001.

65. Giannini C, Scheithauer BW, Hellbusch LC, et al.: Peripheral nerve hemangioblastoma. Mod Pathol 11:999–1004, 1998.

66. Godwin JT: Encapsulated neurilemoma (schwannoma) of the brachial plexus; report of eleven cases. Cancer 5:708–720, 1952.

67. Goldstein LJ, Helfend LK, and Kordestani RK: Postoperative edema after vascular access causing nerve compression secondary to the presence of a perineuronal lipoma: case report. Neurosurgery 50:412–413; discussion 414, 2002.

68. Goubier JN, Teboul F, and Oberlin C: Desmoid tumors and brachial plexus. Chir Main 22:203–206, 2003.

69. Grossiord A, Lapresle J, Lacert P, et al.: Apropos of a localized form of hypertrophic neuritis. Rev Neurol (Paris) 119:248–252, 1968.

70. Gruen JP, Mitchell W, and Kline DG: Resection and graft repair for localized hypertrophic neuropathy. Neurosurgery 43:78–83, 1998.

71. Gunderson LL, Nagorney DM, McIlrath DC, et al.: External beam and intraoperative electron irradiation for locally advanced soft tissue sarcomas. Int J Radiat Oncol Biol Phys 25:647–656, 1993.

72. Guthikonda M, Rengachary SS, Balko MG, et al.: Lipofibromatous hamartoma of the median nerve: case report with magnetic resonance imaging correlation. Neurosurgery 35:127–132, 1994.

73. Gyhra A, Israel J, Santander C, et al.: Schwannoma of the brachial plexus with intrathoracic extension. Thorax 35:703–704, 1980.

74. Harkin JC and Reed RJ: Tumours of the peripheral nervous system. In: Atlas of Tumor Pathology, Fascicle 3. Washington, DC: Armed Forces Institute of Pathology, 1969.

75. Harrison MJ, Leis HT, Johnson BA, et al.: Hemangiopericytoma of the sciatic notch presenting as sciatica in a young healthy man: case report. Neurosurgery 37:1208–1211; discussion 1211–1212, 1995.

76. Hashizume H, Nishida K, Nanba Y, et al.: Non-traumatic paralysis of the posterior interosseous nerve. J Bone Joint Surg [Br] 78:771–776, 1996.

77. Hawkes CH, Jefferson JM, Jones EL, et al.: Hypertrophic mononeuropathy. J Neurol Neurosurg Psychiatry 37:76–81, 1974.

78. Heilbrun ME, Tsuruda JS, Townsend JJ, et al.: Intraneural perineurioma of the common peroneal nerve. Case report and review of the literature. J Neurosurg 94:811–815, 2001.

79. Hudson A and Kline D: Peripheral nerve tumors. In: Schmidek H and Sweet W, Eds: Operative Neurosurgical Techniques, 2nd edn. New York, Grune & Stratton, 1993.

80. Hutcherson RW, Jenkins HA, Canalis RF, et al.: Neurogenic sarcoma of the head and neck. Arch Otolaryngol 105:267–270, 1979.

81. Imaginario JDG, Coelho B, Tome F, et al.: Nevrite interstitielle hypertrophique monosymptomatique. J Neurol Sci 1:340–347, 1964.

82. Inoue M, Kawano T, Matsumura H, et al.: Solitary benign schwannoma of the brachial plexus. Surg Neurol 20:103–108, 1983.

83. Isaac S, Athanasou NA, Pike M, et al.: Radial nerve palsy owing to localized hypertrophic neuropathy (intraneural perineurioma) in early childhood. J Child Neurol 19:71–75, 2004.

84. Isenberg JS, Mayer P, Butler W, et al.: Multiple recurrent benign schwannomas of deep and superficial nerves of the upper extremity: a new variant of segmental neurofibromatosis. Ann Plast Surg 33:659–663, 1994.

85. Itoh H, Ikeda S, Oohata Y, et al.: Treatment of desmoid tumors in Gardner's syndrome. Report of a case. Dis Colon Rectum 31:459–461, 1988.

86. Iyer VG, Garretson HD, Byrd RP, et al.: Localized hypertrophic mononeuropathy involving the tibial nerve. Neurosurgery 23:218–221, 1988.

87. Jarmundowicz W, Jablonski P and Zaluski R: Brachial plexus tumors – neurosurgical treatment. Neurol Neurochir Pol 36:925–935, 2002.

88. Johnson PC and Kline DG: Localized hypertrophic neuropathy: possible focal perineurial barrier defect. Acta Neuropathol (Berl) 77:514–518, 1989.

89. Juel VC, Kiely JM, Leone KV, et al.: Isolated musculocutaneous neuropathy caused by a proximal humeral exostosis. Neurology 54:494–496, 2000.

90. Kameh DS, Perez-Berenguer JL, and Pearl GS: Lipofibromatous hamartoma and related peripheral nerve lesions. South Med J 93:800–802, 2000.

91. Kanamori M, Matsui H, and Yudoh K: Solitary T-cell lymphoma of the sciatic nerve: case report. Neurosurgery 36:1203–1205, 1995.

92. Kang HJ, Shin SJ, and Kang ES: Schwannomas of the upper extremity. J Hand Surg [Br] 25:604–607, 2000.

93. Karakousis CP, Mayordomo J, Zografos GC, et al.: Desmoid tumors of the trunk and extremity. Cancer 72:1637–1641, 1993.

94. Kehoe NJ, Reid RP, and Semple JC: Solitary benign peripheral-nerve tumours. Review of 32 years' experience. J Bone Joint Surg [Br] 77:497–500, 1995.

95. Kokin GS and Tyshkevich TG: Benign tumors of the peripheral nerve trunks. Vopr Onkol 33:24–28, 1987.

96. Kori SH, Foley KM, and Posner JB: Brachial plexus lesions in patients with cancer: 100 cases. Neurology 31:45–50, 1981.

97. Kragh LV, Soule EH, and Masson JK: Benign and malignant neurilemmomas of the head and neck. Surg Gynecol Obstet 111:211–218, 1960.

98. Lallemand RC and Weller RO: Intraneural neurofibromas involving the posterior interosseous nerve. J Neurol Neurosurg Psychiatry

36:991–996, 1973.

99. Lederman RJ and Wilbourn AJ: Brachial plexopathy: recurrent cancer or radiation? Neurology 34:1331–1335, 1984.

100. Leibel SA, Wara WM, Hill DR, et al.: Desmoid tumors: local control and patterns of relapse following radiation therapy. Int J Radiat Oncol Biol Phys 9:1167–1171, 1983.

101. Lesoin F, Bouasakao N, Bousquet C, et al.: Tumors of the brachial plexus. Apropos of 2 cases. J Chir (Paris) 121:171–173, 1984.

102. Losli EJ: Intrinsic hemangiomas of the peripheral nerves, a report of two cases and a review of the literature. Arch Pathol 53:226–232, 1952.

103. Lusk MD, Kline DG, and Garcia CA: Tumors of the brachial plexus. Neurosurgery 21:439–453, 1987.

104. Maiuri F, Donzelli R, Benvenuti D, et al.: Schwannomas of the brachial plexus – diagnostic and surgical problems. Zentralbl Neurochir 62:93–97, 2001.

105. Mallory F: The type cell for the so-called dural endothelioma. J Med Res 41:349–364, 1920.

106. Maniker AH, Padberg FT Jr, Blacksin M, et al.: Traumatic venous varix causing sciatic neuropathy: Case report. Neurosurgery 55: E1236–E1239, 2004.

107. Masson P: Experimental and spontaneous schwannomas. Am J Pathol 8:384–417, 1932.

108. Matejcik V, Benetin J, and Danis D: Our experience with surgical treatment of the tumours of peripheral nerves in extremities and brachial plexus. Acta Chir Plast 45:40–45, 2003.

109. Meyer BU and Roricht S: Fibrolipomatous hamartoma of the proximal ulnar nerve associated with macrodactyly and macrodystrophia lipomatosa as an unusual cause of cubital tunnel syndrome. J Neurol Neurosurg Psychiatry 63:808–810, 1997.

110. Mitsumoto H, Wilbourn AJ, and Goren H: Perineurioma as the cause of localized hypertrophic neuropathy. Muscle Nerve 3:403–412, 1980.

111. Mondrup K, Olsen NK, Pfeiffer P, et al.: Clinical and electrodiagnostic findings in breast cancer patients with radiation-induced brachial plexus neuropathy. Acta Neurol Scand 81:153–158, 1990.

112. Neary D and Ochoa J: Localized hypertrophic neuropathy, intraneural tumour, or chronic nerve entrapment? (letter). Lancet 1:632–633, 1975.

113. Nishida J, Shimamura T, Ehara S, et al.: Posterior interosseous nerve palsy caused by parosteal lipoma of proximal radius. Skeletal Radiol 27:375–379, 1998.

114. Ott W: The surgical treatment of solitary tumors of the peripheral nerves. Texas State J Med 20:171–175, 1924.

115. Peckham NH, O'Boynick PL, Meneses A, et al.: Hypertrophic mononeuropathy. A report of two cases and review of the literature. Arch Pathol Lab Med 106:534–537, 1982.

116. Peled I, Iosipovich Z, Rousso M, et al.: Hemangioma of the median nerve. J Hand Surg [Am] 5:363–365, 1980.

117. Penfield W: Tumors of the sheaths of the nervous system: Section 19. In: Cytology and Cellular Pathology of the Nervous System, vol 3. New York, Paul B Hoeber, 1932.

118. Perentes E, Nakagawa Y, Ross GW, et al.: Expression of epithelial membrane antigen in perineurial cells and their derivatives. An immunohistochemical study with multiple markers. Acta Neuropathol (Berl) 75:160–165, 1987.

119. Phillips LH 2nd, Persing JA, and Vandenberg SR: Electrophysiological findings in localized hypertrophic mononeuropathy. Muscle Nerve 14:335–341, 1991.

120. Plukker JT, van Oort I, Vermey A, et al.: Aggressive fibromatosis (non-familial desmoid tumour): therapeutic problems and the role of adjuvant radiotherapy. Br J Surg 82:510–514, 1995.

121. Posch J: Soft tissue tumors of the hand. In: Jupiter J, Ed: Flynn's Hand Surgery. Baltimore, Williams & Wilkins, 1991.

122. Posner MC, Shiu MH, Newsome JL, et al.: The desmoid tumor. Not a benign disease. Arch Surg 124:191–196, 1989.

123. Press JM, Rayner SL, Philip M, et al.: Intraoperative monitoring of an unusual brachial plexus tumor. Arch Phys Med Rehabil 73:297–299, 1992.

124. Prokop A and Pichlmaier H: Peripheral neurogenic tumors – surg therapy of nerve sheath tumors. Review and personal results. Zentralbl Chir 118:665–675, 1993.

125. Resende LA, Silva MD, Kimaid PA, et al.: Compression of the peripheral branches of the sciatic nerve by lipoma. Electromyogr Clin Neurophysiol 37:251–255, 1997.

126. Richardson RR, Siqueira EB, Oi S, et al.: Neurogenic tumors of t brachial plexus: report of two cases. Neurosurgery 4:66–70, 197!

127. Rinaldi E: Neurilemomas and neurofibromas of the upper limb. J Hand Surg [Am] 8:590–593, 1983.

128. Rizzoli H and Horowitz N: Peripheral nerve tumors. In: Horowit and Rizzoli H, Eds: Postoperative Complications of Extracranial Neurological Surgery. Baltimore, Williams & Wilkins, 1987.

129. Rockwell GM, Thoma A, and Salama S: Schwannoma of the han and wrist. Plast Reconstr Surg 111:1227–1232, 2003.

130. Romner B, Nygaard O, Ingebrigtsen T, et al.: Large peripheral cy: schwannomas. Two case reports and a review. Scand J Plast Reco Surg Hand Surg 28:231–234, 1994.

131. Roncaroli F, Poppi M, Riccioni L, et al.: Primary non-Hodgkin's lymphoma of the sciatic nerve followed by localization in the central nervous system: case report and review of the literature. Neurosurgery 40:618–621; discussion 621–622, 1997.

132. Rosenberg AE, Dick HM, and Botte MJ: Benign and malignant tumors of peripheral nerve. In: Gelberman R, Ed: Operative Ner Repair and Reconstruction. Philadelphia, JB Lippincott, 1991.

133. Rubinstein LJ: The malformative central nervous system lesions i the central and peripheral forms of neurofibromatosis. A neuropathological study of 22 cases. Ann NY Acad Sci 486:14–2 1986.

134. Russell DS and Rubenstein LJ: Pathology of Tumours of the Nervous System, 6th edn. New York, Oxford University Press, 1998.

135. Sakamoto K, Okita M, Takeuchi K, et al.: Desmoid tumor of the chest wall infiltrating into the brachial plexus: report of a resecte case. Kyobu Geka 54:160–163, 2001.

136. Seinfeld J, Kleinschmidt-Demasters BK, Tayal S, Lillehei KO: Desmoid-type fibromatoses involving the brachial plexus: treatm options and assessment of c-KIT mutational status. J Neurosurg 104:749–756, 2006.

137. Sharma RR, Mahapatra AK, Doctor M, et al.: Sciatica due to malignant nerve sheath tumour of sciatic nerve in the thigh. Neurology India 49:188–190, 2001.

138. Simmons Z, Mahadeen ZI, Kothari MJ, et al.: Localized hypertrophic neuropathy: magnetic resonance imaging findings an long-term follow-up. Muscle Nerve 22:28–36, 1999.

139. Simpson DA and Fowler M: Two cases of localized hypertrophic neurofibrosis. J Neurol Neurosurg Psychiatry 29:80–84, 1966.

140. Smith R and Lipke R: Surgical treatment of peripheral nerve tumors of the upper limb. In: Omer G and Spinner M, Eds: Management of Peripheral Nerve Lesions. Philadelphia, WB Saunders, 1980.

141. Snyder M, Batzdorf U, and Sparks FC: Unusual malignant tumor involving the brachial plexus: a report of two cases. Am Surg 45: 48, 1979.

142. Snyder M, Cancilla PA, and Batzdorf U: Hypertrophic neuropath simulating a neoplasm of the brachial plexus. Surg Neurol 7:131–134, 1977.

143. Spiegl PV, Cullivan WT, Reiman HM, et al.: Neurilemoma of the lower extremity. Foot Ankle 6:194–198, 1986.

144. Spinner RJ, Atkinson JL, Scheithauer BW, et al.: Peroneal intraneural ganglia: the importance of the articular branch. Clinic series. J Neurosurg 99:319–329, 2003.

145. Stanton C, Perentes E, Phillips L, et al.: The immunohistochemical demonstration of early perineurial change in the development of localized hypertrophic neuropathy. Hum Pathol 19:1455–1457, 1988.

146. Stark AM, Buhl R, Hugo HH, et al.: Malignant peripheral nerve sheath tumours – report of 8 cases and review of the literature. Acta Neurochir (Wien) 143:357–363; discussion 363–364, 2001.

147. Stout AP: Tumors featuring pericytes; glomus tumor and hemangiopericytoma. Lab Invest 5:217–223, 1956.

148. Stumpo M, Foschini MP, Poppi M, et al.: Hypertrophic inflammatory neuropathy involving bilateral brachial plexus. Surg Neurol 52:458–464; discussion 464–465, 1999.

149. Sturzenegger M, Buchler U, and Markwalder R: Microsurgical and histological observations in schwannoma of peripheral nerves. Handchir Mikrochir Plast Chir 24:304–309, 1992.

150. Suarez GA, Giannini C, Smith BE, et al.: Localized hypertrophic neuropathy. Mayo Clin Proc 69:747–748, 1994.

151. Sun JC, Maguire J, and Zwimpfer TJ: Traumatically induced lymphangioma of the ulnar nerve. Case report. J Neurosurg 93:1069–1071, 2000.

152. Takao M, Fukuuchi Y, Koto A, et al.: Localized hypertrophic mononeuropathy involving the femoral nerve. Neurology 52:389–392, 1999.

153. Thomas JE and Colby MY Jr.: Radiation-induced or metastatic brachial plexopathy? A diagnostic dilemma. JAMA 222:1392–1395, 1972.

154. Thomas JE, Piepgras DG, Scheithauer B, et al.: Neurogenic tumors of the sciatic nerve. A clinicopathologic study of 35 cases. Mayo Clin Proc 58:640–647, 1983.

155. Tsukada K, Church JM, Jagelman DG, et al.: Noncytotoxic drug therapy for intra-abdominal desmoid tumor in patients with familial adenomatous polyposis. Dis Colon Rectum 35:29–33, 1992.

156. van der Lei B, Damen A, and van Valkenburg E: Compression of the lateral cutaneous nerve of the forearm by a glomus tumour. J Hand Surg [Br] 22:71–72, 1997.

157. vanBolden V 2nd, Kline DG, Garcia CA, et al.: Isolated radial nerve palsy due to metastasis from a primary malignant lymphoma of the brain. Neurosurgery 21:905–909, 1987.

158. Verocay J: Zur Kenntnis der Neurofibrome. Beitr Pathol Anato Allg Pathol 48, 1910.

159. Vieta JO and Pack GT: Malignant neurilemmomas of peripheral nerves. Am J Surg 82:416–431, 1951.

160. Vigna PA, Kusior MF, Collins MB, et al.: Peripheral nerve hemangioma. Potential for clinical aggressiveness. Arch Pathol Lab Med 118:1038–1041, 1994.

161. Wanebo JE, Malik JM, VandenBerg SR, et al.: Malignant peripheral nerve sheath tumors. A clinicopathologic study of 28 cases. Cancer 71:1247–1253, 1993.

162. Wasman JK, Willis J, Makley J, et al.: Myositis ossificans-like lesion of nerve. Histopathology 30:75–78, 1997.

163. Whitaker WG and Droulias C: Benign encapsulated neurilemoma: a report of 76 cases. Am Surg 42:675–678, 1976.

164. Wilcken N and Tattersall MH: Endocrine therapy for desmoid tumors. Cancer 68:1384–1388, 1991.

165. Winterer JT, Laubenberger J, Berger W, et al.: Radiologic findings in lymphangioma of the posterior tibial nerve. J Comput Assist Tomogr 22:28–30, 1998.

166. Wong CH, Chow L, Yen CH, et al.: Uncommon hand tumours. Hand Surg 6:67–80, 2001.

167. Woodruff JM: The pathology and treatment of peripheral nerve tumors and tumor-like conditions. CA Cancer J Clin 43:290–308, 1993.

168. Yasutomi T, Koike H, and Nakatsuchi Y: Granular cell tumour of the ulnar nerve. J Hand Surg [Br] 24:122–124, 1999.

169. Yoshida S, Kimura H, Iwai N, et al.: A surgical case of aggressive fibromatosis. Nippon Kyobu Geka Gakkai Zasshi 45:2016–2020, 1997.

170. Yoshida S, Taira H, Kataoka M, et al.: Idiopathic heterotopic ossification within the tibial nerve. A case report. J Bone Joint Surg [Am] 84:1442–1444, 2002.

171. Zvijac JE, Sheldon DA, and Schurhoff MR: Extensive lipoma causing suprascapular nerve entrapment. Am J Orthop 32:141–143, 2003.

第24章

医源性周围神经损伤

David G. Kline

概述

■ 医源性神经损伤相对较常发生,尽管很多没有报道,无论是内科医生还是外科医生,在其临床实践中都将直接或间接面临这个问题。

■ 所有医务工作者都有造成医源性神经损伤的风险,而某些专科、某些技术和操作发生神经相关的并发症更常见。

■ 在文献中,关于如何避免以及诊断和处理这些损伤的资讯较为缺乏。增强对这些可能存在问题的警惕性有赖于个人的教育和经验。

■ 及时干预常可改善结局。

■ 延误诊断和治疗原始损伤会对远期结果带来负面影响。

引言

每位医生都想拯救患者,但无意中可能会造成伤害。尽管医源性周围神经损伤的发生率还不清楚,但它绝非罕见。一些转诊中心估计医源性神经损伤的发生率高达 20%。但该数字可能还是低估了实际的情况。关于医源性神经损伤方面的知识对于处理那些有发生医源性损伤风险或已发生医源性损伤的患者,显得尤其重要。

医源性神经损伤的类型很广泛,其中有很多可能是可预防的,而有的却不能[4]。Peter Blum 曾提出一个非正式的分型方法对这些医源性损伤做进一步分类[6]。必须明白,第一,这些损伤对神经有直接或间接的影响。有的"可能是可预防的"(淋巴结活检引起副神经损伤[25],注射引起坐骨神经或桡神经损伤),有的"可能是不可避免的"(全髋关节置换术后坐骨神经麻痹[43],或

全膝关节置换术后腓神经麻痹[2,18,21,24,28,40,42]);纯粹由于"低级错误"或"粗心大意"(取肌腱做移植时切取了正中神经而不是掌长肌腱)所致的很少见。其次,漏诊、延误转诊或治疗常常对治疗质量产生不良影响。

医源性神经损伤是个宽泛的话题[4,8,24,27,29,55]。本章的目的不是进行百科全书式的介绍,而是围绕损伤的本质、如何更好地诊断、处理和避免损伤等问题为读者提供一个广阔的、客观的概述。本书其他章节将更详细地讨论具体某条神经的损伤模式及其处理。人们只有通过教育、经历过并积累了经验才能学习到这些原则。

谁会造成医源性神经损伤

每个参与处理患者的医务工作者都面临着风险。

技师、护士以及医生可造成医源性神经损伤。技师行静脉穿刺[17]或建立静脉通路,护士进行肌内注射,均有可能损伤神经。麻醉师给患者摆体位、行动脉置管或周围神经阻滞时,放射科医生行介入插管时,肿瘤医生行放疗或化疗时,内科医生行抗凝治疗时,都面临着损伤神经的风险[59]。

然而,外科医生最容易造成医源性神经损伤。非手术和手术治疗都有损伤神经的风险。类固醇注射[32]、制动等可能造成神经损伤。每个手术至少会有一条神经,常常是更多的神经暴露于损伤的风险之中。谚语云:"有手术就会有并发症",这句话千真万确,尤其是对于医源性并发症而言。外科所有专科的医生都可能经历医源性损伤,而某些专科的医生造成医源性损伤的似乎更常见,包括骨科、普通外科、神经外科、血管外科、

妇产科和整形外科。

哪些手术会造成医源性神经损伤

任何手术都可以造成与神经相关的损伤。事实上,一些小手术,如淋巴结活检、囊肿切除或弹响指松解术可造成神经损伤是众所周知的。无论是大手术还是小手术,开放手术还是内镜手术,没有一个手术不存在损伤神经的风险。简言之,无"轻而易举"的手术操作。新手术的出现也会带来新的并发症。例如,肢体延长术的广泛开展暴露出其相对较高的神经并发症[35,60];然而,仔细分析该术式可使我们认识到手术治疗中重要的门槛和手术适应证(和手术效果)。与此类似,关节镜和内镜技术的进步也造成了其他的神经损伤模式。

就某一具体手术操作而言,术野位于重要神经所在区域者似乎会引起神经损伤。其他较为常见的例子包括关节成形术、关节镜检查、在关节镜下修复任一关节[14,22,31,33,38,39,44,50,51]、接骨术或接骨板拆除术(特别是肱骨或桡骨近端)、截骨术(特别是腓骨近端)[26,41,45,58]、骨移植术(从髂棘前方取骨)以及肩关节固定术[7,37](图 24-1);普外科或胸科医生行疝修补、静脉曲张结扎术、第一肋骨切除术[23]。

神经本身的手术(损伤、卡压和肿瘤)也可能发生医源性损伤,这将会在本书相应各章进一步讨论。在分离受损的神经时,比如臂丛 C5、C6 节后损伤,在显露神经时容易损伤神经。这些神经里面有的可能完全没有功能,有的是功能不全的(上干),而术野内也可能有功能正常的神经(膈神经或胸长神经,更不用说

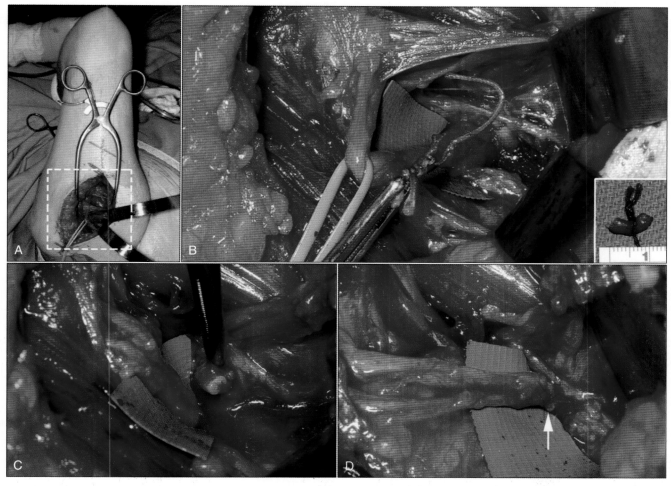

图 24-1 肩关节固定术后腋神经麻痹。这名年轻女性患者因肩关节不稳接受手术治疗,经三角肌胸大肌间切口行关节囊紧缩术。麻醉醒来后,她出现明显的肩部疼痛,随之发现肩外展障碍。疼痛加重了肩关节僵硬。**(A)**通过锁骨下前方入路探查未发现腋神经有任何病理改变。于是行后路探查。**(B)**术中发现用于稳定肩关节的缝线环绕在腋神经周围。未记录到神经动作电位。图中显示切除被缝线包绕的神经瘤。**(C)**神经瘤切除后可清楚地看到神经束结构。**(D)**直接修复神经(箭头)。术后患者的三角肌功能恢复良好,疼痛综合征也有一定改善。

颈丛的分支了)。由于有瘢痕直接或间接的压迫,在探查、游离这些有功能的神经时,神经受损的风险会增加。

众所周知,在处理神经卡压症时,诊断和处理失误比较常见[5]。症状持续、复发或出现新症状应考虑是手术失败。手术可损伤受压迫的神经和邻近的神经(有些是混合神经,有些是皮神经)。腕管松解术是治疗神经卡压症最常施行的一种手术,一般认为是安全有效的。即便如此,无论是开放手术还是内镜手术[49]都会引起严重的神经血管损伤,包括正中神经及其掌皮支、鱼际

肌支、指神经、尺神经及其分支以及掌浅弓。尺神经卡压的手术也有相同的并发症[20]。

肿瘤手术是医源性神经损伤的常见原因[47]。切除神经外肿物时,不必要地连同整段神经一起切除(图24-2),这种情况并不少见。例如脂肪瘤或位于神经外的囊肿压迫神经,却连同神经主干一起切除,而这些肿瘤往往可与神经分离开来(图24-3)。位于上胸部的良性病变尽管没有压迫表现,却连同臂丛下干一并切除。侵犯神经的良性神经鞘膜肿瘤(特别是神经膜细胞瘤)被整块切除也不少见。而有经验的医生可在神经

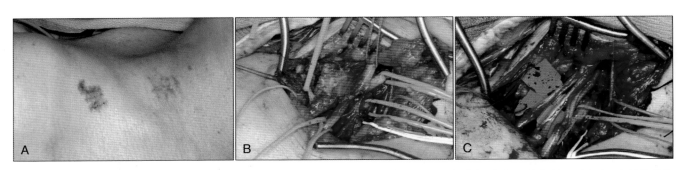

图24-2 神经膜细胞瘤切除术后臂丛上干麻痹。(A)通过颈部小切口行"淋巴结"的切除手术,患者醒后出现上干麻痹。病理显示为神经膜细胞瘤和一段粗大的周围神经。(B)C5 和 C6 仅有一小束与上干相连。(C)通过神经移植用 C5 修复肩胛上神经和后股,用 C6 修复前股。术后患者明显恢复但仍存在功能受限。

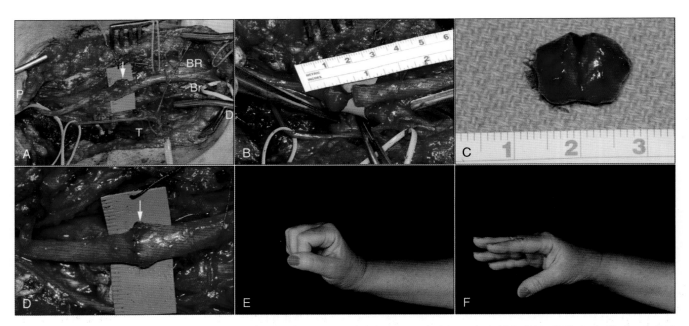

图24-3 神经膜细胞瘤切除后桡神经麻痹。普通外科医生在上臂中段通过一个小切口为此例患者行"脂肪瘤"切除术。手术过程中腕关节曾跳起,麻醉苏醒后患者出现桡神经完全损伤(肱三头肌肌支以远),病理证实是神经膜细胞瘤。及时转诊后再次探查,切除了不能传导神经动作电位的神经瘤后直接修复。术后患者功能恢复良好。(A)于肘关节水平在肱桡肌(Br)和肱三头肌(T)之间,于上臂中远段(P,近端;D,远端)在肱肌(BR)和肱三头肌之间显露桡神经,然后辨认出神经瘤。(B)神经瘤不能传导动作电位,于是将其切除。(C)切除的神经瘤标本。(D)尽管神经断端有间隙,由于桡神经的伸展性使得能够直接修复(箭头)。(E)患者在术后 6~9 个月内恢复了强有力的腕背伸功能。(F)恢复了良好的伸指功能,使她弹钢琴的水平恢复到跟受伤前一样。

束的水平切除肿瘤,把其他神经束(神经的主要结构)保留下来。很多时候,外科医生常误以为神经鞘瘤是一个简单的软组织包块(特别是术前没有做详细的影像学检查,术中没有分离、辨认神经者)。另一种情况是他们没意识到这种肿瘤切除技术。

哪些神经易出现医源性神经损伤

有些神经由于解剖关系似乎易发生医源性损伤,其实任何一条神经都有损伤的风险。通常,位于手术野内的神经易受损,包括那些已辨认并保护好的神经、被盲目牵拉的神经或未辨认出的神经。即使是远离术野的神经也可能受损。混合神经和皮神经都可能受损伤。

包括臂丛在内的主要神经损伤后,典型的表现是出现明显的神经功能障碍。神经损伤很大程度上取决于相应的操作,最常损伤的神经包括副神经、臂丛、桡神经、坐骨神经和腓总神经。例如副神经在颈后淋巴结活检时很容易损伤(图 24-4 和图 24-5)[25],但也可发生

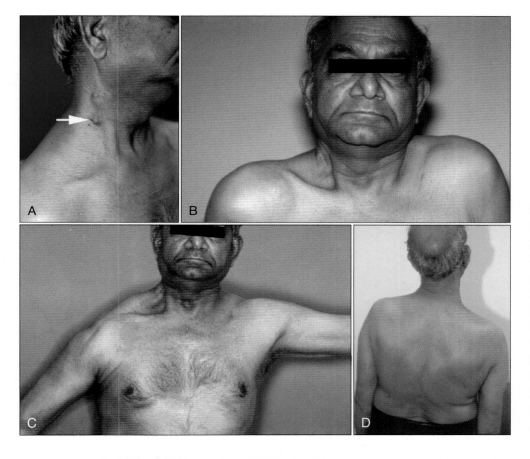

图 24-4　副神经损伤患者的临床表现。(A)该患者被误诊为结核而在颈后部通过短的横切口(箭头)做活检,结果造成副神经损伤。(B)虽然斜方肌的作用使患者能够耸肩,但这个动作是通过仍有功能的肩胛提肌来完成的。(C)肩关节功能障碍是因为肩胛骨不稳定而影响了肩关节外展。(D)肩部下垂。部分患者因这种肩下垂的姿势甚至可以导致手部尺侧出现胸廓出口综合征样症状。

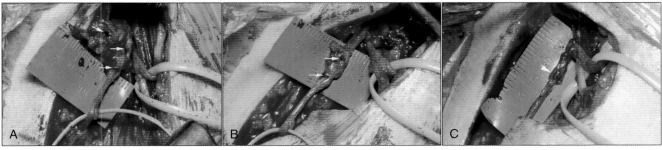

图 24-5　另一个副神经损伤患者的术中情况。该女患者在颈后区通过一个小切口行肿大的颈后淋巴结活检术。活检证实是良性的。但术后患者发现斜方肌萎缩且手不能高举过头。(A)在邻近的淋巴结上发现有一条缝线,而在副神经上有两条(箭头)。一根血管吊索吊起了耳大神经和颈丛的一个分支。(B)淋巴结切除后,可看到神经和缝线(箭头)。跨过损伤区记录不到神经动作电位。(C)神经瘤切除,直接修复神经(箭头)。

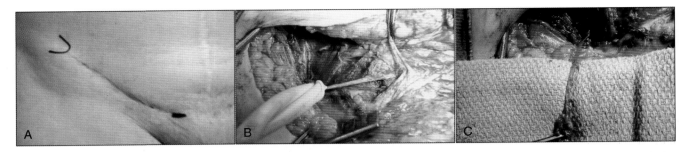

图 24-6 腹股沟疝切开修补术后形成髂腹股沟神经瘤。**(A)** 该患者行择期的腹股沟疝切开修补术后出现严重的腹股沟区疼痛。**(B)** 术中发现髂腹股沟神经瘤并切除。**(C)** 手术效果良好。

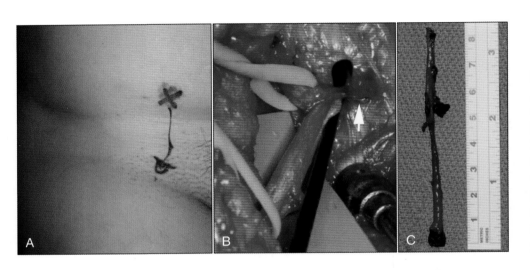

图 24-7 腔镜下疝修补术后股外侧皮神经损伤。该患者行腔镜下疝修补术,麻醉清醒后出现剧烈疼痛并放射至大腿外侧。**(A)** 叩击痛出现在髂前上棘内侧、股外侧皮神经走行更内侧的部位。**(B)** 术中发现一个缝合钉夹住了靠内侧的神经。**(C)** 神经瘤切除后经过长期随访证实已治愈。

于脑室腹腔分流术或脑室颈静脉分流术、颈动脉内膜剥脱术、颈静脉置管术或面部美容手术。

而相对小的皮神经损伤时,往往因神经痛而引起注意。常见的皮神经损伤包括桡神经皮浅支、腓肠神经、隐神经[33,50]、肋间臂神经,特别是腹股沟区[34]的神经[髂腹股沟神经(图 24-6)、髂腹下神经、生殖股神经和股外侧皮神经(图 24-7)]。如手术治疗桡骨茎突狭窄性腱鞘炎、腕部腱鞘囊肿、桡骨远端骨折[16]及其他类似部位病变时,易损伤桡神经浅支。常规的踝部骨折固定或神经活检可产生腓肠神经神经瘤。

某类手术或手术入路似乎使特定的神经更容易损伤。举个例子,颈后三角淋巴结活检时,副神经易受损。行髋关节置换术时,后入路比前入路更容易损伤坐骨神经。在行腕管松解时,采用掌侧切口(有限切开、标准切开或扩大切开)、腕横切口、双通道或单通道内镜技术都可造成正中神经损伤[49]。

损伤机制

非手术和手术治疗引起神经损伤的机制不一样。

非手术因素包括注射损伤[15,46]和管型石膏、夹板、绷带、敷料、矫形器等的压迫。静脉穿刺、注射和动脉造影可造成神经压迫或直接损伤。例如,血肿、纤维化、假性动脉瘤等引起的神经外损伤,锐器直接刺伤或所注射药物的作用等引起的神经内损伤(神经束外或神经束内)均会出现神经压迫。手术因素则涵盖了压迫、牵拉、切断/切除、结扎、热损伤、缺血、止血带[12,36]以及其他。手术引起的神经损伤往往在手术时突然发生,偶尔也会到了后期才出现,例如血肿压迫神经。

术中摆体位时[57],坚硬的物体或束带可对身体无保护或缺乏保护的部分形成过大的压力(外源性压迫),造成神经损伤(肘部尺神经麻痹[52])。还有,摆体位时过度牵拉、牵引也会造成损伤(截石位造成股神经麻痹[53])。这两种机制在进行全麻和应用肌松药时更常见。大约每1000例手术就会有1例在术中发生周围神经损伤,尺神经是最容易受累的神经。具有亚临床神经病变征象的患者[无论是常见疾病如糖尿病,还是罕见的容易因为压迫而发生瘫痪的遗传性神经病变(HNPP)],在围术期更易出现神经症状。

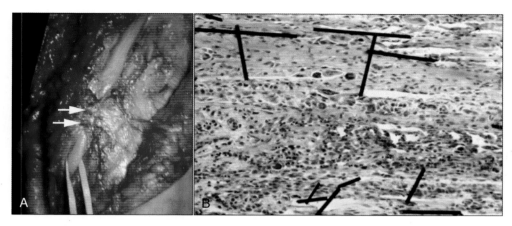

图 24-8　膝外侧副韧带重建后腓神经损伤。该男性患者因左膝外侧副韧带损伤而导致长期的膝关节不稳定。行韧带重建术后,患者出现腓神经完全瘫痪。他于数月后转诊并再次手术探查。**(A)** 术中用于修复韧带的两根碳纤维(箭头)穿透腓总神经。清除碳纤维缝线,经显微分离和标记,发现损伤仅累及神经内 1cm 长的两组神经束,给予直接修复(分束修复)。剩余部分行神经松解。两年后,该患者胫前肌及腓骨肌肌力恢复至 5 级,趾长伸肌肌力恢复至 4+,姆长伸肌肌力恢复至 4 级。足和第一趾蹼感觉正常。他不需使用矫形器并重返汽车装配厂工作。**(B)** 切除的标本显示伴有炎症巨细胞反应的碳纤维。

在术中,接骨板、环扎钢丝等的压迫,或牵拉(心脏搭桥手术时牵开胸骨致臂丛下干损伤)可造成医源性损伤。对术野中神经的直接损伤可以是切断伤或结扎伤[腹股沟疝修补时损伤髂腹股沟神经,膝关节韧带重建或半月板修补时损伤腓神经(图 24-8)];甲状腺手术时损伤喉返神经。神经可能被缝线、针、钉、钢丝、螺钉等穿透。此外,术野可能扩展到术者不易看清的区域。作者曾接诊数例关节镜下修复膝关节切断远侧坐骨神经、胫神经或腓神经的病例。而在这些手术中,外科医生深信不可能是他们造成的损伤,因为损伤的神经并不在手术区域"附近"。电刀或骨水泥产生的热量会损伤神经。心脏手术[48]时的低温损伤会造成膈神经功能障碍。缺血,例如血管手术或建立肾透析的血管通路(动静脉造瘘)后,可出现单一肢体的神经病变[54];以作者的经验,许多造瘘相关的神经损伤更多是由于邻近神经缺血所致。压迫或缺血可造成止血带麻痹。长时间缺血会造成骨筋膜室综合征和缺血性挛缩。

手术后依然会发生医源性神经损伤。这通常是由于血肿(尤其是血肿出现在纤维-骨性隧道时),或来自病床(患者可能仍处于麻醉状态下)、绷带、辅助器具、拐杖等的外在压迫引起。另一种情况是 Parsonage-Turner 综合征,此病被认为是免疫介导的,或本质上是一种炎症,可在围手术期表现出来[29,30]。

治疗

医务人员在任何时候都需要小心谨慎和谦虚。医源性并发症的确会发生在很顺利的时候,专心致志能减少判断、诊断和治疗上的错误,最终将改善结局。

避免损伤

要在操作、摆体位和手术过程中避免损伤,应遵循一些关键原则:熟悉正常解剖和解剖变异以及"高危"的神经[13,19];施行任何操作之前都做详细准备;无论是简单还是复杂的操作都要具备良好的技术;当然还需要好运气。最后,避免医源性损伤有赖于教育和个人经验。

术前、术中、术后可采用一些简单的策略。术前,应详细复习手术解剖,并一步一步地预演手术操作。

术中,对易损伤的神经要注意保护并小心垫好。应避免不良体位,不应过度牵拉肢体。要保证最佳的照明,用放大镜可看得更清楚。术者应尽可能在无血的术野中操作。使用双极电凝可很好地止血。有可能的话,应避免阻断神经肌肉接头。

切口要足够长,直到术者对术野显露观察或神经保护都感到满意为止。采用微创和内镜技术需要经过严格的培训。遵循"学习曲线"进行经验积累可减少并发症。新技术应通过培训课在尸体标本上练习。外科医生应随时准备着延长切口或将内镜手术转为开放手术。术者应该熟悉手术操作中的"安全区"和"危险区"[3,4,41]。

基于解剖学知识,应预料到术野中的皮神经、混合的运动神经及其分支,辨认清楚并保护好。

使用便携式电刺激器有助于辨认运动神经。应避免盲目切割。接触神经时要轻柔,只能小心地短暂牵拉神经。遇有瘢痕时,尤其是再次手术时,要在正常的区域分离出近、远端神经,然后沿其走行追踪进入病变区域。

使用电刀切割器械时需小心,靠近神经时不应使用(除非神经已显露出来)。当医生在进行可能伤及某一(些)神经的操作时,像关节成形(髋或膝)或骨折固定(髋臼),神经监测有助于保护神经功能[51]。

手术结束前应松开止血带进行止血。应考虑使用外科引流。术后常采用环形的敷料包扎,不应过度压迫。有压迫的部位要有充分的衬垫。要注意确保所有患者,尤其是被麻醉或瘫痪的患者其肢体不会受到损伤。

早期发现

在术中发生神经损伤时,偶尔可见到神经断端露出的神经束和(或)肌肉的剧烈收缩。如此明显的病例极少见,若一旦发现,可能的话术中就要进行处理。但多数时候,即使神经断裂了,它也是深藏于伤口内,无法看见。有时损伤的神经在拉钩下甚至在血管吊索中。

对于神经问题的诊断应及时。

诊断有赖于详尽的问诊和体格检查。护士也应懂得一些特殊的神经系统检查。应注意任何新出现的神经症状和功能障碍,并认真对待。仅凭粗略的神经系统检查可能不会立即发现肌力减退或感觉异常。实际上,缺乏经验和专业知识的医生很难发现问题。此外,敷料或制动器材可能因影响了神经检查而掩盖了神经功能障碍的存在。由于所有神经都有痛觉纤维成分,因此疼痛是一个与神经损伤较为相符的特征。不要忽视疼痛,尤其是与手术操作不一致、不成比例的疼痛。止痛药会掩盖神经性疼痛,不要将神经痛误认为是"切口痛"或骨肌肉疼痛,然而,也不能因为没有疼痛就认为没有神经损伤。

即使在患肢制动的情况下,也能做仔细的神经检查。神经损伤后行电生理检查有助于明确诊断。受伤后数日内行神经传导检查(在发生沃勒变性之前)有助于证实神经损伤。数日后神经传导检查发现传导阻滞者提示神经失用。伤后 2~3 周肌电图显示失神经改变,但不能准确分辨神经损伤的程度。超声检查有助于了解神经的连续性,这种影像检查方法将来可能应用得越来越多。

Parsonage-Turner 综合征(臂丛神经炎、肌萎缩性神经痛或臂丛神经病变)是一种相对少见的疾病,它很

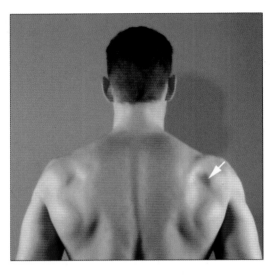

图 24-9　围术期 Parsonage-Turner 综合征。该牛仔竞技表演明星行单纯的前交叉韧带重建术后出现肩部疼痛,持续数周。当疼痛缓解后,他又出现了新的症状,肩部无力,表现在肩胛冈肌群(箭头所指为冈下肌萎缩)和三角肌。神经功能障碍曾认为是术中不良体位所致,但事实上是 Parsonage-Turner 综合征。患者母亲在很多年前也曾出现过围术期的 Parsonage-Turner 综合征。

少被发现和诊断出来[4]。该病可在术后发生,对于术后出现的迟发性神经功能障碍应考虑到这种疾病(图 24-9)。某些病例可能存在遗传因素。尽管其发病机制并未完全明确,但手术应激可诱发某些患者发病。患者常在术后当即或在一周内出现典型的肩胛带疼痛,疼痛可持续数日到数周。此后出现肩关节和(或)肢体无力,在疼痛缓解后出现是其特征。Parsonage-Turner综合征常影响某些神经(胸长神经、腋神经、肩胛上神经、骨间前神经、桡神经),受累神经弥散,可表现为各种不同的神经障碍组合,但偶尔也会仅影响单一神经,也会双侧受累。电生理检查显示失神经改变。肩部 MRI 显示受影响的肌肉发生失神经性萎缩,同时可做鉴别诊断,排除其他骨与软组织病变(肩袖疾病等肩部病变)。

及时、正确转诊

医源性周围神经损伤一经诊断,就要想方设法确保由接受过周围神经外科培训的医生对患者进行评估及处理。初诊医生应认识到其自身的局限性。

一旦决定转诊,就应抓紧时间,因为神经修复或重建有重要的时间限制。分娩性臂丛神经损伤的患儿应在数月内转诊到治疗臂丛损伤的综合性医疗机构。

正确治疗

治疗的时机很关键，而且很大程度上取决于损伤机制。手术的目的在于缓解疼痛、改善功能和外观。

若确知神经为锐性切割伤，应及早修复（数日内），如可能的话在手术损伤当时就应该给予修复。早期手术可行神经端-端直接缝合。

很多时候，我们不知道神经是否连续。若在复苏室新发现 1 例神经障碍，而又怀疑存在压迫因素，可采取一些简单措施，例如松开绷带、轻轻屈曲肢体。

外科医生要高度警惕横断的神经（神经横断伤），尤其是相应术后出现的神经功能障碍（颈部淋巴结活检术后的副神经麻痹）。有时进行病理检查（在切除的肿瘤标本中发现粗大的神经）或直接与转诊的外科医生沟通能使其他信息得到确认。

对于采取保守治疗，观察临床恢复情况的患者应关注其疼痛情况。可通过物理治疗、功能锻炼以保持肢体的活动范围及未受累肌肉的肌力。必要时使用夹板将肢体维持在合适位置，预防挛缩。

对于在术后观察过程中发现神经损伤加重者应考虑手术，要及时清除血肿，切除假性动脉瘤。

对于神经连续性存在的其他类型损伤的大多数患者应随访 3 个月，以观察是否有临床的或电生理的恢复征象。估计有轴突断裂而无法恢复者应手术治疗。

此时应根据术中神经动作电位检测的结果指导手术方式的制订，这在本书其他章节中已做解释。如病变部位连续性存在，神经动作电位检测有助于预测能否有功能恢复。如检测到神经动作电位，仅行神经松解术即可。否则，应切除神经瘤，直到看见神经束结构的健康的断端。要尽量缩短断端间的距离。如两断端能在无张力状态下直接修复，是最理想的。否则需行神经移植。在某些经选择的病例也可在显微电生理记录指导下行神经分束修复。

患者出现持续的顽固性疼痛也需要手术。对于有疼痛综合征的患者，可考虑行神经松解或切除，这可改善某些患者的疼痛症状。对于皮神经神经瘤，有些医生倾向于行神经修复或重建术。

对于很晚才转诊或恢复不全的患者，可采用非神经相关的手术方式进行治疗。肌腱转位或其他软组织或骨的手术对其可能有好处。如果这些手术超出了术者所具备的条件，就应该及时转诊。

围术期 Parsonage-Turner 综合征患者应行非手术治疗。疼痛可给予止痛药。可行物理治疗。对于常规应用类固醇或静脉注射免疫球蛋白，目前尚未获得临床试验的支持。在数月至 2 年内，患者应定期进行临床和电生理检查，以观察神经恢复情况。而后遗症可采用其他方法进行治疗。

常见的需避免的陷阱

技术缺陷

- 摆体位或手术分离时不注意细节。
- 施行超过术者技术水平的手术。
- 错误解释术中对损伤神经远端做电刺激时出现的反应。没有经验的医生并不理解损伤当时未发生沃勒变性，观察到这种反应会误认为神经没有损伤而相信这种安全感假象。

"不能诊断出神经损伤，以及不处理或不会正确处理第一次手术的并发症——医源性神经损伤，就如同最初损伤了周围神经一样值得关注。"[11]

延误诊断

- 神经检查不充分，以致未发现神经功能缺失。
- 对明显的神经功能缺失不重视，并认为只是术后不适。
- 采取"鸵鸟政策"或否认并发症。

延误转诊或治疗

- 未能诊断出损伤的程度、性质和范围。
- 缺乏精确的神经传导阻滞的电生理证据就假定所有神经损伤都是"神经失用症"。
- 手术延误，对自行恢复抱盲目或不切实际的乐观态度。
- 对临床恢复情况的评估不准确。
- 未将患者转诊给处理医源性神经损伤有经验的医生。

结局

对于某一特殊神经损伤的结局，在本书章节已做讨论，这里仅做一般性的概述。体位相关的神经损伤以及不完全性损伤者，大约 90% 可恢复，尽管需要花数月到数年的时间。

只要有适应证，显微外科的方法通常是有帮助的。当然手术效果取决于很多因素：损伤的神经，损伤的类型、程度，手术时机，患者年龄等。周围神经专家的修复效果当然比新手好得多。尽早诊断医源性损伤则可尽早手术治疗,改善效果。但是即便及时手术也不是总能获得满意的结果。诊断的延误会导致处理上的延误。超过 9 个月以上的神经修复手术效果较差。遗憾的是有些医源性损伤患者其生活质量大打折扣。涉及诉讼的患者可能会夸大症状,其治疗效果令人失望。

围术期 Parsonage-Turner 综合征非手术性治疗的预后较好。患者可能残留一些后遗症,尤其是翼状肩,其恢复可能需要数年[30,51]。

医疗官司问题

医源性损伤常牵涉到医疗官司问题。现有大量的对所谓疏忽大意的索赔,以及裁决和高额赔偿。医源性损伤在医疗诉讼案件中占据了相当大的比例。这些损伤导致了医疗事故发生率的增加和某些高风险地区医生的短缺,而且造成了令人不快的医疗官司环境。对于医源性损伤病例,作者相信其中许多都是无法避免的,只有一小部分才是真正的疏忽大意。在这些不常见的病例中,人们通常可以发现在整个医疗过程的许多环节上都存在问题,包括缺乏知情同意、误诊、治疗失败以及手术不顺利等。

外科医生应遵循一些基本步骤以降低风险。首先,必须就知情同意的内容与患者进行详细讨论,而且最好有另一个专业人员在场。讨论内容包括手术操作的风险与收益、可能发生的神经损伤以及不可预料的功能损失(这是引起诉讼的最重要的因素)。对于有神经损伤潜在倾向的患者(髋关节发育异常、小腿不等长、初次全髋置换术前曾做过手术或髋关节翻修术),要告知患者他们所面临的风险。无论手术多小,都要考虑其风险、收益和可选择的其他方法。然而,详尽地向患者告知病情并不能免除手术医生的责任。

其次,进行任何操作之前和之后都要详细评估神经功能。这在允许门诊手术患者离院前显得尤其重要。

最后,术前、术中、术后准确记录十分关键。"如果没有记录,就相当于没有做过"。如果在记录中没有关于保护神经免受损伤的步骤,那么可以推断没有执行这些步骤。相反,如果记录文书表明所有必需的步骤都已进行,这本身就说明了医生对风险有充分的认识,也采取了足够的措施来保护患者。

如果所有的措施都采用了却依然发生医源性损伤,经治医生就应该排除潜在的因素。此时,需全面回顾可能导致并发症的一些潜在的可逆因素。认真记录采用了什么措施来纠正。这些在围术期保护患者的措施对于保护医生免受官司十分有用——在诉讼案件中作为辩护的证据,或者在最开始的时候就免于被起诉。

不必因为担心法律程序而干扰了适当的治疗。迅速转诊可为患者提供更好的照料并能增添信心。医生在诊治发生了医源性损伤的患者时,应通过照片、病理标本等认真记录他们所看到的,因为他们在司法程序方面不会得到豁免[11,56]。

除了控制风险和全局性的治疗外,最终善待患者和进行良好的沟通才是最重要的。

(张德春 杨建涛 译 朱庆棠 顾立强 校)

参考文献

1. American Society of Anesthesiologists: Practice advisory for the prevention of perioperative peripheral neuropathies: a report by the American Society of Anesthesiologists Task Force on Prevention of Perioperative Peripheral Neuropathies. Anesthesiology 92:1168–1182, 2000.
2. Asp JP and Rand JA: Peroneal nerve palsy after total knee arthroplasty. Clin Orthop 261:233–237, 1990.
3. Bennett WF and Sisto D: Arthroscopic lateral portals revisited. A cadaveric study of the safe zones. Am J Orthop 24:546–551, 1995.
4. Birch R, Bonney G, and Wynn Parry CB, Eds: Surgical Disorders of the Peripheral Nerves. Edinburgh, Churchill Livingstone, 1998:293–333.
5. Blair SJ: Avoiding complications for nerve compression syndromes. Orthop Clin N Am 19:125–130, 1988.
6. Blum PW: Iatrogenic nerve injuries – 1990 to 2000. World Federation of Neurological Surgeons meeting, Sydney, Australia, September 2001.
7. Boardman ND 3rd and Cofield RH: Neurologic complications of shoulder surgery. Clin Orthop Rel Res 368:44–53, 1999.
8. Bonney G: Iatrogenic injuries of nerves. J Bone Joint Surg [Br] 68:9–13, 1986.
9. Brash RC, Bufo AJ, and Kreienberg PF: Femoral neuropathy secondary to the use of a self-retaining retractor. Dis Colon Rectum 38:1115–1118, 1995.
10. Cheney FW, Domino KB, Caplan RA, et al.: Nerve injury associated with anesthesia: a closed claims analysis. Anesthesiology 90:1062–1069, 1999.
11. Dellon A: Invited discussion: management strategies for iatrogenic peripheral nerve lesions. Ann Plast Surg 54:140–142, 2005.
12. Denny-Brown D and Brenner C: Paralysis of nerve induced by direct pressure and by tourniquet. Arch Neurol Psychiat 51:1–26, 1944.
13. Deutsch A, Wyzkowski RJ, and Victoroff BN: Evaluation of the anatomy of the common peroneal nerve. Defining nerve-at-risk in arthroscopically assisted lateral meniscus repair. Am J Sports Med 27:10–15, 1999.
14. Ferkel RD, Health DD, and Guhl JF: Neurological complications of ankle arthroscopy. Arthroscopy 12:200–208, 1996.
15. Gentili F, Hudson AR, and Hunter D: Clinical and experimental aspects of injection injuries of peripheral nerves. Can J Neurol Sci 7:143–151, 1980.
16. Hochwald NL, Levine R, and Tornetta P III: The risks of Kirschner wire placement in the distal radius. A comparison of techniques.

J Hand Surg [Am] 22:580–584, 1997.

17. Horowitz SH: Peripheral nerve injury and causalgia secondary to routine venipuncture. Neurology 44:962–964, 1994.

18. Idusuyi OB and Morrey BF: Peroneal nerve palsy after total knee arthroplasty. Assessment of predisposing and prognostic factors. J Bone Joint Surg 78:177–184, 1996.

19. Jackson DW, Proctor CS, and Simon TM: Arthroscopic assisted PCL reconstruction: a technical note on potential neurovascular injury related to drill bit configuration. Arthroscopy 9:224–227, 1993.

20. Jackson LC and Hotchkiss RN: Cubital tunnel surgery. Complications and treatment of failures. Hand Clin 12:449–456, 1996.

21. Johanson NA: Neurovascular complications following total knee replacement: causes, treatment and prevention. Instr Course Lect 46:181–184, 1997.

22. Jurist KA, Greene PW 3rd, and Shirkhoda A: Peroneal nerve dysfunction as a complication of lateral mensicus repair: a case report and anatomic dissection. Arthroscopy 5:141–147, 1989.

23. Kauppila LI and Vastamäki M: Iatrgoenic serratus anterior paralysis: long-term outcome in 26 patients. Chest 109:31–34, 1996.

24. Khan R and Birch R: Iatropathic injuries of peripheral nerves. J Bone Joint Surg [Br] 83:1145–1148, 2001.

25. Kim DH, Cho YJ, Tiel RL, et al.: Surgical outcomes of 111 spinal accessory nerve injuries. Neurosurgery 53:1106–1112, 2003.

26. Kirgis A and Albrecht S: Palsy of the deep peroneal nerve after proximal tibial osteotomy. J Bone Joint Surg [Am] 72:1180–1185, 1992.

27. Kömürcü F, Zwolak P, Benditte-Klepetko H, et al.: Management strategies for peripheral iatrogenic nerve lesions. Ann Plast Surg 54:135–139, 2004.

28. Krackow KA, Maar DC, Mont MA, et al.: Surgical decompression for peroneal nerve palsy after total knee arthroplasty. Clin Orthop 292:223–228, 1993.

29. Kretschmer T, Antoniadis G, Braun V, et al.: Evaluation of iatrogenic lesions in 722 surgically treated cases of peripheral nerve trauma. J Neurosurg 94:905–912, 2001.

30. Malamut RI, Marques W, England JD, et al.: Postsurgical idiopathic brachial neuritis. Muscle Nerve 17:320–324, 1994.

31. Marshall PD, Fairclough JA, Johnson SR, et al.: Avoiding nerve damage during elbow arthroscopy. J Bone Joint Surg [Br] 75:129–131, 1993.

32. McConell JR and Bush DC: Intraneural steroid injection as a complication of carpal tunnel syndrome. A report of three cases. Clin Orthop 250:181–184, 1990.

33. Mochida H and Kikuchi S: Injury to infrapatellar branch of saphenous nerve in arthroscopic knee surgery. Clin Orthop 320:88–94, 1995.

34. Nahabedian MY and Dellon AL: Outcome of the operative management of nerve injuries in the ilioinguinal region. J Am Coll Surg 184:265–268, 1997.

35. Nogueira MP, Paley D, Bhave A, et al.: Nerve lesions associated with limb-lengthening. J Bone Joint Surg [Am] 85:1502–1510, 2003.

36. Ochoa J, Fowler TJ, and Gilliat RW: Anatomical changes in peripheral nerves compressed by a pneumatic tourniquet. J Anat 113:433–455, 1972.

37. Richards RR, Hudson AR, Bertoia JT, et al.: Injury to the brachial plexus during Putti-Platt and Bristow procedures. A report of eight cases. Am J Sports Med 15:374–380, 1987.

38. Rodeo SA, Forster RA, and Weiland AJ: Neurological complications due to arthroscopy. J Bone Joint Surg [Am] 75:917–926, 1993.

39. Rodeo SA, Sobel M, and Weiland AJ: Deep peroneal-nerve injury as a result of arthroscopic meniscectomy. J Bone Joint Surg [Am] 75:1221–1224, 1993.

40. Rose HA, Hood RW, Otis JC, et al.: Peroneal-nerve palsy following total knee arthroplasty. J Bone Joint Surg [Am] 64:347–351, 1982.

41. Rupp RE, Podeszwa D, and Ebraheim NA: Danger zones associated with fibular osteotomy. J Orthop Trauma 8:54–58, 1994.

42. Schinsky MF, Macaulay W, Parks ML, et al.: J Arthroplasty 16:1048–1054, 2001.

43. Schmalzried TP, Amstutz HC, and Dorey FJ: Nerve palsy associated with total hip replacement. Risk factors and prognosis. J Bone Joint Surg [Am] 73:1074–1080, 1991.

44. Small NC: Complications in arthroscopy: the knee and other joints. Arthroscopy 2:253–258, 1986.

45. Slawski DP, Schoenecker PL, and Rich MM: Peroneal nerve injury as a complication of pediatric tibial osteotomies: a review of 255 osteotomies. J Pediatr Orthop 14:166–172, 1994.

46. Small SP: Preventing sciatic nerve injury from intramuscular injections: literature review. J Adv Nurs 47:287–296, 2004.

47. Spinner RJ: Complication avoidance. Neurosurg Clin N Am 15:193–202, 2004.

48. Swan H, Virtue RW, Blount SG Jr, et al.: Hypothermia in surgery: analysis of 100 clinical cases. Ann Surg 142:382–400, 1955.

49. Thoma A, Veltri K, Haines T, et al.: A meta-analysis of randomized controlled trials comparing endoscopic and open carpal tunnel decompression. Plast Reconstr Surg 114:1137–1146, 2004.

50. Tifford CD, Spero L, Luke T, et al.: The relationship of the infrapatellar branches of the saphenous nerve to arthroscopy portals and incisions for anterior cruciate ligament surgery. An anatomic study. Am J Sports Med 28:562–567, 2000.

51. Unwin AJ and Thomas M: Intra-operative monitoring of the common peroneal nerve during total knee replacement. J Roy Soc Med 87:701–3, 1994.

52. Warner MA, Warner ME, and Martin JT: Ulnar neuropathy. Incidence, outcome, and risk factors in sedated anesthetized patients. Anesthesiology 81:1332–1340, 1994.

53. Warner MA, Martin JT, Schroeder DR, et al.: Lower-extremity motor neuropathy associated with surgery performed on patients in a lithotomy position. Anesthesiology 81:6–12, 1994.

54. Wilbourn AJ, Furlan A, Hulley W, et al.: Ischemic monomelic neuropathy. Neurology 33:447–451, 1983.

55. Wilbourn AJ: Iatrogenic nerve injuries. Neurol Clin N Am 16:55–82, 1998.

56. Wilbourn AJ: Re: Iatrogenic peripheral nerve lesions. Ann Plast Surg 55:112, 2005.

57. Winfree CJ, Kline DG: Intraoperative positioning nerve injuries. Surg Neurol 63:5–18, 2005.

58. Wooton JR, Ashworth MJ, and MacLaren CA: Neurological complications of high tibial osteotomy – the fibular osteotomy as a causative factor: a clinical and anatomical study. Ann Roy Coll Surg Engl 77:31–34, 1995.

59. Young MR and Norris JW: Femoral neuropathy during anticoagulant therapy. Neurology 26:1173–1175, 1976.

60. Young NL, Davis RJ, Bell DF, et al.: Electromyographic and nerve conduction changes after tibial lengthening by the Ilizarov method. J Pediatr Orthop 13:473–477, 1993.

附录 1

临床资料总结

David G. Kline

总结临床资料固然存在着某些缺点，包括担心基于大宗病例而不是单个病例结果误导读者。但我们可以通过此种方法比较不同因素（包括受损神经种类、手术方式及损伤平面）对神经损伤预后的影响（见附录中的表1和表2）。

正如我们所知，正中神经或桡神经损伤后的疗效明显好于尺神经。另一方面，大部分肘关节或腕关节平面损伤的尺神经修复术后的疗效令人满意，但预后结

受累神经/手术方式	上臂	神经损伤平面	
		肘关节	前臂或腕关节
桡神经/神经松解术˜			
3级或以上	100	90	94
4级或以上	90	83	89
桡神经/神经修复术˜			
3级或以上	72	81	79
4级或以上	60	62	60
正中神经/神经松解术			
3级或以上	90	93	93
4级或以上	78	87	90
正中神经/神经修复术			
3级或以上	68	75	81
4级或以上	45	64	68
尺神经/神经松解术			
3级或以上	90	92	100
4级或以上	79	83	92
尺神经/神经修复术			
3级或以上	41	69	56
4级或以上	15	31	40

表1　378例严重上肢神经损伤术后LSUMC功能恢复˚

˚，通过 LSUMC 系统评估功能恢复百分比。不包括臂丛损伤、周围神经肿瘤或周围神经卡压综合征的病例。

˜，保持连续性的受损神经，如果检测神经动作电位呈阳性，则进行神经松解术。

˜，神经修复方式包括端—端缝合、移植修复、劈裂式或部分修复。

表2　根据不同损伤类型和修复方式对378例严重上肢神经损伤术后LSUMC功能恢复统计结果*

神经损伤类型	功能恢复达到3级或以上的百分比
横断性损伤	
一期缝合修复	78
二期缝合修复	70
移植修复	63
神经连续性存在的损伤	
神经松解术(神经动作电位呈阳性)	92
缝合修复术(神经动作电位呈阴性)	75
移植修复术(神经动作电位呈阴性)	66

*,通过LSUMC系统评估神经功能恢复。不包括臂丛损伤、周围神经肿瘤或周围神经卡压综合征的病例。

果在4级或以上的病例数明显减少。上臂或肘关节平面损伤的正中神经修复术后的疗效好于我们的预期结果。在上臂损伤平面,正中神经功能恢复达到3级或4级的情况不如桡神经,但在肘关节损伤平面两者功能恢复结果类似。

如果神经动作电位呈阳性且神经连续性存在,在不同平面的上肢神经损伤病例中,多数接受神经松解术后90%~100%可以得到获得3级功能恢复;不少于80%的腕关节平面的正中神经或尺神经损伤病例术后功能恢复达到4级。

如果分别对接受神经修复术的上肢三条主要神经的术后功能进行统计,可以得出以下结果:一期修复术(适用于锐性横断伤或较轻损伤)的功能恢复最佳,而二期修复术(适用于有严重挫伤或牵拉伤)的功能恢复稍差。

本书针对不同神经损伤类型及手术方式进行总结,得出正中神经与桡神经术后疗效相当,其原因如下:

1. 枪伤在各种创伤中较常见,但在上臂枪伤中桡神经受损较正中神经少见。相反,上臂骨折合并神经损伤病例中,正中神经损伤功能恢复要好于桡神经。

2. 另一方面,与桡神经损伤相比,正中神经损伤大多合并血管损伤,特别多见于上臂和肘关节平面。

3. 静脉穿刺可造成一部分正中神经肘关节平面损伤,并引起神经功能障碍。在此平面保持神经连续性存在的损伤中,虽然桡神经更多呈现神经潜伏动作电位阳性,但肘关节远端桡神经功能却完全丧失,所以正中神经预后结果稍好于桡神经。因此,肘关节平面的桡神经损伤虽然神经潜伏动作电位呈阳性,但是仅行神经松解术并不能恢复远端神经功能。

为了尽量预测各种手术方式的疗效,此种分析方法着重强调各类神经损伤病例人口统计学的重要性及其中细节的必要性。其他需要考虑的因素包括受伤时间与手术时间、患者年龄其他相关神经损伤因素的影响、术者的手术经验等。

附录 **2**

附加肌肉检测方法

David G. Kline

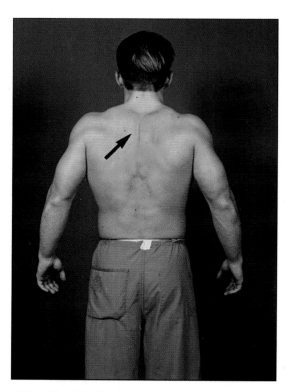

图 1 背部是检测肌肉功能不可忽视的部位。图示中的模型将肩部固定成行军礼的背伸姿势。箭头标识菱形肌(接受从 C5 到肩胛背神经的支配)收缩。对肌肉功能分级虽然困难,但可通过比较功能状态得以解决:0=完全无收缩,1=可记录到收缩,3=不完全收缩,4=肌肉收缩良好但体积萎缩,5=收缩良好体积正常。

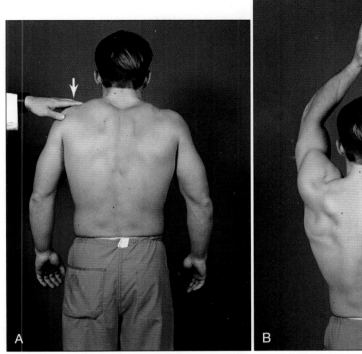
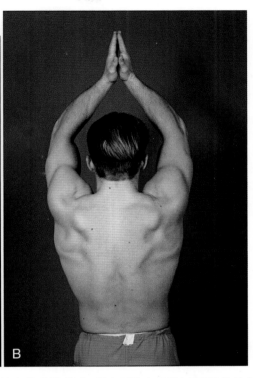

图 2　(A)检查斜方肌功能的方法有多种。如图所示,受检者抵抗检查者手部(箭头)阻力而耸肩,可以观察触及斜方肌上部分收缩。(B)斜方肌下部或胸部可将肩胛骨压向胸壁并使肩关节充分外展。因此,可通过肩关节外展动作观察肩胛骨功能。在上臂部分前屈位做前推动作,可通过观察是否有翼状肩胛来检测斜方肌下部功能。肩关节抗阻力上提的程度,翼状肩胛的程度和肩关节外展的能力可以反映斜方肌和副神经的功能。

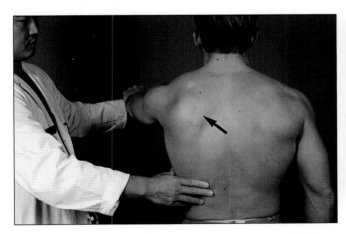

图 3　健康的受检者在肩关节前屈(或外展)、肘关节伸直并且上臂前伸体位下手部向前推,此时如观察到翼状肩胛则表明前锯肌麻痹。前锯肌只接受胸长前神经支配,损伤后主要影响水平面肩关节平面以上上臂外展上举功能。可根据翼状肩胛及肩关节外展受限的程度,评估前锯肌功能。

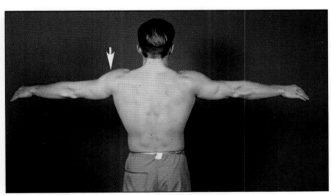

图 4　可从后方观察三角肌的收缩。检查者通过视诊及触诊观察与评估受检者在抗阻力外展时三角肌(箭头)收缩功能。

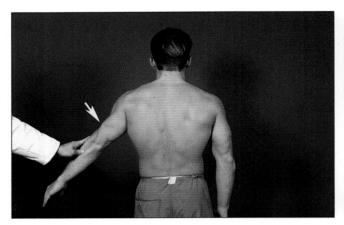

图 5　冈上肌位于肩胛冈上部，接受肩胛上神经（由 C5、C6 神经根组成，以 C5 神经根为主）支配，可引起肩关节 30° 内的外展动作。通过抗重力方法可较简便地检测冈上肌肌力，图中箭头显示对抗于受检者上臂外展阻力的方向。

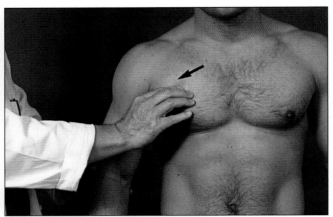

图 7　胸大肌不仅能内收肩关节及上臂，还可迅速将上臂由水平位向下牵拉。肩关节在各个方向内收时，可通过视诊及触诊（箭头）评估胸大肌肌力。

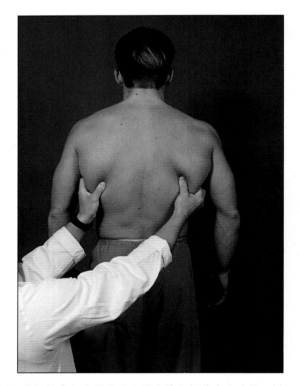

图 6　背阔肌参与肩关节及上臂内旋和部分内收功能。例如，在攀爬过程中该肌收缩可使肩关节内收，从而提拉身体向上。受检者咳嗽时，可在下胸壁后外侧触及背阔肌收缩。经常与健侧对照后评估患侧背阔肌肌力。

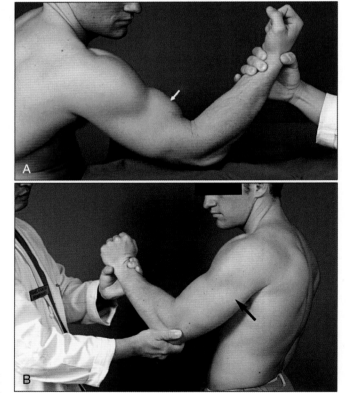

图 8　(A) 肱二头肌（箭头）功能检测方法简便：先将肘关节置于水平面上，然后使前臂抗阻力屈曲，参照对侧肱二头肌功能评估同患侧肌力。(B) 肱三头肌（箭头）功能检测：受检者在抗阻力伸展肘关节（同时检查者在受检者腕关节或前臂水平施以阻力），通过视诊及触诊评估肱三头肌收缩功能及肌力。

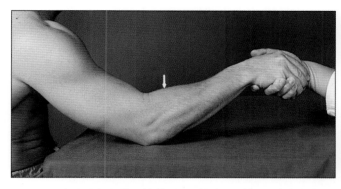

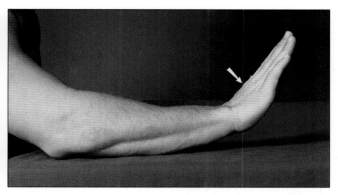

图 9　通过下列方法检查旋前圆肌(箭头)功能:受检者握住检查者手部,抗阻力将手部掌侧面向下压。

图 10　在箭头标识部位施加阻力,受检者抗阻力背伸腕关节(主要由尺侧腕伸肌和桡侧腕伸肌完成);检查者很容易区分及评估上述两块肌肉功能。

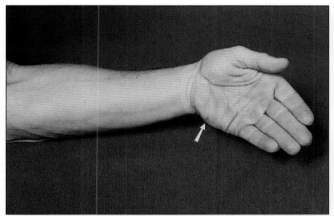

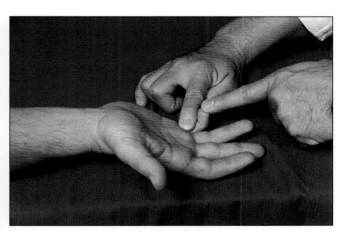

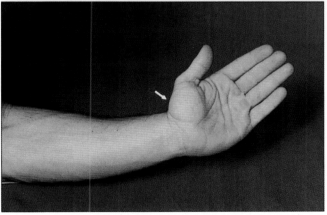

图 12　检查小指指深屈肌方法:检查者用一只手的示指固定受检者小指近、中节,另一只手示指在小指远节掌侧施以阻力,受检者小指远节抗阻力屈曲。

图 11　在箭头标识部位施加阻力,受检者抗阻力尺屈(A)或桡屈(B)腕关节,检查者分别评估尺侧腕屈肌和桡侧腕屈肌功能。

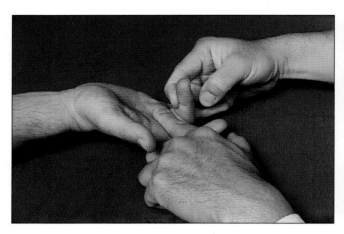

图 13 环指指浅屈肌检查方法:检查者以左手示指下压固定环指掌指关节,另一只手示指对环指中、远节施以阻力,从而检测指浅屈肌腱功能。

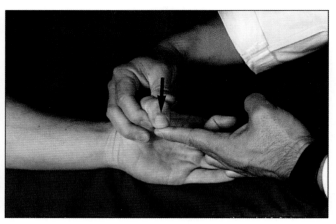

图 14 拇长屈肌检查方法:检查者一只手将拇指置于外展位,并固定掌指关节,另一只手示指在拇指远节施以阻力,受检者拇指远节抗阻力屈曲。

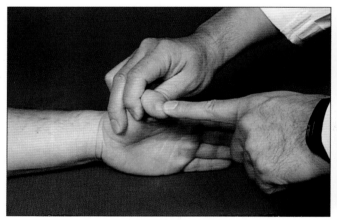

图 15 指拇长伸肌检查方法:检查者一只手将拇指置于外展位,并固定掌指关节,另一只手示指在拇指远节施以阻力,受检者拇指远节抗阻力伸直。

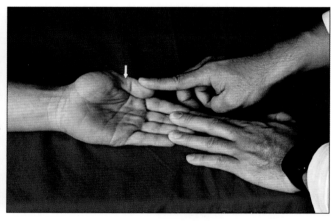

图 16 拇短展肌检查方法:检查者在拇指远节施以阻力(箭头),受检者抗阻力外展拇指(在垂直方向远离手掌面)。

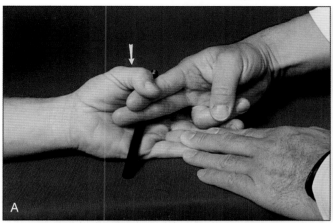
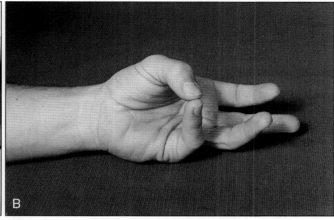
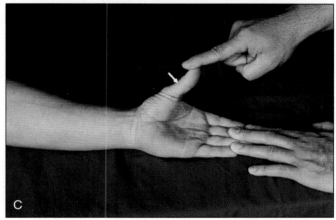

图 17　(A)拇指对掌动作由受正中神经支配的拇对掌肌完成。受检者在充分拇对掌位置下,拇指下压(箭头),检查者(图中右侧)很难从受检者手中抽出示指。(B)拇指与小指对掌动作由拇对掌肌和小指对掌肌共同完成。(C)拇短展肌是由正中神经手部返支支配,它是正中神经支配的最远端肌肉之一。检查者在拇指远节施以阻力,受检者拇指在垂直方向抗阻力远离手掌面(箭头)。

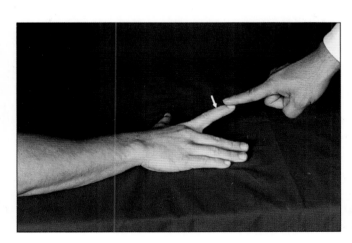

图 18　示指指伸肌检查方法:将手部掌面向下平放于桌面,受检者抗重力或抗阻力上抬示指。箭头所示施加阻力的方向。

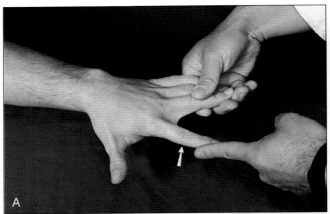

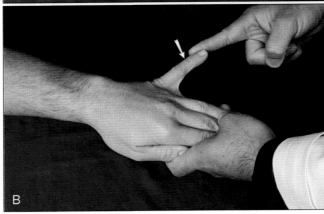

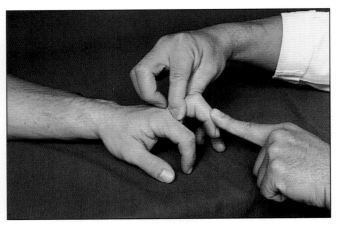

图 20 以环指为例说明蚓状肌检查方法：检查者一手将受检者掌指关节固定在伸直位，另一手示指在受检者远指间关节施以阻力，受检者近指间关节抗阻力伸直。

图 19 （A）第一背侧骨间肌检查方法：检查者在受检者示指偏掌桡侧施以阻力，受检者示指抗阻力外展。但如在受检者示指偏背侧施以阻力，那么示指外展动作就是由背侧骨间肌和指伸肌共同完成。（B）在受检者小指偏背侧施以阻力，受检者小指抗阻力外展，用此方法检查小指伸肌功能。箭头标识施加阻力方向。

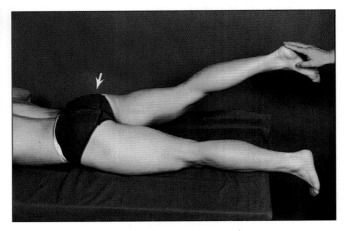

图 21 受检者俯卧位并收缩臀大肌（箭头）可引起髋关节后伸及外旋。检测方法如下：受检者俯卧并伸膝位，检查者在受检者足跟后施加阻力，受检者抗阻力向后抬高下肢。在同样体位下可检查外旋髋关节的臀中肌功能。

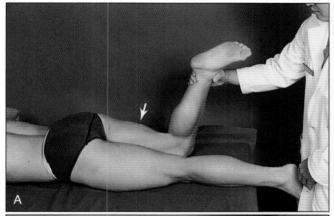

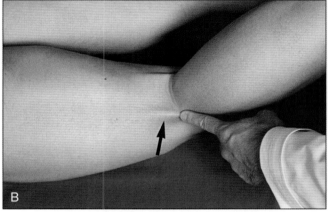

图 22　(A)检查腘绳肌功能方法:患者俯卧位用力屈曲膝关节,可通过视诊及触诊检查腘绳肌(箭头)功能。(B)患者俯卧位并抗阻力屈曲膝关节,检查者在腓骨头近端很容易触及受腓总神经支配的股二头肌(箭头)短头收缩。股二头肌短头功能丧失提示腓总神经起点近端损伤。

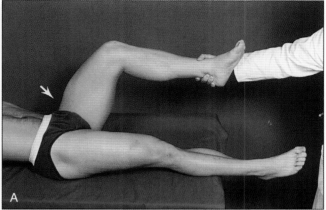

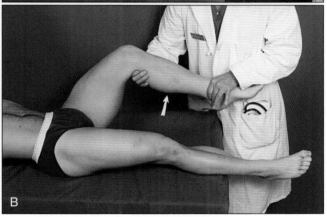

图 23　(A)检查屈曲髋关节的髂腰肌方法:患者仰卧位并抗阻力屈曲髋关节,箭头标识施加阻力方向。(B)检查股四头肌功能:患者仰卧位,检查者在患者小腿施以阻力,患者抗阻力伸直膝关节。箭头标识为伸腿方向。

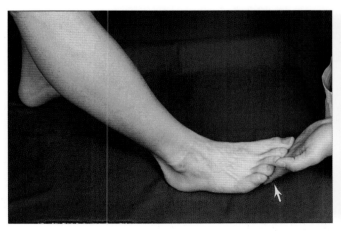

图 24　检查跖屈踝关节的腓肠肌-比目鱼肌方法:将患者足部放于地板上,检查者手掌(箭头)托住患者足底并施加阻力。为减少重力的影响,患者可以仰卧位并伸直膝关节。患者仰卧或抗阻力跖屈足部,可通过触诊检测腓肠肌-比目鱼肌的功能。

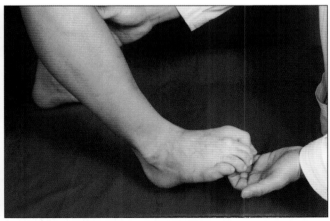

图 25　检查足趾跖屈方法:与对侧比较,检测患者足趾用力抓持检查者手指的力量。

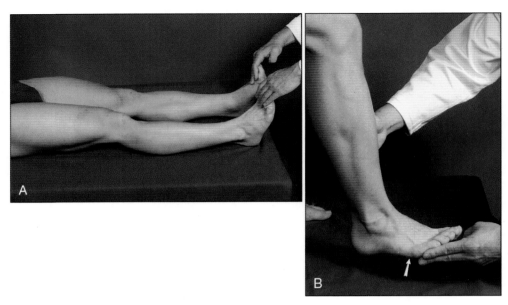

图 26   (A)检查足趾及足部背屈方法：患者仰卧位，检查者双手在患者双足施加阻力，患者抗阻力背屈足趾及足部。(B)足外翻动作由腓深神经支配，其检查方法如下：检查者在患者足部施以阻力(箭头)，患者足部抗阻力外翻及背屈，很容易通过视诊及触诊检查到小腿前外侧肌群的收缩。

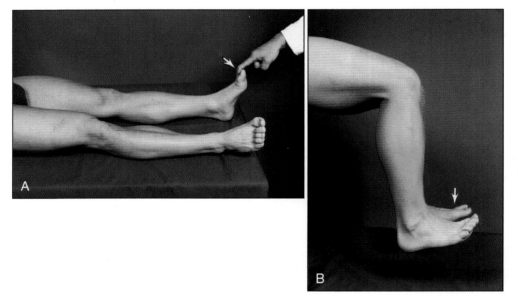

图 27   (A)检查姆长屈肌方法：检查者示指(箭头)施加阻力，受检者姆趾抗阻力背屈。(B)与对侧比较，患者左姆趾(箭头)抗阻力背伸力量明显减低。

Sydney Sunderland先生逝世13年暨1993年9月西雅图桑德兰会议回顾[1]

Edward Almquist, George Omer

自本学组 1980 年 7 月 17 和 18 日在纽约长岛河谷湾哈里森会议中心举行第一次进行会议，如今已有 13 年了。如果我们认为建立桑德兰神经学会是成功有意义的并不断回顾其历史，那么就会想起了英国哲学型外科医生 Wilfred Trotter 所说的："即使最勤勉的工人也会经常停掉工作而总结以往的工作经验及其规律，因为这是避免经验主义错误的必需手段。"

我经常回顾往昔并独立思考，但我却找不到正确答案。因此，在西雅图会议上我陈述自己的疑惑，不仅满足本人的好奇心，更重要的是能够引领诸位对下列问题进行深入探讨。

前两个问题是有关神经轴突再生。

问题 1

神经元在神经再生过程中可获得的最大且有效的轴突长度是多少？

此问题涉及神经交叉支配。我们是否对神经元再生的效果要求过高？

值得注意的是，以往实验所用小动物的神经缺损模型过短，不能提供更具说服力的资料。

问题 2

我的第二个问题是：修复术后神经趋向性对神经功能恢复的作用如何。如果神经趋向性如预期那样有效，那么如何解释如下事实？

1. 再生轴突良好的轴向排列对神经修复术后功能恢复至关重要。但以往经验提示，神经趋向性并不能改善再生神经纤维排列紊乱情况。

2. 在神经吻合口，再生轴突不仅长入远端神经束，同时也长入束间结缔组织内，最后形成神经瘤。

3. 实验表明，自体神经移植术后运动神经轴突会进入感觉神经内膜管并不断向远端生长。

以上事例表明，神经趋向性在促进神经再生及功能恢复方面的作用并不明显。

问题 3

我们是否可以通过近年报道神经功能恢复较佳的文献得出如下结论：现阶段神经修复术的结果好于以前结果？我对此持怀疑态度，因为我们无法对身边大量信息进行有效的鉴别与利用。现在是一个信息爆炸时代，而我们经常无法对繁杂无用的不良信息进行过滤与甄别，那么这类信息造成的不良影响愈发严重。

让我们看看如下事例。

1. 如果在神经缺损端神经纤维排列紊乱，那么如何引导神经轴突高效有序地通过缺损端是一个难题。只有去除各种不利因素，并且应用高效准确的神经轴突接合方法才能避免再生神经纤维排列紊乱。但我们掌握上述方法了吗？

2. 迄今为止尚无有效方法阻止再生轴突进入远端无关的神经内膜或神经外膜管，因此神经再支配的结果欠佳。

---

[1]，本演讲在 1994 年 9 月征得 Gwen Sunderland 女士、George Omer 博士以及 Edward Almquist 博士同意后出版。

3. 神经断端的瘢痕化可能通过不同方式阻断或影响再生轴突通过神经断端。是否可以通过控制成纤维细胞生长方式或创面愈合方式，为再生轴突提供高效有序的再生通路呢？但难题在于如何做到既不改变神经再生部位的有效强度与正常排列顺序，又要有良好的神经功能恢复。

经过仔细审查后，我们可能得出的唯一结论是，因为一些不可预测的原因会导致神经再生效果不佳。所以神经修复术后的功能恢复情况存在不可预测性。

问题 4

现在谈一下关于中枢神经系统神经可塑性机制及其在周围神经长期功能恢复过程中的作用问题。很明显，周围神经再生的功能恢复取决于以下的治疗性训练：重新调整和协调中枢神经可塑性机制，激发患者本身进一步改善功能恢复的潜能。

临床资料支持以下观点：中枢神经存在可塑性机制以及年轻人比年长者有更大的神经恢复潜力。这时该问题已变为：是否可以更深入了解促进神经功能恢复的中枢系统可塑性机制？但将这样的想法转变为现实将花费很长时间。

问题 5

我的第 5 个也是最后一个问题是关于评估及记录神经修复术后的运动及感觉功能恢复方法。历史上，一系列评估及记录方法被普遍采用，并在 1954 年被归纳总结在战后英国周围神经损伤医学委员会报告中。20世纪 40 年代初期，因为大量激增的战伤患者，出现了一种简洁、有效、方便的适应临床需要的神经功能评价及分级方法，该方法既可以量化评估神经功能情况，又可以比较不同神经或同一神经在不同伤情下的功能恢复情况。而这种评估方法的出发点是在面对大量患者时尽量快速有效地制订诊治措施。

具体讲，以 M0~M5（共 6 级）评估运动功能，以 S0~S5（共 6 级）评估感觉功能，每一级均代表神经恢复的不同阶段，1~5 级各有规定的评价标准。随着多年的临床应用及微调，该方法已广泛应用于临床诊治及相关研究中。

我的问题是：该种评估方法是否让人满意？

关于这个问题，我有很多方面论据可以讨论。首先，这种评估方法不仅缺少对功能有效性的评估，也缺少其他方面的评估。

该方法刚投入使用阶段过于强调测试并且将感觉功能分级限于初级感觉：痛觉（用针刺或测痛仪检测）、触觉敏感度（应用系列标准的 Von Frey 发丝）、温度觉（应用可检测从简单到复杂温度觉的检测技术）、两点辨别觉（应用点状圆规）、位置觉和本体觉。之后将移动两点辨别觉和振动觉加入上述指标中。虽然功能恢复是神经修复术的主要目的，但也不该在早期将功能有效性评估指标排除在外，这可能因为有效性指标检测的复杂性以及考虑后续治疗的原因造成。

由于这种严重遗漏，该检测方法很难全面准确地反应最终功能恢复情况。相反因为该检测方法可评估所谓的"神经功能恢复效果"，所以容易让读者认为单独的动作和初级感觉便是功能恢复的全部指标。而对于患者而言，单纯的初级感觉与单独动作没有实际意义。对患者更重要的是可以用手及手指进行日常工作与生活所需的由简单到复杂的各种复合动作。

以我的经验而言，短时间内反复检测经常产生相互矛盾的结果，所以该方法不仅没有全面反应功能恢复情况，而且容易造成对读者的误导。

以 M0~M5（共 6 级）评估运动功能，是用于检测可完成单一动作的肌肉的神经再支配情况。肌肉不仅可以完成单一动作，还可以作为拮抗肌、协作肌或稳定装置来完成精炼及准确的大范围动作，而这种方法恰恰忽略了肌肉的后一种作用。例如，一块肌肉的麻痹不仅只影响该肌肉产生的单一动作，还会降低其他神经再支配肌肉的动作稳定性，而这种情况不能通过这种检测运动神经功能的方法得到确认。

其次，此种评估神经功能恢复的方法忽视了两方面内容：感觉神经对运动神经的作用机制以及运动神经在区分不同感觉和对实体觉的作用。而后一种作用对运动功能至关重要。虽然目前有多种检测评估触觉的方法，但感觉功能恢复主要还是依靠对初级感觉的检测。

虽然有上诉缺点，但该检测方法还是在临床中得到广泛应用。随着新技术、新设备的应用，以及由此得出的证据，有人认为此检测方法会在不同方面体现出它的应用价值。但由于新技术、新设备涉及的各方面指标应用前景不明，我们无法清楚预测其未来发展趋势；一个在此方面投入较多时间与精力的人可能瞬间发现以前的努力皆为徒劳。正如 Trotter 在 52 年前提醒我们所说的：某些情况下的伪科学不仅毫无意义，还会产生错误解决医学问题的谬论。

最后，我们再谈谈那种认为这种检测方法可反映神经功能恢复的观点。我们很难区分这种方法反映的是实际功能恢复情况，还只是我们的一种良好期望。正如我们所知道的，持上述观点的人们从未找到一种可以全面反映神经功能恢复的确切方法。所以还需要大量工作去进一步印证以前某些作者的这种观点。

换而言之，有一位患者神经功能恢复达到 M4S4 级，我们是否能以此标准推测：该患者可以用他受伤的手和手指完成日常工作、生活所需完成的动作？显然该种方法不能真实反映实际功能恢复情况。因此，我有充足理由认为，这种包括 M0-M5 及 S0-M5 等级的检测方法不能全面体现现代社会活动对复杂感觉与运动功能的要求。虽然该检测方法可提供神经功能恢复的基本指标，但它不能良好全面地反映神经功能恢复的有效性及实用性的程度，所以需要增加能够体现后者的检测指标。

Moberg 正确指出该方法所用检测步骤过于简单，但他并没有对此更加深入探讨。不过 Moberg 设计的 Pick up 实验方法有显著改进。

最近对 Pick up 实验方法进行了修改和充实，现在一系列实验方法都可用来检测触觉功能。有大量文献报道提示，用不同检测方法能及时反映手部感觉及运动功能经过康复锻炼后的恢复情况。在这方面应该注意的问题包括：在康复锻炼过程中如何区分记录功能评估结果和调节功能恢复进程。

如果有关这方面的医疗记录和文献记载存在局限性，那么检测结果未必可靠。因此，制订一种直接有效的检测方法与指标对评估患者日常活动中手及手指功能状态至关重要。其次，检测方法必须具备清晰的分级标准，并且每一功能级别分别代表神经修复术后不同的功能恢复阶段。只有通过上述方法才能准确评估比较不同治疗手段或治疗措施间的功能恢复的显著差异。

我们应该致力于制订标准化、国际化的工作操作过程。显然在这方面仍有大量问题有待解决，但这并不能妨碍我们继续寻找制订合理、可靠、有效的检测方法。

很明显，上述问题还应进一步深入探讨，但我已充分表明本人的观点：在神经损伤、神经再生及神经修复方面仍有大量疑难问题有待解决；我们不应只注重基础实验研究，更要重视临床工作中在神经损伤的处理方面出现的问题。

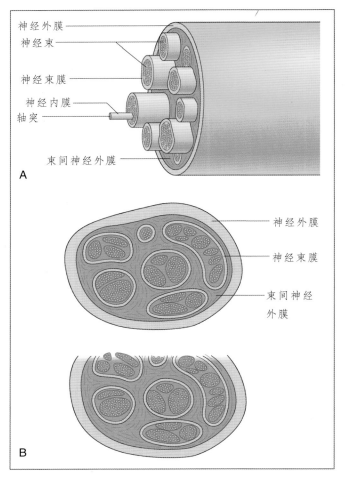

图 1-1

图 1-16

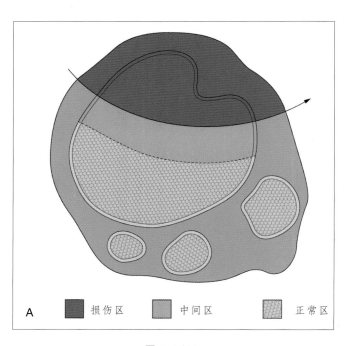

图 1-3(A)

彩图 1

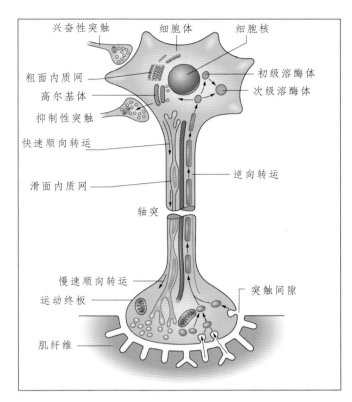

图 1-20

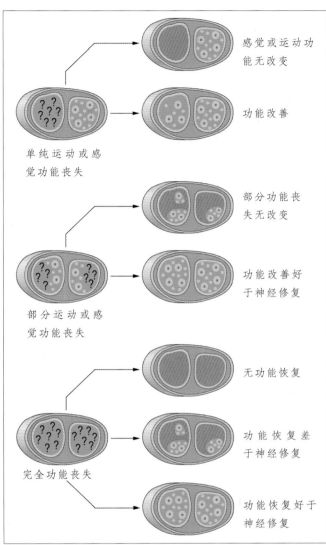

图 1-21

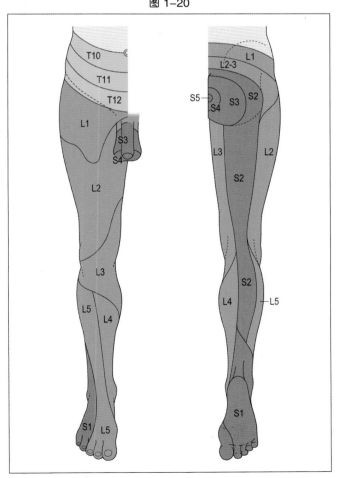

图 3-8

彩图 2

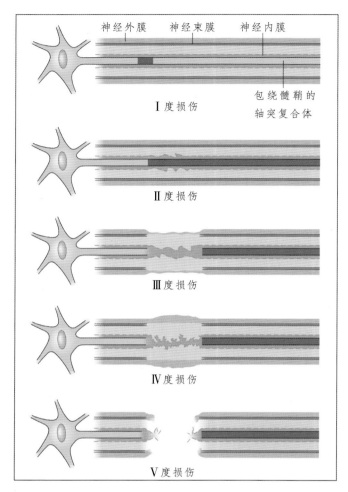

图 1-26

图 3-21

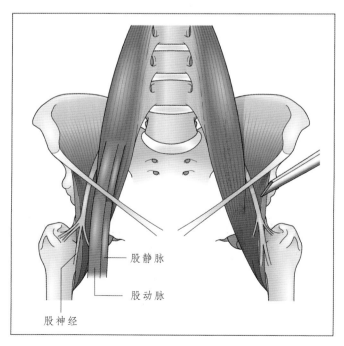

图 2-21

彩图 3

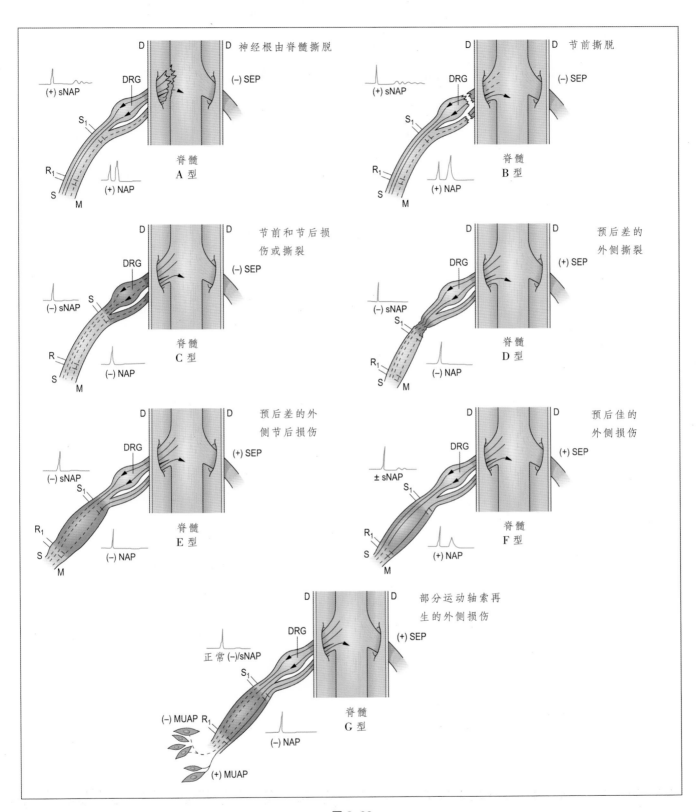

图 3-28

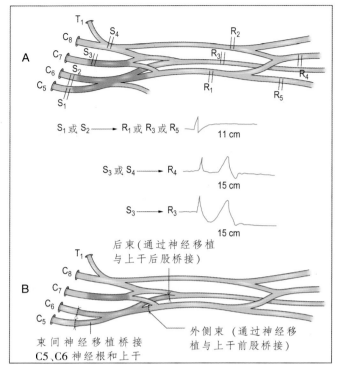

S_1 或 S_2 → R_1 或 R_3 或 R_5

11 cm

S_3 或 S_4 → R_4

15 cm

S_3 → R_3

15 cm

后束（通过神经移植
与上干后股桥接）

外侧束（通过神经移
植与上干前股桥接）

束间神经移植桥接
C5、C6 神经根和上干

图 5–11

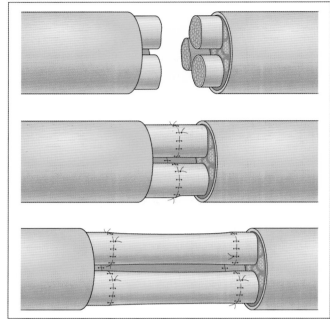

图 6–7

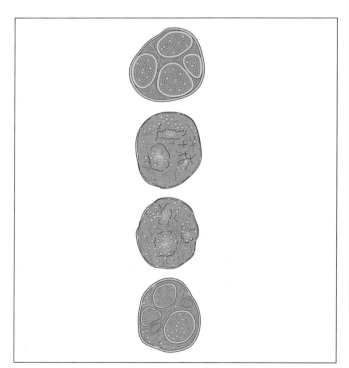

图 6–8

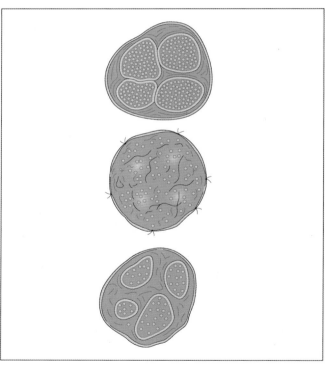

图 6–13

彩图 5

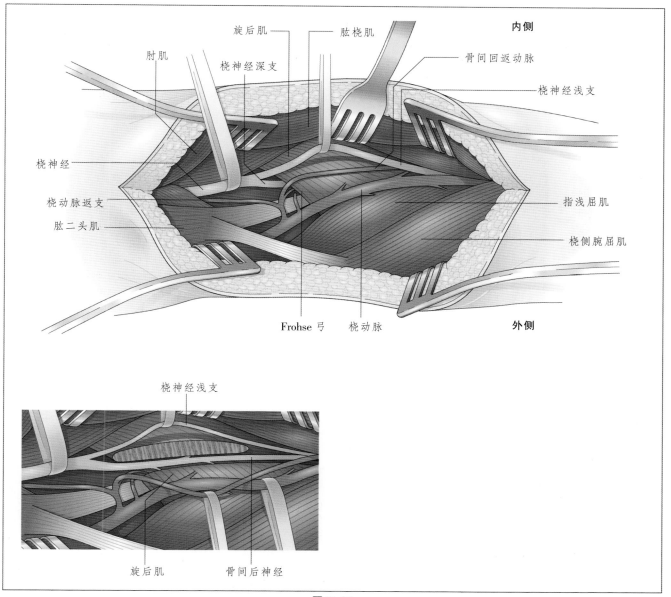

内侧

肘肌 旋后肌 肱桡肌 骨间回返动脉

桡神经深支 桡神经浅支

桡神经

桡动脉返支 指浅屈肌

肱二头肌 桡侧腕屈肌

Frohse 弓 桡动脉 外侧

桡神经浅支

旋后肌 骨间后神经

图 7-24

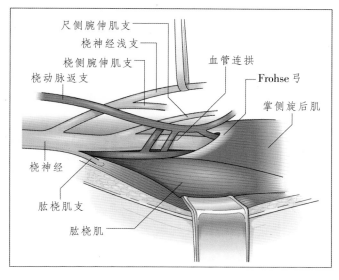

尺侧腕伸肌支

桡神经浅支

桡侧腕伸肌支 血管连拱

桡动脉返支 Frohse 弓

掌侧旋后肌

桡神经

肱桡肌支

肱桡肌

图 7-27

彩图 6

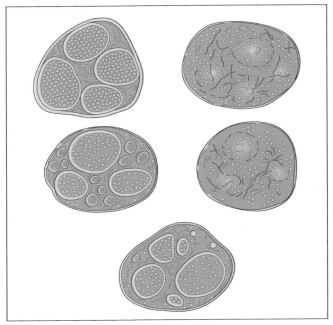

图 6-18

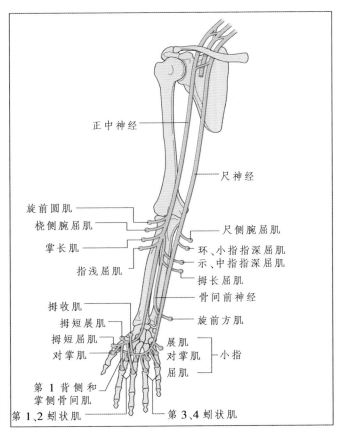

图 9-1

正中神经

尺神经

旋前圆肌
桡侧腕屈肌
掌长肌
指浅屈肌

尺侧腕屈肌
环、小指指深屈肌
示、中指指深屈肌
拇长屈肌
骨间前神经
旋前方肌

拇收肌
拇短展肌
拇短屈肌
对掌肌

展肌
对掌肌　小指
屈肌

第 1 背侧和
掌侧骨间肌
第 1、2 蚓状肌

第 3、4 蚓状肌

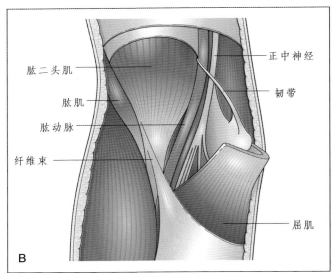

肱二头肌
肱肌
肱动脉
纤维束

正中神经
韧带

屈肌

B

图 8-6B

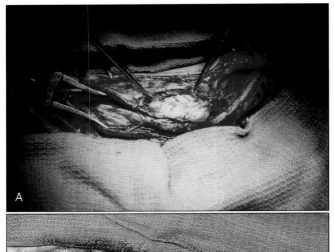

A

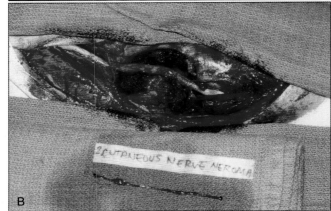

B

图 9-33A,B

彩图 7

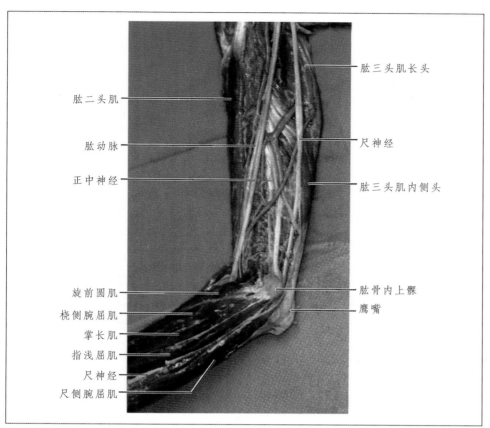

肱二头肌

肱动脉

正中神经

旋前圆肌
桡侧腕屈肌
掌长肌
指浅屈肌
尺神经
尺侧腕屈肌

肱三头肌长头

尺神经

肱三头肌内侧头

肱骨内上髁
鹰嘴

图 9-3

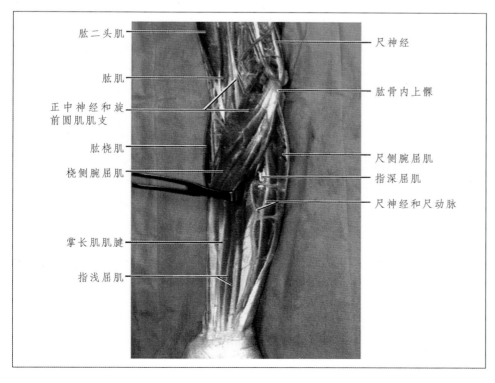

肱二头肌

肱肌

正中神经和旋
前圆肌肌支

肱桡肌

桡侧腕屈肌

掌长肌肌腱

指浅屈肌

尺神经

肱骨内上髁

尺侧腕屈肌
指深屈肌
尺神经和尺动脉

图 9-4

彩图 8

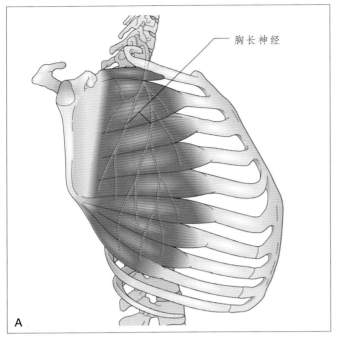

图 12-16A

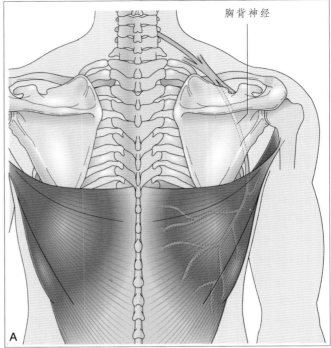

图 12-20A

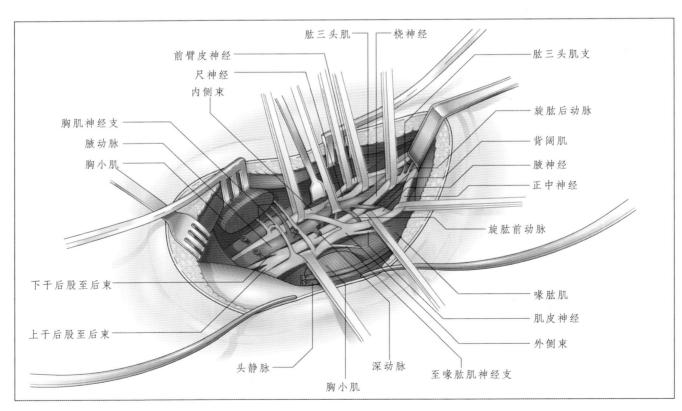

图 12-21

彩图 9

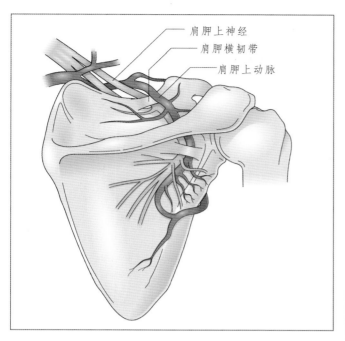

肩胛上神经
肩胛横韧带
肩胛上动脉

图 13-1

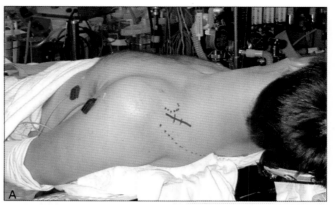

图 13-3A

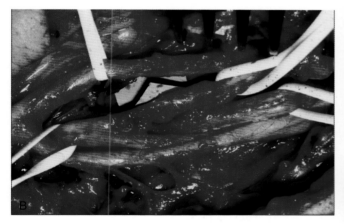

图 14-4B

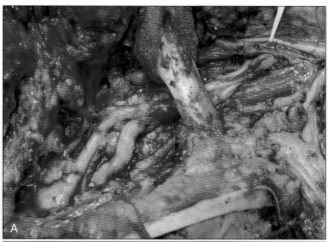

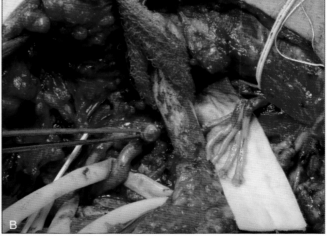

图 15-6

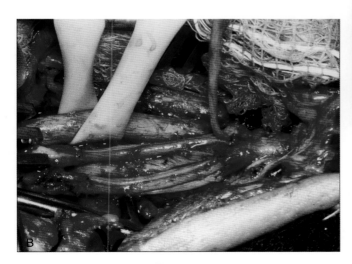

图 15-3B

彩图 10

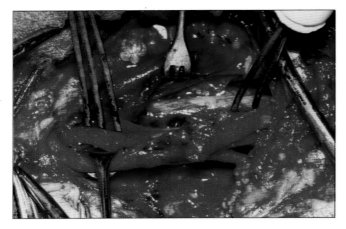

图 15-8

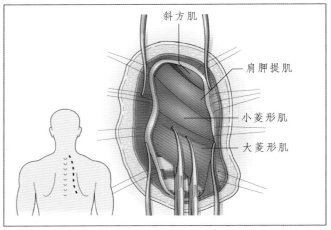

图 16-51

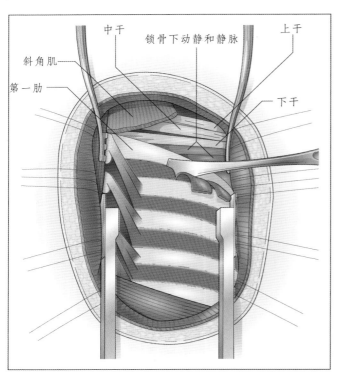

图 16-52

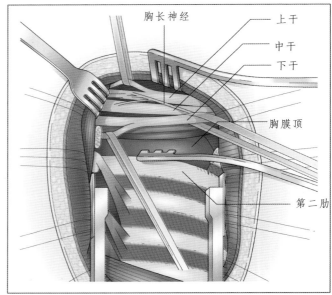

图 16-53

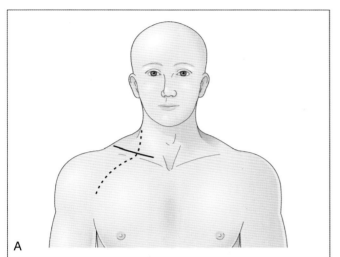

A

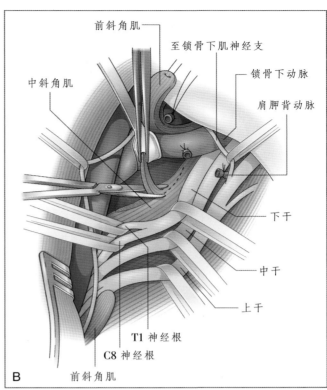

前斜角肌
至锁骨下肌神经支
中斜角肌
锁骨下动脉
肩胛背动脉
下干
中干
上干
T1 神经根
C8 神经根
B
前斜角肌

图 18-6

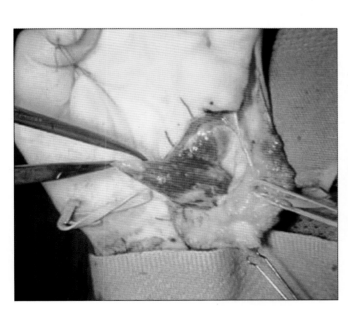

图 20-1

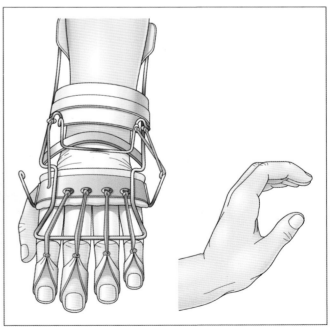

图 20-4

彩图 12

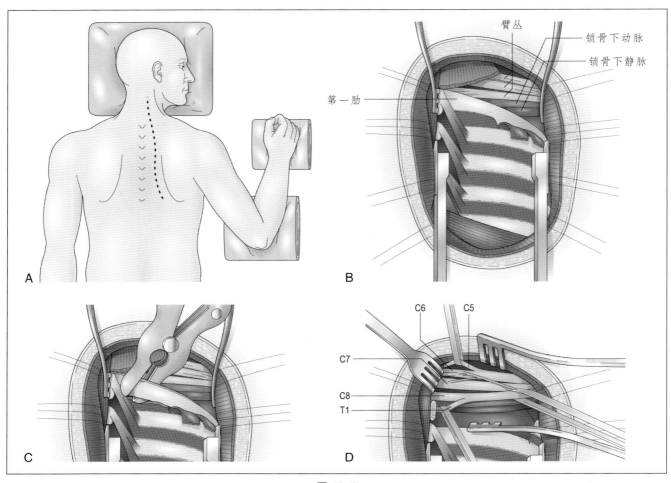

图 18-8

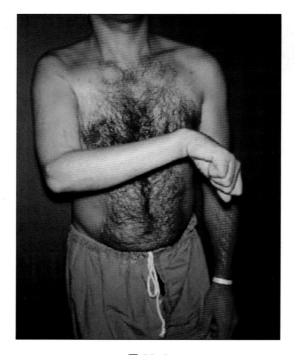

图 20-3

彩图 13

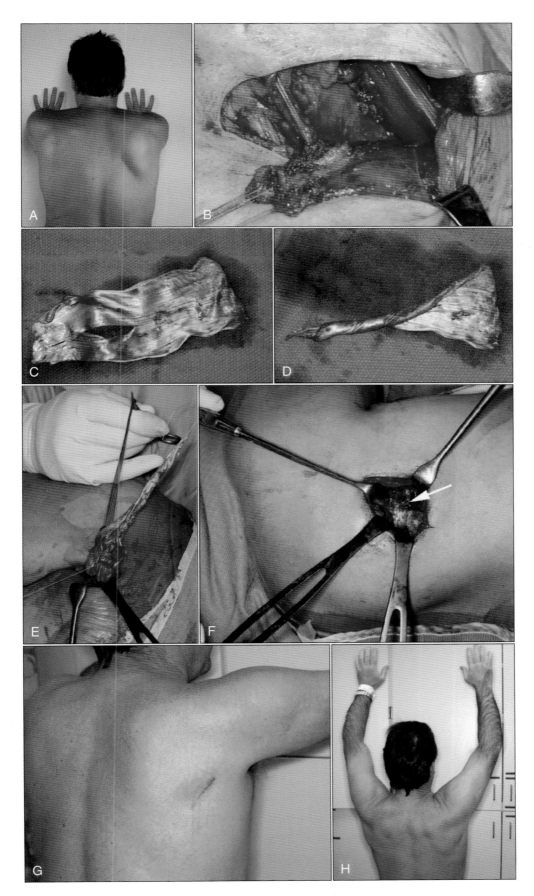

图 20-5

彩图 14

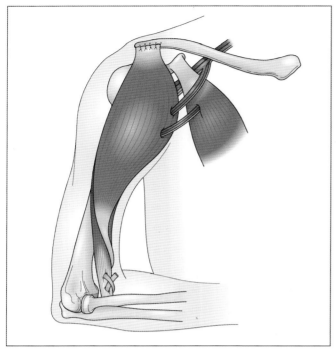

图 20-8

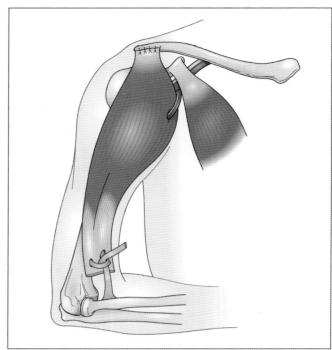

图 20-9

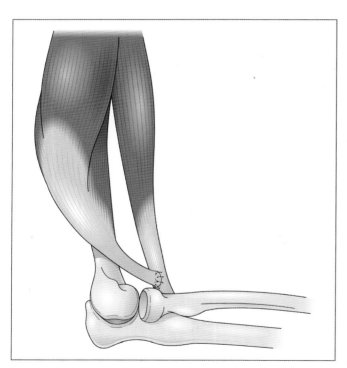

图 20-10

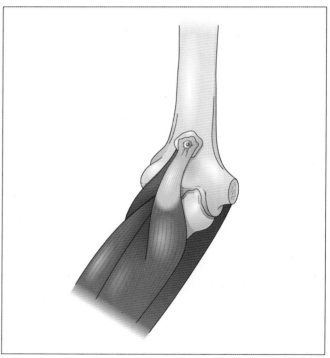

图 20-11

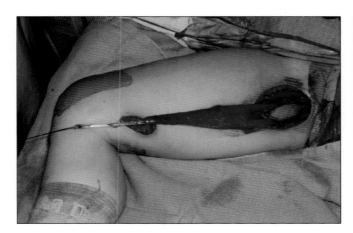

图 20-12

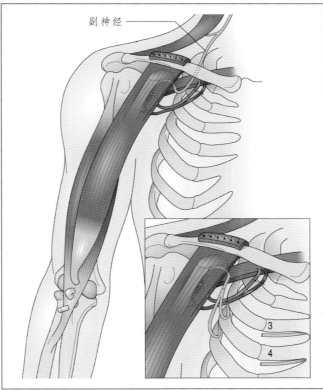

图 20-13

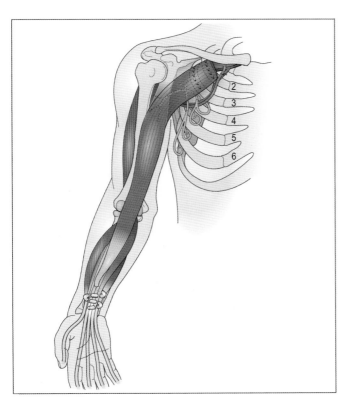

图 20-14

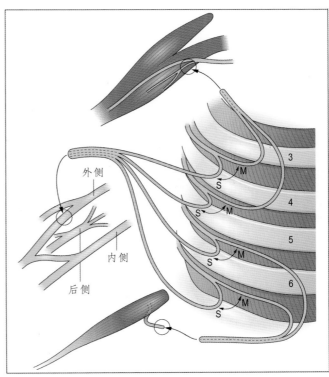

图 20-15

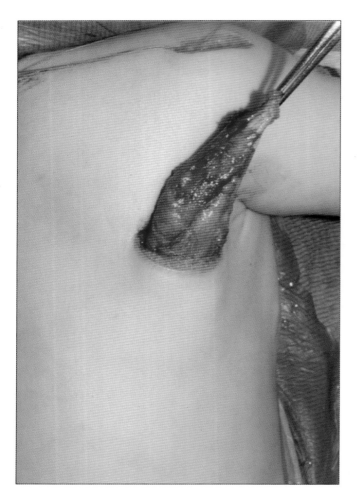

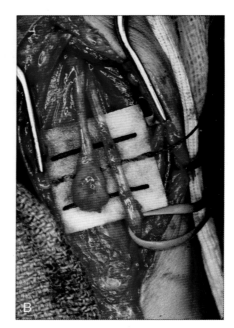

图 21-1B

图 20-18

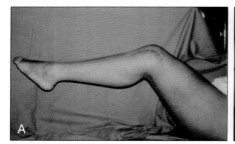

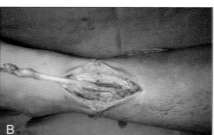

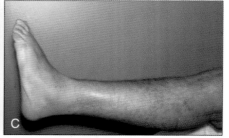

图 20-19

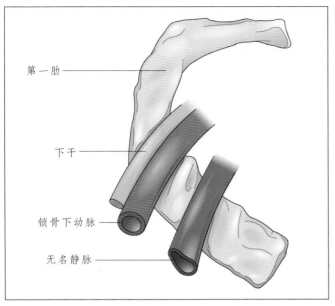

第一肋

下干

锁骨下动脉

无名静脉

图 21-4

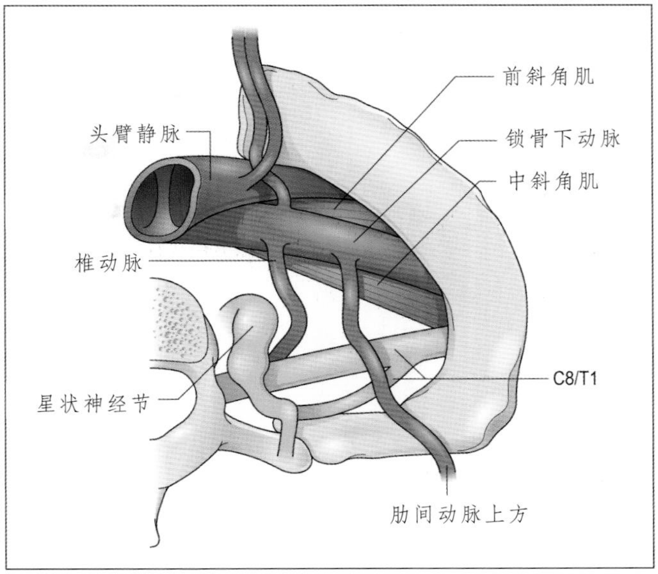

前斜角肌

头臂静脉

锁骨下动脉

中斜角肌

椎动脉

星状神经节

C8/T1

肋间动脉上方

图 21-5

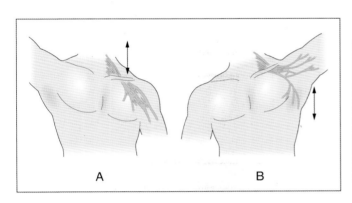

A

B

图 22-2

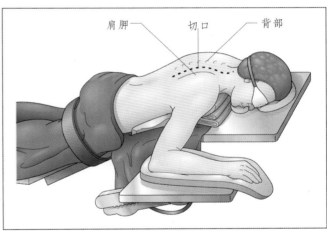

肩胛

切口

背部

图 22-3

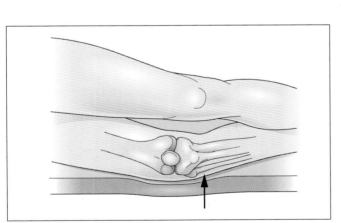

图 22-4

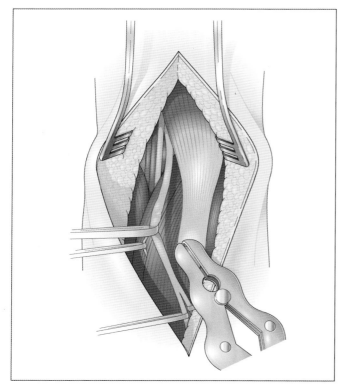

图 22-5

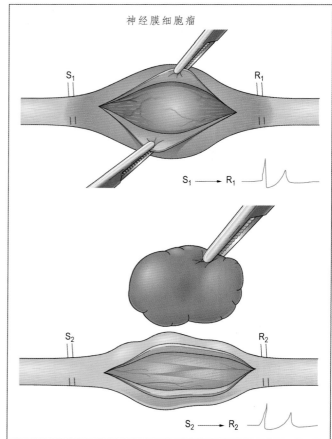

神经膜细胞瘤

$S_1 \rightarrow R_1$

$S_2 \rightarrow R_2$

图 23-6

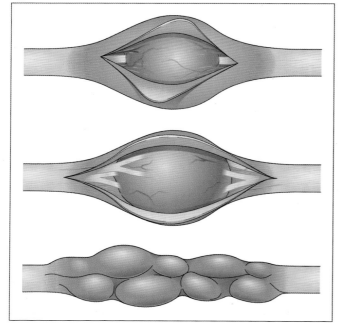

图 23-3

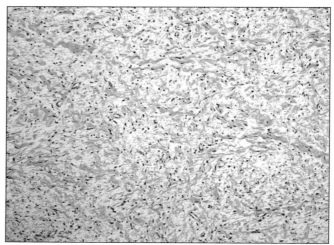

图 23-18

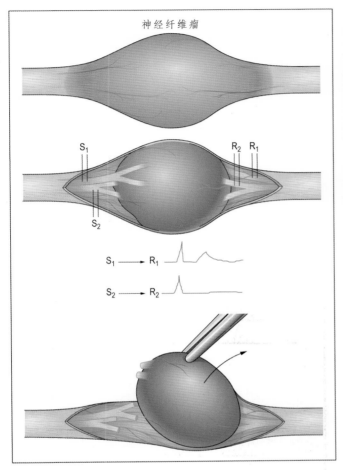

神经纤维瘤

$S_1 \longrightarrow R_1$

$S_2 \longrightarrow R_2$

图 23-19

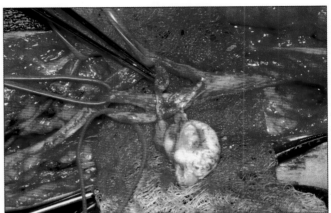

图 23-24

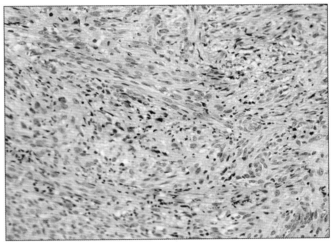

图 23-29

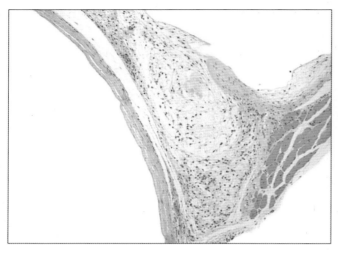

图 23-39

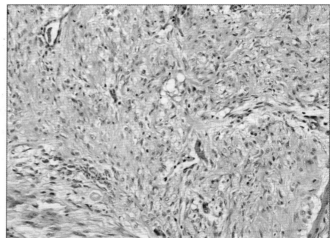

图 23-42

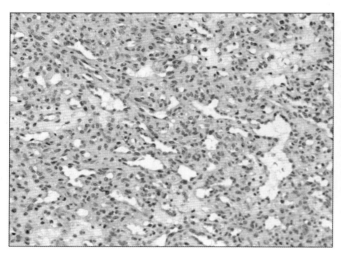

图 23-43

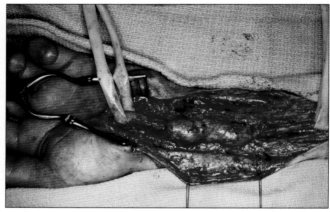

图 23-44